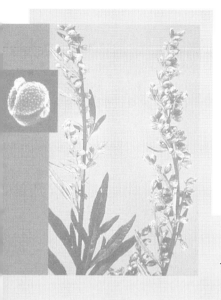

耳鼻咽喉头颈部
变态反应病学

Allergology in Ear Nose Throat Head and Neck Diseases

主　编　顾之燕　李　源

副主编　赵长青

U0194092

人民卫生出版社

图书在版编目（CIP）数据

耳鼻咽喉头颈部变态反应病学/顾之燕等主编.—北京：人民卫生出版社，2012.12
ISBN 978-7-117-16208-1

Ⅰ.①耳… Ⅱ.①顾… Ⅲ.①耳鼻咽喉病-变态反应病-诊疗②头部-疾病-变态反应病-诊疗③颈-疾病-变态反应病-诊疗 Ⅳ.①R593.1

中国版本图书馆 CIP 数据核字（2012）第 219963 号

人卫社官网	www.pmph.com	出版物查询，在线购书
人卫医学网	www.ipmph.com	医学考试辅导，医学数据库服务，医学教育资源，大众健康资讯

耳鼻咽喉头颈部变态反应病学

主　　编：顾之燕　李　源
出版发行：人民卫生出版社（中继线 010-59780011）
地　　址：北京市朝阳区潘家园南里 19 号
邮　　编：100021
E - mail：pmph @ pmph.com
购书热线：010-67605754　010-65264830
　　　　　010-59787586　010-59787592
印　　刷：中国农业出版社印刷厂
经　　销：新华书店
开　　本：889×1194　1/16　　印张：39　　插页：4
字　　数：1208 千字
版　　次：2012 年 12 月第 1 版　　2012 年 12 月第 1 版第 1 次印刷
标准书号：ISBN 978-7-117-16208-1/R·16209
定　　价：178.00 元

打击盗版举报电话：**010-59787491**　**E-mail：WQ @ pmph.com**
（凡属印装质量问题请与本社销售中心联系退换）

编 者（按姓氏汉语拼音排序）

安云芳　副教授　医学博士
　　　　山西医科大学第二医院耳鼻咽喉头颈外科

包永星　教授　主任医师　医学博士　博士生导师
　　　　新疆医科大学第一临床学院肿瘤中心教研室主任

董　震　教授　主任医师　医学硕士　博士生导师
　　　　吉林大学中日联谊医院耳鼻咽喉头颈外科
　　　　吉林省耳鼻咽喉头颈外科重点实验室主任

顾之平　教授　主任医师
　　　　北京大学第一医院耳鼻咽喉头颈外科

何韶衡　长江学者　教授　研究员　医学博士　博士生导师
　　　　江苏省人民医院中心实验室暨变态反应研究所主任

赖　维　教授　主任医师　医学博士　博士生导师
　　　　广州中山大学第三医院耳鼻咽喉头颈皮肤科主任

李　鹏　副教授　副主任医师　医学博士
　　　　广州中山大学第三医院耳鼻咽喉头颈外科耳专科

李永奇　副教授　副主任医师　医学博士
　　　　广州中山大学第三医院耳鼻咽喉头颈外科耳专科

李永新　主任医师　副教授　硕士生导师
　　　　首都医科大学北京同仁医院耳鼻咽喉头颈外科耳专科主任

刘　钢　药物化学总监，化学博士
　　　　美国安比特生物科学公司（Ambit Biosciences）研发主任

刘　慧　副教授　副主任医师　医学博士
　　　　广州中山大学第三医院呼吸内科

王成硕　副主任医师　医学博士
　　　　首都医科大学北京同仁医院耳鼻咽喉头颈外科鼻专科副主任

王惠妩　主任医师
　　　　新疆医科大学第一医院变态反应科

王家东　主任医师　硕士生导师
　　　　上海交通大学医学院仁济医院耳鼻咽喉头颈外科主任

王向东　副主任医师　医学博士　硕士生导师
　　　　首都医科大学北京同仁医院耳鼻咽喉头颈外科
　　　　北京市耳鼻咽喉科研究所基础部副主任暨过敏性鼻炎诊疗中心副主任

王泽海　副主任医师
　　　　沧州高等医学专科学校附属医院(河北青县人民医院)耳鼻咽喉科主任

魏继福　研究员　医学博士　硕士生导师
　　　　江苏省人民医院中心实验室暨变态反应研究所

夏　寅　主任医师　医学博士　硕士生导师
　　　　首都医科大学北京同仁医院耳鼻咽喉头颈外科耳专科副主任

杨　军　主任医师　医学博士　博士生导师
　　　　上海交通大学耳科学研究所
　　　　上海交通大学医学院新华医院耳鼻咽喉头颈外科副主任

杨海伟　助理研究员　医学博士
　　　　江苏省人民医院中心实验室暨变态反应研究所

杨钦泰　副教授　副主任医师　医学博士　硕士生导师
　　　　广州中山大学第三医院耳鼻咽喉头颈外科鼻专科

叶　进　副教授　副主任医师　医学博士　硕士生导师
　　　　广州中山大学第三医院耳鼻咽喉头颈外科

曾祥丽　副教授　副主任医师　医学博士
　　　　广州中山大学第三医院耳鼻咽喉头颈外科耳专科

翟所强　研究员　教授
　　　　中国人民解放军总医院耳鼻咽喉头颈外科
　　　　耳鼻咽喉研究所副所长

张　华　教授　主任医师　医学博士　博士生导师
　　　　新疆医科大学第一医院耳鼻咽喉科主任

张革化　教授　主任医师　医学博士　博士生导师
　　　　广州中山大学第三医院耳鼻咽喉头颈外科及教研室主任

张慧云　教授　医学博士　硕士生导师
　　　　海南医学院基础医学部病理生理学教研室副主任

张天托　教授　主任医师　医学博士　博士生导师
　　　　广州中山大学第三医院呼吸内科主任

赵邠兰　教授　主任医师　硕士生导师
　　　　新疆医科大学第一医院耳鼻咽喉科

主　编

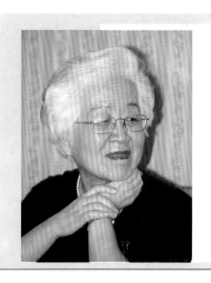

顾之燕

顾之燕　教授，主任医师。1932年3月生，北京市人。1955年毕业于北京医学院医学系。毕业后任职于天津医学院附属天津总医院，1958年赴新疆任职于新疆医学院附属医院，1982年以后任职于中华医学会中华耳鼻咽喉科杂志社。先后担任新疆医学院附属医院耳鼻咽喉科及教研室主任、新疆耳鼻咽喉头颈外科学会主任委员，以及中华耳鼻咽喉科学会全国委员、副主任委员（第5、6届）、鼻科学组组长（1991—2001年）和中华耳鼻咽喉科杂志副总编辑（第4、5、6届）。享受国务院政府特殊津贴。长期致力于耳鼻咽喉变态反应病学和耳局部应用药物的耳蜗毒性研究。20世纪70年代初开始调研新疆地区花粉症，开我国花粉症研究之先河。近30年，致力于编辑学的研究和具体工作，并继续研究呼吸道变应性疾病研究，同时在资深院士姜泗长指导下，与解放军总医院耳鼻咽喉科合作开展自身免疫性感音神经性聋等内耳免疫性疾病的研究，是我国耳免疫学病领域研究的先行者。先后发表论文百余篇，1980年初出版《新疆花粉症》，是国内花粉症研究领域第一本相关专著，1999年出版第二本专著《耳鼻咽喉科变应性和免疫性疾病》。先后获省部级科技成果二等奖4项。并赴日本、美国、俄罗斯、澳大利亚、韩国，以及我国香港和台湾地区进行学术交流。作为副主编和编者撰写专著十余部，以及《审定医学名词耳鼻咽喉科学》、辞书《临床变态反应学名词》和《大百科全书医学卷耳鼻咽喉科》等。

主 编

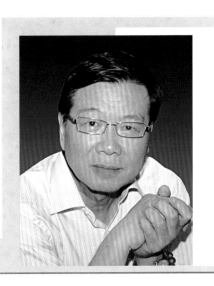

李 源

李源 广州中山大学教授，主任医师，博士生导师。祖籍广东顺德，1944 年 6 月生于上海。1968 年毕业于上海第二医学院医疗系，1982 年新疆医学院硕士研究生毕业。曾任中山大学第三医院副院长、耳鼻咽喉头颈外科和教研室主任、耳鼻咽喉科学研究所副所长，以及中华耳鼻咽喉头颈外科学会全国委员、鼻科学组副组长和广东省耳鼻咽喉头颈外科学会主任委员。享受国务院政府特殊津贴。长期致力于慢性鼻窦炎、变应性呼吸道疾病、鼻内镜外科学和变态反应学研究，主持完成国家自然科学基金、卫生部科学研究基金、教育部博士点基金和广东省科学研究基金 8 项。发表论文 100 余篇。2009 年主编《实用鼻内镜外科学技术及应用》。1994 年以来先后获国家教委和教育部、卫生部和广东省科技进步奖共 5 项。

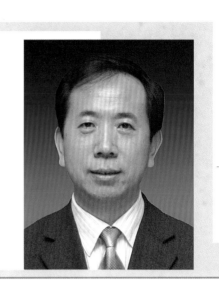

副 主 编

赵长青

赵长青 山西医科大学教授,主任医师,博士生导师。1961年8月生人,山西籍。1983年和1989年山西医科大学本科和硕士研究生毕业,1995年中南大学湘雅医学院博士毕业。1998—2000年作为访问学者赴美学习。现任山西医科大学第二医院副院长和耳鼻咽喉头颈外科主任,以及中华耳鼻咽喉头颈外科学会全国委员、中国耳鼻咽喉头颈外科医师协会常务理事、山西省耳鼻咽喉头颈外科学会主任委员。并担任《中华耳鼻咽喉头颈外科杂志》等9本专业杂志以及卫生部高等医药院校统编教材《耳鼻咽喉头颈外科学》(五年制)编委。长期致力于鼻过敏发病机制及其综合治疗的研究。主持完成国家自然科学基金、国家科技支撑计划、山西省科技攻关等课题10余项。发表论文160余篇,并有论文刊出于 *J Allergy Clin Immunol* 和 *Allergy* 等外文杂志。并主译、主编和参与编写专著13部。

序

　　20 世纪 80 年代韩国学者 H. C. King 在他的一本著名的专著《Otolaryngologic allergy》的前言中有这样一句话:"耳鼻咽喉科医师面临的临床问题中有一半以上是变态反应的直接结果。"当时我觉得 King 的说法有点言过其实。然而时过 20 余年,我从自己的临床实践和大量的文献阅读中感悟到,King 所言"一半以上"并不过分。因此我在 20 世纪末出版的第二部专著《耳鼻咽喉科变应性和免疫性疾病》中,除了详细表述呼吸道变态反应和免疫性疾病外,还阐述了耳科和喉科领域的相关内容。今天我可以负责任地说,耳鼻咽喉头颈部疾病中至少 60%～70%与变态反应有关。

　　近半个世纪以来,基础科学的发展为变态反应病的研究筑建了强大的技术平台,推动变态反应病相关领域的研究发生了巨大的变化。在最近的 20 年里,我们已经见证了与变态反应病相关的免疫学、生物化学、分子生物学、细胞生物学和遗传学等方面的开创性进展。最让我欣慰的是耳鼻咽喉科医师已经开始意识到,耳鼻咽喉头颈部多种疾病的发病和病理生理学与变态反应有着千丝万缕的关系。这个意识的进步使耳鼻咽喉头颈部领域中长期滞后沉寂的变态反应病的基础和临床研究开始复苏,突出表现在呼吸道变态反应病方面。2008 年一项统计 2004－2006 年《中华耳鼻咽喉头颈外科杂志》刊出、被博士学位论文引用的《中华耳鼻咽喉头颈外科杂志》的全部文献中,我著述的《呼吸道炎症反应》(2001,36:397-399)以及该领域我的其他研究成果被引用次数最多,凸显呼吸道变态反应病受到极大的关注,相应的研究也正在逐渐深入,诊断和治疗水平也不断提高。

　　我对变态反应学这一领域的最初认识源自张庆松教授的启蒙教育,那时我还是北京医学院大五的实习医生。毕业后我在天津医学院总医院做住院医师,王世勋教授结合我的特点和兴趣,为我选定了变态反应学这一研究方向。从此我开始在这个当时尚还幼稚的领域里倾注了大量的时间和精力并辛勤地耕耘。因此,我著述《耳鼻咽喉头颈部变态反应病学》这本书的初衷,是期望耳鼻咽喉科医师从更广阔的角度和更深的层次来认识和研究临床疾病中遇到的变应性和免疫性炎症问题,并力图用当代最新知识表达姜泗长院士在我的第二本专著《耳鼻咽喉科变应性和免疫性疾病》的序言中所言"慢性炎症反应是体液和细胞介导的免疫机制的表达"这一中心思想。

　　我感到非常高兴的是,《耳鼻咽喉头颈部变态反应病学》这本书的著述汇集了耳鼻咽喉头颈外科、变态反应科、呼吸内科、皮肤科和头颈肿瘤科专家们的临床实践和研究成果,他们的参与极大丰富了本书的内容和提升了本书的质量,为本书增添了色彩。在这里我特别要感谢以何韶衡院士为首的研究团队精辟而又深入浅出地阐述了呼吸道变应性疾病免疫学基础,为本书的深入展开做了极其重要的铺垫。在这里,我还要感谢李源教授和赵长青教授为这本书的策划提出了卓见睿智的意见,同时他们两位不仅为本书撰写了多个篇章,而且为本书的审阅、整理、修改和编辑做了大量细致艰苦的工作。另外,我还要衷心地感谢为本书付出努力的所有专家,感谢你们对我学术事业的支持、帮助和指导。在《耳鼻咽喉头颈部变态反应病学》付梓之际,我深切地怀念张庆松、王世勋和姜泗长三位恩师,没有三位恩师的教导就不可能有我的今天,就不可能有这本专著的问世。

我期待这本书能对耳鼻咽喉头颈外科医师的临床工作和科学研究,以及对推动耳鼻咽喉头颈部变态反应病的进展发挥有益的作用。

最后,向所有阅读本书的同道和朋友们致以诚挚的敬意。

顾之燕

2012 年 3 月 30 日

前　言

对"变态反应"这一现象的认识可以追溯到 19 世纪上叶,1819 年英国的 Bostock、1831 年 Illiotson 以及 1872 年美国的 Wyman 分别对枯草热(花粉症)提出了粗浅的认识。1903 年,著名的《免疫学杂志》(《The Journal of Immunology》)的创立者 Arthus Coca 发表了局部组织坏死的报道,并称之为 Arthus 现象。然而,"Allergie"(变态反应)这一名词的首次出现,则是在奥地利儿科医师 Clemens von Pirquet 1906 年撰写的以 Allergie 为题的一文中,其意是改变了的反应性(altered reactivity),是一种发生机制完全不清楚的特殊反应。事因是 Pirquet 当时在应用破伤风抗毒血清治疗破伤风时,多数患者获得良好效果,但观察到个别患者再次应用同一种血清时却发生了严重反应,甚至死亡。由于推测是患者的反应性有了改变,但又不清楚这种现象的本质,因而提出 Allergie 这一名词。随着对变态反应研究的不断深入和认识,遂诞生了变态反应学(Allergology)这门学科。

我国变态反应学发展经过了一段比较漫长的时间。张庆松教授是我国变态反应的创始人和奠基人,他最早在 1939 年于北京协和医学院附属协和医院开展变态反应的临床诊治和研究,并首次在国内外医学杂志上发表研究文章,主要的研究内容是Ⅰ型变态反应,很可惜因日本侵华战争协和医院停办(1942 年)而被迫中断。直至 1963 年,在 Gell 和 Coombs 从免疫学角度出发,提出变态反应分为速发型变态反应、细胞毒型变态反应、抗原抗体复合物型变态反应和迟发型变态反应四种类型之后,我国变态反应的临床诊治和研究开始不只限于Ⅰ型速发型变态反应,使变态反应学研究得以发展。1977 年,著名变态反应学专家、丹麦鼻科学者 N. Mygind 所著《Nasal allergy》一书传入我国,之后 1987 年 N. Mygind 和美国鼻科学者 U. Pipkorn 共同主编的《Allergic and vasomotor rhinitis:pathophysiological aspects》出版并传入我国。这两本书前者侧重于临床,后者立足于实验,对我国鼻领域变态反应学临床诊治和实验研究所产生的影响差不多持续了 10～20 年,使我国鼻变态反应学获得迅速的发展。

近 20 年来,现代免疫学、生物化学、分子生物学、细胞生物学和遗传学的发展极大地推动了变态反应学的进步。其中,耳鼻咽喉头颈部疾病中与变态反应学密切相关的已不只是鼻腔和鼻窦的疾病,下呼吸道以及耳、喉和头颈肿瘤领域中多种疾病的发病和病理生理学亦与变态反应有着密不可分的关系。一些疾病本身就是变态反应病,如变应性鼻炎、哮喘、耳部湿疹以及喉部血管性水肿;一些疾病是在发病中的某一过程有变态反应参与,如耳硬化症和头颈恶性肿瘤;一些疾病变态反应则是诸多发病因素中的一个,如 Bell 麻痹、慢性进行性感音神经性聋等;一些疾病似乎是感染,实际上是变态反应,如慢性鼻窦炎鼻息肉、鼻和肺真菌变应性疾病;还有一些是系统性免疫性疾病表现在耳鼻咽喉和头颈,如艾滋病、红斑狼疮等。1999 年顾之燕教授主编的《耳鼻咽喉科变应性和免疫性疾病》一书,已经详细表述了上呼吸道以及耳科和喉科领域的一些变态反应和免疫性疾病。然而在最近的 10 年里,耳鼻咽喉头颈部疾病的变态反应和免疫学领域中,大量深入的研究导致一些新概念、新理论和新的实验方法的建立,进而提出了新的诊断和检测手段,有一些甚至改变了既往的治疗理念、策略和方式。因此,耳鼻咽喉头颈外科医师不断更新、不断学习和掌握耳鼻咽喉头颈部变态反应病的知识及诊治手段,不仅颇为迫切,且仍然是一个艰巨和持久的任务。编写本书的宗旨是为耳鼻咽喉头颈外科医师,以及对这一领域感兴趣的研究者和大学生,提供覆盖耳鼻咽喉头颈部变态反应疾病各个方面的全面和最新知识,同时期盼能为这一领域的继续进展提供新的平台。

本书第一篇主要阐述呼吸道变应性疾病的免疫学基础,包括变应原、主要细胞及分子、免疫应答反应及病理生理学。并介绍了呼吸道变应性疾病发病机制研究的最新进展。

第二篇着重表述呼吸道变应性炎症反应,介绍了呼吸道黏膜最轻持续性炎症反应和组织重塑两个概念,叙述了调节性 T 细胞、金黄色葡萄球菌肠毒素、神经肽在呼吸道变应性炎症反应中的作用及机制。并阐述小儿卡他、柴油机排出微粒、膳食中抗氧化剂及脂质,以及黏膜免疫和系统免疫缺陷病与呼吸道变应性疾病的关系。

第三篇详尽介绍了两个重要的呼吸道变态反应病,即变应性鼻炎和哮喘以及它们的一致性,并介绍与呼吸道变态反应病密切相关的系统性炎症和炎症级联反应、嗜酸性粒细胞、非变应性因素、遗传及阿司匹林耐受不良三联征等。

第四篇介绍了呼吸道变应性疾病的治疗,包括鼻腔局部用糖皮质激素药物、抗组胺药、抗白三烯药及免疫治疗(皮下免疫和舌下免疫)。

第五篇论及真菌和慢性鼻窦炎与呼吸道变应性疾病的关系,包括真菌变应性鼻炎及哮喘、变应性真菌性鼻窦炎、变应性支气管肺曲菌病,以及嗜酸性粒细胞增殖性鼻窦炎和合并变应性鼻炎或哮喘的慢性鼻窦炎。

第六篇专门讲述头颈部恶性肿瘤的免疫学因素及相应治疗,涉及免疫学机制、相关标志物及临床免疫学检测,并介绍免疫学治疗的最新进展。

第七篇集中表述与变态反应和免疫学相关的耳部疾病,涉及外、中和内耳,包括耳部皮肤湿疹、分泌性中耳炎、中耳乳突胆脂瘤、同种异体移植鼓室成形术、耳硬化症、鼓室硬化病、Bell 麻痹、自身免疫性感音神经性聋、慢性进行性感音神经性聋,以及眩晕和突发性聋。

第八篇讲述耳鼻咽喉头颈部其他疾病与免疫学和变态反应因素,涵盖耳廓和鼻喉支气管复发性多软骨炎、扁桃体和腺样体肥大、自身免疫性甲状腺病和甲状旁腺病、喉部血管性水肿和遗传性血管性水肿,并介绍了细胞免疫缺陷及艾滋病和系统性免疫病在耳鼻咽喉头颈部的表现。

第九篇介绍了与上述疾病相关的鼻功能检查、肺功能检查、听力和前庭功能检测。

"同一个呼吸道,同一个疾病"是本书阐述的核心内容。当我们读到 1996 年"Ear, Nose & Throat Journal"连续三期发表 Gordon 的论文——《哮喘:一个耳鼻咽喉科的重要疾病》,题目分别是"哮喘的诊断""哮喘的治疗"和"糖皮质激素治疗"以及其他相关文献之后,我们在相关的学术会议上反复宣讲哮喘是耳鼻咽喉头颈外科学的重要疾病,并呼吁耳鼻咽喉头颈外科医师应该重视哮喘,以提高变应性鼻炎和哮喘的诊断及治疗水平。本书用了较大篇幅阐述上、下呼吸道变应性疾病及其相关性的目的亦在于此。另外,为了提升本书的系统性、实用性和可读性,对论及的各种变态反应病,以及涉及耳鼻咽喉头颈部的系统性免疫病的诊断和治疗均尽量做了详尽的叙述,如检查方法、用药剂量和疗效等,以方便同道们在临床实践中查询和参考。

本书邀请高等院校和研究所的多位专家合作完成,并根据题目的要求选择主攻方向与之一致的专家著述,且不回避相左的观点,在著述中专家们融合了自己的研究成果和临床实践,也阐述了国内外研究的最新进展。

我们将这本书贡献给耳鼻咽喉头颈外科医师以及对耳鼻咽喉头颈部变态反应病感兴趣的其他学科医师、研究者和患者,相信这本书能成为有实用价值的参考书。并希望这本书对推动耳鼻咽喉头颈部变态反应病的发展产生积极的作用,从而促进耳鼻咽喉头颈外科的进步,提高耳鼻咽喉头颈外科学的整体水平。

最后,我们衷心期望并热情欢迎和等待为提高本书质量和水平的各种建议,以及对书中不足之处的指正。

顾之燕　李　源　赵长青

2012 年 3 月 26 日

目　录

篇 一

呼吸道变应性疾病的免疫学基础

耳鼻咽喉头颈部
变态反应病学

第1章
呼吸道变应性疾病相关变应原

何韶衡　张慧云　杨海伟　魏继福

花粉变应原　　　　　　　　　　　　低分子量化学试剂半抗原
　花粉变应原分布的地区性及季节性　　酸酐半抗原
真菌变应原　　　　　　　　　　　　金属盐半抗原
尘螨变应原　　　　　　　　　　　　异氰酸酯半抗原
螫刺昆虫变应原　　　　　　　　　　胺类半抗原
动物变应原　　　　　　　　　　　　松香酸
工作场所变应原　　　　　　　　　　甲醛
　甲壳类动物(海鲜)变应原　　　　　其他低分子量半抗原
　木料　　　　　　　　　　　　　　**食品变应原**
　酶变应原　　　　　　　　　　　　**乳胶变应原**

变应原是可导致 IgE 介导的免疫反应和速发型超敏反应的抗原。它们可以是蛋白质,也可以是以半抗原形式结合到宿主蛋白质上的糖或低分子量有机成分。环境中的变应原种类繁多,其共同特点是具有变应原性。常见的与呼吸道变应性疾病发病相关的变应原包括花粉、真菌、尘螨、蟑螂、昆虫、动物,以及工作场所变应原、食物变应原和乳胶变应原等。

一　花粉变应原

花粉变应原可引起花粉症。自然界开花植物种类繁多,但并非所有植物花粉都能引起花粉症。引起花粉症的花粉主要是风媒花植物花粉。风媒花植物花粉具有颗粒小、干燥和表面较光滑等便于风传播的特性。因此,引起花粉症的植物花粉应具备以下 4 个条件:①是风媒花,即气传花粉;②在当地广泛和大量生长,花粉产量大;③花粉轻,易向远处飘散;④花粉播散期较长,持续 1 个月以上。

花粉变应原分布的地区性及季节性

由于受气候、土壤、生物、地形以及当地栽培情况等因素的影响,不同地区的主要致敏植物也不相同。在我国,因多数地区(如北京、新疆、山西、山东、武汉、沈阳、广州、宁夏等地)的主要花粉为蒿属植物花粉,因此这些花粉是我国最为重要的花粉污染源植物。但在不同地区,除蒿属植物外,亦各有侧重。处于我国中部的武汉地区,悬铃木属植物花粉是春季的主要花粉变应原。我国西北部的兰州地区,早春以杨柳、核桃花粉为主,晚春以松、杨槐花粉为主,夏秋则以蒿属花粉为主。在华东地区,蓖麻、悬铃木等是较重要的花粉污染源植物。华南地区,苋属植物和木麻黄,苦楝,藜、桑等植物显得较为重要。在西南

3

地区,以贵阳市为例,蒿属、藜科、禾本科植物和悬铃木则是主要花粉污染源植物。

花粉变应原分布有明显的季节变化。树木类植物主要在春季开花授粉,因而成为春季主要的致敏植物。夏季主要的花粉变应原是牧草和禾本科植物花粉,秋季则以杂草类植物花粉为主。在主要的花粉季节,典型的花粉计数峰值是4~8周。不同地区的花粉产物曲线图和时间峰图不同,主要由当地的气候、花粉种类和天气情况决定。在我国各地区,全年均有花粉颗粒,但多数是两个高峰季节,一为春季,从3月下旬开始至5月中下旬结束,二为夏秋,即7~10月。

二 真菌变应原

虽然真菌的孢子和菌丝都有变应原性,但有些真菌孢子变应原在真菌菌丝提取物中却未必有。目前还不清楚真菌过敏患者最初是对真菌孢子还是对菌丝变应原过敏。多数真菌变应原为孢内蛋白质,但也有些是分泌蛋白质或孢壁蛋白质。

临床上,最主要的气传真菌变应原来自曲霉属(*aspergillus*)、青霉属(*penicillium*)、芽枝孢属(*cladosporium*)和链格孢属(*alternaria*)等。上述真菌中与呼吸道疾病或变应性支气管肺曲菌病(allergic bronchopulmonary aspergillosis,ABPA)有关的主要变应原是:Alt a1和Alt a2,Asp f1、Asp f2和Asp f4,Cla h1。

真菌分布广泛,真菌孢子是户外空气中数量最多的气传微粒。尽管它们的体积比花粉小得多,但在空气中的总体积却几乎与花粉相等。健康人在日常生活中,每天约与100种不同的真菌接触。真菌孢子的季节性消长不及花粉明显,多数气传真菌变应原实际上都是全年存在。气传孢子在冬季和春季少见,但夏季充足。在各种真菌中,链格孢属的真菌是世界各地最常见的室外真菌之一,主要存在于干燥温暖的气候环境里。其气传孢子和菌丝体片段四处飘散主要在春、夏和秋季,其中尤以秋季树叶和其他生物材料开始降解时最多。室内空气中,曲霉属和青霉属在秋及冬季含量较高。

我国地处温带,是真菌滋生繁殖的有利环境。根据近年对全国各地空气中真菌种类和数量的调查显示,我国大气中孢子常年飘散,品种繁多,数量很大。其中4~10月是空气中孢子飘散的高峰期。空气中常见的气传真菌变应原除上面提到的链格孢属、芽枝孢属、曲霉属和青霉属外,还有镰刀菌属(*fusarium*)、柄锈菌属(*uredinales*)、黑粉菌属(*ustilago*),蠕孢菌属(*helminthosporium*)和酵母属(*yeast*)等。不同地区由于植被、气候和地理因素的不同,空气中常见的真菌种类、分布和消长也有所不同。

三 尘螨变应原

螨类属于节肢动物门(*arthropoda*)蛛形纲(*arachnida*)。现在已知的尘螨有34种,其中与人类变应性疾病关系密切的主要是屋尘螨、粉尘螨、埋内欧尘螨和仓储螨等。粉尘螨又叫粉食皮螨,在下脚面粉、仓库尘屑和家禽饲料中均可大量生长,并以此为食,是主要的致敏螨种。屋尘螨又名欧洲尘螨,是欧亚大陆最具优势的致敏螨种。埋内欧尘螨常在温带地区发现。在热带气候地区,仓储螨和其他麦食螨科的螨一样,普遍和主要存在于住宅内,如热带无爪螨、害嗜鳞螨和腐蚀酪螨等。

尘螨的致敏成分主要来源于:①螨排泄物中的消化道酶类;②螨发育蜕皮过程的相关酶类;③螨进食时在食物残渣上留下的唾液组分;④螨死亡后躯体分解时释放的可溶性蛋白质。

屋尘螨和粉尘螨均可诱导人特异性IgE反应,且互相间具有明显的交叉反应性。通过SDS-PAGE/免疫印迹法发现,其提取液含有32种IgE结合成分。对屋尘螨和粉尘螨的主要变应原进行生化、分子和免疫学定性后,已明确其中几种变应原具有酶活性。

四 蜇刺昆虫变应原

可导致人类变态反应的群居性膜翅目昆虫有蜜蜂总科(如蜜蜂)、胡蜂总科(小黄蜂、胡蜂和马蜂)和蚁总科(如蚂蚁)。总的来说,蜇刺性膜翅目昆虫毒液组成主要是由生物活性胺、多肽和酶活性蛋白质构成的复杂混合物。生物活性胺(如组胺和儿茶酚胺)通过扩张血管和增加血管通透性,引起局部水肿及触发疼痛。所有已知的毒液变应原都是含有 100～400 个氨基酸残基的分子质量为 10～50 000 的蛋白质。

五 动物变应原

这里所说的动物是指与人密切接触的、在家庭或工作场所中常见的猫、狗、小鼠、大鼠、马、牛、豚鼠、兔、猪等哺乳动物,以及其他宠物或野生类啮齿动物。动物变应原(animal allergen)则源自这些哺乳动物的分泌物或排泄物,包括尿液、唾液、皮屑和毛发等。由于动物变应原常见于室内环境,国外研究也将其归类为室内变应原(indoor allergen)。

动物变应原可以附着在地毯、衣物、布织沙发、泥土表面,经皮肤接触而引起变态反应,如皮疹。其另一传播途径是附着于灰尘颗粒上,通过气传吸入鼻、喉、气管、支气管和肺,被黏膜吸收而产生变态反应,最典型的如变应性哮喘。因此,即使没有直接接触致敏动物的人群也可能产生变态反应。动物变应原附着的传播颗粒的大小、数量或浓度、有效暴露面积,以及表面结构会在一定程度上影响动物变应原与 IgE 抗体的结合能力。直径小于 0.1μm 的颗粒致敏性最高,精细颗粒或超精细颗粒则是更有效的辅助剂。此外已有证据证实,颗粒的物理核心和吸附的化学物质可增强过敏相关的免疫反应。

动物变应原的分子质量多介于 10 000～70 000,均属于脂质运载蛋白(lipocalins)家族,动物中几乎所有的血清白蛋白都是变应原,它们的分子质量主要集中在 65～69 000,生物学功能相似,并且存在着交叉活性。据研究,猫的血清白蛋白(Fel d 2)与人、牛、马、猪、羊的血清白蛋白存在着高度的同源性,并且也与大鼠、人、羊、猪的血清白蛋白的氨基酸残基数目基本一样,因此它们之间可交叉过敏。

六 工作场所变应原

工作场所变应原是引起职业性变应性疾病的病因。职业性变应性疾病已经严重威胁广大从业人员的身心健康,并使相当一部分人失去了从业能力。工作场所最常见的变应原是面粉、农业相关变应原、纺织品粉尘、天然橡胶、二异氰酸酯等。随着工业化进展,以下新的工作场所变应原已经受到关注。

甲壳类动物(海鲜)变应原

海鲜中的变应原是高分子量蛋白质,在加工海鲜的过程中,变应原可以以气雾状或颗粒状进入到冷凝水中,工人或渔民受暴露后可引起职业性哮喘和鼻-结膜炎。

木料

国外早有对非洲斑马木料和非洲枫树木料诱发变态反应,并使机体产生特异性 IgE 抗体的报道。暴露于西方红杉木粉尘的人群中,4%～14% 发生职业性哮喘(太平洋西北部地区最常见的木料变态反应),其中大侧柏酸(分子质量为 440 000)是引起哮喘的主要化学物质。

酶变应原

酶是高敏感的蛋白质,取自微生物、动物和植物,是制药业、食品和化学工业的重要原料。例如枯草芽孢杆菌去垢酶是常见的微生物酶变应原(广泛用于生产洗衣粉),可以导致 IgE 介导的哮喘和鼻炎。

此外,动植物中许多酶变应原亦会导致职业性哮喘,如猪胰岛素粉尘、胃蛋白酶、木瓜素酶和菠萝蛋白酶等。

低分子质量化学试剂半抗原

主要有酸酐、金属盐、异氰酸酯、胺类等化学剂,可导致职业性肺部疾病。在过去化工、塑料工业快速发展的 30 年中,患呼吸道疾病的工人数量不断攀升,出现了大范围严重的临床症状。化学半抗原能与呼吸道上固有的宿主蛋白结合形成完全抗原,导致宿主抗体对新抗原决定簇进行选择性应答。

酸酐半抗原

酸酐是醇酸树脂和环氧树脂等高活性化学物质的基本成分。醇酸树脂是生产油漆、清漆和塑料的基本原料,环氧树脂则广泛用于附着剂、铸造、衣料和密封剂。酸酐半抗原可引起呼吸道黏膜和皮肤过敏。如吸入苯六三甲酸酐(TMA)后导致 IgE 介导的职业性哮喘,在该疾病病例中可以发现 IgE 抗体与 TMA-蛋白复合物发生的反应。

金属盐半抗原

包括金属氧化物、硫化物、卤化物或者金属的其他盐类。盐类容易被吸收,并作为金属离子被运输至肺组织。暴露于混合着金属盐半抗原的金属烟雾中的工人可引起职业性哮喘。引起哮喘的金属盐有 3 类:①过渡金属元素(如铬和镍);②贵金属(如铂和钯);③硬金属(如钴)。

异氰酸酯半抗原

异氰酸酯含有高活性的-N＝C＝O 基团,可以与多种有机分子发生反应,因此在工业上被广泛应用。暴露于异氰酸酯可引起哮喘(工业化国家职业性哮喘的主要原因)。异氰酸酯的职业性暴露主要是室温下吸入气态的 TDI 或 HDI,以及在加热条件下吸入 MDI。非挥发性异氰酸酯的暴露来自于喷射过程产生的气雾剂。

胺类半抗原

国外已有许多关于胺类引起职业性哮喘的报道。国内关于乙二胺能导致哮喘、皮肤反应已引起广泛关注。

松香酸

是松香的主要成分,作为防腐蚀的一种溶剂广泛用于电子工业。1982 年,Burge 总结焊接工人暴露于松香的资料,表明职业性过敏症状与树脂(生产松香的原料)或松香酸暴露的水平,以及和支气管激发性反应阳性水平相关。

甲醛

甲醛广泛应用于医院、设备制造和建筑物绝缘体。高浓度甲醛可产生刺激性效果,但甲醛导致哮喘的危险性较小,但发现用于绝缘泡沫的脲甲醛会导致哮喘。

其他低分子质量半抗原

某些药物已表明可引起哮喘,且通过特异性支气管激发试验得以证明。例如 7-氨基头孢烷酸,作为一种头孢菌素抗生素的重要中间体,可以引起职业性哮喘。

七 食品变应原

食品变应原是指能够诱导机体产生 IgE 并与之结合,进一步诱导肥大细胞和嗜碱性粒细胞释放介质,从而引起速发型变态反应的食品成分。广义上讲,食品变应原包括食入性食品变应原、气源性食品变应原和接触性食品变应原。这些食品变应原大多数为蛋白质。

食品变应原在抵达胃肠道系统时必须保持免疫活性才能发挥其致敏作用。因此,这些蛋白质多数都具有耐热、耐酸、耐蛋白酶水解和耐消化等特性。大多数食品变应原的分子质量在 10~70 000 之间。较小的分子能够作为半抗原,但低于 10 000 的分子就超出了产生免疫反应的最低分子量要求。产生免疫反应的最大分子量要求取决于黏膜对大分子的吸附极限。引起食品过敏的食品多种多样,但 90% 以上是由以下八类食品引起:牛奶,鸡蛋,鱼、甲壳类水产动物,花生,大豆,坚果,小麦。

近年,随着基因工程技术在食品生产的应用以及转基因食品的问世,转基因食品变应原引起人体过敏也已受到关注。转基因食品即基因修饰食品(genetically modified foods,GMF),是指利用基因工程技术改变基因组构成的动物、植物和微生物生产的食品和食品添加剂。转基因过程的每一个环节都有可能影响转基因食品的安全性,造成预想不到的后果,例如食品毒性、食品过敏性、抗生素抗性和营养问题等。另外,转基因作物的制作,需要引入具有生物活性的蛋白质,例如许多生物技术中应用的具有潜在抗菌或抗真菌能力的蛋白。这些蛋白如液体转移蛋白(liquid transfer protein,LTPs)是一类小分子蛋白(90~93 个氨基酸),存在于种子和一些作物的组织中。还有一种病理相关(PR)蛋白,是植物在受到微生物病原体和化学物质特别是水杨酸的刺激后合成的。这些蛋白均具有抗原性,与很多植物源性食品变应原相关。

八 乳胶变应原

天然橡胶乳胶中含有 200 种以上不同的蛋白或多肽,其中约 1/4 为变应原。WHO/国际免疫学会联合会抗原命名委员会已列出在分子水平确定的 13 种天然橡胶乳胶(natural rubber latex,NRL)抗原。现在这些抗原的绝大多数已被克隆,并利用重组 DNA 技术进行了体外制备。目前已经确认 Hev b 2、Hev b 5、Hev b 6.01 和 Hev b 13 是成人乳胶过敏的主要变应原,而 Hev b 1 和 Hev b 3 是先天性脊柱裂患者乳胶过敏的主要变应原。

参 考 文 献

1. Fukushima A,Sumi T,Ishida W,et al. Endogenous IL-17 does not play a significant role in the development of experimental murine allergic conjunctivitis. Int Arch Allergy Immunol,2008,147:206-212
2. Ahrens B,Freund T,Rha RD,et al. Lipopolysaccharide stimulation of dendritic cells induces interleukin-10 producing allergen-specific T cells in vitro but fails to prevent allergic airway disease. Exp Lung Res,2009,35:307-323
3. Meiler F,Zumkehr J,Klunker S,et al. In vivo switch to IL-10-secreting T regulatory cells in high dose allergen exposure. J Exp Med,2008,205:2887-2898

第 2 章
参与变应性疾病发病的主要细胞及分子

何韶衡　张慧云　杨海伟　魏继福

主要细胞　　　　　　　　　　单核-巨噬细胞系统
　肥大细胞　　　　　　　　　呼吸道上皮细胞
　嗜碱性粒细胞　　　　　　　成纤维细胞
　嗜酸性粒细胞　　　　　　　血管内皮细胞
　中性粒细胞　　　　　　主要分子
　T 细胞　　　　　　　　　　炎症介质
　B 细胞　　　　　　　　　　蛋白酶
　树突状细胞　　　　　　　　细胞因子

一　主要细胞

肥大细胞

　　肥大细胞起源于 CD34$^+$ 骨髓多能干细胞,祖肥大细胞需要迁移到特定的组织部位,在多种细胞因子(如 SCF,IL-3,IL-4,IL-6 及 IL-9 等)和其他细胞外环境因子(如胞外基质因子)的作用下,发育成为成熟的具有组织特异性的肥大细胞。肥大细胞分布于人和其他物种的所有组织(如皮肤,淋巴组织,肠及上、下呼吸道等)中。肥大细胞表达多种刺激性和抑制性受体。抗原特异性肥大细胞激活有赖于 IgE、IgG1、IgG2a 和 IgG2b,通过高亲和力 IgE 受体(FcεR Ⅰ)和 FcγR1(人)、FcγR Ⅱ a(小鼠/人)或 FcγR Ⅲ a(小鼠)受体交联实现。此外,研究显示,抗原特异性肥大细胞脱颗粒也可由免疫球蛋白单体轻链交联引发。抗原非依赖的肥大细胞激活可由多种其他受体(如神经肽、c-kit、Toll 样受体、补体受体、CD200 受体、gp49a)实现,亦可通过直接与 G 蛋白相互作用实现。激活的肥大细胞可通过胞吐作用释放其颗粒内容物,如肝素、组胺、类胰蛋白酶、类糜蛋白酶、羧基肽酶等,也可不脱颗粒(点片状脱颗粒)选择性释放颗粒内介质。肥大细胞的激活还可以导致脂类介质(花生四烯酸代谢产物如前列腺素类、白三烯类等)的合成与释放,以及各种趋化因子,如 IL-8、调节激活正常 T 细胞表达和分泌(regulated upon activation,normal T cell expressed and secreted,RANTES)、单核细胞趋化蛋白(monocyte chemoattractant protein,MCP)-1、2、3、嗜酸性粒细胞亲和素(嗜酸性粒细胞趋化因子,eotaxin)等和细胞因子如 IL-3、4、5、6、9、10、13 和 TNF-α 等的合成。目前认为,肥大细胞的特异性激活标志物有嗜酸性粒细胞阳离子蛋白(eosinophil cationic protein,ECP)、主要碱性蛋白(major basic protein,MBP)、嗜酸性粒细胞神经毒素(eosinophil-derived neurotoxin,EDN)、嗜酸性粒细胞过氧化物酶(eosinophij peroxidase,EPO),以及组胺、类胰蛋白酶、类糜蛋白酶和羧基肽酶等。

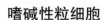

嗜碱性粒细胞

因嗜碱性粒细胞缺少特异性标志物,其在变应性疾病中的作用研究受到限制。嗜碱性粒细胞主要出现在外周血中,而且数量较少(0%~1%),正常组织中几乎无嗜碱性粒细胞存在。有研究显示在鼻和皮肤的迟发型超敏反应阶段嗜碱性粒细胞的募集数量与中性粒细胞、嗜酸性粒细胞的数目相比实在是微不足道。但是,这个阶段释放的介质是组胺和 LTC_4,而非 PGD2 和类胰蛋白酶,提示这个阶段的主要受累细胞是嗜碱性粒细胞而不是肥大细胞。究竟嗜碱性粒细胞在变应性疾病中的作用如何,它的特异性标志物的发现将会提供更准确的数据。

嗜酸性粒细胞

嗜酸性粒细胞是 $CD34^+$ 造血干细胞在骨髓内生成。但该标记在成熟的嗜酸性粒细胞上不表达。$CD34^+$ 细胞在 IL-3 和(或)粒细胞-巨噬细胞集落刺激因子(granulocyte macrophage colony stimulating factor,GM-CSF)及 IL-5 的调节下分化成熟。外周血中,嗜酸性粒细胞占白细胞总数的 0.5%~3%,在骨髓、血液和结缔组织中的分布数量比大约是 300∶1∶300。嗜酸性粒细胞在骨髓内成熟后储备停留三四天便进入血液,6~10 小时后即离开血管进入结缔组织,在结缔组织中可生存 8~12 天。在生理状态下,大多数嗜酸性粒细胞定居于除食管以外的其他消化道的固有层,因此胃肠道嗜酸性粒细胞占其总数的大部分。

嗜酸性粒细胞表达多种受体,如黏附分子受体,免疫球蛋白受体 Fcγ、FcεRⅠ 和 FcεRⅡ 受体、Fcα 受体,补体受体,细胞因子和趋化因子受体,炎性介质受体等。已证明人类嗜酸性粒细胞能分泌很多高效能介质,包括:①贮存在嗜酸性粒细胞颗粒中的主要碱性蛋白(MBP)、嗜酸性粒细胞阳离子蛋白(ECP)、嗜酸性粒细胞神经毒素(EDN)、嗜酸性粒细胞过氧化物酶(EPO)等;②新形成的细胞膜脂类介质二十烷类化合物(eicosanoids)和血小板活化因子(PAF),以及细胞因子 IL-1、GM-CSF、IL-2、IL-3、IL-4、IL-5、IL-6、IL-8、MIP-1、RANTES 等;③多种酶如酸性磷酸酶、胶质酶、芳香硫化酶 B、组胺酶、磷脂酶 D、过氧化氢酶、非特异性酯酶等;④维生素 B12 结合蛋白和黏多糖;⑤嗜酸性粒细胞在受到刺激后产生呼吸爆发(respiratory burst)而释放的过氧化离子和过氧化氢。目前认为嗜酸性粒细胞性炎症的特异性激活标志物有 ECP、MBP、EDN 及 EPO。

中性粒细胞

中性粒细胞迁移至炎症部位的前提是释放中性粒细胞趋化因子。IL-8 是强效的中性粒细胞趋化因子,能诱导中性粒细胞脱颗粒,增强其杀菌作用。另外,其他一些中性粒细胞趋化因子如白三烯 B4(LTB₄)、IL-17、粒细胞-单核细胞集落刺激因子(GM-CSF)、肿瘤坏死因子(TNF)、肺脏因子(lung factor,LF)等均可趋化中性粒细胞并使之活化,随后释放多种炎性介质,参与过敏反应的病理生理过程。中性粒细胞被激活后释放多种生物活性物质,如髓过氧化物酶(myeloperoxidase,MPO)、金属蛋白酶(metalloproteins)、弹性蛋白酶(elasetase)、酸性磷酸酶、(phagocytin)、溶菌酶、β 葡糖苷酸酶、碱性磷酸、吞噬素、IL-8、IL-6、IL-1、TNF、IFN-γ、血小板活化因子(platelet activating factor,PAF)、乳铁蛋白(lactoferrin,LF)和氧自由基等。中性粒细胞的特异性激活标志物为中性粒细胞弹性蛋白酶、中性粒细胞髓过氧化物酶(myeloperoxidase)及乳铁蛋白(lactoferrin)等。

T 细胞

T 细胞由多能干细胞发育分化而来。始于骨髓,在胸腺中分化成熟。迁出胸腺后定居于周围淋巴器官。通过在分化过程中表达抗原特异性受体(TCR),T 细胞获得识别"自身"抗原和"异己"抗原的能力。在分化的早期相中,未成熟 T 细胞既表达 CD4 又表达 CD8 共受体,为双阳性 T 细胞。在随后的分化过程中,$CD4^+$ T 细胞通过与 Ⅱ 型 MHC 分子的相互作用而被选择,而 $CD8^+$ T 细胞则是基于与 MHC Ⅰ 型分子的相互作用而被筛选。$CD4^+$ T 细胞和 $CD8^+$ T 细胞在之后的整个生命周期中都将保持这种限制性。有少量 T 细胞 CD4 和 CD8 分子均为阴性，称为双阴性 T 细胞。TCR 只能识别 10～12 个氨基酸的线性表位。TCR 对抗原的识别具有 MHC 限制性，即 TCR 不仅要识别抗原提呈细胞(antigen presenting cells, APC)加工提呈的抗原肽，还需识别与抗原肽结合在一起的 MHC 分子。

免疫微环境中细胞因子类型(尤其是 IL-12 和 IL-4)及其水平，在初始 CD4$^+$T 细胞的分化过程中起到至关重要的作用。Th2 细胞代表的是 CD4$^+$辅助 T 细胞的一种极化形式，其特点是产生 IL-4、IL-5、IL-13 和 IL-25，但不产生 IFN 和 TNF。相反，辅助 T 细胞的另一种极化形式——Th1 的特点则是产生 IL-2、IFN 和 TNF，但不产生 IL-4 和 IL-5。通常来讲，Th1 极化的免疫反应对于大多数病原体导致的感染是相当有效的，尤其是对于胞内病原体。但当病原体不能被机体迅速清除时，Th1 细胞可能引发很强的慢性炎症反应，从而对机体产生损害。相反，Th2 细胞的主要功能则是通过 IL-5 诱导嗜酸性粒细胞分化与活化，通过 IL-4 或 IL-13 促进 B 细胞产生高滴度的 IgE 等抗体，通过 IL-4、IL-9 促进肥大细胞和嗜碱性粒细胞的生长，而且还可通过 IL-4、IL-13 来抑制巨噬细胞的功能和 Th1 细胞的发育。因此 Th2 细胞对过敏反应性疾病的发生、发展起到了至关重要的作用。

B 细胞

B 细胞是体内唯一能产生抗体(免疫球蛋白分子)的细胞。B 细胞在抗原刺激下可分化为浆细胞，合成和分泌免疫球蛋白，主要执行机体的体液免疫。体内具有识别不同抗原的特异性抗体分子，其多样性是来自千百万种不同 B 细胞克隆。每一 B 细胞克隆的特异性是由其遗传性决定的，可产生一种能与相应抗原特异结合的免疫球蛋白分子。哺乳类动物胚胎早期，B 细胞分化的最早部位是卵黄囊，此后在脾和骨髓，出生后则在骨髓内分化成熟。骨髓不仅提供了所有免疫细胞的来源，而且是许多免疫细胞分化成熟的场所，因此骨髓是机体重要的中枢免疫器官。骨髓多能造血干细胞(multi-potential haemopoietic stem cell)具有复制和分化特性，在骨髓微环境中的基质细胞、各种集落刺激因子(colony stimulating factor, CSF)和其他造血因子如红细胞生成素(EPO)、白介素(IL)诱导下，分化为各种免疫细胞。

B 细胞分化过程可分为两个阶段，即抗原非依赖期和抗原依赖期。在抗原非依赖期，B 细胞分化与抗原刺激无关，主要在中枢免疫器官内进行。而抗原依赖期是指成熟 B 细胞受抗原刺激后，可继续分化为合成和分泌抗体的浆细胞阶段，主要在周围免疫器官内进行。哺乳类动物 B 细胞在骨髓内的发育经历祖 B 细胞(pro-B)、前 B 细胞(pre-B)、不成熟 B 细胞(immature-B)及成熟 B 细胞(mature-B)几个阶段。其中前 B 细胞和不成熟 B 细胞的分化是抗原非信赖的。成熟 B 细胞可在周围淋巴器官接受抗原刺激，在 Th 细胞及抗原提呈细胞的辅助下，及其产生的细胞因子作用下可使 B 细胞活化，增殖并分化为合成和分泌抗体的浆细胞。此阶段 B 细胞可逐渐丢失一些膜分子如 CD19、CD20 和 CD22 等。并可发生 Ig 的类别转换，从产生 IgM 转换为产生 IgG、IgA 或 IgE 的 B 细胞。B 细胞分为 B1 细胞和 B2 细胞。B1 细胞表达 CD5，参与非特异性免疫。B2 细胞参与特异性免疫。B 细胞还具有呈递抗原及免疫调节作用。B 细胞通过与其他细胞的直接作用和产生细胞因子，参与免疫调节。细胞因子既可调节 B 细胞的增殖、分化及凋亡，也可调节 T 细胞、单核-巨噬细胞、树突状细胞的功能。

树突状细胞

树突状细胞(dendritic cell, DC)来源于 CD34$^+$ 多能骨髓造血祖细胞(CD34$^+$ hematopoietic progenitor cells, CD34$^+$ HPCs)，主要分为两大类：CD11c$^+$ 的髓系 DC(myeloid DC)和 CD11c$^-$ 的淋巴系 DC(lymphoid DC)。髓系 DC 是研究得最早和最广泛的一类树突状细胞，主要可分为两个亚群：上皮组织中的朗格汉斯细胞(Langerhans cells, LC)和存在于所有其他组织中的间质 DC(interstitial DCs)。LC 是高度专业化的 DC，在人体的免疫机制中具有特殊地位，它们能表达多种独特的分子，如 CD1a、E-钙黏连素、Langerin 和 Birbeck 颗粒。LC 前体表达 CLA(皮肤淋巴细胞相关抗原)，但缺乏单核细胞重要的表面分子——CD14，而不能发育成巨噬细胞。间质 DC 通常占到外周循环中单个核细胞(PBMC)的 0.5%～1%，与粒细胞、单核-巨噬细胞有共同的前体——髓系前体。经过 CD40L 和 LPS 刺激成熟后,间质 DC 产生大量的 IL-12。另有研究表明,单核细胞也可在缺乏外来细胞因子的情况下分化成 DC,这提示由单核细胞分化成间质 DC 可能是正常生理过程。

间质 DC 与 LC 在功能上的主要差别在于前者可诱导初始 B 细胞分化成分泌免疫球蛋白的浆细胞,而后者似乎能更有效地活化细胞毒 CD8$^+$ T 细胞。此外,它们在分泌的细胞因子谱(只有间质细胞才分泌 IL-10)和酶活性上也有差别,这也许是选择合适肽提呈给 T 细胞的基础,因为不同的酶很可能将相同抗原降解成不同的肽,这样就可能导致不同的 MHC-肽复合物被提呈,从而产生不同的抗原特异性 T 细胞。

位于外周血或非淋巴组织的未成熟 DC 有很强的捕获抗原能力,但提呈抗原能力很弱(膜表面 MHC 分子和共刺激因子的表达量很低)。Pestel 等研究表明,尘螨主要变应原(Der-p1)可通过甘露糖受体被 DC 细胞所摄取,而过敏患者 DC 表达的甘露糖受体比正常个体更多,从而能更为有效地摄取变应原。而 Noirey 等研究则发现,重组花粉变应原 Bet v 1 和 Phl p 1 可以巨胞饮的方式被朗格汉斯细胞样 DC 摄取。另外,FcεR I 介导的内吞也可能在 DC 对变应原的摄取过程中发挥重要作用。由于 T 细胞受体(T cell receptor,TCR)只能识别经过 APC 加工并与主要组织相容性复合物(major histocompatibility complex,MHC)分子结合的抗原肽(图 1-2-1),故 DC 对(外源性和内源性)抗原的加工是免疫应答中的一个关键环节。抗原被内化后需先在抗原提呈细胞(APC)中降解成小的肽段,再与 MHC 分子结合,形成 MHC-肽复合物呈现在细胞表面供 T 细胞识别。MHC 可被看成抗原肽的受体,这样机体免疫系统在靶细胞表面就能识别细胞内的抗原性质。与未成熟 DC 膜表面(MHC)分子和共刺激因子的表达量很低相比,成熟 DC 具有强大的免疫提呈功能,并高表达激活 T 细胞所需的一系列分子,其激活 T 细胞的能力是巨噬细胞和 B 细胞的 10～100 倍,且成熟 DC 能激活初始型 T 细胞。

单个成熟 DC 到达 T 细胞区域后可激活成百上千个初始 T 细胞,在此过程中,除了 T 细胞受体(TCR)识别 DC 表面提呈的 MHC-肽复合物后产生的信号外,共刺激因子在启动和决定 T 细胞的反应类型中也起到重要作用,例如 DC 上的共刺激因子 CD80、CD86 与 T 细胞上的相应配体(即 CD28 和 CTLA4)相互作用,决定了某种抗原刺激是导致抗原特异性 T 细胞增殖还是耐受。

对变应原产生免疫反应的前提是变应原分子能够接触到免疫活性细胞(尤其是 DC),并能被有效提呈。研究发现哮喘患者暴露于变应原后,支气管黏膜中 DC 的数量高于正常对照个体,变应性哮喘患者 DC 的抗原提呈能力较正常个体 DC 更强。新近研究发现,病毒感染可通过上调 DC 表面共刺激因子表达、募集更多的 DC,以及制造炎性微环境来提高 DC 的抗原提呈能力,甚至可将对吸入性过敏原的耐受状态转变成免疫应答,这似乎有利于解释为什么病毒感染是哮喘发作的常见诱因之一。DC 在气道变应性炎症的诱发中起到关键作用,没有 DC 的帮助,T 细胞不能对变应原产生初次免疫应答。在再次免疫应答及哮喘炎症的持续过程中,DC 也可能是最主要的抗原提呈细胞。

单核-巨噬细胞系统

广泛分布在皮下组织,以上皮黏膜下浓度最高。单核-巨噬细胞系统具有重要的生物学作用,不仅通过吞噬作用杀灭和清除病原体及异物参与非特异性免疫防御,且介导炎症反应。此外,在特异性免疫应答中作为抗原提呈细胞,发挥关键作用如免疫调节等。巨噬细胞通过其表面低亲和力 IgE 抗体与过敏原结合,或通过非特异性作用激活并释放 TXA2、LTB$_4$、PAF、IL-1、IL-6、IL-8、TNF-α、巨噬细胞炎症蛋白-1α(macrophage inflammatory protein-1α,MIP-1α)、活性氧自由基和溶酶体酶等。

呼吸道上皮细胞

呼吸道上皮细胞在呼吸道疾病特别是哮喘的炎症反应中起重要调节作用。呼吸道上皮细胞作为一个严密的屏障,可避免有害物质如吸入性物质(呼吸道病毒、空气传播的变应原和环境污染物)进入外,还通过黏液纤毛作用和分泌一系列介质,在呼吸道防御机制中起重要作用。

已有证据指出,呼吸道上皮细胞是局部免疫系统的重要组成部分:①具有吞噬功能,并表达功能性

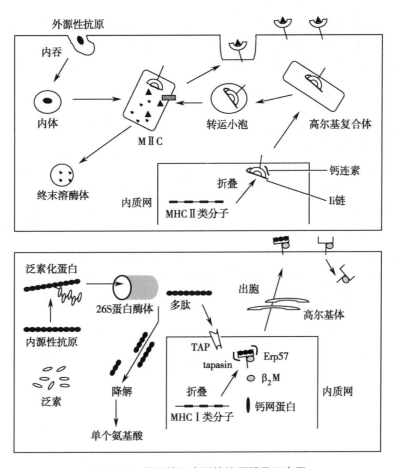

图 1-2-1　外源性和内源性抗原提呈示意图

▨:HLA-DM；〰:多聚泛素链；⊶:抗原肽-MHC Ⅱ类分子复合物；⊶:抗原肽-MHC Ⅰ类分子复合物；⌐:Ⅱ类分子相关的恒定链多肽(class Ⅱ-associated invariant chain peptide,CLIP)；β₂M:β₂-微球蛋白(β_2-microglobulin)；Ii 链(invariant chain):恒定链；MⅡC:MHC Ⅱ类小室(MHC class Ⅱ-enriched compartment)；TAP:抗原加工相关转运蛋白(transporter associated with antigen processing)

的主要组织相容性复合物(MHC)Ⅰ类和Ⅱ类抗原,能担当起非专职抗原提呈细胞的职能;②可产生抗微生物物质,如呼吸道分泌的 IgA 通过它们的糖基簇结合细菌,借此阻断细菌侵入上皮,从而发挥阻断微生物、毒素和其他抗原的免疫屏障作用;③本身是炎症介质合成的库源,如细胞因子、脂类、肽类物质,以及具有嗜酸性粒细胞趋化活性的趋化因子等;④通过抗炎介质的释放、可溶性受体的释放以及前炎症介质的功能失活等实现抗炎作用。

成纤维细胞

成纤维细胞处于功能静止状态时,称为纤维细胞(fibrocyte)。细胞变小呈长梭形,胞核小着色深,胞质内粗面内质网少、且高尔基复合体不发达。成纤维细胞常通过基质糖蛋白介导附着在胶原纤维上。虽然成纤维细胞是已分化的细胞,但也能分裂增生,并具有可塑性,其形态、生化和功能等均能适应微循环需要而改变。成纤维细胞还具有趋化性,其趋化因子是淋巴因子、补体、纤维结合素(fibronectin,FN)及其片段、血小板来源的生长因子(platelet-derived growth factor,PDGF)、转化生长因子(transforming growth factor,TGF)、白三烯等。在趋化因子(如淋巴因子、补体等)的吸引下,成纤维细胞能缓慢向一定方向移动。在一定条件下如创伤修复、结缔组织再生时,纤维细胞还能转变为肌性成纤维细胞。肌性成纤维细胞是表达平滑肌肌动蛋白等成分的一种特殊类型的成纤维细胞,既能合成纤维,又具收缩能力。肌性成纤维细胞存在于多种正常组织如肺组织中,参与血管紧张素的调节。成纤维细胞与肌性成纤维细胞也存在于支气管黏膜下,在哮喘患者中增加,并与上皮下基底膜厚度有关。成纤维细胞(肌性成纤维细胞)在哮喘气道胶原进行性沉积过程中起关键作用。

血管内皮细胞

血管内皮细胞(vascular endothelial cell,以下称内皮细胞)衬覆于整个循环系统管腔内壁,与基底膜共同构成血管内皮(以下称内皮),成为分隔血液与内皮下组织的血管屏障。基底膜主要成分是胶原,以支持和维持内皮细胞的结构完整。内皮细胞上有黏附分子,主要是选择素家族、整合素家族和免疫球蛋白超家族。选择素家族包括P-选择素和E-选择素,介导部分T细胞和内皮细胞黏附,尤其是与淋巴结HEV黏附。白细胞整合素如LFA-1、VLA-4能够识别、结合内皮细胞上的相应受体,并将其信号转导到细胞内。细胞间黏附分子-1(intercellular adhesion molecule1,ICAM-1)、血管细胞黏附分子-1(vascular cell adhesion molecule 1,VCAM-1)、血小板源内皮细胞粘附分子(plaleletendothelialcelladhesion molecule,PECAM-1)等免疫球蛋白超家族黏附分子在白细胞的激活、与内皮细胞的黏附等方面起重要作用。因此,内皮细胞具有屏障、调节血管张力、参与炎症反应等多种功能,其功能异常与许多疾病的发生、发展有密切关系。

二 主要分子

炎症介质

1. 脂类介质

(1)白三烯(leukotrienes,LTs):20世纪30年代,Kellaway和Feldberg发现一种能导致豚鼠气管平滑肌痉挛收缩的物质,称之为慢反应物质(SRS),至70年代确认SRS-A实际上是几种LTs物质的混合物。近年随着研究的日趋深入,发现LTs与多种疾病包括哮喘、变应性鼻炎、特应性皮炎等变应性疾病的发病和转归密切相关。

LTs是花生四烯酸(arachidonic acid,AA)经5-脂氧酶(5-lipoxygenase,5-LO)代谢生成的脂类介质,主要有LTB_4和半胱氨酰白三烯(cysteinyl leukotrienes,CysLTs)两大类。AA被5-LO催化首先形成不稳定的中间产物LTA_4,LTA_4一方面在LTA_4水解酶作用下生成LTB_4,另一方面在LTC_4合成酶催化下形成LTC_4。LTC_4被特异性跨膜转移蛋白转移到细胞外,再被γ-谷氨酰转肽酶和半胱氨酰甘氨酸二肽酶分别代谢为LTD_4、LTE_4,后两者和LTC_4统称为半胱氨酰白三烯。因此,LTA_4是合成LTs的前体物质。LTB_4主要由中性粒细胞产生。CysLTs主要来源于肥大细胞、巨噬细胞和嗜酸性粒细胞。

LTB_4和CysLTs均是通过与受体结合发挥作用的。

LTB_4可刺激超氧阴离子分泌和白细胞释放颗粒,影响B淋巴细胞低亲和力IgE受体的表达。同时,LTB_4又是目前已知最强的中性粒细胞趋化因子之一,接触LTB_4后,多核白细胞迅速聚集,稍后便出现嗜酸性粒细胞从血管进入组织间隙并聚集到病变部位。

CysLTs有强大的中性粒细胞和嗜酸性粒细胞趋化作用,同时又是强有力的气道平滑肌致痉剂,哮喘患者吸入CysLTs后反应比健康人强烈得多。其作用强度从强至弱分别为LTD_4、LTC_4、LTE_4、N-乙酰LTE_4。人气管离体实验表明,LTD_4支气管收缩作用是组胺的1000~5000倍,吸入LTD_4或LTE_4 4~6分钟即可引起呼吸道痉挛,而LTC_4要先转化为LTD_4后方可起作用,故吸入LTC_4要延迟10~20分钟才出现呼吸道反应。此外,CysLTs增大血管内皮细胞间隙、增加血管通透性、引起血浆蛋白从毛细血管后微动脉渗出的作用是组胺的1000倍,范围涉及气管最外周细支气管的几乎整个呼吸道。CysLTs是所研究的促进黏液分泌诸因素中的最活跃者之一,导致持久的纤毛摆动频率缓慢,从而加重呼吸道梗阻甚至黏液栓形成。CysLTs还具有强大的促呼吸道上皮细胞、血管内皮细胞、成纤维细胞等增殖的作用,参与哮喘气道重塑的发生与发展。

(2)前列腺素类(prostaglandins,PGs):20 世纪 30 年代,发现精液内含有调节子宫收缩的物质,推测该物质来源于前列腺,故命名为前列腺素。现发现 PGs 是广泛存在于动物和人体的局部激素,在一系列的生理、病理过程中发挥着重要的作用。目前已知,天然 PGs 按环外双键数目分为 PG1、PG2、PG3 三类,又根据环上取代基和双键位置的不同,进一步分为 A、B、C、D、E、F、G、H、I 等 9 型,其中在 C-9 有酮基和在 C-11 有羟基的称为 PGE,该两处都有羟基的为 PGF。α 指 C-9 上羟基的构型。所有 PG 在 C-13 及 C-14 间均有反式双链,在 C-15 处有一个羟基。右下角的小数字表示侧链中双链的数目,如 PGF2。

PGs 也是由花生四烯酸(AA)经环氧酶途径生成。在环氧酶(cyclooxygenase,COX)作用下,AA 首先生成 PGs 中间产物 PGG2、PGH2,后者进一步经不同下游酶作用合成各种 PGs:①在异构酶作用下生成 PGE2、PGD2;②在还原酶作用下生成 PGF2α。此外,PGH2 还可分别在血栓素合成酶、前列环素合成酶作用下生成 TXA2 和 PGI2。TXA2 和 PGI2 是活性更强、生物功能更复杂的 PGs。

(3)血小板活化因子(platelet activating factor,PAF):1972 年 Benveniste 等首先报道了经 IgE 致敏的兔嗜碱性粒细胞能释放一种可溶性的磷脂类物质,该物质能引起不依赖于 AA 代谢产物和二磷酸腺苷(ADP)释放的血小板聚集反应,故称之为血小板活化因子。深入研究表明,PAF 是目前发现的作用最强的脂质介质,广泛存在于人体各种组织,在包括哮喘在内的许多疾病的发病机制中有着重要作用。PAF 不储存于细胞内,生理状态下以前体形式广泛定位于肥大细胞、血小板、中性粒细胞、单核细胞、巨噬细胞、内皮细胞、纤维原细胞等的细胞膜上。当这些细胞被内毒素、凝血酶、钙离子载体、细胞因子等刺激原刺激时,很快发生反应,合成并释放 PAF。

PAF 是一种对脂蛋白磷脂酶 A2(lipoprotein-associated phospholipase-A2,LPA2)敏感、与 AA 代谢密切相关的脂类介质。其合成有两条酶促途径:①在 PLA2 和乙酰辅酶 A 作用下生成,是可逆的病理过程,称再修饰(remodeling)途径;②从烷基甘油磷酸开始,经乙酰转移酶、磷酸胆碱转移酶等作用最终合成,是生理条件下的主要途径,称为新生(De novo)途径。PAF 在体内存留时间极短,其分解是通过 PAF 乙酰基水解酶(PAF-AH)催化而失活降解为溶解性 PAF(Lyso-PAF),后者虽无生物活性但有细胞毒性。

PAF 生理作用:①使血小板发生变形、聚集和释放,是迄今发现的最有效的血小板激活剂;②激活中性粒细胞,使之聚集并释放氧自由基等物质;③作用于血管内皮细胞,使微血管壁通透性增强(是组胺的 1000~10 000 倍);④使支气管平滑肌急性收缩,并提高其反应性;⑤可通过很多炎症介质发挥作用,如胺类(组胺、5-羟色胺、儿茶酚胺等)、花生四烯酸类代谢产物以及其他活化的体液和细胞产物(氧自由基、溶菌酶、细胞因子等)。因此,尽管 PAF 在体内的半衰期仅约 30 秒,但作用却可维持数天,甚至几周。

在变应性疾病中,PAF 可引起变应性症状,参与药物性过敏反应、变应性鼻炎和荨麻疹等变态反应性疾病过程。PAF 还可引发支气管痉挛和刺激嗜酸性粒细胞及其他炎性细胞聚集,是支气管哮喘发作的重要介质。

2. 多肽类介质

(1)内皮素(ET):由日本学者 Yanagisawa(1988 年)在培养猪主动脉内皮细胞时分离出来并命名。是目前已知的最强的缩血管物质之一,参与多种疾病的发生发展,是疾病治疗的重要靶点。

ET 家族有三种同分异构体,分别为:ET-1、ET-2 和 ET-3。三种 ET 的氨基酸结构略有不同,但其生物学作用无本质差别。其中 ET-1 作用最强,ET-3 则最弱。除血管内皮细胞(EC)外,ET 可由血管平滑肌细胞(VSMC)、支气管上皮细胞、肺泡巨噬细胞、多形核白细胞和成纤维细胞等分泌,并进入血液成为人体血浆的正常组分。但在健康状态下,ET-1 血浆浓度很低(0.3~3ng/L),不足以引起血管收缩。ET 亲水性,不能透过细胞膜,需要与特异性 ET 受体(ETR)结合才能发挥生物学功能。在哺乳动物,ETR 几乎遍布除脂肪、结缔组织、软骨、红细胞等以外的所有组织细胞。属于 G-蛋白偶联受体超家族,至少有三种类型,但哺乳动物只有两种:ETAR 和 ETBR,两者均具有大量同源序列,ETAR 约占总数的80%以上,它们产生不同的、有时甚至相反的作用。

在支气管哮喘发生发展过程中,ET激活ETR,使血管及支气管平滑肌收缩,刺激呼吸道细胞分泌各种炎症介质,促使呼吸道平滑肌细胞增殖,减少呼吸道上皮细胞繁殖和迁移,导致呼吸道重塑。因此,ET是导致哮喘发作的一种重要致病因子。血浆ET含量与病情严重程度密切相关,检测ET水平对判断喘息性疾病的病情、严重程度和防治均具有一定的指导意义。此外,研究还表明,过敏性紫癜患儿急性期血浆ET水平显著升高,并与病情严重程度成正比,尤其是肾炎型紫癜,ET值增高最明显。

(2)肝素:由Mclean(1916年)在研究凝血机制时从狗的肝脏中发现并命名。肝素虽最早得自肝脏,但现在已经证实还分布于哺乳动物的心、肺、肠黏膜、十二指肠和血管壁,以肺脏含量最丰富。肝素由肥大细胞分泌,其或其前体含在肥大细胞的颗粒内,在肥大细胞脱粒时释放。因此,各组织中肝素的含量与肥大细胞数多寡相关。肝素除有抗凝血、抗血栓作用外,还具有抗炎、免疫调节、调节多肽生长因子、抑制细胞增殖、抗肿瘤转移等多种生物学功能和作用。与其他介质不同,肝素类物质能够抑制哮喘发生发展,因此具有哮喘治疗效应。

肝素具有聚阴离子特性和结构可变性,通过离子结合力与体内带正电荷的蛋白质、细胞因子或寡糖配体结合,发挥其抗炎和抑制气道高反应性的作用。其机制主要是:①低分子量肝素抑制Th2细胞分泌IL-4和IL-5;②与选择素竞争性结合,抑制白细胞向炎症部位的迁移;③抑制肥大细胞脱颗粒。

(3)P物质(SP):最早是Euler和Gaddum(1931年)在马的脑和肠中发现并命名,但直到40年后才首次从牛的下丘脑中分离出来(Leemanps等,1970)。1972年,Tregear成功地用化学方法合成了SP。1973年,Power利用放射免疫方法(RIA)建立了SP的检测方法。SP是一种能使血压降低并致血管痉挛的物质,大量的研究已经表明其参与了多种变应性疾病的病理生理过程,且与炎症程度呈正相关。

SP是速激肽家族中的一员。同其他神经递质一样,SP通过钙离子刺激依赖机制,从感觉神经末梢释放出来。非胆碱能非肾上腺能(non adrenergic non cholinergic,NANC)神经多为无髓鞘C类传入纤维,当该神经受到强烈刺激后,主要释放以SP为代表的神经肽。人类呼吸道组织如气道上皮、黏膜下腺及气道平滑肌中均存在大量分泌SP的NANC神经纤维。此外,肥大细胞也分泌SP。

哮喘患者对SP有高敏感性,在重型哮喘患者中,SP免疫活性神经纤维在黏膜下明显增多。研究表明SP通过节后类胆碱能神经和肥大细胞的激活,可直接或间接引起气道收缩、呼吸道黏液分泌增加、乙酰胆碱神经传递加快,以及血管扩张和血浆外渗等。肥大细胞是皮肤速发型过敏反应的主要效应细胞,皮损区中肥大细胞数目增加和脱颗粒现象增多是变应性皮炎的重要特征。皮肤中的SP能导致肥大细胞脱颗粒释放介质,引起组胺快速释放,直接介导肥大细胞引起的一系列免疫炎症反应。

研究还发现SP能使变应性鼻炎患者鼻阻力显著增高(该作用是乙酰甲胆碱的500倍),使鼻部血管通透性增加和血浆外漏。此外SP使变应性鼻炎患者鼻灌洗液中的嗜酸性粒细胞数明显增高,并增强趋化因子对嗜酸性粒细胞的趋化活性。

在过敏性休克发病过程中,肥大细胞通过释放组胺、IL-1、IL-3、IL-4、IL-6、GM-CSF等调节因子,参与IgE介导的过敏反应,同时促使其周围神经元释放SP。SP通过NK-1R、NK-2R直接引起胃肠、呼吸道平滑肌收缩,也可通过乙酰胆碱间接引起血管通透性增加,使血浆蛋白渗出,促进肠、肺、鼻黏膜黏液分泌增加,气道黏膜渗出性水肿最终导致通气障碍。

3. 一氧化氮(NO) 1980年Furchgott等发现血管内皮细胞可产生并释放一种舒血管活性物质,并命名为内皮细胞衍化松弛因子(endothelium derived relaxing factor,EDRF)。1987年Palmer证明EDRF就是NO。1991年一氧化氮合酶(nitric oxide synthase,NOS)克隆成功。1992年NO被《科学》杂志选为当年的“明星分子”。1998年美国三位药理学家因对NO研究的出色贡献获得当年诺贝尔生理学或医学奖。大量研究证实,NO作为迄今所发现的体内最小、最轻、最简单的信息传递分子,是一种活性很强的生物介质,具有扩张血管、降低血压、松弛平滑肌,以及酶活性调节、免疫调节和抗氧化损伤等生物活性。涉及包括过敏、心血管、消化、神经等多种疾病的发生发展。NO通过影响白细胞游走和聚集,间接调控炎症反应。巨噬细胞可以产生大量NO,利用其细胞毒效应,参与人体非特异性免疫反应。NO作为信号分子,能够调控T细胞活化和凋亡。

NOS 是 NO 生物合成的关键限速酶,有 3 种形式:①内皮型(endothelial NOS,eNOS):负责血管内皮细胞产生正常 NO;②神经型(neuronal NOS,nNOS):分布于神经系统特殊形式的 eNOS;③诱导型(inducible NOS,iNOS):主要分布于巨噬细胞和内皮细胞,在免疫应答时才被激活。正常生理状态下,eNOS 和 nNOS 在组织内持续低水平表达,当内皮细胞受到某些化学递质或机械刺激时,eNOS 和 nNOS 表达上调,加快 NO 的合成和释放。与 eNOS 和 nNOS 不同,iNOS 只有当体内出现致炎因子或内毒素,或机体处于低氧甚至休克状态时才大量表达和合成大量 NO。NO 除通过以上 NOS 途径产生外,亦可经非酶学途径产生。

4. 组胺 组胺(histamine)是肥大细胞和嗜碱性粒细胞高尔基复合体内的组氨酸,经组氨酸去羧基酶脱羧基后生成。多巴脱羧酶也可起一定的作用。肥大细胞颗粒中,组胺以与肝素氨基葡萄糖苷侧链的酸性残基和蛋白酶结合的形式储存。肥大细胞被激活,组胺快速从颗粒基质中解离并释放至胞外。

组胺通过与靶细胞表面的组胺受体结合发挥作用,已经明确的组胺受体有四种:①H1 受体:从牛、鼠、豚鼠和人类组织中获得克隆,其介导的组胺作用大部分与哮喘有关;②H2 受体:从狗和人类组织中获得克隆,该受体虽在气道中表达,但与哮喘的临床相关性尚不清楚;③H3 受体:Lovenberg 等于 1999 年在小鼠体内获得克隆,根据胞内第三环的长度不同(分别为 136、104、88 个氨基酸)至少可分为 H3a、H3b、H3c 三个异构体;④H4 受体:Oda 等在 2000 年首次报道,其基因与 H3 受体有相似的内显子和外显子结构,与组胺以高亲和力结合,能和部分 H3 受体配体结合,主要分布在肠、脾以及胸腺组织和 T 细胞、中性粒细胞、嗜酸性粒细胞等免疫活性细胞。

组胺的生物活性:①通过 H1 受体诱导气道平滑肌收缩,但临床试验不能证实即使大剂量新型非镇静型 H1 受体拮抗剂对哮喘有效;②通过 H1 受体引起人皮肤血管扩张,但在人支气管则是低浓度组胺时扩张,高浓度时收缩;③通过 H1 受体使血浆从支气管毛细血管后微静脉渗出;④刺激人气道内黏液糖蛋白分泌,该作用与 H2 受体相关,但与其他促黏液分泌剂相比作用很弱。

有证据显示,组胺可通过 H2 受体抑制 IgE 介导的人嗜碱性粒细胞分泌组胺,H3 受体可能也参与该过程。

蛋白酶

1. 类胰蛋白酶 是存在于肥大细胞分泌颗粒中的一种中性蛋白酶,是 1959 年 Benditt 通过组织酶染色法发现的,因其活性类似胰蛋白酶,故命名为类胰蛋白酶。

类胰蛋白酶与胰蛋白酶相似,属丝氨酸蛋白酶家族。以活化形式同组胺、肝素和其他的产物一起储存于肥大细胞颗粒中,约占整个肥大细胞总蛋白的 25%。体液中类胰蛋白酶升高被视为肥大细胞激活和肥大细胞介导疾病的标志。

蛋白酶活性受体(proteinase-activated receptors,PARs)是一种 G 蛋白偶联受体,其中 PAR-2 广泛表达于肺组织的各种细胞中(如上皮细胞、ASM 细胞、成纤维细胞、血管平滑肌细胞、内皮细胞)。类胰蛋白酶可裂解并活化 PAR-2,引起多种生理病理效应,主要表现在以下几个方面:①作为上皮细胞、平滑肌细胞和成纤维细胞生长因子,促进细胞增生;②刺激粒细胞趋化因子 IL-8 释放,上调上皮细胞表面细胞内黏附分子-1(ICAM-1)的表达;③诱导炎症性细胞募集。

2. 基质金属蛋白酶(metrix metalloproteinases,MMPs) 是自然界进化中高度保守的一组锌离子(Zn^{2+})依赖性蛋白水解酶,属于锌肽酶超家族,是细胞外基质(extracellular matrix,ECM)降解的主要介质。自 1962 年 MMPs 家族的第一种胶原酶发现以来,一系列成员被相继发现,迄今已达 20 余种。它们是不同基因的产物,细胞来源也有差异。正常生理状态下,在组织中表达极少,但在炎性因子、激素、生长因子刺激下和细胞转化过程中表达上升。

细胞因子

细胞因子(cytokine)是指由免疫细胞和某些基质细胞分泌的、介导调节免疫和炎症反应的小分子多肽。根据细胞因子的来源及作用的靶细胞,分为淋巴因子(lymphokine)和单核因子(monokine)等。根据细胞因子的主要功能又可分为白细胞介素(interleukin,IL)、集落刺激因子(colony stimulating factor,CSF)、干扰素(interferon,IFN)、肿瘤坏死因子(tumor necrosis factor,TNF)、转化生长因子-β 家族(transforming growth factor-β family,TGF-β family)、趋化因子家族(chemokine family)和其他细胞因子,如各种生长因子、白血病抑制因子、抑瘤素等。

多数细胞因子以单体形式存在,少数细胞因子如 IL-5、IL-12、M-CSF 和 TGF-β 等以双体形式发挥生物学作用。细胞因子通常以旁分泌(paracrine)或自分泌(autocrine)形式作用于附近细胞或产生细胞因子的细胞本身,某些细胞因子也可以通过内分泌(endocrine)的形式作用于远处细胞。细胞因子具有高效能作用,一般在 pmol/L(10~12mol/L)水平即有明显的生物学作用。

一种细胞因子可由多种不同的细胞在不同条件下产生,且具有多重调节作用,其不同的调节作用决定于其本身的浓度、作用靶细胞的类型,以及同时存在的其他细胞因子。由于每种细胞因子的来源、作用靶位及免疫状态不同,其功能可能完全不同,如 IL-4、IL-6、IL-10 和 TGF-β 具有促炎和抗炎两种潜能,哪一种活性发挥作用依赖于免疫细胞的出现及其对细胞因子的免疫应答状态,如 TGF-β 在活化 T、B 细胞的初期起关键作用,但随后则终止这个免疫反应。此外,细胞因子还与激素、神经肽、神经递质共同组成细胞间信号分子系统。由于细胞因子种类繁多,所组成的网络亦极为复杂,故仅仅按细胞因子的来源或生物活性来进行精确分类和讨论几乎是不可能的。

1. 调节 IgE 的细胞因子

(1)白细胞介素-4(IL-4):主要由活化的 T 细胞、单核细胞、肥大细胞和嗜碱性粒细胞分泌。在调节 T、B 淋巴细胞的分化、活化,促进以 Th2 细胞为特征的免疫应答过程中发挥重要作用。

(2)白细胞介素-13(IL-13):主要由活化 T 细胞、肥大细胞产生。与 IL-4 在生物功能方面有许多共性,包括抑制单核细胞释放炎症介质、诱导巨噬细胞树突样变、促进单核细胞表面表达 CD23 及刺激 B 细胞合成免疫球蛋白。同时 IL-13 也有自身的生物功能:①趋化单核细胞,延长单核细胞在体外存活时间;②协同抗 IgM 活化 B 细胞的增殖,诱导和上调 B 细胞 MHC Ⅱ类抗原、CD23 和 CD72 的表达,诱导 B 细胞产生 IgM、IgG 和 IgE。

(3)白细胞介素-9(IL-9):由活化的 T 细胞(主要是 CD4$^+$T 细胞)、PBMC 和肥大细胞产生。生物学作用是:①维持 T 细胞生长,故又称 T 细胞生长因子-Ⅲ(T cell growth factor-Ⅲ,TCGF-Ⅲ);②促进 IL-4 诱导 B 细胞产生 IgG、IgE 和 IgM。

(4)白细胞介素-25(IL-25):主要由小鼠骨髓基质细胞产生。小鼠腹腔内注入纯化的 IL-25 后出现 Th2 型炎症反应,血清中 IgA、IgE 和 IgG1 亦明显升高。IL-25 能在小鼠不同器官中特异性诱导 Th2 细胞相关因子的表达,如 IL-13(脾、胃、小肠、肾、肺和直肠)、IL-4(脾)、IL-5(在脾、胃、小肠)。

2. 调节嗜酸性粒细胞的细胞因子 主要是白细胞介素-5(IL-5),其由活化的 T 细胞和肥大细胞产生。对 B 细胞和嗜酸性粒细胞增殖、分化有重要调节作用。与其他 IL 相比,IL-5 生物学活性作用谱相对较窄,例如只作用于 B 细胞刺激后很窄的时相内。IL-5 在 IL-4 的协同下可促进 IgA 合成,对 IgM 分泌也有促进作用,还能趋化人嗜酸性粒细胞,延长成熟嗜酸性粒细胞的存活时间。

3. 调节肥大细胞的细胞因子 白细胞介素-3(IL-3)主要作用于肥大细胞分化的早期。而干细胞因子(stem cell factor,SCF)则主要作用在晚期。白细胞介素-6(IL-6)协助 SCF 促肥大细胞的分化。IL-4 能提高 IL-3 和 SCF 的作用。而 M-CSF、GM-CSF、IFN-γ 则有抑制作用。肥大细胞数量正是由于上述细胞因子对其分化的调节而维持相对稳定。IL-3、IL-4、IL-10 和 SCF 均能刺激肥大细胞增殖。TGF-β 则能抑制 IL-3、IL-4 依赖的结缔组织型肥大细胞增殖。

IL-3 能广泛促进未成熟肥大细胞形成颗粒。对 SCF 受体(c-kit)阳性的肥大细胞,如果同时加入 SCF,则将和 IL-3 产生协同作用,使肥大细胞形成更多的颗粒。高浓度的 SCF 能直接刺激肺肥大细胞释放介质,而低浓度 SCF 能显著提高 anti-IgE 刺激肥大细胞的脱颗粒作用。重组人 SCF 注射于皮肤,局部可出现风团,肥大细胞数量增加。白细胞介素-2(IL-2)是肥大细胞脱颗粒的抑制因子,它能以浓度依赖方式抑制组胺的释放。

　　TGF-β 能趋化小鼠肥大细胞发生迁移，也能趋化新分离的大鼠腹腔肥大细胞。SCF 同时也是趋化因子，并以剂量依赖方式趋化人肥大细胞。RANTES 也能趋化人肥大细胞。

参 考 文 献

1. Ishigame H，Kakuta S，Nagai T，et al. Differential roles of interleukin-17A and-17F in host defense against mucoepithelial bacterial infection and allergic responses. Immunity，2009，30：108-119

2. Spazierer D，Skvara H，Dawid M，et al. T helper 2 biased de novo immune response to Keyhole Limpet Hemocyanin in humans. Clin Exp Allergy，2009，39：999-1008

3. Wilson MS，Pesce JT，Ramalingam TR，et al. Suppression of murine allergic airway disease by IL-2：anti-IL-2 mono-clonal antibody-induced regulatory T cells. J Immunol，2008，181：6942-6954

第3章
呼吸道变应性疾病的免疫应答反应

何韶衡　张慧云　杨海伟　魏继福

免疫器官及组织　　　　　免疫分子
　中枢免疫器官　　　　　**免疫应答反应**
　外周免疫器官　　　　　抗原
　淋巴细胞归巢　　　　　抗原提呈
免疫细胞及分子　　　　抗原受体复合物
　免疫细胞　　　　　　免疫应答

免疫是机体识别"自身成分"和"非自身成分",并消除"非自身成分"以维持机体内环境稳定的一种生理反应。其包括三方面:①免疫防御(immunologic defence):机体防止和清除外来病原体及抗原分子的能力;②免疫稳定(immunological homostasis)或称免疫自身稳定:正常情况下机体对自身组织成分不发生免疫反应,即处于自身耐受状态;③免疫监视(immunologic surveilance):即识别、清除机体内异常细胞(机体在受到各种因素的影响下,体内极少数细胞可能发生突变,形成异常细胞)。

若免疫反应过度,则引起超敏反应。若免疫功能过低(或缺如),则表现为易受感染或免疫缺陷病。若自身成分的耐受性受到破坏,则发生自身免疫性疾病。若免疫监视功能失调,则可导致肿瘤发生或持续性感染。

免疫分为固有性免疫(innate immunity)和适应性免疫(adaptive immunity)两大类型。前者又称非特异性免疫(nonspecific immunity)或先天性免疫,是机体在长期进化过程中,逐渐建立起来的天然防御功能。其反应迅速,无特异性,主要针对入侵的病原体。后者又称特异性免疫(specific immunity)或获得性免疫(acquired immunity),是个体出生后,在特定抗原的不断刺激下,逐渐建立起来的后天免疫。其发生过程缓慢,特异性强。非特异性免疫是防御性屏障反应,主要包括结构性屏障反应和功能性屏障反应,前者如皮肤/黏膜屏障、血-脑屏障、血-胎屏障,后者如正常菌群、黏液、胃酸、黏液纤毛运动、炎症细胞、溶菌酶、炎症介质。

特异性免疫则是抗原诱发的特异性免疫应答,包括细胞免疫(cellular immunity)和体液免疫(humoral immunity)。细胞免疫由T淋巴细胞(简称T细胞,下同)介导,体液免疫由B淋巴细胞(简称B细胞,下同)介导。抗原刺激T、B细胞活化、增殖、分化,产生效应T细胞和记忆T细胞。若再次接触相应抗原,效应T细胞通过其细胞毒、细胞因子等的作用,产生细胞免疫效应。记忆T可长期存活,接触相同抗原时,其迅速被活化、产生免疫效应。体液免疫则由抗体介导。正常情况下,机体仅对"非自身成分"产生免疫应答,而对"自身成分"不产生免疫应答(即自身耐受)。因此,特异性免疫具有特异性、记忆性和耐受性。

呼吸道变应性疾病是 IgE 依赖性免疫反应。

一 免疫器官及组织

机体免疫器官主要是中枢免疫器官、外周免疫器官和淋巴细胞归巢,前两者通过后者连接为一体。

中枢免疫器官

是各类免疫细胞发生、分化和成熟的场所,并影响外周免疫器官的发育。

1. 骨髓(bone marrow) 分红骨髓和黄骨髓,前者具有活跃的造血功能,后者大部分为脂肪组织,但在异常情况下,后者部分可转变为红骨髓,参与造血需要。骨髓功能有:①是造血干细胞生长、分化及发育的场所;②是单核-巨噬细胞、粒细胞、血小板及红细胞分化成熟的场所;③提供各种免疫细胞的前体细胞;④是 B 细胞分化成熟的场所。

2. 胸腺(thymus) 胸腺小叶是胸腺实质的基本结构单位,其外层为皮质(cortex)、内层为髓质(medulla)。胸腺实质主要由胸腺细胞和基质细胞组成,绝大多数胸腺细胞为处于不同发育阶段的未成熟 T 细胞,基质细胞则包括胸腺上皮细胞、巨噬细胞和树突状细胞等,能够产生多种细胞因子如干细胞因子、IL-1、GM-CSF。胸腺上皮细胞可以产生多种肽类胸腺激素如胸腺素(thymosin)。细胞因子和胸腺激素能够调节胸腺细胞增殖、分化、发育和细胞间的相互作用。胸腺的主要功能是诱导 T 细胞的分化和成熟,形成主要组织相容性复合物(major histocompatibility complex,MHC)限制性和对自身抗原的耐受性。骨髓的前 T 细胞进入胸腺后,首先在皮质层内增殖和分化,然后大部分胸腺细胞在皮质内自行凋亡,仅少数胸腺细胞继续向髓质迁移。在迁移过程中,经历双阴性细胞($CD4^-CD8^-$)、双阳性细胞($CD4^+CD8^+$)等阶段,后者表达 T 细胞受体(T cell receptor,TCR),并经过阳性、阴性选择后,分化发育为只表达 CD4 或 CD8 的成熟 T 细胞。$CD4^+$ 或 $CD8^+$ 成熟 T 细胞从髓质迁出胸腺,移居于外周免疫器官。

阳性选择(positive selection)主要发生在 $CD4^+$ 或 $CD8^+$ 的双阳性细胞与皮质型上皮细胞之间的相互作用。T 细胞表面的 TCR 若与上皮细胞的 MHC I、II 类分子结合,则 T 细胞被选择、增殖,而非结合 T 细胞则死亡。阳性选择使 T 细胞获得 MHC 限制性。

经阳性选择的 T 细胞必须进行阴性选择(negative selection)。阴性选择主要发生于髓质的双阳性细胞和抗原提呈细胞(APC)之间的相互作用。APC 与自身抗原结合后,相应的自身反应性 T 细胞克隆死亡或抑制。阴性选择消除了自身反应性 T 细胞,产生对自身成分耐受(self tolerance)的 T 细胞群体。

外周免疫器官

1. 淋巴结(lymph nodes) 淋巴组织分皮质和髓质。皮质由浅皮质区(superfacial cortex)、副皮质带(paracortex zone)及皮质淋巴窦(简称皮窦)构成,髓质则由髓索及髓质淋巴窦(简称髓窦)组成。浅皮质区位于淋巴结周边,是 B 细胞定居场所,浅皮质区内有淋巴滤泡(lymphoid follicle),受抗原刺激后,淋巴滤泡内出现生发中心。副皮质带位于浅皮质区和髓质之间,是 T 细胞定居场所,副皮质带内有高内皮细胞微静脉(high endothelial venule,HEV),HEV 是血液内淋巴细胞进入淋巴组织的通道。髓索富含淋巴细胞。皮窦和髓窦窦腔内有许多淋巴细胞和巨噬细胞。淋巴细胞经输入淋巴管进入皮窦后,经过淋巴组织流向髓窦,汇入输出淋巴管离开淋巴结。

2. 脾(spleen) 是人体内最大的外周淋巴器官。脾实质分为白髓、边缘区和红髓,脾内有大量的血窦。白髓由动脉周围淋巴鞘和淋巴滤泡组成。而动脉周围淋巴鞘则是中央动脉周围的厚层弥散淋巴组织,主要由 T 细胞构成,后者经中央动脉旁的淋巴管随淋巴迁出脾。边缘区位于白髓和红髓交界处,中央动脉分支末端在此处形成边缘窦,是淋巴细胞自血液进入淋巴组织的通道。淋巴细胞也可经边缘区迁入动脉周围淋巴鞘、淋巴滤泡、脾索或脾血窦。红髓由脾索及血窦组成。脾索含多种免疫细胞,脾血窦位于脾索之间,是一种静脉性血窦,充满血液。脾索内的免疫细胞可经血窦内皮细胞进入血窦,再经血窦、髓微静脉、小梁静脉等汇入脾静脉、出脾。中央动脉旁的淋巴管沿动脉进入小梁,在脾门汇集成较大的淋巴管、出脾。

3. 黏膜相关淋巴组织(mucosal associated lymphoid tissue,MALT)和皮肤相关淋巴组织(skin associated lymphoid tissue,SALT)　MALT 又称黏膜免疫系统,存在于消化道、呼吸道和泌尿生殖道等黏膜组织,如扁桃体、淋巴小结、肠黏膜集合淋巴结(Peyer patches,派伊尔小结)、弥散淋巴组织。SALT 也称皮肤免疫系统,其中有多种免疫细胞,如朗格汉斯细胞、巨噬细胞、肥大细胞、淋巴细胞。MALT 和 SALT 均在局部免疫应答中发挥重要作用。

淋巴细胞归巢

淋巴细胞归巢(lymphocyte homing)包括淋巴干细胞向中枢免疫器官的归巢、淋巴细胞向外周免疫器官的归巢和淋巴细胞再循环。其分子基础是淋巴细胞黏附分子与血管内皮细胞黏附分子之间的相互作用。前者称为淋巴细胞归巢受体(lymphocyte homing receptor,LHR),而后者称为血管地址素(vascular addressin)。

二　免疫细胞及分子

免疫细胞

包括参与免疫应答和与免疫应答有关的所有细胞(图 1-3-1)。

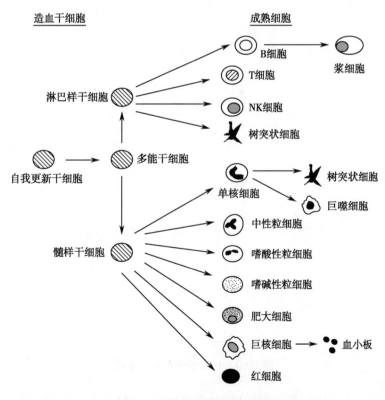

图 1-3-1　免疫细胞起源示意图

1. 造血干细胞(hematopoietic stem cell)　是多数免疫细胞共同的祖先细胞,是存在于造血组织中的一群原始造血细胞。在局部造血微环境作用下,自我更新干细胞可演变为多能干细胞(pleuripotent stem cell)、淋巴样干细胞(lymphoid stem cell)、髓样干细胞(myeloid stem cell),以及原始细胞和幼稚细胞,最终发育为成熟细胞。人造血干细胞主要标志是 CD34 和 CD117(c-Kit)。

2. 淋巴细胞 包括 T 细胞、B 细胞以及 NK 细胞和抗原提呈细胞(APC)。

(1)T 细胞和 B 细胞:请见第 2 章。

(2)NK 细胞:表面无 TCR 和膜型免疫球蛋白,主要 CD 分子有 CD2、CD16 和 CD56,后两者可视为 NK 细胞的特异性标志。NK 细胞胞质中含有嗜天青颗粒,也称大颗粒淋巴细胞(large granular lymphocyte,LCL),颗粒内含有穿孔素和颗粒酶等细胞毒物质。NK 细胞表面的 CD16 与结合 IgG 的靶细胞结合,细胞毒物质溶解靶细胞,即抗体依赖细胞介导的细胞毒作用(antibody-dependent cell-mediated cytotoxicity,ADCC)。此外,NK 细胞表面的杀伤细胞抑制受体(killer cell inhibitory receptor,KIR)与正常细胞表面的 MHC 分子结合,抑制 NK 细胞的杀伤作用。若 NK 细胞与靶细胞接触后,KIR 不与相应 MHC 分子结合,则 NK 细胞产生杀伤靶细胞的效应。

(3)抗原提呈细胞(APC):能够摄取、处理抗原,以抗原肽-MHC 分子复合物形式,提呈给 T 细胞。专职 APC 包括单核-巨噬细胞、树突状细胞和 B 细胞。许多非抗原提呈细胞(如成纤维细胞、血管内皮细胞)受到炎性细胞因子(如 IFN-γ)的刺激,可变为具有摄取、处理和提呈抗原的功能,这类细胞被称为非专职 APC。

免疫分子

包括免疫细胞的分泌产物(如抗体、补体、细胞因子)及表达在免疫细胞表面的蛋白质分子(如 CD 分子、MHC 分子、黏附分子)。

1. 免疫球蛋白(immunoglobulin,Ig) 是一组具有抗体活性或化学结构与抗体(antibody)相似的球蛋白,分为分泌型 Ig(secreted Ig,SIg)和膜型 Ig(membrane Ig,mIg)。SIg 存在于血液及组织液中,具有抗体的各种功能。mIg 形成 B 细胞上的 B 细胞受体(B cell receptor,BCR)。

免疫球蛋白的基本结构是 4 条链组成的对称性结构,即由 2 条相同的轻链(light chain,L 链)和 2 条相同的重链(heavy chain,H 链)组成。L 链和 H 链由二硫键连接,形成一个 4 肽链分子,称为 Ig 分子的单体(图 1-3-2)。

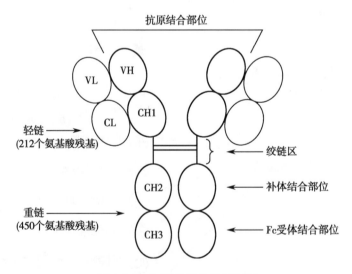

图 1-3-2 IgG1 分子结构示意图

根据 H 链抗原性差异,免疫球蛋白可分为五类,即 IgG、IgM、IgA、IgD 及 IgE。其相应的重链分别为 γ、μ、α、δ 和 ε 链。根据 L 链抗原性不同,分为 κ、λ 两型。各类 Ig 轻链均有 κ 型或 λ 型。天然 Ig 单体结构中,两条 H 链同类,两条 L 链同型。

Ig 的功能:①与相应抗原特异性结合,并有中和抗原的作用。如抗毒素能够中和外毒素的毒性,病毒中和抗体则可以阻断病毒感染靶细胞。在体外,抗体与抗原结合可产生各种抗原-抗体反应(如凝集反应、沉淀反应)。②IgM、IgG1~3 与抗原结合,暴露其补体结合位点,并激活补体。聚合 IgA 则可以经旁路途径激活补体。③结合细胞 Fc 受体(Fc receptor,FcR)。IgE 与肥大细胞、嗜碱性粒细胞的 IgE Fc 受体(FcεR)结合,形成 IgE 致敏细胞。相同过敏原与致敏细胞的 IgE 结合,可诱发超敏反应。IgG、IgM 与 Mφ 和中性粒细胞的 IgG Fc 受体(FcγR)结合,可促进吞噬作用(即调理作用)。通过 FcγR,IgG 能够介导效应细胞(如 Mφ、NK 细胞)的抗体依赖细胞介导的细胞毒作用(ADCC)。④IgG 能通过胎盘,在胎儿和新生儿体内发挥免疫作用;分泌型 IgA 可在黏膜局部发挥抗感染免疫。

2. 补体(complement)　由近 40 种蛋白质组成的多分子系统,故又称补体系统(complement system)。补体系统包括补体固有成分、补体调节蛋白和补体受体等。补体固有成分包括 C1q、C1r、C1s、C2~C9、B 因子、D 因子等,补体调节蛋白包括 P 因子、I 因子、C4 结合蛋白、H 因子、促衰变因子等,补体受体包括 I~IV 型补体受体等。

在生理情况下,补体系统各成分多以非活化状态存在,被激活后才表现生物学活性。其激活途径有 3 条,即经典途径、旁路途径和 MBL 途径。经典途径主要在感染后期发挥作用,参与特异性免疫的效应阶段;旁路途径和 MBL 途径(凝集素途径)主要在感染早期发挥作用,参与非特异性免疫的效应阶段。3 条激活途径具有共同的终末通路(图 1-3-3)。

补体系统具有抗感染免疫、免疫调节和免疫病理作用,其生物学作用多由补体的活性成分介导。C2a 能够增加血管通透性,促进炎性渗出、水肿。C3a、C5a、C4a 激活肥大细胞或嗜碱性粒细胞,释放组胺、白三烯等活性介质,产生过敏反应样病理改变。C3a、C5a、C5~7 促进中性粒细胞、单核吞噬细胞向病变部位聚集,并发挥吞噬细胞功能。

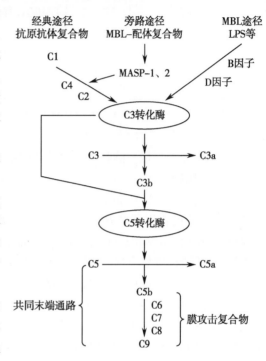

图 1-3-3　补体激活途径

3. 细胞因子　请见第 2 章。

4. CD 分子(cluster of differentiation)　T 细胞、B 细胞表面的主要 CD 分子见表 1-3-1。

表 1-3-1　T 细胞、B 细胞表面的主要 CD 分子

	CD 分子	别名	主要分布	主要功能
T 细胞	CD2	LFA-2	成熟 T 细胞,胸腺细胞,NK 细胞	与 CD58(CD2 的天然配体)结合,促进 T 细胞黏附、活化
	CD3		成熟 T 细胞	形成 TCR-CD3 复合体;信号转导
	CD4		部分 T 细胞,胸腺细胞,某些 B 细胞	与 MHC II 类分子结合;信号转导
	CD8		部分 T 细胞,胸腺细胞,NK 细胞	与 MHC I 类分子结合;信号转导
	CD28		T 细胞,活化 B 细胞,浆细胞	与 B7 家族结合,提供 T 细胞协同刺激信号
	CD152	CTLA-4	活化 T 细胞	与 B7 家族结合,抑制 T 细胞活化
B 细胞	CD19		B 细胞	参与 B 细胞活化
	CD21	CR2	成熟 B 细胞,滤泡树突状细胞等	B 细胞活化;与补体 C3 裂解片段结合

续表

	CD 分子	别名	主要分布	主要功能
B 细胞	CD40		广泛分布	与其配体结合,提供 B 细胞活化的协同刺激信号
	CD79a/CD79b	Igα/Igβ	B 细胞	BCR 复合物组成成分;信号转导
	CD80	B7-1	B 细胞,Mφ	与配体结合,提供 T 细胞活化的协同刺激信号
	CD86	B7-2	B 细胞,单核细胞	与配体结合,提供 T 细胞活化的协同刺激信号
	CD95	Apo-1/Fas	广泛分布	介导细胞凋亡

注:CTLA-4(cytolytic T lymphocyte-associated antigen):细胞毒性 T 细胞相关抗原;

　　LFA(lymphocyte function-associated antigen):淋巴细胞功能相关抗原

5. MHC 分子　是一群紧密连锁的基因群,编码主要组织相容性抗原。人主要组织相容性抗原系统称为人白细胞抗原(human leucocyte antigen,HLA)系统。MHC Ⅰ类分子分布于所有有核细胞表面,Ⅱ类分子表达于 APC 和某些 T 细胞上。

MHC 分子的作用是多方面的。首先是它的限制作用,即只有具有同一 MHC 表型的免疫细胞才能有效地相互作用,如 Mφ-Th 间受 MHC Ⅱ类分子的约束。其次,MHC 参与对抗原的处理,如抗原多肽与 MHC 分子结合成复合物,表达于 APC 表面,供 T 细胞识别。其他方面的作用如 MHC Ⅰ、Ⅱ类分子介导胸腺细胞的阳性选择、补体成分和细胞因子参与免疫应答、炎症反应等。

6. 细胞黏附分子(cell adhesion molecules,CAM)　又称黏附分子。是一类介导细胞与细胞,或细胞与细胞外基质之间黏附作用的跨膜糖蛋白。CAM 参与细胞识别、细胞活化、信号转导、细胞增殖等,是胚胎的发育和分化、正常组织结构维持、免疫应答、炎症、凝血、伤口修复及肿瘤转移等多种生理和病理过程的分子基础。

CAM 种类繁多:①免疫球蛋白超家族(immunoglobulin superfamily,IgSF):广泛分布于各种细胞,主要参与细胞间的相互黏附、信号转导、免疫应答、炎症和淋巴细胞的分化发育;②整合素(integrin)家族:分布广泛,主要介导细胞间及细胞与细胞外基质间的黏附;③选择素(selectin)家族:有 E-选择素(CD62E)、L-选择素(CD62L)和 P-选择素(CD62P),主要表达于白细胞、血小板、活化的内皮细胞等,主要在炎症的发生中发挥重要作用;④钙黏素(cadherin)家族:分布于上皮细胞、神经细胞、胎盘组织和内皮细胞的细胞与细胞的连接处,主要介导相同分子黏附和同型细胞间的相互聚集;⑤其他黏附分子:如外周淋巴结地址素(perpheral lymphonode vascular addressin,PNAD)主要分布于外周淋巴结高内皮微静脉;皮肤淋巴细胞相关抗原(cutaneous lymphocyte-associated antigen,CLA)主要分布于记忆 T 细胞;CD44 与肿瘤转移有关。

三　免疫应答反应

抗原

抗原(antigen)是指能激活免疫细胞、产生抗体或效应细胞,并能与之特异性结合的物质,具有两种基本特性:免疫原性(immunogenicity)和免疫反应性(immunoreactivity)。前者指抗原能刺激特定的免疫细胞,使之活化、增殖、分化和产生免疫效应物质(抗体和效应淋巴细胞)的特性。后者指抗原与其诱导的抗体或效应淋巴细胞特异性结合的能力。

1. 抗原的分类　按照基本特性、异物性和交叉性、来源于 APC 内外,以及是否需要 T 细胞辅助 B 细胞产生抗体和引起免疫应答的类型,抗原被分为 5 类。

（1）按抗原基本特性分类：①完全抗原（complete antigen）：又称为抗原或免疫原，同时具有免疫原性和免疫反应性；②不完全抗原（incomplete antigen）：又称半抗原（hapten），仅有免疫反应性，而无免疫原性。半抗原若与蛋白质结合，即可获得免疫原性，成为完全抗原。

（2）按抗原异物性和交叉性分类：①异种抗原（xenogeneic antigen）：指人以外的另一物种的抗原，如动物蛋白、植物蛋白；②同种异型抗原（allogenic antigen）：指同一种属但不同个体之间的抗原，如 HLA 抗原、ABO 血型抗原、Rh 血型抗原；③自身抗原（autoantigen）：正常情况下，自身成分不能够诱发免疫应答，但在感染、外伤、药物等病理情况下，自身成分能够诱发免疫应答，引起自体发生免疫应答的自身成分即为自身抗原；④异嗜性抗原（heterophilic antigen）：是一类与种属无关，存在于人、动物及微生物之间的共同抗原，如溶血性链球菌的某些成分与肾小球基底膜和心肌、心瓣膜有共同抗原，大肠埃希菌 O14 型脂多糖与人结肠黏膜有共同抗原，前者参与肾小球肾炎和心肌炎等的发生，后者可能与溃疡性结肠炎的发生有关。

（3）按抗原来源于 APC 内外分类：①内源性抗原（endogenous antigen）：指存在于 APC 内的抗原，如损伤、变性、未组装或未折叠的蛋白、病毒感染细胞合成的病毒蛋白等；②外源性抗原（exogenous antigen）：指 APC 摄取的细胞外抗原，如细菌。

（4）根据是否需要 T 细胞辅助 B 细胞产生抗体分类：①胸腺依赖性抗原（thymus dependent antigen，TD 抗原）：其刺激 B 细胞产生抗体时需要 T 细胞辅助，大多数天然抗原属此类，如各种病原体、血清蛋白；②胸腺非依赖性抗原（thymus independent antigen，TI 抗原）：无须 T 细胞协助，能直接刺激 B 细胞产生抗体，少数抗原属 TI 抗原，如细菌脂多糖、聚合鞭毛素。

（5）根据引起免疫应答的类型分类：分为过敏原、耐受原、移植抗原、肿瘤抗原等，分别引起超敏反应、免疫耐受、移植免疫及肿瘤免疫等。

2. 抗原的异物性、特异性和交叉反应　抗原异物性（foreignness）存在于不同种属之间、同种异体之间及自身成分中。绝大多数抗原是异种物质，生物间种族亲缘关系越远，大分子物质结构差异越大，免疫原性越强，异物性也越大。

抗原特异性（specificity）指抗原刺激免疫系统产生特异性抗体或效应淋巴细胞，且只能与相应的抗体或效应细胞特异性结合。决定抗原特异性的基础是抗原分子中的特殊化学基团。

天然抗原常带有多种抗原表位，能刺激机体产生多种抗体或致敏淋巴细胞。不同抗原之间存在相同或相似的抗原表位，称为共同抗原表位。抗体或效应淋巴细胞与共同抗原表位的反应，即抗原交叉反应（cross-reaction）。

抗原提呈

T 细胞识别抗原的特异性受体（TCR）对抗原识别具有双重特异性：一是识别抗原肽；二是识别 MHC 分子。抗原首先被抗原提呈细胞（APC）加工、处理，形成抗原肽-MHC 分子复合物，然后后者被转运、表达于 APC 表面，供 TCR 识别。此即为抗原提呈（antigen presentation），参见第 2 章图 1-2-1。

1. 外源性抗原提呈　APC 对外源性抗原如多肽、蛋白质、细胞碎片、病原体等大分子或颗粒性物质的跨膜转运是通过内吞作用（endocytosis）完成的。内吞作用分为：①吞噬（phagocytosis）：细胞摄取细菌、细胞碎片等颗粒性物质；②吞饮（pinocytosis）：吞入液态物质或极微小的颗粒；③受体介导的内吞（receptor-mediated endocytosis）：细胞通过表面受体，特异地识别、结合及摄取细胞外蛋白或其他化合物。专职 APC 包括 Mφ、DC 及 B 细胞，它们均可通过内吞的 3 种方式摄取外源性抗原。

外源性抗原经 MHC Ⅱ类分子途径提呈，即外源性抗原与 APC 结合、内化，形成内体（endosome），在细胞内经一系列复杂过程，最终形成稳定的抗原肽-MHC Ⅱ类分子复合物，并转运至细胞膜表面，供 CD4$^+$细胞识别。

2. 内源性抗原提呈　内源性抗原是指存在于 APC 内的抗原，如损伤、变性、未组装和未折叠的蛋白、病毒感染细胞合成的病毒蛋白等。

内源性抗原则是经 MHC Ⅰ类分子途径提呈，形成的抗原肽-MHC Ⅰ类分子复合物经高尔基复合体转运到细胞膜表面,供 CD8$^+$ 细胞识别。目前对内源性抗原提呈过程尚不完全清楚。

抗原受体复合物

1. TCR-CD3 复合物　TCR 是 T 细胞识别抗原的特异性受体,CD3 分子是由 γ、δ、ε、ζ、η 五种肽链组成的复合分子,这些肽链均为跨膜蛋白。TCR 与 CD3 组成 TCR-CD3 复合物,前者识别 APC 或靶细胞表面的抗原肽-MHC 复合物(但不能直接识别可溶性抗原分子),后者则是转导 TCR 识别抗原所产生的活化信号至 T 细胞内(图 1-3-4)。

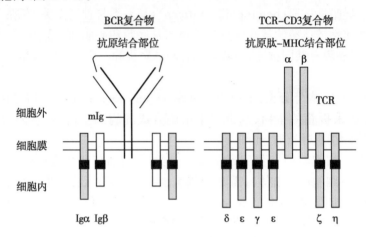

图 1-3-4　BCR 复合物及 TCR-CD3 复合物结构示意图
■:免疫受体酪氨酸活化基序(immnoreceptor tyrosine-based activation motif,ITAM)

2. BCR 复合物　BCR(B cell receptor,B 细胞受体)复合物由 MIg 和 Igα(CD79a)/Igβ(CD79b)异二聚体组成。mIg 的作用是识别和结合特异性抗原,与 TCR 不同,BCR 可直接识别可溶性抗原分子。Igα 和 Igβ 均是 Ig 超家族成员,其作用是转导抗原与 BCR 结合所产生的信号。

免疫应答

免疫应答多指特异性免疫应答。分 T 细胞介导的细胞免疫应答和 B 细胞介导的体液免疫应答。

免疫应答也可分为正免疫应答和负免疫应答。正免疫应答是指机体在正常条件下对"非自身成分"形成的免疫应答如抗感染免疫、抗肿瘤免疫,以及在异常情况下产生的超敏反应及自身免疫病等。负免疫应答指免疫系统对抗原刺激不产生免疫应答,或仅产生不易察见的免疫应答,包括自身耐受、免疫麻痹、免疫缺陷、免疫抑制等。

根据对机体的影响,免疫应答又可分为正常免疫应答和异常免疫应答。正常的正、负免疫应答是维持机体内环境稳定的重要保护机制,异常免疫应答可发生免疫病理和疾病。

细胞免疫应答和体液免疫应答是一个十分复杂的动态过程,其主要包括三个阶段。

1. T、B 细胞识别抗原阶段　T 细胞识别抗原是通过 TCR 识别经 APC 内吞、处理和转运至 APC 表面表达的抗原肽-MHC 分子复合物来完成的。CD4 和 CD8 是 TCR 识别抗原的辅助受体,可分别识别和结合 APC 表面的 MHC Ⅱ、Ⅰ 类分子,增强 TCR 与抗原肽-MHC 复合体的结合能力。

B 细胞识别抗原 TD 主要涉及与 BCR,Th 细胞的相互作用。TI 抗原分为 TI-1 和 TI-2 抗原。TI-1 抗原为 B 细胞丝裂原如脂多糖(lipopolysaccharide,LPS)。TI-1 抗原通过抗原表位与 B 细胞的 BCR 结合,通过丝裂原部分与 B 细胞的丝裂原受体结合。

2. T、B 细胞活化、增殖和分化阶段　抗原刺激 T 细胞活化,活化后的细胞增殖、分化。最后,T 细胞转化成为具有免疫效应的 T 淋巴细胞。活化的 APC 和 T 细胞可表达多种细胞因子及其受体,促进 T 细胞的活化。而 B 细胞活化、增殖、分化后最终转化为合成和分泌抗体的浆细胞。

IL-2 是活化 T 细胞增殖、分化的最重要细胞因子,其他细胞因子(如 IL-4、IL-6、IL-12)也参与此过程。初始 CD4$^+$T 细胞受到抗原刺激后首先分化为 Th0 细胞,后者进而被 IL-12 促进向 Th1 细胞分化,或被 IL-4 促进向 Th2 细胞分化。CD8$^+$T 细胞则在多因素的共同作用下增殖、分化为细胞毒性 T 细胞(cytotoxic T lymphocyte,CTL)。

部分 T、B 细胞中途继续增殖分化,但可储存抗原信息并长期存活,称为记忆性 T 细胞(memory T cell,Tm)和记忆性 B 细胞(memory B cell,Bm)。当再次接触相同抗原时,免疫记忆细胞迅速增殖分化,产生免疫效应。

3. 免疫效应阶段

(1)细胞免疫效应:细胞免疫在细胞内寄生性病原体(如结核杆菌、伤寒杆菌、病毒)感染、抗肿瘤免疫、移植排斥反应、迟发型超敏反应和自身免疫性疾病等过程中都发挥重要作用。主要表现为:①CD4$^+$T 亚群介导的效应:激活的 CD4$^+$T 细胞释放多种细胞因子(如 IFN-γ、IL-2、IL-4、IL-5、淋巴毒素),产生活性作用。IL-3、淋巴毒素、MCP-1、IL-2、IL-12 等引起以单核-巨噬细胞、淋巴细胞浸润为主的炎症反应。TNF-α 和 CD4$^+$T 细胞源性的细胞因子可活化中性粒细胞、肥大细胞、嗜碱性粒细胞和嗜酸性粒细胞等。某些细胞因子(如 IL-4、IL-13)参与 B 细胞增殖、分化为浆细胞和产生抗体的过程。②CD8$^+$T 亚群介导的效应:可通过分泌穿孔素(perforin)、颗粒酶(granzyme)等细胞毒物质,直接杀伤靶细胞。效应 CD8$^+$T 细胞表达 FasL、TNF,分别作用于靶细胞表面的 Fas 和 TNF 受体,激活胞内 caspase 信号途径,诱导靶细胞凋亡。③调节性 T 细胞(T regulatory cells,Treg)的效应:主要包括 CD4$^+$CD25$^+$Tr 细胞、Tr1 调节性 T 细胞、Th3 调节性 T 细胞、CD8$^+$调节性 T 细胞等。它们具有低免疫反应性和免疫调节功能,在超敏反应性疾病的发生、发展中起重要作用。

(2)体液免疫效应:体液免疫应答产生的浆细胞能够分泌各种抗体,抗体与抗原结合,引发多种免疫效应。体液免疫应答分为初次接受抗原刺激的初次应答(primary response)和再次接触相同抗原刺激的再次应答(secondary response)或称回忆应答(anamnestic response),两者主要特征比较见表 1-3-2。再次应答的基础是初次应答中产生的 Tm 和 Bm。

表 1-3-2　初次应答和再次应答的主要特征比较

	初次应答	再次应答
抗原刺激机体	首次	再次
潜伏期	1~2 周或更长	2~3 天
抗体效价	低	高
抗体亲和力	弱	强
抗体水平维持时间	短	长,数月、数年,甚至终生
产生的主要抗体	IgM	IgG

参 考 文 献

1. Akdis CA,Akdis M. Mechanisms and treatment of allergic disease in the big picture of regulatory T cells. J Allergy Clin Immunol,2009,123:735-46,quiz 747-748

2. Shreffler WG,Wanich N,Moloney M. et al. Association of allergen-specific regulatory T cells with the onset of clinical tolerance to milk protein. J Allergy Clin Immunol,2009,123:43-52. e7

3. Gri G,Piconese S,Frossi B,et al. CD4$^+$CD25$^+$ regulatory T cells suppress mast cell degranulation and allergic responses through OX40-OX40L interaction. Immunity,2008,29:771-781

4. Presser K,Schwinge D,Wegmann M,et al. Coexpression of TGF-beta1 and IL-10 enables regulatory T cells to completely suppress airway hyperreactivity. J Immunol,2008,181:7751-7758

5. Burchell JT,Wikstrom ME,Stumbles PA,et al. Attenuation of allergen-induced airway hyperresponsiveness is mediated by airway regulatory T cells. Am J Physiol Lung Cell Mol Physiol,2009,296:L307-L319

6. O'Garra A,Barrat FJ,Castro AG,et al. Strategies for use of IL-10 or its antagonists in human disease. Immunol Rev,

2008,223:114-131

7. Meiler F,Klunker S,Zimmermann M,et al. Distinct regulation of IgE,IgG4 and IgA by T regulatory cells and toll-like receptors. Allergy,2008,63:1455-1463

8. Pilette C,Nouri-Aria KT,Jacobson MR,et al. Grass pollen immunotherapy induces an allergen-specific IgA2 antibody response associated with mucosal TGF-beta expression. J Immunol,2007,178:4658-4666

9. Radulovic S,Jacobson MR,Durham SR,et al. Grass pollen immunotherapy induces Foxp3-expressing CD4$^+$CD25$^+$ cells in the nasal mucosa. J Allergy Clin Immunol,2008,121:1467-1472,1472. e1

10. Senti G,Johansen P,Haug S,et al. Use of A-type CpG oligodeoxynucleotides as an adjuvant in allergen-specific immunotherapy in humans:a phase Ⅰ/Ⅱa clinical trial. Clin Exp Allergy,2009,39:562-570.

第4章
呼吸道变应性疾病的病理生理学

何韶衡　张慧云　杨海伟　魏继福

　　机体对各种变应原的刺激产生的破坏性免疫反应称为过敏反应,即Ⅰ型超敏反应,又称速发型超敏反应(immediate hypersensitivity)或过敏症(anaphylaxis)。而由过敏反应引起的疾病为变应性疾病。呼吸道变应性疾病是 IgE 依赖性免疫反应。

　　在表述呼吸道变应性疾病的病理生理学之前,需要澄清以下概念。

　　1. 变态反应和超敏反应　"allergy"一词是 von Pirguet 于 1906 年首先提出的,中文译为"变态反应"。其概念是:机体对抗原刺激产生的一种"改变了反应性"的状态,这种状态可能是保护性的,即产生免疫力(immunity);也可以是破坏性的,即诱发超敏反应(hypersensitivity 或 supersensitivity)。然而,在现今的一些专著和文献中,"allergy"一词常被用作"hypersensitivity"的同义词,用来描述机体免疫系统对外源性抗原或过敏原性物质产生的超常反应。这显然是不正确的。免疫系统的作用是产生免疫力,是机体的保护性机制,而超敏反应的结果是"疾病",即变应性疾病,是损害机体的。超敏反应除了可因外源性抗原引起外,也可由自身抗原诱发,比如自身免疫性甲状腺炎。因此,应将"变态反应"维持 von Pirguet 的原意,而"超敏反应"则用作"变应性疾病"的同义词。

　　2. "allergy"和过敏反应　"allergy"一词常被用作 IgE 介导的超敏反应(IgE-mediated hypersensitivity)的同义词,而 IgE 介导的超敏反应在国内大致上相当于人们常说的过敏反应,即Ⅰ型速发型超敏反应。从这个意义上讲,变态反应一词随着科学的发展已经逐渐失去了它本身的含义,理应由免疫力、超敏反应、过敏反应代替。这样,机体对各种抗原的刺激产生的对自身有利的保护性反应为免疫力;机体对各种抗原的刺激产生的破坏性免疫反应为超敏反应,而由超敏反应所引起的疾病为超敏性疾病,即变应性疾病;机体对各种过敏原的刺激产生的破坏性免疫反应为过敏反应(Ⅰ型速发型超敏反应),而由过敏反应所引起的疾病为过敏性疾病,也即变应性疾病。由于各型超敏反应的发生机制不同,这样的分类便于人们对这些疾病的理解。

3."atopy"　该词派生于希腊语"atopia(奇怪)"。Caca 和 Cooke 于 1923 年首次用"atopy"来描述一种对普通过敏原产生速发型超敏反应的倾向,即一种容易发生变应性疾病的体质或全身状态。因此,可以理解为特应性体质,或变应性全身致敏状态。特应性体质仅存在于某些敏感人群中。特应性体质的人体内 IgE 水平比其他人明显增高,目前认为可能与遗传有关。

现在,国际上尚缺乏公认的对特应性的精确定义和识别特应性的方法。英国大部分医师应用这一术语来描述在皮肤划痕试验中对常见的空气中过敏原产生阳性疹块和皮肤潮红者,而不管他们是否有临床症状。其他人则认为特应性者应该被定义为那些有明显特应性反应相关疾病(如变应性鼻炎、支气管哮喘或特应性皮炎)的患者。应该指出,特应性的定义可因以下情况变得更加复杂:①上述疾病患者的皮肤试验结果可能呈阴性,血清 IgE 抗体浓度也可能在正常范围(如内源性支气管哮喘);②血清中特异性 IgE 抗体的水平与疾病(如特应性皮炎)过程可能无明确关系;③人体可能在任何一次蠕虫感染时产生抗原特异性 IgE;④很多对蜜蜂和黄蜂毒素产生 IgE 介导的过敏反应是非特应性反应,即对常见环境变应原提取物的皮试为阴性。

一　早期和迟发期反应

当变应原进入呼吸道后,即被抗原提呈细胞(APC)捕获,提呈给 CD4$^+$T 细胞。T 细胞分化为 Th2 细胞,进而产生 IL-4、IL-3 和 IL-5 等细胞因子。IL-4 和 IL-3 诱导浆细胞产生 IgE,IL-5 可以使嗜酸性粒细胞活化。变应原特异性 IgE 与肥大细胞表面的高亲和性受体结合。如果变应原持续存在,或者出现新的暴露,就会通过特异性 IgE 抗体诱导肥大细胞脱颗粒,并释放血管和支气管活性物质,导致早期反应(early phase reaction)。同时活化的嗜酸性粒细胞受到 IL-5 和其他趋化因子的吸引,进入组织黏膜,产生对上皮组织具有毒性作用的碱性蛋白,引起迟发期反应(late phase reaction)。

早期反应通常在接触变应原后 5～30 分钟出现,表现为黏膜血管扩张、毛细血管通透性增加、黏膜水肿、黏液分泌增多和支气管平滑肌收缩。相应的鼻症状是喷嚏、鼻阻塞、鼻分泌物增多,肺症状是支气管收缩哮喘等。这些症状通常在 1 小时后消失。在早期反应后,大约有 50% 的患者会出现迟发期反应。后者通常发生在最初接触变应原的 4～6 小时,症状与早期反应类似,但更强烈和持久,持续数日甚至数周。组织炎症较早期反应加剧,如嗜酸性粒细胞、CD4$^+$T 细胞、嗜碱性粒细胞和巨噬细胞的募集和活化、纤维蛋白沉着和组织破坏等,除使鼻和肺支气管症状更重外,可能还出现精神委靡、嗜睡。

早期反应与迟发期反应症状的差异是因释放不同的炎症介质所致。早期反应主要是肥大细胞释放的化学介质,如组胺、前列腺素(PG)、白三烯(LTs)和血栓素等。迟发期反应的特征是大量的白细胞向炎症部位聚集,以嗜酸性粒细胞和淋巴细胞为主导,也有嗜碱性粒细胞和中性粒细胞。炎症介质除 IL 外,组胺激活的黏膜下微血管内皮细胞可能在迟发期反应中发挥重要作用。随后,内皮细胞黏附分子(如 ICAM-1、VCAM-1 和 P-选择素)表达增加,以及促炎症细胞因子和趋化因子(如 eotaxin、IL-8)的释放,使白细胞被微血管捕获并从血液迁移到炎症部位。这些黏膜下嗜酸性粒细胞释放大量的高电荷多肽(如嗜酸性粒细胞阳离子蛋白、嗜酸性粒细胞趋化因子、主要碱性蛋白和嗜酸性粒细胞过氧化酶)、LTs、促炎症细胞因子和细胞水解酶,可分解气道黏膜上皮,从而加剧迟发期反应。

经典的变态反应发生过程分为诱导阶段和效应阶段。以哮喘为例,目前普遍承认的基本病理过程是:变应原→抗原提呈细胞→T 细胞激活→B 细胞激活→特异性 IgE 分泌增加→IgE 与肥大细胞(嗜碱性粒细胞)表面的 FcεRⅠ结合,此为诱导阶段。变应原再次进入体内→与肥大细胞表面的 IgE 结合→肥大细胞脱颗粒→启动病理过程,此为效应阶段。在上述过程中,肥大细胞(嗜碱性粒细胞)被称为过敏反应的初级效应细胞(primary effector cells),而嗜酸性粒细胞、中性粒细胞则被称为过敏反应的次级效应细胞(secondary effector cells)。效应细胞被激活后释放的生物活性物质引起气道炎症、气道高反应性和气道阻塞等病理表现。上述过程周而复始引起持续性气道炎症,最终造成气道结构改变即气道重塑,如上皮下和气道壁纤维化、杯状细胞增生和化生、平滑肌增厚和血管增生。

二　黏液分泌增加和黏液纤毛清洁功能减弱

在呼吸道过敏时,黏液分泌增加和黏液纤毛清洁作用减弱总是同时发生、互为因果,并形成恶性循环。

在生理情况下,黏液分泌由呼吸道上皮中的杯状细胞和黏膜下腺体(浆液细胞和黏液细胞)执行。杯状细胞分泌黏液,黏膜下腺体的浆液细胞分泌浆液,黏液细胞则分泌黏液。在呼吸道发生过敏时,炎症细胞浸润及其释放的炎症介质如细胞因子、脂性介质、活性氧/活性氮(ROS/RNS)和蛋白酶等,进一步加重呼吸道的损伤,致杯状细胞和黏膜下腺体黏液分泌细胞的增生/化生、黏蛋白基因表达增强、黏蛋白分泌增加、黏蛋白组成(糖基)和特性(黏弹性)改变等。这些改变将进一步导致黏膜纤毛清洁功能的减弱。

黏液纤毛清洁系统由黏液毯和其下方的柱状纤毛细胞构成。黏液毯分为内外两层,内层是溶胶层,外层是凝胶层,内外两层的厚度比例是 3∶1。内外两层均有不同的黏性度,黏性度是由其中的黏蛋白的量和组成决定的。外层的功能是捕获呼吸道内细菌、病毒、变应原等各种有害颗粒,内层是和柱状细胞顶端的纤毛(浸泡于内层之中)共同执行移动功能。生理情况下,纤毛有节奏和定向地摆动,推动黏液毯移动。鼻窦黏液毯移向窦口,和鼻腔黏液毯一起移向鼻咽,支气管气管黏液毯亦移向咽部,这些黏液被吞咽或咳出。在呼吸道过敏情况下,黏液分泌亢进,黏蛋白分泌增加以及组成和特性等变化,改变了黏液毯的生理厚度比和黏性度。此外,炎症细胞浸润及其释放的炎症介质所致的呼吸道上皮损伤,导致纤毛结构破坏和活性下降。纤毛与黏液毯之间的有效互动关系改变,减弱了黏膜纤毛清洁功能。支气管哮喘的主要效应细胞嗜酸性粒细胞活化产物对纤毛运动的抑制作用,以及其促黏液分泌的作用尤为明显,是支气管哮喘病情进展的重要机制。

呼吸道黏液或黏蛋白的分泌增强,以及黏液纤毛清洁功能减弱均最终造成呼吸道黏液蓄积、气流阻塞和外来颗粒物质沉积。

三　气道高反应性

气道反应性(airway responsiveness)是指气管、支气管对各种物理、化学、药物、抗原、运动等刺激引起的气道阻力改变的反应。气道反应性的改变与气道长度、内径、气道形态、气流速度以及气体的温度、湿度等物理因素有关。

气道高反应性(airway hyperresponsiveness,AHR)是指气管、支气管树平滑肌对正常不引起或仅引起轻度收缩反应的刺激出现过度的收缩反应。是支气管哮喘的基本病理生理特征之一(尽管非哮喘患者如长期吸烟、病毒感染、无哮喘的过敏性鼻炎、过敏性肺泡炎、支气管扩张、高位截瘫及左心功能不全者也可发生)。

AHR 是多因素相互作用的结果:①炎症是导致 AHR 最重要的机制之一,当气道在受到变应原或其他刺激后,由于炎症介质的释放和炎症细胞的浸润、气道上皮和上皮内神经的损害等而导致 AHR;②气道基质细胞内皮素的自分泌及旁分泌,以及细胞因子特别是 TNF-α 与内皮素相互作用在 AHR 的形成中也起着重要作用;③与 β-肾上腺素能受体功能低下、胆碱能神经兴奋性增强和非肾上腺素能非胆碱能(NANC)神经的抑制功能缺陷有关;④病毒性呼吸道感染、SO₂、臭氧、冷空气、干燥空气、低渗和高渗溶液等理化因素刺激均可使气道反应性增高;⑤家族遗传倾向、特应性个体在未发生哮喘之前可表现出 AHR;⑥近年研究发现,气道重塑与气道炎症一样在 AHR 发生机制中占据着同样重要的地位。

根本而言,炎症是 AHR 的重要机制。哮喘患者嗜酸性粒细胞气道炎症导致多种组织学改变,如上皮损伤、基底膜增厚,其释放的炎性介质导致气道平滑肌收缩和血浆渗出,最终导致气道壁增厚。但嗜酸性粒细胞气道炎症并非 AHR 的唯一因素,因为吸入糖皮质激素可清除嗜酸性粒细胞气道炎症,但并不能解除 AHR。哮喘患者的气道壁内层、平滑肌层、气道壁外层都参与 AHR,且都发生增厚性改变。但气道炎症对这三层气道组织增厚的影响,以及它们在功能上的相互关系对 AHR 的影响还不十分清楚。

气道炎症-气道平滑肌--一过性 AHR

气道炎症与气道平滑肌存在相互作用,气道平滑肌细胞收缩是导致哮喘气道狭窄和发生一过性 AHR 的主要效应。气道平滑肌应力、气道黏膜上皮增厚和气道黏膜分泌,均可直接造成气道管腔狭窄,而气道壁外层和内层的负荷仅倾向于限制气道平滑肌收缩。因此,肺通气可以一过性减少弹性回缩力,对气道负荷具有拮抗气道狭窄的负性效应。肺容积与气道阻抗的负性相关明显受到气道平滑肌张力或肺弹性回缩力的影响。与健康人相比,哮喘患者肺容积增加,对支气管舒张剂的舒张效应减弱,证实哮喘患者气道和肺实质存在同步舒张不协调的现象。

气道重塑-气道平滑肌-持续性 AHR

既往的主流观点认为哮喘病理生理改变呈现为 Th2 细胞介导的气道炎症→结构和功能的改变→AHR 和可逆的气流阻塞这一线性发展过程。随着对早期儿童哮喘病理学改变的观察,对这一观点提出质疑。研究发现,即使给予强有力的抗炎治疗,清除血液和气道中几乎所有的嗜酸性粒细胞对哮喘的临床预后仍收效甚微。随后的研究结果使逐渐认识到,特应性气道炎症与气道各组成成分结构及功能的改变是两组平行并相互作用的机制。在哮喘 AHR 的发生机制中,气道重塑与气道炎症一样占据同样重要的地位。Holgate 提出气道上皮-间充质营养单位(epithelial mesenchymal trophic unit)学说,认为在气道上皮与其下的间充质之间存在异常信号转导及上皮-间充质营养单位持续活化。哮喘气道上皮损伤与修复可能激活上皮信号转导网络,诱导上皮下成纤维细胞表达 alpha-SMA,促使成纤维细胞向肌纤维母细胞转化。此外,在哮喘炎症背景下,经骨髓释放到外周循环中的造血干细胞聚集在气道上皮下亦转化为肌纤维母细胞。肌纤维母细胞是一种介于成纤维细胞与平滑肌细胞之间的具有收缩反应的高度活化细胞。肌纤维母细胞的增多可能导致气道对多种刺激呈现高反应性。虽然气道重塑的一些改变能保护气道,避免其过度的狭窄,但大多数改变更加促进哮喘患者气道的狭窄。

气道重塑可能通过增强平滑肌收缩效应,增加气道产生径向应力的能力,增加气道平滑肌细胞脱偶联作用,以及减少平行弹力,增加间桥形成,允许气道平滑肌适应缩短的肌纤维长度等机制导致 AHR。

炎性介质与 AHR

哮喘气道炎症是多因素共同作用的结果,涉及多种炎性介质的释放,包括细胞因子(IL-1～6,IL-8～11,IL-13,IL-16)、GM-CSF、TNF-α、趋化因子(eotaxin,ECP,MIP-1α,MCP-1、3、5,RANTES,巨噬细胞趋化因子,TARC)、生长因子(TGF-β,FGF,PDGF,NGF,IGF-1、2)、神经递质[如神经激肽-A(NK-A)、神经激肽-B(NK-B),P 物质]、血小板活化因子、白三烯、组胺、ET-1,以及 MMP-2、8、9 和 NO 等。上述炎性介质(特别是细胞因子)具有多向性效应,且在不同的炎性介质中还存在拮抗和协同效应。哮喘的一个重要病理生理特征是丧失了深吸气时气道舒张或气道保护效应,这一效应可能是炎性介质通过增加气道平滑肌收缩速度和降低机械可塑性导致哮喘时气道过度收缩所致。

过敏症患者血清可以增加人类平滑肌的收缩速度,提示在该血清中的 IgE、细胞因子或其他的炎性介质可能直接作用于平滑肌,介导肌动蛋白动力学改变。用 IgE 富集的过敏症患者血清被动致敏,或者用经细胞因子 IL-1β、TNF-α 处理的人类支气管平滑肌,其 β_2 肾上腺素能受体激动剂作用下的肌肉舒张效应均被钝化。研究显示 TNF-α 通过增强收缩剂刺激下的 1,4,5-三磷酸盐合成,增加肌醇以及细胞内钙浓度峰值和残余量来增加人类气道平滑肌反应性,并发现 TNF-α 上述效应可被放线菌酮抑制,说明这一过程合成了某些新的蛋白质。炎性介质诱导平滑肌收缩速度增加调节性肌球蛋白轻链(MLC20)

在气道平滑肌肌球蛋白轻链激酶(myosin Light chain kinase,MLCK)作用下的磷酸化,是肌动蛋白和肌球蛋白桥联循环活化、肌细胞收缩的基本步骤。收缩刺激条件下,MLC20 磷酸化程度决定了平滑肌收缩速度。研究发现哮喘患者气道平滑肌收缩速度明显快于健康对照者,可能与前者致敏后气道MLCK 水平和活性增加有关。因此,平滑肌 MLCK 活性和(或)数量的增加可能是 AHR 发生的第一步,这一效应在缺乏进一步的刺激时亦可维持。NO 被发现能避免诱发气道平滑肌收缩的炎性介质,从而"保护"了气道平滑肌。其舒张平滑肌的效应是通过提高 cGMP 浓度以及 cGMP 依赖性蛋白激酶活性、增加肌球蛋白磷酸化活性来完成。新近研究发现组织蛋白酶(cathepsin S)抑制剂可以抑制臭氧引起的 AHR 和气道炎症,使组织蛋白酶成为治疗氧化应激相关的 AHR 和气道炎症的新靶点。

四 组织损伤与气道重塑

气道重塑的概念

气道重塑(airway remodeling)于 1922 年由 Huber 和 Koessler 首先提出,是为了描述哮喘患者气道腔严重狭窄、黏膜肥厚、气道壁增厚和炎症细胞浸润。至今,气道重塑的定义主要以描述组织学为主,包括气道壁增厚及基质沉积、胶原沉积、上皮下纤维化(支气管上皮下Ⅲ、Ⅴ型胶原,纤维连接蛋白及细胞黏合素等沉积增加)、平滑肌增生及肥大、肌成纤维细胞增殖,以及黏液腺、杯状细胞化生及增生、上皮下网状层增厚和微血管生成等。

气道重塑的发生机制

目前对气道重塑发生机制较有代表性的有两个学说:"损伤-修复"学说和"上皮-间充质营养单位"学说。"损伤-修复"学说认为持续性的炎症一方面导致气道壁的慢性、反复的损伤,另一方面又启动气道壁的修复。疾病状态尤其是变应性呼吸道炎症,正常损伤修复机制(受损伤的气道通过修复机制愈合而保持组织的完整性)发生紊乱,导致一些具促进有丝分裂活性的介质和因子释放,刺激平滑肌细胞及成纤维细胞,使气道壁纤维组织增生,平滑肌增厚。此外,一些结构细胞如上皮细胞、成纤维细胞及平滑肌细胞等也通过释放炎症介质、细胞因子及一些相关的酶类,介导呼吸道慢性炎症及气道壁的结构改变。"上皮-间充质营养单位"学说认为哮喘气道上皮细胞正常修复机制受损,引起转化生长因子(transforming growth factor-β,TGF-β)和表皮生长因子(epidermal growth factor,EGF)分泌失衡。EGF 为促上皮生长因子,可刺激上皮细胞增生并产生基质金属蛋白酶(matrix metalloproteinases,MMP)降解细胞外基质;TGF-β1 为促纤维细胞生长因子,抑制 EGF 介导的上皮细胞增生和 MMP 的合成,促进基质合成。TGF-β/EGF 的失衡引起上皮内抑制增生和促进增生的信号失调,导致呼吸道上皮无法正常修复过敏原、炎症介质等内外因素所造成的呼吸道损伤,使纤维增生性生长因子通过自分泌、旁分泌作用而增多,作用于呼吸道上皮细胞自身及成纤维细胞,激活呼吸道上皮-间充质细胞增殖单位,参与呼吸道上皮损伤与异常修复、成纤维细胞增生、基底膜下纤维化,引起呼吸道慢性炎症及呼吸道重塑。

细胞外基质胶原沉积

气道受炎性刺激时,胶原蛋白(Ⅰ型和Ⅲ型胶原)过多沉积于中央气道,甚至波及周围小气道,是造成气道壁增厚的原因之一。此外,非胶原糖蛋白的主要成分——纤维连接蛋白(fibronectin,FN)在哮喘时促进间质细胞增生、活化,加速胶原分泌并沉积,非胶原糖蛋白的另一成分——层粘连蛋白(laminin,LN)是基底膜主要组成之一,当成纤维细胞被多种细胞因子及生长因子激活而增生时,LN 分泌也随之增多,沉积于基底膜中。另外,正常气道的留驻细胞中所含的一定量蛋白多糖(硫酸乙酰肝素、透明质酸等)在气道炎症时含量增高,亦参与细胞外基质胶原的沉积。

成纤维细胞及平滑肌细胞增生活化

细胞因子及生长因子激活成纤维细胞,分泌多种细胞外基质成分如胶原蛋白等,均参与炎症损伤后的修复或气道纤维化。平滑肌细胞被炎症介质及细胞因子等激活后,增生肥大,参与气道壁增厚。平滑肌细胞还能与炎症细胞如上皮细胞、血管内皮细胞、成纤维细胞等间接作用,促使彼此分泌细胞因子,表达细胞黏附分子等炎症反应。哮喘患者气道平滑肌容积比健康人增加3～4倍,占气道壁厚度的20%,是气道重塑过程中的重要组成之一。

生长因子与气道重塑

1. 神经生长因子(nerve growth factor,NGF)　不仅对神经元,还对包括免疫细胞在内的非神经细胞的生长、分化起到十分重要的调节作用。哮喘患者气道上皮细胞是产生NGF的重要来源之一,其炎症气道组织的基底上皮细胞和炎症基质中有大量TrK A受体(NGF的功能性受体)分布。NGF是嗜酸性粒细胞的化学吸引剂和活化因子,可以诱导外周血中嗜酸性粒细胞分泌炎性介质,同时还能够提高嗜酸性粒细胞的存活率,使嗜酸性粒细胞数量增加,增强嗜酸性粒细胞在气道重构中的效应。另一方面,嗜酸性粒细胞也可以贮存和分泌NGF,两者互为因果。气道平滑肌的收缩是由交感神经、副交感神经和非肾上腺素能非胆碱能神经系统共同调控的,NGF可以提高这类敏感神经元的兴奋性和敏感性。

2. 转化生长因子-β(transforming growth factor-β,TGF-β)　肺组织中多种细胞如肺泡巨噬细胞、肺纤维原细胞、上皮细胞、内皮细胞和平滑肌细胞等均可合成TGF-β。TGF-β可加重气道上皮的损害,刺激成纤维细胞、气道平滑肌细胞增殖,通过促进细胞外基质的合成和诱导结缔组织生长因子表达,导致气道上皮下纤维化。TGF-β又被称为前纤维变性因子,通过介导纤连蛋白和胶原形成,促进伤口愈合和纤维化。TGF-β还可通过诱导成纤维细胞增殖导致胶原纤维、弹性纤维及前胶原分子合成和分泌增多,间接参与气道重塑。

3. 表皮生长因子(epidermal growth factor,EGF)　机械损伤后的上皮细胞培养液中含碱性成纤维细胞生长因子(basic fibroblast growth factor,bFGF),可促进人气道肌成纤维细胞增殖。在哮喘患者的肺泡灌洗液(bronchia alveolus lavage fluid,BALF)中bFGF水平显著高于非哮喘者。和健康者相比,哮喘患者黏膜下bFGF表达及活性增高,血管面积和表达bFGF的细胞数目显著相关。哮喘患者支气管活检组织表达血小板衍化生长因子-B(platelet-derived growth factor-B,PDGF-B)mRNA显著高于健康组,提示PDGF可促进人气道肌成纤维细胞增殖。哮喘患者气道活检组织比健康人血管数目增多、面积增大,表达更多的血管内皮生长因子(vascular endothelial growth factor,VEGF)mRNA及其受体的mRNA,且血管增多的程度和表达VEGF及其受体细胞的数目显著相关,提示VEGF可诱导内皮细胞生长、移位血管渗漏参与慢性炎症和血管生成。

细胞因子与气道重塑

IL-11是一种多效性分子,各种肺基质细胞如气道及肺泡上皮细胞、成纤维细胞和平滑肌细胞(ASMC)均可产生IL-11。IL-11可引起气道上皮下纤维化,Ⅲ型及Ⅰ型胶原沉积增加,成纤维细胞、肌成纤维细胞和ASMC增殖,并出现气流阻塞和对乙酰甲胆碱的AHR。哮喘患者重建的气道活检组织发现,上皮细胞和上皮下嗜酸性粒细胞表达IL-11 mRNA和蛋白显著增加,而且IL-11 mRNA表达量和疾病的严重程度显著相关。

IL-6是气道平滑肌细胞的丝裂原,哮喘患者组织、体液中有大量IL-6。IL-6转基因鼠的研究表明IL-6可引起气道上皮下纤维化、胶原沉积、含α-平滑肌肌动蛋白的细胞聚集增加,但IL-6不引起黏液腺化生或AHR。

Th2细胞因子包括IL-13、IL-4、IL-5及IL-9等。IL-13、IL-4能诱导人肺成纤维细胞调变为肌成纤维细胞,增加肺成纤维细胞中平滑肌肌动蛋白的表达。此外,IL-13可刺激人平滑肌细胞(ASMC)产生TGF-β_2,从而参与上皮下纤维化。IL-13转基因鼠的研究表明IL-13可引起气道黏液腺化生、黏蛋白基因表达增加、上皮下纤维化、气流阻塞和对乙酰甲胆碱的AHR。

炎症介质与气道重塑

白三烯(leukotriene,LTs)能促进EGF诱导人平滑肌细胞(ASMC)增殖,但不影响各种细胞外基质

Ⅰ、Ⅳ型胶原、弹性蛋白、纤维连接蛋白等成分的表达。应用白三烯抑制剂能显著抑制鼠哮喘模型气道上皮下纤维化、平滑肌增生、杯状细胞增生及 BALF、肺组织中 IL-4、IL-13 的表达。

内皮素-1(endothelin-1,ET-1)是平滑肌细胞(ASMC)和肌成纤维细胞的丝裂原,并刺激后者合成胶原。机械损伤后的上皮细胞培养液中含 ET-1,可促进人气道肌成纤维细胞的增殖。ET-1 通过与 ETA 受体结合增强培养的豚鼠平滑肌细胞(ASMC)增殖,并加强 EGF 的作用。ET 拮抗剂 BQ-123 能降低 ET-1 诱导的细胞增殖。一氧化氮(NO)通过环磷酸鸟苷(3'-5'-cyclic guanosine monophosphate,cGMP)依赖的途径抑制 ET-1 引起的细胞增殖作用。

酶与气道重塑

基质金属蛋白酶(MMPs)在正常环境下降解损伤的基质,以维持正常组织和内环境稳定。但在病理情况下 MMPs 产生过多,参与组织损伤和激活不适当的修复机制。MMPs 可来源于肺结构细胞如成纤维细胞、内皮细胞、上皮细胞、平滑肌细胞(ASMC),以及许多炎症细胞如巨噬细胞、嗜酸性粒细胞、中性粒细胞和肥大细胞等。MMPs 中,MMP-9 与哮喘关系最大。鼠哮喘模型出现的气道 MMP-9 活性增高及 AHR,可被 MMP 抑制剂缓解。哮喘患者的肺泡灌洗液(bronchoalveolar lavage fluid,BALF)、痰、血清中 MMP-9 浓度增高。重建的气道活检组织表达 MMP-9 mRNA 及其活性增高,变应原刺激后酶活性更高。产生 MMP-9 的细胞也可产生金属蛋白酶组织抑制剂-1(TIMP-1),因此 MMP-9 和 TIMP-1 比例的失衡参与哮喘气道重塑。

胰蛋白酶可与人平滑肌细胞(ASMC)共同孵育,可使细胞数增加。类胰蛋白酶诱导人 ASMC 增殖依赖细胞内的蛋白激酶 C 信号转导途径。哮喘患者 BALF 中类胰蛋白酶浓度增高,抗原刺激后浓度更高。

凝血酶是一种多功能酶。可诱导与组织重塑相关的细胞、分子发生变化。哮喘患者痰中凝血酶活性明显升高,并与 AHR 显著相关。特异性凝血酶抑制剂水蛭素能抑制哮喘患者痰及凝血酶诱导的人 ASMC 增殖效应。

五　炎症细胞浸润

炎症细胞浸润是炎症过程的中心事件,募集于炎症部位的白细胞组成了一道防线,防止感染原从原发部位向机体其他部位扩散。目前认为,流动状态下的炎症细胞向炎症部位募集是一个复杂的多步骤过程,包括白细胞的边集、捕获、滚动、活化、稳固地黏附,以及穿越内皮和血管壁至组织间隙等过程。该过程中,白细胞和内皮细胞在选择素、整合素及其配体、某些免疫球蛋白超家族分子(immunoglobulin superfamily,IgSF)、致炎因子和(或)趋化因子的作用下,以程序化、连续性的相互作用来实现,因而亦称这一过程为白细胞-内皮细胞黏附级联反应(leukocyte-endothelial cell adhesion cascade)。然而,活化的白细胞亦可释放大量的炎性介质触发或放大炎症级联反应,使炎症失控,从而直接或间接地引起组织损伤,严重时可诱发或加重疾病过程。免疫炎症可由不同的途径启动,因此参与反应的炎症细胞、炎症因子和反应机制各不相同。一个世纪以来,已观察到不同免疫炎症间的区别,多数是通过皮肤试验获得,这是由于皮肤易于发生各种类型的反应,且容易发现区别。至今,皮肤试验仍常被用来判断患者是否对某种抗原过敏。

所有炎症细胞的浸润过程都类似。然而,因病原体、病程和机体反应性的不同,浸润于组织的炎症细胞也不同,如急性炎症和炎症早期以中性粒细胞渗出为主,慢性炎症和炎症晚期以单核细胞和淋巴细胞渗出为主,过敏反应和寄生虫感染时以嗜酸性粒细胞浸润为主。

下面以中性粒细胞为例简述炎症细胞的浸润过程:在急性炎症反应的开始阶段,中性粒细胞受到局部产生的促炎因子或炎症介质如肿瘤坏死因子-α(TNF-α)、IL-1、细菌脂多糖(LPS)、趋化因子(chemokine)等作用后,沿血管壁表面运动,细胞借助选择素(selectin)与活化的内皮细胞接触,随快速流动的血流在内皮细胞表面翻转、滚动,最后附着于血管壁。进而细胞被结合于内皮细胞表面的趋化因子活化,启动胞内信号转导系统,激活 β_1、β_2 整合素(integrin),使细胞牢固黏附于内皮细胞表面。最后,细胞通过自身变形穿越活化的内皮细胞层进入组织间隙,并在趋化因子梯度的影响下,向损伤或感染部位移动(趋化性),清除病原体(产生 Toll 样受体配体)。

六 微血管渗出

炎性局部组织内血管反应性改变(管径和血流的变化)、血管壁通透性升高(液体和蛋白渗出)是局部小血管损伤最早出现的变化。

血流动力学变化——血管管径和血流的变化

组织受到损伤后,微循环很快发生血管管径和血流改变等血流动力学变化,血流动力学变化发展的速度取决于损伤的严重程度。

1. 血流动力学变化的顺序 一般按以下顺序发生:①细动脉短暂收缩,损伤后迅即发生,持续仅几秒钟;②微血管床开放,局部血流量增加;③微血管通透性升高,血流速度减慢,血浆渗出,小血管内红细胞浓集和黏稠度增加,直至血流停滞(stasis);④随着血流停滞,微血管白细胞(主要是中性粒细胞)开始边集(leukoctytic margination),并与内皮细胞黏附(白细胞附壁)。最终,白细胞借阿米巴样运动游出血管进入组织间隙。

2. 血流动力学变化所经历的时间 与以下因素有关:①刺激的种类和强度:极轻度刺激所引起的血流加快仅持续 10～15 分钟,然后逐渐恢复正常。轻度刺激下血流加快,可持续几小时,接着血流变慢,甚至停滞。较重刺激下可在 15～30 分钟出现血流停滞。严重损伤时通常仅需几分钟就可出现血流停滞。②距离损伤因子的远近:例如皮肤烧伤病灶的中心可能已发生了血流停滞,而周边部的血管尚处于扩张状态。

血管通透性升高——液体和蛋白渗出

内皮细胞收缩、内皮损伤以及新生毛细血管壁内皮细胞连接发育不成熟是液体和蛋白渗出主要的病理生理学过程。

组胺、缓激肽、5-羟色胺,以及多种炎症介质、细胞因子、蛋白酶、P 物质等与内皮细胞受体结合后,迅速引起内皮细胞收缩,致内皮细胞间出现宽 $0.5～1.0\mu m$ 的缝隙,使液体和蛋白质渗出。上述病理学改变持续 15～30 分钟,为速发型瞬时反应(immediate transient response)。

内皮损伤可因感染等刺激所致,也可因白细胞介导所致。感染刺激是对内皮细胞的直接损伤,致内皮细胞坏死脱落。上述病理学改变使血管通透性迅速增加,并在高水平上持续几小时到几天,直至受损血管内形成血栓,为速发型持续反应(immediate sustained response)。白细胞介导的内皮损伤通常发生在炎症早期,白细胞附壁并与内皮细胞黏附,白细胞被激活释放具有活性氧代谢产物和蛋白水解酶,引起内皮细胞损伤或脱落,使血管通透性增加。

新生毛细血管壁的高通透性在修复过程中形成的新生毛细血管芽,后者内皮细胞连接发育不成熟。

参 考 文 献

1. White B,Leon F,White W,et al. Two first-in-human,open-label,phase I dose-escalation safety trials of MEDI-528, a monoclonal antibody against interleukin-9,in healthy adult volunteers. Clin Ther,2009,31:728-740

2. McLaughlin JN,Patterson MM,Malik AB. Protease-activated receptor-3(PAR3)regulates PAR1 signaling by receptor dimerization. Proc Natl Acad Sci USA,2007,104:5662-5667

3. Traynelis SF,Trejo J. Protease-activated receptor signaling:new roles and regulatory mechanisms. Curr Opin Hematol, 2007,14:230-235

4. Niu QX,Chen HQ,Chen ZY,et al. Induction of inflammatory cytokine release from human umbilical vein endothelial cells by agonists of proteinase-activated receptor-2. Clin Exp Pharmacol Physiol,2008,35:89-96

5. Heijink IH, Marcel Kies P, van Oosterhout AJ, et al. Der p, IL-4, and TGF-beta cooperatively induce EGFR-dependent TARC expression in airway epithelium. Am J Respir Cell Mol Biol, 2007, 36:351-359

6. Ramachandran R, Sadofsky LR, Xiao Y, et al. Inflammatory mediators modulate thrombin and cathepsin-G signaling in human bronchial fibroblasts by inducing expression of proteinase-activated receptor-4. Am J Physiol Lung Cell Mol Physiol, 2007, 292:L788-L798

7. Shpacovitch VM, Seeliger S, Huber-Lang M, et al. Agonists of proteinase-activated receptor-2 affect transendothelial migration and apoptosis of human neutrophils. Exp Dermatol, 2007, 16:799-806

8. Shpacovitch V, Feld M, Hollenberg MD, et al. Role of protease-activated receptors in inflammatory responses, innate and adaptive immunity. J Leukoc Biol, 2008, 83:1309-1322

9. Lippuner N, Morell B, Schaffner A, et al. Proteinase-activated receptors induce nonoxidative, antimicrobial peptides and increased antimicrobial activity in human mononuclear phagocytes. J Leukoc Biol, 2007, 81:465-473

10. Yanagita M, Kobayashi R, Kashiwagi Y, et al. Thrombin regulates the function of human blood dendritic cells. Biochem Biophys Res Commun, 2007, 364:318-324

第 5 章
呼吸道变应性疾病发病机制研究新进展

何韶衡　张慧云　杨海伟　魏继福

Th17 细胞

调节性 T 细胞

　　在变应性炎症反应中的作用

　　在变应性疾病治疗中的作用

Toll 样受体

　　TLRs 与肥大细胞

　　TLRs 与变应性疾病

Th2 细胞因子与哮喘

丝氨酸蛋白酶和蛋白酶激活受体

　　PARs 活性及功能

　　丝氨酸蛋白酶、PARs 与免疫细胞

　　丝氨酸蛋白酶、PARs 与气道变

　　应性疾病

肥大细胞脱颗粒信号自身放大机制

　　本章介绍呼吸道变应性疾病发病机制中，Th17 细胞、调节性 T 细胞、Toll 样受体，以及 Th2 细胞因子和哮喘。丝氨酸蛋白酶、蛋白酶激活受体的新的研究成果。

一　Th17 细胞

　　Th17 细胞是 Th 细胞家族的新成员，又称产生 IL-17 的 Th 细胞和炎症性 Th 细胞。其特征是能够产生特异性细胞因子 IL-17、IL-17F、IL-22、IL-26、CCL20 等。其中 IL-17 是 Th17 细胞产生的主要细胞因子，它可以刺激多种细胞产生炎症性细胞因子（如 TNF-α、IL-1β、IL-6 等）和趋化因子（如 CXCL1、2、8、11 等），从而参与过敏反应的发生与发展过程（图 1-5-1）。

　　在对哮喘发病机制相关的细胞研究发现，IL-17 促进人支气管成纤维细胞产生 IL-6、IL-8、IL-11、CXCL1/Groα。促进人支气管上皮细胞产生 β-防卫素（defensin）-2、ICAM-1、IL-8、CXCL1、CCL20、G-CSF、MUC5B、MUC5AC。促进人气道平滑肌细胞产生 IL-6、IL-8。IL-17E 通过 IL-17 受体即 IL-17RB 产生 IL-4、IL-5、IL-13、嗜酸性粒细胞趋化因子（嗜酸性粒细胞亲和素，eotaxin）。激活的 IL-17RB 可以通过 JNK、p38 MAPK、NF-κB 途径放大过敏性炎症反应。IL-17A 介导人气道平滑肌细胞 CCL11 产生的关键在于 STAT3 激活。

　　研究显示哮喘患者肺、痰液、支气管肺泡灌洗液（BALF）中 IL-17 的 mRNA 和蛋白水平表达增加，内源性 IL-17 与过敏原引起的气道高反应性有相关性，IL-17 刺激产生的多种细胞因子与气道重塑亦相关。哮喘患者气道组织见 Th17 细胞浸润，激活的 Th17 细胞产生 IL-26、TNF-α、淋巴细胞毒素（lymphotoxin）-β 和 IL-22，Th17 细胞分泌的 IL-17 和 IL-22 浓度（最高达 100nmol/L）与 Th1 和 Th2 细胞因子的浓度呈负相关。对哮喘患者 IL-17RB 基因的多态性研究发现，IL-17RB 等位基因＋5661G＞A 与哮喘的发生密切相关。有趣的是，哮喘患者血清中 SCF 和 IL-31 蛋白水平、PBMCs 中 SCF 和 IL-31 mRNAs 水平明显高于健康对照者，而非 IL-17 水平。因此 IL-17 水平能否作为哮喘的诊断参数仍需

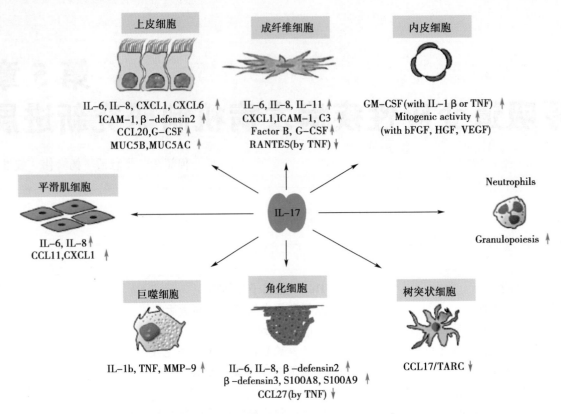

图 1-5-1　IL-17 可以刺激(↑)、抑制(↓)多种细胞表达和(或)产生多种活性物质

慎重。

对小鼠哮喘模型的研究显示,IL-23 和 Th17 细胞不仅诱导 Th17 细胞介导的中性粒细胞性炎症反应,且上调 Th2 细胞介导的嗜酸性粒细胞性气道炎症反应。气道高反应的易患性与髓样 DC(mDC)的优先摄取及产生 Th17 转向细胞因子(IL-6、IL-23)有关,向肺转移同系基因型的高剂量苯丙氨酸氮芥(HDM)脉冲的骨髓源性 mDC 可明显增加肺 IL-17A 的产生,同时降低变应原刺激引起的气道高反应易患性。

IL-25 与其受体 IL-17RB 结合引起小鼠气道高反应,IL-17RB 高表达于 CD4$^+$ 的 iNKT 细胞,而活化的 T 细胞不表达。在 iNKT 细胞缺陷鼠 IL-25 引起的气道高反应明显受限,IL-17RB＋iNKT 细胞不具备而 IL-17RB＋iNKT 细胞则具备恢复 iNKT 细胞缺陷鼠气道高反应性和炎症反应的能力,这些实验结果提示 IL-17RB＋iNKT 细胞或许有望成为哮喘治疗的新靶标。

活化 T 细胞核因子 2(NFATc2)在长寿记忆性 CD8$^+$ T 细胞中表达,控制肺 CD8$^+$ T 细胞 IL-2 和干扰素-γ 产生,进而抑制变应原激发诱导的气道 Th17 和 Th2 细胞反应。因此卵清蛋白刺激缺乏 NFATc2 的小鼠,其气道高反应性、气道重塑能力和血清 IgE 水平均增加。

帕伐他汀是治疗高脂血症的常用药,最近发现其通过减少肺内 IL-17 生成和抗原递呈的能力抑制哮喘小鼠对变应原的敏感性。

另一项研究发现哮喘小鼠气道 IL-17 主要来源于肺泡内的巨噬细胞而不是 Th17 细胞,气道内 IL-17 的表达可以被肥大细胞介质上调,但被 IL-10 下调。

Th17 细胞和 IL-17 在变应性鼻炎发病机制中的作用还不明确。有研究检测到变应性鼻炎患者鼻腔液体中 IL-17 增加。

Th17 和 IL-17 在气道变应性疾病发病机制中的作用尚待深入探讨,但现有的研究结果提示,IL-17 或许有望成为变应性疾病研究进展的新标志和治疗新靶点。

二　调节性 T 细胞

近年,卫生学观点认为,现代越来越讲究卫生的生活方式减少了有益共生菌的寄居,降低了病原体慢性感染率,使 $CD4^+CD25^+$ 调节性 T 细胞(regulatory T cell,Treg)或 Th1 细胞诱导发生障碍,从而导致变应性疾病发病率升高。因此 Tregs 介导的免疫耐受可能与变应性疾病发病率的降低有关。病原体可通过作用于 APC 来诱导天然 Tregs 的激活,通过诱导趋化因子分泌导致 Tregs 募集,通过制造有利的细胞因子微环境延长 Tregs 寿命。除了针对抗原的反应外,$CD4^+CD25$ Tregs 还可通过其表面表达 TLR 对病原体的代谢产物发生应答,如 $CD4^+CD25^+$ Tregs 暴露于细菌的 LPS 后,可上调细胞表面的活化标志。

在变应性炎症反应中的作用

大多数健康人 PBMC 对变应原不表现明显的 T 细胞增殖反应,在那些检测到变应原特异性 T 细胞反应增加的非变应性患者,可同时检测到针对变应原的有效抑制细胞即 Tr1 细胞或 $CD4^+Foxp3^+$ Tregs。研究发现,IL-2:anti-IL-2 复合物增强 Tregs 表达而防止气道炎症和气道高反应。在特应性过敏反应患者,变应原引起 T 细胞向 Th2 转化产生细胞因子 IL-4、IL-5、IL-13,而健康人则不表现针对变应原的 T 细胞增殖反应,即非变应性健康人体内 Tregs 可能发挥积极的免疫监视作用,通过多种途径抑制变应性炎症反应(图 1-5-2)。健康人变应原特异性 T 细胞大多数为分泌 IL-10 的 Tr1 细胞。上述研究提示特应性过敏反应患者的症结在于 Th2 调节反应的紊乱而不是 Th1 与 Th2 失衡。

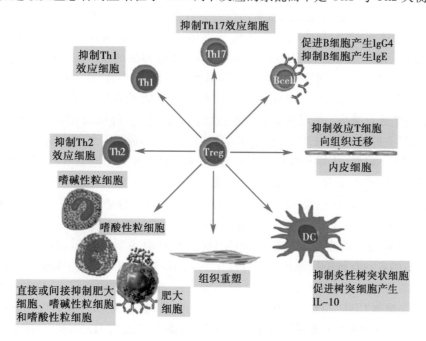

图 1-5-2　Tregs 通过多种途径抑制变应性炎症反应

未致敏小鼠向 OVA 致敏小鼠转移产 IL-10 的 $CD4^+CD25^+$ 细胞,可以减轻支气管黏膜炎症反应。

变应性鼻炎患者血液和鼻黏膜 $CD4^+Foxp3^+CD25^+$ 细胞绝对数量和相对比例均减少。体外实验结果显示,对气传变应原如牧草和桦树花粉敏感个体的 $CD4^+CD25^+$ T 细胞与自体变应原激活的 $CD4^+CD25^-$ 细胞共同培养时,不能引起高度增殖反应和 IL-5 分泌反应。在牧草和桦树花粉传播的高峰期,$CD4^+CD25^+$ Tregs 对特应性过敏症患者 IL-13 和 IL-5 分泌有明显的调节作用。而在非花粉期,过敏患者和非过敏者的 $CD4^+CD25^-$ T 细胞都具有抑制变应原引起的 T 细胞增殖和 Th2 细胞因子分泌的作用。另有研究显示,非过敏者 Tregs 具有抑制流感抗原、桦树花粉抗原刺激效应细胞增殖的作用,但过敏患者 CD4$^+$CD25$^+$细胞只具有减弱流感抗原刺激性 T 细胞增殖的作用,而不具有抑制桦树花粉抗原刺激性 T 细胞增殖的作用。研究还发现过敏患者 CD4$^+$CD25$^+$细胞受到桦树花粉浸出物刺激后,其调节 Th2(而非 Th1)细胞因子产生的功能受损。

研究证实,螨变应原(Der-p1)敏感的特应性过敏患者,其 CD4$^+$CD25$^+$Foxp3$^+$T 细胞与 Der-p1 刺激的 DCs(而不是未经 Der-p1 刺激或经链激酶刺激的 DCs)共同培养后,抑制 Der-p1 刺激的自体 CD4$^+$CD25$^-$Foxp3$^-$表型细胞的增殖反应。提示人循环 CD4$^+$CD25^{high}Foxp3T 细胞池中可能有专门识别特异性变应原的 Tregs。天然 Tregs 上有多种自身特异性 T 细胞受体,通过接触依赖机制抑制免疫反应,而诱导型 Tregs 由识别自身抗原和外来抗原的自身特异性和非自身特异性细胞构成,通过高浓度的 TGF-β1(也可能是 Th3 细胞)或 IL-10/TGF-β1 产生 Tr1 细胞,广泛抑制免疫细胞的功能。尽管 Tregs 抑制活性的启动必须有抗原的参与,但 Tregs 一旦被激活就以抗原非特异性方式抑制免疫反应。

Tregs 分泌的 IL-10、TGF-β1 是抑制气道高反应性的基本介质。中和 IL-10 在特应性过敏症患者和非过敏者均能引起干扰素-γ 和 TNF-α 分泌增加。这不仅证实特应性过敏患者变应原特异性 CD4$^+$CD25$^+$T 细胞调节障碍,也提示 IL-10 与 TNF-α 的相互拮抗作用及产生 IL-10 的 Tregs 与免疫耐受性的产生有关,TNF-α 水平增高可能参与炎症的发展过程。与健康对照组相比,TGF-β 缺陷小鼠对哮喘样肺炎的敏感性增高。

在变应性疾病治疗中的作用

1. 糖皮质激素治疗　严重哮喘患者吸入或全身应用糖皮质激素后支气管黏膜转录因子 Foxp3$^+$IL-10 mRNA 表达增强。Foxp3 mRNA 表达与 IL-10$^+$细胞(可能是 Tr1 细胞)密切相关,但与 TGF-β mRNA 表达不相关。经全身应用糖皮质激素治疗的患者表现一过性循环 CD4$^+$CD25$^+$T 细胞比例增加和 CD4$^+$T 细胞 Foxp3 mRNA 表达增强。体外培养的 CD4$^+$T 细胞在加入糖皮质激素后 IL-10 和 Foxp3 表达增强,提示糖皮质激素不仅是具有抗炎作用的免疫抑制剂,还可以通过 Foxp3 依赖机制介导 CD4$^+$T 向 Tr1 细胞分化。这些研究结果也提示抑制性细胞因子 TGF-β1 在 Tregs 调节的炎症反应中发挥独特的作用。与健康儿童相比,哮喘儿童外周血和支气管肺泡灌洗液(BALF)中表达 Foxp3 的 CD4$^+$CD25^{high}T 细胞数目减少。哮喘儿童吸入糖皮质激素治疗后,外周血和 BALF 中 CD4$^+$CD25^{high}T 细胞比例增加,并伴有抑制 CD4$^+$CD25$^-$效应 T 细胞增殖功能的改善。与健康对照组相比,成人哮喘患者 BALF 中 IL-10 水平降低,体外实验应用抗 IL-10 中和抗体几乎完全阻断 Tr1 细胞的抑制功能,进一步证实了免疫抑制性细胞因子 IL-10 在调节 Th2 反应和维持 T 细胞内环境稳定中的重要作用。

2. 变应原特异性免疫治疗(specific immunotherapy,SIT)　健康人外周血细胞培养实验证实了 Tr1 细胞和 Foxp3$^+$Tregs 对 B 细胞的直接影响,及其促进 IgG4、抑制 IgE 生成的作用。SIT 首先诱导外周 T 细胞的免疫耐受性,即产生变应原特异性 Tregs 和针对主要变应原的增殖抑制和细胞因子反应。这种耐受反应的启动有赖于抗原特异性 Tr1 自分泌 IL-10 和 TGF-β 的逐渐增加。有证据显示成人循环 CD4$^+$CD25$^+$Tregs 与 IL-10 和 TGF-β 分泌型 Tr1 细胞有交叉,SIT 后,特应性过敏症患者的 CD4$^+$CD25$^+$Tregs 抑制 CD4$^+$CD25$^-$T 细胞增殖的能力降低,故认为 CD4$^+$CD25$^+$Treg 上调在 SIT 中发挥关键作用。研究显示牧草花粉的 SIT 提高了黏膜和外周 T 细胞 IL-10 和 TGF-β 的表达。SIT 后鼻黏膜局部 Foxp3$^+$CD25$^+$T 细胞数目增加,进一步证实 Tregs 刺激人体产生变应原特异性免疫耐受,这些细胞数目的增加与临床治疗效果及季节性变应性炎症的抑制具有相关性。

舌下免疫治疗(sublingual immunotherapy,SLIT)的研究与皮下免疫治疗(subcutaneous immuno-therapy,SCIT)的研究结果相似。即血清变应原特异性 IgG4 水平增高,变应原刺激产生的 T 细胞增殖减少,T 细胞分泌 IL-10,Th2 细胞抑制及变应原刺激引起的鼻部嗜酸性粒细胞聚集、浸润减少等。与治疗前相比,SLIT 治疗 4 周后,循环中 CD4$^+$CD25$^+$Tregs 增加,伴有 Foxp3、IL-10 mRNA 表达水平增加和 IL-4、干扰素-γ 表达水平降低。SLIT 使三种过敏原引起的细胞增殖减少,但去除 CD25$^+$细胞或应用抗 IL-10 抗体则细胞增殖增加。整个 SLIT 过程中 TGF-β 水平、细胞-细胞接触介导的 CD4$^+$CD25$^+$细胞抑制都没有变化。由此推测,将一过性糖皮质激素诱导的 Tregs 活性增加转化为稳定的表型或许可能成为优化哮喘等变应性疾病治疗的新策略。

三 Toll 样受体

Toll 蛋白最初在研究果蝇发育时发现,是参与控制其胚胎背腹体轴形成的必要分子。随后的研究又发现,它是参与成年果蝇抗真菌免疫反应的主要分子。1997 年,Medzhitov 和 Janeway 等发现了第一个存在于人细胞表面的 Toll 样蛋白,并指出它对机体免疫特别是感染免疫的重要性。这一蛋白后来被命名为 TLR4(Toll-like receptor 4,TLR4)。继后,又陆续发现多个 Toll 蛋白类似物,并归入 Toll 样受体(Toll-like receptors,TLRs)家族。目前已知,TLRs 是至少包括 13 个成员的大家族。TLRs 作为一种主要的模式识别受体(pattern-recognition receptors,PRRs),在启动天然免疫防御中起重要作用,并最终激活获得性免疫系统,因此是沟通天然免疫和获得性免疫的桥梁。近来,Franssson 等发现,变应性鼻炎的鼻黏膜、鼻腔灌洗液中 TLR2、3、4、9 的表达增高,动物实验则发现 TLR7 在气道变应性炎症中起作用。最近 Simpson 等发现,成人中性粒细胞哮喘患者痰液中 TLR2、4 的表达增强。Reynolds 等发现,给小白鼠口服乳酸杆菌能通过 TLR9 减少气道变应性炎症的发生。脂多糖(LPS)通过 TLR4 与变应原在诱导小白鼠气道变应性炎症中起协同作用,而这种协同作用可能与肥大细胞的功能有关。上述研究强烈提示,这一类在天然免疫中起重要作用的病原体"模式识别"受体很可能参与气道变应性炎症的发生和发展过程。我们认为,临床上常见的上呼吸道感染后哮喘发作或病情加重,TLR 可能是促进其发生和发展的重要机制,特别是内源性哮喘。

TLRs 与肥大细胞

TLRs 的激活剂能通过直接或间接作用诱导肥大细胞释放细胞因子和炎症性介质,参与变应性疾病的炎症过程。肥大细胞可以被 TLR 激活剂和一些病原物质所激活。同时,肥大细胞周围的细胞也可被 TLR 激活剂激活后释放细胞因子等物质,从而影响肥大细胞。所以肥大细胞周围的病原物质、细胞因子都会影响肥大细胞激活后的介质释放。这些介质可以加强机体的防御能力,但是在某些特定情况下,TLR 介导的肥大细胞介质释放可能会导致急性过敏反应或者慢性变应性疾病的发生。(图 1-5-3)。

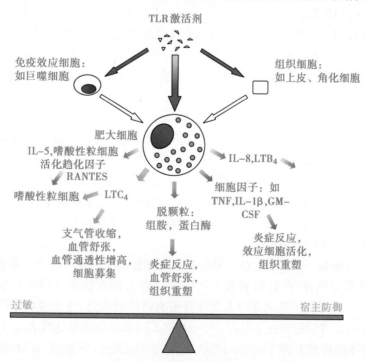

图 1-5-3 肥大细胞 TLR 激活后炎症介质的释放

1. TLR2 与肥大细胞　　TLR2 的激活剂 PGN 可以激活人肥大细胞上的 TLR2,从而增加 IL-4、IL-5 的分泌,调节肥大细胞对革兰阳性细菌感染的防御反应,这在加重过敏反应方面有重要意义。肥大细胞释放的组胺可以通过上调血管内皮细胞上 TLR2 和 TLR4 的表达,增强内皮细胞对革兰阳性和阴性菌的反应。然而,对 TLR2 激活剂作用后是否促进肥大细胞脱颗粒尚存争议。有人发现 PGN 刺激 1 小时后通过上调细胞内 Ca²⁺ 水平引起肥大细胞脱颗粒,但另一些研究小组使用 PGN 或 P3C 刺激 20 分钟后并未发现肥大细胞脱颗粒。上述差异可能是因为刺激时间不同引起的。

2. TLR3 与肥大细胞　　TLR3 的激活剂 poly(I:C) 可以激活并调节肥大细胞上 TLR3 功能,TLR3 激活后释放促炎因子如 TNF-α、IL-6 和趋化因子(如 MIP-2、MIP-1α、RANTES),但无脱颗粒现象。另有研究发现,poly(I:C) 通过 TLR3 刺激促使肥大细胞释放 MIP-1β 和 REANTES,并调节干扰素-β、IP10 和 ISG15 基因表达。同时发现,TLR3 激活后上调 MHC Ⅱ、CD80、CD28 和补体受体(CD21/35),并趋化 CD8⁺ T 细胞,表明肥大细胞通过与 TLR 的联系,调控着天然免疫和获得性免疫。我们研究发现,GM-CSF 可以上调鼠肥大细胞 TLR3、7 的表达,并释放 Th2 细胞因子 IL-6 和 IL-13。

3. TLR4 与肥大细胞　　肥大细胞发挥最佳的防御病原效果需要依赖 TLR4 的功能,并通过释放促炎因子,尤其是 TNF-α 来介导。LPS 通过 TLR4 刺激鼠肥大细胞产生一些与病原菌防御反应有关的炎症性细胞因子如 IL-1β、TNF-α、IL-6、IL-13,而不伴有肥大细胞脱颗粒和 IL-4、IL-5 这两个 Th2 细胞因子的分泌增加,这说明感染时 TLR 的激活对加重过敏反应有作用。LPS 刺激与 IgE 的作用相结合,使 Th2 细胞因子 IL-5、IL-10 和 IL-13 的分泌增加。用低剂量 LPS 短时间刺激肥大细胞,主要释放促炎因子(IL-1β、IL-6),而选用强 LPS 刺激(高剂量、长时间)时发现肥大细胞释放 Th2 细胞因子,提示可能与 TLR4 激活后启动不同的信号通路有关。在最近的一项关于小鼠肥大细胞对 TLR2 和 TLR4 激活剂产生应答的研究中发现,PGN 和 LPS 均可诱导肥大细胞以非脱颗粒的形式产生细胞因子。同时,LPS 和 PGN 也可诱导基质金属蛋白酶 9 的表达,这种蛋白酶在细胞的募集和血管生成过程中都有重要作用。某些情况下 LPS 和过敏原同时出现可以引起过敏性炎症。这些研究提示,肥大细胞对 LPS 的应答是细菌感染时变应性疾病加重的一个重要机制。我们的研究发现 IL-12 可以通过 MAPK 和 PI3K/Akt 途径上调肥大细胞上 TLR4 表达和 IL-13 的释放,但是 IL-12 对 TLR2 的调控只通过 PI3K/Akt 途径。Th1 细胞因子 IL-12 可以调控肥大细胞 Th2 细胞因子 IL-13 的分泌,进一步揭示了在 Th1 和 Th2 细胞因子间存在着相互影响的机制。

4. TLR9 与肥大细胞　　TLR9 可以介导 CpG ODN 刺激肥大细胞分泌细胞因子 TNF-α、IL-6、MIP-1α、MIP-2、RANTES 和 IL-13,从而诱导并参与肥大细胞对细菌和病毒的免疫反应。小鼠用 CpG 免疫后,其气道的免疫应答更倾向于 Th1 型,甚至可以使 Th2 优势的气道免疫异常发生逆转。

TLRs 与变应性疾病

1. TLR1、TLR2 和 TLR6 与变应性疾病　　TLR2 的配体较 TLR4 的广泛,包括脂蛋白、脂多肽、脂壁酸(LTA)、阿拉伯甘露聚糖(LAM)及酵母多糖等。TLR2 在模式识别时,和 TLR6 或 TLR1 形成异二聚体,TLR1 与 TLR6 可以协同 TLR2 对不同的 PMAPs 分子进行组合识别,如 LAM、脂蛋白和细菌 DNA 的菌体成分进行模式识别,进而激活细胞内的信号转导,产生细胞因子,从而使 TLR2 的识别更广泛。有研究认为 TLR2 mRNA 的表达水平与变应性疾病的发展成负相关。并且 TLR2 基因的多态性与变应性疾病易患性和严重性密切相关。

2. TLR3 与变应性疾病　　TLR3 能够特异性识别病毒复制的中间产物——双链 RNA(dsRNA),从而激活 NFκB 和干扰素-β 前体,在抗原刺激下产生干扰素-I,因此认为 TLR3 在病毒免疫中起重要作用。有研究证实 TLR3 具有调控鼻病毒对人支气管细胞感染的能力,这也说明了 TLR3 在宿主抵抗活病毒中发挥重要的作用。我们的研究发现,人 A549 和 NCI-H292 细胞系持续表达 TLR1-TLR10 mRNA,组胺可通过其 H1 受体选择性上调 TLR3 mRNA 和蛋白质的表达,并通过 NFκB 诱导 IL-8 的分泌。这些结果提示组胺通过增加气道 TLR3 的表达水平来提高气道对病毒感染的易患性。

3. TLR4 与变应性疾病　　LPS 可以激活 TLR4 触发天然免疫,抑制小鼠哮喘模型速发和迟发相过敏反应的发生。LPS 也可以抑制 IgE 介导的肥大细胞依赖性皮肤过敏、肺内炎症、气道嗜酸性粒细胞募集、黏液分泌增多及气道高反应性。这种对哮喘样反应的抑制作用在 IL-12$^{-/-}$ 或干扰素-γ$^{-/-}$ 小鼠中也持续存在,说明并非由 Th1 转变引起的。在 TLR4 或一氧化氮合酶-2 缺陷小鼠中,LPS 对哮喘样反应的类似抑制作用减弱,提示 LPS 是通过 TLR4 信号转导途径激活一氧化氮合酶-2 而抑制过敏症状的。在病毒(如鼻病毒和呼吸道合胞病毒)感染的情况下,TLR4 和 CD14 识别病毒蛋白,启动天然免疫应答可能加重哮喘的发作。流行病学研究发现,TLR4 的信号通路与变应性疾病的发生与发展密切相关。过敏婴儿家中灰尘的内毒素水平要远低于非过敏婴儿家庭,提示内毒素可以防止变应性疾病的发生。相一致的,内毒素的暴露水平与变应性疾病的发病率成负相关,并且 TLR4 的辅助受体 CD14 的多态性影响变应性疾病的发病和严重程度。

4. TLR5 与变应性疾病　TLR5 主要识别革兰阴性菌鞭毛蛋白,后者是可溶性免疫刺激和致炎因子,在低浓度时即能通过鞭毛蛋白-TLR5-NF-κB 轴激活吞噬细胞、单核细胞、血管内皮细胞、肠和肺黏膜上皮细胞等而释放致炎细胞因子,如 TNF-α、巨噬细胞炎性蛋白-1a(MIP-1a)、IL-6、IL-12 p40、IL-10、NO 等。呼吸道感染革兰阴性菌后,细菌鞭毛蛋白与 LPS 一样,也能引起相应器官严重的炎性应答。因此,干扰鞭毛蛋白-TLR5 信号通路可能是抗细菌感染新的治疗策略。我国已有鞭毛蛋白制剂应用于临床,它们可调节机体免疫应答,打破免疫耐受,从而促进病原的清除。Lun 等发现 TLR5 在哮喘患者表达显著降低,TLR5 激活剂作用于外周血单核细胞释放的 TNF-α、IL-10、IL-1β 也比正常人低。Prescott 等比较了过敏的母亲和新生儿对 toll 受体激活剂反应的异同,发现母亲过敏与 TLR2、TLR3、TLR4 激活释放的 IL-12 和干扰素-γ 相关。而新生儿过敏则与 TLR2、TLR4、TLR5 激活释放的 TNFα、IL-6 相关,提示 TLR5 与新生儿过敏密切相关。

5. TLR7/8 与变应性疾病　TLR7/8 能够识别流感病毒、水疱性口炎病毒、NDV 等病毒的单链 RNA。DC 亚型——类浆细胞样 DC(pDC)通过 TLR7 识别以上病毒的 RNA,并分泌大量的干扰素-α,从而参与病毒免疫中。TLR7 和 TLR8 的激动剂 R848 具有强烈诱导 Th1 细胞因子释放的能力,有研究认为 R848 可以使 Th2 优势的气道免疫异常发生逆转。R848 可以抑制过敏原引起的气道炎症和高反应性,可能对变应性疾病的免疫治疗有潜在的价值。

6. TLR9 与变应性疾病　目前认为 TLR9 可以作为变应性疾病免疫治疗的新靶点。小鼠用 CpG 免疫后,其气道的免疫应答更倾向于 Th1 型,甚至可以使 Th2 优势的气道免疫异常发生逆转。另有报道 CpG 结合短豚草乳剂,其治疗效应明显强于单用 CpG,进而提出 TLR 可以作为疫苗佐剂或 DNA 疫苗用于抗感染及用于肿瘤的免疫治疗。国外已对目前对人免疫刺激活性最强的 CpG ODN 7909 进行了多项临床试验,证实它是一种高效低毒的新型免疫治疗剂和佐剂,对过敏反应性疾病患者有治疗作用。目前国内的研究尚处于体外实验和动物试验阶段。CpG ODN 的骨架、侧翼序列、末端修饰、CpG 基序的数量和位置、二级结构等均能影响其免疫刺激活性。CpG ODN 具有相当广阔的前景。因此,用 CpG DNA 激活 TLR9 信号通路可能是多种疾病新的预防与治疗策略;而且通过联合使用免疫原性增强剂或减弱其反应原性的免疫治疗可能比一般治疗更安全、有效。

7. Toll 样受体在肥大细胞介导的哮喘中的作用　不同的 TLR 激活剂选择性地激活肥大细胞后,可产生不同的细胞因子和趋化因子。在哮喘炎症中肥大细胞处于活化状态,是速发相哮喘反应的主要效应细胞,并启动迟发相哮喘反应,从而触发 I 型超敏反应的早期炎症反应。近期的研究发现,LPS 通过 TLR4 可激活天然免疫,从而抑制哮喘模型小鼠的速发和迟发相变态反应。LPS 可抑制 IgE 介导和肥大细胞依赖的被动皮肤过敏反应、肺内炎症、气道嗜酸性粒细胞募集、黏液分泌增多及气道高反应性。

85% 的儿童哮喘及 44% 的成人哮喘由上呼吸道感染诱发。上呼吸道感染时细菌、病毒或其产物可直接或间接激活肥大细胞,激活的肥大细胞既能释放介质作为宿主防御的效应细胞,又能成为细菌病毒聚集和逃避免疫的地方。因此,肥大细胞在被"武装"之后,可对更多的 TLR 激活剂甚至正常菌群产生应答,最终使哮喘症状明显加重。

肥大细胞上 TLRs 为病原微生物直接激活肥大细胞提供了分子基础,从而使呼吸道感染能够诱发内源性哮喘,并能加重外源性哮喘。肥大细胞上 TLRs 和 PARs 的发现打破了变应性炎症必须由 IgE 介导的传统观念,从而至少部分解释了临床上一些有明显过敏症状的患者血清 IgE 水平不高的现象,为人类最终掌握变应性疾病的发病机制提供了新的思路。

四 Th2 细胞因子与哮喘

在 CD4$^+$ T 细胞各亚群中,Th2 与气道变应性疾病尤其是哮喘的发病关系最为密切,其产生的细胞因子如 IL-4、IL-5、IL-9、IL-13 参与气道变应性炎症的发生和发展。应用基因敲除小鼠进行研究发现,IL-4 缺失可使抗原诱导的气道变应性炎症程度明显减轻,IL-4 中和抗体预处理后,可完全取消该炎症反应。同时,IL-4 还可诱导高亲和力及低亲和力 Fcε 受体表达,并促使嗜酸性粒细胞发生跨血管内皮迁移,提示 IL-4 在哮喘发病中起关键作用。IL-5 作为 Th2 类细胞分泌的另一种细胞因子,除了能对分化的 B 细胞发挥作用外,还可影响嗜酸性粒细胞的活化、分化以及募集程。也已证实,IL-5 能够对气道中的嗜酸性粒细胞进行调控,且在气道组织重构中扮演重要角色。但临床上应用 IL-5 单克隆抗体治疗哮喘却收效甚微,各种原因还待探讨。此外,IL-9 也被认为参与了哮喘的发病过程,但具体机制不清楚。应用人类气道平滑肌细胞进行研究发现,IL-9 可使细胞产生 CCL-11(嗜酸性粒细胞活化趋化因子 1),引起嗜酸性粒细胞募集,导致哮喘中的嗜酸性粒细胞炎症反应。然而新近Ⅰ期临床研究结果显示,健康志愿者接受 IL-9 单克隆抗体处理后耐受性良好,未见上述类似炎症反应,目前Ⅱ期临床研究正在进行中。

我们在对 128 例哮喘和 125 例变应性鼻炎患者发作期的血浆进行检测时发现,血浆中 IL-4、IL-10、IL-12、IL-17、干扰素-γ 水平很低,用敏感度达 1～2pg/ml 的试剂盒也很难稳定的测量到。因此,仅仅依靠实验动物、细胞学甚至分子间的关系来推断某个分子在疾病中的作用与机体的实际情况还是有差别的。

五 丝氨酸蛋白酶和蛋白酶激活受体

蛋白酶激活受体(protease-activated receptors,PARs)的发现为人类第一次解释了丝氨酸蛋白酶作用于细胞的靶点问题。这一问题的解决,使我们认识到了存在于细胞上的底物受体,理解了一些具有丝氨酸蛋白酶活性的变应原可不经过复杂的变应原提呈及淋巴细胞间细胞因子功能传递等过程,直接诱导炎症细胞包括肥大细胞分泌介质的机制。丝氨酸蛋白酶作为信号分子,通过作用于 PARs,可实现某些新的生物学功能。PARs 的激活在白细胞活化、细胞因子分泌、黏附分子表达,以及其他多种生理病理过程中具有重要作用,并在气道炎症以及变应性疾病动物模型的实验中得到证实。

PARs 活性及功能

多种炎症介质可通过诱导或抑制受体基因的表达以及蛋白在细胞表面的定位,从基因转录水平调节 PARs 的活性。新近研究发现,成纤维细胞中,促纤维化生长因子——转化生长因子(transforming growth factor,TGF)β1 及血小板源性生长因子(platelet-derived growth factor,PDGF),以及炎症介质 LPS 及 TNF-α 可刺激 PAR2 表达上调。

某些丝氨酸蛋白酶可通过 PARs 直接引起血管内皮细胞促炎因子的分泌。我们发现胰蛋白酶能通过激活 PAR-2 诱导原代培养的人脐静脉内皮细胞释放 IL-1α、IL-10、IL-12、IL-8,增加血管通透性,并导致内皮细胞脱落。源于屋尘螨的 Der P3 及 Der P9 可激活内皮细胞上的 PAR2,促进促炎因子(IL-6、IL-8 以及胸腺活化调节趋化因子 CCL17)的释放。

丝氨酸蛋白酶、PARs 与免疫细胞

1. 中性粒细胞 人类中性粒细胞上功能性 PAR2 的表达因人而异,尽管同时存在 PAR3 mRNA

的表达,但该受体作用至今仍未阐明。我们的研究发现仅有一部分外周血的中性粒细胞表达 PAR1 和 PAR2。胰蛋白酶、类胰蛋白酶能够通过 PAR-2 诱导中性粒细胞分泌乳铁蛋白和 IL-8。

2. 单核细胞、T 细胞、树突状细胞　人类单核细胞表达 PAR1、PAR2、PAR3 mRNA 以及蛋白。我们的研究发现,凝血酶、胰蛋白酶、类胰蛋白酶、弹性蛋白酶能够通过激活 PARs 诱导外周血单核细胞选择性分泌 IL-6。我们还发现 T 细胞表达 PAR1、PAR2、PAR3 mRNA 以及蛋白。凝血酶、胰蛋白酶、类胰蛋白酶能够通过激活 PARs 诱导外周血 T 细胞选择性分泌 IL-6。

3. 肥大细胞　用 IL-12 刺激鼠源性肥大细胞系 P815,可调节 PARs 蛋白表达水平,即下调 PAR2 表达,上调 PAR4 表达。我们的研究还发现重组美洲大蠊主要过敏原蛋白能够上调 P815 细胞 PAR1、PAR2、PAR4 mRNA 和蛋白的表达并能诱导 P815 细胞分泌 Th2 类细胞因子 IL-4 及 IL-13。

丝氨酸蛋白酶、PARs 与气道变应性疾病

同物种的气道免疫细胞均发现存在 PARs 表达,PARs 在多种气道内细胞上的功能亦得到证实。在诸多气道疾病如哮喘、肺水肿以及炎症性疾病的病理生理过程中,PARs 是一种重要的效应受体。包括丝氨酸蛋白酶在内的多种物质,如人气道胰蛋白酶、肥大细胞类胰蛋白酶、中性粒细胞蛋白水解酶以及变应原,对 PARs 信号均有一定的调节作用;PARs 可通过调节平滑肌细胞的收缩或舒张,对气道张力进行调节;通过促进炎症介质及促纤维化因子的分泌增加细胞外基质成分的合成以及刺激细胞有丝分裂,参与肺组织的重构过程;通过募集各种炎症细胞,调节气道的炎症反应。一些过敏原(屋尘螨、蟑螂)能够激活 PAR2,在某些动物模型中其蛋白酶活性对致敏过程尤为重要。Ebeling 等人研究发现,吸入变应原的同时激活气道 PAR-2,可诱导致敏作用,但仅吸入变应原则导致免疫耐受。研究还证实,小鼠这种 PAR-2 介导的致敏作用可能与 TNF 有关。此外,近来在实验诱导的变应性哮喘模型中,研究人员发现 PAR-2 的活化具有保护效应。给予 PAR2 激活肽预处理,可显著抑制致敏家兔支气管收缩,降低气道高反应性,从而对机体过敏反应引起的免疫应答进行调控。作为一种细胞保护性受体,气道 PAR2 的类前列腺素依赖性细胞保护效应也有报道。致敏小鼠经鼻给予 PAR2 激活肽,可通过 COX-2 依赖性 PGE2 的产生,抑制气道嗜酸性细胞增多及气道高反应性。进一步研究具有蛋白水解活性的新天然过敏原对 PARs 的激活,深入探讨与 PARs 相关的免疫细胞因素将为临床抗过敏治疗提供新的思路与靶标。

六　肥大细胞脱颗粒信号自身放大机制

其具体内容为人体内肥大细胞被过敏原激活后,释放出肥大细胞特异性类胰蛋白酶和组胺,类胰蛋白酶再通过其特异的蛋白酶激活受体-2(PAR-2)激活相邻的肥大细胞;组胺则通过它的 H1 和 H2 受体激活相邻的肥大细胞,从而产生肥大细胞脱颗粒的"瀑布效应"(图 1-5-4)。当然,肥大细胞的其他分泌产物如半胱氨酰白三烯、骨桥蛋白、IL-4、干细胞因子等也可能参与这个机制。为解释微量的变应原进入体内即可引起严重的过敏反应提供了新的思路。此外,我们还发现哮喘患者支气管肺泡灌洗液(BALF)中的肥大细胞与非哮喘者肺及大肠的肥大细胞相比,对变应原刺激的敏感性增强 100 倍。从而进一步揭示了哮喘易感患者的发病基础,为理解肥大细胞在哮喘发病机制中的作用提供了新信息。

肥大细胞脱颗粒信号自身放大机制的另一个主要内容是在受累组织中有较高密度的肥大细胞,以便保证上述的"瀑布效应"能够顺利完成。此外,肥大细胞自身的分泌产物也能引起肥大细胞的募集,如组胺通过 H4 受体。5-羟色胺通过其受体在动物实验中引起了肥大细胞的聚集。肥大细胞分泌的金属蛋白酶 9 能够诱导肥大细胞祖细胞在组织中聚集。占肥大细胞分泌颗粒蛋白总量 50% 以上的类胰蛋白酶、类糜蛋白酶,以及肥大细胞的细胞因子如 RANTES、eotaxin、IL-8、TNF 等也具有募集肥大细胞的作用。

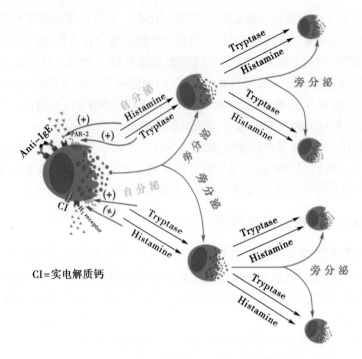

图 1-5-4　肥大细胞脱颗粒信号自身放大机制的基本内容

参 考 文 献

1. Oboki K, Ohno T, Saito H, et al. Th17 and allergy. Allergol Int, 2008, 57:121-134

2. Pène J, Chevalier S, Preisser L, et al. Chronically inflamed human tissues are infiltrated by highly differentiated Th17 lymphocytes. J Immunol, 2008, 180:7423-7430

3. Jung JS, Park BL, Cheong HS, et al. Association of IL-17RB gene polymorphism with asthma. Chest, 2009, 135: 1173-1180

4. Lei Z, Liu G, Huang Q, Lv M, et al. SCF and IL-31 rather than IL-17 and BAFF are potential indicators in patients with allergic asthma. Allergy, 2008, 63:327-332

5. Wakashin H, Hirose K, Maezawa Y, et al. IL-23 and Th17 cells enhance Th2-cell-mediated eosinophilic airway inflammation in mice. Am J Respir Crit Care Med, 2008, 178:1023-1032

6. Lewkowich IP, Lajoie S, Clark JR, et al. Allergen uptake, activation, and IL-23 production by pulmonary myeloid DCs drives airway hyperresponsiveness in asthma-susceptible mice. PLoS One, 2008, 3:e3879.

7. Stock P, Lombardi V, Kohlrautz V, et al. Induction of airway hyperreactivity by IL-25 is dependent on a subset of invariant NKT cells expressing IL-17RB. J Immunol, 2009, 182:5116-5122

8. Karwot R, Maxeiner JH, Schmitt S, et al. Protective role of nuclear factor of activated T cells 2 in CD8+ long-lived memory T cells in an allergy model. J Allergy Clin Immunol, 2008, 121:992-999, e6

9. Imamura M, Okunishi K, Ohtsu H, et al. Pravastatin attenuates allergic airway inflammation by suppressing antigen sensitisation, interleukin 17 production and antigen presentation in the lung. Thorax, 2009, 64:44-9

10. Song C, Luo L, Lei Z, et al. IL-17-producing alveolar macrophages mediate allergic lung inflammation related to asthma. J Immunol, 2008, 181:6117-6124

11. Saleh A, Shan L, Halayko AJ, et al. Critical role for STAT3 in IL-17A-mediated CCL11 expression in human airway smooth muscle cells. J Immunol, 2009, 182:3357-3365

12. Nograles KE, Zaba LC, Shemer A, et al. IL-22-producing "T22" T cells account for upregulated IL-22 in atopic dermatitis despite reduced IL-17-producing TH17 T cells. J Allergy Clin Immunol, 2009, 123:1244-1252, e2

13. Koga C, Kabashima K, Shiraishi N, et al. Possible pathogenic role of Th17 cells for atopic dermatitis. J Invest Dermatol, 2008, 128:2625-2630

14. Guttman-Yassky E, Lowes MA, Fuentes-Duculan J, et al. Low expression of the IL-23/Th17 pathway in atopic derma-

titis compared to psoriasis. J Immunol,2008,181:7420-7427

15. Ishigame H,Kakuta S,Nagai T,et al. Differential roles of interleukin-17A and-17F in host defense against mucoepithelial bacterial infection and allergic responses. Immunity,2009,30:108-119

16. Spazierer D,Skvara H,Dawid M,et al. T helper 2 biased de novo immune response to Keyhole Limpet Hemocyanin in humans. Clin Exp Allergy,2009,39:999-1008

17. Zhang H,Yang X,Yang H,et al. Modulation of mast cell proteinase-activated receptor expression and IL-4 release by IL-12. Immunol Cell Biol,2007,85:558-566

18. Zhang Z,Zhang H,Yang H,et al. Induction of T-helper type 2 cytokine release and upregulated expression of protease activated receptors on mast cells by recombinant American cockroach allergen Per a 7. Clin Exp Allergy,2008,38: 1160-1167

19. Deng X,Mercer PF,Scotton CJ,et al. Thrombin induces fibroblast CCL2/JE production and release via coupling of PAR1 to Galphaq and cooperation between ERK1/2 and Rho kinase signaling pathways. Mol Biol Cell,2008,19:2520-2533

20. Ebeling C,Lam T,Gordon JR,et al. Proteinase-activated receptor-2 promotes allergic sensitization to an inhaled antigen through a TNF-mediated pathway. J Immunol,2007,179:2910-2917

21. D'Agostino B,Roviezzo F,De Palma R,et al. Activation of protease-activated receptor-2 reduces airways inflammation in experimental allergic asthma. Clin Exp Allergy,2007,37:1436-1443

22. Kato T,Takai T,Fujimura T,et al. Mite serine protease activates protease-activated receptor-2 and induces cytokine release in human keratinocytes. Allergy,2009,64:1366-1374

23. Simpson JL,Grissell TV,Douwes J,et al. Innate immune activation in neutrophilic asthma and bronchiectasis. Thorax, 2007,62:211-218

24. Forsythe P,Inman MD,Bienenstock J. Oral treatment with live lactobacillus reuteri inhibits the allergic airway response in mice. Am J Respir Crit Care Med,2007,175:561-569

25. Bauer S,Hangel D,Yu P. Immunobiology of toll-like receptors in allergic disease. Immunobiology,2007,212:521-533

26. Botos I,Liu L,Wang Y,et al. The Toll-like receptor 3:dsRNA signaling complex. Biochim Biophys Acta. 2009,1789: 667-674

27. Hou YF,Zhou YC,Zheng XX,et al. Modulation of expression and function of Toll-like receptor 3 in A549 and H292 cells by histamine. Mol Immunol,2006,43:1982-1992

28. Lun SW,Wong CK,Ko FW,et al. Expression and functional analysis of toll-like receptors of peripheral blood cells in asthmatic patients:implication for immunopathological mechanism in asthma. J Clin Immunol,2009,29:330-342

29. Prescott SL,Noakes P,Chow BW,et al. Presymptomatic differences in Toll-like receptor function in infants who have allergy. J Allergy Clin Immunol,2008,122:391-399,399,e1-5

30. Nouri-Aria KT. Recent progress in allergen immunotherapy. Iran J Immunol,2008,5:1-24

31. Senti G,Johansen P,Haug S,et al. Use of A-type CpG oligodeoxynucleotides as an adjuvant in allergen-specific immunotherapy in humans:a phase Ⅰ/Ⅱa clinical trial. Clin Exp Allergy,2009,39:562-570

32. Fehrenbach K,Port F,Grochowy G,et al. Stimulation of mast cells via FcvarepsilonR1 and TLR2:the type of ligand determines the outcome. Mol Immunol,2007,44:2087-2094

33. Kaneko I,Suzuki K,Matsuo K,et al. Cysteinyl leukotrienes enhance the degranulation of bone marrow-derived mast cells through the autocrine mechanism. Tohoku J Exp Med,2009,217:185-191

34. Nagasaka A,Matsue H,Matsushima H,et al. Osteopontin is produced by mast cells and affects IgE-mediated degranulation and migration of mast cells. Eur J Immunol,2008,38:489-499

35. Brzezińska-Błaszczyk E,Misiak-Tłoczek A. The regulation of mast cell migration. Part 2:mast cell chemoattractants. Postepy Hig Med Dosw(Online),2007,61:493-499

36. He SH,He YS,Xie H. Activation of human colon mast cells through proteinase activated receptor-2. World J Gastroenterol,2004,10:327-331

37. He SH,Xie H,Fu YL. Activation of human tonsil and skin mast cells by agonists of proteinase activated receptor-2. Acta Pharmacol Sin,2005,26:568-574

篇 二

呼吸道变应性炎症及其相关因素

耳鼻咽喉头颈部
变态反应病学

第6章
呼吸道炎症反应

顾之燕

炎症反应是重要的病理生理反应,它不是一个疾病,而是疾病的一种表现,其具有有利的作用,如对入侵病原菌的消灭,从而防止感染的扩散;它也可引起疾病,如脑脓肿及其周围的炎症反应作为占位性病变,可致命地压迫周围的重要结构;慢性炎症反应导致的纤维化可使组织变形,并永久性失去或改变其功能。急性炎症的临床表现通常是红、肿、热、痛。呼吸道是人体重要的器官,有其独特的解剖特点和生理功能,当发生炎症反应时,表现出独特的临床表现和功能改变。

呼吸道的慢性炎症反应较急性炎症反应更加重要,著名病理学家 Stephenson 指出慢性炎症的病理学特点是:①以淋巴细胞、浆细胞和巨噬细胞(更重要的还有嗜酸性粒细胞、中性粒细胞、嗜碱性粒细胞和肥大细胞等,上述这些细胞都是免疫活性细胞——作者添加)浸润为主;②经常是原发的,但也可发生在急性炎症反复发作后;③肉芽肿是上皮组织细胞的聚集,肉芽肿性炎症是慢性炎症反应的特殊类型;④可由于继发淀粉样变性,使炎症反应变得更加复杂化,最终导致组织和器官的变形,并永远丧失其功能。鉴于免疫活性细胞及其释放的炎性介质和细胞因子等在慢性炎症反应中起到炎症反应起源和不断加重的作用,因此,炎症反应是免疫反应,而且免疫反应不仅限于呼吸道,为系统性的,包括骨髓和血液循环。著名耳鼻咽喉头颈外科专家姜泗长院士教导我们:从整体上来分析,一切慢性炎症反应都是细胞和体液介导的免疫机制的表达,这是对慢性炎症反应进行基础研究和临床治疗最有力的一句名言。

一 呼吸道炎症反应的两个"恶性循环"

从鼻炎、鼻窦炎和支气管哮喘的角度看炎症反应的机制主要是两个"恶性循环"。细胞因子等主要由 T 淋巴细胞产生,其他细胞,如上皮细胞、成纤维细胞、嗜酸性粒细胞和中性粒细胞、嗜碱性粒细胞、肥大细胞等也可产生,细胞因子等和介质具有生物学效应,是呼吸道炎症反应中的主要促炎因子,主要有白介素系列、干扰素-γ、肿瘤坏死因子、化学趋化因子(嗜酸性粒细胞亲和素,RENTES)等,此外尚有粒细胞-巨噬细胞集落刺激因子,这些因子等可进一步使多种炎性细胞,嗜酸性粒细胞、中性粒细胞、淋巴细胞、巨噬细胞和肥大细胞等向呼吸道黏膜中趋化和移行,并再次引起肥大细胞脱颗粒和释放介质,相关细胞释放细胞因子和化学趋化因子等,使炎症进行性加重,导致鼻炎的产生。如无有效和正规的抗炎治疗,炎症将进行性加重,并通过局部性和系统性炎症反应导致哮喘和慢性增殖性嗜酸性粒细胞性鼻-鼻窦炎的产生。

变应性炎症反应属于嗜酸性粒细胞性炎症范畴,既往对嗜酸性粒细胞性炎症有两种不全面的认识,其一是认为炎症反应中的嗜酸性粒细胞浸润仅是变应性炎症反应的特征;其二是嗜酸性粒细胞是变态反应的结果,具有缓和和限制炎症反应的作用。这两点是不正确的,在变应性鼻炎和非变应性鼻炎、外因性哮喘和内因性哮喘(如阿司匹林哮喘)中嗜酸性粒细胞浸润都是炎症反应的基本病理改变。嗜酸性粒细胞也能产生细胞因子,如 IL-4、IL-5 和 GM-CSF 等,是嗜酸性粒细胞的自分泌过程。嗜酸性粒细胞也能产生强碱性颗粒蛋白,如嗜酸性粒细胞阳离子蛋白(eosinophil cationic protein,ECP)、主要碱性蛋白(major basic protein,MBP)等,其具有很强的细胞毒性和神经毒性,在炎症过程中能诱导上皮细胞损伤,损伤的上皮细胞进一步产生多种细胞因子,如此形成炎症过程中的第一个恶性循环(图 2-6-1)。生长因子、化学趋化因子和黏附分子等也在炎症反应中起重要作用。

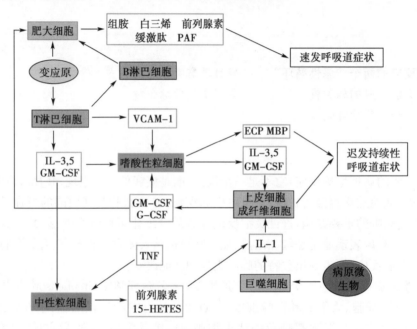

图 2-6-1 炎症反应的第一个恶性循环

炎症反应的结果是导致呼吸道通气和引流障碍,黏液纤毛传输功能和清除功能破坏、病原菌的入侵。由于病原菌的入侵,更加重了呼吸道的炎症反应——通气和引流障碍、黏液纤毛传输功能和清除功能的破坏,如此形成了炎症过程中的第二个"恶性循环",导致鼻-鼻窦炎的产生(图 2-6-2)。

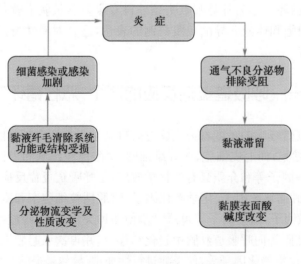

图 2-6-2 炎症反应的第二个恶性循环

二 上下呼吸道炎症反应的相关性

上下呼吸道炎症反应的相关性是近十多年来国内外学者们研究的一个重要课题,指出上下呼吸道是"同一个气道(one airway)",上下呼吸道的炎症性疾病是"同一个疾病(one disease)",上呼吸道的疾病主要是变应性鼻炎、慢性鼻窦炎鼻息肉、感染性鼻炎等;下呼吸道的炎症性疾病主要是支气管哮喘、变应性支气管炎、阻塞性肺疾病和鼻窦支气管综合征等。这些疾病的病理改变都是慢性炎症反应,当这些上下呼吸道疾病同时存在时,学者们建议称为系统性呼吸道黏膜病(systemic respiratory mucosal disease)。这类疾病一般属于难治性疾病。诊治上呼吸道炎症性疾病时要评估有无下呼吸道炎症性疾病,在诊治下呼吸道炎症性疾病时要评估有无上呼吸道炎症性疾病。在这类患者中部分患者有基因倾向,常常需要进行综合治疗和定期随访。

长期以来支气管哮喘不属于耳鼻咽喉头颈外科诊疗范畴。近年来,这个传统的概念有了很大的改变,Gordon 曾反复发表论著,指出支气管哮喘是耳鼻咽喉医师应特别重视的一种疾病,并再次强调支气管哮喘病理改变的实质是慢性炎症反应。从而扩大了耳鼻咽喉头颈外科的学术领地和诊疗范畴,并应加强与呼吸内科的合作和相互学习。

数十年来以鼻肺反射(又称鼻腔鼻窦肺反射或鼻心肺反射)来说明上下呼吸道疾病的联系,现在知道这一反射并非仅由自主神经介导(传入神经为三叉神经,传出神经为迷走神经),也有炎性细胞,特别是嗜酸性粒细胞的参与。学者们已注意到支气管哮喘患者鼻腔鼻窦黏膜与支气管黏膜具有相似的组织病理学改变,包括炎性细胞(嗜酸性粒细胞、中性粒细胞和肥大细胞等)的浸润程度,特别是嗜酸性粒细胞的浸润程度。Louis 等并发现以炎症细胞为特征的呼吸道炎症反应中细胞浸润程度与临床症状的轻重具有相关性。

以上资料可以清楚地说明鼻腔鼻窦和支气管存在着一种联系,即鼻支气管联系(nasobronchial link),其可能的联系机制长期以来认为是局部性的:①上呼吸道黏膜的炎症反应直接向下呼吸道蔓延;②通过三叉神经和迷走神经反射,即鼻肺反射(鼻心肺反射);③由于后鼻滴涕,鼻分泌物和鼻分泌物中炎性介质、细胞因子和嗜酸性粒细胞产生的强碱性颗粒蛋白直接被吸入下呼吸道。近数年来学者们普遍共识上下呼吸道的联系是系统性的,即免疫活性细胞、炎性介质、黏附分子、嗜酸性粒细胞亲和素等作用于骨髓,骨髓祖细胞增生,不成熟和成熟的嗜酸性粒细胞、嗜碱性粒细胞增生,连同介质、细胞因子等经血液循环至下呼吸道。在强调上下呼吸道炎症的系统性联系重要性的同时,也不能否定上下呼吸道的局部性联系。

上下呼吸道炎症反应的相关性表现在以下三个方面:①变应性鼻炎和支气管哮喘的联系;②慢性鼻窦炎鼻息肉和支气管哮喘的联系;③鼻窦支气管综合征。三者中前两者为特应性变应性炎症反应,后者虽然在病变过程中有变态反应参与,但为非特应性变应性炎症反应。

变应性鼻炎和支气管哮喘

1. 相关性 主要表现在以下 8 个方面:

(1)流行病学:约 1/3 鼻炎患者与哮喘同时或先后发生,以先发生鼻炎数年或数月后发生哮喘多见;部分患者先有哮喘,而后出现鼻炎,这种情况主要见于儿童。此外,在约 2/3 不伴有哮喘的鼻炎患者中约 2/3 有支气管黏膜高反应性(可用乙酰甲胆碱和组胺激发测出),这类患者较无支气管黏膜高反应性的鼻炎患者更容易发生支气管哮喘,学者们指出变应性鼻炎是发展为哮喘的危险因素。因此,当变应性炎症反应仅限于上呼吸道时,就应该采取积极和有效的治疗措施,可使大多数变应性鼻炎患者病变不会继续加重、避免发生系统性变应性炎症反应,而不至于发生支气管哮喘,变应性鼻炎可视为上下呼吸道炎症反应的起始点,是发生哮喘和慢性增殖性嗜酸性粒细胞性鼻-鼻窦炎的源头。

支气管哮喘患者伴有变应性鼻炎者更多见,约占 2/3。流行病学调查资料显示:鼻炎和哮喘在世界范围内有相似的流行模式,鼻炎是发展为哮喘的独立危险因素,使发展成哮喘的风险增加三倍;治疗鼻炎可减少哮喘的恶化及减少治疗哮喘的所需费用。

（2）组织学：上下呼吸道是连续的，黏膜表面覆盖呼吸上皮，柱状上皮均有纤毛，柱状上皮的高度、纤毛的长短和多少以及杯状细胞的多少，由上呼吸道至下呼吸道逐渐减低和减少；并有连续的基底膜，因此，上下呼吸道任何部位接触变应原或病原微生物后均可发生类似的组织病理学改变。

（3）生理学：数十年来以鼻肺反射（鼻窦肺反射、鼻心肺反射）来说明上下呼吸道的生理学联系，但结论不尽完全相同，多数学者证实了此反射弧的存在，并认为是鼻部疾病患者发生支气管哮喘的原因之一。这一反射的传入神经为三叉神经，传出神经为迷走神经，当上呼吸道黏膜的三叉神经末梢受到刺激而兴奋时，可反射性引起支气管平滑肌的收缩，导致支气管内阻力增加和肺顺应性降低，甚至氧分压减低，从而出现支气管哮喘的临床表现。研究证实此反射弧并非仅由自主神经介导，学者们早已注意到支气管哮喘患者鼻及鼻窦黏膜与支气管黏膜有相似的组织病理学改变，包括嗜酸性粒细胞浸润程度。炎性介质白三烯 C、D 和前列腺素 D，组胺等的产生与来自鼻和鼻窦的刺激所致的全身作用有关，或与睡眠时吸入微小颗粒刺激鼻及鼻窦黏膜局部的受体相关，从而形成一个反射弧。

（4）病理学：当上下呼吸道同时存在炎症反应时，其病理学改变也是相似的，包括相似的炎性细胞（嗜酸性粒细胞、中性粒细胞、浆细胞和肥大细胞等）浸润，特别是嗜酸性粒细胞的浸润程度。且呼吸道炎症反应中炎性细胞的浸润程度，一般说来与临床症状的轻重成正比，炎性细胞浸润多者临床症状重，反之症状较轻。鼻和支气管黏膜的炎症反应是导致呼吸道黏膜高反应性的直接原因之一。

（5）免疫学：特应性个体吸入致敏的变应原后，首先在鼻腔局部形成变应性反应，导致抗原提呈细胞（antigen presenting cell，APC）和 T 淋巴细胞的激活，这些细胞游走到局部淋巴结，通过输出淋巴管在鼻黏膜和支气管黏膜"定居"，上下呼吸道黏膜处于相似的致敏状态，因此，鼻炎和哮喘具有相同的速发反应和迟发相反应，以及全身性系统性免疫反应，由于鼻部是呼吸道的第一门户，鼻炎是系统性炎症的起始点。

（6）临床学：呼吸道变应原激发试验是最能说明上下呼吸道炎症反应的临床学联系的，可用 Fokkens 进行的两部分试验来说明，第一部分是无支气管哮喘的季节性变应性鼻炎患者，以相关花粉变应原进行支气管激发试验，发现炎症反应不仅局限于支气管，也见于鼻黏膜，炎症反应的特点是嗜酸性粒细胞浸润和 IL-5 表达增强，并有支气管和鼻黏膜功能的降低。第二部分试验是无支气管哮喘的常年性变应性鼻炎患者，以相关常年性变应原进行鼻黏膜激发试验，不仅出现鼻黏膜炎症反应，也出现支气管的不同程度的炎症反应，表现为黏膜中嗜酸性粒细胞增多，并有细胞间黏附分子（intercellular adhesion molecule，ICAM）-1 和血管细胞黏附分子（vascular cell adhesion molecule，VCAM）-1、内皮白细胞黏附分子（endothelial leukocyte adhesion molecule，ELAM）-1 等表达，但未测出鼻、肺功能的明显改变。相似的试验其他学者，如 Shaver 等、Braunstahl 等也报道过。这些试验结果相同，说明上下呼吸道之间存在着相互作用，上或下呼吸道激发能引起全呼吸道相似的炎症反应，上下呼吸道相互作用的机制可能在于相似的组织学结构、相同的病理学和免疫学表现，可能和遗传学也有一定关系。通过相同的神经反射和骨髓反应相互作用和影响。

（7）系统性炎症的骨髓反应：通过系统性炎症的研究，发现变应性鼻炎和哮喘发病过程中均有骨髓反应参与，表现为骨髓中炎症祖细胞的增生和分化，嗜酸/嗜碱祖细胞（CD34$^+$细胞）明显增生，分化为不成熟和成熟的嗜酸性粒细胞和嗜碱性粒细胞，这些细胞进入血液循环，进而趋化到上下呼吸道的组织中，形成炎性细胞浸润。学者们研究发现嗜酸/嗜碱祖细胞与变应性呼吸道炎症反应之间存在着临床上一定的相关性，鼻炎和哮喘患者在发病季节前后，血液循环中嗜酸/嗜碱祖细胞数目增多，发病季节中嗜酸/嗜碱祖细胞数目升高更多，且在血液循环中可检测到祖细胞，如嗜酸/嗜碱性粒细胞克隆形成单位（clony-forming units for Eo/B）的持续变化。Ohkawara 等研究了鼠类变应性模型的呼吸道、血液循环和骨髓中嗜酸性粒细胞反应的时间规律（以卵清蛋白致敏），在第二次致敏后观察到血液循环中嗜酸性粒细胞数目增多，伴随骨髓中嗜酸性粒细胞增多；随后给予卵清蛋白吸入致敏，3 日后观察到呼吸道中嗜酸性粒细胞达到峰值，持续 10～15 日，并伴随血液循环和骨髓中嗜酸性粒细胞的数目增多；在局部激发后第 9 日骨髓中嗜酸性粒细胞数目逐渐降低，但血液循环中和呼吸道中嗜酸性粒细胞达到峰值。有关上下呼吸道和骨髓之间的信号调节方式还不清楚,IL-5可能起到重要的作用。

(8)治疗学:鼻炎和哮喘的治疗途径相同,主要是应用糖皮质激素类药物,以喷入鼻腔和吸入支气管为主,口服糖皮质激素类药物可产生副作用,不能长期应用。此外尚有白三烯受体拮抗剂(如孟鲁司特、扎鲁司特)对系统性炎症反应和局部性炎症反应、速发反应和迟发相反应都有效。新的第二代H1抗组胺药(如左西替利嗪、地氯雷他定和非索非那定等)等具有抗组胺和抗炎作用,对哮喘也有一定的治疗效果。特异性常规皮下免疫治疗也是个很好的选择,对系统性和局部性炎症都有效,但在开始治疗的前数月药物治疗不能偏废,治疗的关键是减轻上下呼吸道的炎症反应,防止鼻炎发展为哮喘,即防止局部性炎症反应发展为系统性炎症反应;并能减少约1/2患者对新的变应原发生超敏反应。

鉴于以上8点,可以说明为什么未经治疗和控制的变应性鼻炎可导致哮喘的加重,而适当正确地治疗鼻炎后哮喘也得到改善。

2. 差异性 根据Mygind的上下呼吸道变应性炎症反应的阐述和2008新版ARIA总结,上下呼吸道炎症改变也非绝对完全相关,仍有一些差异。差异主要表现在上下呼吸道炎症反应的组织病理学方面,而其中则主要表现在"量"的差异。

(1)黏膜上皮:30多年前学者们研究了变应原吸入后是否能穿透鼻黏膜上皮,多数学者以花粉变应原为例,但所得结果并不一致。其实变应原是否穿透黏膜上皮对于致敏过程来说并不重要,变应原吸入鼻腔后,其主要有效成分在数分钟内浸出于鼻分泌物中,导致一系列的致敏过程。常年性持续性变应性鼻炎患者,其鼻黏膜上皮细胞间连接往往不够紧密,做鼻黏膜涂片,常可检测到较多的上皮细胞。

下呼吸道炎症反应的特点是上皮细胞脱落和痰中可查到上皮细胞碎屑和嗜酸性粒细胞。哮喘患者做支气管镜黏膜上皮电镜观察证实有纤毛破坏或柱状上皮细胞脱落,指出这些与上呼吸道不完全相同的改变可能与支气管平滑肌收缩和黏稠分泌物的压迫有关。

鉴于以上观察,Mygind指出上呼吸道变应性炎症反应鼻黏膜上皮仅有微小改变,较下呼吸道黏膜的炎症的改变为轻。

(2)基底膜:支气管哮喘患者支气管黏膜基底膜增厚,主要是结缔组织膜增厚,其增厚是由于免疫反应发生于基底膜,主要是Ⅲ、Ⅴ型胶原和纤维蛋白形成的"假性增厚";但上呼吸道变应性炎症反应基底膜可能不增厚,学者们观察常年性变应性鼻炎不同标本鼻黏膜基底膜厚度不同,且同一标本不同部位基底膜厚度也不完全一致,且与健康对照组没有质的不同,"假性增厚"少见,且轻微。Connel观察花粉症患者鼻黏膜基底膜变薄,且有断裂。

(3)黏膜下层CD4$^+$细胞和CD8$^+$细胞:其数量在上下呼吸道没有差别,CD4$^+$细胞数量均增加,CD8$^+$细胞数量均较少。成纤维细胞在支气管数量增加,在鼻部一般不增加。

(4)嗜酸性粒细胞浸润:Slavin等观察到鼻部变应原激发后10分钟嗜酸性粒细胞自骨髓迁徙到血管中,在鼻黏膜血管周围可见到嗜酸性粒细胞浸润。鼻部变应原激发后一至数小时鼻分泌物中(鼻分泌物涂片)可查到嗜酸性粒细胞,其具有诊断性参考意义。鼻炎和哮喘患者的鼻黏膜和支气管黏膜的炎症虽然有相似的炎症细胞浸润,包括嗜酸性粒细胞、肥大细胞、T淋巴细胞和单核细胞等,以及炎前介质(组胺)、Th2细胞因子及趋化因子等,但两者的炎症反应程度可能有所不同;支气管黏膜的嗜酸性粒细胞炎症比鼻黏膜者严重,轻度哮喘患者,鼻和支气管的炎症类似,即使没有鼻炎临床症状的哮喘患者,鼻黏膜也存在嗜酸性粒细胞性炎症。支气管哮喘患者痰中或支气管灌洗液中查到嗜酸性粒细胞也具有诊断参考价值。呼吸道变应性炎症反应中也可见到中性粒细胞、淋巴细胞和浆细胞等,但这些细胞的数量与对照组并无明显不同。

(5)腺体和杯状细胞:杯状细胞为单细胞的黏液腺,其中有高尔基复合体,充满黏液原颗粒的杯状细胞在电镜中表现是表面轻度突出,细胞核被压向基底部。鼻黏膜的腺体有前浆液腺和浆液黏液腺,变应性炎症发生时呼吸道黏膜腺体和杯状细胞分泌亢进,并有分泌细胞的增生,支气管黏膜也有腺体和杯状细胞,其腺体增生超过了鼻黏膜,并分泌大量的黏稠分泌物。

(6)血管:动物致敏造模成功者鼻黏膜血管有明显改变,以阻力血管(小动脉)收缩,容量血管(小静脉和静脉窦)扩张为特点,可用这一改变来说明鼻部变应性黏膜并非全部呈现苍白、水肿,而一些患者呈灰蓝色或充血、肿胀的原因。支气管黏膜血管较少,且改变不明显。

(7)哮喘除黏膜慢性炎症病变外,尚有支气管平滑肌肥大、增厚和痉挛。

鼻炎和哮喘的不同点最主要的是:鼻炎患者鼻黏膜的血管病变和哮喘患者的支气管平滑肌病变,但其相同点大大超过其不同点,从而可视为同一个疾病,Norman 提出了"变应性鼻炎综合征"的命名,其含义是变应性鼻炎合并眼结膜炎,可能伴有支气管哮喘或不合并支气管哮喘。

3. 优化治疗   由于鼻和支气管间存在着变应性和功能性、解剖性等的联系,治疗变应性鼻炎不仅能改善鼻炎的症状,也能减轻下呼吸道黏膜高反应性和哮喘的症状,治疗鼻部炎症是控制哮喘发生的关键。有效的治疗应针对局部性和系统性炎症反应的病理表现,除尽量避免接触致敏的变应原外,可应用下列药物或免疫治疗:

(1)第二代 H1 抗组胺药:通过封闭肥大细胞产生的组胺,而对早期反应有效,但不能影响炎前环节;新的第二代 H1 抗组胺药具有抗组胺、抗变态反应和抗炎作用,且其抗炎效果是多重性的,可快速、有效地控制局部和系统性变应性炎症反应;这类药物主要包括地氯雷他定(desloratadine)、左西替利嗪(levocetirizine)和非索非那定(fexofenadine)等。

(2)口服类固醇药物:可提供改善局部性和系统性抗炎作用,但有副作用不能长期应用,并当注意其禁忌证,老年人和儿童慎用。

(3)鼻腔和支气管局部应用糖皮质激素类药物:对鼻腔和支气管局部炎症过程有效,但不能直接作用于系统性炎症过程;可控制局部炎症反应达到无或基本无临床症状,提高患者生活质量;新一代鼻腔局部应用糖皮质激素类药物,如丙酸氟替卡松(fluticasone propionate)和糠酸莫米松(mometasone furoate)等口服生物利用度低,均在 1% 以下,可长期应用,应使用能控制症状的最小剂量。

(4)白三烯受体拮抗剂(孟鲁司特、扎鲁司特):口服能减轻局部性和系统性炎症反应,也可联合用药(局部应用糖皮质激素类药物或 H1 抗组胺药)。近年来的研究更加重视白三烯在嗜酸性粒细胞性呼吸道变应性炎症中的作用,实验和临床研究发现白三烯可趋化嗜酸性粒细胞,并促使嗜酸性粒细胞增强黏附分子表达,又可减少嗜酸性粒细胞凋亡和增加 GM-CSF 和 IL-5 的活化,抑制周围血和骨髓中嗜酸性粒细胞前体生成。

(5)免疫治疗:由于对控制系统性炎症反应重要性的认识,免疫治疗在变应性鼻炎治疗中的地位较过去更加重要,因其对局部性和系统性炎症反应都有效,但必须应用标准化的疫苗。其起效需要一定时间,因此,起始阶段药物治疗不能偏废。免疫治疗包括皮下注射免疫治疗(常规)、鼻内免疫治疗和舌下免疫治疗等,后两种治疗较少用于临床。其他类型的免疫治疗尚处于动物实验或正在进行临床评价,如,花粉变应原异构形式(变应原中氨基酸被替代或删除,当与变应原接触时不发生免疫反应)、T 细胞-肽(epitopes,其分子链短,合成的变应原衍生肽,对 T 细胞无反应性)、变应原 DNA 疫苗(能产生较强的Th1 介导的免疫反应)和抗 IgE 单克隆抗体等。

总之,优化治疗的选择应是免疫治疗+有抗炎作用的 H1 抗组胺药、免疫治疗+鼻腔及支气管局部应用糖皮质激素或鼻部应用有抗炎作用的抗组胺药、口服有抗炎作用的 H1 抗组胺药+鼻腔及支气管局部应用糖皮质激素。

慢性鼻窦炎鼻息肉和支气管哮喘

1. 相关性   临床上可以看到这样一种情况,鼻窦支气管综合征患者的急性鼻窦炎或慢性鼻窦炎反复急性发作对这类患者肺部的影响,比偶然患上呼吸道感染对健康人群肺部的影响要严重得多。变应性鼻炎患者的慢性鼻窦炎比一般健康人的慢性鼻窦炎的治疗要复杂得多。变应性真菌性鼻窦炎和变应性肺曲菌病(allergic pulmonary aspergillosis)具有相似的免疫学和相同的组织病理学特征。李源等分析广州地区病例,发现需要行内镜鼻窦手术的慢性鼻窦炎鼻息肉患者中至少 1/10 合并支气管哮喘;洪苏玲等报道重庆地区病例行内镜鼻窦手术的慢性鼻窦炎鼻息肉患者 20% 合并支气管哮喘,国外报道为15%~80% 不等。正确地诊断哮喘患者的鼻窦炎,并进行有效的治疗可使 70%~80% 的患者鼻窦炎和支气管哮喘都得到改善。

早在 70 多年前学者们就已注意到慢性鼻窦炎和支气管哮喘的相关性,但限于条件仅研究了支气管哮喘患者鼻窦 X 线片检查,发现多数显示不同程度的不正常。支气管哮喘与慢性鼻窦炎鼻息肉同时存在无疑会加重病情的复杂性,两种疾病同时存在,有学者认为是相同的感染或免疫介导的病变侵及上、下呼吸道,也有一些学者认为是偶发现象。数十年来对鼻鼻窦肺反射或称鼻心肺反射进行了研究,并企图以此来说明上、下呼吸道疾病的联系。近来的研究支持此反射并非仅由自主神经介导,注意到支气管哮喘患者鼻窦黏膜上皮与支气管黏膜上皮有相似的组织病理学改变,包括嗜酸性粒细胞的浸润程度。近年来变应性鼻炎作为系统性炎症反应的局部表现的初发器官,鼻窦和支气管肺同时为远端器官,这些患者可能具有基因倾向,患者如就诊于耳鼻咽喉头颈外科,诊治的重点可能是鼻窦炎鼻息肉,而忽略了呼吸道变应性疾病;如就诊于呼吸内科或小儿科,由于严重的哮喘发作常常遮盖了鼻窦炎的临床症状,则以诊治支气管哮喘为主;如就诊于变态反应科则偏重于呼吸道变应性疾病的免疫治疗,对慢性鼻窦炎常忽略而不加诊治,从而得不到良好的、全面的治疗效果。由于这些患者中有相当一部分需要行内镜鼻窦手术,所以应视为以耳鼻咽喉头颈外科治疗为主的疾病,需要多个学科协作、密切配合和长期随访。

国外报道半数以上的鼻息肉患者合并支气管哮喘。Ⅰ型变态反应在鼻息肉的发病中不占重要地位,其中相当一部分是阿司匹林耐受不良(aspirin intolerance,又称 Samter 三联征)患者,此综合征表现为哮喘、阿司匹林耐受不良和鼻息肉。其病因不清,目前最具有说服力的是前列腺素生物合成学说。认为是阿司匹林和非激素类抗炎药物抑制了环氧合酶的代谢途径,花生四烯酸因而沿着脂氧合酶途径形成白三烯 C、D、E,引起支气管的收缩。另一途径是阿司匹林等药物抑制环氧合酶途径,改变前列腺素 $F2\alpha/E2$ 的比率,而诱发支气管的收缩。本病首先表现为接触阿司匹林数小时后出现鼻炎,鼻炎发病后 3~5 年出现鼻息肉和支气管哮喘,鼻息肉多为双侧、多发性,支气管哮喘为内因性,查不到阳性吸入物变应原皮肤试验和特异性 IgE 抗体。发作一般较重,曾有即刻引起呼吸困难而致死亡的报道,低血压和晕厥也可同时发生。当鼻息肉形成和支气管哮喘发作后,即使停用阿司匹林或其他非类固醇抗炎药物并不能产生明显的效果。

具有变应性因素的鼻窦黏膜较非变应性者明显容易引起窦口的阻塞。窦口阻塞导致细菌定植和感染,进一步加重了病变,并伴有呼吸道上皮的损伤,在鼻窦黏膜变应性炎症的基础上继发感染性炎症反应,因此应设法减轻组织水肿和炎症反应,从而使阻塞的鼻窦开口重新开放。在治疗时首先是选用药物治疗,包括抗生素和抗变态反应药物,特别是鼻腔和支气管局部应用的糖皮质激素是不可缺少的;小剂量大环类酯类抗生素长期应用也可收到一定效果,所以支气管哮喘合并慢性鼻窦炎鼻息肉从本质上来说是以药物治疗为主的疾病,只有当正规的药物治疗无效时才考虑内镜鼻窦手术,然而需要手术的患者并不在少数。

2. 支气管哮喘合并慢性鼻窦炎鼻息肉的治疗

(1)药物治疗

1)抗生素治疗:是药物治疗的关键。如何正确地选择抗生素和疗程应持续多长时日是一重要问题。应根据细菌培养结果选择抗生素。用药时间以能阻止鼻窦炎再发和不增加细菌对抗生素的耐药性为原则,一般急性鼻窦炎为 10~14 天,慢性鼻窦炎可用药 21 天,但不同国家和地区推荐疗程并不完全相同。近年来学者们提出小剂量大环内酯类抗生素长期服用有良好效果,其剂量为常规剂量的半量,至少应用 12 周;甚至有学者建议应用达 1 年之久,其机制可能并非抗感染作用,而是以调节免疫功能为主。

2)抗变态反应治疗:正确的抗变态反应治疗可减轻或控制鼻窦黏膜的变应性炎症反应。包括第二代 H1 抗组胺药和糖皮质激素类药物。如果患者也有较重鼻阻塞的症状可短期应用 0.05% 羟甲唑啉喷鼻或口服 H1 抗组胺药和减充血药复方缓释剂。糖皮质激素类药物是极有效的,能通过多种渠道抑制变应性炎症反应,也能抑制白三烯的作用和减少嗜酸性粒细胞、嗜碱性粒细胞向炎症性鼻、鼻窦和支气管黏膜内趋化和移行。如呼吸道变应性炎症明显、症状重,或鼻息肉病等可采用口服用药的方法,口服泼尼松 30~40mg 或 1mg/kg,每天一次,共 7 天,然后逐渐减量。由于本病用药剂量不高,时间不长,不致发生严重全身副作用;但也偶见短期、非高剂量用药发生骨质疏松和精神、睡眠改变的。支气管哮喘合并慢性鼻-鼻窦炎的患者需要长期、持续用药的仅是少数。

鼻腔局部应用糖皮质激素类药物可控制鼻腔鼻窦黏膜的水肿和充血,并可减轻黏膜的高反应性。现有多种品牌,均有良好的治疗效果,Lanza 和 Kennedy 指出用药一阶段后,鼻窦影像学检查也有好转,但大多数仍然不正常。一般说来,鼻腔局部应用糖皮质激素类药物适用于急性和慢性鼻窦炎。

与以往的概念不同,新型第二代抗组胺药,如地氯雷他定、左西替利嗪和非索非那定等对哮喘也有缓和的改善作用,可能与某些抗组胺药具有拮抗细胞间黏附分子和减少嗜酸性粒细胞数目等的抗炎作用有关,实验证明黏附分子在变应性炎症浸润的嗜酸性粒细胞、嗜碱性粒细胞和淋巴细胞的表面表达增强,如应用不同的单克隆抗体或相关药物封闭黏附分子,则能有效地抑制嗜酸性粒细胞等的浸润,减轻变应性炎症反应。

(2)手术治疗:支气管哮喘合并鼻窦炎鼻息肉患者应以药物治疗为主,需要长期、间断用药,只有当药物治疗无效时才考虑手术。对大多数病例来说,手术不能达到根治的目的,只能帮助患者带病生活的质量更好一些。术后仍需长期、间断用药。在临近手术前、后的5~7天内最好应用一短疗程糖皮质激素类药物,采用静脉滴注的用药方法,地塞米松 10mg,每天一次;如为糖皮质激素依赖性鼻息肉病或哮喘患者,则需要用较高剂量,可增加到每日 16mg。手术可减少患者术后的用药剂量和持续用药时间,并可使糖皮质激素依赖患者转变为不依赖或少依赖,且可减少与鼻-鼻窦炎急性发作同时并发的哮喘急性加重。

选择手术时机是个极为重要的问题,首先哮喘发作期绝不能手术,慢性鼻窦炎的急性发作期也不应手术。术前应用一阶段的抗生素和抗变应性炎症反应的药物,以减轻或消除可逆性鼻腔鼻窦黏膜病变,否则手术日期宁可后推。鼻息肉病患者术前、后应用糖皮质激素类药物,有防止和延缓鼻息肉复发的作用。

手术过程中应迅速、轻柔地处理病变组织。鉴于变应性疾病患者手术中出血可能相对较多,术后组织水肿和晚期瘢痕形成也较多,应作好止血和防止出血的措施。高速切削器(microdebrider)的应用可增加手术的安全性,并减少术中出血。应更加重视术后换药和随诊,防止粘连形成。手术可采用全身麻醉或局部麻醉,应视具体情况而定。

关于疗效报道的资料尚不太多,随访时间也相对较短,但也均在一年以上。Nishioka 等报道 26 例哮喘伴鼻窦炎,术后 16 例哮喘明显改善,包括术后第一年需要去急诊科的次数减少。Kennedy 等以计分法评定疗效,术后随访一年,42 例中 36 例术后哮喘明显改善;24 例术前需口服糖皮质激素类药物,19 例术后用量减少。Brown 报道 96 例变应性患者行传统鼻息肉切除术,随访一年以上,鼻息肉复发率为 40%;内镜鼻窦手术鼻息肉复发率降低,但也有 19%复发。国内洪苏玲等报道慢性鼻窦炎合并哮喘患者,术后随访两年,第一年哮喘改善率为 45%,第二年为 70%。

(3)免疫治疗:适用于吸入物变应原致敏的呼吸道变应性疾病患者,其前提是必须明确致敏的变应原。对支气管哮喘合并鼻窦炎的患者,免疫治疗可考虑与药物治疗同时进行,手术前开始免疫治疗的患者术后应继续进行。Nishioka 等分析药物治疗失败、接受功能性内镜鼻窦手术的患者 283 例,经病史、变应原皮肤试验和 RAST 检测确定存在鼻部变应性因素者 72 例,为过敏组;余 211 例为非过敏组。过敏组又分为不接受免疫治疗组和接受免疫治疗组,后者又分为术前免疫治疗组和术前、术后免疫治疗组。从以下 3 方面进行疗效评定:中鼻道通畅度、粘连形成和鼻息肉复发。前两者术前、术后免疫治疗组明显优于未接受免疫治疗组,且与非过敏组疗效无差异性;过敏组术后鼻息肉复发率(25.8%)明显高于非过敏组(12.4%),过敏组中未接受免疫治疗组复发率(50.0%)尤高。

总之,支气管哮喘患者慢性鼻窦炎鼻息肉的治疗应该是综合性的,即药物治疗、免疫治疗以及必要时行内镜鼻窦手术治疗。

鼻窦支气管综合征

鼻窦支气管综合征又称鼻窦支气管炎,也属于上下呼吸道慢性炎症性疾病,以慢性鼻窦炎合并下呼吸道非特应性慢性炎症为特征,下呼吸道慢性炎症包括慢性支气管炎、支气管扩张、不动纤毛综合征、肺囊性纤维化等,查不到外源性支气管哮喘的表现。其诊断标准是:①连续咳嗽、咳痰,每年至少发作 3 个月;②具有慢性鼻-鼻窦炎的临床表现和影像学表现;③无支气管哮喘或其他喘息综合征病史;④胸部CT可见慢性炎症表现,但无肺气肿。在诊疗慢性鼻-鼻窦炎鼻息肉合并支气管哮喘时应注意排除本病。本病日本较常见,我国和西方国家报道较少,可能是对这个疾病研究不够深入,误诊、漏诊难于避免。

本病发病机制尚不明确,可能与遗传、生活环境、免疫功能异常或鼻腔解剖结构异常等因素有关,幼儿期营养不良,特别是蛋白质摄取不足、维生素缺乏等也是诱因。有学者提出:慢性鼻窦炎鼻腔、鼻窦分泌物通过后鼻滴涕导致反复下呼吸道感染,反复致病菌感染可能提高了气道组织对变应原的"通透性",产生局部变态反应,变应性病理改变又能使黏液纤毛清除功能和传输功能降低、鼻窦开口阻塞,加重了致病菌的感染,如此形成恶性循环,使上下呼吸道的慢性炎症进行性加重。

本病临床症状并无特异性,常误诊为慢性支气管炎、支气管扩张症和支气管哮喘等。治疗采用敏感的抗生素。既往预后较差,患者多因呼吸衰竭死亡。近年来长期应用低剂量大环内酯类抗生素(红霉素0.25mg,每天两次)有效地改善了临床症状和肺功能。低剂量红霉素在体内达不到有效抑菌浓度,而且对红霉素耐药的患者应用后也有效,可见红霉素的治疗作用不是作为抗生素来起作用的。现已知红霉素能抑制多种炎性细胞的迁徙、增殖和在小气道周围的聚集,抑制其产生超氧化自由基,减少细胞因子和介质等的释放,如此,上下呼吸道慢性炎症得到抑制,从而控制本病的发展。也有报道应用低剂量红霉素的同时加用低剂量氧氟沙星,疗程2个月。糖皮质激素的治疗是否必要,效果如何,尚有待研究。

参 考 文 献

1. 姜泗长.序言.//顾之燕,韩子刚,刘志连.耳鼻咽喉科变应性和免疫性疾病.天津:天津科学技术出版社,1999:1

2. 顾之燕,韩子刚,刘志连.耳鼻咽喉科变应性和免疫性疾病.天津:天津科学技术出版社,1999:80-87

3. 韩德民,王向东.上下呼吸道炎症一致性和相关性//韩德民.2005 耳鼻咽喉头颈外科学新进展.北京:人民卫生出版社,2005:279-290

4. 洪苏玲,黄江菊,杨玉成,等.慢性鼻窦炎鼻息肉合并支气管哮喘患者内镜鼻窦手术后对支气管哮喘疗效的影响.中华耳鼻咽喉科杂志,2004,39:139-142

5. Stephenson TJ. Inflammation. In:Underwood JCE. ed. General and systematic pathology(系统病理学).北京:科学出版社,1999:221-244

6. Togias A. Systemic effects of local allergic disease. J Allergy Clin Immunol,2004,113:S8-14

7. Simons FE. Allergic rhinobronchitis:the asthma-allergic rhinitis link. J Allergy Clin Immumol,1999,104(3 Pt 1):534-540

8. Saito H,Howie K,Wattie J,et al. Allergen-induced murine upper airway inflammation:local and systemic changes in murine experimental allergic rhinitis. Immunology,2001,104:226-234

9. Togias AG. Systemic immunologic and inflammatory aspects of allergic rhinitis. Allergy Clin Immunol,2000,106(Suppl 5:247-250)

10. Borish L. Allergic rhinitis:systemic inflammation and implications for management. J Allergy Clin Immunal,2003,112:1021-1031

11. Braunstahl GJ,Fokkens WJ,Overbeck SE,et al. Mucosal and systemic inflammatory changes in allergic rhinitis and asthma:a comparison between upper and lower airways. Clin Exp Allergy. 2003,33:579-587

12. Myers A,Kajeka R,Undem B. Allergic inflammation-induced neuropeptide production in rapidly adapting afferent nerves in guinea pig airways. Am J Physiol Lung Cell Mol Physiol,2001,282:775-781

13. Palma-Carlos AG,Branco Ferreira M,Palma-Carlos ML. Allergic rhinitis and asthma:more similarities than differences. Allerg Immunol(Paris),2001,33:237-241

14. Gillissen A,Huffken G,Juergens UR. A connection between allergic rhinitis and allergic asthma? The"one-airway-one-disease"-hypothesis. Pneumologie,2005,59:192-200

15. Nishioka GJ,Cook PR,Davis WE,et al. Functional endoscopic sinus surgery in patients with chronic sinusitis and asthma. Otolaryngol Head Neck Surg,1994,110:494-497

16. Senior BA,Kennedy DW. Management of sinusitis in the asthma patient. Ann Allergy Asthma Immunol,1996,77:6-10

17. Nishioka GJ,Cook PR,Davis WE,et al. Immunotherapy in patients undergoing functional endoscopic sinus surgery. Otolaryngol Head Neck Surg,1994,110:406-410

18. Dixon AE. Rhinosinusitis and asthma：the missing link. Curr Opin Pulm Med，2009，15：19-24

19. Slavin RG. The upper and lowar airways：the epidemiological and pathophysiological connection. Allergy Athma Proc，2008，29：553-556

20. Mygind N. Nasal allergy. 2nd ed，London：Blackwell，1979. 153-169

21. Bousquet J，Khaltaev N，Cruz AA，et al. Allergic rhinitis and its impact on asthma（ARIA）2008 update. Allergy，2008，63（Suppl 86：9-160）

22. Courbot A，Chabot F，Jankowski R，et al. Sinobronchial syndrome. Rev Mal Respir. 2001，18：193-196

23. Rubin BK，Henke MO. Immunomodulatory activity and effectiveness of macrolides in chronic airway disease. Chest，2004，125：70s-8s

24. Fujimura M，Mizuguchi M，Nakatsumi Y，et al. Addition of a 2-month low-dose course of levofloxacin to long-term erythromycin therapy in sinobronchial syndrome. Respirology，2002，7：317-324

25. Bousquet J，Khaltaev N，Cruz AA，et al. Allergic rhinitis and its impact on asthma（ARIA）2008 update，Allergy，2008，63（Suppl 86：8-160）

26. Denburg JA，Sehmi R，Saito H，et al. Systemic aspects of allergic disease：bone marrow responses. J Allergy Clin Immunol，2000，106（6 Suppl：242-246）

27. Tichenor WS，Adinoff A，Smart B，et al. Nasal and sinus endoscopy for medical management of resistant rhinosinus-itis，including postsurgical patients. J Allergy Clin Immunol，2008，121：917-927

28. Ameli F，Castelnuovo P，Pagella F，et al. Nasal endoscope in asthma chilren：clinic role in the diagnosis of rhinosinus-itis，Rhinology，2004，42：15-18

第 7 章
呼吸道黏膜最轻持续性炎症反应和组织重塑

董 震

最轻持续性炎症反应   最轻持续性炎症反应的机制
组织重塑   最轻持续性炎症反应的治疗

最轻持续性炎症反应

1. 概念   最轻持续性炎症反应(minimal persistent inflammation, MPI)这一概念是 Ciprandi 在 1995 年针对无症状变应性鼻炎而提出的,意思是当患者接触的变应原少,或者环境中变应原浓度较低,经治疗症状有一定好转时,患者虽然症状轻微或没有症状,但鼻黏膜的炎症反应仍然存在,这种鼻黏膜炎症反应状态即为 MPI。

2. 变应性鼻炎鼻黏膜最轻持续性炎症反应   变应性鼻炎(allergic rhinitis, AR)是呼吸道黏膜的慢性炎症。典型的炎症反应过程是:变应原激发鼻黏膜,由 IgE 介导肥大细胞脱颗粒释放组胺而产生典型症状,此即为速发反应(immediate response)。接着,伴随嗜酸性粒细胞向鼻黏膜浸润并释放炎性介质和促炎细胞因子,使症状持续,此为迟发相反应(late phase response)。这种炎症过程高峰出现在变应原激发后 6～8 小时,并在 24 小时或之后逐渐减轻,其表现的症状也随之慢慢消退。因此,迟发相反应最后可能不表现症状或只表现轻微症状。此外,由于 AR 患者在一年中的不同时间接触的变应原量可有相同,或者患者所在环境的变应原在一年中的不同时间里量和浓度可有变化。因此,在患者吸入变应原很少或环境中变应原浓度低的情况下,也可能表现无症状或轻微症状。然而,AR 即使在上述无症状或仅轻微症状的状态下,鼻黏膜炎症反应仍然存在,即无症状的迟发相炎症反应。研究已经显示,整个花粉期内,季节性变应性鼻炎患者的症状随花粉剂量降低而减轻,甚至消失,而此时在症状消失患者鼻黏膜内,却可以检测到嗜酸性粒细胞浸润(图 2-7-1)和鼻黏膜上皮细胞表达细胞间黏附分子-1(ICAM-1)(图 2-7-2)。ICAM-1 是一种对嗜酸性粒细胞有较强作用的趋化性因子,是变应性炎症反应正在进行或存在的标志,因为在正常情况或非变应性炎症时,是无 ICAM-1 表达的。MPI 概念提出之初并未引起足够重视,后来发现这种无症状的炎症反应又会导致鼻黏膜的高反应性,对鼻黏膜炎症反应有预激作用(priming effect),即便是变应原剂量的阈下刺激也会引起炎症反应和临床症状。由于引起过敏的变应原不易完全避免,且经常持续存在,致使鼻黏膜的炎症反应也持续存在。MPI 概念的提出改变了对变应性鼻炎的治疗理念及策略,即改变了既往以控制症状为主的治疗理念,提出无症状炎症反应的治疗才是根本问题之所在,症状不再是变应性鼻炎治疗的唯一靶点。

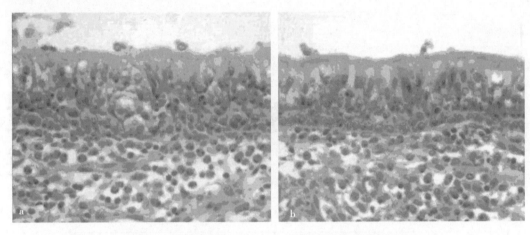

图 2-7-1 鼻黏膜最轻持续炎症反应:仍有少量嗜酸性粒细胞浸润(HE 染色×400)

a. 花粉症鼻黏膜变应性炎症,可见较多嗜酸性粒细胞浸润;b. 花粉症症状消失(阈值下变应原激发)

鼻黏膜,仍有少量嗜酸性粒细胞浸润

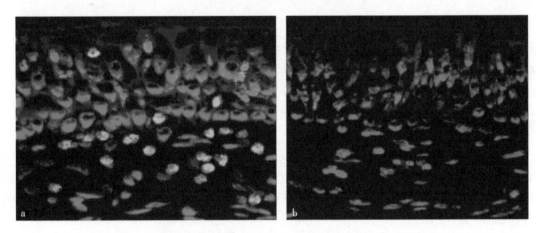

图 2-7-2 鼻黏膜最轻持续炎症反应:仍有 ICAM-1 的表达(免疫组化)

a. 花粉症鼻黏膜变应性炎症显著的 ICAM-1 表达(绿色荧光);b. 花粉症症状消失

(阈值下变应原激发)鼻黏膜轻度 ICAM-1 表达

组织重塑

1. **概念** 因为炎性反应的持续存在可引起呼吸道组织结构的改变,这种改变的结果使呼吸道发生组织重塑(remodeling)。组织重塑不同于损伤的组织正常修复,而是组织对损伤和炎性刺激的一种失控的"修复"反应,其组织学改变包括上皮细胞剥脱、上皮层杯状细胞和上皮下腺体增生、基底膜增厚、胶原纤维沉着等。

Laprise(1999)曾经强调指出,无症状炎症反应的持续存在是呼吸道黏膜组织结构发生改变的重要原因。可见组织重塑的要害是上面提到的呼吸道黏膜 MPI。

2. **组织重塑的后果** 组织重塑所表现的上皮和基底膜的病理学改变一方面引起气道高反应性(airway hyperresponsiveness),对阈下刺激即可产生较强反应,致症状反复,病情进一步加重。结果表现为组织结构改变进一步加重,不可逆性趋向增强,致使炎症迁延而加重,并严重影响功能的恢复。因此,与以往较多研究呼吸道炎症的病理生理学相比,近年更多地偏重于结构改变的研究。变应性炎症引起组织重塑在下呼吸道已得到证实。Bousquet(1992)首先报告哮喘患者的下气道黏膜发生组织重塑,此后一系列研究都着重下呼吸道组织重塑。与此相对,变应性鼻炎黏膜组织重塑研究较少,甚至有作者得出结论鼻黏膜无组织重塑发生或较为轻微。然而余文煜等(2006)证实,长时间变应原刺激可引起较典型的组织重塑改变,并证实糖皮质激素和白三烯受体拮抗剂可以阻止组织重塑的发生。

最轻持续性炎症反应的机制

已经证实,MPI 的原因主要与长时间暴露于不可避免的变应原有关。环境中的变应原即便含量较低也可引起鼻黏膜细胞间黏附分子-1(ICAM-1)的表达和少数嗜酸性粒细胞浸润。那么这种 MPI 是否也能使鼻黏膜发生组织重塑,此前尚未见此类研究。雷菲等(2008)在最近的动物实验研究中发现,MPI 也可使动物鼻黏膜发生杯状细胞化生、间质内胶原纤维沉着,以及与诱导重塑发生密切相关的转化生长因子-β(TGF-β)表达等组织重塑的特征。这一结果提示,尽管最轻持续性炎症反应引起的组织重塑特征不甚典型,但却具备了基本特征。因此对 MPI 也应积极治疗。

最轻持续性炎症反应的治疗

国外近年的大量临床研究主要观察了第二代 H1 抗组胺药对 MPI 的作用。其依据是这类药物中的某些制剂有一定的抗炎作用,主要是抑制 ICAM-1 的表达和嗜酸性粒细胞浸润。如 Ciprandi(2005)推荐,地氯雷他定(desloratadine)或左西替利嗪(levocetirizine)5mg/d 连续 4 周。这种持续性长期给药与按需给药(on-demand,即按症状需要)相比,前者可有效地防止症状复发,患者生活质量显著高于后者。这些报告的结论也得到 WHO 的 ARIA 文件的肯定。

参 考 文 献

1. Ciprandi G,Buscaglia S,Pesce G,et al. Minimal persistent inflammation is present at mucosal level in patients with asymptomatic rhinitis and mite allergy. J Allergy Clin Immunol,1995,6:971-979

2. Ricca V,Landi M,Ferrero E,et al. Minimal persistent inflammation is also present in patients with seasonal allergic rhinitis. J Allergy Clin Immunol,2000,1:54-57

3. Storms WW. Minimal persistent inflammation,an emerging concept in the nature and treatment of allergic rhinitis:the possible role of leukotrienes. Ann Allergy Asthma Immunol,2003,2:131-140

4. Canonica G. Walter,Baiardin Ilariai. Minimal Persistent Inflammation in Allergic Rhinitis Its Clinical Implications. Allergy Clin Immunol Int-J World Allergy Org,2006,18:4,169-171

5. Laprise C,Laviolette M,Boutet M,et al. Asymptomatic airway hyperresponsiveness relationships with airway inflammation and remodelling. Eur Respir J,1999,14:63-73

6. Bergeron C,Boulet LP. Structural changes in airway diseases:characteristics,mechanisms,consequences,and pharmacologic modulation. Chest,2006,129:1068-1087

7. Boulet L-P,Sterk PJ. Airway remodelling:the future. Eur Respir J,2007,30:831-834

8. Ciprandi G,et al. Desloratadine and levocetirizine improve nasal symptoms,airflow,and allergic inflammation in patients with perennial allergic rhinitis:A pilot study. Int Immunopharmacol,2005,5:1800-1808

第 8 章
调节性 T 细胞与呼吸道变应性疾病

王成硕

近年,关于调节性 T 细胞(T regulatory cell,Treg)与呼吸道变应性疾病的关系已经引起了变态反应学界和耳鼻喉科学界的高度重视。可以肯定地说,Treg 细胞在维持自身免疫耐受过程中具有不可替代的作用。而 Treg 细胞功能的缺陷也和呼吸道变应性疾病有着密切的关系。然而,关于 Treg 细胞从识别、分离,到作用机制和免疫生物学特性的研究,乃至临床应用开发的治疗策略等均存在极大的空白。因此,对 Treg 细胞的研究自然成为了呼吸道变应性疾病研究的一个重要靶点。作为耳鼻咽喉科医师,应积极参与其中,力争在基础与临床转化研究方面取得重大进展,造福于病患。本章就近年的研究成果,表述 Treg 细胞及其与呼吸道变应性疾病的发病及治疗的相关机制。

Treg 细胞的由来

呼吸道变应性疾病的实质是由于机体外周免疫耐受功能缺失,在遗传因素和环境因素共同作用下,对一些原本"无害的(innocuous)"的物质——过敏原产生的失衡的(以 Th2 为主的)、过度活跃的免疫反应。造成机体免疫耐受功能缺失的原因及机制的研究,是近年来国内外学者研究的热点。其中关于调节性 T 细胞(T regulatory cell,Treg)的研究尤受关注。

早在 20 世纪 70 年代,免疫学家就发现人体外周中存在一类具有免疫抑制/调节活性的 T 细胞,其对于维持外周的免疫耐受起重要作用。该细胞的免疫耐受机制与胸腺的阴性选择(negative selection)、外周 T 细胞的无反应性(anergy)及克隆缺失(clonal deletion)不同,是通过主动地抑制自身反应性 T 细胞的活化以达到避免对自身抗原产生应答。当时人们称这类细胞为抑制性 T 细胞(suppressor T cell)。该类细胞的发现大大丰富了当时的免疫学理论,因此在免疫学界引起了不小的轰动。但受当时的研究条件所限,并不能真正分离并证明此类细胞的存在。而且由于没有发现公认的、特异性的表面抗原来标记、鉴定这些细胞,不同的实验室得出的结果常常相互矛盾。因此在此后的近 20 年中,有关抑制性 T 细胞的研究一度沉寂。

直到 1995 年,日本京都大学的 Sakaguchi 等在小鼠脾脏和淋巴结中发现有 5%～10% 的 CD4$^+$T 细胞持续表达 CD25。有趣的是,将去除了 CD4$^+$CD25$^+$ 组分的 T 细胞转移到裸鼠体内会引发多种自身免疫性疾病,而当同时输入 CD4$^+$CD25$^+$ T 细胞则可抑制上述疾病的发生。说明 CD4$^+$CD25$^+$ T 细胞是一类有免疫抑制功能的特殊细胞亚群。而在体外实验中,这类细胞对 T 细胞受体(T cell receptor,TCR)刺激无反应,呈现一种免疫惰性状态。而来自同一脾脏的 CD$^+$CD25$^-$ T 细胞在相同的培养条件下却会正常增殖分化。如果将 CD4$^+$CD25$^+$ T 细胞与 CD4$^+$CD25$^-$ T 细胞共培养,发现后者的增殖分化明显地受到抑制。人们将 CD4$^+$CD25$^+$T 细胞为代表的这一类具有低反应性和免疫抑制功能的 T 细胞称之为"T regulatory cell",即调节性 T 细胞(Treg)。由于其在介导外周免疫耐受方面的独特作用,近年来 Treg 细胞在变应性疾病、自身免疫性疾病、移植耐受和肿瘤免疫等领域都成为研究的热点。

Treg 细胞亚群

依据其发生来源、表面标记抗原和分泌细胞因子的不同,Treg 细胞主要分为 CD4$^+$CD25$^+$Treg 细胞、1 型调节性 T 细胞(T regulatory cell type 1,Tr1)、Th3 细胞、自然杀伤 T 细胞(natural killer T cell,NKT cell)四类亚群。其中,CD4$^+$CD25$^+$Treg 细胞是当前最受重视,投入研究最多的一类调节性 T 细胞亚群。

1. CD4$^+$CD25$^+$Treg 细胞 又分为两类,即天然 CD4$^+$CD25$^+$Treg 细胞和获得性 CD4$^+$CD25$^+$Treg 细胞。前者来源于胸腺,其发育时期即作为抑制自身抗原反应的 T 细胞亚群而存在。后者也来自于胸腺,但在外周因抗原刺激而获得免疫抑制活性。天然 CD$^+$4CD25$^+$Treg 细胞在胸腺的发生调控机制尚不清楚。有研究显示,只有与胸腺基质细胞上的自身肽/MHC Ⅱ类分子复合物发生中等亲和力结合的胸腺细胞才能发育为 CD4$^+$CD25$^+$Treg。此外,该细胞在胸腺得以被阳性选择,并与表达在哈氏小体(Hassall corpuscle)胸腺间质淋巴细胞生成素(thymic stromal lymphopoietin,TSLP)关系密切,该因子能活化树突状细胞诱导胸腺细胞表达 Foxp3——CD4$^+$CD25$^+$Treg 细胞的关键调控基因。获得性 CD4$^+$CD25$^+$Treg 细胞亦可在体外由抗 TCR 和抗 CD28 抗体的交联刺激下,以及 TGF-β 的同时参与下由外周幼稚 CD4$^+$T 细胞分化而来。该细胞具有天然 CD4$^+$CD25$^+$Treg 细胞的功能特征。如抑制体外抗原介导的 T 细胞增殖和下调变应性肺部炎症反应。

维持 CD4$^+$CD25$^+$Treg 在外周的活性主要得益于两个细胞因子的作用,即 IL-2 和 TGF-β。尽管 CD4$^+$CD25$^+$Treg 不产生 IL-2,但其在胸腺中的发育、在外周的稳定及其抑制功能的活化均依赖于 IL-2。此外,TGF-β 被认为对该细胞 Foxp3 基因的表达、免疫调节功能、外周血中所占比重的维持均至关重要。

2. Tr1 细胞 除了 CD4$^+$CD25$^+$Treg 细胞,Tr1 细胞也在维持外周耐受方面发挥重要作用。Tr1 细胞在外周可被外来抗原诱导产生,并生成大量 IL-10。Tr1 细胞最初是在接受异体骨髓移植的重症综合性免疫缺陷的患者体内发现的。Tr1 细胞分泌 IL-10、IL-5 和 IFN-γ,其免疫抑制功能是通过一个 IL-10 依赖性机制来实现的。在机体遭受大量抗原攻击(如感染和严重炎症)时,Tr1 细胞将发挥重要抑制作用。与 CD4$^+$CD25$^+$Treg 细胞不同,IL-10-分泌型 Treg 细胞(即 Tr1 细胞)在体外可在地塞米松和维生素 D3 存在的前提下由丝裂原刺激诱导生成,但不表达 Foxp3。而糖皮质激素可以诱导获得性 CD4$^+$CD25$^+$Treg 细胞中 Foxp3 的表达。而且能从 Foxp3 缺陷的动物淋巴细胞中分离出 IL-10-分泌型 Treg 细胞。由此可见,IL-10-分泌型 Treg 细胞和 CD4$^+$CD25$^+$Treg 细胞代表两类单独的、特异性的细胞群体。前者具有抗炎和抗浸润损伤组织能力,并通过释放 IL-10 和 TGF-β 以控制炎症和减少组织破坏。后者则具有中枢性自稳功能,并通过直接的细胞-细胞间连接机制抑制外周 T 细胞增殖。

3. Th3 细胞 Th3 细胞是在口服抗原耐受的研究中被发现的。通过分泌大量的 TGF-β 来实现其免疫抑制功能。小鼠口饲低剂量的髓磷脂碱性蛋白(MBP)可在肠系膜淋巴结中诱导出 Th3 调节性 T 细胞,从而预防实验性自身免疫性脑脊髓炎的发生。Th3 细胞在抗原激活后可分泌大量 TGF-β 以及水平不等的 IL-4 和 IL-10,TGF-β 在 Th3 细胞的体内和体外抑制机制中具有重要作用。TGF-β 分泌性 Th3 细胞(即 Th3 细胞)在体外产生需要 IL-4 的存在,IL-4 的存在和 IFN-γ 产生的减少均有利于 TGF-β 的诱导产生。TGF-β 一旦产生可通过正反馈作用进一步增加 Th3 细胞的产生。Th3 细胞亦不同于 Tr1 细胞,因为 Th3 细胞很少产生高水平的 IL-10。此外,Th3 细胞主要在口服抗原耐受过程中发挥作用,而 Tr1 细胞主要针对吸入性抗原产生耐受。

4. NKT 细胞　是一群同时具备 NK 细胞和 T 细胞表面抗原特征的细胞。他们在一些自身免疫性疾病(如糖尿病、实验性自身免疫性脑脊髓炎等)和肿瘤免疫中发挥免疫调节活性。NKT 细胞表面标记可以为 $CD4^+$,也可以是 $CD4^-CD8^-$。NKT 细胞激活后可迅速产生大量细胞因子,其中包括 IFN-γ 和 TNF 等 Th1 型细胞因子和 IL-4、IL-13 等 Th2 型细胞因子。因此,NKT 细胞激活具有双向性,在某些情况下有利于 Th1 型细胞因子的产生,从而增强细胞介导的免疫应答。而有时又有利于 Th2 型细胞因子的产生,从而加重变应性疾病。

Treg 细胞表面标记

长期以来一直困扰着 Treg 细胞研究的问题是缺乏独特的表面标记来定义这些免疫抑制细胞。正因如此,不同研究者采取各自的分离方法可能得出不同甚至是矛盾的结论。迄今为止,还没有发现关于 Tr1 细胞和 Th3 细胞特异性表面标记。天然 Treg 细胞最先被发现其细胞表面稳定地表达 IL-2 受体 (IL-2R)的 α 链,即 CD25。然众所周知,CD25 是活化 T 细胞的标志之一,甚至是效应性 T 细胞(effector T cells)亦可能表达 CD25。虽然已知 CD25 在天然 Treg 细胞表面呈高表达($CD4^+CD25^{high}$),而在效应性 T 细胞表面呈低表达($CD4^+CD25^{low}$)。但在实际研究中,无论采取流式细胞技术还是免疫磁珠技术都很难做到仅根据 CD25 表达强弱便精确地分离出 $CD4^+CD25^+$ Treg 细胞。以往相当多的 Treg 细胞功能研究是在调节性 T 细胞和效应性 T 细胞的混合物中被观察到的,而这可能导致错误的结论。例如,同样是 $CD4^+CD25^+$ T 细胞,以胸腺中 $CD4^+CD25^+$ T 细胞和采集外周血中的 $CD4^+CD25^+$ T 细胞作为研究对象,得出的结论是不完全一致的。因为胸腺中的 $CD4^+CD25^+$ T 细胞是一个纯净的 Treg 细胞系,而没有其他 $CD4^+CD25^+$ 细胞混杂其中。其他曾被认为是 Treg 细胞特异性表面标记的有:细胞毒性 T 淋巴细胞相关抗原 4(cytotoxic T lymphocyte-associated antigen-4,CTLA-4),糖皮质激素诱导肿瘤坏死因子受体(glucocorticoid-induced tumor necrosis factor receptor,GITR),淋巴细胞活化基因 3(lymphocyte activation gene,LAG-3)等。但这些表面标记在 $CD4^+CD25^+$ Treg 细胞的表达并不稳定,且有时也会表达在 Treg 细胞以外的细胞表面。

近年来,一种叉头/翼状螺旋转录因子——Foxp3(forkhead box protein P3)被报道是 $CD4^+CD25^+$ Treg 细胞特有的一个标志物,它表达在大多数的 $CD4^+CD25^{high}$ T 细胞和少部分的 $CD4^+CD25^{int}$ T 细胞(下面将较详细叙述)。此外,近年来 Neurophilin 也被认为是鼠的 $CD4^+CD25^+Foxp3^+$ Treg 细胞有意义的表面标志物,但它也表达在其他细胞表面。由此可见,由于缺乏特异性的 Treg 细胞的表面标记,以至于不能准确地分离出纯净的各类 Treg 细胞和进一步明确其功能,仍然是限制深入研究 Treg 细胞的“瓶颈”之一。

Foxp3 与 $CD4^+CD25^+$ Treg 细胞

2003 年 Hori 等发现 $CD4^+CD25^+$ Treg 细胞特异性地表达一种转录因子——Foxp3。该转录因子不仅是迄今为止 $CD4^+CD25^+$ Treg 细胞唯一的特征性标志物,且对 $CD4^+CD25^+$ Treg 细胞发育和功能至关重要。将 Foxp3 转入幼稚 T 细胞(naïve T cell)内可使其产生类似 $CD4^+CD25^+$ Treg 细胞的表型转化,如细胞表面表达 CD25、CTLA-4 等抗原,并开始具有免疫抑制活性。该研究成果发表在 2003 年《科学》杂志上。但因其是核蛋白,从分离 Treg 细胞的角度讲 Foxp3 的意义是有限的。

Foxp3 是一个 50000 的转录因子,也称为 Scurfin、JM2、IPEX。Foxp3 基因定位于 Xp11.23,属于转录因子 forkhead/winged-helix 家族,该基因家族编码蛋白具有相似的保守结构,均通过其 forkhead 结构域与 DNA 特定位点结合,调节目的基因的活化。该基因包括 11 个外显子,除了含 84 个氨基酸残基的 forkhead 结构域外,还有一个含 C2H2 的锌指结构和一个亮氨酸拉链。

Foxp3 功能缺陷在人类将导致严重的全身免疫紊乱,称之为 X 染色体连锁-自身免疫-变态反应失调综合征(X-linked autoimmunity-allergic dysregulation syndrome,XLAAD),表现为多种自身免疫性内分泌疾病、肠炎、自身免疫性贫血、1 型糖尿病,同时伴有严重的变态反应性炎症,包括湿疹、食物变态反应、血清 IgE 升高和嗜酸性炎症。可见 Foxp3 基因的正常表达对维系 $CD4^+CD25^+$ Treg 细胞功能、乃至整个免疫系统的自稳状态均至关重要。同时也提示,作为调节性 T 细胞的关键调控基因,Foxp3 基因序列中某个位点的变异,可能和变应性疾病的发病关系密切。

Treg 细胞作用机制

Treg 细胞被认为在先天性和后天性免疫系统的外周调节中起特殊作用。以 $CD4^+CD25^+$ TReg 细胞为例,该细胞具有免疫无能性和免疫抑制性两大功能特征。免疫无能性表现在对高浓度 IL-2 的单独刺激、固相包被或可溶性抗 CD3 单抗以及抗 CD3 单抗和抗 CD28 单抗的联合作用呈无应答状态,也不分泌 IL-2。免疫抑制性表现在 Treg 细胞的激活需要经过 T 细胞受体(TCR)和辅助信号刺激,具有抗原特异性,但一旦被激活,其抑制活性是非特异性的,可通过细胞之间直接接触(cell-cell contact)对局部免疫反应产生抑制,而且这种免疫抑制不具有 MHC 限制性。

关于 Treg 细胞发挥免疫抑制作用的具体机制,目前被普遍接受的是:Th3 细胞的抑制作用是通过释放 TGF-β 介导的,而 Tr1 细胞则是通过释放 IL-10 发挥的。无论是人或鼠,$CD4^+CD25^+$ Treg 细胞都是通过细胞连接依赖性机制发挥作用的。然而,参与该细胞连接介导的抑制机制的表面分子和信号途径尚未明确。但已经明确,膜表面 CTLA-4 和可溶性 TGF-β(mTGF-β)参与其中。在对 $CD4^+CD25^+$ $Foxp3^+$ 胸腺细胞的研究中发现,就 CTLA-4/mTGF-β 介导的抑制作用而言,Th1 型细胞比 Th2 型细胞更敏感。此外 mTGF-β 不仅和 Treg 细胞抑制活性关系密切,还和 Foxp3 表达的维持有关。Treg 细胞还可以在 TGF-β 存在下诱导 $CD4^+CD25^-$ 细胞产生抑制活性。

自分泌/旁分泌的受体-配体相互作用机制可以解释 mTGF-β 介导的这种抑制活性。Treg 细胞通常是无反应的,因为他们本身表达 TGF-βⅡ型受体(TβRⅡ),使这些细胞受自分泌的 TGF-β 影响呈低反应状态。同样地,表达 TβRⅡ 的靶 T 细胞的增殖也受到来自 Treg 细胞的 TGF-β 的抑制。TGF-β/TβRⅡ 信号途径的初始效应是阻断 IL-2 产生,随即该受体复合物通过 Smad 蛋白(small mother against decapentaplegic proteins)的磷酸化将信号传递至胞内,并调节核内特异性基因的转录。此外,还有一些交叉的信号途径影响 Treg 细胞的活性,如 CTLA-4 可以上调同一细胞 TGF-β 和 TβRⅡ 基因的表达,从而影响 Treg 细胞的抑制活性。而 GITR 被其配体刺激后则导致 $CD4^+CD25^+$ Treg 细胞抑制活性的减弱。近来的研究表明,刺激 GITR 途径可以阻断 Smad2/3 磷酸化,从而干扰了 TGF-β/TβRⅡ 途径的抑制作用。

Treg 细胞与变应性疾病

Treg 细胞的发现给变应性疾病的研究提供了一个新的思路,即遗传因素和(或)环境因素削弱了 Treg 细胞的发生和抑制功能可能在变应性疾病的发病中扮演重要角色。例如自发性 Foxp3 突变引发的 $CD4^+CD25^+$ Treg 细胞缺失会导致儿童患 XLAAD,表现为严重的自身免疫性失调,同时也表现为 IgE 水平增高、嗜酸性粒细胞增多和食物变态反应。可见,调控 Treg 细胞功能的基因发生突变能够引发严重的免疫紊乱,其中包括变态反应。

近年来的研究表明,在特应性个体中变应原特异性 Treg 细胞数量和(或)功能存在缺陷,例如 Ling 等的研究表明,同样在变应原刺激下,枯草热患者的 $CD4^+CD25^+$ T 细胞抑制自体 $CD25^+$ 细胞的增殖和产生 IL-5 的能力明显低于健康个体,且在花粉季节,枯草热患者的调节性 T 细胞功能的缺陷更为明显。该研究中调节性 T 细胞为 $Foxp3^+$ 细胞,但该研究结果显示 $Foxp3^+$ 细胞的抑制活性与 CTLA-4、IL-10 或 TGF-β 均无关。而另一项研究中,Akdis 发现变态反应个体中变应原特异性 Tr1 样细胞的数量较之正常人明显减少,并认为该细胞的抑制活性与 CTLA-4、IL-10 或 TGF-β 密切相关。此外,在食物变态反应方面,Karlsson 等报道在对牛奶耐受儿童的外周血中,有着更高含量的 $CD4^+CD25^+$ T 细胞。并且与牛奶过敏儿童相比,耐受儿童的 $CD4^+CD25^+$ T 细胞在体外明显地抑制牛乳球蛋白对外周血单核细胞的增殖反应。表明儿童对食物变应原的黏膜耐受是通过 $CD4^+CD25^+$ T 细胞实现的。$CD4^+CD2^+$ T 细胞的抑制活性不依赖于可溶性细胞因子的释放,而是通过细胞连接的方式实现。对养蜂人和蜂毒敏感个体的研究也提供了 Treg 细胞调控变态反应的证据,养蜂人由于反复遭受蜜蜂蜇咬而对蜂毒产生了耐受,其体内 T 细胞产生 IL-10 也明显增高,间接证明了 IL-10+ Tr1 细胞介导蜂毒耐受中的作用。同时,对蜂毒敏感个体进行特异性免疫治疗后表现为 Th2 型免疫反应的下降和产生 IL-10 细胞增多,也同样支持这一观点。

由此可见,对于同一变应原,健康人通过调节性 T 细胞对该变应原引发的 T 细胞增殖反应和 Th2 细胞因子产生进行了有效的抑制,从而实现机体对该变应原的耐受或无反应。而对于特应性个体而言,由于调节性 T 细胞功能的缺陷,失去了对变应原刺激下的效应性 T 细胞反应的抑制作用,从而引发了过度的、失调控的 Th2 型反应。

治疗变应性疾病对 Treg 细胞的影响

1. 特异性免疫治疗对 Treg 细胞的影响　特异性免疫治疗的疗效缘自于 T 细胞对变应原的低反应性和减少变应原诱导的 Th2 细胞因子的产生。这些改变均与免疫治疗诱导的 Treg 细胞抑制了 Th2 型的变态反应有关。在对尘螨、桦树花粉、禾草花粉的免疫治疗研究中发现,经免疫治疗后产生的对变应原的耐受依赖于 IL-10 和 TGF-β 的产生,并且和变应原特异性 CD4+CD25+ 细胞产生增多有关。而且在临床观察中发现,免疫治疗早期外周 T 细胞表达 IL-10 增多往往是治疗成功的标志之一。

2. 糖皮质激素治疗对 Treg 细胞的影响　糖皮质激素具有强大的抗炎和免疫抑制作用,被广泛应用于变应性疾病、自身免疫病和炎症性疾病的治疗。除了其对免疫细胞活化和细胞因子产生直接抑制效应以外,糖皮质激素还可促进 Treg 细胞的发育和功能。它的一个显著效应是促进 T 细胞和巨噬细胞产生 IL-10。在体外,糖皮质激素和维生素 D3 存在的情况下,丝裂原可刺激人和小鼠 T 细胞分化成产生 IL-10 的 Tr1 型细胞。此外,糖皮质激素还可单独促进 CD4+CD25+ Treg 细胞的功能。在体外,用糖皮质激素处理健康供者的外周血 T 细胞后,可发现 T 细胞中的 Foxp3 的表达明显升高。更有,吸入或全身应用糖皮质激素治疗哮喘病患者后,其外周 CD4+ T 细胞中的 Foxp3 表达亦明显上调。这些结果都表明糖皮质激素的免疫抑制作用其中一部分是通过上调 Treg 细胞活性实现的。

3. 分枝杆菌治疗对 Treg 细胞的影响　在鼠的哮喘模型中,气道高反应性和变应性气道炎症可以通过预先使用分枝杆菌(mycobacterium vaccae)来治疗。已证明这一效应也是 CD4+CD25+ Treg 细胞介导的,并通过 IL-10 和 TGF-β 依赖性机制实现的。临床试验中,也发现分枝杆菌对于中重度特应性皮炎的儿童有效。以上说明,可以通过使用微生物产品以调节 Treg 细胞功能,达到治疗变应性疾病的目的。

Treg 细胞与卫生假说

"卫生假说(hygiene hypothesis)"是针对变应性疾病发病率在生活方式日渐"西方化"的背景下逐年升高这一现象提出的,是至今为止对变应性疾病发病率升高的最有说服力的解释之一。根据卫生假说,在农村环境下出生和长大的儿童,由于在生命早期较多地暴露于细菌的刺激之下,将表现出更低的变应性疾病的发病率。有研究认为,这是由于天然免疫细胞表面的 Toll 样受体(Toll like receptors, TLRs)被长期慢性刺激的结果。另一方面,由于全球工业化进程的加快和生活方式的改变,使在婴儿期接触微生物的机会减少,进而致树突状细胞和 NK 细胞表面的 TLRs 受刺激减少,最终造成一系列细胞因子如 IL-12、IFN-α 和 IFN-γ 产生减少。这些细胞因子不仅促进 Th1 细胞的发展,且有抑制 Th2 细胞的作用。这些细胞因子的减少造成 Th1 向 Th2 免疫反应的偏斜,导致变应性疾病发病率升高。

然而,Treg 细胞的发现赋予"卫生假说"更丰富的含义,免疫耐受的缺失导致变应性疾病发病率上升同样可以解释该假说。CD4+CD25+ Treg 细胞选择性地表达 TLR-4、TLR-5、TLR-7 和 TLR-8,用大剂量 LPS 刺激该细胞可诱导其增殖并增加其抑制活性。因此,Treg 细胞可能在防止免疫系统被外来病原体过度激活方面扮演重要角色。在 Treg 细胞和抗原提呈细胞(antigen processing cell, APC)之间通过 TLRs 途径形成了一个微妙的平衡。一方面,LPS 介导 Treg 细胞的抑制活性。另一方面,LPS 刺激下的 APC 又通过分泌 IL-6 来阻断 Treg 细胞的抑制活性。这个平衡可以因 Foxp3 基因的缺陷而被打破。因此可以推测,由于外界病原体刺激的减少引起 Treg 细胞的功能低下可能是变应性疾病发生的一个原因。

Treg 细胞对变应性疾病治疗未来策略的意义

无疑,Treg 细胞的发现给治疗变应性疾病提供了新的思路。然而,这方面的研究还刚刚起步,且举步维艰。当下,一方面是令人信服的天然 Treg 细胞抑制活性增效剂尚未被发现。另外一方面是若将 Treg 细胞调节机制引入变应性疾病的治疗存在风险和困难。因为,天然 CD4$^+$CD25$^+$Foxp3$^+$Treg 细胞是以一种细胞连接依赖性的、非抗原依赖性的机制发挥其抑制活性的,这意味着刺激该细胞的活性可能会引起机体全面的免疫抑制(pan-immunosuppression),其结果是严重的危险的。因此至少在当前,无论是因为技术上的困难还是伦理上的限制,都使得将 CD4$^+$CD25$^+$Foxp3$^+$Treg 细胞用于变应性疾病的治疗是不现实的。

另外,试图通过 TGF-β 全身给药或刺激 Treg 细胞产生 TGF-β 的方法治疗变应性疾病也是不可取的。众所周知 TGF-β 是一种具有致癌性和强烈免疫抑制活性的细胞因子,同时还具有诱导纤维化的能力。在哮喘的支气管重塑过程中起主要作用的就是 TGF-β 的促纤维生成作用。相比之下,IL-10 和产生 IL-10 的 Tr1 细胞是目前治疗变应性疾病最有前途的候选者。虽然临床试验显示 IL-10 治疗自身免疫性疾病的安全性和耐受程度远远优于 TGF-β,但由于变应性个体遗传背景的差异,以及 IL-10 免疫活性的多向性,不同个体应用 IL-10 治疗变应性疾病的疗效差异性可能会比较大。此外还有一个缺陷是 IL-10 在体内的半衰期过短,且最近的临床试验显示 IL-10 的抗炎治疗作用并不像预期的那样令人满意。

因此,应用 Treg 细胞治疗变应性疾病的思路及研究仍有待于进一步探索。但这一领域的研究也不是毫无起色,至少体外研究提示,Th2 细胞对天然 Treg 细胞的敏感程度要弱于 Th1 细胞,因为前者比后者释放更多的生长因子如 IL-4、IL-9,从而更有能力逃脱 Treg 细胞的免疫抑制机制。

参 考 文 献

1. Sakaguchi S, Sakaguchi N, Asano M, et al. Immunologic self-tolerance maintained by activated T cells expressing IL-2 receptor alpha-chains(CD25). Breakdown of a single mechanism of self-tolerance causes various autoimmune diseases. J Immunol,1995,155:1151-1164

2. Jordan MS, Boesteanu A, Reed AJ, Petrone AL, et al. Thymic selection of CD4$^+$CD25$^+$ regulatory T cells induced by an agonist self-peptide. Nat Immunol,2001,2:301-306

3. Watanabe N, Wang Y, Lee H, et al. Hassall's corpuscles instruct dendritic cells to induce CD4tCD25t regulatory T cells in human thymus. Nature,2005,435:1181-1185

4. Zheng SG, Wang JH, GrayJD, et al. Natural and induced CD4$^+$CD25$^+$ cells educate CD4$^+$CD25$^-$ cells to develop suppressive activity:the role of IL-2,TGF-beta,and IL-10, J Immunol,2004,172:5213-5221

5. Malek TR, Bayer AL. Tolerance, not immunity, crucially depends on IL-2. Nat Rev Immunol,2004,4:665-674

6. Marie JC, Letterio JJ, Gavin M, et al. TGF-beta1 maintains suppressor function and Foxp3 expression in CD4$^+$CD25$^+$ regulatory T cells. J Exp Med,2005,201:1061-1067

7. Bacchetta R, Bigler M, Touraine JL, Parkman R, et al. High levels of interleukin 10 production in vivo are associated with tolerance in SCID patients transplanted with HLA mismatched hematopoietic stem cells. J Exp Med,1994,179:493-502

8. Vieira PL, Christensen JR, Minaee S, et al. IL-10-secreting regulatory T cells do not express Foxp3 but have comparable regulatory function to naturally occurring CD4$^+$CD25$^+$ regulatory T cells. J Immunol,2004,172:5986-5993

9. Karagiannidis C, Akdis M, Holopainen P, et al. Glucocorticoids upregulate FOXP3 expression and regulatory T cells in asthma. J Allergy Clin Immunol,2004,114:1425-1433

10. Miyamoto K, Miyake S, Yamamura T, et al. A synthetic glycolipid prevents autoimmune encephalomyelitis by inducing Th2 bias of natural killer T cells. Nature,2001,413:531-534

11. Chen Y, Kuchroo VK, Inobe J, Hafler DA, Weiner HL. Regulatory T cell clones induced by oral tolerance:suppression

of autoimmune encephalomyelitis. Science,1994,265:1237-1240

12. Terabe M,Matsui S,Noben-Trauth N,et al. NKT cell-mediated repression of tumor immunosurveillance by IL-13 and the IL-4R-STAT6 pathway. Nat Immunol,2000,1:515-520

13. Akbari O,Stock P,Meyer E,et al. Essential role of NKT cells producing IL-4 and IL-13 in the development of allergen-induced airway hyperreactivity. Nat Med,2003,9:582-588

14. Shevach EM. CD4$^+$CD25$^+$ suppressor T cells:many questions than answers. Annu Rev Immunol,2002,2:389-400

15. Baecher-Allen C,Wolf E,Ha. er DA. Functional analysis of highly defined,FACS isolated populations of human regulatory CD4$^+$CD25$^+$ T cells. Clin Immunol,2005,115:10-18

16. Annunziato F,Cosmi L,Liotta F,et al. Phenotype,localization,and mechanism of suppression of CD4(+)CD25(+) human thymocytes. J Exp Med,2002,196:379-387

17. Hori S,Nomura T,Sakaguchi S. Control of regulatory T cell development by the transcription factor Foxp3. Science,2003,299:1057-1061

18. Bruder D,Probst-Kepper M,Westendorf AM,et al. Neuropilin-1:a surface marker of regulatory T cells. Eur J Immunol,2004,34:623-630

19. Wang B,Lin D,Li C,Tucker P. Multiple domains define the expression and regulatory properties of Foxp1 forkhead transcriptional repressors. J Biol Chem,2003,278:24259-24268

20. Read S,Malmstrom V,Powrie F. Cytotoxic T lymphocyte-associated antigen 4 plays an essential role in the function of CD25(+)CD4(+)regulatory cells that control intestinal inflammation. J Exp Med,2000,192:295-302

21. Chatila TA,Blaeser F,Ho N,et al. JM2,encoding a fork head-related protein,is mutated in X-linked autoimmunity-allergic disregulation syndrome. J Clin Invest,2000,106:R75-R81

22. Cosmi L,Liotta F,Angeli R,et al. Th2 cells are less susceptible than Th1 cells to the suppressive activity of CD25$^+$ regulatory thymocytes because of their responsiveness to different cytokines. Blood,2004,103:3117-3121

23. Nakamura K,Kitani A,Strober W,et al. Cell contact-dependent immunosuppression by CD4$^+$CD25$^+$ regulatory T cells is mediated by surface-bound transforming growth factor b. J Exp Med,2001,194:629-644

24. Kehrl JH,Wakefeld LM,Roberts AB,et al. Production of transforming growth factor beta by human T lymphocytes and its potential role in the regulation of T cell growth. J Exp Med,1986,163:1037-1050

25. Massague J. TGF-b signal transduction. Annu Rev Biochem,1998,67:753-791

26. Chen W,Wahl SM. TGF-b:the missing link in CD4$^+$CD25$^+$ regulatory T cell-mediated immunosuppression. Cytokine Growth Factor Rev,2003,14:85-89

27. Ling EM,Smith T,Nguyen XD,et al. Relation of CD4$^+$CD25$^+$ regulatory T-cell suppression of allergen-driven T-cell activation in atopic status and expression of allergic disease. Lancet,2004,363:608-615

28. Akdis CA,Blesken T,Akdis M,Wuthrich B,Blaser K. Role of interleukin-10 in specific immunotherapy. J Clin Invest,1998,102:98-106

29. Karlsson MR,Rugtveit J,Brandtzaeg P,et al. Allergen-responsive CD$^+$CD25$^+$ regulatory T cells in children who have outgrown cow's milk allergy. J Exp Med,2004,199:1679-1688

30. Barrat FJ,Cua DJ,Boonstra A,Richards DF,Crain C,Savelkoul HF,et al. In vitro generation of interleukin 10-producing regulatory CD4$^+$ T cells is induced by immunosuppressive drugs and inhibited by T helper type 1(Th1)-and Th2-inducing cytokines. J Exp Med,2002,195:603-616

31. Arkwright PD,David TJ. Intradermal administration of a killed Mycobacterium vaccae suspension(SRL 172)is associated with improvement in atopic dermatitis in children with moderate-to-severe disease. J Allergy Clin Immunol,2001,107:531-534

32. Caramalho I,Lopes-Carvalho T,Ostler D,Zelenay S,Haury M,Demengeot J. Regulatory T cells selectively express toll-like receptors and are activated by lipopolysaccharide. J Exp Med,2003,197:403-411

33. Asadullah K,Sterry W,Volk HD,et al. Interleukin-10 therapy-review of a new approach. Pharmacol Rev,2003,55:241-269

第9章
金黄色葡萄球菌肠毒素与慢性呼吸道炎症

董 震

细菌超抗原和金黄色葡萄球菌肠毒素

 细菌超抗原的概念

 金黄色葡萄球菌肠毒素

SEs 的免疫调节作用

 T 淋巴细胞

 B 淋巴细胞

SEs 对促炎细胞的作用

 嗜酸性粒细胞

 巨噬细胞

 肥大细胞

 上皮细胞

SEs 与呼吸道炎症

 SEs 与慢性鼻窦炎

 SEs 与变应性鼻炎

一　细菌超抗原和金黄色葡萄球菌肠毒素

 20 世纪 70 年代,金黄色葡萄球菌(staphylococcus aureus, *S. aureus*)以其毒素激活外周血细胞致外周血液循环衰竭、脱水、发热及多器官衰竭的中毒性休克等已经引起临床学家的重视。

细菌超抗原的概念

 1989 年,White 首次提出超抗原(superantigen, SAg)这一概念后,对某些感染性和免疫性疾病的病理机制研究带来了革命性进展,并推动了新的治疗策略研究,且取得重要进展。普通的多肽抗原激活淋巴细胞的概率通常为万分之一到十万分之一,而 SAg 却能激活 T 细胞总数的 2%～10%。细菌 SAg 是一组由细菌编码的蛋白分子,它不经抗原提呈细胞处理,而以完整的蛋白质分子直接结合到细胞表面 MHC Ⅱ类分子抗原结合槽外侧上,以非特异性方式激活大量带有特异性 Vβ 区的 T 细胞,占 T 细胞库的 5%～20%,远远超过普通抗原活化 T 细胞的数量。目前又已证实,SAg 还能作用于 B 细胞、巨噬细胞、嗜酸性粒细胞、肥大细胞和上皮细胞。这些细胞被激活后,通过释放抗体、细胞因子和炎性介质引起免疫应答。

金黄色葡萄球菌肠毒素

 金黄色葡萄球菌肠毒素(staphylococcus aureus enterotoxins, SEs)是与呼吸道炎症有关的细菌超抗原。SEs 是一组结构上相关的热稳定蛋白的大家族,经血清学鉴别,有 SEA、B、C、D、E,以及近来新鉴别出的 SEG、H、I，其分子质量约为 27000。最近又有一新的分子质量为 26000 的 SEK 被鉴别出来。引起毒性休克综合征的毒性休克综合征毒素-1（toxic shock syndrome toxin，TSST-1）是另一种葡萄球菌毒素，也具有超抗原的性质，可激活 T 细胞分泌细胞因子，诱导 B 细胞增殖和分泌免疫球蛋白。

二　SEs 的免疫调节作用

T 淋巴细胞

已经证明，给转基因鼠注射 SEs 可导致 T 细胞增殖/多克隆扩充，促炎细胞因子产生。与正常 IL-4$^+$ 鼠比较，在 IL-4 基因敲除鼠，SEA 可增加 IFN-γ 的合成和减少 IL-5 的合成。临床上发现，甲氧苯青霉素耐药的金黄色葡萄球菌感染后的肾小球肾炎患者外周血中 CD4$^+$、CD8$^+$，和 TCR Vβ$^+$ T 细胞，以及 IL-1 β、IL-2、IL-6、IL-8、IL-10 和肿瘤坏死因子（TNF-α）等多种细胞因子都有显著增加。

B 淋巴细胞

SEs 能刺激 B 细胞增殖和产生大量的免疫球蛋白，除激活体液免疫和补体级连反应外，还可激活 B 细胞其他组分的表达，其中具有代表性的分子质量是 42000 的金黄色葡萄球菌（S. aureus）蛋白 A。通过用 S. aureus 蛋白 A 研究，证实 SEs 影响 B 细胞活性是通过结合人免疫球蛋白的重链、由 V（H）Ⅲ 基因编码的 Fab 区。最近通过对 V（H）Ⅲ 基因序列分析发现，其中有许多可与 SEA 结合以刺激 B 细胞的位点。SEs 刺激 B 细胞增殖呈 T 细胞依赖性，培养基中若无 T 细胞，则这种作用消失。SEs 的上述作用涉及蛋白激酶 C（protein kinase C，PKC）、胞外信号调节激酶（mitogen-activated protein kinase，MAPK）、血清应答因子（serum responsive factor，SRF）和 bcl-2 基因等的表达。

研究发现，毒性休克综合征毒素（TSST-1）对变态反应性疾病也有重要的调节作用，因为它可促进 B 细胞合成 IgE。虽然 TSST-1 诱导的 B 细胞是间接的并依赖于 T 细胞表面 CD40 配体表达增加，但最近的研究已证实，TSST-1 也可通过诱导共刺激因子 B7.2 在 B 细胞表面的表达发挥对 B 细胞的直接刺激作用。已知 B7.2 可增加 Th2 反应。

三　SEs 对促炎细胞的作用

已知嗜酸性粒细胞、巨噬细胞和肥大细胞等促炎细胞（pro-inflammatory cells）以及上皮细胞在呼吸道炎症病理机制中起重要作用，但与淋巴细胞相比，有关 SEs 对上述促炎细胞作用的研究还较少，简述如下。

嗜酸性粒细胞

现有的大部分研究结果表明，嗜酸性粒细胞是作为辅助细胞应答 SEs 激活 T 细胞活化和增殖。即借助于表达在细胞表面的 MHC Ⅱ类分子，通过递呈 SEs 刺激 T 细胞。将在含有粒细胞-巨噬细胞集落刺激因子（granulocyte macrophage-colony stimulating factor，GM-CSF）的培养基中培养的人嗜酸性粒细胞，可导致 HLA-DR（MHC Ⅱ类分子）表达增加，以及随后对 SEA、SEB 和 SEE 刺激应答的 CD4$^+$ T 细胞增殖。近来发现，SEA、SEB、SEC、SED 和 TSST-1 可通过抑制凋亡类直接影响嗜酸性粒细胞活性，并调节重要的细胞表面抗原，包括上调 CD11b、CD45 和 CD69，以及下调 CD34 和 CD54 的表达。

巨噬细胞

巨噬细胞也作为应答 SEs 的 T 细胞活化和增殖的辅助细胞。SEs 可直接作用于巨噬细胞产生细胞因子。人肺泡巨噬细胞经 SEA 刺激，可导致 IL-8 和 IL-8 mRNA 浓度依赖性的合成和分泌，SEB 可诱导巨噬细胞产生 IL-12。其机制为 SEs 与 MHC Ⅱ类分子结合后，激活了 PKC 和 PKA 蛋白激酶信号转导途径,随后活化核转录因子(NF-kappaB),导致相应细胞因子的产生。

肥大细胞

与嗜酸性粒细胞、巨噬细胞一样,肥大细胞也可被 SEs 直接激活,也可作为激活 T 细胞的辅助细胞。*S. aureus* 蛋白 A 具有与肥大细胞表面 IgE 交联的能力。有研究证实 *S. aureus* 蛋白 A 这种超抗原可导致肥大细胞组胺、纤维蛋白溶解酶和白三烯 C4(LTC$_4$)的释放。但 SEB 却不能诱导人肥大细胞株(HMC-1)组胺的释放,故不能导致剂量依赖性 IL-4 释放的抑制。在一个来自成熟人脐带血肥大细胞和表达 MHC Ⅱ类抗原的未成熟的白血病的肥大细胞的研究证实,SEB 和 TSST-1 可激活 CD4$^+$ T-cell 杂交瘤和诱导脐带血肥大细胞释放 IL-2。超抗原诱导的 IL-2 释放取决于肥大细胞和 T 细胞之间的接触,且可被 MHC Ⅱ类抗原的抗体抑制,提示超抗原间接激活肥大细胞。

上皮细胞

Thakur 等证实,SEB 可诱导角膜上皮细胞释放包括 IL-1 和 IL-8 在内的促炎细胞因子。将上皮细胞与 T 细胞共同培养,上皮细胞也可作为超抗原活化 T 细胞的辅助细胞发挥作用。Damm 等研究 SEB 对鼻黏膜上皮细胞的促炎作用,通过 ELISA 方法检测,证明培养上清中 IL-6 和 IL-8 水平明显增高。众所周知,IL-5 和 GM-CSF 是嗜酸性粒细胞趋化、活化和抗凋亡的十分重要的细胞因子,而鼻黏膜上皮细胞(HNEC)又是 IL-5 和 GM-CSF 的重要来源之一,因此于睿莉等以 SEB 刺激鼻黏膜上皮,发现 IL-5 和 GM-CSF mRNA 表达增加在一定范围内呈现时间和剂量依赖性,且鼻息肉组的表达明显高于下鼻甲组,SEB 可刺激 HNEC 合成与鼻息肉发病相关的细胞因子和趋化因子。提示 HNEC 可能参与了 CHS/NP"超抗原假说"的发病机制。

四 SEs 与呼吸道炎症

鉴于 SEs 的免疫调节和对促炎细胞作用的证据越来越多,提示 *S. aureus* 感染与鼻窦炎、鼻息肉甚至哮喘的发病机制有关,因为上述疾病皆显著受促炎细胞激活的影响。

关于 SEs 对局部炎症的促进作用以研究特应性皮炎(atopic dermatitis, AD)最为深入,其研究结果对了解 SEs 在呼吸道炎症病理机制中的作用有重要启示。迄今为止的研究表明,80%~100% AD 患者的皮肤发现有 *S. aureus* 菌落,而仅 5%~30% 的正常人皮肤可查到 *S. aureus* 菌落。从 65% AD 患者分离出的 *S. aureus* 皆分泌超抗原 SEA、SEB、SEC、SED 和 TSST-1,并进入表皮和真皮,激活局部免疫细胞,产生 T 细胞依赖的炎症反应。其途径主要有二:一是多克隆激活 T 细胞,二是诱导抗原特异性 T 细胞分泌特异性 IgE,继之发生经典的变态反应。同时,细菌 SAg 也通过与 MHC 结合激活抗原提呈细胞,释放黏附分子和炎性细胞因子。进一步加重局部炎症反应。Ackermann 以 SEB 刺激人肥大细胞系 HMC-1,发现肥大细胞产生 IL-4。

SEs 与慢性鼻窦炎

与 AD 的研究相比,SEs 在慢性鼻窦炎中作用的研究尚不深入和全面。Kalcioglu 等运用 PCR 检测慢性鼻窦炎鼻窦和正常鼻窦的细菌,证明正常鼻窦内并非无菌,且发现 *S. aureus* 是鼻窦炎常见的三种致病菌之一。Schurbert 最近提出细菌 SAg 在慢性鼻窦炎病理学过程中有重要作用的假说。该假说认为,细菌在体内的定植和克隆、细菌 SAg 产生和宿主 T 淋巴细胞介导的免疫应答是各种常见的慢性嗜酸性粒细胞-淋巴细胞性呼吸道黏膜炎症发生所需共有的基本因素,在这些基本要素的框架内,包含多种免疫应答,例如Ⅰ型超敏反应、细菌特异性免疫应答和 SAg 激活的 T 细胞反应。这个假说可以解释为什么有限的细菌克隆对局部的炎性应答有如此重要的作用。为了支持这个理论,Bachert 等检测到鼻息肉组织中 SEA 和 SEB 的特异性球蛋白(SIg),有意义的是,SEA/SEB-SIgE 阳性的息肉样本与对照相比,由于 IL-5、嗜酸性粒细胞趋化素(eotaxin)和白三烯合成增加,嗜酸性粒细胞性炎症非常显著。而这类患者常合并有哮喘和阿司匹林耐受不良。Bernstein 等检测了伴有增殖性鼻窦炎的鼻息肉表面分泌物的细菌,结果 55% 患者有产生 SAg 的 S. aureus,并分离出 SEA、SEB 和 TSST-1。同时检测到息肉中超抗原特异性结合的 T 淋巴细胞受体 β 可变区。研究者认为,在鼻黏液中最常见的细菌是 S. aureus,通过产生的 SEs 导致鼻腔侧壁黏膜的最初损伤。这种损伤是 SEs 上调促炎细胞产生 TNF-α、IL-1β、IL-4 和 IL-5 等促炎细胞因子的结果,也构成了鼻窦炎和鼻息肉发病的病理学基础。因此 Bernstein 提出莫匹罗星(mupirocin)局部应用的必要性,莫匹罗星是 FDA 批准的可用于鼻腔局部的抗生素。鼻内镜手术后可用莫匹罗星气雾剂喷入术窦腔。研究发现术前和术后应用莫匹罗星者,来自筛窦的培养物已查不到 S. aureus。

SEs 与变应性鼻炎

有研究证实,S. aureus 可诱导对尘螨和花粉过敏患者的白细胞释放组胺。Shiomori 等的研究提示,SEs 可促进常年性变应性鼻炎(PAR)的发生。PAR 患者鼻腔 S. aureus 检出率显著高于非变应性对照组,尽管细菌 SAg 产物量与症状程度无显著相关,但其症状计分也显著高于 S. aureus 检出阴性的 PAR 患者。进一步研究发现,PAR 患者外周血淋巴细胞对 SEB 和 TSST-1 的增殖反应明显增强,且以剂量依赖性方式 IL-4 和 IL-5 的产生明显增加。

Hauk 等发现,SEs 可诱导外周血单核细胞(PBMCs)对类固醇不敏感,可能是难治性哮喘的原因之一。PBMCs 经 SEB、SEE 和 TSST-1 处理后,再以植物血凝素刺激后,地塞米松抑制细胞增殖的能力明显减弱。动物实验研究显示,SEB 可引起多种促炎细胞包括 TCR Vbeta(+)和 TCR Vbeta(-)T cells、嗜酸性粒细胞、中性粒细胞和 TNF(+)巨噬细胞在呼吸道黏膜的汇聚,并释放 IL-4 和 TNF-γ 等多种细胞因子,但不包括 IFN-γ。这些改变均使呼吸道反应性增强。

总之,S. aureus 及其 SAg 对慢性呼吸道嗜酸性粒细胞-淋巴细胞性炎症的影响和作用机制有许多方面尚待研究,这种研究无疑将对慢性鼻窦炎、变应性鼻炎以及支气管哮喘的治疗策略产生重大影响。

参 考 文 献

1. Genovese A,Bouvet JP,Florio G et al. Bacterial immunoglobulin superantigen proteins A and L activate human heart mast cells by interacting with immunoglobulin E. Infect Immunity,2000,68:5517-5524

2. Poncet P,Arock M,David B,et al. MHC class Ⅱ-dependent activation of CD4+T cell hybridomas by human mast cells through superantigen presentation. J Leukocyte Biol,1999,66:105-112

3. Thakur A,Clegg A,Chauhan A,Willcox MD. Modulation of cytokine production from an epiocular corneal cell culture model in response to Staphylococcus aureus superantigen. Aust NZ J Opthalmol,1997,25:S43-S45

4. Kalcioglu MT,Durmaz B,Aktas E,et al. Bacteriology of chronic maxillary sinusitis and normal maxillary sinuses:esing culture and multiplex polymerase chain reaction. Amer J Rhinology,2003,17:143-147

5. Schurbert MS. A superantigen hypothesis for the pathgenesis of chronic hypertrophic rhinosinusitis,allergic fungal sinusitis,and related disorders. Ann Allergy Asthma Immunol,2001,87:181-188

6. Bachert C,Gevaert P,Holtappels G,Johansson SG,van Cauwenberge P. Total and specific IgE in nasal polyps is related to local eosinophilic inflammation. J Allergy Clin Immunol,2001,1077:607-614

7. Bernstein JM,Ballow M,Schlievert PM,et al. A superantigen hypothesis for the pathogenesis of chronic hyperplastic sinusitis with massive nasal polyposis. Amer J Rhinology,2003,17:321-326

8. Shiomori T,Yoshida S,Miyamoto H,Makishima K. Relationship of nasal carriage of Staphylococcus aureus to pathogenesis of perennial allergic rhinitis. J Allergy Clin Immunol,2000,105:449-454

9. Hauk PJ,Hamid QA,Chrousos GP,Leung DY. Induction of corticosteroid insensitivity in human PBMCs by microbial superantigens. J Allergy Clin Immunol,2000,105:782-787

10. Damm M,Quante G,Rosenbohm J,et al. Proinflammatory effects of Staphylococcus aureus exotoxin B on nasal epithelial cells. Otolaryngol Head Neck Surg,2006,134:245-249

第 10 章
神经肽与呼吸道变应性炎症

赵长青　安云芳

神经肽(neuropeptides,NP)是生物体内一种生物活性多肽,对它们的研究始于 20 世纪。最初的研究发现 NP 存在于中枢神经及胃肠道,故曾称为脑肠肽。以后的研究表明,NP 也广泛分布于其他组织的末梢神经系统中。此外,NP 不仅存在于神经组织,也存在于其他组织。按其所在组织和部位的不同,分别起递质、调质或激素等作用。但 NP 和经典的递质有区别:①NP 只能在胞体合成,先由基因转录形成大分子的前体,再由酶加工生成有活性的 NP,并通过轴浆运输到末梢;经典递质则在胞体和末梢由小分子的前体通过合成酶作用合成。②NP 降解方式主要是酶促降解,无重摄取;经典递质则在释放后可被重吸收和重复利用,也可被酶降解。③NP 大多作用缓慢,但影响范围较广,不一定直接触发效应细胞的电变化和功能改变;经典递质作用一般是在突触处完成点对点的快速传递,迅速引起突触后膜的电变化和功能变化。

在呼吸道黏膜,NP 一方面广泛存在于黏膜组织中,对感受外界刺激发挥重要作用;另一方面也分布于黏膜的大量感觉神经末梢在受到刺激后,也可以通过轴索反射(aron reflex)释放大量的 NP 物质,继而参与黏膜的炎症反应。由于 NP 的参与,使得原来传统意义上的炎症反应加重并扩大。国内外研究已经表明,鼻黏膜 NP 的存在,无论对于鼻变态反应还是一般的炎症,都有某些共同的作用机制,例如神经源性反应和轴索反射等。

呼吸道 NP 来自黏膜中大量的感觉神经末梢在受到刺激后通过轴索反射释放。这类参与 NP 释放的神经有别于传统意义上的神经,目前被归类为非肾上腺素能非胆碱能(nonadrenergic noncholinergic,NANC)神经。因此目前认为,鼻黏膜除了接受交感神经、副交感神经和感觉神经支配外,还受 NANC 神经的影响。尽管自主神经的作用仍占优势,但 NANC 神经起着更加微妙而持久的作用。英文文献中把 NANC 神经的作用描述为微调(micro-tune)。这些神经纤维通过翻译神经递质和神经肽,与特异性受体结合,产生复杂效应,调节鼻腔血流、腺体分泌等。

研究发现,在支配鼻黏膜的自主神经纤维和感觉神经纤维中,除了释放经典的神经递质如去甲肾上腺素(noradrenaline,NE)和乙酰胆碱(acetylcholine,ACh)外,还可释放一些 NP 如 P 物质(substance P,SP)、降钙素基因相关肽(calcitonin gene-related peptide,CGRP)、神经激肽 A(neurokinin A,NKA)、神经激肽 B(neurokinin B,NKB)、胃分泌素释放肽(gastrin-releasing peptide,GRP)和神经肽 Y(neuropeptide-Y,NPY)等。运用双重免疫组化染色显示,这些 NP 免疫反应阳性物与经典神经递质分布范围一致,提示神经肽与神经递质共存。NP 和神经递质的共释放和共存,除了作用于相应的受体产生各自的效应外,还产生协同或拮抗效应。总之,鼻腔 NANC 神经纤维所释放的 NP 相互协同又相互拮抗,在中枢神经系统的调节下完成鼻腔各种生理功能。在变应性鼻炎中,由于鼻黏膜的损伤加之其他因素(如肥大细胞浸润等)的共同作用,使神经末梢受到刺激,出现轴索反射及神经源性炎症,导致各种 NP 的释放呈现病理性改变,使炎症加重并扩大。因此,鼻腔 NANC 神经纤维所释放的 NP 在鼻黏膜变态反应炎症中扮演着非常重要的角色。

鼻 NP 释放的生理机制尚未完全明了。目前,对感觉神经肽释放的相关因素研究较为深入。促进释放的因素包括:①C 类神经去极化(如电刺激);②化学因素如小剂量辣椒素、缓激肽、白三烯、血小板激活因子和盐酸等;③物理因素如呼吸干燥空气及局部喷雾高渗液体等。抑制释放的因素有:①神经毒性化学成分如大剂量辣椒素;②非神经毒性化学因素如脑啡肽、色甘酸钠、利多卡因和 γ-氨基丁酸等。

本章介绍鼻 NP 的种类及其在鼻变态反应炎症中的作用。

一 鼻神经肽种类

鼻黏膜的神经支配如交感、副交感神经和感觉神经均与变应性鼻炎(allergic rhinitis,AR)关系密切。蝶腭神经为交感、副交感神经和感觉神经的混合神经,筛前神经含副交感和感觉成分,下鼻甲黏膜中含有的副交感神经微神经节亦受到关注。上述神经均能按照自身的功能释放自己的 NP,所有鼻 NP 一经释放即迅速被中性内肽酶(neutral endopeptidase,NEP)等好几种酶降解。迄今已在人及啮齿类动物的鼻黏膜发现和定位了数种 NP,根据它们的作用归纳为四类。

1. 感觉神经肽或速激肽 主要有 P 物质(substance P,SP)、降钙素基因相关肽(calcitonin gene-related peptide,CGRP)、神经激肽 A 和 B(neurokinin A、B,NKA、NKB)、胃分泌素释放肽(gastrin-releasing peptide,GRP)等。此类 NP 由感受伤害性刺激的 C 类感觉纤维释放。生理状态下,C 类纤维动作电位的逆向传递可致黏膜下血管、腺体附近相对广泛的区域释放该类 NP。

2. 拟副交感性神经肽 以血管活性肠肽(vasoactine intrestinal peptide,VIP)为代表,其他尚有氨基端为组氨酸、羧基端为蛋氨酸的肽(PHM)和羧基端为异亮氨酸的肽(PHI)。该类 NP 主要由副交感神经节后纤维所释放,并与乙酰胆碱(ACh)共存。

3. 拟交感性神经肽 如神经肽 Y(neuropeptide-Y,NPY)。主要由交感神经节后纤维所释放,可与去甲肾上腺素(NE)共存,是强有力的血管收缩剂。

4. 炎性神经肽 如缓激肽(bradyKinin,BK)等。

研究证明,鼻黏膜神经系统释放的 SP,除能将感觉信息传递给中枢神经系统外,还有多种生物学功能,如扩张外周血管、增加其通透性及血浆蛋白渗出、增加腺体分泌,以及发挥免疫调节作用等。因此,在鼻变态反应性炎症中,鼻 NP 与神经递质共释共存,参与调控鼻黏膜血管的收缩与舒张、腺体分泌和轴索反射,并在肥大细胞与神经间起桥梁作用。

下面介绍几种常见鼻 NP 在鼻黏膜中的分布及其在鼻变态反应以及对免疫和炎症的作用。

二 P 物质

P 物质(substance P,SP)是发现最早、研究最多的一种 NP。1931 年,Euler 和 Gaddum 从马的脑和肠中发现了一种能使血压降低并致血管痉挛的成分,并命名为 P 物质(SP),1970 年和 1971 年间,由

Leeman'S 研究小组从牛的下丘脑中分离出 SP,研究并发现其结构为 Arg—Pro—Lys—Pro-Gln-Gln-Phe-Phe-Gly—Leu-Met—Nh2,分子质量为 1340,1972 年,Tregear 成功地用化学方法合成了 SP。1973 年,Power 利用放射免疫方法(RIA)建立了检测 SP 的方法,从此 SP 的研究取得了飞速的发展。

SP 既是中枢神经系统的神经递质,又是初级感觉神经无髓鞘 C 型纤维末梢分泌的介质。在人鼻黏膜,SP 免疫活性(SP-IR)纤维来源于三叉神经节,分布于血管、腺体和黏膜上皮下层,SP 受体(NK1)也分布于上述区域。

SP 在鼻变态反应性炎症中的作用

1. 介导神经源性炎症　神经源性炎症是指对辣椒辣素(capsaicin,CAP)敏感的小直径感觉神经元 C 纤维,受到逆向或伤害性刺激,作用于外周组织,使其释放感觉神经肽引起局部皮肤的炎症反应。1988 年 Lynn 证实,神经源性炎症主要由 SP 介导,皮内注射 SP 受体激动剂,可模拟炎症反应,而注射 SP 特异性抗体或受体拮抗剂,则可以减弱或阻断炎症。

2. 良好的血管扩张剂,介导血管扩张和增加血管壁通透性　实验证明,逆向刺激感觉神经可以引起局部血管扩张、血管通透性增加、组织水肿,而且不受阿托品、组胺拮抗、β 受体阻断剂的影响。上述作用的机制是:既可直接作用于血管,也可通过刺激肥大细胞释放组胺而间接作用于血管。局部直接应用 SP 到豚鼠下鼻甲也产生同样的效应。

3. 直接刺激鼻黏膜腺体分泌　运用免疫组化和电镜技术均可观察到鼻黏膜腺泡和腺管周围存在有 SP-IR 纤维网络,并有神经末梢插入腺泡细胞间隙中,因此神经末梢释放的 SP 可直接到达腺泡细胞。近年应用 RT-PCR 也显示 NK_1 受体 mRNA 表达于人鼻黏膜下腺体。另外,将 SP 直接应用到豚鼠下鼻甲,可以检测到鼻腔冲洗液中总蛋白、白蛋白、^{125}I-牛血清白蛋白(^{125}I-BSA,被注射到静脉内)增加。上述研究充分说明,SP 可以调节鼻黏膜腺体分泌。

4. 与 CGRP(降钙素基因相关肽)共同促进肥大细胞脱颗粒释放组胺　Takeda 曾做过这样的实验:用 10％二异氰酸甲苯酯(TDI)慢性致敏的豚鼠,鼻黏膜 SP/CGRP-IR 纤维密度增加,组胺含量增加。但用 5％ TDI 激发后,SP/CGRP-IR 纤维密度则是降低,组胺含量也降低。若在致敏前应用辣椒辣素(CAP,感觉神经肽耗竭剂)消耗 SP 和 CGRP,致敏后和激发后鼻黏膜内组胺含量均无变化。上述实验提示,感觉神经末梢释放的 SP、CGRP 可以导致组胺从肥大细胞释放。而且有形态学研究显示,SP/CGRP-IR 纤维与肥大细胞有相似的分布区域,这种密切的局部解剖关系有助于 SP 及 CGRP 和肥大细胞间的相互作用。

5. 参与轴突反射:当电流刺激树叉样神经末梢结构的一个分支,产生顺向传导冲动,当冲动到达分支汇合点时,可发生逆向传导到达其他分支,称为轴突反射,即神经冲动从一个末梢到达另一个末梢而没有经过神经元。轴突反射使广大的鼻腔感觉神经末梢去极化,进而释放 SP、CGRP 和 NKA 等。其中,SP 是轴突反射释放的主要物质。

SP 对炎症细胞和炎症介质的调控作用

在炎症过程中,炎症细胞和炎症介质通过刺激外周感觉神经末梢释放 SP,或者还可能通过自分泌 SP,使炎症组织中 SP 表达增多并增强炎症反应。反过来,SP 也对炎症细胞和炎症介质进行调节,主要表现为:①促进单核-巨噬细胞吞噬、趋化、游走,刺激其氧化爆发反应及释放多种免疫活性因子;②借助 IL-1、IL-6 等释放,间接调节巨噬细胞与 T 细胞间的相互关系,完成抗原加工和提呈过程;③刺激 T 淋巴细胞增殖,调节 B 淋巴细胞合成免疫球蛋白,并通过影响淋巴细胞的活化调节其细胞因子的产生;④促进中性粒细胞及肥大细胞合成释放 TNF-α、IL-1、IL-2、IL-6、IL-8;⑤引起肥大细胞脱颗粒释放组胺和 5-HT;⑥促进嗜酸性粒细胞活化脱颗粒;⑦刺激白细胞产生活性氧及过氧化氢;⑧诱导白细胞黏附、浸润;⑨诱导黏附分子表达和激活蛋白激酶 C。

SP 对炎症介质的作用可以从以下的动物实验中证明。经 SP 激发后的豚鼠鼻腔灌洗液和血清中一氧化氮(NO)含量明显增加,且随着激发次数的增加呈增高趋势($P<0.05$)。提示 SP 对 NO 的生成具

有明显的促进作用。NO 作为炎症介质,其释放受 SP 调节,NO 对靶组织的作用是 SP 在变应性鼻炎中发挥作用的重要途径。另外,也有研究报道变应性鼻炎患者比非变应性鼻炎对照组的呼出气体中含有更高浓度的 NO。

SP 虽然是源于神经的多肽,但炎症细胞如淋巴细胞、巨噬细胞、中性粒细胞等均可生成 SP。SP 与炎症细胞的关系如下。

1. SP 与淋巴细胞　SP 是人淋巴细胞的化学诱导物,对淋巴细胞有免疫调节功能。在 B 细胞淋巴瘤克隆实验中,SP 直接刺激 IgA 分泌,后者主要参与黏膜防御。提示 SP 对局部免疫功能的重要性。SP 还可使人 T 细胞系生成的 IL-2 增加,并增加巨噬细胞炎症蛋白-β 表达和自然杀伤(natural killer,NK)细胞的活性。在低浓度 10^{-10} mmol/L 时,SP 即可刺激人 T 淋巴细胞增殖。

2. SP 与单核-巨噬细胞和中性粒细胞　SP 的 C 末端序列具有趋化作用,是人单核细胞的化学诱导物。SP 能刺激单核-巨噬细胞分泌细胞因子如 IL-1、TNF-α、IL-6。SP 的神经末端可使大鼠巨噬细胞发生吞噬细胞溶解现象。SP 还诱导中性粒细胞趋化、脱颗粒,刺激呼吸爆发反应,产生大量 H_2O_2 和小颗粒物质,增加中性粒细胞对肺上皮细胞的黏附,并使 IL-1β、TNF-α 释放增加。

3. SP 与肥大细胞和嗜酸性粒细胞　SP 对肥大细胞的触发是通过 SP 分子插入到细胞膜中直接活化 G 蛋白。实验表明,SP 对豚鼠肥大细胞的刺激可使 TNF-α 分泌增加,还促使肥大细胞脱颗粒释放组胺等,组胺又可在豚鼠鼻黏膜刺激三叉神经感觉末梢释放 SP。SP 还可直接刺激嗜酸性粒细胞释放过氧化物酶、乳酸脱氢酶、氧自由基、血栓烷 B_2 等,并借助肥大细胞脱颗粒间接吸引嗜酸性粒细胞渗出和游走。

SP 与呼吸系统炎症

1. SP 主要存在于人呼吸道上皮、支气管黏膜下腺体、支气管血管、气道平滑肌,以及支气管肺泡灌洗液和痰液中。从上皮到支气管黏膜动脉都有含 SP 的感觉神经。

2. SP 可诱导气道炎症性和上皮细胞中炎症因子的分泌,进一步放大局部炎症。SP 激发能诱发正常豚鼠出现相似的变应性鼻炎症状,并能加重模型组豚鼠的变应性鼻炎症状和鼻黏膜炎症($P<0.01$)。此外,SP 可导致哮喘气道炎症的很多典型特征,如嗜酸性粒细胞和肥大细胞的活化和脱颗粒、黏液细胞分泌亢进和平滑肌收缩。

3. SP 可引起呼吸系统巨噬细胞、淋巴细胞、单核细胞、中性粒细胞的趋向运动,可引起嗜酸性粒细胞和肥大细胞活化及脱颗粒、T 细胞聚集、B 细胞生成免疫球蛋白,以及增加合成细胞因子 IL-6、IL-8、TNF-α 和黏液分泌增多。SP 有较强的气道致炎效应,直接刺激神经肽受体、肥大细胞参与气道变应性反应。通过炎症细胞合成并释放的炎症介质来加重气道炎症反应。SP 还可引起并扩大白细胞对触发物的一系列炎症反应过程,包括血管内皮细胞的细胞间黏附分子-1(intercellular adhesion molecule-1,ICAM-1)表达。SP 还能加强中性粒细胞穿过内皮细胞的游走能力,增加白细胞对气道内皮和上皮细胞的黏附能力。

SP 拮抗剂和阻断剂及其临床治疗意义

SP 的作用可以被内源性中性内肽酶(NEP)降解。NEP 已被证明存在于人鼻黏膜上皮、腺体和内皮细胞。有研究报道,有普通呼吸道病原体感染史的大鼠不仅对神经源性炎症有较大的易患性,且在呼吸道中有较低的 NEP 活性。由于 NEP 活性降低,允许高浓度的 SP 到达呼吸道速激肽受体,从而增强了神经源性炎症反应的程度。反之,NEP 活性增高,炎症反应程度则降低。局部应用 NEP 抑制剂 thiorphan,可以显著延长由外源性 SP 引起的血管和腺体反应时程,说明 NEP 对 SP 有调节作用。

辣椒辣素(capsaicin,CAP)是 NP 耗竭剂,可以选择性消耗感觉神经末梢释放的神经肽如 SP、CGRP,使感觉神经敏感性下降。在实验性变应性鼻炎动物模型中,发现 CAP 能有效地缓解变应性鼻炎,同时鼻黏膜中 SP 含量也明显减少。临床研究表明,在人体中 CAP 同样具有阻滞 SP 能神经的作用,改变 SP 高释放状态,阻断轴索反射。在鼻黏膜反复涂抹 CAP,通过非特异性脱敏作用,耗竭 SP 含量,从而抑制 SP 促进的免疫反应和炎症反应,对变应性鼻炎有较好疗效。Lai 等对 100 例变应性鼻炎患者用 CAP 作为 SP 神经能阻断剂,在双侧鼻腔黏膜神经敏感区,即双侧下鼻甲及相应鼻中隔面和筛前神经分布区涂抹,总有效率达 92%,统计学分析有显著性差异($P < 0.01$)。表明 CAP 对无髓 C 型感觉神经传入纤维具有选择性,通过耗竭其末端释放的 SP 和减低 SP 神经感觉敏感性而发挥作用。可见,SP 在变应性鼻炎的发生和转归中起着十分重要的作用。

三　降钙素基因相关肽

降钙素基因相关肽(calcitonin gene-related peptide,CGRP)是来自降钙素基因的神经肽。1983 年发现。CGRP 虽来自降钙素(calcitonin,CT)基因,但其分子结构和生理作用与 CT 是不同的。正常情况下,CT 基因在甲状腺滤泡旁细胞内转变成 CTmRNA,而在脑和神经组织内则转变为 CGRPmRNA,两者分别经翻译后产生各自的终产物 CT 类肽和 CGRP 类肽。人和大鼠有两种不同的 CGRP,即 CGRP-α 和 CGRP-β。

CGRP 属感觉神经肽,通常与 SP 共存于三叉神经 C 类感觉纤维,共同参与轴索反射。免疫组化研究显示人鼻黏膜的 CGRP 免疫活性(CGRP-IR)纤维分布于小动脉、浆液腺周围和黏膜上皮下层。CGRP 的结合位点主要集中于小动脉,而腺管泡内不存在 CGRP 结合位点。这样的分布提示,CGRP 参与鼻黏膜血管的调控,而不调节鼻黏膜腺体分泌。在轴索反射中,鼻黏膜伤害感受神经末梢释放 CGRP 和 SP,共同导致血管通透性增高、血浆外渗、白蛋白渗出和腺体分泌。尽管腺管泡内存在 CGRP-IR 纤维,但由于不存在 CGPR 结合位点,故 CGRP 释放不引起腺体分泌。Guarnaccia 曾做实验证实,人鼻黏膜应用外源性 CGRP 并不增加鼻腔冲洗液中总蛋白、白蛋白和溶菌酶的浓度,说明 CGRP 不刺激腺体分泌。Baraniuk 认为 CGRP 促进鼻腔分泌物增加很可能是通过引起动脉血管持续扩张而增加鼻腔血流量以及增加有孔毛细血管的血浆通过量来实现的。

四　血管活性肠肽

血管活性肠肽(vasoactine intrestinal peptide,VIP)是首先从动物的肺和胃肠道组织中提出的一种由 28 个氨基酸残基组成的多肽类物质,主要在神经细胞内合成。含 VIP 的神经广泛分布于气管、支气管平滑肌层、黏膜下腺、血管壁内和肺组织中。

局部组织中的神经纤维末梢释放的 VIP,具有扩张气道平滑肌、调节黏液分泌和扩张血管等生物活性,并具有强大的抗炎作用,如抑制 T 细胞分泌 IL-2、抑制自然杀伤细胞的活性、抑制肥大细胞释放炎症介质、抑制血小板释放 5-羟色胺(5-hydroxytryptamine,5-HT)等;并可显著减弱甚至阻止前列腺素、血管舒缓素、组胺和乙酰胆碱的支气管平滑肌收缩作用。

VIP 在血管运动性鼻炎和变应性鼻炎病理生理学中的作用:鼻腔的副交感神经节后纤维是在蝶腭神经节(SPG)内更换神经元,因此鼻黏膜 VIP 免疫活性(VIP-IR)神经来源于 SPG 细胞体,而且主要分布于黏膜下腺和血管周围。然而,乙酰胆碱(acetylcholine,ACh)和 VIP 同时存在于副交感神经节后纤维,因此鼻黏膜的血管扩张机制是双重的。实验已经证明,电刺激鼻黏膜副交感神经诱导的双重血管扩张机制依赖刺激频率的大小。低频时,ACh 被选择性释放,此时血管扩张反应源于 ACh;随着刺激频率的增加,VIP 的血管扩张作用逐渐增加。前者可被阿托品阻断,后者则不被阿托品阻断,因此可以认为 VIP 是阿托品的阻断剂。

VIP 还可以调节腺体的分泌:在人鼻黏膜移植培养实验中,运用 VIP 可以刺激浆液细胞分泌乳铁蛋白酶。VIP 释放增加可促进血管的慢性充血和腺体的高分泌性,加重鼻阻塞症状。据报道,血管运动性鼻炎患者的鼻黏膜 VIP 免疫组化染色增强。在患者的鼻黏膜中,VIP 也表现出最高的浓度水平和最高的纤维分布密度。

五　神经肽 Y

神经肽 Y(neuropeptide-Y,NPY)是交感神经节后纤维所释放、由 36 个氨基酸残基组成的神经肽,广泛分布于中枢神经系统中。具有抑制扩血管物质的作用和加强血管平滑肌对其他缩血管物质的敏感性,故可导致血管痉挛。在人鼻黏膜,NPY 免疫活性(NPY-IR)主要分布于小动脉壁和动静脉吻合壁,也有少数纤维分布于静脉和腺管泡。利用反转录聚合酶链反应(RT-PCR)也检测到 NPY 受体主要存在于小动脉平滑肌和动静脉吻合的动脉端,极少位于静脉端。这些资料显示,NPY 神经纤维的分布、NPY 受体和 NPY 的血管收缩功能之间有高度相关性,提示 NPY 是鼻黏膜血流的主要调节物。NPY 有许多与去甲肾上腺素(NE)相同的作用,其中最重要的作用是血管收缩。应用外源性 NPY 可引起黏膜和血管系统广泛的血管收缩。但与 NE 相比,NPY 诱导的血管收缩起效缓慢但时程较长。除了血管收缩,外源性 NPY 还可以显著降低变应性鼻炎患者由变应原激发的鼻气道阻力增加和黏液分泌亢进。James 认为,交感神经释放的内源性 NPY 可能有助于维持鼻腔生理周期,协调同侧鼻腔的鼻黏膜肿胀、鼻阻力增加、继之鼻黏膜收缩和黏液分泌的轮替性。从理论上讲,这种调节机制的缺失可能导致非变应性鼻病。因此 NPY 的类似物近年来已被用于治疗变应性鼻炎。

六　肥大细胞-神经轴概念

肥大细胞-神经轴概念阐述了神经-免疫之间相互联络、相互作用的关系,神经肽正是两者间相互作用的重要信使。

肥大细胞与神经的结构联系

1998 年有研究报道,大鼠鼻黏膜肥大细胞与 SP 能神经末梢存在较密切的形态学联系,并发现大鼠实验性变应性鼻炎鼻黏膜肥大细胞浸润的增多与肽能神经末梢密度的增加呈平行关系。用双重免疫标记发现,肥大细胞既能被甲苯胺蓝着色,又呈 VIP 阳性着色。国内陆佰荣等也证实,在大鼠鼻黏膜中约 80％甲苯胺蓝染色阳性的细胞,同样也 VIP 着色阳性,在肥大细胞周围有密集的肽能神经纤维末梢。

另外已经明确,SP、CGRP、VIP、神经激肽、缓激肽、生长抑肽、神经紧张素、NPY 和阿片肽等神经肽可对肥大细胞产生作用,这些神经肽均来自神经元。SP 和 NPY 可通过受体非依赖机制实现促进肥大细胞的脱颗粒,进而诱导肥大细胞释放生物活性物质,促进超敏反应,调节周围靶细胞或靶组织,产生复杂效应。而 VIP 则具有抑制肥大细胞脱颗粒并改变其胞内颗粒含量的作用。

肥大细胞-神经肽正反馈环路机制

肥大细胞分泌颗粒含有的类胰蛋白酶(tryptase)是一种具有炎症活性的蛋白酶类物质,经肥大细胞脱颗粒而被释放出来,进而激活分布于含有神经肽类物质神经表面的蛋白酶激活受体-2(protease-activated receptor 2,PAR2),促进 SP 等神经肽类物质的释放。同时,肥大细胞脱颗粒释放的组胺及其他炎性介质刺激神经末梢引发轴突反射释放 SP 和 CGRP 等神经肽。此外,神经末梢受刺激还可将神经冲动传导向中枢,引起副交感神经反射,继而释放乙酰胆碱(ACh)和血管活性肠肽(VIP)。轴突反射释放的 SP 又反过来刺激肥大细胞脱颗粒释放组胺及其他炎性介质。上述正反作用形成了肥大细胞和神经肽之间的正反馈环路机制。正是这种机制使鼻黏膜超敏反应不断放大。

肥大细胞-神经轴与鼻变态反应炎症

鼻腔伤害感觉神经在受到各种外源性刺激(冷、热、甲醛、CAP、SO_2 等)及内源性刺激(组胺、PGE2、LTC_4、PAF、缓激肽等炎性介质)后产生神经冲动,一方面沿轴索顺向传导至中枢神经系统,另一方面发生逆向传导引起轴突反射,使神经冲动扩散到广泛的外周感觉神经元的分支系统。顺向冲动传至中枢引起打喷嚏等保护性全身反射,以防止气道进一步受损,并主要引起鼻腔副交感反射。逆向冲动引起的轴突反射使广大的鼻腔感觉神经末梢去极化,从而释放 SP、CGRP 和 NKA 等。在引起的副交感反射中,副交感神经末梢释放 ACh、VIP 和 PHM 等。ACh 作用于 M 受体使鼻黏膜血流量增加、血窦充盈、血浆蛋白渗出增多和腺体分泌增加,使鼻黏膜增厚,鼻通畅度下降。VIP 则促进血管慢性充血和腺体高分泌,加重鼻阻塞症状。然而在轴索反射中,C 类感觉神经末梢释放的 SP 和 CGRP 等可直接扩张血管和增加局部微循环的通透性,同时激活肥大细胞脱颗粒释放组胺、白三烯(LTs)与白细胞趋化因子等继续增加血管的通透性(图 2-10-1)。在此同时,组胺和 LTB_4 又可反过来刺激 C 类纤维末梢,增加 SP 和 CGRP 等的释放。如此周而复始使一个小范围的损伤被迅速放大成一个大范围的反应。

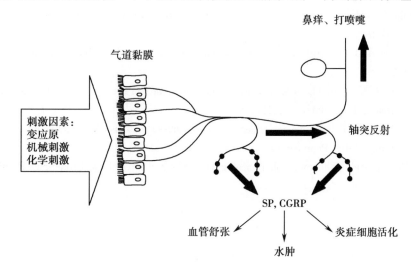

图 2-10-1　轴索反射与鼻变应性炎症

七　对感觉神经肽作用的治疗展望

如前所述,感觉神经肽在鼻神经源性炎症的形成中起重要作用。近年,对感觉神经肽在合成、储存、释放及降解等过程的研究提示,有可能从不同环节阻断或抑制其作用。

1. 抑制感觉神经肽的作用　使用 NK-1 受体阻断剂可以抑制由 SP 等速激肽引起的鼻黏膜炎症反应。鉴于该类 NP 的无选择性释放,寻求针对所有 NP 受体的阻断剂可能获得非常有效的阻断该类 NP 的作用。

2. 抑制 NP 的释放　已发现数种不同的激动剂可作用于 C 类感觉神经受体,使感觉神经超极化,从而抑制 NP 的释放。这些激动剂包括脑啡肽、组胺、γ-氨基丁酸和腺苷等。

3. 抑制感觉神经的激活　如色苷酸盐、髓袢利尿剂和辣椒辣素等。

4. 提高中性内肽酶的活性　前已述及 NP 的失活以酶降解为主,这些酶除 NEP 外,其他尚有 peptidyl 双肽酶和类胰蛋白酶(由肥大细胞释放)。用重组 NEP 可抑制豚鼠因使用速激肽类 NP 而诱发的类似人类的咳嗽反应。吸入糖皮质激素可能有助提高呼吸道上皮 NEP 活性。

参 考 文 献

1. 赵长青,陶正德. 神经肽在常年性鼻炎发病中的作用(综述). 国外医学耳鼻咽喉科学分册,1994,18:85-88

2. Pfaar O,Raap U,Holz M,et al. Pathophysiology of itching and sneezing in allergic rhinitis. Swiss Med Wkly,2009,139:35-40

3. Gelfand EW. Inflammatory mediators in allergic rhinitis. J. Allergy Clin. Immunol,2004,114(5 Suppl):S135-S138

4. O'Connor TM,O'Connell J,O'Brien DI,et al. The role of substance P in inflammatory disease. J Cell Physiol,2004,201:

167-180

5. Lacroix JS. Chronic rhinosinusitis and neuropeptides. Swiss Med Wkly. 2003,133:560-562

6. Townley SL,Crimbaldeston MA,Ferguson I,et al. Nerve growth factor,neuropeptides,and mast cells in ultraviolet-B-induced systemic suppression of contact hypersensitivity responses in mice. J Invest Dermatol,2002,118:396-401

7. Kinhult J,Adner M,Uddman R,et al. Pituitary adenylate cyclase-activating polypeptide,effects in the human nose. Clin Exp Allergy,2003,33:942-949

8. Heppt W,Peiser C,Cryer A,et al. Innervation of human nasal mucosa in environmentally triggered hyperreflectoric rhinitis. J Occup Environ Med,2002,44:924-929

9. Canning BJ. Afferent nerves regulating the cough reflex:mechanisms and mediators of cough in disease. Otolaryngol Clin North Am,2010,43:15-25

10. Cevikbas F,Steinhoff A,Homey B,et al. Neuroimmune interactions in allergic skin diseases. Curr Opin Allergy Clin Immunol,2007,7:365-373

11. Groneberg DA,Quarcoo D,Frossard N,et al. Neurogenic mechanisms in bronchial inflammatory diseases. Allergy,2004,59:1139-1152

12. Veres TZ,Rochlitzer S,Braun A. The role of neuro-immune cross-talk in the regulation of inflammation and remodelling in asthma. Pharmacol Ther,2009,122:203-214

13. Onoue S,Yamada S,Yajima T. Bioactive analogues and drug delivery systems of vasoactive intestinal peptide(VIP)for the treatment of asthma/COPD. Peptides,2007,28:1640-1650

14. Reinscheid PK. Neuropeptide S:anatomy,pharmacology,genetics and physiological functions. Results Probl Cell Differ,2008,46:145-158

第11章
小儿卡他

安云芳　赵长青

一　相　关　概　念

小儿卡他

卡他(catarrh)一词源于希腊语,原意为"flow down",是呼吸道,特别是鼻部和咽部黏膜炎症反应产生的上呼吸道黏液性分泌物增多,后者尤其指鼻分泌物。小儿卡他则是专指儿童长期持续性或反复前鼻滴涕,儿童在4～8岁时期(学龄前)由于易于上呼吸道反复感染,故这个年龄段一般称之为小儿卡他期。因此,卡他实际上是一种症状,而非独立疾病。然而,由于多种疾病可引起小儿卡他,其中呼吸道感染和变态反应性疾病非常常见,使小儿卡他在临床上极为常见,故为了便于诊断和治疗,临床上把小儿卡他作为一个疾病来处理。

健康人鼻腔、鼻窦每日分泌一定量稀薄、无色的黏液,是黏膜下腺体和上皮层杯状细胞的正常分泌物,称为鼻黏液。由于黏液纤毛清除系统的传输和处理,经鼻咽随同正常吞咽动作排入消化道。在任何原因或病理情况下,导致鼻腔、鼻窦分泌增强或黏液纤毛清除功能障碍,不仅鼻黏液量增多且性状改变,则产生鼻溢液(rhinorrhea)。严重者可终日流涕,鼻涕自前鼻孔流出,称前鼻溢液,向后流入鼻咽部自口中吐出,称后鼻溢液,或鼻后滴漏。除鼻部原因外,一些刺激虽不直接涉及鼻部也可引起鼻溢液,如体表受凉、吸入刺激性气体和情绪变化等。

学龄前期儿童鼻黏液增多或者明显增多可能是从出生就出现,并持续到青春期。这可能与儿童免疫系统未发育完善有关。小儿卡他典型的表现虽然是长期持续性或反复前鼻溢液,但不应排除后鼻溢液。小儿卡他经常是在与鼻塞,嗅觉减退或失嗅、喷嚏等其他鼻部症状同时存在时才就诊。因此对小儿卡他应仔细通过病史询问和体格检查寻找其可能的病因。

小儿卡他的病因性疾病

小儿卡他病因性疾病是复杂的,例如鼻及鼻窦反复感染、鼻变态反应、原发性纤毛不动综合征(Kartagener 综合征)、杨氏综合征(Young syndrome)和囊性纤维化病(cystic fibrosis,CF)等。这些病因性疾病多半是持久的,甚至是终身的。此外,部分小儿卡他同时有体液免疫反应改变即抗体生成不足,例如鼻黏液中 sIgA 水平低、血清 IgA 和 IgG 水平低。一些小儿卡他患儿属特异性个体。另外,不良的生活习性和居住环境、差的经济条件,以及不恰当的喂养方式均可能导致小儿抵抗力下降。例如孩子被动吸烟对鼻黏膜产生的不良刺激,以及不被重视的长期鼻阻塞或不清洁均属于不良的居住环境和生活习性。

然而应该强调,小儿卡他的最常见病因性疾病是感染和鼻变态反应,因此小儿卡他并不是小儿的严重疾病。但是如果病因性疾病是一些先天性遗传性疾病的话,则后果是严重的。常见的病因性疾病见表 2-11-1。

表 2-11-1 小儿卡他常见病因性疾病

鼻炎
　　(反复)急性病毒性鼻炎　急性细菌性鼻炎

鼻窦炎
　　继发鼻炎　继发于过敏性鼻炎　囊性纤维化

变应性鼻鼻窦炎
　　吸入性　屋尘螨　真菌　花粉　动物的皮屑及毛等
　　食物性　动物性蛋白(牛奶)　蛋及蛋制品　添加剂(着色剂及防腐剂)

结构异常
　　外伤　(唐氏综合征)　后鼻孔狭窄　鼻中隔偏曲　腺样体炎　扁桃体炎　硬腭高拱

黏膜异常
　　黏液异常(杨氏综合征)　纤毛不动(Kartagener 综合征)　外分泌腺功能紊乱(囊性纤维化)

免疫缺陷
　　IgA、IgG 亚类缺陷

鼻黏液功能及主要成分

1. 鼻黏液功能　鼻黏液是鼻腔、鼻窦黏膜下腺体及杯状细胞分泌的黏液加上血管的渗出液,前者主要源于黏液腺,很少来自浆液腺。黏液覆盖在鼻腔、鼻窦黏膜的表面形成黏液毯,构成一道有效的保护屏障,对维持鼻腔、鼻窦生理功能具有重要作用。既往的研究已经明确,鼻黏液的功能主要是:①清洁过滤鼻腔鼻窦;②加温加湿进入鼻腔的空气;③吸附随空气进入鼻腔的有害颗粒和污染的气体颗粒。

近 20 年,我们已经意识到鼻黏液中所含的多种成分和物质对鼻腔鼻窦可能还存在其他重要的功能,例如鼻黏膜对分子质量小于 1000 的物质的吸收功能以及对大分子物质通过细胞内自由扩散或通过受体介导的吞饮作用的主动转运功能均是在正常鼻黏液维持下进行的。此外,鼻黏液中的蛋白成分可对吸入的空气起净化作用,同时鼻黏液通过特有和协同的生物学作用对吸入各种异物发生排斥反应,以维持鼻腔鼻窦内环境的稳定。

鼻腔鼻窦黏膜具有自我修复能力,这对维持鼻黏膜结构完整及其防御保护功能十分重要。研究提示这一功能可能有赖于鼻黏液而非依赖血液供应的营养物质。当黏膜发生机械损伤或理化损伤等各种复杂的损伤时,倘若缺乏鼻黏液,将出现各种病理表现。为了更好地理解上述功能,我们可将鼻腔鼻窦看做为包括该区域解剖学结构、组织学结构和黏液为一体的复杂的自体调节系统(complex homeostatic system),鼻黏液可为该区域组织结构提供维持正常生长代谢所必需的营养物质和生长因子。但这一假设尚有待进一步阐明。

鼻黏液分泌不足可引起严重的病理改变,如因鼻腔鼻窦肿瘤接受放射治疗和萎缩性鼻炎而引起的鼻黏膜纤维化或萎缩、鼻黏液分泌减少甚至停止。这些患者会出现鼻腔干燥、结痂,嗅觉和味觉丧失,进而呼吸困难,鼻窦和下呼吸道反复感染,且容易引发变应性鼻炎和其他病理改变。系统性红斑狼疮由于炎性渗出导致鼻黏膜腺体结构破坏,最终引起鼻黏膜纤维化和结痂。此外,鼻腔鼻窦异物直接作用鼻黏膜上皮可能导致鼻黏液成分及性状的改变,鼻腔鼻窦急、慢性炎症时的鼻黏液过度分泌可进一步引发各种其他病理改变。

2. 鼻黏液主要成分　是血液循环渗出的水、离子以及碳水化合物和各种大分子物质,包括黏蛋白(mucin)、蛋白聚糖(proteoglycans)、脂质和其他蛋白质。主要由黏膜上皮杯状细胞和黏膜下腺体的分泌物构成。此外,黏液的其他成分还包括多种生物酶、补体等循环中的大分子物质、多种免疫球蛋白和多种细胞成分等(表 2-11-2)。

表 2-11-2　鼻黏液主要成分

血液循环渗出的水和离子
黏蛋白:唾黏蛋白,岩藻糖黏蛋白,硫黏蛋白
酶类:溶菌酶,乳铁蛋白
循环的蛋白质,补体:巨球蛋白,C 反应蛋白
免疫球蛋白:IgA,IgE,IgG,IgM,IgD
细胞成分:脱落的上皮细胞,嗜碱性粒细胞,嗜酸性粒细胞,白细胞,肥大细胞

(1)黏蛋白:由杯状细胞分泌。其本质是大分子糖蛋白,由寡糖(低聚糖)与富含丝氨酸和苏氨酸的蛋白核心(apomucin)组成,主要包括唾黏蛋白、岩藻糖黏蛋白和硫黏蛋白。黏蛋白使黏液层具弹性和黏附性,此外,黏蛋白还具有一定的抗菌活性,有助于形成黏液层的机械屏障作用。鼻黏膜杯状细胞密度在出生时较低,成年后增高,鼻甲黏膜杯状细胞密度相对高于鼻中隔黏膜。黏蛋白是鼻黏液毯黏液层的主要成分,是形成和维持黏液纤毛系统正常清除功能的重要成分。此外黏蛋白中的分泌型黏蛋白MUC5AC 具黏液成分,且偏于酸性,过度分泌导致黏液潴留。因此,杯状细胞异常增生或化生导致气道黏蛋白的高分泌在呼吸道黏液潴留的形成中具有重要作用。杯状细胞具有两个特征:一是快速分泌黏液到黏膜表面;二是随着长期吸入"刺激因素"而增殖。也就是说,在长期内、外刺激因素的刺激下,正常的含适量杯状细胞的呼吸道上皮逐渐转变为含大量杯状细胞的分泌上皮。

目前已发现至少 20 种上皮黏蛋白,分别为 MUC1、MUC2、MUC3A、MUC3B、MUC4、MUC5AC、MUC5B、MUC6~9、MUC11~13、MUC15~19、MUC20。除 MUC9、11、16、17 和 20 外,其余人类黏蛋白基因均已发现在人呼吸道黏膜中表达。黏蛋白分为两组:一组为分泌型黏蛋白(MUC2、MUC5B、MUC5AC、MUC6),它以胶体形式存在于黏膜表面,其基因编码簇位于 11p15 染色体上。另一组为膜结合型黏蛋白(MUC1、MUC3、MUC4、MUC12、MUC13),存在于上皮细胞的表层,均以跨膜形式存在,含有疏水的跨膜区和较短的胞内区,可能发挥细胞膜受体的作用。少数跨膜性黏蛋白(MUC3、MUC4、MUC12)在靠近羧基端有表皮生长因子样结构。

(2)酶类:溶菌酶是鼻黏液主要的酶成分,由泪腺分泌,随泪液经鼻泪管进入鼻腔,鼻黏液中的巨噬细胞和多形核白细胞有助于促进溶菌酶的分泌。溶菌酶的主要作用是杀灭细菌和病毒。溶菌酶是一种能水解致病菌黏多糖的碱性酶,通过破坏细胞壁的 N-乙酰胞壁酸和 N-乙酰氨基葡糖之间的 β-1,4 糖苷键,使细胞壁不溶性黏多糖分解成可溶性糖肽,使细胞壁破裂内容物逸出而致细菌溶解;也可以直接破坏革兰阳性菌的细胞壁而达到杀菌的作用,因为革兰阳性细菌的细胞壁主要是由胞壁质和磷酸质组成,其中胞壁质是由杂多糖和多肽组成的糖蛋白,这种多糖正是由 N-乙酰胞壁酸与 N-乙酰氨基葡萄糖之间的 β-1,4 糖苷键连接的。溶菌酶还可破坏某些革兰阴性菌,如大肠埃希菌、伤寒沙门菌。溶菌酶还可与带负电荷的病毒蛋白直接结合,与 DNA、RNA、脱辅基蛋白形成复盐,使病毒失活。此外,溶菌酶还能激活补体,并参与 IgA 介导的免疫反应。

另一个主要的酶是乳铁蛋白(lactoferrin,LF),由浆液腺分泌。LF 是一种糖基化蛋白,属于铁结合蛋白家族,它能够可逆性地结合两个铁离子从而对葡萄球菌及假单胞菌等细菌具有抑菌、杀菌作用。LF 在人体血液中的含量明显低于外分泌液,鼻腔浆液腺和中性粒细胞可以合成 LF,占鼻分泌蛋白的2%～2.5%,LF 三聚体具有更强的铁结合能力,故其抗菌作用更强。

黏液中还有大量抗蛋白酶及其他的大分子物质可阻碍细菌在鼻腔黏膜的定植。

(3)补体:鼻黏液中存在的各种补体参与补体级联反应,有两个途径:经典途径是由免疫复合物激活补体系统而致;旁路途径(或称替代途径)则是在各种微生物病原体激活下,补体系统以酶级联反应的形式发挥作用,每一步皆可产生酶,后者再作用于级联反应的下一阶段(图 2-11-1)。

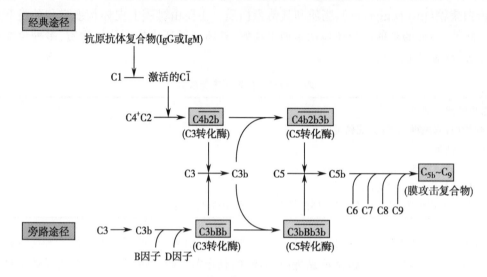

图 2-11-1　补体经典途径与旁路途径的比较

经典途径是首先经抗原结合抗体而启动该途径。旁路途径则不需要抗体,而是通过 C3b 共价结合在各种微生物表面的羟基和氨基基团上而启动该途径,因此旁路途径属非特异性天然免疫,属于即刻反应。两个途径均导致第三成分 C3 的激活,由补体成分 C5b～C9 形成膜攻击复合物(MAC),插入 G 细菌的脂双层外膜或病毒的包膜,导致靶细胞裂解。裂解片段 C3a 和 C5a 作用于肥大细胞,引起肥大细胞脱颗粒,释放血管活性胺(组胺、5-羟色胺)和白细胞趋化因子(导致白细胞聚集),另外,C5a 还可直接作用于单核细胞和中性粒细胞的受体(图 2-11-2)。

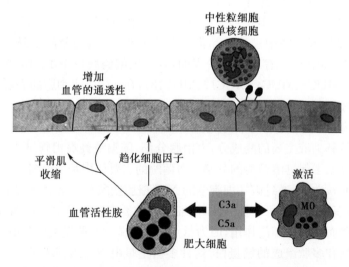

图 2-11-2　补体裂解片段 C3a 和 C5a 导致肥大细胞释放血管活性胺及白细胞趋化因子

(4)免疫球蛋白:鼻黏液中含有多种免疫球蛋白,包括各种亚类免疫球蛋白和干扰素,但最重要的是IgA 和 IgE。

1)分泌型IgA:鼻黏液中的IgA源于浆细胞及血液循环,然其水平高于外周血,提示浆细胞是鼻黏液IgA的主要来源。分泌型IgA的产生是主动转运通过黏膜上皮的过程,其过程如下:IgA二聚体由浆细胞分泌入固有层并结合到上皮细胞内面(离腔面)的多聚Ig受体上,这个sIgA受体复合物进而被吞饮,并与转运小泡膜结合,被后者运送向上皮细胞外面(腔面),在转运小泡和上皮细胞腔面的质膜融合时即释放出IgA二聚体,但该IgA二聚体还结合着受体裂解时衍生的分泌成分,故为分泌型IgA(图2-11-3、图2-11-4)。分泌型IgA因有分泌成分而免受鼻黏液中蛋白分解酶的分解。分泌型IgA可以是任一亚类(IgA1或IgA2)。

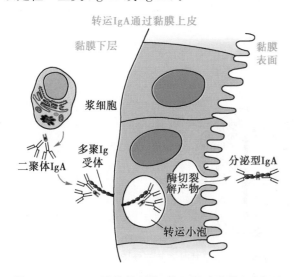

图 2-11-3　IgA 二聚体被吞饮、转运通过黏膜上皮抵达上皮腔面称为分泌型 IgA 的过程

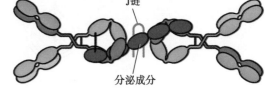

图 2-11-4　分泌型 IgA 结构示意图

2)IgE:虽然血清中IgE含量最低,但它与循环中的肥大细胞、嗜碱性粒细胞上的高亲和力Fcε受体(FcεRⅠ)结合。它也可以致敏黏膜(如鼻黏膜、眼结膜和支气管黏膜)表面的肥大细胞。FcεRⅡ分布于巨噬细胞、B细胞、嗜酸性粒细胞,是低亲和力的IgE受体。鼻黏膜局部产生的IgE受体主要参与变态反应的病理过程,这些抗体同肥大细胞表面的FcεRⅠ结合,形成致敏的肥大细胞,这种致敏状态可维持半年至数年。当机体再次接触相同的抗原时,可迅速与肥大细胞表面FcεRⅠ上的IgE抗体形成"桥联"结合(图2-11-5),使肥大细胞脱颗粒,释放出胞内的生物活性介质,引起变态反应。

3)IgG:主要在淋巴结中合成,是二次免疫应答中最重要的免疫球蛋白。人IgG具有四个亚类(IgG1~IgG4),IgG1与IgG3亚类的主要功能是激活补体的经典途径。IgG在鼻黏液中的水平明显低于血清中的水平,主要作用是与吸入抗原结合,抑制它们的活性。当鼻腔有感染存在时,浆细胞可以产生IgG,且浆细胞数目增加。

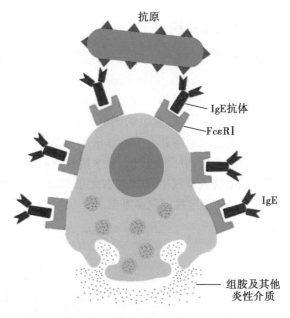

图 2-11-5　抗原与肥大细胞表面 FcεRⅠ上的 IgE 抗体形成"桥联"结合

4)IgM:黏膜局部可以合成少量的IgM,但大多数源于血液循环,是初次免疫应答的主要抗体,一旦结合到靶抗原,则成为有力的补体经典途径的激活剂。

（5）细胞成分：正常鼻黏液中即存在因鼻黏膜更新而脱落的上皮细胞。在炎症或感染时，上皮更新速度加快，且因鼻黏膜副交感神经兴奋引起乙酰胆碱释放，可以激活上皮细胞、腺体、血管和炎症等保护性防御反应，表现为巨噬细胞、肥大细胞、嗜酸性粒细胞和嗜碱性粒细胞等炎症细胞渗出（图 2-11-6）。不同类型的炎症或感染表现以不同炎性细胞渗出为主的炎症反应，因此鼻黏液中炎性细胞的类型和数量常常提示相应的炎症反应。

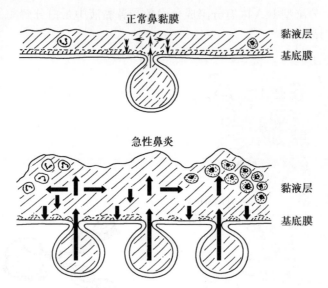

图 2-11-6　正常（上图）及急性鼻炎（下图）鼻黏膜腺体及其黏液层示意图
正常时腺体数量少，黏液稀薄；急性鼻炎时腺体增生，黏蛋白分泌增加致黏液层变厚，并伴中性粒细胞、肥大细胞和淋巴细胞渗出，并分泌细胞因子、白三烯等炎性介质

黏液纤毛清除系统

黏液纤毛清除系统由呼吸道黏膜的纤毛上皮层和覆盖于纤毛上皮层表面的黏液毯（mucus blanket）组成（图 2-11-7）。黏液毯或称为呼吸道表层液体（airway surface liguid，ASI），其主要成分即是前述的鼻黏液。正常时每日分泌的鼻黏液如以 1000ml 计，其中 700～800ml 用于湿润吸入的空气以维持鼻腔鼻窦的正常湿度，其余的则由纤毛定向摆动逐渐推向鼻咽部。正常时黏液毯的厚度为 5～10μm，由浸泡纤毛的浆液层和其上方的黏液层构成，两者厚度比为 1∶3，两者间以菲薄的表面活性物质层分隔。浆液层为溶胶层，黏滞度较低，呈水溶性，通透性较好；而黏液层为凝胶层，黏滞度较高，通透性较差。黏液层可黏附吸入空气中 80% 左右大于 12.5μg 的颗粒，依靠纤毛定向摆动以每分钟 4～20mm（平均约每分钟 5mm）的速度推动向鼻咽部。

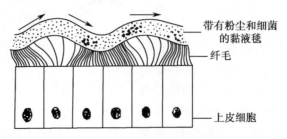

图 2-11-7　黏液纤毛清除系统
1. 凝胶层；2. 溶胶层；3. 摆动的纤毛；4. 复位的纤毛；
5. 纤毛柱状上皮；6. 杯状细胞；7. 黏液腺

决定黏液纤毛清除是否正常的因素有两个：一是黏液毯的流变学性质；二是纤毛的摆动功能。黏液毯黏滞度(viscosity)、厚度和弹性成分(elastic component)的改变均可影响其流变学性质。黏液毯黏滞度过高，势必减慢纤毛的摆动频率。黏液毯若过厚或过薄，也会减慢纤毛的摆动频率。黏液毯的弹性成分则是纤毛摆动过程中能量从纤毛传至黏液毯的关键因素。在某些病理情况下，由于溶胶层和凝胶层的理化性状改变，使溶胶层运动速率增快，从而导致凝胶层与之分离的运动。

影响黏液毯的量和性状的原因很多，如炎症、异物、空气湿度和温度、鼻黏液中的酶和细菌状态等。这些病理状况引起黏液纤毛清除功能障碍，最终导致鼻溢液。

鼻腔微生物学

儿童鼻前庭最常见的细菌是葡萄球菌、类白喉杆菌和革兰阴性细菌，鼻咽部则是链球菌、流感嗜血杆菌、葡萄球菌和革兰阴性细菌，偶可见脑膜炎双球菌。这些微生物在健康成人较为少见。虽然鼻腔分泌物培养已经表明它们并非无菌环境，但关键是如何确定哪一种微生物是病原体。大多数鼻腔分泌物培养取材于前后鼻孔，除非精确取样，否则后鼻孔拭子极可能被污染。

二 临床症状及检查

在小儿卡他的诸多症状中，前后鼻孔流涕是最主要的症状，也是"卡他"的本质表现。其中最易发现的是前鼻孔流涕，因此前鼻孔流涕是小儿卡他的首要临床症状，亦是小儿卡他的典型表现。另外一个重要的症状是鼻阻塞。其他可能表现包括鼻出血、上颌窦或面部疼痛、发作性喷嚏、嗅觉减退、口臭和生长发育影响等。除上述之外，还表现病因性疾病的症状。

大多数小儿卡他根据临床症状和常规检查即可明确诊断，但一部分小儿卡他可能需要进一步的辅助检查(全身检查)，这部分患儿多半是为了进一步明确病因性疾病。

临床症状

1. 前后鼻孔流涕 临床上首先表现且最常见的是前鼻孔流涕。流涕的起始年龄通常可预示潜在的疾病病理学，若生后第一年出现前鼻流涕往往预示可能存在结构异常或者鼻腔保护功能缺陷，最常见的上呼吸道感染所带来的前鼻流涕通常于3岁左右或3岁之后开始出现，且一般在冬季症状更为严重。鼻涕的颜色常是判断病因的提示，通常是白色或灰白色，如若颜色发生改变往往提示感染存在，但若认定凡黄色或绿色鼻涕均为感染则也是错误的，因为鼻涕中若存在大量的嗜酸性粒细胞，鼻涕也呈黄色或淡绿色。因此将鼻涕送细菌培养或涂片检查以明确诊断是必要的。在小儿卡他中，感染并不是必然的，不幸的是大多数患儿由于不能清除鼻涕而导致感染并持续存在。若伴有绿色鼻涕的频繁感冒通常提示继发细菌感染。

鼻涕中有气泡表明鼻腔未完全阻塞，提示腺样体肥大虽严重堵塞后鼻孔，但仍能部分通过鼻腔呼吸。单侧流涕提示可能是单侧后鼻孔闭锁或者鼻腔异物。

假如流涕伴鼻痒、眼痒、湿疹或者哮喘，则可能是变应性鼻炎。患儿鼻痒表现习惯性向上或向旁揉鼻的动作，也可能表现挖鼻动作。

当鼻涕过多时会引起黏液纤毛清除系统功能下降，抑或纤毛摆动功能障碍时，亦导致鼻涕过多。

患儿多不会主诉后鼻孔流涕，但从父母经常诉说患儿有反复抽鼻动作及声音、用力吸气、或者不停清嗓和较多黏痰等可以判断患儿有后鼻孔流涕。此外，后鼻孔流涕可因咽喉部鼻涕积蓄而导致慢性咳嗽。

患儿多半不会因为前后鼻孔流涕而苦恼，学习成绩也比较满意。然而学龄期儿童如果上呼吸道反复感染症状持续两年以上，并存在明显的鼻阻塞，可能需要药物和外科手术改善症状。

2. 鼻阻塞 也是最常见的症状，幼儿不会主诉鼻阻塞，表现为哺乳困难和持续打鼾。鼻阻塞若呈季节性变化，应注意是否为花粉症。稍年长的儿童可能将鼻生理周期存在交替性鼻塞误认为鼻阻塞。腺样体肥大是鼻阻塞的多见病因，仔细的鼻内镜检查或鼻咽矢状位CT扫描可明确腺样体的大小和是否完全阻塞后鼻孔。口咽部检查可以了解腭扁桃体的大小,若腭扁桃体过大,在睡眠时向后脱垂,即使鼻腔通畅也会表现为打鼾。

3. 鼻出血　多因挖鼻所致的机械性损伤,用力擤鼻或清除鼻涕结痂也可损伤鼻黏膜。鼻喷剂尤其是以氟利昂为推进剂的鼻喷剂可导致黏膜过度干燥引起鼻出血。出血部位多为利特区血管。

4. 上颌窦或面部疼痛　儿童很少主诉。但急性炎症时可能出现轻微上颌窦或面部疼痛。从解剖学角度看,可能是鼻窦发育较小或未发育决定了患儿的疼痛较成年人轻。

5. 发作性喷嚏　表现为连续多个的阵发性喷嚏,同时,由于鼻痒和喷嚏,患儿表现不停地揉鼻。发作性喷嚏的最常见病因是变应性鼻炎,喷嚏也可因鼻腔异物、病毒性鼻炎、化学刺激和其他刺激物而引起。稍年长儿童出现持续数周的喷嚏应除外由精神因素引起,如与癔症性失音相似的症状。

6. 嗅觉减退或丧失　儿童很少能诉说有无失嗅,若父母不太关注这一症状,将无法判定嗅觉是否正常。

7. 口臭　常于晨起较重。因黏液分泌过度、鼻腔鼻窦感染、鼻阻塞,以及扁桃体和腺样体肥大等导致呼吸障碍所致。

8. 生长发育不良　严重的鼻阻塞可能引起儿童的教育和社会问题,体质较弱者可能影响其生长发育。因此对卡他患儿作出诊断时应关注其全身健康状态、社交能力和发育是否正常。如果卡他患儿发育正常、具有良好的社会适应能力、且学习成绩不错,除需要父母的鼓励外,无须特殊处理。反之,通常需要药物和外科手术干预,并认真评估以确保去除导致儿童出现上呼吸道疾患的病理基础。

9. 病因性疾病症状　除了常见的变态反应、感冒和细菌感染外,还有先天性黏液纤毛障碍。

常规检查

1. 观察前后鼻孔鼻涕的量、颜色、黏稠或稀薄　若是感染或嗜酸性粒细胞增多症,鼻涕可为黄色或绿色。经口腔检查以观察鼻涕是否从鼻咽流下。

2. 观察外鼻、前鼻孔和鼻瓣区　如外鼻形态及大小,是否是小鼻;外鼻软骨对称抑或塌陷;前鼻孔及鼻瓣区形态及大小,有否狭窄。某些先天性畸形如唐氏综合征(Down syndrome),表现为小鼻和大舌体。同时也表现小儿卡他。因此,对卡他患儿的检查还应包括身高,发育状况和面部的特征等。

3. 常规鼻内镜检查(幼儿必要时在药物镇静下进行)　包括:

(1)鼻黏膜状态正常、充血抑或肥厚,黏膜颜色可在淡红色和深蓝色之间变化。

(2)鼻中隔、鼻甲和后鼻孔是否存在结构性异常。

(3)鼻腔分泌物量、颜色、浆黏液性或脓性,以及部位,排除息肉或异物。分泌物可能积蓄在总鼻道,或起源于中鼻道。

(4)观察中鼻道内的改变,如钩突大小、窦口是否通畅等。

(5)观察鼻咽部,如腺样体大小,是否阻塞后鼻孔和压迫咽鼓管圆枕及开口,是否存在鼻咽肿物,如后鼻孔息肉。

4. 口腔、口咽检查　腭扁桃体是否肥大以及上腭有否高拱等。

常规检查的一个重要目的是寻找鼻阻塞的位置及原因。小鼻、前鼻孔鼻瓣区狭窄、下鼻甲肥厚和后鼻孔闭锁,以及腺样体、腭扁桃体肥大和上腭高拱等,此外还有息肉、肿瘤和异物,均是引起鼻阻塞的因素。

在确定阻塞平面后,应继续明确鼻阻塞是原发症状还是继发症状。若为继发者,如鼻外伤导致鼻中隔及外鼻畸形、鼻瓣区或全鼻腔狭窄。婴幼儿少见鼻息肉,多为前颅底的脑膜脑膨出。如较大儿童有鼻息肉,应检查是否是囊性纤维化病(cystic Fibrosis,CF)。后鼻孔息肉者经鼻窦 CT 扫描多能明确。后鼻孔狭窄或闭锁多需在全身麻醉下进行鼻腔内注入造影剂的 CT 扫描,同时可确定闭锁是膜性的还是骨性的。扁桃体肥大及腺样体肥大可限制软腭的运动,软腭发育障碍和硬腭高拱可能限制鼻腔的发育。

结构异常或畸形引起的鼻阻塞可通过鼻阻力测定和鼻声反射测定了解双侧鼻腔阻力和鼻腔最小截面积,以及距鼻孔一定距离的鼻腔容积,以评估鼻腔的几何形状和黏膜充血状态,客观评价鼻腔的通气状态。

应注意一些经口呼吸的患儿实际上并无鼻阻塞,这些患儿可能之前有鼻阻塞,且接受过腺样体切除。其张口呼吸可能是习惯性。

辅助检查

只有部分卡他患儿需要进行辅助检查,包括全血检查及白细胞计数、血清免疫球蛋白(IgA 和 IgG 亚类)检测、补体水平检测、放射变应原吸附试验(RAST)和特异性 IgE 检测、鼻窦三维 CT、上颌窦超声检查、鼻腔黏液纤毛清除率测试、鼻分泌物细胞学检查和皮肤试验。以下介绍临床常用的辅助检查。

1. 血液检查 全血检查和白细胞计数以明确急性感染、贫血或嗜酸性粒细胞增多。反复感染的患儿可能是白血病或罕见的免疫缺陷的结果,如若考虑免疫缺陷,进一步应检测血液中的免疫球蛋白。有些感染性疾病可导致一过性免疫缺陷,故异常结果需进行复查。嗜酸性粒细胞增多则可能是变态反应疾病,进一步的血清总 IgE 和特异性 IgE 水平检测有助于诊断。但应注意在不伴有哮喘的情况下,血清总 IgE 水平可能在正常范围。如果多种皮肤试验阳性或可疑食物过敏,放射变应原吸附试验(RAST)用于检测针对某一变应原的特异性 IgE 具有重要的诊断价值。

2. 影像学检查 为了明确腺样体是否肥大或鼻咽其他占位性病变,鼻咽 CT 三维扫描具有诊断价值。分泌物潴留多引起上颌窦黏膜充血,大约三分之一的卡他患儿鼻窦 CT 扫描可清楚显示上颌窦黏膜不同程度的肥厚,同时也显示了各鼻窦的发育、鼻窦骨壁、黏膜肥厚程度以及是否存在液平。窦腔完全不透光提示疾病较重,较大的鼻咽纤维血管瘤可能出现上颌窦后壁破坏。若明确脓性分泌物源于中鼻道而上颌窦影像学正常,不能除外上颌窦炎,需经穿刺最终证实。胸部的影像学检查若显示支气管扩张和(或)右位心,应考虑纤毛不动综合征可能。

3. 鼻腔黏液纤毛清除率 以检测黏液纤毛功能是否障碍,最简单的评估鼻腔黏液纤毛传输系统功能的方法是糖精试验。测试室温应保持在 20～22℃,湿度为 30％～50％。受试者取平静头直坐位,擦除鼻内分泌物,平静呼吸。将直径 0.5～1.0mm 大小、质量 2.5～5.0mg 的糖精颗粒放置在距下鼻甲前端约 1cm 处的内侧,嘱受试者每 30～60 秒做 1 次吞咽动作,记录从放置糖精到受试者觉察甜味的时间,即糖精时间(saccharin time,ST)或糖精清除时间(saccharin clearance time,SCT)。一般认为,正常成人 ST 为 7～15 分钟,我们测定的健康青年糖精时间为 8.4 分钟。若 ST 在 20 分钟以上,提示黏液纤毛传输系统功能异常,通过适当的干预措施可能得到改善。若 ST 超过 40 分钟(或 60 分钟),则干预的疗效难以保证。4 岁或 5 岁以上合作的儿童均可按成人方式测试。

4. 鼻分泌物细胞学检查 属非特异性诊断,主要观察分泌物中的细胞成分,以了解黏膜炎症的性质和状态。在花粉播散季节,分泌物涂片染色后用于检测分泌物中的嗜酸性粒细胞、中性粒细胞、肥大细胞、嗜碱性粒细胞和脱落上皮细胞的数目。中性粒细胞显著增多提示感染,嗜酸性粒细胞显著增多提示变态反应。

5. 皮肤试验 是诊断变应性最常用有效的方法。可疑有变应性因素者可采用此试验。有两种方法:点刺试验和皮内试验。点刺试验所用的变应原剂量一般只有皮内试验的 1/1000～1/100,故安全性高。用于皮肤试验的变应原提取液应使用标准化变应原,这对判定皮肤试验结果非常重要。

三 常见病因性疾病的诊断与治疗

小儿卡他的病因性疾病比较复杂,有先天性,亦有后天性。根据疾病的性质可分为感染、变态反应、结构异常、黏膜异常和免疫缺陷(表 2-11-1)。同一患儿可同时具有两种或两种以上病因性疾病。临床上以后天性病因占绝大多数,如感染、变态反应、结构异常等。小儿卡他的治疗决定于其病因性疾病的诊断和治疗。下面介绍几种临床多见的病因性疾病的诊断及治疗。

感染性鼻炎

很多病毒能引起感染性鼻炎(infective rhinitis,IR),感染鼻部的病毒有不同的抗原血清型,主要为鼻病毒、冠状病毒、呼吸道合胞体病毒、流感和副流感病毒、肠病毒和腺病毒等，除腺病毒外均是 RNA 病毒，腺病毒可慢性感染小儿鼻和鼻窦黏膜及淋巴组织，可以解释抗生素和抗变态反应治疗无效的某些慢性症状——反复发作的鼻窦感染。病毒感染可降低鼻窦黏膜对细菌感染的抵抗力，从而继发细菌感染，形成持续性鼻窦慢性炎症反应。腺样体肥大阻塞后鼻孔，从而阻碍了鼻黏液向后鼻孔引流，切除肥大的腺样体可使感染性鼻炎病程缩短、病情减轻。病毒性鼻炎的鼻分泌物是清亮的，但合并感染后则变为白色、黄色或绿色，这与分泌物干燥、上皮细胞损害以及纤毛剥脱和白细胞炎性反应有关。

细菌性鼻窦炎

黏液脓性鼻分泌物持续 10 天或更多天无改善，同时伴有日间咳嗽（常常晚间咳嗽更重），或是呼吸有臭味、面部痛或头痛、发热，应高度怀疑细菌性鼻窦炎（bacterial sinusitis，BS）。90％见于 2～6 岁幼儿。BS 的确诊除常规检查（包括鼻腔检查和鼻窦 X 线片）外，鼻窦 CT 扫描和鼻内镜检查也是不可少的，后两者结合起来几乎对所有的细菌性鼻窦炎都可以作出正确的诊断。BS 确诊后，最好在鼻内镜下取鼻拭子作细菌培养（以免经过鼻腔时的污染），以明确感染的细菌和敏感的抗生素。药物治疗应为首选，外科干预为辅助手段。治疗慢性鼻窦炎的主要药物是鼻内用糖皮质激素、抗生素、抗介质药和黏液促排剂，此外生理盐水或高渗盐水冲洗亦多有效。

变应性鼻炎

变应性鼻炎（allergic rhinitis，AR）3 岁以下少见，3～10 岁逐渐增多，典型者多发生于 10 岁以后。依据发病时间特征、环境、个人或家庭过敏史，以及其他伴随症状和体征多可作出诊断。特殊的预防性干预或对治疗药物的有效反应亦可帮助诊断。

通过病史可获取变应原线索，或者采取皮肤试验以明确。但皮肤试验对吸入性变应原参考价值较大，对食入性变应原则较小，后者推荐采用将可疑致敏食物排除或加入食物中的方法来判定。主要的吸入性变应原是草和树木的花粉，动物性变应原如皮屑、羽毛、尿等排泄物，常年性吸入性变应原如屋尘螨及其粪便和真菌。食入性变应原主要有奶类、蛋类、壳果类、食品添加剂和色素等。

鼻分泌物为清亮或白色，鼻分泌物细胞学检查有极大的参考价值。在发病期间或花粉播散季节，鼻分泌物中嗜酸性粒细胞、肥大细胞（嗜碱性粒细胞）可显著增多。但在常年性鼻炎上述结果多不稳定。在发病严重期间，炎症反应相可出现中性粒细胞和单核细胞聚集。如若合并感染，鼻分泌物中增多的嗜酸性粒细胞可因中性粒细胞的出现而减少。

主要治疗方法是避免接触变应原、药物治疗和变应原特异性免疫治疗。避免接触变应原的可行性颇有难度，除了对宠物皮屑、羽毛和明确的食物变应原外，其他变应原的避免几乎无可能。然而，加强室内通风、晾晒被褥、经常打扫室内积尘，以及及时清洗室内潮湿管道或换气孔如勤清理空调机内积尘等。季节性发病者在花粉季节尽量减少外出。

药物治疗是目前主要治疗手段。应用的药物主要有 H1 抗组胺药、糖皮质激素、抗白细胞三烯药、抗胆碱能药和减充血剂。

变应原特异性免疫治疗（specific immunotherapy，SIT）是目前被认为唯一能改变变应性鼻炎自然病程的治疗。该方法应用变应原提取液经标准化处理，定量出标准单位（生物学单位或所含主要变应原的重量），逐渐增加注射剂量。

非感染性非变应性鼻炎

非感染性非变应性鼻炎（noninfectious nonallergic rhinitis，NINAR）一般是指血管运动性鼻炎。NINAR 在儿童发病率较低。当分泌物为清澈水样而非脓性时，鼻炎即为非感染性。当正确的变态反应检查（病史、皮肤点刺试验、血清特异性 IgE 抗体测定）未能证实为变态反应时，即可诊断为非变应性。NINAR 通常无明显季节性，因此也称之为"常年性非变应性鼻炎"。NINAR 大多病因不明，症状发作的诱因常不清楚，或为气温变化、气味、刺激性物质。在 BSACI 指南中 NINAR 根据病因分为：嗜酸性粒细胞增多性非变应性鼻炎(nonallergic rhinitis with eosinophilic secretions，NARES)、血管运动性、药物性、激素相关性、食物性、萎缩性、原发性黏液障碍、原发性纤毛运动障碍、免疫缺陷、恶性肿瘤、肉芽肿性疾病、结构性和特发性等类。

　　NARES可能是由于鼻黏膜副交感神经张力增高所致。症状与AR相似，但除了鼻部嗜酸性粒细胞增多之外，也有其他变应性鼻炎症状。细胞学特征为鼻黏膜大量嗜酸性粒细胞浸润，部分患者还伴有血嗜酸性粒细胞增多。但皮肤试验和血清IgE检不出变应原。NARES占非变应性鼻炎的15%～33%，多为独立的疾病，也可伴发非IgE介导的哮喘、阿司匹林耐受不良及鼻息肉。因此，NARES也常被认为是阿司匹林耐受不良三联征的早期表现。

鼻腔结构变化及异常

　　鼻腔结构异常可引起功能异常。外鼻的大小存在种族差异和个体差异，小鼻更容易出现阻塞性鼻炎症状。鼻腔狭小亦可能出现症状，特别是鼻瓣膜区，其横截面积最小，是鼻腔最狭窄的区域。先天性或外伤引起鼻中隔偏曲，外伤致鼻中隔血肿并机化等都可以导致鼻功能异常。孩子外鼻比成人小且柔软，外伤时反倒不易发生变形。儿童前鼻孔直径较小和后鼻孔狭窄，分泌物容易潴留。后鼻孔闭锁同样也导致分泌物潴留，如若是双侧闭锁于出生后不久则可发现，但单侧闭锁多于青春期发现。儿童常见的腺样体肥大亦可阻塞双侧后鼻孔，同时导致下鼻甲的后端增生肥大。过大的上颌窦后鼻孔息肉也可阻塞双侧后鼻孔。

　　上腭的大小或形状及其活动度可能影响鼻腔的通气功能，如唐氏综合征患儿小鼻、大舌体和结缔组织增生，限制了软腭的运动而出现鼻腔症状，属于难治性鼻炎。

黏液纤毛系统功能障碍及疾病

　　纤毛解剖结构异常及其运动功能缺陷可导致鼻腔保护性机制障碍，并由此引起鼻腔疾病。相关疾病常常是先天性的，可在婴幼儿时期发病，迁延不愈，常导致早亡。这类疾病多发生于白种人，尽管发病率通常不高，但由于严重威胁患儿生命已引起西方国家学者的高度重视。最常见的相关疾病包括原发性纤毛不动、外分泌腺异常和免疫缺陷。暂时性纤毛功能障碍见于急性感染，多很快恢复正常。然而在慢性感染性疾病，则很难判断纤毛功能障碍是原发的还是继发的。慢性炎症引起的纤毛功能障碍可导致上颌窦内分泌物潴留，单纯上颌窦开窗开放很难获得满意的疗效，应同时治疗黏膜的慢性炎症。

　　纤毛是黏液毯的动力结构。纤毛的结构分为体部、基底部和冠部。在电镜下，纤毛的横断面呈圆形，横断面的中央是一对中心微管，其外围均匀环绕着9对周围微管，因此称之为9+2轴索微管结构(图2-11-8)。每根纤毛的基底部致密形成基粒，基粒的下方各微管聚集变细，消失在细胞质内。呼吸道每个纤毛细胞有25～30根纤毛，纤毛长5～7μm。纤毛摆动的频率约为1000次/分，以拍打式推动黏液毯运动(图2-11-9)，故黏液毯表面物质的移动速度为3～25mm/min。纤毛的动力功能受黏液毯多种理化条件和物质以及药物的影响。一旦纤毛动力功能不足，如病毒感染和原发性纤毛运动障碍，以及分泌物黏稠如囊性纤维化病(CF)等，即可影响黏液的有效清除。

　　1. 原发性纤毛运动障碍(primary ciliary dyskinesia，PCD)　属常染色体隐性遗传病。在白种人中的发病率为1:16 000～1:15 000。其后果是反复的呼吸道感染。原发性纤毛运动障碍包括纤毛不动综合征、Kartagener综合征、纤毛运动不良和原发性纤毛定向障碍等类型。

　　(1)纤毛不动综合征(Immotile cilia syndrome)：是遗传性缺乏细胞内ATP酶而引起的纤毛不活动，轻症者无可见的纤毛超微结构异常，重症者可见纤毛微管系统的异常，表现为缺乏纤毛蛋白臂和微管数目减少或增多，即由正常的"9+2"微管结构变为"8+2"型、"7+2"型或"10+2"型。发病年龄可自婴幼儿至成年，但以学龄儿童及青年为多。临床表现为随年龄而加重的反复上下呼吸道感染，常见的临床表现包括：①鼻部：鼻炎和鼻窦炎症状；②耳部：中耳炎和乳突炎症状；③肺部：支气管炎、支气管扩张、肺炎和哮喘等症状；④其他：多数男性成年患者合并不育症，而女性成年患者高发异位妊娠。对长期不明原因的慢性呼吸道感染，特别是从出生就开始有临床表现者应考虑本病可能。早期诊断并进行系统

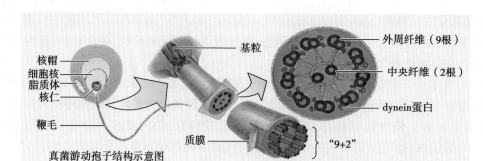

真菌游动孢子结构示意图

真菌游动的孢子的鞭毛为9+2模式。2根中央纤维终止于细胞表面；9根外周纤维（每一根由两个微管构成）穿过细胞膜，3根一组，同基粒的微管连结。鞭毛的外膜与细胞的表面膜相连。与外周纤维相连的dynein蛋白可以将ATP的能量转变为鞭毛运动的机械能

图 2-11-8　纤毛横断面"9＋2"结构示意图

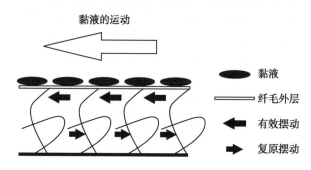

图 2-11-9　纤毛的拍打式运动方式

的抗生素治疗，结合物理治疗和锻炼，有助于减缓支气管扩张和肺功能下降的进展。

（2）Kartagener 综合征（Kartagener syndrome）：是常染色体隐性遗传病，因由瑞士医师 Manes Kartagener 于 1933 年首先报告而命名。PCD 中约 50％患者是 Kartagener 综合征。

临床表现为内脏反位（右位心）、支气管扩张和鼻窦炎组成的三联征。对内脏反位的男性不育症患者的精子进行电镜检查，发现其纤毛存在结构异常，如动力臂缺失等，表明 Kartagener 综合征的致病因素是纤毛缺陷。关于内脏反位的发生机制推测可能是，在胚胎发育过程中由于纤毛运动缺陷导致了左右脏器不对称分布。胸片有助于诊断。

主要临床症状是从婴儿期以来长期的鼻腔黏液性分泌物增多，特别是无明显鼻阻塞症状的患儿应考虑到此综合征可能。可行胸片、鼻窦 X 线片或 CT 扫描，合作的患儿可行鼻黏膜黏液纤毛清除率试验、鼻腔一氧化氮浓度测定和自下鼻甲取活组织做透射电镜检查。

糖精试验是将糖精颗粒置于下鼻甲，测量患儿自觉甜味的时间，方法虽然简便但患儿多不易配合。Kartagener 综合征的鼻腔一氧化氮浓度通常低于 250ppb，此方法准确性较高，但严重的感染性鼻窦炎和囊性纤维化病的鼻腔一氧化氮浓度亦呈明显降低，故此方法不具诊断特异性。确诊 Kartagener 综合征主要依赖对纤毛形态学和运动功能的评估，即电镜下纤毛缺陷，如纤毛停止摆动、动力臂缺失和轮辐异常等。但需注意，轻微的纤毛超微结构改变同样可见于正常个体，但出现的概率小于 5％。此外结构正常的纤毛也可出现定向异常而引起黏液纤毛功能异常。另外，病毒感染等因素同样可导致类似的继发性纤毛形态改变。因此，Kartagener 综合征应综合分析进行诊断，不能完全依靠电镜检查。

Kartagener 综合征治疗非常困难。帮助鼻腔鼻窦引流是非常重要的，如上颌窦最可能长期蓄脓，故应采取长期引流对策，其他鼻窦有慢性积脓时亦必须引流。除了药物辅助外，外科干预是必不可少的。然外科干预的效果仍然不甚理想，上颌窦根治术和下鼻道开窗重力引流术式从理论上讲是合理的，但实际效果不理想。目前并不赞成切除炎症鼻窦黏膜，认为既不符合生理，效果也较差。抗生素治疗可改善

鼻腔鼻窦和支气管炎症,但需长期使用。

2. 杨氏综合征(Young syndrome) 病理机制是黏液成分不正常。因黏液过于黏稠致引流不畅而引发鼻窦炎、支气管炎等,也伴有男性不育。与纤毛不动综合征的区别在于纤毛是可动的,活性也基本正常,纤毛超微结构也未见异常。黏液稀化剂如标准桃金娘油有良好的治疗效果,但需要持续用药,并配合抗生素的应用。

3. 囊性纤维化病(cystic Fibrosis,CF) 也是常染色体隐性遗传病,因第七对染色体上 q31 区的一个基因异常所致,该基因编码囊性纤维化病跨膜传导调节子蛋白(cystic fibrosis transmembrane conductance regulator,CFTR),后者实际上是氯离子通道,导致汗腺中氯离子转运异常。多见于白种人。本病的病理机制是广泛累及外分泌腺,使其功能普遍丧失,大量黏稠的黏液性分泌物积蓄在呼吸道黏膜表面,导致黏液纤毛清除功能障碍;此外呼吸道黏膜鳞状上皮化生,纤毛细胞数目减少也影响了黏液输送。尽管其全球发病率仅为 1:2500(欧洲为 1:2300),但由于它是最常见的遗传性致死性疾病,因而受到西方学者的高度重视。

CF 的临床表现主要是以下三方面:①呼吸系统:稠厚的黏液和继发感染导致呼吸道阻塞是本病的主要特征;②消化系统:稠厚的黏液阻塞胰腺导管,导致内分泌功能障碍,还有新生儿肠梗阻(胎粪性)和新生儿肝病等;③生殖系统:不育症。

在鼻科方面:约 1/3 患儿有鼻部主诉,黏液性鼻涕是最常见的症状,鼻涕黏稠度是健康人的 30~60 倍,聚集在鼻窦的中性粒细胞释放的 DNA 进一步增加分泌物的黏稠度。尽管此时纤毛本身并未受到直接的影响,但因黏液的黏稠度增加,黏液不能经黏液纤毛传输系统有效地转运。由于黏液淤滞,导致鼻阻塞和反复鼻腔鼻窦感染。长期的鼻阻塞导致低氧和高碳酸血症,进而纤毛损伤、黏膜水肿,使炎症进一步加重。约不到 1/10 患儿有鼻息肉,轻型者鼻息肉常为首发体征。几乎所有患儿均有异常鼻窦 X 线表现,鼻窦 CT 扫描常可见鼻腔外侧壁向内移、钩突密度减低和上颌窦内容物异质性,貌似上颌窦黏液囊肿。黏液性鼻分泌物培养或为无菌生长或与一般鼻窦炎培养结果无异,最常见的是假单胞菌和金黄色葡萄球菌。本病少见于学龄前儿童。对可疑病例可作汗液试验,CF 的一个显著特征是汗液中盐含量增高,因此氯测定超过 60mmol/L 应视为异常,是诊断本病的重要指标。另外,多发性鼻息肉或大鼻息肉若发生于颅面骨融合前,由于息肉对筛区的压力,可致颅底扩张,形成眶距过宽的颜面畸形。

目前治疗的目标仍然是症状性的,包括应用抗生素控制感染、胸部叩击促进呼吸道黏液排出和胰酶替代治疗、营养支持治疗等。新药物研发和基因治疗正在积极研发中。合并鼻息肉者应行鼻息肉切除术,有鼻窦炎者应给予相应的抗生素治疗。

患者的平均生存年龄为 29 岁。近年来,随着诊治水平的提高,多数患者可存活至 40 岁左右。

尽管传统的观点认为 CF 是一种黏液异常分泌的疾病,但科学地说,应该是黏液(纤毛)传输系统疾病。也就是说,呼吸道和消化道黏液成分改变导致的黏液稠厚,是否会继发纤毛运动功能及其信号调节过程障碍,仍是未知一个的课题。因此纤毛功能状态是目前的研究热点之一。目前已成功建立 CF 转基因鼠动物模型,因此围绕动物模型和患者纤毛上皮细胞的系列研究将很快展开。

胶耳(Glue ear)

胶耳为长期未愈的卡他性中耳炎,形成鼓室、鼓窦和乳突气房的黏稠分泌物。病理学表现为中耳黏膜水肿、杯状细胞增生、中耳黏液增加,听力减退。根据病情可做鼓膜切开置管术或乳突手术清除黏稠分泌物。

参考文献

1. Kennedy W,Bolger WE,Zinreich SJ. (eds)赵长青,李泽卿,译. Diseases of the sinuses,diagnoses and management. 北京:中国医药科技出版社,2006;29-57
2. Roitt I,Brostoff J,Male D. 周光炎,译. Immunology. 6th ed,北京:人民卫生出版社,2002;15-83
3. 张罗,韩德民. 鼻黏液纤毛传输系统. 中华耳鼻咽喉头颈外科杂志,2008,43;714-717

4. 韩菲,安云芳,赵长青,等.大鼠变应性鼻炎模型下呼吸道细胞因子及黏蛋白的改变.中华耳鼻咽喉头颈外科杂志, 2005,40:339-342

5. Bousquet J,Khaltaev N,Cruz AA,et al. Allergic Rhinitis and its Impact on Asthma(ARIA)2008 update(in collaboration with the World Health Organization,GA(2)LEN and AllerGen). Allergy,2008,63(86 Suppl):8-160

6. Scadding GK,Durham SR,Mirakian R,et al. BSACI guidelines for the management of allergic and non-allergic rhinitis. Clin Exp Allergy,2008,38:19-42

7. Salib RJ,Harries PG,Nair SB,et al. Mechanisms and mediators of nasal symptoms in non-allergic rhinitis. Clin Exp Allergy,2008,38:393-404

8. Beckmann JD,et al. Separation of bovine bronchial epithelial cell subpopulations by density centrifugations:a method to isolate ciliated and nonciliated cell fractions. Am J Respir Cell Mol Biol,1990,3:553-562

9. Lindahl M,Ståhlbom B,Tagesson C. Two-dimensional gel electrophoresis of nasal and bronchoalveolar lavage fluids after occupational exposure. Electrophoresis,1995,16:1199-1204

10. Doyle WJ,Skoner DP,White M,et al. Pattern of nasal secretions during experimental influenza virus infection. Rhinology,1996,34:2-8

11. Igarashi Y,Skoner DP,Doyle WJ,et al. Analysis of nasal secretions during experimental rhinovirus upper respiratory infections. J Allergy Clin Immunol,1993,92:722-731

12. Kaliner MA. Human nasal respiratory secretions and host defense. Am Rev Respir Dis,1991,144(3 Pt 2):S52-S56

13. Raphael GD,Jeney EV,Baraniuk JN,et al. Pathophysiology of rhinitis. Lactoferrin and lysozyme in nasal secretions. J Clin Invest,1989,84:1528-1535

14. Lundgren JD,Shelhamer JH. Pathogenesis of airway mucus hypersecretion. J Allergy Clin Immunol,1990,85:399-417

15. Persson CG,Erjef lt I,Alkner U et al. Plasma exudation as a first line respiratory mucosal defence. Clin Exp Allergy, 1991,21:17-24

16. Erjefält I,Persson CG. Inflammatory passage of plasma macromolecules into airway wall and lumen. Pulm Pharmacol, 1989,2:93-102

17. Persson CG. Mucosal exudation mechanisms. Allergy Clin Immunol News,1991,3:142-149

18. Sim TC,Grant JA,Hilsmeier KA,et,al. Proinflammatory cytokines in nasal secretions of allergic subjects after antigen challenge. Am J Respir Crit Care Med,1994,149(2 Pt 1):339-344

19. Baroody FM. Nasal and paranasal sinus anatomy and physiology. Clin Allergy Immunol,2007,19:1-21

20. Van Cauwenberge P,Sys L,De Belder T,et al. Anatomy and physiology of the nose and the paranasal sinuses. Immunol Allergy Clin North Am,2004,24:1-17

21. Cmejrek RC,Gutman MT,Torres AJ,et al. The effect of injection immunotherapy on mucociliary clearance in allergic patients. Otolaryngol Head Neck Surg,2005,133:9-15

22. Cakmak O,Tarhan E,Coskun M,et al. Acoustic rhinometry:accuracy and ability to detect changes in passage area at different locations in the nasal cavity. Ann Otol Rhinol Laryngol,2005,114:949-957

23. Gallego AJ,Cavallari FE,Valera FC,et al. Study of nasal cycles in children by acoustic rhinometry. Am J Rhinol, 2006,20:560-562

24. Fokkens W,Lund V,Mullol J,et al. European position paper on rhinosinusitis and nasal polyps 2007. Rhinol.,2007, (Suppl 20):1-136

25. Leigh MW,Pittman JE,Carson JL,et al. Clinical and genetic aspects of primary ciliary dyskinesia/Kartagener syndrome. Genet Med,2009,11:473-487

26. Sih T,Clement P. Pediatric nasal and sinus disorders. Lung Biology Health Dis,2005,199:1-57

第12章
柴油机排出微粒:全球性呼吸道变应性疾病流行增加的因素

顾之燕 王泽海

从AR 和 BA 的研究历史透视其早　　　多芳香烃对呼吸道变应性疾病的免
　期流行率　　　　　　　　　　　　　　疫学作用
空气污染和呼吸道变态反应的关系

呼吸道变应性疾病,主要是变应性鼻炎(allergic rhinitis,AR)和支气管哮喘(bronchial asthma,BA)流行增加并非单一因素,气象学研究证实空气污染是主要因素,实验室研究资料支持陈腐燃料燃烧产生的化合物——柴油机排出微粒是一重要因素。本章主要阐述空气中柴油机排出微粒与呼吸道变应性疾病的关系。

一　从 AR 和 BA 的研究历史透视其早期流行率

AR 和 BA 是最主要的变应性呼吸道疾病,其流行逐渐增加见于近两个世纪。花粉症具有明显的临床症状和季节性发病的特点,且全部为变应性病原,因此易于确诊。公元 865 年阿拉伯学者 Mahammed Al Razi 首先报道了相似于花粉症的患者。西方文献最早报道的是 16 世纪 Leonhapdus Botallus 描写了相似于对玫瑰花过敏的鼻变态反应。此后近 200 年未见类似报道。直到 1819 年英国 John Bostock 描写了他自己的季节性打喷嚏、流鼻涕和溢泪,可以认为这是首次正式的花粉症的病例报道。9 年内他又报道了 28 个相似的病例。此时正是英国工业革命刚开始。1907 年情况有了改变,Williiam Lloyd 发表论文《花粉症——病因、诊断和治疗》,他指出花粉症是常见病,可能是由于文雅的举止和农业的变化和改进所引起的。此后花粉症在英国开始流行,于 1955—1956 年、1970—1971 年和 1981—1982 年进行了三次花粉症流行的一年期调查,其流行率分别为 5.1‰、10.6‰和 19.7‰,证实花粉症流行确实增加了,而非诊断标准的改变。

呼吸道变应性疾病的流行并非仅限于英国,其具有全球性趋势,至少在工业化的国家是如此。文献报道已说明其流行增加,至少在美国、瑞典、芬兰和日本等国家是如此。日本变应性呼吸道疾病流行增加特别明显,日本在 1950 年前未见到 AR 的相关报道,20 世纪 40 年代大规模工业化开始后,到 50 年代,AR 流行明显增加,特别是近 20 年来花粉症流行有本质上的增加,AR 患者的保险金额从 1981—1990 年间增加了 3 倍。

BA 较花粉症有更长的文献记载史,公元 2 世纪 Arataeus 首先报道本病,但 BA 不像花粉症,并非全部为变应性病原,在较老的文献中并不能从非变应性哮喘,甚至肺结核和支气管扩张中识别出变应性哮喘,因此,不能确切作出变应性哮喘流行前的状况。然而,大量资料证明近100多年来各项哮喘流行增加,变应性哮喘的流行肯定与其他支气管肺疾病一起增加。

变应性哮喘在儿童和年青的成人中的流行更多见,很多流行病研究资料报道 BA 在儿童中流行。英国 Burr 等调查了 South Wales 的 12 岁学龄儿童,结果显示,从 1973～1988 年,BA 的流行从 6% 上升到 10%,花粉症的流行从 9% 上升到 15%。芬兰 Haahtela 等检查了 1961～1988 年军队新兵的记录,发现哮喘自 0.08% 上升到 1.79%,增加了 20 倍。美国 Yunginger 等报道明尼苏达州 1964～1983 年儿童 BA 的发病率明显增加,但在成人中未见流行增加。

二　空气污染和呼吸道变态反应的关系

呼吸道变应性疾病流行增加有多种因素,基因因素是重要的,但并非人类基因库发生改变导致近100～200 年来发生的变应性呼吸道疾病流行。抗原暴露增加可导致某一地区呼吸道变应性疾病流行增加(即局部流行),如 New Guimea 的"毛毯哮喘",西班牙的"谷物哮喘",日本的柳杉哮喘等。

长期全球性呼吸道变应性疾病流行增加的一个重要因素是陈腐燃料燃烧引起的空气污染。从 18 世纪开始的工业革命后,与人类相关的燃料的燃烧所散发的微粒明显增多,一些气象学家已经提出由于陈腐燃料的燃烧所散发的微粒是全球气温变化的肯定因素。

很多观察家已分析证实在空气污染、肺部感染和呼吸道变应性疾病之间有明显的联系,但很少注意到空气污染在诱导变应性状态中的作用。由柴油机排出的微粒(化合物)可由于免疫应答而产生变应性抗体,从而影响变应性疾病的流行。近 100～200 年来由于空气污染机制增加了呼吸道变应性疾病的流行率。

瑞典和美国的研究表明,在高空气污染地区呼吸道变应性疾病增多。日本 Kaneko 等报道在靠近柳杉树的交通拥挤的街道上,呼吸道变应性疾病流行增加(13.2%),而运输量很少的柳杉树街道上呼吸道变应性疾病仅占 5.1%,两个地区空气中飘散的柳杉花粉水平是相同的。

空气污染和呼吸道变应性疾病的联系在工业发达国家表现尤其明显。Liynch 等 1984 年报道城市 BA 的流行(5.8%)3 倍于农村(1.8%),Waite 等 1980 年报道在 Tokelan 岛,城市儿童 BA 流行 5 倍于农村(6.9% 和 1.3%)。有趣的是,Dockerey 等通过对美国几个中西部城市的调查分析,指出直径小于 2.5pm 的微粒以及其他空气污染物与花粉症和 BA 的流行并没有关系。

尽管已经明确空气污染是呼吸道变应性疾病流行增加的因素,但空气污染对呼吸道变应性疾病的影响仍需进一步深入观察。首先是呼吸道变应性疾病的诊断应进行标准化,其次是空气污染的成分必须在研究前由气象专家进一步搞清楚,然后空气污染对人和动物的影响进行相关的实验和临床研究。

三　多芳香烃对呼吸道变应性疾病的免疫学作用

柴油机燃烧和由此产生的微粒是腐败性燃烧的一种形式,可排出多种化合物,如菲(phenan-threnes)占 52%、莞(fluorenes 和 fluoranthrenes)占 25%、萘(naphthalenes)占 13% 和芘(pyrenes)占 10%。近二十多年来,已对柴油机排出的微粒对呼吸道变应性疾病免疫机制应答的改变进行了研究,微粒具有特异性化学活性。各种多芳香烃的小分子质量由 3～5 个苯环组成,这些多芳香烃是非挥发性的,DEP 图像显示微粒很小,直径小于 0.5pm,但可聚集成较大颗粒,并排列、沉积于呼吸道黏膜。由于芳香烃的亲水性,沉积于呼吸道黏膜后很容易通过细胞膜,并与细胞溶质受体(cytosol receptorc)结合,形成芳香烃受体复物,通过芳香烃受体核的作用和(或)芳香烃受体复合物的氧化活性,导致芳香烃的代谢,从而可改变细胞生长和分化模式。

实验和临床研究都进行了柴油机排出微粒对变应性抗体 IgE 产生作用的研究,微粒可吸附抗原,并作为佐剂延长抗原在呼吸道黏膜的潴留,导致免疫-变应性应答的增高。

　　柴油机排出的微粒与单纯佐剂如百日咳和明矾等相比，其增加免疫球蛋白的效果不一样，是属非特异性的，微粒暴露主要是提高 IgE 应答。Miyamoto 等应用微粒行鼻内激发试验，只引起 IgE 增加，IgG 无变化。Peterson 的实验室对微粒的作用和芳香烃对人体变应性应答进行了一系列的研究，证实柴油机排出的微粒制成的芳香烃浸液能直接作用于人类 B 淋巴细胞，并使 IgE 产生增加（应用改良行为转录方案测定），IgE 增加是由于 IgE 合成细胞的分化所致。

　　微粒中的芳香烃能改变信使核糖核酸编码，由于 ε 键的明显异构形式和交替的核糖核酸的结合，产生不同的 IgE 信使核糖核酸异构形式，导致 B 淋巴细胞的分化。

　　Peterson 等以 0.3mg 柴油机排出的微粒激发鼻黏膜 4 天后，局部 IgE 生成细胞增加 5～100 倍，IgE 蛋白增加 2～4 倍，细胞内信使核糖核酸编码增加 20～40 倍，而 IgA 并无增加，并发现 ε 信使核糖核酸异构形式的模型变化，说明用微粒激发可诱导局部呼吸道 IgE 抗体出现质和量的变化。

　　微粒除作用于 B 细胞外，也作用于局部的 T 淋巴细胞、肥大细胞、巨噬细胞和上皮细胞。T 细胞可产生细胞因子，并提供联系信号以开始和维持变应性应答。其他细胞也能表达不同的活性，即 IL-4、CD40 配体和氧合血红蛋白配体等。已有研究发现微粒鼻黏膜激发后 4 小时，鼻黏膜局部有明显的信使核糖核酸产物增多，导致细胞内各种细胞因子的释放，包括 IL-2、IL-4、IL-5、IL-6、IL-10、IL-13 和干扰素-γ。通过测定细胞因子产生细胞的水平和细胞因子 IL-4 蛋白水平，证实上述的结论是正确的。但是，微粒鼻激发后产生的效应是局部的，因为血细胞中的细胞因子并无变化。

　　通过提高和改变呼吸道黏膜中多种细胞因子产物，芳香烃也直接增加 B 淋巴细胞产生的 IgE，细胞因子可直接或间接参与非 IgE 介导的变应性炎症，在抗原和微粒之间相互作用，使变应性呼吸道炎症性疾病迁延不愈。

　　柴油机陈腐燃料的不完全燃烧所散发出的微粒导致机体的免疫和变应性变化的研究，可以说起步不长，还有很多问题没有阐明，还需要今后长期、深入的研究。

参 考 文 献

1. Polosa R. The interaction between particulate air pollution and allergens in enhancing allergic and airway responses. Curr allergy asthma rep,2001,1:102-107

2. Proietti L,Spicuzza L,Polosa R,et al. Urban air pollution at the crossroads of the allergiic pandemic. Ann Ital Med Int,2003,18:64-72

3. Peterson B,Saxon S,Di Maria GU. Allergic susceptibility associated with diosel exhaust particle exposure:clear as mud. Arch Environ Health,2002,57:188-193

4. Polosa R. The interaction between particulate air pollution and allergens in enhancing allergic and airway responses. Curr allergic asthma rep,2001,1:102-107

第13章
膳食中抗氧化剂及脂质与呼吸道变应性疾病

刘 钢 顾之燕 李 源

膳食中抗氧化剂缺乏：呼吸道变应性疾病的危险因素

　　膳食中的抗氧化剂

　　抗氧化剂摄入与小龄儿童时期的饮食习惯及膳食结构的关系

　　抗氧化作用膳食：海藻和矿物质

　　抗氧化剂与饮食习惯及膳食结构

膳食中脂质摄入与哮喘及变应性疾病

　　多价不饱和脂肪酸代谢与变应性疾病

　　脂质摄入变化与变应性疾病

　　脂质摄入干预与变应性疾病

　　环境因素对呼吸道变应性疾病发病或病情加重的影响，进一步显示了"全球性呼吸道变应性疾病流行增加"这一观点，基因-环境的相互作用增加了基因表达的敏感性，被认为是近50年来呼吸道变应性疾病患病率迅速上升的重要机制。在环境因素中，首先是柴油燃烧不完全产生的芳香烃颗粒所导致的空气污染，这是从20世纪后半期以来工业迅速发展带来的结果。这些芳香烃颗粒吸入气道后作为免疫学佐剂和非特异性刺激物，加重呼吸道炎症反应，这种佐剂的作用不同于常规佐剂的作用，其可导致各类免疫球蛋白增加，包括IgE，也作用于B细胞、T细胞和其他免疫活性细胞，最终引起介质和细胞因子等释放，从而导致变应性疾病的迁延不愈和患病率增加，甚至有学者报道长期吸入这些芳香烃颗粒可使非特应性个体转变为特应性个体。关于柴油机排出颗粒与呼吸道变应性疾病的关系，已经在第12章作了详细阐述。另外，在环境因素中，还有一个必须引起重视的因素是膳食，其实从20世纪80~90年代，特别是21世纪初以来，膳食作为呼吸道变应性疾病的环境因素已经备受关注，学者们做了不少实验研究和临床研究，所得的结果虽然不尽相同，甚至有的还得出相反的结果，但是形成了如下共识，即膳食结构改变与呼吸道特应性疾病的相关性不可忽视，这是与食物变态反应截然不同的问题。

　　本章主要从膳食中抗氧化剂（antioxidants）摄入不足以及脂质摄入变化阐述它们与变应性疾病发病和发展的关系。

一　膳食中抗氧化剂缺乏：呼吸道变应性疾病的危险因素

　　关于膳食中缺乏抗氧化剂与呼吸道变应性疾病的关系，早在20世纪中期就已经引起英国学者警觉，他们发现支气管哮喘和特应性疾病增加与当时英国的膳食结构改变相并行，当时英国人的膳食中蔬菜减少,特别是土豆和绿叶菜减少,因此开始注意到膳食中抗氧化剂缺乏可能增加变应性疾病患病的易患性。膳食中缺乏抗氧化剂作为危险因素引起的是呼吸道变应性疾病,并非食物变态反应。

膳食中的抗氧化剂

膳食中减少抗氧化剂(在蔬菜和水果中富含)摄入,可引起支气管哮喘和特应性疾病发病增加或症状加重,包括变应性鼻炎和特应性皮炎等。实验研究显示,机体缺乏抗氧化剂可增加呼吸道对氧化物损伤的易患性,从而可能发生呼吸道炎症反应、肺功能改变和支气管哮喘、变应性鼻炎等。Butland 的实验证实,第一秒用力呼气容积(forced expired volume in one second,FEV_1)与食入新鲜水果和果汁的多少呈正相关,Shaheen 等的研究显示水果摄入多者较摄入少者哮喘危险性平均减少 30%,特别是冬季摄入新鲜水果和果汁的多少与 FEV_1 呈更明显的正相关,经常摄入水果者较不经常摄入水果者 FEV_1 平均增加 30%。水果的效果与其中含有黄酮类(flavonoid)的花色苷(anthocyanins)和根皮素(phloridzin)有关。

膳食中包含的抗氧化剂主要有以下几种:

1. 水溶性维生素 C 可提供细胞内、外水溶性抗氧化能力,清除氧自由基和抑制巨噬细胞分泌过氧化阴离子。一些流行病学研究显示,饮食中维生素 C 摄入的多少或血清中抗坏血酸水平与成人和儿童呼吸道通气功能相关,两项研究显示摄入维生素 C 最多者和最少者相比,FEV_1 平均分别为 40ml 和 17ml。Rubin 等报道在成人和儿童饮食中,摄入维生素 C 的多少与支气管哮喘和哮鸣症状的轻重相关,儿童和青少年血清中抗坏血酸水平和支气管哮喘患病率呈负相关,抗坏血酸水平高的人群中支气管哮喘流行率平均减少 19%。

2. 脂溶性维生素 E 具有防御氧化作用所产生的膜损伤的作用,因此具有抗氧化作用。流行病学研究显示,饮食中维生素 E 水平与气道通气功能呈正相关,4~17 岁儿童和青少年中,维生素 E 摄入低者较摄入高者 FEV_1 平均减少 9%。Bodner 等报道饮食和血清维生素 E 水平与成年开始发病的哮鸣呈负相关。维生素 E 可视为体内的"清道夫",并显示剂量依赖性抑制 IL-4 蛋白水平,并抑制 NF-κB 和活性蛋白(active protein)-1 的调节。

3. 维生素 A 包括维生素 A 醇(retinol)、多种胡萝卜素类,后者主要包括 β-胡萝卜素、β-稳黄素(β-cryptoxanthin)、黄体素-玉米黄质(lueun-zeaxanthin)和番茄素(lycopene),除维生素 A 醇外,都有很强的抗氧化活性。维生素 A 醇与正常呼吸道上皮发育和肺发育相关,胡萝卜素则与呼吸道通气功能、支气管哮喘相关。4~17 岁儿童和青少年中证实,支气管哮喘发病及症状的轻重与血清 α-胡萝卜素和 β-胡萝卜素水平呈负相关。Kompauer 等研究 547 例成人变应性鼻炎患者,发现血清中总胡萝卜素水平与成人变应性鼻炎流行呈负相关,而单一胡萝卜素和抗不育维生素(tocopherois)、番茄红素与呼吸道特应性疾病的相关性均未达到统计学意义,血清抗坏血酸 C 水平与变应性鼻炎发病及轻重亦无关,变应性致敏与血清 γ 抗不育维生素亦无相关,结论是血清高胡萝卜素水平对成人变应性鼻炎有保护作用,也反映了饮食中摄入各种水果和蔬菜水平较高。

4. 硒 是通过植物食品进入体内的主要抗氧化剂。硒可结合于谷胱甘肽过氧化酶,后者在保护细胞对抗氧化损伤中具有重要作用。硒的摄入量与支气管哮喘患病率、呼吸道症状呈负相关。Rubin 等研究证实在 4~16 岁儿童和青少年中,血清硒水平与支气管哮喘症状轻重和发病呈负相关,血清硒水平高者哮喘流行平均减少 30%;FEV_1 平均增加 25ml。Broome 等和 Jeong 从临床和动物实验两方面发现硒可调节 NF-κB 活性,增加谷胱甘肽酶活性和改善免疫反应及临床症状。

5. 血红素氧合酶(heme oxygenase,HO) 是一种抗氧化酶(antioxidant enzyme),可分解代谢血绿质,产生 CO 和胆绿质。HO 有三种异构形式,最近发现血清 HO-1 在呼吸道炎症后上调。Elhini 等对持续性变应性鼻炎 30 例和 10 例健康志愿者应用免疫荧光技术、Western 免疫印迹法和 PCR,进行鼻黏膜组织中 HO-1 定位和量化,结果显示 HO-1 高表达于浆液黏液腺上皮细胞和巨噬细胞。变应性鼻炎腺体高表达 HO-1,提示增加抗氧化剂摄入将有助于控制变应性鼻炎。

抗氧化剂摄入与小龄儿童时期的饮食习惯及膳食结构的关系

流行病学研究显示,成人抗氧化剂的状态与小龄儿童时期的饮食习惯及饮食结构直接相关,换句话说就是,倘若在小龄儿童时期的饮食抗氧化剂摄入不足,即使在成人时期进行干预,效果也是不可靠的。因此,在儿童早期就需要充分的抗氧化剂摄入干预。妊娠期抗氧化剂的摄入尤其重要,实验研究显示,对大鼠胎儿补充抗氧化剂,能促进原本发育不全的肺脏走向正常发育,临床研究显示,如若儿童时期抗氧化剂摄入不足可能导致氧化性气道损伤,从而影响气道管径的发育和气道的依从性等,长期抗氧化剂摄入不足后可能出现哮鸣和支气管哮喘。

新近,一项应用饮食问卷邮寄法对 2000 例妇女的前瞻性研究,主要调查妊娠期饮食和血中抗氧化剂水平,同时对 1924 例 6 个月、12 个月和 24 个月小儿进行观察,发现:12 个月时小儿抗氧化剂摄入与哮喘和湿疹症状无相关,24 个月时小儿母亲妊娠期维生素 E 摄入与"无感冒的支气管哮喘"呈阴性相关,特应性母亲和维生素 E 摄入与儿童湿疹呈阴性相关,妊娠期维生素 E 摄入与儿童第 2 年反复的哮鸣和湿疹呈阴性相关。该研究表明,妊娠妇女的饮食习惯及饮食结构有可能改变早期儿童发展为哮喘和湿疹的患病率。

抗氧化作用膳食:海藻和矿物质

海藻(seaweed)和矿物质均具有抗氧化作用。饮食中海藻和矿物质如钙、镁、磷等的摄入与支气管哮喘、肺部变应性炎症反应和变应性鼻炎的流行及病情轻重相关。Miyake 等通过饮食问卷,对 1002 例日本妊娠妇女的变应性鼻炎(包括柳杉过敏的花粉症)流行与海藻及矿物质摄入的关系进行了调查,结果显示海藻的摄入可降低变应性鼻炎的流行,而钙、镁等摄入的多少与变应性鼻炎流行呈负相关,磷的消耗量和变应性鼻炎流行呈负相关趋势。上述调查表明多食入海藻、钙、镁和磷可能与降低变应性鼻炎流行相关。

抗氧化剂与饮食习惯及膳食结构

目前的研究资料已经证明:①富含抗氧化剂的食品如水果和蔬菜摄入减少,可导致呼吸道炎症性疾病的严重性和患病率增加;②流行病学研究显示,维生素 C、E,硒,胡萝卜素类等对支气管哮喘、哮鸣和气道通气功能等的改善具有有益的作用;③饮食中抗氧化剂缺乏可能通过免疫调节和气道氧化损伤,影响呼吸道变应性疾病的发病及病情的加重;④应重视胎儿时期的抗氧化剂干预,因此妊娠妇女的饮食习惯和膳食结构应加强抗氧化剂摄入;⑤应培养小龄儿童应建立良好的饮食习惯和正确的膳食结构,小龄儿童如若摄入抗氧化剂不足,到成人时进行干预,效果并不肯定;⑥建立一个可行的和有效的食物摄入表和控制表,以减少支气管哮喘和特应性疾病的发病和严重性是今后研究的方向。

二　膳食中脂质摄入与哮喘及变应性疾病

近半个世纪以来,为减少冠心病而采取的公众健康措施导致了膳食中饱和脂肪如黄油、猪油以及鱼油或鱼油派生物(鱼肝油)摄入量减少,而多价不饱和脂肪酸(polyunsaturated fatty acids,PUFA)的人造黄油和植物油摄入量相应增加。对成人和儿童的流行病学研究已经发现,饮食中脂质摄入量和哮喘及变应性疾病之间有一些关联。人们逐渐认识到,哮喘及变应性疾病与 n-6 和 n-3 多价不饱和脂肪酸的关联似乎非常复杂,且对哮喘和特应性皮炎可能会有所区别。膳食中的脂肪量对促炎症反应及免疫途径可能会施加许多复杂的作用。然而,相对于抗氧化剂来说,有关不饱和脂肪酸与人体致敏关系的研究资料较少,且研究对象多以特应性皮炎为主,对呼吸道变应性疾病的研究不多,且研究结果也有较多的不一致。

多价不饱和脂肪酸代谢与变应性疾病

在工业化国家,长期以来人们对富含 n-6 多价不饱和脂肪酸的人造黄油和植物油的消费增加和鱼油或鱼油派生物(鱼肝油)的消费量降低。1997年英国学者 Black 和 Sharpe 注意到这样一个令人奇怪的现象,即膳食中脂肪摄入的变化总是发生在哮喘和变应性疾病患病率增加之前,且与这些疾病患病率的逐渐增加相并行。膳食中饱和脂肪如黄油、猪油以及鱼油或鱼油派生物(鱼肝油)摄入的长期不足,将导致机体内 n-6 多价不饱和脂肪酸增加以及 n-3 多价不饱和脂肪酸减少,后者经 Δ5 脱饱和酶分解为二十碳五烯酸(eicosapentaenoic acid,EPA)和二十二碳六烯酸(docosahexaenoic acid,DHA)。n-3 多价不饱和脂肪酸摄入减少致使某些人易得包括哮喘及变应性疾病等炎症性疾病。

膳食中最常见的多价不饱和脂肪酸是亚麻油酸(n-6)和 α-亚麻油酸(n-3),亚麻油酸(n-6)可以通过一个单一的脱胞,以及延长途径被转换成更长链的不饱和脂肪酸,即 γ-亚麻油酸(GLA)和二高-γ-亚麻酸(DGLA),然后转化为花生四烯酸,后者经环氧合酶(cyclooxygenase,COX)和脂氧合酶作用最终代谢产生前列腺素 E2(prostaglandin E2,PGE2)、凝血烷和四系列白三烯(Leukotrienes),即 LTA_4、LTB_4、LTC_4、LTD_4 和 LTE_4(图 2-13-1)。

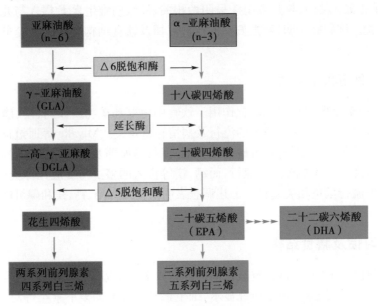

图 2-13-1 n-6 和 n-3 多不饱和脂肪酸代谢途径示意图

n-6 和 n-3 多不饱和脂肪酸代谢所产生的化合物都是与哮喘和变应性疾病极为相关的脂氧素,前列腺素 E2 具有免疫调节特性,四系列白三烯具有促炎症活性,能促进与哮喘和变应性疾病相关的 Th2 表型。α-亚麻油酸(n-3)因为竞争性地抑制亚麻油酸(n-6)单一的酶级联代谢,且 EPA 和 DHA 能降低 COX-2 基因的表达并抑制其活性,因而能够减少花生四烯酸和 PGE2 的产生,从而对抗它们的促炎效应。因此,Black 和 Sharpe 提出脂质摄入变化促进致敏和炎症发生的机制的假设是:由于膳食中亚麻油酸(n-6)摄取量的增加,导致花生四烯酸和 PGE2 的生成增加,进而导致过敏性 Th2 的致敏,最终使哮喘和变应性疾病的发生也随之增加。

其实,增加 n-6 多价不饱和脂肪酸摄入量和减少 n-3 多价不饱和脂肪酸摄入量所引起的脂类代谢变化要比 Black 和 Sharpe 的想象复杂得多。例如脂氧合酶-环氧合酶途径可以将二高-γ-亚麻酸和 EPA 转化为具有生物活性的前列腺素和白三烯,尽管这些代谢产物比花生四烯酸的代谢产物的活性弱得多,但仍然可以促进致敏和炎症发生;还有,许多花生四烯酸的代谢产物能拮抗 PGE2 的活性;此外,n-3 和 n-6 多价不饱和脂肪酸都能通过影响细胞膜的流动性、细胞信号转导和基因转录来直接调节 T 细胞的功能。然而,上述脂类代谢的变化是否对致敏和炎症发生作用或者怎样发生作用尚不清楚。

脂质摄入变化与变应性疾病

1996 年 Hodge 的研究提出,对 8~11 岁儿童的膳食加入新鲜油性鱼,能明显降低哮喘的风险。

对 1980—1989 年变应性疾病发病进展相关饮食数据的纵贯分析显示,患有变应性疾病的儿童,黄油和鱼类摄入比没有患变应性疾病的儿童少。Dunder 等 1980 年调查了 3～18 岁的儿童和青少年黄油摄入与变应性疾病的关系,并于 1986 年和 1989 年再次复核,结果显示变应性疾病患者比没有患变应性疾病的对照者,更多地摄入人造黄油和更少地摄入黄油。一项对学龄前儿童哮喘发病危险因素的研究甚至明确提出,面包、黄油和食用油中多不饱和脂肪酸的经常摄入是增加哮喘发病的危险因素。

1980 年和 1986 年,两项对多价不饱和脂肪酸代谢产物的研究表明,特应性皮炎儿童的血清中 α-亚麻油酸(n-3)代谢产物二十碳五烯酸(EPA)和二十二碳六烯酸(DHA)浓度下降。一项对儿童、青少年和成人的脂肪组织、血清、红细胞、白细胞中多不饱和脂肪酸代谢产物浓度的研究提示,特应性皮炎患者 Δ6 脱饱和酶作用下的亚麻油酸转换为 γ-亚麻油酸以及 α-亚麻油酸转换为十八碳四烯酸的活性减少。另一项对多价不饱和脂肪酸及其代谢产物的研究也同样证明,特应性皮炎成年患者血浆中亚麻油酸含量显著增加,而其代谢产物 γ-亚麻油酸、二高-γ-亚麻油酸和花生四烯酸的水平则是减少;α-亚麻油酸虽无减少,但是其代谢产物显著减少。

一些流行病学研究显示在 12～15 岁儿童中,变应性疾病与 DHA 和 n-3 多价不饱和脂肪酸的减少有关,并与 n-6/n-3 多价不饱和脂肪酸的比例增加有关。此外,患者血清 IgE 水平与 n-6 多价不饱和脂肪酸浓度呈正相关,和 EPA 则呈负关联。

由此可见,最近 20 年的研究,包括脂质摄入的变化、对多价不饱和脂肪酸及其代谢产物的检测以及流行病学调查,均支持 Black 和 Sharpe 假说。人造黄油比黄油含有高达 20 倍的 n-6 多价不饱和脂肪酸,倘若膳食中以人造黄油替换黄油或鱼类油,必然导致人体 n-6 多价不饱和脂肪酸增加,后者的代谢进一步产生与机体致敏或发生变应性疾病相关的炎性介质——花生四烯酸、白三烯和前列腺素 E,这些炎性介质的增加提高了变应性疾病发病的概率。

然而也有相反的研究结论,例如一个调查 6～15 岁儿童鱼类消费和哮喘之间关系的研究则得出两者无关的结论,但需要指出,这个研究在评价鱼类消费和哮喘的关系时,并没对社会经济地位相关的潜在复杂因素作相应的调整。对多价不饱和脂肪酸及其代谢产物的研究中,Griese 等则发现血浆和单核细胞的磷脂 EPA 水平与儿童哮喘及其血清 IgE 呈正相关。另外,对成人的研究尽管不多,但结论则较为一致,例如在对鱼类摄入研究方面,发现成人的鱼类摄入与哮喘、呼吸道症状及换气功能之间并无任何关联。另外对脂质反应的个体差异也很有可能存在。我们需要进一步的研究以确定膳食脂肪干预是否可减少哮喘和过敏性疾病的风险。

脂质摄入干预与变应性疾病

从理论上讲,增加 n-6 和减少 n-3 多价不饱和脂肪酸摄入,可引起炎症介质如花生四烯酸、白三烯和前列腺素 E 生成增加,进而诱发 Th2 细胞效应,最终导致变应性疾病发生的增加。例如,Δ6-脱饱和酶的功能降低,及其对表皮细胞结构功能和 Th2 细胞分化产生影响,最终导致特应性皮炎。以此为依据,脂质摄入干预可能有助于预防甚至治疗变应性疾病。对哮喘,多提倡增加膳食中的油性鱼摄取,以增加机体 n-3 多不饱和脂肪酸的摄入,对特应性皮炎,则主张增加亚麻油酸和 γ-亚麻油酸的摄入。然而,迄今的研究除了较为明确膳食中补充 n-6 多价不饱和脂肪酸对特应性皮炎可产生有益的作用之外,在对哮喘及其他变应性疾病的脂质摄入干预研究的结果多令人失望。不能否认,对脂质反应的个体差异也很有可能对结果产生影响。

1. 哮喘和特应性皮炎脂质摄入干预的研究　对 n-3 多价不饱和脂肪酸鱼油临床效果的系统评价显示,对于哮喘患者,基本上没有证据可以证明通过膳食补充或饮食修订来获得改善哮喘症状的控制。采用月见草油(约 72% 的亚麻油酸,9% 的 γ-亚麻油酸)作为补充剂,也未发现其有效控制哮喘的直接证据。一项对两个补充剂的研究显示哮喘患者对脂质补充产生明显不同的反应,这种反应的变化可能与 n-3 多价不饱和脂肪酸补充剂代谢为白三烯的能力密切相关,其中还可能受遗传因素的影响。只有一部分哮喘患者从紫苏油补充剂(蔬菜来源的 n-3 多价不饱和脂肪酸)中受益,这些患者的白细胞很特性地减少了白三烯 C4 的分泌。由此提示,在今后的研究和治疗中如若能确认对多不饱和脂肪酸产生有利影响的易患性患者,则可以针对易感个体补充多价不饱和脂肪酸。

对特应性皮炎,目前已经有很多证据显示,补充 n-6 多价不饱和脂肪酸甚至 n-3 多价不饱和脂肪酸,对特应性皮炎均有较好的治疗作用,这可能跟多价不饱和脂肪酸维持表皮结构和功能的作用有关。2000 年发表的一篇关于 n-6 多价不饱和脂肪酸干预治疗特应性皮炎的综述,对治疗现状及结果做了详尽的阐述。该综述表明,在 1920、1930 和 1960 年的研究均提示,补充高剂量亚麻油酸可明显改善特应性皮炎的临床症状。最近,两项采用玉米油或大豆油(均富含亚麻油酸)的干预研究也显示对特应性皮炎症状获得持续改善,且研究还表明补充 n-3 多价不饱和脂肪酸(鱼油)对改善特应性皮炎的有效性和补充 n-6 多价不饱和脂肪酸是相同的。也有一些研究是采用 γ-亚麻油酸(通常是月见草油)治疗特应性皮炎,适量的 n-6 多价不饱和脂肪酸(γ-亚麻油酸)可改善临床症状,并减少抗生素、口服和局部用糖皮质激素的使用。

2. 妊娠期间或(和)婴儿期膳食中脂质摄入干预的研究　对妊娠期间或(和)婴儿期膳食中补充多价不饱和脂肪酸以预防或阻止哮喘和其他变应性疾病的发生和发展的研究结果是令人疑惑的。2 项产后饮食调整补充多价不饱和脂肪酸的研究结果令人失望,另一项产前补充多不饱和脂肪酸的研究也只是暗示了可能的有利影响。对遗传易患性婴儿产后补充鱼油和调整饮食以减少 n-6 多价不饱和脂肪酸摄入量,虽然与在 18 个月时哮鸣音明显减少相关联,但是在 3 岁时,这一关联就不明显了。1 岁的遗传易患性婴儿,在出生后 6 个月膳食中补充 γ-亚麻油酸(琉璃苣油),显示与特应性皮炎发病率或血清 IgE 减少无相关性。

一项对遗传性过敏症的妇女在妊娠期间补充富含 n-3 多价不饱和脂肪酸的鱼油的研究显示,只是与脐血中单核细胞增殖和细胞因子反应呈非显著减少相关,然经过敏原(猫皮屑)刺激后,IL-10 的反应则显著减少。产后 1 岁时,鱼油补充与哮喘和特应性致敏呈非显著降低相关联,且和儿童特应性皮炎呈非显著增加相关。对上述研究人群继续随访以及扩大研究人群有可能得出更为正确的结果。

由此可见,目前尚没有足够的研究和证据推荐或反对在妊娠期间或(和)婴儿期进行 n-3 多价不饱和脂肪酸的膳食补充,以防止哮喘和过敏性疾病的发展。然而学者们仍然认为,饮食中脂质的摄入量可能会对妊娠期和儿童早期疾病的表达比较重要,因此脂质的饮食干预应针对这一群体。

参 考 文 献

1. Devereux G,Seaton A. Diet as a risk factor for atopy and asthma. J Allergy Clin Immunol,2005,115:1109-1117

2. Peterson B,Saxon A. Global increases in allergic respiratory disease:the possible role of diesel exhaust particles. Ann Allergy Asthma Immunol,1996,77:263-268

3. Butland BK,Fehily AM,Elwood PC,et al. Diet,lung function and lung function decline in a cohort of 2512 middle aged men. Thorax,2000,55:102-108

4. Shaheen SO,Steme JAC,Thompson RL,et al. Dietary antioxidants and asthma in adults:population based case-control study. Am J Respir Crit Care Med,2001,164:1823-1828

5. Gilliland FD,Berhane KT,Li YF,et al. Children's lung function and antioxidant vitamin,fruit,juice and vegetable intake. Am J Epidemiol,2003,158:576-584

6. Schwartz J,Weiss AT. Relationship between dietary vitamin C intake and pulmonary function in the First National Health and Nutrition Examination Survey(NHANES Ⅰ). Am J Clin Nutr,1994,59:110-114

7. Hu G,Cassano P. Antioxidants and pulmonary function:the thid National Health and Nutrition Examination Survey (NHANES Ⅲ). Am J Epidemiol,2000,151:975-981

8. Rubin RN,Navon L,Cassano PA,et al. Relationship of serum antioxidants to asthma prevalence in youth. Am J Respir Crit Care Med,2004,169:393-398

9. Bodner C,Godden D,Little J,et al. Antioxidant intake and adult-onset wheeze:a case-control study. Eur Respir J,1999,13:22-30

10. Li-Weber M,Giaisi M,Treiber MK,et al. Vitamin E inhibits IL-4 gene expression in peripheral blood T cells. Eur J Immunol,2002,32:2401-2408

11. Schunemann HJ,Grant BJB,Freudenheim JL,et al. The relation of serum levels of antioxidant vitamins C and E,retinol and carotenoids with pulmonary function in the general population. Am J Respir Crit Care Med, 2001, 163:

1246-1255

12. Kompauer Ⅰ,Heinrich J,Wolfram G,et al. Association of carotenoids,tocopherois and vitamin C in plasma with allergic rhinitis and allergic sensitisation in adults. Public Health Nutr. 2006,9:472-479

13. Broome CS,McArdle F,Kyle JAM,et al. An increase in selenium intake improves immune function and poliovirus handling in adults with marginal selenium atatus,Am J Clin Nutr,2004,80:154-162

14. Jeong DW,Yoo MH,Kim TS,et al. Protection of mice from allergen induce asthma by selenute. J Biol chem. 2002,277:17871-17876

15. Miyake Y,Sasaki S,Ohya Y,et al. Dietary intake of seaweed and minerals and prevalence of allergic rhinitis in Japanese pregnant females:baseline data from the Osaka maternal and chiod heath study. Ann Epidemiol,2006,16:614-621

16. Fisher JC,Kling DE,Kinane TB,et al. Oxidation-reduction(redox)controls fetal hypoplastic lung growth. J Surg Res,2002,106:287-291

17. Ethini A, Abdelwahab S, Ikeda K. Heme oxygenase (HO)-1 upregulated in the nasal mucosa with allergic rhinitis. Laryngoscope,2006,116:446-450

18. Spector SL,Surette ME. Diet and asthma:has the role of dietary lipids been overlooked in the management of asthma? Ann Allergy Asthma Immunol,2003,90:371-377

19. Martindale S,McNeill G,Deveruxg D,et al. Antioxidant intake in pregnancy in relation to wheeze and eczema in the first two years of life. Am J Respir Crit Care Med,2005,17:121-128

20. Kay AB. Allergy and allergic diseases. N Engl J Med,2001,344:30-6

21. Diaz-Sanchez D,Penichet-Garcia M,Saxon A,et al. Diesel exhaust particles directly induce activated mast cells to degranulate and increase histamine levels and symptom severity. J Allergy Clin Immunol,2000,106:1140-1146

22. Devereux G,Seaton A. Diet as a risk factor for atopy and asthma. J Allergy Clin Immunol,2005,115:1109-1117

23. Black PN,Sharpe S. Dietary fat and asthma:is there a connection? Eur Respir J,1997,10:6-12

24. Thien FCK,Walters EH. Eicosanoids and asthma:an update. Prostaglandins Leukot Essent Fatty Acids,1995,52:271-288

25. Calder PC,Yaqoob P,Thies F,et al. Fatty acids and lymphocyte functions. Br J Nutr,2002,87(suppl):S31-S48

26. Hodge L,Salome CM,Peat JK,et al. Consumption of oily fish and childhood asthma risk. Med J Aust,1996,164:137-140

27. Fluge ø,Omenaas E,Eide GE,et al. Fish consumption and respiratory symptoms among young adults in a Norwegian community. Eur Respir J,1998,12:336-340

28. Takemura Y, Sakurai Y, Honjo S, et al. The relationship between fish intake and the prevalence of asthma:the Tokorozawa Childhood Asthma and Pollinosis Study. Prev Med,2002,34:221-225

29. Dunder T,Kuikka L,Turtinen J,et al. Diet,serum fatty acids,and atopic diseases in childhood. Allergy,2001,56:425-428

30. Haby MM,Peat JK,Marks GB,et al. Asthma in pre-school children:prevalence and risk factors. Thorax,2001,56:589-595

31. Manku MS,Horrobin DF,Morse NL,et al. Essential fatty acids in the plasma phospholipids of patients with atopic eczema. Br J Dermatol,1984,110:643-648

32. Wakai K,Okamoto K,Tamakoshi A,et al. Seasonal allergic rhinoconjunctivitis and fatty acid intake:a cross sectional study in Japan. Ann Epidemiol,2001,11:59-64

33. Griese M,Schur N,Laryea MD,et al. Fatty acid composition of phospholipids of plasma and mononuclear blood cells in children with allergic asthma and the influence of glucocorticoids. Eur J Pediatr,1990,149:508-512

34. Thien FCK,Woods R,De Luca S,et al. Dietary marine fatty acids(fish oil)for asthma in adults and children. [Cochrane review] Oxford:Updated software,2004

35. Stenius-Aarniala B,Aro A,Hakulinen A,et al. Evening primrose oil and fish oil are ineffective as supplementary treatment of bronchial asthma. Ann Allergy,1989,62:534-537

36. Okamoto M,Mitsunobu F,Ashida K,et al. Effects of perilla seed oil supplementation on leukotriene generation by leucocytes in patients with asthma associated with lipometabolism. Int Arch Allergy Immunol,2000,122:137-142

37. Horrobin DF. Essential fatty acid metabolism and its modification in atopic eczema. Am J Clin Nutr,2000,71(suppl):

367S-372S

38. Soyland E,Funk J,Rajka G,et al. Dietary supplementation with very long-chain n-3 fatty acids in patients with atopic dermatitis. A double blind,multicentre study. Br J Dermatol,1994,130:757-764

39. Mayser P,Mayer K,Mahloudjian M,et al. A double-blind,randomized,placebo-controlled trial of n-3 versus n-6 fatty acid based lipid infusion in atopic dermatitis. J Parent Enteral Nutr,2002,26:151-158

40. van Gool CJAW,Thijs C,Henquet CJM,et al. γ-Linolenic acid supplementation for prophylaxis of atopic dermatitis—a randomized controlled trial in infants at high familial risk. Am J Clin Nutr,2003,77:943-951

41. Berth-Jones J,Graham-Brown RAC. Placebo controlled trial of essential fatty acid supplementation in atopic dermatitis. Lancet,1993,341:1557-1560

第14章
黏膜免疫与学龄前儿童反复上呼吸道感染

安云芳　赵长青

学龄前儿童反复呼吸道感染（recurrent respiratory tract infection，RRTI）分为反复上呼吸道感染和反复下呼吸道感染，后者又分为反复气管支气管炎和反复肺炎。一年中患上呼吸道感染5～7次以上，或患下呼吸道感染2～3次以上，视为RRTI，部分患儿一年可高达12次以上，学龄前儿童反复上呼吸道感染是儿童就诊及住院治疗的主要原因之一。

一　学龄前儿童反复上呼吸道感染概述

学龄前儿童可发生反复上呼吸道感染，如鼻炎、鼻窦炎、支气管炎、扁桃体炎、腺样体炎、中耳炎和乳突炎等，也可波及下呼吸道。主要的致病菌为肺炎球菌和嗜血流感杆菌。发作的时间、部位、前驱症状等为感染的病因学提供重要线索，其中部分儿童可检测到特异性和非特异性防御机制的不正常。反复上呼吸道感染在大多数学龄前儿童，特别是幼儿中常见。多数不是原发性免疫缺陷（primary immunodeficiency），而是环境或解剖学异常的原因。环境原因包括托幼机构、家庭人员及居住环境状态。例如托幼机构照看的孩子，因接触多数幼儿而增加了对病原体的暴露机会，另外家里有上学的儿童、父母吸烟或者居住环境拥挤等均是造成反复上呼吸道感染的环境因素。研究表明，人工喂养、偏食、蛋白质和热量摄入不足、营养不良、缺铁性贫血、维生素A缺乏和微量元素Zn、Ca、Cu水平低下与患儿反复呼吸道感染关系密切。维生素 A 缺乏引起呼吸道的反复感染,维生素 B_{12} 缺乏导致免疫球蛋白产生减少,蛋白丢失性胃肠病,肠淋巴管扩张及肾病综合征导致的低蛋白血症,增加了感染的易患性。解剖学异常导致体液或分泌物排除障碍,如支气管和咽鼓管的不通造成反复下呼吸道局限肺段的感染和反复中耳炎等。

学龄前儿童感染具有自限性,通过适当治疗可迅速痊愈。一个学龄前儿童正常情况下在出生后头 2～3 年中,可每年发生高达 10 次的病毒性上呼吸道感染和每年 2 次的肠胃炎,尤其是经常和别的孩子在一起。难于治愈的反复感染常提示有免疫功能缺陷的可能。然而,如何分辨学龄前儿童正常的多次自限性感染和患有免疫缺陷病儿童的反复感染有时并非容易。下列特征表明学龄前儿童的免疫功能是正常的:①感染是轻症的;②感染是急性和短时间的;③恢复后没有后遗症;④没有持续存在的症状;⑤生长发育正常。以下线索提示学龄前儿童免疫防御功能缺陷:①6 个月中发生 3 次或更多次急性中耳炎,或 1 年中发生 4 次;②持续的脓性分泌物从耳中排出;③1 年中发生 2 次或更多次严重的鼻窦炎;④1 年中 2 次或更多次患肺炎;⑤机体发育迟缓;⑥反复皮肤深部脓肿或器官脓肿;⑦持续的或反复的念珠菌感染;⑧2 处或更多处的"深部"组织或"无菌部位"感染,如肺炎、脑炎、骨髓炎、深部脓肿;⑨原发性免疫缺陷病的家族史。

患有变应性疾病的学龄前儿童也可表现为反复呼吸道症状,常与反复感染混淆。变应性疾病常有以下特点:①不发热;②湿疹史;③家族过敏史;④特征性发病季节或暴露方式;⑤对支气管扩张剂有反应。其他非免疫性疾病还应考虑胃食管反流、多次引流、先天性发育异常,如气管-食管瘘和囊性纤维病。正常解剖屏障的受损,如烧伤及皮肤剥脱也能造成反复感染。

二　上呼吸道抗感染防御机制

免疫是机体的一种生理性保护反应,其本质是识别自身、排斥异己。人类免疫系统是由细胞和体液成分协同构成的动态网络,它具有 3 种基本功能:①抵御病原微生物及毒素侵袭,清除衰老、损伤或死亡的细胞组织,稳定机体内环境。②免疫监视,识别和清除自身突变细胞和外源性非自身异质性细胞。免疫功能失调或紊乱,可致异常免疫反应,如免疫反应过低,可发生反复感染和免疫缺陷病。③异常过高的免疫反应,可引起变态反应或自身免疫性疾病。

人类免疫反应分为非特异免疫反应和特异免疫反应两大类,后者又分为特异性细胞免疫和特异性体液免疫及黏膜免疫系统(图 2-14-1)。

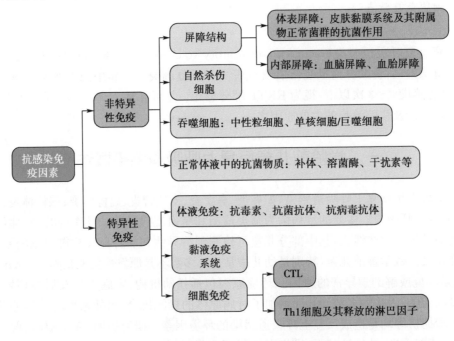

图 2-14-1　机体抗感染免疫机制示意图

呼吸系统是全身表面积最大的器官系统,这里持续发生着人体与外界的气体交换。因此也最容易受到外来病原的侵袭。人体抵抗肺部感染依赖于潜在致病的病原体的入侵和人体清除进入呼吸道病原体的能力之间的良好的平衡。

病原菌进入呼吸道的几种途径包括:①吸入带有细菌的气体并定植于呼吸道黏膜表面;②直接接种:病原体通过食管或呼吸道邻近组织直接接种到呼吸道;③通过血液循环传播。其中吸入并定植是最常见的细菌感染途径。大多数细菌大小为 $0.5\sim2\mu m$,通过呼吸道,细菌可到达终末细支气管或肺泡,在这个过程中,它们可能被清除,亦可能建立起感染。口咽部分泌物被吸入下呼吸道而发生定植,是大多数下呼吸道感染的启动步骤,口咽部分泌物中细菌浓度可高达 $10^8\sim10^{10}$,吸入极少量($0.01\sim0.1ml$)的高浓度菌液至下呼吸道即可能导致肺炎。约有 50% 的正常人在睡眠时可能会吸入少量口咽分泌物,在饮酒或服用镇静类药物后其发生率可能更高。大约 2% 的健康宿主可在其上呼吸道分离出潜在病原菌,在危重患者分离率则更高。口咽部分离出革兰阴性杆菌的机会越多,宿主发生呼吸道感染的可能性越大。另一方面,呼吸道的抗感染防御机制是一个极其复杂的系统,宿主防御机制通过呼吸道天然免疫中的屏障和细胞成分及获得性免疫抵御呼吸道感染的发生。如果呼吸道防御功能正常,则宿主发生呼吸道感染的可能性大大降低。呼吸道黏膜不仅是病原体的感染部位,也是防御病原体感染的部位。在病原体侵入机体后天然免疫系统立即作出应急反应,如果病原体逃过了非特异性免疫系统,就会被获得性免疫系统加以反应性清除。

黏膜免疫系统

黏膜免疫系统(mucosal immune system,MIS)是指机体与外界相通腔道的黏膜表面的免疫。黏膜是吸收、消化和交换营养物质的场所,面积巨大,呼吸道、消化道、泌尿生殖道、眼结膜、内耳以及外分泌腺导管都覆盖着黏膜,覆盖的总面积超过 $400mm^2$。黏膜表面分隔内外环境,是防御系统的第一线,它所面对的外部环境病原体非常丰富,每时每刻都要接触大量的抗原,其中绝大多数是无害的,如食物和共生菌,但也有少数有害的病原体,如病毒和寄生虫,都可能通过黏膜侵袭人体。黏膜具有强有力的物理和化学以及免疫清除外源性毒物或致病微生物侵害的精密机制,是执行局部特异性免疫功能的主要场所,MIS 担负着哨兵的责任,区分无害与有害,以决定是放过去(耐受)还是拦下来(免疫反应)。

MIS 与全身免疫系统共同进化,但又独立于全身免疫系统,只有起源于黏膜诱导的位置才能导致自身组织的有效黏膜免疫的免疫反应。黏膜免疫系统区别于全身系统免疫的特征是天然防护的形成机制,天然防护机制的缺陷导致黏膜屏障功能的损害和微生物的入侵。黏膜不仅是抵抗有害物质的屏障,而且是保护性免疫反应的诱导部位。在黏膜免疫反应中,IgA 起主要作用,MIS 独立存在于外周系统之外,外源性抗原进入后,被选择性摄取到启动免疫反应的高度结构化区域;另一方面是分散的效应细胞聚合集体,包括 B 和 T 淋巴细胞、未分化的浆细胞、巨噬细胞和其他抗原提呈细胞(antigen presenting cell,APC),以及嗜酸性粒细胞,特别是肥大细胞。

黏膜免疫诱导部位

MIS 的物质基础是黏膜下大量的淋巴组织,健康成年人体内 80% 的淋巴细胞是黏膜局部淋巴细胞,这些细胞位于黏膜层内以及黏膜下的固有层内,它们构成黏膜相关淋巴组织。根据形态和功能,人体的黏膜免疫系统可分为两个部位:黏膜诱导部位和黏膜效应部位,前者主要是免疫细胞活化诱导部位,包括扁桃体、盲肠、肠、支气管相关的淋巴组织、生殖道和乳腺等集合淋巴样组织以及分布在黏膜系统各处的淋巴滤泡。

黏膜诱导部位又称集合黏膜相关淋巴组织(organized lymphoid tissue,OLT),由单个或多个有结构的淋巴小结(淋巴滤泡)聚集成的黏膜相关淋巴组织组成,包括肠道相关淋巴组织(gut associated lymphoid tissue,GALT)、支气管相关淋巴组织(bronchus associated_lymphoid tissues,BALT)和鼻相关淋巴组织(nasal associated lymphoid tissue,NALT)等。它们相互联系,共同形成一个免疫应答网络。诱导部位主要负责抗原的捕获、处理和提呈,通过免疫活性细胞诱导免疫应答。

　　NALT 由鼻腔至咽腔的黏膜内特殊的淋巴样组织结构所组成,较大的淋巴组织呈环状排列,在人体称为 Waldeyer 环,它由咽扁桃体(腺样体)、双侧咽鼓管扁桃体、双侧腭扁桃体以及双侧舌扁桃体、咽侧索、咽后壁淋巴结共同组成,分别由含 T 细胞、B 细胞、树突状细胞以及包括 M 细胞的隐窝吸收上皮细胞组成,并覆盖着特异的上皮,是黏膜免疫的诱导部位。这层上皮由平行于基底膜、带有卵形细胞核的立方型纤毛细胞所组成,杯状细胞很少,偶尔也有微绒毛细胞。在上皮细胞间有以多微皱褶为特点的 M 细胞的存在,一般认为 M 细胞的主要功能是摄取并转运抗原至其下组织,尤其是颗粒性抗原。M 细胞将大分子颗粒和微生物颗粒转运至黏膜淋巴滤泡的特殊微环境,启动了分泌性免疫反应,其与活化的淋巴细胞紧密接触,在大量活化淋巴细胞定居区域的 M 细胞数量明显增多,而 M 细胞和滤泡相关上皮下面的树突状细胞和巨噬细胞网络对经由 M 细胞传递过来的抗原进行进一步的加工、处理和提呈,以及抗原的储存等一系列过程,最后诱导和产生了黏膜免疫反应。

　　德国汉诺威医科大学医院法医对 150 例生后 2 年内死亡的儿童(109 例死于免疫缺陷病,41 例为其他原因,平均年龄为 155 天)进行的尸体解剖,鼻腔经脱钙包埋及 HE 染色,其结果表明,NALT 不仅定位于鼻甲的近后鼻孔的背侧,主要位于鼻甲的腹侧,典型的淋巴滤泡形成,淋巴滤泡常伴有生发中心,偶可见类似小肠集合淋巴结(派伊尔淋巴结,Peyer patch,PP)样结构,淋巴细胞位于折叠的上皮细胞、出现明显毛细血管后微静脉,NALT 主要分布在中鼻甲,在其他部位的分布如图 2-14-2a 所示,这与啮齿类动物 NALT 分布不同,后者仅为近鼻咽管的双侧对称的单一的淋巴滤泡(图 2-14-2b)。

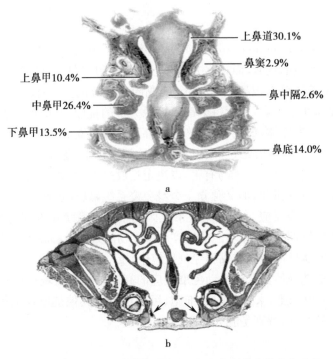

图 2-14-2　NALT 在人类鼻黏膜与啮齿类动物鼻黏膜分布比较
a. 幼儿鼻黏膜:主要分布在中鼻甲;b. 啮齿类动物鼻黏膜:
仅分布在近鼻咽管的双侧(箭头)

黏膜免疫效应部位

　　黏膜诱导部位是黏膜捕捉抗原和产生免疫效应细胞与免疫记忆细胞的主要场所,产生的免疫效应细胞和免疫记忆细胞游走并定居到较远的黏膜组织和腺体,构成了黏膜效应部位。MALT 首次接触抗原后,黏膜淋巴细胞离开感应部位,回到黏膜效应组织。黏膜免疫应答的效应部位包括胃肠固有层区域内的淋巴样细胞、上呼吸道和生殖道以及分泌组织,如乳腺、唾液腺和泪腺,已经证实在肠黏膜的特定区域内存在两种具有不同功能的淋巴细胞,分别称为上皮间淋巴细胞和固有层淋巴细胞,固有层内还含有浆细胞、巨噬细胞、中性粒细胞、嗜酸性粒细胞及肥大细胞等,这些细胞参与黏膜免疫应答效应。

　　黏膜免疫应答是一个在遗传基因调控下有多种免疫细胞(如 T 细胞、B 细胞、K 细胞、NK 细胞)和免疫分子(如免疫球蛋白、补体系统、细胞因子、黏附因子等)参与的、相当复杂的过程。当病毒、细菌、原虫等颗粒物质或可溶性蛋白质接触黏膜淋巴组织的 M 细胞时,抗原与 M 细胞表面尚未明确的部位结合后被摄入 M 细胞的吞饮泡,吞饮泡转送至细胞内,未经降解的抗原释放至上皮深部淋巴组织,由抗原提呈细胞提呈抗原,使黏膜相关淋巴组织内的 B 细胞和 T 细胞致敏。致敏的 B 细胞、T 细胞通过淋巴导管系统离开黏膜相关淋巴组织,随后通过胸导管进入血液循环,除归巢到抗原刺激的局部外还迁移到远处的效应部位,在呼吸道、胃肠道、生殖道黏膜及唾液腺等不同黏膜效应部位引起相关联的免疫应答,这一系统总称为共同黏膜免疫系统。黏膜固有层是一个重要的黏膜效应部位,B 细胞在固有层定居下来,并在抗原、T 细胞和细胞因子的刺激下增殖成为成熟的 IgA 浆细胞。IgA 在浆细胞内产生,由 J 链(含胱氨酸较多的酸性蛋白)连接成双聚体分泌出来。当 IgA 通过黏膜或细胞膜上皮细胞向外分泌时,与上皮细胞产生的分泌片(secretory component,SC)—上皮细胞基底膜上的转膜蛋白连接成完整的分泌型 IgA(secretory IgA,sIgA),释放到分泌液中,与上皮细胞紧密结合在一起,分布在黏膜或细胞膜表面发挥免疫作用(图 2-14-3)。

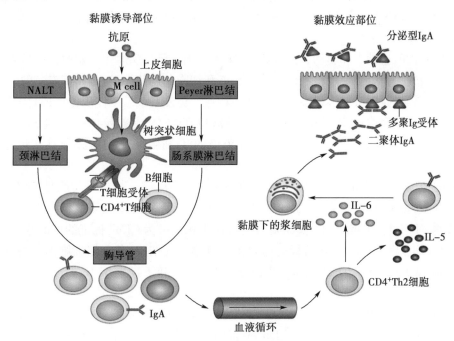

图 2-14-3　黏膜的免疫应答过程示意图

　　当外来抗原侵入机体时,宿主发动相关的淋巴组织作用于抗原,使抗原暴露在含有大量免疫活性细胞的诱导部位,并激活抗原特异性的 B 细胞、T 细胞,这些激活的 B 细胞、T 细胞从诱导部位迁出,黏膜免疫系统在免疫应答中的主要功能有:①能阻挡抗原物质通过黏膜进入体内,以保护全身性免疫系统免受不良抗原的有害刺激。②有一类黏膜结合的免疫球蛋白,即 sIgA;人每天分泌 sIgA 的量约为 30～100mg/kg,超过其他免疫球蛋白,sIgA 负责保护与外界广泛接触的黏膜表面,它们在局部与各种性质的抗原结合,阻止抗原对机体的损害,增加了抗原降解及排泄的机会,而且不引起任何病理效应,这种功能称为免疫清除作用;sIgA 作为黏膜组织中主要的免疫球蛋白,通过阻抑黏附、介导 ADCC、中和病毒等机制免疫排除病原体,从而对病毒感染进行免疫保护和防御。③有一类能调节全身性免疫应答的 T 细胞。④有黏膜定向的细胞运输系统,使在黏膜滤泡中诱发的细胞迁移至广泛的黏膜上皮下淋巴组织。

　　黏膜免疫系统是执行免疫功能的特定部位,它构成机体与外环境间一道有效的防御屏障。机体 95% 以上的病原体感染发生在黏膜或由黏膜入侵而致病。黏膜免疫与系统免疫相比具有独特的性质:①表面微环境复杂,黏膜内集中了人体 80% 以上免疫细胞和免疫分子,以弥散状态广泛分布于黏膜内和黏膜下层;②黏膜具有局部免疫的特点,又可以引起系统免疫;③黏膜中的抗体主要是 sIgA,其产生和排出数量均超过 IgG;④黏膜内存在独特的上皮内淋巴细胞、微皱褶细胞(M 细胞)等免疫细胞群和黏膜特异的归巢分子、黏膜趋化因子等。这是机体对有害和无害抗原准确区分的基础,又是机体对不同抗原产生免疫耐受、免疫抑制等不同免疫应答的基础,同时也是免疫反应、免疫应答和免疫保护的基础。呼吸道黏膜包含了大量的免疫细胞,包括免疫诱导部位的鼻相关淋巴组织、支气管相关淋巴组织和免疫效应部位的上皮间淋巴组织、固有淋巴组织等,它们在呼吸道黏膜感染与免疫防御中起着非常重要的作用。

三 呼吸道非特异性免疫和特异性免疫防御机制

非特异性免疫反应是机体在长期种族进化中不断与病原体相互斗争而建立起来的一种系统防御功能。主要包括:①屏障防御机制;②细胞吞噬系统,主要是单核/巨噬细胞、中性粒细胞和嗜酸性粒细胞的吞噬作用;③补体系统和其他免疫分子,补体系统被激活后,形成膜攻击复合物,引起病原体的细胞溶解,补体活性片段也在全身防御中起着重要作用。甘露聚糖结合素,在婴儿阶段获得性抗体反应尚不完善时,发挥重要的非特异性抗感染作用。防御素对细菌、病毒和真菌均有杀伤作用,而且它能加速炎症级联反应并激活补体。

获得性免疫防御的启动者和驱动力是抗原,在呼吸道则主要是病原体。病原体一旦被清除,获得性免疫应答亦随之消失。获得性免疫机制包括体液免疫和细胞免疫两大类,是高度专一的,在生物不断进化中形成的,具有明显的特异性、多样性和记忆性等特点。免疫系统启动体液免疫还是细胞免疫取决于入侵病原体的种类和入侵途径,胞外病原体主要由体液免疫(抗体)起拮抗作用,而胞内病原体则主要激活细胞免疫(T 细胞)来杀灭病原体。介导获得性免疫的 T 细胞和 B 细胞亦被称作抗原特异性淋巴细胞。

特异性细胞免疫是由 T 淋巴细胞介导的一种特异性免疫反应。其主要功能是抵御细胞内的病原微生物(病毒、真菌、寄生虫等)感染和免疫监视。成熟的 T 细胞具有细胞表面抗原 $CD3^+$ 的免疫表型,以及 T 细胞受体(TCR)。根据 $CD4^+$ 和 $CD8^+$ 与否,将 T 细胞分为 $CD4^+$ 标记的辅助性 T 细胞和 $CD8^+$ 标记的细胞毒性/抑制性 T 细胞。还可根据辅助性 T 细胞(Th 细胞)所分泌细胞因子的种类,将 Th 细胞分为 Th1 细胞和 Th2 细胞。Th1 细胞产生白介素-2(IL-2)和干扰素-γ(IFN-γ)等,而 Th2 细胞产生 IL-4、IL-5、IL-10、IL-13 等。

在胸腺内的成熟过程中,T 淋巴细胞获得了有重要功能的表面分子。这些免疫细胞的表面分子被世界卫生组织定为抗原"分化簇(cluster of Differentiation,CD)",列举了抗原分化簇分类及其与白细胞抗原的功能(表 2-14-1)。

表 2-14-1 抗原分化簇(CD)的分类与白细胞抗原功能

CD 分类	主要表达细胞	功能
T 细胞		
CD1	胸腺细胞、树突状细胞、巨噬细胞	非经典 MHC 分子,呈递来源于病原体的糖脂
CD2	成熟 T 细胞	结合 CD_{58}(LFA-3),共刺激
CD3	T 细胞	与 T 细胞受体结合,信号转导
CD4	辅助 T 细胞	结合 HLA-Ⅱ类分子,辅助受体
CD5	成熟 T 细胞、B 细胞亚类	结合 CD72,增加黏附及增殖
CD8	细胞毒 T 细胞	结合 HLA-Ⅰ类分子,辅助受体
CD25	活性 T 细胞	低亲和性 IL-2 受体的 α 链
CD28	T 细胞	结合 CD80 和 CD86,共刺激

续表

CD 分类	主要表达细胞	功能
B 细胞		
CD19	B 细胞	与 CD_{21} 形成复合物
CD20	B 细胞	钙离子通道,介导活化
CD21	B 细胞	补体受体 2,EBV 受体
CD23	B 细胞	低亲和性 IgE Fc 的受体
CD40	B 细胞	免疫球蛋白同种异型转换
单核细胞		
CD14	单核细胞	病原体脂多糖受体
自然杀伤细胞		
CD16	NK、单核细胞、中性粒细胞	IgG Fc 受体(Fcγ 受体Ⅲ)
CD56	NK	介导黏附

特异性体液免疫是指 B 淋巴细胞在抗原刺激下转化成浆细胞并产生抗体(即免疫球蛋白),它特异性地与相应的抗原在体内结合而引起免疫反应。其主要功能是抵御细胞外的细菌和病毒感染。免疫球蛋白(Ig)具有抗体活性,根据理化和免疫性状不同,Ig 分为 5 类:即 IgG、IgM、IgA、IgE、IgD。IgG 又分为 IgG 1~4 四种亚类。特异性体液免疫是机体抗感染免疫的一个重要方面。抗体介异的体液免疫应答效应有:阻断病原体与黏膜上皮间的黏附,如 sIgA 在黏膜免疫中;IgE 通过引发速发型超敏反应,有抗蠕虫感染作用;中和细菌外毒素,抑制酶的活性;免疫调理作用,促进吞噬作用;激活补体系统,引发补体依赖的细胞毒作用;介导多种效应细胞如单核吞噬细胞和细胞的抗体依赖细胞介导的细胞毒作用,杀伤靶细胞。

四　上呼吸道的机械屏障和生理屏障

机械屏障

1. **鼻及呼吸道解剖结构的拦挡作用**　鼻腔中鼻毛能阻拦一部分病原体进入。鼻至肺的气道的弯曲结构,上鼻甲、中鼻甲、下鼻甲、鼻咽、口咽、声带及气管支气管的各个弯曲分叉有助于防止病原体进入下呼吸道及肺。病原体随气流流动,在气流方向改变处,因其惯性运动而撞击并停留在撞击的气道黏膜处,如鼻咽及口咽部后壁的黏膜上,阻止了大部分病原体继续下行。

2. **完整的气道上皮层及上皮间紧密连接**　气道上皮担负着保护、吸收、分泌和排泄等功能。紧密连接存在于上皮细胞侧面,接近游离面的顶端,呈带状或点状分布。完整的上皮层和上皮间紧密连接共同构成腰带状结构,与气道管腔之间形成一个屏障,从而阻止病原体侵入。细菌感染时,紧密连接功能受损,细菌更容易入侵。

3. **唾液在口咽部上皮细胞表面的流动**　正常情况下唾液在口腔及口咽部表面流动,起到阻止病原体黏附定植及清除病原体的作用。如果唾液的质和量发生改变,如唾液变黏稠而无法流动或唾液量太少,则无法发挥此作用。

4. **黏液构成黏液毯**　黏液是一种由黏膜细胞或腺体分泌的作为润滑保护层的黏滑物质,主要成分为黏液、水、细胞和无机盐。气道内正常量的黏液附着在气道上皮表面,构成黏液毯,形成物理屏障,阻止病原体的黏附。

生理屏障

1. 气体温度和湿度的调节 鼻腔黏膜面积大,约$160cm^2$,表面毛细血管网丰富,且与深部易膨胀小动脉相连,故鼻黏膜一般较湿润、温暖。外界空气在经过鼻腔后平均温度在33℃左右,吸入至下呼吸道的空气湿度也保持在饱和状态,有助于阻挡细菌和气道发挥正常抗菌作用。

2. 上皮细胞的更替脱落 呼吸道纤毛上皮细胞对黏液内的理化因子敏感,其生存期不长,再生繁殖周期短,一般每3～5天脱落更替一次。脱落的上皮细胞连同所带的病原体一起随黏液排出气道,是气道防御病原体入侵的又一重要方式。

3. 黏液-纤毛运动系统 气道内黏液由杯状细胞、黏膜下腺体分泌液及组织渗出液混合而成。黏液的防御作用除物理阻挡方面外,亦是黏液-纤毛运动系统的重要组成部分。黏液-纤毛系统的完整性对其作用的发挥非常重要,如任何一个环节异常,如纤毛结构、功能异常、协调性破坏或黏液组成发生变化,都将可能导致清除细菌的重要机制异常,继而引发呼吸道感染。

4. 声门的启闭及咳嗽、喷嚏反射 声门通过自身启闭和咳嗽、喷嚏反射作为防御口咽部细菌入侵的机制。其作用在于避免病原体、上呼吸道分泌物及胃反流物吸入气道,或促进病原从气道随痰排出,以保持下呼吸道的洁净和通畅。声门如出现解剖性或神经性功能异常,则通常情况下处于无菌状态的下呼吸道持续暴露在咽部分泌物的污染之下。咳嗽、喷嚏反射如受损,则呼吸道清除病原体的能力大大下降。

五 学龄前儿童上呼吸道免疫防御特点

学龄前儿童呼吸道的非特异性和特异性免疫功能均较差。新生儿、婴幼儿咳嗽反射弱,纤毛运动功能差,肺泡巨噬细胞功能欠佳。乳铁蛋白、溶菌酶、干扰素、补体等的数量和活性不足,故易患呼吸道感染。

非特异性免疫特点

学龄前儿童时期非特异性免疫功能尚未发育完善,随着年龄的增长逐渐成熟。新生儿和婴幼儿皮肤角质层薄嫩,易破损,屏障作用差;肠壁通透性高,胃酸较少,杀菌力低。婴幼儿期淋巴结功能尚未成熟,屏障作用较差。新生儿期各种吞噬细胞功能可呈暂时性低下,除了分娩过程缺氧原因外,与新生儿期缺乏血清补体、调理素、趋化因子有关。新生儿各补体成分均低于成人,其C1、C2、C3、C4、C7和备解素的浓度约为成人的60%。补体旁路激活系统的活性低下者更多,生后6～12个月补体浓度或活性才接近成人水平。

特异性细胞免疫特点

胎儿的细胞免疫功能尚未成熟,因而对胎内病毒感染(巨细胞病毒)还不能产生足够的免疫力,故胎儿期可长期带病毒,甚或引致胎儿宫内发育畸形。出生时T细胞自身发育已完善,故新生儿的皮肤迟发型超敏反应在初生后不久即已形成,新生儿接种卡介苗数周后,结核菌素试验即呈阳性反应。但小于胎龄儿和早产儿的T细胞数量少,对有丝分裂原反应较低。早产儿至1月龄时T细胞数量可赶上足月儿,而小于胎龄儿要在1岁以后才赶上同龄正常儿。值得注意的是,新生儿及婴儿期$CD4^+$标记的Th相对较多,且以Th2为主,$CD8^+$细胞毒性/抑制性T细胞较少,$CD4^+/CD8$比值高达3～4。故Th2类细胞功能亢进,其分泌的细胞因子占有相对优势。约2岁后,$CD4^+/CD8^+$比值和Th1、Th2分泌的细胞因子水平才接近成人水平。

特异性体液免疫特点

B细胞功能在胚胎早期即已成熟,但因缺乏抗体及T细胞多种信号的辅助刺激,新生儿B细胞产生抗体的能力低下，出生后随年龄增长特异性体液免疫才逐步完善。

IgG 在胚胎 12 周末时开始合成，但整个胚胎期 Ig 含量不多。IgG 是唯一能够通过胎盘的免疫球蛋白。新生儿血液中的 IgG 主要来自母体，出生时脐血 IgG 水平甚至可高出母亲的血清 IgG 水平，这对于婴儿出生后数月内防御某些细菌及病毒感染至关重要。出生 3 个月，IgG 合成能力增加，但来自母亲的 IgG 大量衰减，至 6 个月时全部消失，因此学龄前儿童容易感染。到 6～7 岁时，其在血清中的含量才接近成人水平。IgG 亚类缺陷在反复呼吸道感染中占有重要地位。

胎儿期自身合成的 IgM 量极少，出生后 3～4 个月时其血清中的含量仅为成人的 50%，1～3 岁时才达成人的 75%。母亲 IgM 不能通过胎盘，如检查脐血有 IgM 升高（>0.2～0.3g/L），则提示胎儿有宫内感染可能。婴儿期低 IgM 血症，是易患革兰阴性杆菌感染的重要原因。

IgA 不能通过胎盘，新生儿血清 IgA 含量很低（<0.05g/L），如果脐血 IgA 含量升高，也提示宫内感染。血清型 IgA 于出生后 3 个月开始合成，1 岁时血 IgA 浓度仅为成人水平的 20%，至 12 岁才达成人水平。分泌型 IgA 是黏膜局部抗感染的重要因素。新生儿及婴幼儿期分泌型 IgA 水平很低，1 岁时仅为成人的 3%，12 岁时达成人水平。新生儿及婴幼儿分泌型 IgA 水平低是其易患呼吸道感染和胃肠道感染的重要原因。

IgD 和 IgE 两者均难通过胎盘，新生儿血中 IgD、IgE 含量极少。IgD 的生物学功能尚不清楚，IgE 参与 I 型变态反应，生后可从母乳中获取部分 IgE。婴幼儿合成 IgE 能力不弱，患过敏性疾病时，血清 IgE 水平可显著升高。

六　学龄前儿童反复发生上呼吸道感染的原因

反复发生的上呼吸道的感染首先必须明确是宿主的原因还是环境暴露的结果，有研究表明反复呼吸道感染与体重指数、变态反应及环境中香烟烟雾相关。宿主的原因包括非免疫学的原因、上呼吸道的免疫屏障受损或免疫缺陷；宿主的因素导致反复发生的肺部感染多源于肺部非特异性免疫及特异性的免疫功能的缺陷，或潜在的疾病导致抗感染的免疫功能低下，与复发的上呼吸道感染相关的基础疾病包括上下呼吸道及心血管系统先天畸形，黏液纤毛功能障碍多见于囊性纤维病、纤毛功能异常以及全身免疫及局部免疫功能的异常。首发症状如出现在婴幼儿期，气道的结构与功能的异常可能是最常见的原因，如气管食管瘘，反复的肺部感染可能与异物吸入、哮喘、免疫缺陷及肺部的异常相关。

免疫学异常

肺部反复感染及机会感染是发现免疫缺陷最主要的线索，发病年龄、病原体以及家族史可以为诊断提供有价值的信息。诊断可依赖于实验室、分子学及基因学的检测。既往史及家族史非常重要。最主要的特征为出现复发的、严重的、罕见的感染及发育迟缓。母亲流产史及兄弟姐妹因感染死亡史，均提示免疫缺陷的可能。此外二重感染或抗生素治疗无效、症状持续存在，也提示可能存在免疫缺陷。营养不良，恶性肿瘤及免疫抑制剂的应用可导致继发免疫缺陷，上下呼吸道的反复感染，革兰阳性细菌（肺炎球菌、葡萄球菌及链球菌）及带荚膜的革兰阴性菌（流感嗜血杆菌）的感染，可出现严重并发症，如慢性化脓性中耳炎、乳突炎、脑脓肿及脓胸。

细菌耐药率增加

Casey 等对美国 4 个州的 4278 例反复扁桃体炎、咽炎患儿进行 A 组 β-溶血链球菌抗生素治疗复发率调查，发现患儿在使用青霉素、氨苄西林、阿莫西林和第三代头孢菌素治疗 5～10 天后，在 6～20 天内扁桃体、咽炎的复发率分别为 16%、14%、9% 和 7%，用药后的复发倾向为：青霉素或氨苄西林＞阿莫西林＞第三代头孢菌素，认为患儿扁桃体、咽炎的复发率取决于对抗生素的选择。在反复扁桃体炎患儿中常见的病原菌有金黄色葡萄球菌、流感嗜血杆菌和 A 组 β-溶血链球菌。扁桃体炎相关菌株对青霉素有较高的耐药率，但对第三代头孢菌素较敏感；由于细菌对青霉素的耐药率不断上升，且细菌性混合感染较为常见,故选择适宜的抗生素足疗程应用是防止扁桃体炎、咽炎患儿反复发病的关键。

扁桃体的免疫防御功能失衡

1. 二肽酰肽酶Ⅳ(DPP Ⅳ)和氨基肽酶N(APN)　是参与刺激机体免疫应答反应的重要的生物酶,在扁桃体中其分布规律与T细胞一致,主要集中在扁桃体滤泡外。Stankovic 等的研究结果显示,反复扁桃体炎患儿的DPP Ⅳ和APN血清活性水平低于扁桃体肥大患儿,且DPP Ⅳ与APN的血清活性水平随年龄减小而降低;扁桃体局部的DPP Ⅳ不随扁桃体炎症类型而变化,但反复上呼吸道感染患儿血清中的DPP Ⅳ和APN活性在参与抗原刺激扁桃体的体液免疫中显示出不同的反应类型,提示DPP Ⅳ和APN在参与免疫活动的过程中可能还受到其他因素的调控。

2. 模式识别受体　模式识别受体(PRRs)是由胚胎基因编码的、古老的免疫防御受体。PRRs是天然免疫的对象广泛性的原因之一。PRRs按功能分为三种类型:信号转导受体、内吞作用受体和分泌性蛋白。Toll样受体(TLRs)也属于PRRS,TLRs激活细胞内信号转导,主要经由 NF-κB 途径,诱导一系列效应基因的表达。TLRs是人体天然免疫系统中最重要的免疫识别受体之一,具有独特的区分危险信号以及自我和非我的识别机制,发挥着启动免疫应答、连接固有免疫和适应性免疫的桥梁作用。扁桃体组织中的 Toll 样受体,特别是 TLR2 和 TLR4,可以侦察识别出细菌、病毒等原微生物的分子结构以及内源或外源性干扰素-γ、糖皮质激素等物质的分子结构,激活机体的天然免疫应答反应。Mansson 等的研究资料显示,TLR2 和 TLR4 主要分布于扁桃体和呼吸道黏膜细胞中,TLR2 mRNA 在扁桃体组织中的表达比在腺体中的表达高得多,而在鼻黏膜组织中表达较少,RT 患儿扁桃体组织中的 TLR1、TLR2、TLR5、TLR9 和 TLR10 为优势受体;TLR1 和 TLR9 的 mRNA 广泛存在于 CD4$^+$ 细胞中;TLR2、TLR3、TLR4、TLR5 对 CD8$^+$ 细胞有较高的表达水平,认为 TLRs 在识别和抵抗感染因子的免疫活动中发挥了较直接的作用。TLRs 在呼吸道不同部位中的分布差异,表明呼吸系统各部位的免疫防卫功能和作用不同,当 TLRs 对病原微生物的识别能力受到削弱或发生障碍时,就有可能发生呼吸道感染。

胃食管反流

胃食管反流(gastroesophageal reflux,GER)分为生理性和病理性,两者间无绝对界限,在婴幼儿是一种常见的生理现象,健康婴儿胃食管反流性疾病发生率为 40%～65%,1～4 个月达高峰,临床过程表现为自限性,1 岁左右自然缓解,当胃食管反流性疾病引起症状和(或)伴有胃食管功能紊乱时就成为病理性。24 小时食管下端 pH 监测是诊断 GER 最有价值的方法。

胃食管反流性疾病的原因:已知下食管括约肌(lower esophageal sphincter,LES)张力是最主要的抗反流屏障,LES 功能下降是导致胃食管反流性疾病的主要原因。小婴儿 LES 发育不成熟,或神经肌肉协调功能差,胃食管的结构性异常,如食管与胃的夹角导致胃排空延缓,胃内压升高,加重反流。

胃食管反流可导致持续地呕吐,上腹部的不适,反酸,嗳气等症状。呼吸道的症状可能是胃食管反流的唯一症状,研究表明胃食管反流是呼吸道感染的诱因之一,有助于触发上呼吸道的炎症反应,如出现哮喘的症状及吸入性肺炎,在哮喘患者中有 34%～89% 的患者存在胃食管反流,自发的胃食管反流导致的支气管收缩多发生在夜间,与夜间哮喘的发作相关。胃食管反流继发的呼吸道感染及气道的炎性增生可表现为鼻-鼻窦炎、喘鸣和哮吼。

环境因素

环境因素的暴露增加了反复呼吸道感染的风险,托幼机构或儿童保健机构使患儿接触大量的病原体,入托的儿童 70% 有反复呼吸道的感染史,特点是患儿接触病毒等病原体在经历短暂的潜伏期后发病,且多于周末发病,推迟患儿的入托年龄可能有助于减少患急性上呼吸道感染的风险。环境中的香烟烟雾,母亲孕期吸烟减少胎儿出生后用力呼气流量,降低胎儿天然免疫功能,或生后被动吸烟等因素均增加反复呼吸道感染概率。仰卧位喂养,秋冬季及春季或母乳喂养时间过短,居住环境拥挤、通风条件较差,潮湿发霉等因素以及空气污染,空气中的 SO_2、NO_2 浓度以及患儿的生理应激状态、睡眠不足均与呼吸道的感染相关,即使患儿无免疫功能不健全,环境因素也可导致患儿一年有 10 次左右的反复呼吸道的感染。

七 学龄前儿童反复上呼吸道感染的临床特征、诊断及治疗

临床特征

上呼吸道感染(upper respiratory tract infections,URTI)包括鼻炎、鼻咽炎、咽炎、喉炎、扁桃体炎、中耳炎,占整个呼吸道感染的 87.5%。咽喉部位反复感染是最常见的呼吸道感染性疾病。

上呼吸道感染是多因素相关的疾病,包括腺样体肥大、不良的环境因素、托儿机构、父母吸烟,以及变态反应、病毒感染损害呼吸道纤毛上皮及黏液纤毛清除系统功能。腺样体肥大可导致鼻咽部的狭窄,通气受阻,引起黏液潴留和咽鼓管阻塞,为细菌的定植、增殖创造了良好的条件。变态反应因素在呼吸道感染中占到 35%~38%。

大多数的急性上呼吸道感染的原因是由病毒感染所致。反复上呼吸道感染是儿童生长发育过程中的常见现象,即使免疫机制和呼吸道防御机制正常,许多儿童仍表现为反复上呼吸道病毒感染。

大多数情况下,感冒是由病毒感染引起的。在没有合并急性分泌性中耳炎、扁桃体炎、鼻窦炎以及下呼吸道感染时无须使用抗生素。

儿童鼻窦炎是常见的、自限性的疾病,随年龄的增长发作次数逐渐减少。大多数情况下,儿童鼻窦炎也是由病毒感染引起的,因此无须抗生素治疗炎症也可以自然消退。鼻窦炎最常见的致病菌是肺炎链球菌、流感嗜血杆菌、卡他莫拉菌、金黄色葡萄球菌及化脓性葡萄球菌。持续性鼻窦炎的患儿,如纤毛功能正常、鼻腔通气功能正常、抗感染治疗无效、上呼吸道分泌物细菌培养为罕见细菌、或伴有其他部位如支气管及肺部感染,应行免疫学筛查。IgG2 和 IgA 等免疫球蛋白的免疫缺陷较为常见。伴随基因检测手段的进步,囊性纤维化等遗传因素在反复上呼吸道感染如复发性鼻窦炎发病机制中的地位已逐渐引起重视。

儿童急性咽炎亦多由病毒感染引起,不需要抗生素治疗。大约 15% 的急性咽炎由 A 组溶血性链球菌引起。

儿童急性中耳炎应引起足够的重视,其发病率高,易复发,并可出现听力下降等严重并发症。中耳感染是大约 30% 的儿童就医的原因,好发于 7~9 个月的幼儿,大约 17% 的 2 岁以下的儿童均有复发性中耳炎的病史,半年可有 3 次或更多次的复发。居住环境拥挤、空气质量较差的环境中的儿童更易发病。由于母乳中的免疫球蛋白等免疫物质有助于幼儿抵抗感染,人工喂养的幼儿较母乳喂养的幼儿患病风险增加。出生后几个月发生的中耳炎,倘若为双侧、男性、兄弟姐妹有相同的病史者,复发性中耳感染的风险增加。复发性中耳炎的主要前驱症状是呼吸道感染,相关的诱因与过早进入托儿所、在托儿所时间较长、仰卧位喂养、家里有年长儿童以及母乳喂养时间缩短等相关。另外,上下气道功能紊乱以及感染,如哮喘、鼻窦炎,增加了中耳感染的机会。患儿普遍存在变应性鼻炎及腺样体肥大。故应积极治疗气道高反应及变态反应。

病毒性上呼吸道感染和上气道变态反应由于相似的症状和体征,鉴别较困难,但前者更为常见。

诊断依据

1. 既往史及家族史 诊断依赖于详细的病史,体征及辅助检查,应区分反复感染是由免疫缺陷导致的还是其他原因(如结构异常、变态反应性疾病、变态反应囊性纤维化)所致,详细询问病史,配合体格检查及辅助检查,记录发作的频率、持续的时间、严重程度、感染的并发症以及抗生素治疗效果;持续反复发作的肺部炎症和脓痰往往提示严重的感染,夜间或晨起持续的咳嗽往往提示慢性肺部疾病或支气管扩张。如果怀疑免疫缺陷,应详细记录家族史。病史记录应包括对疫苗的不良反应。

2. 体格检查　体格检查包括患儿的全身状况,如存在严重的复发的全身感染可能出现发育迟缓,苍白,易激惹。口腔扁桃体的缺失以及头颈部淋巴组织的缺失往往提示B淋巴细胞的功能缺陷,鼻腔及咽部的检查以了解有无鼻窦炎,如鼻后滴漏、脓性鼻腔分泌物;所有呼吸道感染均应进行耳镜检查,肺部听诊是否有啰音等。支气管扩张是慢性肺疾病的并发症,慢性肺疾病可能出现肺性高血压及杵状指。

3. 实验室检查　诊断包括常规的简单的实验室检查项目及复杂遗传学及免疫学的检测,化验项目包括全血细胞分析,中性粒细胞及淋巴细胞计数,慢性感染的患者可能存在贫血,血沉及C反应蛋白检查;鼻分泌物涂片,细菌培养,病毒及支原体的抗体水平,结核杆菌的检测,X线检查,钡餐造影,超声及超声心动图,食管的pH,CT或高分辨率的CT,MRI;特殊的检查包括汗液检查、纤毛功能检测、免疫球蛋白检测、喉镜及支气管镜检查。

4. 免疫学检测　反复上呼吸道的感染是由不同病原微生物引起的一组反复发作的上呼吸道疾病的总称,其发病涉及小儿营养、免疫等内部因素及病原微生物、环境等外部因素两大方面,两者相互作用决定了疾病的发生。

体液免疫缺陷检测依赖于血清免疫球蛋白的水平,患者自婴儿到青少年,应该注意其生理水平及变化规律;免疫球蛋白生理范围宽,测定误差大,对于免疫球蛋白水平低于正常值下限者,应在数周内经多次测定无大变化才能确定体液免疫缺陷的诊断。免疫球蛋白较低应考虑合成减少或者合成后在胃肠道及肾脏丢失过多,血清白蛋白的水平可作为间接反映指标,免疫功能健全的患儿在经历数次反复感染后其免疫球蛋白水平应升高,如果经历反复多次感染后免疫球蛋白水平低于正常水平或临界值,提示可能存在免疫缺陷。由于测定免疫球蛋白总量的生理范围较宽,各种检测方法测得的数值差异较大,因而判定时应反复检查。免疫球蛋白缺陷主要有两种:一为所有免疫球蛋白都减少;二是选择性免疫球蛋白缺陷,只有一类或几个亚类的免疫球蛋白缺陷,最常见的是选择性IgA缺陷,IgG的亚类缺陷。IgG亚类的缺陷可不影响总IgG水平,IgG亚类更能敏感地反映反复上呼吸道感染。

患儿的体液免疫功能检测:在一些IgG亚类缺陷的患儿伴有不同程度的T细胞功能障碍。体液免疫功能的检测应包括特异性抗体产生功能测定,机体对微生物或其代谢产物产生的特异性抗体的水平,以及机体对蛋白质及多糖抗原的免疫应答,即白喉抗毒素,破伤风类毒素,多价肺炎链球菌荚膜多糖体菌苗是常用的疫苗;免疫功能的障碍应该包括是否存在HIV的感染。

IgG有4个亚型,分别是IgG1、IgG2、IgG3及IgG4,它们的功能相互重叠,不能截然分开,IgG1和IgG3对蛋白质多肽抗原产生良好反应,病毒、细菌、毒素均属蛋白抗原,当IgG1和IgG3缺陷时,呼吸道易发生病毒、链球菌、金黄色葡萄球菌等感染;IgG2和IgG4主要对多糖抗原反应,是抗细菌荚膜多糖的抗体,如肺炎球菌、流感嗜血杆菌均有荚膜多糖成分,当IgG2和IgG4缺乏时,易发生此类细菌感染。当患儿机体T细胞功能受损时,对B细胞增殖、分化的调控作用削弱,使IgG及其类别转换过程障碍,导致IgG亚类缺陷。IgM是血管内抗感染的主要抗体,在早期免疫防御中起重要作用,是近期感染的标志,该指标有助于早期感染的诊断。Ozkan等研究了225例反复呼吸道感染的患儿,结果显示:IgG亚类缺陷为9.8%,IgA缺陷占9.3%,在IgA和(或)IgG缺陷的病例中,25%患上呼吸道感染,22%患反复肺部感染,12.3%患反复支气管炎,IgG缺陷发生呼吸道感染的病例是IgA缺陷发生呼吸道感染比例的5倍。

迟发型皮肤过敏反应可作为T细胞免疫的初筛试验,如果初筛结果异常,需进行进一步的检测。如明确诊断为减少危及生命的严重并发症,应采取积极有效的治疗措施。此外还包括抗IgA抗体测定、吞噬体试验观察、B细胞表面免疫球蛋白检测、CD抗原检测、补体系统及获得性免疫缺陷病的检查。

治疗

父母应避免在家里吸烟,尽可能减少患儿被动吸烟。婴儿出生后尽可能母乳喂养至少6个月。为避免上呼吸道感染的发生,应多吃水果和蔬菜,保障充分的睡眠,使用洗手液或抗菌香皂勤洗手。

如若有反复上呼吸道感染倾向,应根据感染的病原体进行流感病毒、肺炎球菌多糖菌苗以及其他已开发的细菌病毒疫苗免疫接种,其中核糖体疫苗不仅容易耐受,而且能靶向诱导黏膜免疫。

为避免出现危及生命的并发症、改善预后，应及时诊断，准确治疗。在疾病初期细菌培养结果未回报之前可进行经验性治疗。抗生素治疗应根据患儿的年龄、经济情况、感染的严重程度以及细菌的类型慎重选择，足量足疗程。

使用多种抗生素治疗或者小剂量长疗程抗生素治疗若未获得满意疗效，致病菌极易转变为耐药菌株，如果半年内出现 3~6 次呼吸道感染，应在最近一次急性感染之后，或者在疾病高发的冬季及春季，可予以预防性抗生素治疗，通常予以阿莫西林每日 1~2 次持续 3~6 个月。患有 B 细胞免疫缺陷的患儿，除静脉注射丙种球蛋白外，还应考虑预防性抗生素治疗，以避免发生慢性肺病及支气管扩张症。

反复呼吸道感染儿童可引起体重下降和发育迟缓，因此需监测患儿身高和体重，如果患儿发生上述问题，应同时进行营养治疗指导。另外，应鼓励母乳喂养以及在必要时选择呼吸道合胞病毒免疫治疗。从肺炎克雷伯菌提取的蛋白聚糖类及从四种不同菌株提取的核糖体进行的免疫治疗，不仅能刺激巨噬细胞产生，而且刺激特异性的抗体产生。

参 考 文 献

1. 中华医学会儿科学分会呼吸学组，《中华儿科杂志》编辑委员会. 反复呼吸道感染的临床概念和处理原则（修订）. 中华儿科杂志，2008,46:108-110

2. 张廷熹. 小儿反复呼吸道感染的免疫治疗. 实用儿科临床杂志，2006,21:198-200

3. 沈玉红，艾湘丽，姚亚春，等. 反复呼吸道感染相关因素调查. 中国儿童保健杂志，2005,13:77-78

4. Debertin AS, Tschernig T, Tönjes H, et al. Nasal-associated lymphoid tissue (NALT): frequency and localization in young children. Clin Exp Immunol, 2003,134:503-507

5. Kiyono H, Fukuyama S. NALT-versus Peyer's-patch-mediated mucosal immunity. Nat Rev Immunol, 2004,4:699-710

6. Noakes PS, Hale J, Thomas R, et al. Maternal smoking is associated with impaired neonatal toll-like-receptor-mediated immune responses. Eur Respir J, 2006,28:721-729

7. Holmgren J, Czerkinsky C. Mucosal immunity and vaccines. Nat Med, 2005,11(4 Suppl 1):S45-S53

8. Dales RE, Cakmak S, Brand K, et al. Respiratory illness in children attending daycare. Pediatr Pulmonol, 2004,38:64-69

9. Casey JR, Kahn R, Gmoser D, et al. Frequency of symptomatic relapses of group A beta-hemolytic streptococcal tonsillopharyngitis in children from 4 pediatric practices following penicillin, amoxicillin, and cephalosporin antibiotic treatment. Clin Pediatr, 2008,47:549-554

10. Stankovic M, Vlahovic P, Avramovic V, et al. Distribution of dipeptidyl peptidase IV in patients with chronic tonsillitis. Clin Vaccine Immunol, 2008,15:794-798

11. Mansson A, Adner M, Cardell LO. Toll-like receptors in cellular subsets of human tonsil T cells: altered expression during recurrent tonsillitis. Respir Res, 2006,7:36

12. Genel F, Atlihan F, Gulez N, et al. Properdin deficiency in a boy with fulminant meningococcal septic shock. Acta Paediatr, 2006,95:1498-1500

13. Li Volti G, Malaponte G, Bevelacqua V, et al. Persistent high plasma levels of interleukins 18 and 4 in children with recurrent infections of the upper respiratory tract. Transplant Proc, 2003,35:2911-2915

14. Bossuyt X, Moens L, Van Hoeyveld E, et al. Coexistence of (partial) immune defects and risk of recurrent respiratory infections. Clin Chem, 2007,53:124-130

15. Boyle RJ, Le C, Balloch A, et al. The clinical syndrome of specific antibody deficiency in children. Clin Exp Immunol, 2006,146:486-492

16. Don M, Fasoli L, Gregorutti V, et al. Recurrent respiratory infections and phagocytosis in childhood. Pediatr Int, 2007, 49:40-47

17. Spencer N, Coe C. Parent reported longstanding health problems in early childhood: a cohort study. Arch Dis Child, 2003,88:570-573

18. Gerritsen J. Host defence mechanisms of the respiratory system. Paediatr Respir Rev, 2000,1:128-134

19. Welsh DA, Mason CM. Host defense in respiratory infections. Med Clin North Am, 2001,85:1329-1347

20. Lodha R, Puranik M, Natchu UC, et al. Recurrent pneumonia in children: clinical profile and underlying causes. Acta Paediatr, 2002,91:1170-1173

21. Jedrychowski W,Maugeri U,Flak E,et al. Predisposition to acute respiratory infections among overweight preadolescent children:an epidemiologic study in Poland. Public Health,1998,112:189-195

22. West JV. Acute upper airway infections. Br. Med. Bull. ,2002,61:215-230

23. Herrod HG. Follow-up of pediatric patients with recurrent infection and mild serologic immune abnormalities. Ann Allergy Asthma Immunol,1997,79:460-464

24. Daele JJ. Chronic sinusitis in children. Acta Otorhinolaryngol Belg,1997,51:285-304

25. Jung TT,Hanson JB. Classification of otitis media and surgical principles. Otolaryngol Clin North Am,1999,32:369-383

26. Klein JO,Teele DW,Pelton SI. New concepts in otitis media:results of investigations of the Greater Boston Otitis Media Study Group. Adv Pediatr,1992,39:127-156

27. Goldsmith AJ,Rosenfeld RM. Treatment of pediatric sinusitis. Pediatr Clin North Am,2003,50:413-426

28. Owayed AF,Campbell DM,Wang EE. Underlying causes of recurrent pneumonia in children. Arch Pediatr Adolesc Med. ,2000,154:190-194

29. Richter JE. Medical management of patients with esophageal or supraesophageal gastroesophageal reflux disease. Am J Med,2003,115(3A Suppl):179S-187S

30. Zalzal GH,Tran LP. Pediatric gastroesophageal reflux and laryngopharyngeal reflux. Otolaryngol Clin North Am,2000,33:151-161

31. Daele J,Zicot AF. Humoral immunodeficiency in recurrent upper respiratory tract infections. Some basic,clinical and therapeutic features. Acta Otorhinolaryngol Belg,2000,54373-54390

32. Read GF,Williams PE. Evaluation of assays of serum IgG subclasses and IgG antigen-specific antibodies in the investigation of recurrent infection. Ann Clin Biochem. ,2000,37(Pt 3):326-329

33. Béné MC,Faure GC. Ribosomal immunotherapy for recurrent respiratory tract infections in children. Paediatr Drugs,2003,5:223-228

第 15 章
免疫缺陷病与呼吸道炎症性疾病

赵长青　安云芳

免疫缺陷病(immunodeficiency disease, IDD)是由免疫系统先天性发育障碍或后天损伤而致的一组综合征。临床表现为抗感染能力低下和反复发生的严重感染,或者因(同时可伴有)免疫自身稳定和免疫监视功能异常,易发生自身免疫性疾病、过敏症或某些恶性肿瘤。

由遗传因素或先天性免疫系统发育不良造成的免疫功能障碍,称为原发性免疫缺陷病(primary immunodeficiency disease, PIDD)或先天性免疫缺陷病(congenital immunodeficiency disease, CIDD)。由后天因素(如感染、营养、疾病、药物等)引起的免疫功能障碍,称为继发性免疫缺陷病(secondary immunodeficiency disease, SIDD)或获得性免疫缺陷病(acquired immunodeficiency disease, AIDD)。

原发性免疫缺陷病(PIDD)是一组主要由单基因遗传的免疫系统疾病,表现为人体免疫系统中的 T 细胞、B 细胞和巨噬细胞等免疫活性细胞、补体或细胞免疫活性分子存在缺陷,导致机体免疫应答发生障碍,造成人体反复发生严重的感染。同时使人体易患自身免疫性疾病、过敏性疾病和恶性肿瘤的一类疾病。PIDD 为先天性疾病,因此患病群体多为婴幼儿或儿童。其病因复杂,目前尚未完全清楚,遗传因素已被认为是该病发生的一个重要因素,经过多年的研究,已发现可导致该病的部分有缺陷基因的染色体位点。另外还有一种观点认为,该病的发生还与患者母亲妊娠时服用药物、乙醇中毒、感染风疹病毒或巨细胞病毒有关。

大约 40% 的 PIDD 起病于 1 岁以内,另外 40% 在 5 岁以内,15% 于 16 岁以内,仅 5% 发病于成人期。感染以呼吸道最常见,其次为胃肠道和皮肤,也可为全身性感染。应排除非免疫性因素所致的感染易患性,如糖尿病、肾病综合征、阻塞性疾病、外伤、菌群失调、体内异物和营养不良等。PIDD 患儿自身免疫性疾病和肿瘤尤其是淋巴系统肿瘤的发生率,较正常人高数 10 倍乃至 100 倍以上。多数患儿有明显家族史。

大多数 PIDD 的遗传形式已明确,几乎均为单基因遗传,多数为常染色体隐性遗传,其次为 X-连锁隐性和常染色体显性遗传。60% 的 PIDD 突变基因的 DNA 序列已被克隆,突变位点(包括突变基因定位的染色体节段和基因位点)和突变形式(单个核苷酸缺失、替代、插入、移码突变、无义或错义突变等)

也已确定。在世界卫生组织 IDD 专家委员会的指导下,成立了有关疾病基因库,记录登记全球范围的 PIDD 的基因突变及其类型。多基因遗传性 PIDD 的确定较困难,至今尚无确切的报道。

一 IDD 的临床表现

从 PIDD 的症状及发病年龄来看,其临床表现多样(表 2-15-1)。PIDD 最常见的临床表现是感染,多为反复、严重、持久的感染,以呼吸道感染最常见,其次是胃肠道。有研究发现儿童反复肺部感染病例中,PIDD 占 10%。对感染病史超过 5 年的研究表明,PIDD 患者慢性腹泻和中耳炎的发生率明显高于非免疫缺陷病患者。其中最普遍的征象是反复多次感染,或累及两个或两个以上系统的细菌感染,如败血症、脑膜炎或深部脓肿。特殊病原菌的反复感染也提示宿主免疫功能缺陷,如反复脑膜炎球菌性菌血症,常继发于终末补体途径缺陷病。PIDD 患者若未因严重感染而死亡者,随着年龄增长也容易发生自身免疫性疾病和恶性肿瘤。PIDD 患者肿瘤病死率较非 PIDD 患者高 10～200 倍。

表 2-15-1 原发性免疫缺陷病临床表现

慢性或反复感染	对治疗不完全反应
反复脓肿	体重不增
机会菌感染	疫苗相关的脊髓灰质炎
慢性真菌感染	播散性 BCG 感染
慢性腹泻	家族史中相同发病亲属

IDD 的最大特点是对病原体的易患性明显增加,易反复感染且难以治愈,也是造成死亡的主要原因。易感的外源性病原体种类主要取决于免疫系统受损的组分。体液免疫(免疫球蛋白)、补体蛋白和吞噬细胞缺陷的患者,对嗜血流感杆菌、肺炎链球菌和金黄色葡萄球菌等有荚膜的细菌非常容易发生反复发作的感染,因为这些细菌产生脓,所以这类感染称为化脓性感染,如低丙种球蛋白血症常见反复细菌性中耳炎及肺炎。细胞介导的免疫缺陷的患者,对环境中普遍存在的、正常人能迅速地对之建立抵抗的微生物容易发生难以克服的甚至是致命的感染,这些感染被称为机会性感染,机会性微生物包括真菌、常见的病毒例如水痘,及原虫等胞内寄生性感染,主要表现为肺炎或皮肤黏膜及其他器官的慢性感染。

反复发生感染的发病部位与免疫系统受损的组分或类型相关,因此也为发现某种类型的免疫缺陷提供线索。体液免疫缺陷、囊性纤维化可导致严重反复的肺部感染,包括慢性窦道炎,肺、支气管炎。体液免疫缺陷也能因蓝氏贾第鞭毛虫感染造成慢性腹泻。白细胞黏附功能缺陷常造成皮肤、黏膜局部感染,而非全身性感染。明确感染病原体也为诊断提供线索,如 IL-12 和干扰素-γ 缺陷常表现非典型分枝杆菌感染,X-连锁无丙种球蛋白血症常表现肠道病毒感染,EB 病毒感染常发生在 X-连锁淋巴细胞增生症,而脑膜炎球菌感染常出现在终末补体成分缺陷病。特定类型的化脓性病原体感染也是一些 IDD 的特点,如患慢性肉芽肿病的儿童常受过氧化氢酶阳性细菌包括金黄色葡萄球菌、色素杆菌、假单胞菌、念珠菌及曲菌的感染。免疫缺陷宿主也能因接受减毒活疫苗或菌苗如脊髓灰质病毒、麻疹病毒、水痘病毒和卡介苗(BCG)而发生播散性感染(disseminated infection)。除了反复感染,IDD 常并发自身免疫性疾病、淋巴网状组织恶性肿瘤,此点也值得重视。

IDD 的感染很难完全恢复,并可造成体重不增、生长迟滞等后果。对儿童的健康造成严重影响,因此必须及早诊断治疗。

二 IDD 的临床类型

近年来,随着分子生物学和遗传学技术的快速发展,诊断技术不断改进,从基因水平确诊的 PIDD

病种和患者例数急剧增加。目前已经发现了 200 多种 PIDD 的临床表型,其中大约有 100 多种已经有明确的分子遗传学依据。PIDD 根据受累的免疫系统主要组分,可将免疫缺陷病分为 4 类:①抗体缺陷病:约占 IDD 的 50%,是 PIDD 发病率最高的一类。该病起因于 B 淋巴细胞发育障碍,B 淋巴细胞数量减少或缺乏,以及抗体缺乏。常见的抗体缺陷病有先天性无丙种球蛋白血症、变异型免疫缺陷、婴儿暂时性低丙种球蛋白血症、选择性 IgA 缺乏症。②T 细胞免疫缺陷病:约占 IDD 的 10%,以胸腺发育不全最为常见。③联合免疫缺陷病:约占 IDD 的 20%,是指患者细胞免疫功能及体液免疫功能均有缺陷。此种免疫缺陷病患者病情严重,常见于新生儿,且患儿常于婴儿期死亡。④原发性非特异性免疫缺陷病:约占 IDD 的 20%,包括原发性补体缺陷病(2%)和吞噬细胞缺陷病(18%)。以下详细叙述抗体缺陷病、T 细胞免疫缺陷病和联合免疫缺陷病。

抗体缺陷病

又称为体液免疫缺陷病。B 细胞介导的体液免疫其发育经历两个阶段,第一阶段属抗原非依赖性(antigen independent),包括免疫球蛋白基因重组,通常在胚胎第 8 周发生。胚胎第 13 周时,胎儿 B 细胞已具备经历第二阶段抗原依赖性(antigen dependent)分化的功能。第二阶段通常发生在出生后,需要多种信号包括 T 细胞参与。最终 B 细胞分化为分泌特异性抗体(specific antibody)的浆细胞(plasma cell)。不同类别的抗体(IgG、IgA、IgM)出现在不同的发育阶段,在免疫反应中所起作用不同。

抗体免疫缺陷病指由于 B 细胞发育缺陷或由于 B 细胞对 T 细胞传递的信号反应低下所致的抗体生成障碍,以体内 Ig 水平降低或缺失为主要特征。Ig 缺陷可涉及某一类或亚类,或包括全部 5 类 Ig。成人血清 IgG<6000mg/L 为低丙种球蛋白血症(hypogammagobu-linemia),<2000mg/L 为无丙种蛋白血症(agammaglobulinemia)。患者外周血 B 细胞可减少或缺陷,T 细胞数目正常,主要临床表现为反复化脓性感染。这类病原菌主要为有细胞外包膜的微生物,如肺炎链球菌、流感嗜血杆菌及链球菌,真菌和病毒感染少见。见表 2-15-2。

表 2-15-2　B 细胞 IDD

疾病名称	血清 Ig 水平	外周血 B 细胞	主要发病机制	遗传规律(基因定位)
1. X-LA	各类 Ig 均↓或缺乏	明显减少	Btk 基因突变	XL(Xq21.3-22)
2. 选择性 IgA 缺陷	IgA1 及 IgA2 ↓或缺乏	正常或不成熟	产生 IgA 的 B 细胞分化缺陷	不详,某些患者为 AR
3. 选择性 IgG 亚类缺陷	某 IgG 亚类↓或缺乏	正常或不成熟	亚型分化缺陷	不详
4. 婴儿暂时性低丙种蛋白血症	IgG 及 IgA↓	正常	分化缺陷或辅助功能缺陷	不详
5. 伴 IgM 增多的 Ig 缺陷病				
(1)X-连锁	IgM 及 IgD↑或正常,其他亚类↓或缺乏	产生 IgG 或 IgA 的 B 细胞↓或缺陷	CD40 L 基因突变,Ig 亚类转换缺陷	XL(Xq27-27)
(2)其他			不明原因的亚类转换障碍	不详,AR 或 AD
6. Ig 重链缺失	IgG1、IgG2、IgG4 缺乏,IgE、IgA2↓	正常	14q32 染色体缺失	AR(14q32.3)
7. κ 链缺失	Igκ 链 ↓,抗体反应↓	正常	2p11 点突变	(2p11)

续表

疾病名称	血清 Ig 水平	外周血 B 细胞	主要发病机制	遗传规律（基因定位）
8. 抗体缺陷伴 Ig 正常	正常	正常	特异性抗体↓	不详
9. CVID	多种亚类不同程度减少	正常或不成熟或减少	不详	不详，多，某些患者是 AR 或 AD

注:CVID(common variable immunodeficiency);普通易变型免疫缺陷病;AR(autosomal recessive);常染色体隐性遗传;AD(autosomal dominant);常染色体显性遗传;X-L(X-linkage);X-连锁遗传(性连锁隐性遗传)

1. X-连锁无丙种球蛋白血症（x-linked agammaglobulinemia,X-LA）　本病又称为先天性无丙种球蛋白血症和 Bruton 综合征,是最常见的原发性 B 细胞免疫缺陷病。见于男性患儿。其特点是血液循环中 B 细胞及各类 Ig 均减少或缺乏,T 细胞数量和功能正常。通常在生后 6～12 个月时开始出现反复严重的化脓性感染,如鼻窦炎、肺炎、脑膜炎、中耳炎、败血症和脓疱病等。常并发恶性淋巴瘤、白血病和幼年型类风湿关节炎。早期开始丙种球蛋白替代疗法者预后较好。X-LA 是一种 X-连锁隐性遗传病,突变位点位于 Xq21.3～Xq22。

本病发病机制为:在 B 细胞分化成熟早期,其胞质中所特有的 Bruton 酪氨酸激酶(Bruton's tyrosine kinase,Btk)被磷酸化,与 G 蛋白、Src 家族成员结合,参与胞内活化信号传递。Btk 基因定位于 X 染色体上(Xq21.3～22),若该基因突变或缺失,可致酪氨酸激酶合成障碍,使 B 细胞发育成熟障碍。由于前 B 细胞不能分化为 MIg＋细胞,因此血清中各类 Ig 均降低或缺乏。

世界卫生组织 IDD 研究小组推荐使用流式细胞仪检测成熟 B 细胞表面分化抗原 19(CD19),通过 CD19 的百分比衡量循环 B 淋巴细胞数量。该小组认为,X-LA 的 CD19 通常＜0.5％,但由于实验上的误差,可能略微高于此值。T 细胞的数量正常,CD4/CD8 比值通常降低,CD45RA 在 CD4⁺T 细胞中占优势。BTK 蛋白和基因分析是 X-LA 的确诊实验,80％～90％X-LA 的临床诊断依靠 BTK 突变检测。BTK 的蛋白表达可用流式细胞术(FACS)或免疫印迹实验来分析。FACS 检测 BTK 还可以发现 BTK 基因突变携带者。

2. 婴儿暂时性低丙种球蛋白血症　自限性疾病,原因未明。男女均可发病,偶有家族史。以婴儿自己开始合成免疫球蛋白(Ig)的时间推迟为特征。自身合成的 Ig 在出生后 9～18 个月才开始出现,至 2～4 岁时,其含量达到正常儿童水平,此症即自然痊愈。血清 IgG、IgA、IgM 总量常低于 4g/L,IgG＜2.5g/L。在低 Ig 期间,患儿容易罹患由革兰阳性菌所致的皮肤、呼吸道和脑膜感染。

3. 选择性 IgA 缺陷　为较常见的 IDD,主要免疫学异常为 IgA 水平低(＜50mg/L),sIgA 含量极低,其他各类 Ig 水平正常。细胞免疫功能正常。易患反复的上呼吸道感染,sIgA 的缺失可导致细菌在呼吸道黏膜的黏附、定植,进而继发呼吸道感染。多无明显症状,或仅表现为呼吸道、消化道、泌尿道反复感染。少数患者可有严重感染,常伴类风湿关节炎、SLE 等自身免疫病和变应性鼻炎等超敏反应性疾病。

4. 选择性 IgG 亚类缺陷　患者的血清总 IgG 水平一般都正常,而单个或多个 IgG 亚类的含量低于同龄正常儿童 2 个标准差以上。临床上与全丙球蛋白低下血症一样容易感染,易出现频繁的严重的呼吸道感染,尤其是革兰阳性细菌及带荚膜的革兰阴性菌的感染反复多次发作可导致支气管扩张,2 岁前难与生理性 IgA 亚类低下相鉴别,故不宜过早诊断本病。

5. 普通变异性免疫缺陷病(common variable immunodeficiency,CVID)　CVID 遗传方式尚不清楚,是一组以 B 细胞成熟和抗体形成缺陷为主要特征的疾病。患者体内存在 B 细胞的成熟过程,但是免疫球蛋白的水平(IgA,IgG,IgM)降低。研究表明存在多种病因,T 和 B 细胞均存在缺陷。发病年龄较 X-LA 患儿大,通常从 2～3 岁起出现反复感染,最常见的临床表现是化脓性细菌引起的呼吸道感染和鞭毛虫引起的慢性腹泻。消化吸收不良、自身免疫性溶血性贫血、血小板减少、肠炎、淋巴小结增生也是常见的临床表现。约 10％的患儿可发生非霍奇金淋巴瘤、胸腺瘤等恶性肿瘤,随着年龄增加其发病率有所增加。体格检查可扪及淋巴结,扁桃体存在,约 25% 的患者肝脾肿大。实验室检查 T 细胞功能正常,有低丙种球蛋白血症。

6. 伴 IgM 增多的免疫球蛋白缺陷病　又称 IgM 增高综合征。其主要免疫学异常为:①B 细胞应答能力虽然正常,但仅能产生 IgM 类抗体;②血清 IgM 值增高(>11g/L),但其他类 Ig 低下或缺乏;③MIgM$^+$ 和 MIgD$^+$ B 细胞总数正常,但 MIgG$^+$ 和 MIgA$^+$ B 细胞缺乏;④通常伴中性粒细胞减少。此病男性较女性多见,提示多数患者是通过性染色体隐性遗传,但少数也可通过常染色体隐性或显性遗传。多数男性患者 X 染色体上能装配 CD40L 的基因 Xq26 发生变异,导致 CD40L 不能与 B 细胞表面 CD40 结合,使 B 细胞的 Ig 同型转换机制发生障碍。IgG 和 IgA 分泌缺乏,易发生细菌性感染。

T 细胞缺陷为主的免疫缺陷病

原发性 T 细胞缺陷是涉及 T 细胞发育、分化和功能障碍的免疫缺陷病。T 细胞及其功能的缺陷不仅导致细胞免疫缺陷,而且会间接导致体液免疫缺陷和单核巨噬细胞功能缺陷。

DiGeorge 综合征:又称为先天性胸腺发育不全(congenital thymic hypoplasia,CTH),是典型的原发性 T 细胞缺陷,男女都可发生。起因于 22 号常染色体 22q^{11}-ter 基因异常或缺失,致使 6~8 周时胎儿的第三和第四对咽囊管分化发育障碍,导致胸腺、甲状旁腺、心脏,以及主动脉弓、唇和耳等多种脏器的发育不全,表现为鱼状唇、眼间距较宽和耳朵位置偏低等面部特征。主要的免疫学异常包括:①外周血无 T 细胞或 T 细胞数减少、缺乏 T 细胞应答;②B 细胞数正常,抗体水平正常或降低;③TD 抗原不能诱导特异性抗体的产生;④流式细胞仪检测外周血可见 CD3$^+$、CD4$^+$、CD8$^+$ 的 T 细胞均减少,TCRα β$^+$ T 细胞减少,TCRγ δ$^+$ T 细胞正常。DiGeorge 综合征患者对分枝杆菌、病毒和真菌的易患性增加。接种卡介苗、牛痘、麻疹等减毒活疫苗可发生严重不良反应,甚至导致死亡。另外,患者还存在心和主动脉畸形及由低血钙引起的手足抽搐等。胸腺移植可有效治疗患者的 T 细胞缺陷。

联合免疫缺陷病

1. 重症联合免疫缺陷病(severe combined immunodeficiency disease,SCID)　是一组胸腺、淋巴组织发育不全及 Ig 缺乏的遗传性疾病,机体不能产生体液免疫和细胞免疫应答。因此出生后 6 个月左右即出现发育障碍,并因产生严重感染而死亡。SCID 由一组遗传性疾病组成,共同表现为特征性的 B、T 和 NK 细胞功能异常,已超过 10 种类型。

(1)X-连锁性遗传 SCID(X-SCID):是最常见的性连锁遗传性 SCID,占整个 SCID 的 50%~60%。为 γ 链(γc)缺陷。γc(CD132)是 IL-4、IL-7、IL-9、IL-15 等细胞因子受体复合物的主要成分,而此复合物对 B、T、NK 细胞的发育又是必不可少的。患者体内除 T 细胞缺乏或降低外,NK 细胞也缺乏。B 细胞数量正常但功能异常,导致 Ig 生成减少和类别转换障碍。B 细胞表面可表达 pre-B 细胞特异性标志 p120 抗原,表明 B 细胞存在成熟障碍。患儿在出生后最初数月内就反复发生中耳炎、肺炎、败血症、腹泻和皮肤感染等疾患,并易发生白色念珠菌病、分枝杆菌感染、卡氏肺囊虫性肺炎、巨细胞病毒感染和接种活疫苗后的全身性疫苗病。婴儿期即出现消瘦、生长停滞,未经恰当治疗,多在 1 岁内死于严重感染。近来报道,骨髓移植可治愈该病,成功率达 90%。

(2)常染色体隐性遗传性 SCID:临床表现、免疫学检查和病理改变与上述 X-SCID 相似。该病为细胞内激酶 Jak3 基因突变所致。

(3)伴腺苷脱氨酶(adenosine deaminase,ADA)缺陷的 SCID:ADA 在淋巴细胞中特别丰富,且活性最高。ADA 基因突变致 ADA 缺乏,导致脱氧腺苷三磷酸(dATP)和 S-腺苷同型半胱氨酸大量堆积,抑制 DNA 合成。对淋巴细胞呈毒性作用,抑制 T、B 细胞增殖和分化。通过对洗涤过的红细胞中 dATP 浓度和 ADA 活性的分析可作出明确的判断。

2. 共济失调毛细血管扩张症　为常染色体隐性遗传遗传性疾病。主要病理改变为胸腺和外周淋巴组织发育不良,小脑呈退行性变,皮肤毛细血管扩张。一般在幼儿期发病,主要临床表现为眼结膜和皮肤毛细血管扩张、进行性小脑共济失调、发育不良,以及反复发生呼吸道感染、鼻窦炎和肺炎。易患肿瘤性疾病。本病预后不良,常于青春期前死亡。

三　PIDD 的诊断

诊断依据及流程

　　临床诊断是 PIDD 诊断过程中最为重要的环节,只有早期的临床拟诊才有可能启动后续的初筛检查、深入检查和基因诊断,以及防止输注未经辐照处理的血液制品或活疫苗接种等医疗操作,最终使患儿获得根治治疗和生存的机会。因此应提高对表现特殊的感染、自身免疫、变态反应等症状体征的警觉性。参照 PIDD 的 4 步筛查法进行初筛,并能分析各项检查的临床意义。4 步筛查法在大多数情况下主要是:①免疫球蛋白检测;②流式细胞仪外周血细胞计数;③四唑氮蓝染料试验(NBT);④补体活性/水平检测。例如,新生儿期如出现多种细菌病原学依据如结核杆菌、革兰阳性或阴性菌、真菌等,应及时选做外周血淋巴细胞计数和 NBT。如外周血 T 细胞数量明显低下,则高度提示严重联合免疫缺陷病(SCID)。如 T 细胞正常,而 NBT 明显降低,则应考虑慢性肉芽肿病。当患儿出现 Jeffrey Modell 基金会提出的 PIDD 预警症状时,临床医师应高度警惕 PIDD 可能性。表 2-15-3、表 2-15-4 所列的症状和图 2-15-1 所示的诊断程序为广大临床医师正确及时发现和诊断 PIDD 提供了很好的参考依据,具备 1 项或多项症状者可疑似为 PIDD。IDD 患儿发生自身免疫疾病的机会比正常人群高(0.01%～14%)。除患儿的临床表现和家族史可作为判断依据外,实验室检查尤其重要。

表 2-15-3　PIDD 的预警症状

病史	症状
1 年中中耳炎≥8 次	生长发育停滞
一年中严重鼻窦炎≥2 次	缺乏淋巴结或扁桃体
一年中肺炎≥2 次	皮肤病变:毛细血管扩张,出血点
发生过≥2 次的非常见部位或深部感染	皮肤真菌,红斑性狼疮样皮疹
反复发生的深部皮肤或脏器感染	共济失调
需要静脉滴注抗生素才能控制的感染	1 岁以后出现的鹅口疮
非常见或条件致病菌感染或家族中有 PID 病史	口腔溃疡

表 2-15-4　与免疫缺陷相关自身免疫性疾病

与自身免疫相关的 IDD	易伴发的自身免疫性疾病
X-性连锁无丙种球蛋白血症	关节炎
选择性 IgA 缺乏症	SLE,JRA
普通变异型免疫缺陷病	血细胞减少症
胸腺发育不全	ITP
高 IgM 血症	中性粒细胞减少
慢性肉芽肿病	克隆病
补体缺陷	SLE
湿疹-血小板减少伴免疫缺陷	溶血性贫血

常用检查方法

　　1. 筛查实验　反复感染仅是诊断 PIDD 的重要线索,进一步诊断还有赖于筛查实验。筛查实验

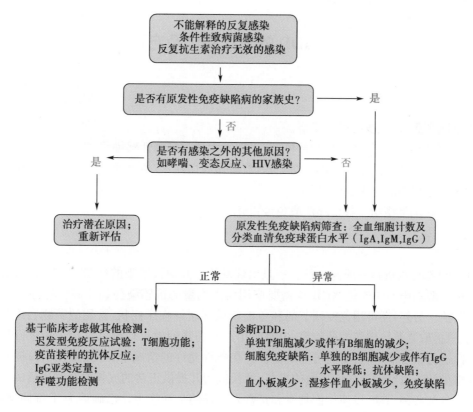

图 2-15-1　疑似 IDD 的诊断程序

主要包括：①B 细胞数量和功能测定：包括 CD19 或 CD20 B 细胞计数、血清免疫球蛋白（IgG、IgA 和 IgM）水平测定；②T 细胞数量和功能测定：有全血细胞计数和分类、淋巴细胞分型（CD3/CD4/CD8）、皮肤迟发型超敏反应；③吞噬细胞数量和功能测定：包含 WBC 形态及计数、四唑氮蓝试验（NBT）；④补体数量和功能测定：C3、C4、CH50。用过筛选实验可以临床诊断绝大多数 PIDD，为进一步进行相应蛋白、基因诊断提供充分依据。此外，抗原特异性抗体水平测定和迟发型超敏反应皮肤试验是重要补充。

2. 基因诊断　基因分析是诊断 PIDD 的金标准。目前大多数 PIDD 可通过对致病基因进行序列分析得以确诊。但由于基因诊断成本高，且仅基因分析还不能确定基因突变与蛋白功能异常（即遗传型与表型）的关系。因此国际上多数 PIDD 诊断中心均是在 PIDD 疾病相关蛋白分析的基础上，进行 cDNA 或 DNA 基因分析。在有已知基因突变的家族中，基因突变的检测也可用于对新生儿或胎儿作出明确诊断。

目前已明确约 150 种 PIDD 是由 120 余种基因突变所致，由于 PIDD 疾病的异质性和表现的复杂性，基因诊断在 PIDD 的诊断中显得十分重要，部分缺乏典型表现的 PIDD 仅能靠基因诊断确认。基因型与表现型之间的相互关系亦为基础免疫学提供了极为重要的人类免疫系统工作机制。然而，不同个体间基因变异数量巨大，不仅包括单核苷酸多态性（SNP），也包含一些较小片段的插入或缺失。即便是 SNP，最新的全基因组比对分析也发现人类不同个体间的 SNP 可能为 1000～1500 个。因此，进行 PIDD 基因分析时应小心判断 SNP 在疾病发病中的价值，最好能有大样本健康人群的候选基因序列资料，并结合蛋白质结构、功能及在细胞发育过程中的作用综合判断。

3. 流式细胞术诊断　目前用流式细胞术进行免疫表型分析已成为 PIDD 诊断的重要条件。它还可用于有些 PIDD 的产前诊断、病情判断和疗效观察。因为所有免疫和吞噬细胞都表达一定数量的针对细胞谱系和特定发育阶段的独特的表面和胞质蛋白。所以，分析这些蛋白有助于 PIDD 的诊断和治疗。

四 IDD 的治疗原则及方法

治疗原则

1. 保护性隔离患者,减少接触感染源。
2. 伴有免疫缺陷的患者,禁止接种活疫苗,以防发生严重疫苗性感染。
3. 一般不做扁桃体切除术和淋巴结切除术,禁忌做脾切除术,免疫抑制类药物应慎用。
4. 使用抗生素以清除细菌、真菌感染。
5. 根据免疫缺陷类型给予替代疗法或免疫重建。

一般性治疗

所有的 IDD 都可以进行一般性治疗。一旦出现发热或其他被感染的症状,就应持续地进行抗生素治疗。与治疗一般感染不同的是,对 IDD 需要应用偏大剂量的抗感染药物。因治疗疗程较长,因此有时需要住院监护。另外,还可用免疫调节剂和免疫刺激剂缓解临床症状,常用的药物有维生素 C、左旋咪唑、细菌抗原提取物及抗组胺类药物等,但是使用这些药物的效果均难以肯定。在进行治疗时,家长应对患儿(者)进行精心护理,必要时可隔离监护。在条件允许的情况下,可让患儿(者)拥有单独房间,要尽量避开感染源。对经治疗病情痊愈的患儿,家长应为其提供正常的成长发育和生活的环境,应鼓励这样的孩子多参加各种活动,以使他们具有和正常人一样的生活能力。已确诊为 T 细胞缺陷患儿不宜输新鲜血制品,以防发生移植物抗宿主反应(GVHR)。若必须输血或新鲜血制品时,应先用射线处理,血制品还要严格筛查 HBV 和 HIV,以防血源性感染。

应用免疫制剂补充和替代性治疗

约 80% 的 PIDD 患者伴有 IgG 或其他抗体缺乏,补充 Ig 是最常见的治疗措施。

1. 静脉注射免疫球蛋白(intravenous immunoglobulin,IVIG) 免疫球蛋白是替代治疗的重要制剂。许多抗体缺陷病经 IVIG 治疗后,症状均可得到缓解。但需要注意的是,免疫球蛋白替代疗法是治疗抗体缺陷病(低 IgG 血症)最根本的方法,而对 IgG 总量正常的抗体缺陷病的治疗尚存在争议。由于 80% 的 PIDD 患者均存在不同程度的免疫球蛋白缺乏,因此规律使用 IVIG 替代治疗,可大大延长多数 PIDD 患者的寿命,提高患者的生活质量。

2. 细胞因子治疗 对于存在细胞免疫缺陷的患者可使用胸腺素类药物治疗,这类制剂有调节 T 细胞增殖分化的作用。对于患有重症联合免疫缺陷病(SCID)的患者可使用 IL-2 治疗。

3. 酶替代治疗 对于存在腺苷脱氨酶(ADA)缺陷的患者,可以输注红细胞(其中富含 ADA),或者将牛腺苷脱氨酶与聚乙二醇结合(PEG-ADA)输注,已证明此治疗可治愈部分有 ADA 缺陷的患儿。

免疫重建

通过胸腺、骨髓、造血干细胞或胎肝移植以补充免疫细胞或重建免疫功能,可缓解某些 PIDD 的病情,甚至可能是唯一的治愈措施。

1. 胎儿胸腺组织移植 是将 16 周以内的胚胎胸腺植于腹膜下或皮下以治疗细胞免疫缺陷病,尤其是胸腺发育不全症。胎儿胸腺移植后很快(常在数天内)出现胸腺重建的表现,并将持续存在。

2. 干细胞移植 包括脐血干细胞移植(CBC)和外周血干细胞移植。脐血富含造血干细胞,可作为 PIDD 免疫重建的干细胞重要来源。外周血干细胞移植是将 CD34$^+$ 细胞分离,在体外无菌扩增或定向培养后,再静脉输注患儿。目前造血干细胞移植(haematopoietic stem cell transplantation,HSCT)治疗 PIDD 主要应用于两个方面:①淋巴系免疫缺陷:如 SCID、WAS 和 XHIGH;②髓系免疫缺陷:如 CGD 和 LAD 等,其中治疗最多的是 SCID 和 WAS。最近的一系列移植治疗研究显示,HLA 相合的同胞造血干细胞移植治疗 SCID 或 WAS,其生存率可达到 $90\%\sim100\%$,而其他类型造血干细胞移植的生存率为 $50\%\sim80\%$,可见 HSCT 治疗 PIDD 已经取得了显著的进步和成功。但需要指出的是,PIDD 一经诊断即应立即采取 HSCT 治疗,因为一旦出现不可逆的感染和并发症,HSCT 则难以成功。近年来采用脐血干细胞(CBC)移植的工作已经开展,存活率为 75%。Knutsen 和 Wall(2000)报道了无关供者 CBC 移植治疗 SCID 婴儿 8 例,7 例成功。尽管结果令人鼓舞,但是对缺乏 HLA 相合同胞供者的 SCID 患儿来说,CBC 移植是否优于其他造血干细胞来源的移植有待进一步研究。

3. 骨髓移植 包括同种异体同型合子骨髓移植、同种异体半合子骨髓移植和无关供体骨髓移植。应根据患儿病情和具体情况选定。

基因治疗

某些 PIDD 乃基因缺陷所致,因此通过基因治疗可能获得良好疗效。1990 年,基因治疗重建腺苷脱氨酶(adenosine deaminase,ADA)缺乏症患者的细胞免疫,打开了 PIDD 基因治疗的序幕。基因治疗的原理是:将正常的目的基因片段整合到患儿干细胞基因组内(基因转化),被目的基因转化的细胞经过有丝分裂,使转化的基因片段能在患儿体内复制而持续存在,并发挥功能。一般从理论上讲,凡是骨髓移植成功的疾病都是基因治疗的适应证。

迄今,基因治疗 PIDD 的尝试已经历多年,并取得一定成效,尤其是近年开展采用自体造血干细胞转基因治疗 PIDD 的研究,给缺乏供体、需要尽早骨髓移植的 PIDD 患者带来了更多的生存希望。其优点为不必担心移植排斥反应和移植物抗宿主反应,也不必在移植后用免疫抑制剂。缺点是目前最常使用的转基因载体——逆转录病毒、慢病毒可能导致插入突变,还有可能致白血病的危险等。因为这些缺点限制了基因治疗在 PIDD 的广泛应用。目前已经用于临床的自体造血干细胞和脐血干细胞转基因治疗的 PIDD 中,以腺苷脱氨酶(ADA)和 X-SCID 最多,而对 CGD、WAS 等的基因治疗研究尚处于动物实验阶段。随着克隆和定位的 PIDD 突变基因越来越多,PIDD 基因治疗应用范围将会逐渐扩大。但是由于基因转染技术尚存在一些问题,基因治疗还处于探索和临床试验阶段。

参 考 文 献

1. Notarangelo LD. Primary immunodeficiencies. J Allergy Clin Immunol,2010,125(2 Suppl 2):S182-S194

2. International Union of Immunological Societies Expert Committee on Primary Immunodeficiencies,Notarangelo LD,Fischer A,Geha RS,et al. Primary immunodeficiencies:2009 update. J Allergy Clin Immunol,2009,124:1161-1178

3. Arason GJ,Jorgensen GH,Ludviksson BR,et al. Primary immunodeficiency and autoimmunity:lessons from human diseases. Scand J Immunol,2010,71:317-328

4. Schejbel L,Garred P. Primary immunodeficiency:complex genetic disorders?. Clin Chem,2007,53:159-160

5. Lee WI,Jaing TH,Hsieh MY,et al. Distribution,infections,treatments and molecular analysis in a large cohort of patients with primary immunodeficiency diseases(PIDs)in Taiwan. J Clin Immunol,2006,26:274-283

6. Owayed AF,Campbell DM,Wang EE. Underlying causes of recurrent pneumonia in children. Arch Pediatr Adolesc Med,2000,154:190-194

7. Moissidis IA,Nordberg ML,Bahna SL. Flow cytometric immunophenotyping in the diagnosis of primary immunodeficiency diseases:a case series. J Clin Ligand Assay,2004,27:190-196

8. Small T. Hematopoietic stem cell transplantation for severe combined immunodeficiency disease. Immunol Allergy Clin North Am,2000,20:207-220

9. Becker PS. The current status of gene therapy in autologous transplantation. Acta Haematol,2005,114:188-197

10. Cowan MJ,Neven B,Cavazanna-Calvo M,et al. Hematopoietic stem cell transplantation for severe combined immunodeficiency diseases. Biol Blood Marrow Transplant,2008,14(1 Suppl 1):73-75

11. García JM,Gamboa P,de la Calle A,et al. Diagnosis and management of immunodeficiencies in adults by allergologists. J Investig Allergol Clin Immunol,2010,20:185-194

12. García JM,Español T,Gurbindo MD,et al. Update on the treatment of primary immunodeficiencies. Allergol Immunopathol(Madr),2007,35:184-192

13. Yel L. Selective IgA deficiency. J Clin Immunol,2010,30:10-16

14. Strugnell RA,Wijburg OL. The role of secretory antibodies in infection immunity. Nat Rev Microbiol,2010,8:656-667

15. Cunningham-Rundles C. Autoimmunity in primary immune deficiency:taking lessons from our patients. Clin Exp Immunol,2011,164(2 Suppl):6-11

16. Dvorak CC,Cowan MJ. Hematopoietic stem cell transplantation for primary immunodeficiency disease. Bone Marrow Transplant,2008,41:119-126

17. Fischer A,Le Deist F,Hacein-Bey-Abina S,et al. Severe combined immunodeficiency. A model disease for molecular immunology and therapy. Immunol Rev,2005,203:98-109

18. Gaspar HB,Thrasher AJ. Gene therapy for severe combined immunodeficiencies. Expert Opin Biol Ther,2005,5:1175-1182

篇 三

变应性鼻炎和哮喘

耳鼻咽喉头颈部
变态反应病学

第 16 章
变应性鼻炎

赵邠兰　顾之燕

　　变应性鼻炎(allergic rhinitis,AR)是耳鼻咽喉-头颈外科的常见病,也是常见的呼吸道变应性疾病。保守的估计全球约有 5 亿多人患 AR。AR 虽不至于致死,但多数可影响患者的生活质量(学习、工作、睡眠、娱乐等),更是引起支气管哮喘(bronchial asthma,BA)发作的危险因素。研究表明约 2/3 以上的哮喘患者患有 AR,约 1/3 的 AR 患者患有哮喘,一致认为 AR 和哮喘是同一个变应性炎症反应性疾病在呼吸道不同部位的表现。近数十年来 AR 发病率和患病率有全球性增高的趋势,此趋势与工业化的进展和现代生活方式有关。气象学研究证实空气污染是主要原因,实验室研究资料支持腐败性燃料燃烧产生的化合物(柴油机排出的微粒——芳香烃化合物)是一个重要的因素;当然,可能尚有一些未知因素。因此,"全球性变应性呼吸道疾病流行增加"。AR 已成为全球性健康问题。

一　定　义

　　2009 年武夷山鼻科会议 AR 诊断和治疗指南中,对 AR 的临床定义是:AR 是机体接触变应原后主要由 IgE 介导的鼻黏膜非感染性炎性疾病。在此前 2004 年的兰州鼻科学术会议上,对 AR 的定义突出了速发反应和迟发相反应,即特异性个体接触变应原后由 IgE 介导的介质(主要是组胺)释放,并有多种免疫活性细胞和细胞因子等参与的鼻黏膜慢性炎症反应性疾病。

2008 年版 ARIA 对 AR 的定义是:AR 是非感染性鼻炎的最常见的形式,是接触变应原后由 IgE 介导的鼻黏膜炎症反应而引起的鼻部症状性疾病。症状包括鼻分泌物增多、鼻阻塞、鼻痒和喷嚏,这些症状持续 2 天或 2 天以上,并且在一年中大多数的日子里每天有症状的时间超过 1 小时。具有自限性或经治疗后能缓解。后鼻滴涕主要发生于有大量前鼻流涕的慢性鼻窦炎。学龄前儿童可能仅有鼻阻塞,少数有间歇性非大量鼻出血。

AR 见于特应性(atopy)个体,atopy 一词源于 atopos,其意为异位(out of place),常用于描写 IgE 介导的 I 型变应性疾病。特应性个体具有产生抗环境中变应原 IgE 抗体的遗传基因倾向,并患有一种或一种以上特应性疾病,如 AR、哮喘、特应性湿疹等。因此其发病具有环境和遗传两种因素,且环境因素更具重要性,两者缺一不可。特应性与 Th2 细胞和 Th2 细胞因子相关。虽然所有的人都暴露于环境中的气传变应原,但非特应性个体仅引起低度免疫反应,产生特异性 IgG1 和 IgG4 抗体,T 细胞对变应原的应答是通过 Th1 细胞,产生干扰素-γ(interferon-γ)等,免疫反应进入变应性保护的 Th1 应答,并不发生特应性变应性疾病。然而,特应性个体则产生特异性 IgE 抗体,血清中和局部分泌物中 IgE 抗体水平升高,皮肤试验对多种常见气传变应原呈阳性反应,免疫病理学的标志是 Th2 细胞浸润,血清和分泌物中 T 细胞与变应原的应答是通过 Th2 细胞因子,如白介素(interleukin)-4、5、9 和 13,以及粒细胞-巨噬细胞集落刺激因子(granulocyte macrophage-colony stimulating factor,GM-CSF)等,导致产生更多的 IgE 抗体。致使嗜酸性粒细胞、嗜碱性粒细胞、中性粒细胞、巨噬细胞和肥大细胞的趋化、增生、延缓凋亡,以及黏液分泌过度和气道高反应性,从而导致 I 型变应性疾病。

二　分类分型的不同意见

2001 版 ARIA 根据症状出现的时间和持续的时间,首次提出将 AR 分为间歇性和持续性两种类型。间歇性:症状＜4 天/周,或＜连续 4 周;持续性:症状≥4 天/周,且≥连续 4 周。然后根据症状的严重程度,以及是否影响生活质量(包括睡眠、日常生活、工作和学习等),将 AR 的程度分为轻度和中-重度。轻度:症状较轻,不令人烦恼,对生活质量尚未产生影响;中-重度:症状明显或严重,并令人烦恼,对生活质量产生影响。

既往长期以来,AR 根据发病的季节和时间分为季节性变应性鼻炎(seasonal allergic rhinitis,SAR)和常年性变应性鼻炎(perennial allergic rhinitis,PAR),后者通常是由室内变应原诱发,如尘螨、真菌、昆虫(蟑螂)和动物毛屑等;前者与多种室外变应原有关,如花粉或真菌等,但这种分类并不完全恰当。对此,2008 年版 ARIA 作出如下的解释。

1. 一些地区花粉和真菌是常年性变应原,如美国加利福尼亚和地中海地区的某些草类花粉;我国华南地区和云南南部花粉飘散也呈常年性。

2. PAR 也非全年都有临床症状,如屋尘螨过敏的轻度或中-重度间歇性鼻炎,在屋尘螨数量较低的时节可以无临床症状或临床症状轻微,虽然此时鼻黏膜中仍存在最轻持续炎症反应。

3. 大部分患者对多种变应原过敏(包括室内和室外变应原),表现为常年性临床症状,但在花粉或真菌飘散高峰时表现为季节性加重。

4. 有些对花粉过敏的患者,同时也对真菌过敏,可能表现为一个以上的发病季节,因此很难鉴别相应的花粉季节。

5. 由于低浓度的花粉变应原对鼻黏膜的预激作用,以及某些非免疫学因素的影响,对存在最轻持续炎症反应而无临床症状的患者,症状的出现不一定与致敏变应原的季节完全一致。

6. 非特异性、非免疫性刺激物,如空气污染等可加重有症状患者的临床症状,或使无症状的患者出现鼻部症状,从而打乱了疾病的发病季节。

分类分型不同意见的交汇点是,不能将传统的 SAR 和 PAR 相应地转换为间歇性和持续性 AR。2008 年版 ARIA 提到,在 2001 年版 ARIA 中定义持续性鼻炎持续时间每周多于 4 天,但事实上持续性鼻炎患者几乎每天都有症状。另外在 2008 年版 ARIA 中,仍然见到 SAR 和 PAR 的称谓,在近期的文献中时不时出现。因此 2004 年兰州标准规定,将 AR 首先分为 SAR 和 PAR,进而再分为间歇性和持续性,最后再分为轻度和中-重度。然经过仔细考量,上述分类分型也并非十分恰当。

三　流 行 病 学

流行病学研究证实,在过去三十多年间,世界范围内鼻炎和哮喘等变应性疾病的流行有显著的增加,"西方生活方式"的国家增高更显著。首先是 AR,加拿大患病率在 15%～20%之间。澳大利亚和美国情况相似。在英国和德国占总人口的 10%～20%。在丹麦,Lingneberg 报道 1989 年和 1997 年的患病率分别为 22.3%和 31.5%。Aberg 等则报道瑞典 1979 年和 1991 年的患病率分别为 5.45%和 8.08%,数年间患病率有明显增加。Ninan 等报道英国 1964 年和 1989 年的患病率分别为 3.2%和 11.9%,20 多年间竟增加了将近 4 倍。

然而,AR 流行病学调查有时差异较大,例如欧洲一项采用 ARIA 定义的人群调查发现,AR 患病率在 17%(意大利)和 28.5%(比利时)之间,平均约为 25%。澳大利亚、新西兰和英国的患病率为 15%～20%。但欧洲六国采用电话调查所得鼻炎患病率为 40%,差异极大。统计数据差异较大的主要原因是诊断和问卷标准不一致,此外,患者和医师都可能忽略 AR,因为多数患者的就诊原因是下呼吸道症状。

AR 和哮喘并存或相继患病的流行病学调查显示,鼻炎存在时哮喘发生的比数比为 2.59[95%CI(1.54,4.34)],假如同时患有鼻炎和鼻窦炎,哮喘发生的比数比则为 6.28[95%CI(4.01～9.82)],预示鼻炎的严重程度与哮喘发生相关(Tucson)。

1998 年儿童哮喘和变态反应国际研究(International study of asthma and allergies in childhood,I-SAAC)对 56 个国家 156 个中心的 436 801 例 13～14 岁儿童进行问卷调查,得知 AR 和哮喘的流行在全世界呈逐年增高趋势。

对 1836 名新入学的大学生进行的 23 年随访调查显示,有鼻炎症状和致敏原皮肤试验阳性者,23 年后发现发展为哮喘者占 10.5%,无鼻炎症状和致敏原皮肤试验阴性者则为 3.6%。很显然,鼻炎使哮喘发生的风险增加了 3 倍。很多鼻炎患者虽未发展成哮喘,但却有类似哮喘的气道高反应性。

美国一项 1987－1996 年对 65 岁以下人群流行病学,以及 AR 合并哮喘所需费用增长的普查得知,哮喘患者每人每年花费为 248.89 美元,而鼻炎合并哮喘患者则为 335.82 美元($P<0.0001$)。AR 合并哮喘接受治疗者,每年因哮喘恶化须住院为 0.9%,而未治疗者则为 2.3%,后者比前者增加 61%($P<0.01$)。

我国的一项对 500 名经乙酰甲胆碱激发阳性的变应性哮喘患者的调查显示,鼻炎的患病率为 85%～95%。与美国巴尔的摩数据类似。而在临床诊断为哮喘或表现哮喘症状的患者中,鼻炎的患病率为 86%。

一项对南通地区 95 300 名人群和 23 825 个家庭,依据 2004 年兰州标准和 1997 年支气管哮喘防治指南进行临床诊断的调查显示,鼻炎患病率为 1.20%,哮喘患病率为 0.77%,鼻炎合并哮喘患病率为 0.31%;鼻炎并发哮喘的比例为 25.0%,哮喘并发鼻炎的比例为 40.0%;此调查结果显示鼻炎和哮喘患病率较一般报道明显低。然而,鼻炎三级亲属患病率分别为 15.81%、4.61%和 2.51%,鼻炎三级亲属哮喘患病率分别为 8.19%、3.08%和 3.16%,均高于本地区一般人群患病率。

北京同仁医院耳鼻咽喉头颈外科 2004 年 9 月至 2004 年 12 月进行了电话抽样多中心调查,通过目录辅助下随机数字拨号法,在 2 个直辖市(北京和上海)和 9 个省会城市(长春、长沙、杭州、广州、南京、沈阳、乌鲁木齐、武汉和西安)进行电话号码抽样,同时设计鼻炎电话调查问卷。抽取有效局向号码 684 个,拨打电话 119 319 个,成功访问 38 203 人。结果显示,自报鼻炎者 4253 人,未经校正的 11 个城市自报患病率在 8.0%和 21.4%之间,经性别校正的鼻炎患病率为 8.5%～21.3%(北京为

9.5%），经年龄校正的鼻炎患病率为 8.7%～24.1%（北京为 8.7%）。由于大规模人群患病率调查，较难获得每个个体免疫反应的实验室证据。仅通过问卷调查可能对鼻炎的实际患病率估计过高（约高于50%）。另一方面，许多调查对象可能是非变应性鼻炎。据报道，在慢性持续性鼻炎患者中，非变应性鼻炎占 30%～70%。

四　免疫学和发病机制

AR 是一个复杂的免疫性炎症性疾病。它的发生是多种基因相互作用，并与遗传、环境等因素有密切关系。特应性个体可能具有变应性基因倾向，但近数十年的研究发现，AR 患病率增加并非基因组突变所致。一个必须重视的现象是，鼻炎和哮喘患者多具有个人变态反应史和家族变态反应史。"变态反应进程（allergy march）"形象地表述了变应性疾病随年龄增长而演进的过程，凸显了鼻炎和哮喘的个人变态反应史。有变应性基因倾向的婴儿首先发生特应性皮炎、湿疹，随年龄增长添加副食品后，可出现食物过敏和急性中耳炎、分泌性中耳炎，至学龄前后发生 AR，数年或成年后部分发生哮喘。英国一项对 100 名特应性家庭婴儿持续跟踪 22 年的研究显示，特应性皮炎的患病率在 1 岁左右达到最高（20%），至研究结束时降低到 5%，而 AR 的患病率从 3% 缓慢上升到 15%，哮喘的患病率则从 5% 剧增到 40%。

遗传与鼻炎或哮喘发病的关系是比较清晰的。曾有一份遗传学调查资料显示单亲有鼻炎史，子女发病率为 30%，双亲均有鼻炎史，子女发病率为 50%。据 Schwartz 统计，父母一方患哮喘时其子女患哮喘的机会为 13%，父母双方患哮喘时其子女患哮喘的机会为 20%～25%。并指出患哮喘的父母如有一个哮喘患儿，则以后出生的子女发生哮喘的概率极高，显示遗传因素在特应性疾病的发生中具有重要的作用。Edfors-Lubs 调查单卵孪生者发生特应性疾病的一致率，哮喘为 19%，花粉症为 21%，即单卵孪生者之一患哮喘或花粉症时另一人患相同特应性疾病者仅为 1/5，表明特应性为低遗传性。

相对于遗传因素，环境因素更为重要。对环境因素的研究发现，AR 的发病除与环境中的花粉、螨、真菌和动物皮屑等变应原接触有关外，还与一些非免疫学因素（如香烟烟雾、柴油机不完全燃烧所产生的芳香烃颗粒和冷空气等）有关。

从免疫学角度看，鼻炎是由 Th2 细胞免疫介导的Ⅰ型系统性超敏反应在鼻黏膜局部的表现，也有可能是系统性疾病在鼻部的表现。Th1 和 Th2 免疫反应失衡是导致 AR 和哮喘的关键。

免疫学致敏和临床致敏

1. 免疫学致敏　当特应性个体吸入致敏原并与鼻黏膜初次接触后，变应原有效成分浸出在鼻分泌物中或穿透鼻黏膜上皮屏障，在鼻黏膜局部刺激免疫活性细胞，如巨噬细胞、树突状细胞等。吞噬细胞等将变应原进行处理，并将信息传递给 B 淋巴细胞。B 淋巴细胞活化、分化为浆细胞，并产生 IgE 抗体。IgE 抗体附着于鼻黏膜的肥大细胞和嗜碱性粒细胞表面，与高亲和力和低亲和力受体（FcεRⅠ和 FcεRⅡ）结合。此时机体处于致敏状态，但无临床症状，称为免疫学致敏。

2. 临床致敏　包括速发反应（immediate reaction,early reaction）和迟发相反应（late phase reaction,LPR）

（1）速发反应：当机体再次接触相同致敏原后，肥大细胞和嗜碱性粒细胞表面的 IgE 与致敏原结合，引起肥大细胞膜裂解、脱颗粒，合成和释放炎症介质和细胞因子。释放的炎症介质主要是组胺（histamine）、缓激肽（bradykinin）、类胰蛋白酶（tryptase）、前列腺素（prostaglandins,PGs）和白三烯（leukotrienes,LTs）等。释放的细胞因子是肿瘤坏死因子（tumour necrosis factor,TNF）、白介素（interleukin,IL）-4、-5、-6 和-13 等。可能还有嗜酸性粒细胞趋化因子、中性粒细胞趋化因子和过敏性炎症因子等参与。通过中枢神经和外周神经，引起临床症状，表现为鼻痒、喷嚏反射、鼻腔副交感神经和感觉神经受刺激，兴奋性增强引起血管扩张，加重鼻黏膜充血、腺体分泌增多和鼻阻塞。

（2）迟发相反应：速发反应过程释放的嗜酸性粒细胞趋化因子（eotaxin）等是具有趋化活性的细胞

因子,特别是对嗜酸性粒细胞的趋化作用,通过细胞间黏附分子-1(intercellular adhesion molecular-1,ICAM-1)可诱导嗜酸性粒细胞、嗜碱性粒细胞、单核细胞、淋巴细胞等免疫活性细胞定向迁徙到鼻黏膜表面。在细胞因子的作用下,嗜酸性粒细胞活化并释放嗜酸性粒细胞阳离子蛋白(eosinophil cationic protein,ECP)、主要碱性蛋白(major basic protein,MBP)、白三烯(LT)、血小板活化因子(platelet acti-vating factor,PAF)、肿瘤坏死因子(TNF)-β 等具有神经和血管活性的物质,引起血管扩张、腺体分泌、炎性细胞浸润、鼻黏膜反应性增高等慢性炎症反应。迟发相反应(LPR)通常发生于速发反应后 6~12 小时,10~12 小时达高峰,24~48 小时消退。Mygind 指出 LPR 可单独出现,称为单相反应;也可以和速发反应先后出现,称为双相反应。

有学者认为 LPR 是 PGs 和 LTs 的释放引起的。此外,在 LPR 早期是多形核白细胞(主要是嗜酸性粒细胞)浸润,24 小时后以单核细胞浸润为主。与速发相反应的病理改变不同,LPR 的鼻黏膜有明显的慢性炎症反应和鼻黏膜反应性增高,表现为对特异性和非特异性刺激的高反应性。因此,LPR 是导致临床和组织病理学损害的主要原因。

炎性细胞及细胞因子

1. 肥大细胞和嗜碱性粒细胞 肥大细胞和嗜碱性粒细胞的共同点是均是引起速发反应的炎性细胞,都具有 IgE 受体和贮存机体组氨酸脱羧的大部分,后者是合成组胺不可少的酶。组胺和黏多糖类肝素结合在一起,贮存在肥大细胞和嗜碱细胞的颗粒中,因此它们脱颗粒时可以释放大量的组胺。此外,这两种细胞也有相似的介质释放途径和相似的激素受体。除了在抗原 IgE 作用下释放介质外,还可以通过别的途径释放介质,其中有的是免疫性的,有些是非免疫性的。

肥大细胞和嗜碱细胞亦有许多不同。人类肥大细胞存在于组织中,而嗜碱性粒细胞主要存在于血液中。来源也不一样,肥大细胞来自淋巴组织如脾、胸腺、淋巴结等;嗜碱性粒细胞则来自骨髓,除存在于血液外,还存在于某些炎症浸润细胞中间。这两类细胞的形态亦有差异,嗜碱性粒细胞的颗粒较大。功能也有些差别,人肺肥大细胞有胆碱能和 α-肾上腺素能受体,而嗜碱性粒细胞却没有;C3a(补体 3a)可以触发皮肤肥大细胞释放介质。

2. 嗜酸性粒细胞 是一类含有嗜酸性颗粒的白细胞,其增多与一些炎性介质有关。体外实验证实过敏性嗜酸性粒细胞化学趋化因子和组胺对嗜酸性粒细胞有趋化作用,嗜酸性粒细胞的移动也受补体嗜酸性粒细胞化学趋化因子和淋巴细胞产物的调节。

嗜酸性粒细胞与免疫反应的关系密切。在免疫缺陷患者和全身应用糖皮质激素治疗的患者,嗜酸性粒细胞计数下降。而在许多变应性疾病,嗜酸性粒细胞则常上升。嗜酸性粒细胞的一些产物可能是炎前物质,可以引起组织损伤。

嗜酸性粒细胞释放的强碱性蛋白物质具有很强的促炎作用,如 ECP、MBP、嗜酸性粒细胞衍生的神经毒素(eosinophil-derived neurotoxin,EDN)、嗜酸性粒细胞蛋白 X(eosinophil protein X)等。

3. 中性粒细胞 中性粒细胞至少含有两种类型的颗粒,一种是嗜甲苯胺蓝颗粒,或称初级颗粒,其含有酸性磷酸酶、酸性水解酶、髓过氧化物酶和硫酸黏多糖;另一种是特异性颗粒或称次级颗粒,其含有碱性磷酸酶和碱性蛋白。中性粒细胞可被免疫复合物激活,并进行吞噬作用,释放出颗粒中的化学物质,当免疫复合物增多,不能被有效吞噬时,颗粒从细胞内脱出,释放出较多的溶酶体酶。后者是引起免疫复合物性损伤的主要物质,它自中性粒细胞释放的过程类似于其他分泌细胞的分泌过程,需要外源钙离子和完好的微小管。

4. 血小板 血小板是微小的、无细胞核而有颗粒的细胞,来自骨髓巨核细胞,可被损伤的血管内皮激活参与凝血过程。血小板在变态反应炎症中的作用是:附着于免疫复合物后可释放介质;可被血小板激活因子和其他刺激激活,从而释放一种或数种因子,增强由 IgE 介导的嗜酸性粒细胞介质的释放。

5. 一些结构细胞 如上皮细胞、成纤维细胞、血管细胞也属于免疫活性细胞。在细胞因子、介质等作用下参与免疫反应,从而加重炎症反应,并使炎症反应迁延。

炎性介质

1. 组胺 组胺（histamine）是 AR 最主要的介质，也是研究最早、最深入的一种。具有强烈的药理学活性，可引起小血管扩张、平滑肌收缩、分泌腺活动增强、血管通透性增加和血清渗出、嗜酸性粒细胞浸润等。在通常情况下，组胺是以不活动状态与黏多糖化合物肝素结合而成为肥大细胞颗粒内的主要成分。组胺一旦大量进入血液将导致血压骤降，引起过敏休克。

2. 白三烯（LTs） LTs 主要源于嗜酸性粒细胞、肥大细胞、中性粒细胞和巨噬细胞。T 细胞和内皮细胞也可产生。是一类脂质继发性炎性介质，分为 LTA_4、LTB_4、LTC_4、LTD_4 和 LTE_4 五个亚型。LTs 是先经磷脂酶 A2 代谢产生花生四烯酸，后者再经 5-脂氧化酶途径代谢而生成。其中，LTA_4 最先形成，并很快转化为 LTB_4 和 LTC_4。而 LTD_4 和 LTE_4 是 LTC_4 在细胞外转化而成。半胱氨酰白三烯（cysteinyl leukotrienes，CysLTs）是重要的炎性介质，其作用机制是多方面的。可扩张血管、增加血管通透性，导致组织水肿。同时在干细胞增生和移行、白细胞黏附、移行和趋化、延长炎性细胞（嗜酸性粒细胞）存活时间，以及炎性细胞活化等方面均发挥重要调节作用。LTs 在多种炎症细胞中均有表达（图 3-16-1），其拮抗剂是唯一能通过其作用同时改善肺功能和哮喘症状的药物。

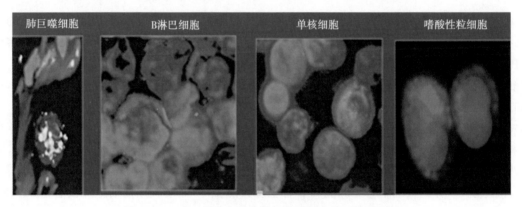

| 肺巨噬细胞 | B淋巴细胞 | 单核细胞 | 嗜酸性粒细胞 |

图 3-16-1 白三烯在多种炎性细胞中都有其受体的表达

3. 前列腺素（PGs） PGs 几乎可以在所有的组织中找到，其可通过多种途径合成和释放。豚鼠肺组织被致敏后再经抗原激发，可释放 PGs。其他细胞如血小板和中性粒细胞被激活后也可能释放 PGs。炎症过程中释放出的磷脂酶首先裂解细胞膜形成花生四烯酸，后者再通过环氧合酶途径形成 PGs，再进一步代谢形成 PGE 和 PGF。

PGs 的药理作用十分复杂，可能通过特异性受体起作用，PGE1 和 PGE2 是有效的组胺释放抑制剂，PGF2α 则可促进肺肥大细胞释放组胺。上述三种 PGs 均可使血管通透性增加。不同的 PGs 亚型相互协同又拮抗使之间处于平衡状态，一旦这种平衡状态破坏，就会发生病理生理改变。

4. 过敏性慢反应物质 是肥大细胞脱颗粒释放出的另一种介质。它不同于组胺，作用较慢，也不能为组胺拮抗剂所拮抗。正常组织中不含有过敏性慢反应物质，然而在过敏休克发生后数分钟就可以在细胞内测出，说明过敏性慢反应物质是临时合成并分泌的。过敏性慢反应物质的生物活性与组胺相似，可以增进猴皮肤血管通透性，在体外可引起人支气管平滑肌收缩，但在体内对支气管平滑肌的作用如何尚未被证实。现认为过敏性慢反应物质可能是白三烯（LTC_4 和 LTD_4），在花生四烯酸代谢的酶系统受到抑制时产生，LTC_4 和 LTD_4 具有强烈收缩支气管的作用，引起严重的支气管哮喘。

5. 血管细胞黏附分子-1（vascular cell adhesion molecule-1，VCAM-1） 鼻黏膜变应性炎症时，小动脉收缩，毛细血管扩张。血液循环中的白细胞（嗜酸性粒细胞、中性粒细胞、嗜碱性粒细胞）和 T 细胞和巨噬细胞等，在 VCAM-1 和 E-选择素的作用下，通过滚动式流动并黏附成团，与血管内皮细胞黏附，在趋化因子作用下游出血管外，造成鼻黏膜组织的炎性细胞浸润（图 3-16-2）。

6. 其他

（1）过敏性嗜酸性粒细胞化学趋化因子：存在于人肺肥大细胞中，具有选择性的趋化作用，变态反应

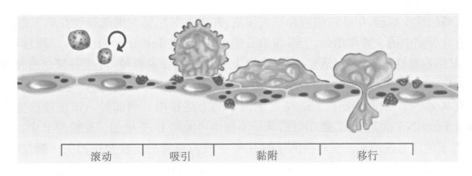

图 3-16-2　黏附分子的作用

病的嗜酸性粒细胞增多与之有关。

（2）过敏性嗜碱性粒细胞血管舒缓素：存在于嗜碱性粒细胞的颗粒中。作用完全与血管舒缓素相同，可以裂解激肽原，产生缓激肽，其代表了速发变态反应与血浆激肽系统的一个重要环节。

（3）血小板激活因子：其在人体内的作用尚不完全清楚。可激活血小板，使之聚集，并释放包括血清素在内的介质。但没有收缩平滑肌或化学趋化作用。

（4）中性粒细胞化学趋化因子：在人肺和人白血病患者的嗜碱性粒细胞提取物中含有这种因子，其对中性粒细胞有化学趋化作用，其在人体内的作用尚不明了。

（5）血清素：也称 5-羟色胺。人类血清素 90% 贮存于胃肠道黏膜，10% 存在于神经系统中。当血小板激活时将其释放。血清素是一种血管活性胺类，具有组胺和慢反应物质相似的收缩平滑肌和增加血管通透性的作用。在哮喘患者可引起支气管痉挛。

（6）调节激活正常 T 淋巴细胞表达和分泌（regulated upon activation，normal T cell expressed and secreted，RANTES）：在免疫过程中对嗜酸性粒细胞的作用有重要意义。

Th2 细胞、Th2 细胞因子及其对免疫反应的调节作用

研究已经明确，Th1 和 Th2 细胞有区别的趋化、聚集到组织，促使产生不同类型的炎症反应。细胞因子、生长因子，以及炎症介质、激素等，均可影响 T 细胞的分化、激活，以及 Th1 和 Th2 细胞因子的产生。趋化蛋白对 Th 细胞的趋化作用可能是变态反应的一种重要机制，该机制促进了变应原诱导 IL-4 和 IL-5 的产生，后者是嗜酸性粒细胞和嗜碱性粒细胞活化所必需。当然，发挥 Th1 和 Th2 细胞聚集作用的还有其他趋化因子。在特应性个体，Th2 细胞占优势。Th2 细胞由 P-选择素、E-选择素介导，聚集到炎症组织的部位，调节炎症部位 IgE 合成和炎症细胞聚集，产生迟发相反应和细胞介导的免疫反应。

Th2 型淋巴细胞释放的因子称为 Th2 细胞因子，包括 IL-3、4、5。粒细胞-巨噬细胞集落刺激因子（GM-CSF）既是 Th2 细胞因子，但也可被 Th1 细胞释放。另外一些细胞因子虽然不是 Th2 细胞释放，但因参与 Th2 细胞的趋化和聚集，属 Th2 型细胞因子。如 IL-13 通常不由 T 细胞释放，然其作用与 IL-4 相似，在 IgE 的调节中有重要作用，同时可能还有促进黏液分泌的作用。原位杂交及免疫组化显示 T 细胞、肥大细胞、嗜碱性粒细胞、嗜酸性粒细胞、上皮细胞均可产生 Th2 型细胞因子。此外，在嗜酸性粒细胞祖细胞中产生的 IL-13、IL-5 和粒细胞-巨噬细胞集落刺激因子（granulocyte macrophage-colony stimulating factor，GM-CSF），在嗜酸性粒细胞活化、聚集、成熟及存活中起重要作用。现在发现，人类嗜酸性粒细胞趋化因子、受体 CCR3 亦存在于 Th2 细胞中。

IL 系列细胞因子作为主要的 Th2 型细胞因子，在参与变应性炎症中对免疫反应的调节作用是非常重要的。IL-4、IL-13 和 IL-10 参与 IgE 合成过程，其中前两者是目前仅有的在人体内证明可以直接促进 IgE 合成的细胞因子。IL-4 主要是刺激 B 细胞释放 IgE，IL-13 则具有促进 B 细胞分化、提高 B 细胞活性和直接诱导体内 B 细胞合成 IgE 的作用。IL-10 同时也是肥大细胞株的辅助生长因子，并有抑制 T 淋巴细胞生成 IFN-γ 的作用。IL-5 主要促进嗜酸性粒细胞的活化、成熟并延长其存活时间。IL-9 具有肥大细胞生长因子的作用，并导致肥大细胞脱颗粒。Th2 型细胞因子还能进一步趋化淋巴细胞、单核细

胞、巨噬细胞、嗜酸性粒细胞、中性粒细胞和肥大细胞,并再次引起肥大细胞释放介质。由此,IL 系列细胞因子在变应性炎症中的主要作用是:①参与 IgE 的生成,促进 IgE 介导的反应;②增加嗜酸性粒细胞的数量,增强其细胞毒性,延长其存活期;③促进肥大细胞增殖和脱颗粒,再次引起介质释放;④促进变应性炎症持久化。

临床研究从另一个角度印证了 Th2 型细胞因子的上述作用。例如对 AR 患者行变应原激发后,Th2 型细胞因子 mRNA 表达上调,数小时后鼻分泌物中可测的 IL-5 增加。花粉季节中,花粉症患者表达 Th2 细胞因子的细胞数增加。变应原诱导的 IL-5 合成与患者的症状发作相关。糖皮质激素的局部治疗可抑制 IL-5mRNA 表达和嗜酸性粒细胞浸润。从组织病理学角度的研究发现,AR 鼻黏膜上皮和黏膜下层 T 细胞(包括 CD4$^+$T 细胞和活化的 CD25$^+$T 细胞)浸润。在变应原激发产生的迟发相反应中,鼻黏膜组织中 CD4$^+$T 细胞增加,这与 IL-4、5 和 13 阳性细胞增加有关。PAR 鼻黏膜上皮间 r/qT 细胞亦增加,该细胞通过诱导 B 细胞产生 IgE 而发挥调节变态反应作用。

上、下呼吸道炎症反应的相关性

Saito 等用卵清蛋白单纯致敏鼠上呼吸道,结果显示下呼吸道也有相似的炎症表现,即 CD4$^+$细胞、IL-4＋细胞、IL-5＋细胞、嗜碱性粒细胞和嗜酸性粒细胞增加。同时,骨髓中 IL-5、IL-3 和 GM-CSF 表达上调,以及血液循环中嗜酸性粒细胞和嗜碱性粒细胞数目增加,其增加的程度与症状和体征的轻重有关。另外,骨髓中嗜酸性粒细胞/嗜碱性粒细胞集落形成细胞(eosinophil/basophil colony-forming cell)也明显增加。骨髓中的祖细胞(progenitors)在上、下呼吸道炎症中具有重要性,可导致系统性变应性炎症反应。

在临床研究方面也有相似的报道。对不伴有哮喘的 SAR 患者在非发病季节行变应原鼻激发试验后,鼻黏膜和肺组织中均检测到黏附分子和嗜酸性粒细胞,且比对照组明显增加。另一反向研究即对不伴有哮喘的 AR 患者行下呼吸道激发,结果引起鼻黏膜炎症和鼻功能下降;并检测到鼻黏膜组织、血液循环和支气管黏膜中嗜酸性粒细胞明显增加以及鼻黏膜组织中 IL-5 mRNA 和 eotaxin mRNA(嗜酸性粒细胞趋化因子 mRNA)显著增加。这些研究说明上、下呼吸道之间存在相互作用,不论是上呼吸道激发还是下呼吸道激发,引起的是全呼吸道相似的炎症改变。

黏膜最轻持续性炎症反应和神经源性炎症

"黏膜最轻持续性炎症反应"是 AR 的一个重要机制。是指环境中变应原数量很少的情况下,或指在对变应原采取避免措施有效的情况下,或指在治疗有一定效果的情况下,患者虽然没有临床症状,但鼻黏膜仍有炎症反应(详见第 7 章)。在黏膜最轻持续性炎症反应状态,患者仍应继续治疗。

AR 的又一重要机制是非变应性刺激导致的鼻黏膜高反应性。是变应性炎症作用于上呼吸道感觉神经而引起。鼻黏膜有丰富的神经支配,包括感觉神经、交感和副交感神经。当有炎症反应时,神经功能加强,产生神经高反应。其机制是神经生长因子引起感觉神经和副交感神经释放神经肽,主要是 P 物质(substance P,SP)、降钙素基因相关肽(calcitonin gene-related peptide,CGRP)和血管活性肠多肽(vasoactive intestinal polypeptide,VIP)等。这些神经肽引起的炎症反应称神经源性炎症,加重原有的变应性炎症反应,并使炎症病变迁延。

预激效应:鼻黏膜高反应性

半个世纪前 Connel 观察到,花粉症患者暴露于致敏花粉一天并不产生任何鼻部反应,或仅有轻微的鼻部症状;假如让患者连续暴露于致敏花粉中,则产生明显的鼻部症状。于是,Connel 应用花粉变应原对患者行鼻黏膜激发试验,以产生鼻部症状所需的花粉数量为准,连续激发 10 天,给予的花粉数量逐日递减。结果发现到第 10 天时,引起鼻部症状所需要的花粉数量仅是第一天的 1/50。这种现象称为预激效应(priming effect),是由于每天致敏花粉的连续激发使鼻黏膜产生了高反应性所致。

还有另一种预激效应现象是花粉症患者虽然皮肤试验和眼结膜激发试验对屋尘呈阳性反应,但在非花粉季节却可以耐受较大量屋尘。然而在花粉季节高峰时,患者即使吸入少量屋尘也能引起鼻部症状加重。其机制也是鼻黏膜高反应性。这类花粉症患者花粉变应原是原发致敏原,屋尘则是继发致敏原。这里需要指出的是,屋尘的成分极复杂,且不同来源的屋尘成分不一致。因此屋尘实为一混合物质,包括织物降解物、动物皮屑、人表皮脱屑、昆虫残片和排泄物、食物残渣、花粉、真菌、细菌等。由于无法对屋尘进行标准化,因此已不再用屋尘做皮肤试验、定量检测和免疫治疗。

五 变 应 原

变应原是一种可诱导特异性 IgE 抗体产生的外来蛋白或半抗原。引起 AR 的变应原主要是气传变应原,食入变应原如牛奶、鸡蛋、鱼、虾、水果、小麦、豆类等引起 AR 者少见。

气传变应原通常分为室内变应原、室外变应原和职业性变应原三大类。PAR 和哮喘常见的变应原是室内变应原,主要是屋尘螨、真菌、蟑螂、动物皮屑等。SAR 常见的变应原是室外变应原,主要是花粉和真菌等。也有一些对花粉过敏的患者同时对室内变应原过敏,表现为常年性症状和季节性加重。食入变应原可单独致敏,也可与室内变应原共同引起发病。现代化室内装饰可能会导致变应原引起的呼吸道变应性疾病流行增加。由于气候条件的不同,气传变应原种类存在地区性差异。因此,变态反应医师和临床免疫医师明确本地区气传变应原种类和数量是非常重要的。下面介绍引起 AR 最常见的五种气传变应原。

花粉

花粉是种子植物的雄性生殖细胞。借助风力飘散传播花粉的植株为风媒花,借助昆虫传播的为虫媒花。气传花粉变应原大多数为风媒花,风媒花花粉量多(一株豚草一日可产生 100 万粒花粉颗粒)、体积小(直径为 $10\sim100\mu m$)、质量轻,有的带有气囊,可飘散传播得很远,因而可影响远离花粉源地区的人群。空气中花粉飘散有季节性和地区性差异,并受温度、湿度等气候的影响。我们 1974 年 1 月 1 日至 1975 年 12 月 31 日对乌鲁木齐市空气中花粉飘散进行调查,结果发现全年 1～12 月均有花粉飘散,而 4～5 月上旬和 7～9 月出现两个高峰。构成 4～5 月高峰的主要花粉是树木花粉。构成 7～9 月高峰的主要花粉是草类和莠类花粉,其中最重要的是蒿属花粉。20 世纪 80 年代初进行的全国性调查发现,我国致敏花粉亦具有地区性差异,如华北、东北、西北地区主要是为蒿属、藜属、玉米、豚草;广州地区是大麻黄;华东地区为大麻、葎草。

花粉中致敏成分主要是蛋白质。King 等通过凝胶过滤和离子交换色谱分离了豚草花粉的两个主要变应原,即 *Amb a 1*(抗原E)和 *Amb a 2*(抗原K)。近年成功分离和克隆了其他豚草变应原的 DNA 序列,同时也鉴定出其他变应原成分,如 *Amb a 3～Amb a 7* 和 *cystatin*。

我们应用免疫学方法测出乌鲁木齐地区各种花粉的变应原性有不同,在某些花粉间存在交叉变应原性。我们应用免疫双扩散试验显示,蒿属花粉的变应原最复杂,与藜科、玉米、槭树、向日葵、杨树等花粉之间存在交叉变应原性。此外,不同地区同一花粉的变应原性也不完全相同。至于在实验室中发现的不同花粉间的交叉变应原性是否具有临床意义尚不得而知。

花粉变应原引起的 AR 和哮喘亦称为花粉症,其临床症状通常比室内变应原引起者严重。花粉变应原引起的 AR 也常被称为 SAR。由于花粉颗粒小,因此极易眼内沉积引起花粉性结膜炎。更加细小的花粉颗粒则可诱发或加重 AR 和哮喘。

尘螨

尘螨属节肢动物门,蜘蛛纲,真螨目,蜱螨科,尘螨属。只有少数几种尘螨与变态反应有关,是主要的室内变应原,主要有屋尘螨、粉尘螨、宇尘螨等。螨分为躯体和腭体两部分。背部有两根长毛是其形态的特征(图 3-16-3)。雌虫寿命为 100～150 天,雄虫仅存活 60～80 天,水占体重的 81%。当相对湿度降低至 50%,粉尘螨于 11 天内全部死亡,屋尘螨耐受干燥的能力则更差。这就是在欧洲海拔 1800m 以上的气候干燥山区没有螨存在的原因。相反,温、湿地区螨较多。人皮屑和粮尘是螨的理想食料,所以床垫、枕头、被褥、地毯、绒毛玩具、屋内尘土、褥尘和粮尘中存在大量的螨。

螨的躯体、脱皮、排泄物都具有抗原性。现已检出螨的特异性变应原主要有:①第 Ⅰ 组变应原可被多数螨变态反应的患者所识别,其存在于各种螨的躯体、排泄物和消化道中,主要有 *Der p 1*(屋尘螨变应原 1)、*Der f 1*(粉尘螨变应原 1)、*Der m 1*(微角尘螨变应原 1)和 *Eur m 1*(宇尘螨变应原 1);②第 Ⅱ 组变应原包括 *Der p 2*、*Der f 2*,与第 Ⅰ 组有不同生物功能,但尚未确定;③第 Ⅲ 组变应原包括 *Der p 3*、*Der f 3*,主要存在于螨排泄物中;④第 Ⅳ 组变应原 *Der p 4*、*Eur m 4*。上述螨变应原均已被克隆。此外,尚有 *Der p 5*、*Der p 6*、*Der f 6*、*Der p 7* 和 *Der p 9* 等。尘螨的主要变应原存在于尘土中的螨的排泄物和螨的躯体中,由于尘土粗提取物组成的异质性,因此应采用尘螨提取物,而不是尘土提取物进行皮肤试验或免疫治疗。

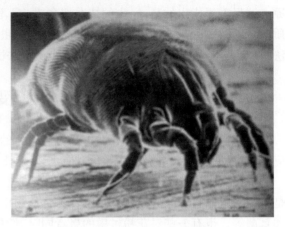

图 3-16-3 螨的电镜观察(活螨)

室内全年都有螨生存,因而患者表现常年性症状。但螨生存也有高峰季节,如潮湿季节,因而也表现季节性症状加重。也有一些螨过敏者则明显表现为间歇性症状。已报道每克屋尘中存在 100 个螨,足以使婴儿致敏,或每克屋尘中含有 $2\mu g$ *Der p1*,则日后发生哮喘的危险性较大,螨的数量越多,发生哮喘的时期越早,症状也越严重。

真菌

真菌是一类没有根、茎、叶区分的低等植物,属真菌门。不含叶绿素,不进行光合作用,而只能寄生或腐生生活。大部分真菌有菌丝体,进行有性和无性繁殖。真菌容易在温暖(20~32℃)阴湿的环境中生长。真菌是室外变应原,但也易移入室内,所以也可成为室内变应原。有致敏作用的真菌主要是寄生于腐败物上的非致病菌。真菌孢子和菌丝均有抗原性,孢子的抗原性更强。真菌孢子很小(3~10μm),很容易吸入下呼吸道。儿童较成人更容易引起真菌过敏。具有变应原性的真菌主要是曲菌属、分枝孢子菌属、青霉属、交链孢霉菌和担子孢霉菌等。为了正确分析致敏真菌,调查空气中飘散的真菌和掌握其规律是非常重要的。笔者在 1978 年采用载玻片法和平皿法同时对乌鲁木齐市空气中飘散的真菌进行调查。调查结果乌鲁木齐市主要致敏真菌为根霉属、顶孢霉属、青霉属、单孢枝霉属、链格孢属、毛霉属、曲霉属。

蟑螂

隐匿群居,并在夜间出来觅食。蟑螂的变应原是它的胃肠道分泌物和甲壳,因此有蟑螂的家庭意味着室内布满了变应原。有报道在美国的某些湿热地区或东南亚等地的热带地区,蟑螂过敏的患病率与对豚草花粉或屋尘螨过敏者相似,甚至更高。

动物皮屑和羽毛

猫的变应原主要是猫的皮脂腺、唾液腺、肛周腺体,毛是其主要贮藏地,猫变应原为 $2.5\mu m$ 以下的微粒,可通过空气传播。狗的主要变应原多见于皮毛,也见于唾液腺、皮肤、尿液。猫和狗变应原在室内灰尘和家具中大量存在。家兔、豚鼠、仓鼠和沙鼠等啮齿动物也具有变应原性,变应原主要存在于皮毛、尿液、血清、唾液中。啮齿动物之间的交叉过敏很常见。马变应原主要分布于马鬃、汗液和尿液中,马皮屑中的主要变应原是 *Equ c 1*。

柴油机排出微粒

柴油机燃烧和由此产生的微粒包括多种化合物,如菲(phenanthrenes)占52%、莞(fluorenes 和 fluoranthrenes)占25%、萘(naphthalenes)占13%和芘(pyrenes)占10%。微粒具有特异性化学活性。直径小于0.5pm,但可聚集成较大颗粒,并排列、沉积于呼吸道黏膜。柴油机排出微粒可吸附抗原,并作为佐剂延长抗原在呼吸道黏膜的潴留,导致免疫-变应性应答的增高(详见第12章)。

六 临床表现、检查及鉴别诊断

详细采集病史

详细询问病史对 AR 的诊断及鉴别诊断有重要的意义。询问和采集病史的正确性和可靠性,首先取决于医师对 AR 的正确认识。

首先要询问是否有打喷嚏、鼻痒、鼻阻塞、水样涕等主要症状,是否同时有眼痒、耳痒、咽痒的症状,以及症状发作的时间、程度和一日内的变化。一般而言,AR 一日内症状表现两个高峰,即症状较重的时间分别是晨起时和黄昏前(图 3-16-4)。另外,还要询问是否既往有同样症状出现过,以及患者的工作、生活环境及是否有变化,例如家居处近期是否装修,是否豢养宠物。对儿童则要问是否患过湿疹、荨麻疹、特应性皮炎和药物过敏史等。了解儿童是否常有揉鼻、做"鬼脸"或全身痒、非大量鼻出血。另外,非常重要的是了解和评价有无咳喘或哮喘等下呼吸道症状。询问是否曾经接受过何种检查,如变应原皮肤试验、血清 IgE 检测、鼻内镜检查、鼻窦 CT 及结果如何等。还要了解以往是否接受过治疗、何种治疗及效果如何等。

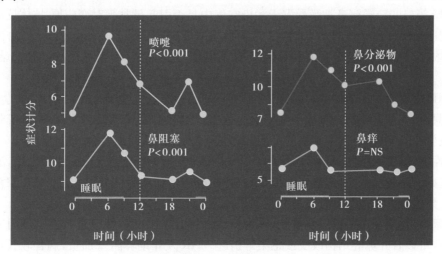

图 3-16-4 AR 一日内鼻阻塞和鼻痒症状记分曲线,显示一日内症状的两个高峰,分别是晨起和黄昏前

临床症状及体征

1. 临床症状 AR 不仅有恼人的临床症状,还影响患者的日常生活、工作和学习。表现为睡眠障碍和情绪不安、学习成绩下降、工作效率减低,以及影响社会活动。

典型临床症状是鼻痒、喷嚏、浆液性鼻涕和鼻阻塞。

(1)鼻痒:目前尚未发现人体特殊的痒觉感受器,也没有一种专门的感觉神经末梢感受痒觉。人痒觉和痛觉关系密切,由此推测痒和痛可能是由同一种神经传导的,可能是痛觉的阈下刺激或不完全传导所致。也可能是通过游离神经末梢或毛囊周围末梢神经网传导的。

鼻痒产生的机制可能是：已经明确鼻痒和喷嚏相互关联，都是通过三叉神经传入，先有鼻痒，进而发生喷嚏。因此推测，外界刺激物刺激鼻黏膜后，冲动通过鼻黏膜中来自三叉神经分支的极丰富的感觉神经纤维末梢和半月节，传至脑桥和延髓，从延髓分出节前纤维，经蝶腭神经节刺激鼻黏膜的腺体和血管，导致黏膜水肿和黏液腺分泌增加，后者产生大量的浆液性涕以及一种特殊的感觉和喷嚏，这种特殊感觉称"清流滴漏样（trickling）"感觉，即为鼻痒感。另外，三叉神经也可以将刺激冲动传至大脑皮质后中央区产生痒觉。

此外，AR产生的组胺、缓激肽和蛋白酶等也可刺激鼻黏膜引起鼻痒，其中最主要的是组胺。这可由组胺喷入鼻腔后立即出现鼻痒来证实。可能是由于组胺直接刺激黏膜感觉神经末梢引起。因此，应用抗组胺药物对鼻痒有很好的疗效。

（2）喷嚏：喷嚏实质上是一种机体保护性反射动作。其动作是先有深吸气，继之以强呼气，气流自下呼吸道经鼻咽部自口腔和鼻腔喷出，同时伴闭眼和面部肌肉运动，伴一过性鼻分泌物增加、鼻黏膜充血，严重者还伴有溢泪。

喷嚏的发生机制十分复杂，多种刺激均可诱发。其中炎性介质的作用是很重要的。参与喷嚏的炎性介质主要是组胺，还有激肽和一些蛋白酶。介质释放可以是免疫学性的，也可以是非免疫学性的。免疫学性者是特应性个体吸入变应原，在鼻腔引起一系列免疫学过程和复杂的生物化学改变时释放的，其中主要是组胺。非免疫学性者诸如寒冷，有研究以冷、干空气（温度-6℃，相对湿度10%）刺激鼻黏膜，可诱发包括喷嚏在内的鼻症状，且鼻分泌物中介质释放增加，包括组胺、缓激肽、TAME酯酶（甲苯磺酰精氨甲酯）和前列腺素D2等。用组胺作用于家鼠鼻黏膜，可在上颌神经记录到动作电位增强，此反射能被组胺H1受体拮抗剂阻断，说明组胺可以激活鼻黏膜三叉神经末梢，引起三叉神经的动作电位增强。

近年来的研究证实空气污染，特别是柴油机燃烧排放的微粒是导致全球性AR流行增加的原因之一。Kobayashi等（1997）观察鼻黏膜暴露于污染空气中是否引起鼻黏膜对变应原-抗体反应的化学介质高水平。采用豚鼠AR模型短期（3小时）暴露于不同浓度（$1mg/m^3$ 和 $3.2mg/m^3$）柴油机排出的微粒中，发现在高浓度组激发产生的喷嚏和鼻溢液明显增加，说明空气污染可增加AR患者喷嚏及严重程度。

喷嚏是AR重要而常见的症状，几乎出现于所有的AR患者。喷嚏发作时喷出的气流最大强度相当于六级风，只因为时间极度暂短，故不至于引起危害。然有报道喷嚏引起舌骨、镫骨等骨折。也有报道倘若喷嚏发生在行车中，有发生车祸的可能，因为喷嚏发作的瞬间患者会一过性闭眼。

（3）浆液性鼻涕：肥大细胞脱颗粒释放的介质（主要是组胺）作用于鼻黏膜神经末梢，通过中枢神经和外周神经使副交感神经兴奋，引起血管扩张、血管通透性增加和腺体分泌亢进。AR浆液性鼻涕的量依病情而异。浆液性鼻涕应与脑脊液鼻漏鉴别。

（4）鼻阻塞：可出现在单侧或双侧鼻腔，可为持续性、间歇性、交替性或进行性。鼻阻塞可由于鼻黏膜肿胀引起，也可以合并鼻腔结构改变或感染等引起。AR发作期鼻阻塞加重，病程较长可引起鼻甲肥大或并发鼻息肉，使鼻阻塞持续性加重。因鼻阻塞出现张口呼吸、打鼾、不断搓揉鼻部（以求通气）和闭塞性鼻音。

2. 体征

（1）前鼻镜及鼻内镜检查：症状发作期鼻黏膜苍白、暗红或肿胀，浆液性或浆液黏液性涕。一项调查表明鼻黏膜苍白占62.9%、下鼻甲肿胀占56.8%。然而20%～30%的鼻黏膜不表现苍白，而是充血、肿胀。无症状发作期鼻黏膜可以正常。倘若合并感染，则表现鼻甲充血、肿胀，鼻腔可见黏脓涕。病程长、症状重者，下鼻甲、中鼻甲明显肥大或增生，中鼻道黏膜可有肿胀，然中鼻道息肉样变或下鼻甲后端桑葚样改变并不常见。一般而言，鼻内镜检查对AR并非必需，多合并其他鼻病或诊断有困难时才进行鼻内镜检查，例如严重鼻阻塞者和脓性鼻涕者，注意是否合并慢性鼻窦炎、鼻息肉、鼻中隔偏曲、腺样体肥大、慢性鼻炎等，以及排除鼻腔鼻窦肿瘤等。

（2）面部特征性表现：这在儿童PAR尤其明显。这些面部特征性体征是因为长期持续性鼻阻塞而导致的。

1）腺样体面容：通常是指腺样体肥大所致的长期鼻阻塞、张口呼吸，进而引起的颜面骨发育障碍。然而，长期鼻黏膜肿胀所致的鼻阻塞也可引起腺样体面容。表现上颌骨变长、硬腭高拱、唇厚、上唇上翘、下唇悬挂，以及磨牙前移、下颌后退、上切牙突出和牙齿咬合错位（图3-16-5），且常表现精神萎靡或面无表情。

2）变应性黑眼圈（allergic shiner）：下眼睑皮肤深染的蓝黑色，是翼丛静脉血回流障碍所致。若对AR不予治疗，变应性黑眼圈将长期存在。

3）Dennie-Morgan线（Dennie线）：下眼睑皮肤新月形褶痕，可和变应性黑眼圈同时出现，皆是翼丛静脉血回流障碍所致。

4）鼻尖痕迹：即鼻尖部的摩擦痕迹。因鼻痒、鼻阻，患者经常手掌用力向上推移鼻前庭，使充血的下鼻甲稍稍偏离以改善鼻腔通气，并一定程度缓解鼻痒症状。该动作若持续两年或更长时间，即在鼻尖部形成了摩擦痕迹。

5）鼻皱褶：即鼻背部的横形皱褶，形成的道理同鼻尖痕迹。如若手掌用力向上推移鼻尖的动作持续18～24个月，即可形成鼻皱褶。

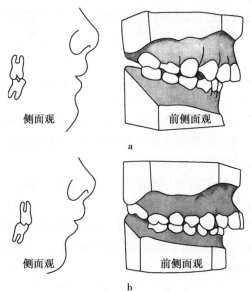

图3-16-5 a.正常牙齿咬合；b.长期鼻阻塞引起的颜面骨发育障碍，磨牙前移，下颌后退，上切牙突出，牙齿咬合错位

实验室检查

1. 鼻分泌物嗜酸性粒细胞检查 AR患者鼻分泌物中嗜酸性粒细胞增加，因此进行鼻分泌物嗜酸性粒细胞检查对诊断有一定参考价值。但不是绝对依据，因为非AR和NARES的鼻分泌物中嗜酸性粒细胞也为阳性。此外，嗜酸性粒细胞检查阴性也不能断然除外AR，因为患者在没有接触致敏原、没有临床症状的情况下和鼻、鼻窦致病菌感染时也可能出现阴性结果。因此必要时应重复检查。目前不少医师不重视此项检查，我们郑重提醒应予重视和开展。鼻分泌物嗜酸性粒细胞检查采用伊红-亚甲蓝染色较之Wright染色理想。

2. 变应原皮肤点刺试验 是一种体内检查方法。与血清特异性IgE检测的符合率可达80%～90%。方法简单易行、经济实用、敏感性强、重复性良好。但也受检测试剂的质量、检查人员的操作水平和被检查者在检查前是否用过H1抗组胺药物等的影响，而可能出现假阳性或假阴性结果。对高敏反应的患者，皮肤点刺试验可能会发生较强烈的局部反应，极个别患者会出现全身过敏反应。所以应由专业医护人士操作，并应配备1∶1000肾上腺素、氧泵及抢救过敏休克的急救设备。

皮肤点刺试验的试验部位取前臂掌侧皮肤。操作时嘱患者手臂放松、平放，用乙醇消毒试验部位皮肤，标记皮肤试验部位，每个标记相距4cm，在每个标记处滴一滴待测变应原浸液。用特制点刺针尖垂直刺入试液中，轻轻下压，刺破表皮，1秒钟将针提起，此刻约3/10 000ml浸液进入表皮屏障带以下，15分钟后观察皮肤反应结果。阴性对照用生理盐水，阳性对照用组胺。假如点刺处出现淡黄的皮丘，其周围有红晕，为阳性反应。反应强度与组胺相似标以（＋＋＋），反应较组胺更强时，标以（＋＋＋＋），较弱时则标以（＋＋）或（＋）。目前国内点刺液主要用阿罗格专用点刺试验液。点刺试验液分别含有下列变应原活化提取物：花粉、尘螨、动物皮毛上皮、羽毛、真菌、食物等。

皮肤点刺试验是目前临床上最常用的一种特异性诊断方法。然而，近年来有些文献报道临床上皮肤点刺试验阴性反应，但病史和症状却明确提示AR。有学者认为这些患者虽无全身的系统性反应，但鼻黏膜局部存在变态反应，称为"entopy"，这些患者最终可能发展为系统性变应性炎症反应。

3. 血清总IgE和特异性IgE检测 是体外检查方法。常用的检测方法有：①瑞典Pharmacia公司推出的 CAP 变应原检测系统,这套系统采用的是 ELISA 法,可同时检测血清总 IgE 和特异性 IgE。是目前国内常用的方法。该方法敏感性和特异性很高,特别是对花粉、螨类、宠物皮屑、牛奶、鸡蛋、坚果等变应原的特异性 IgE 测定,敏感性和特异性都可达 90％以上,有的可接近 100％。②Phadiatop 是近年推出的变态反应性疾病的新过筛试验。CAP 系统(UniCAP)进行 Phadiatop 检测,操作自动化,具有快速、灵敏、特异、准确等特点。有多种特异性检测试剂,检测项目包括总 IgE、Phadiatop 吸入过敏原过筛、fx5、食物过敏原过筛、嗜酸性粒细胞阳离子蛋白、类胰蛋白酶等。便于临床医师根据实际需要灵活选择。

4. 鼻阻测压计和鼻声测量 以量化鼻阻塞的程度。

5. 变应原激发试验 是一种有控制地用少量可疑变应原激发临床症状,以观察测试变应原与变应性疾病相关性的诊断方法。一般是在疑诊 AR,但皮肤试验无肯定结果时采用。常用方法有鼻黏膜激发试验(nasal provocation test,NPT)和眼结膜激发试验(conjunctiva provocation test,CPT)两种。变应原激发试验虽然是研究 AR 临床和动物试验模型良好的手段,但试验引发症状的机制与患者或动物症状发作的机制并非完全相同,因为被试验的患者或动物只是接触单——次变应原,没有包含环境因素和复杂的非免疫学因素。

(1)NPT:常用滤纸法。用两张 0.5cm×1.0cm 滤纸,一张纸吸足抗原浸液原液(约 1.6μl),置于一侧下鼻甲前端;另一张纸吸足生理盐水置于对侧下鼻甲前端为对照。1 分钟后出现鼻痒、喷嚏、鼻阻塞为阳性结果,激发后 5 分钟不出现反应者为阴性。通常对阳性者进而收集鼻分泌物或鼻腔灌洗液行介质测定、细胞因子测定或细胞学检查等,以更具诊断价值。需指出,NPT 主要在实验研究中应用,极少用于临床。

另外,NPT 亦可采用非特异性物质激发,例如乙酰甲胆碱和组胺。用以观察非特异性鼻黏膜高反应性,表现为鼻分泌物增加,并呈剂量依赖性,目前已被广泛应用。组胺可引起对侧鼻腔反应,乙酰甲胆碱则不能。但重复组胺激发可导致快速耐药,但乙酰甲胆碱则不。

(2)CPT:方法有两种。一是将稀释的变应原浸液按 10 倍递增浓度滴入眼内,一般以 1∶1000 或 1∶100 的浓度为宜。另一是取最佳浓度变应原浸液滴眼(即一次激发法),一般取变应原的浓度是 1/10,敏感者是 1/100。15 分钟后观察结果,任何浓度的变应原浸液均无症状和体征为(－);巩膜和睑结膜轻度充血、泪阜水肿、发痒和(或)流泪为(＋);较弥漫和强烈的巩膜充血,并伴有血管明显突起、眼结膜轻度水肿和眼轻痒为(＋＋);巩膜及结膜全部充血,结膜、泪阜明显水肿、奇痒和流泪,或伴喷嚏、流清涕、鼻痒等,或伴接触性荨麻疹为(＋＋＋);在(＋＋＋)的基础上出现结膜出血、眼睑水肿等,或伴咽痒、咳嗽等为(＋＋＋＋)。

应注意事项:①实验室应备有抢救药物及设备,以备万一出现全身症状可及时抢救;②观察反应后可用生理盐水或 3％硼酸液冲洗眼,一般反应在测试后 0.5～1 小时消退,反应重者可滴入 1∶1000 肾上腺素(窄角青光眼患者禁用)或 0.5％醋酸可的松,有全身症状者口服 H1 抗组胺药;③激发后仅出现鼻部症状者不能视为阳性反应;④有眼病和支气管哮喘者暂不宜进行。CPT 操作简便,诱发症状易于观察,临床较为多用,也适用于较年幼的儿童。但每次只能进行一种变应原测试。

6. "变应原环境暴露单元"试验 重复性和安全性良好。主要用于花粉症治疗效果观察和药物治疗起效时间评价。方法主要有公园暴露和"维也纳暴露室(Vienna chamber)"。也有职业性变应性环境暴露单元,用于评价乳胶过敏等。

CT 扫描

对 AR 诊断本身并无太大意义。但在下列情况下可考虑应用:①排除其他疾病;②排除慢性鼻窦炎;③排除并发症;④药物治疗无效者;⑤单侧鼻炎者。

严重程度客观测试

虽然轻度和中-重度可以反映 AR 的严重程度,但较笼统。2008 年版 ARIA 提出 6 点意见可用于评定 AR 的严重程度,可资参考:①参见 2004 年兰州鼻科学会议的评分标准行症状评分;②用视觉模拟量

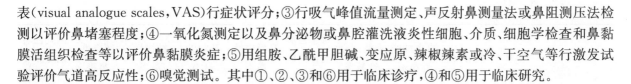

表(visual analogue scales,VAS)行症状评分;③行吸气峰值流量测定、声反射鼻测量法或鼻阻测压法检测以评价鼻堵塞程度;④一氧化氮测定以及鼻分泌物或鼻腔灌洗液炎性细胞、介质、细胞学检查和鼻黏膜活组织检查等以评价鼻黏膜炎症;⑤用组胺、乙酰甲胆碱、变应原、辣椒辣素或冷、干空气等行激发试验评价气道高反应性;⑥嗅觉测试。其中①、②、③和⑥用于临床诊疗,④和⑤用于临床研究。

鉴别诊断

1. AR 与 Churg-Strauss 综合征鉴别　Churg-Strauss 综合征又名变应性肉芽肿性血管炎,为主要累及中、小动脉和静脉的系统性坏死性血管炎。其特点是早期有 AR 和哮喘的病史,伴末梢血嗜酸性粒细胞增高。数年后出现多系统病变,如肺部、皮肤、心脏。部分患者血清中可检测到抗中性粒细胞胞质抗体(antineutrophil cytoplasmic antibody,ANCA)。AR 主要与本病的早期鉴别,病情进展出现系统性病变时,则不难鉴别。

2. PAR 与常年性非变应性鼻炎鉴别

(1)非变应性鼻炎伴嗜酸性粒细胞增多综合征:本病没有吸入致敏物诱发症状的病史,变应原皮肤试验阴性,血清和鼻分泌物中查不到特异性 IgE 抗体。鼻分泌物中可查到嗜酸性粒细胞增多是本病的特点。

病因不明,可能与Ⅲ型样变态反应有关,也可能是由于补体系统非特异性活化,导致肥大细胞脱颗粒所致。绝非 IgE 介导的Ⅰ型特应性疾病。症状为发作性、间歇性,部分患者在一段时间内几乎全天有症状,持续数周至数月后又继之以较长时期的无症状期。发病常在早晨起床后,持续数十分钟至数小时后自然减轻。治疗以糖皮质激素药物为主。

(2)自主神经性常年性鼻炎:因副交感神经活性相对过高,引起鼻黏膜充血、肿胀和腺体分泌亢进所致。因此是自主神经失衡引起的非变应性常年性鼻炎。本病各项免疫学检查均正常,变应原皮肤试验阴性,鼻分泌物中查不到嗜酸性粒细胞。治疗以阿托品类药物为主,第一代抗组胺药由于具有类阿托品的作用,可收到一定的治疗效果。

(3)血管运动性鼻炎:非免疫性和非感染性鼻炎。鼻黏膜血管反应性过高所致,副交感神经活性占优势可能也是原因之一。寒冷、气候变化、饮食、气味、尘土、香烟烟雾和情绪变化等都可以诱发发病。临床表现鼻黏膜充血,但多无明显水肿,有后鼻滴涕,鼻阻塞和喷嚏较轻、较少见,一般眼部无症状。鼻分泌物中查不到嗜酸性粒细胞,变应原皮肤试验呈阴性反应,也查不到特异性 IgE 抗体。治疗主要是口服或鼻腔局部应用减充血药,也有学者报道高渗生理盐水冲洗鼻腔有一定的疗效,或用死海盐水滴鼻,也可应用自主神经稳定剂。

(4)非 IgE 介导的内因性支气管哮喘伴常年性鼻炎:本病由 Jacobs 于 20 世纪 80 年代初首先报道,特点是常年性鼻炎与内因性哮喘同时存在。症状为常年性,多于夜间加重,以鼻黏膜充血所致的鼻阻塞为主要症状,并有喷嚏、鼻痒和流涕。变应原皮肤试验和特异性 IgE 检测均为阴性。治疗可用减充血药,口服或鼻腔局部应用糖皮质激素药物有一定疗效。

另外,高反应性鼻炎、药物性鼻炎、结构性鼻炎、感染性鼻炎和阿司匹林耐受不良性鼻炎等亦表现为常年性特征,因此临床上亦应注意鉴别。

PAR 和各种常年性鼻炎的鉴别要点见表3-16-1。

表 3-16-1　PAR 和各种常年性鼻炎鉴别要点

	PAR	NARES	自主神经性鼻炎	血管运动性鼻炎	常年性鼻炎伴内因性哮喘	高反应性鼻炎	药物性鼻炎	结构性鼻炎	感染性鼻炎	阿司匹林耐受不良性鼻炎
原因和发病机制	Ⅰ型变态反应	不明	副交感神经活性过高	血管反应性增高	不明,可能与呼吸道黏膜反应有关	感觉神经反射过强	药物	鼻中隔偏曲	感染	花生四烯酸代谢障碍

	PAR	NARES	自主神经性鼻炎	血管运动性鼻炎	常年性鼻炎伴内因性哮喘	高反应性鼻炎	药物性鼻炎	结构性鼻炎	感染性鼻炎	阿司匹林耐受不良性鼻炎
喷嚏和鼻痒	+++	++++	++	+	++	++	-	-	±	++
鼻分泌物增多	+++(稀)	++++(稀)	++(稀)	+(较黏稠)	++(稀)	++(稀)	-	-	+,++(脓)	+(稀或黏)
鼻黏膜充血	±,+	±,+	±,+	++	-,+	-,+	+++	++	++	±,+
后鼻滴涕	±	±	±	++	+	±			+	±
鼻分泌物中嗜酸性细胞检查	阳性(非100%)	阳性(100%)	-	-	阳性(非100%)	-	-	-	-	阳性(非100%)
变应原皮肤试验	阳性	阴性	阴性	阴性	阴性	阴性	阴性	阴性	阴性	阴性
鼻分泌物血清特异性IgE检测	阳性	阴性	阴性	阴性	阴性	阴性	阴性	阴性	阴性	阴性
相关因素	个人和家族过敏史	-	-	妊娠，甲状腺功能低下等	-	-	主要是局部长期应用减充血药	-	合并上呼吸道感染	常伴有鼻息肉和哮喘
治疗	避免接触致敏原，H1抗组胺药、鼻内应用类固醇、色甘酸钠、白三烯受体拮抗剂、免疫疗法	类固醇	第一代抗组胺药、阿托品、溴化异丙托品	减充血药	类固醇	筛前神经切断术等	停用药物	鼻中隔矫正术	抗生素（必要时）	类固醇，避免应用阿司匹林和非类固醇抗炎药物

七 预防及治疗

AR 的诊疗流程见图 3-16-6。2010 年版 ARIA 提出应重视 AR 的预防和治疗。并首次建议采用"推荐分级的评估、制订与评价(grading of recommendations,development and evaluation,GRADE)"工作组制订的评价体系。此系统对 AR 各项治疗的证据质量分为高质量、中等质量、低质量和极低质量 4 个等级,并将推荐意见分为"强"和"弱"两个等级。GRADE 评价体系方法严谨,使用方便,目前已被包括 WHO 在内 25 个以上的学术机构或组织广泛采纳。

预防

2010 年版 ARIA 提出的预防措施包括:①婴幼儿出生后至少纯母乳喂养 3 个月,对妊娠期和哺乳

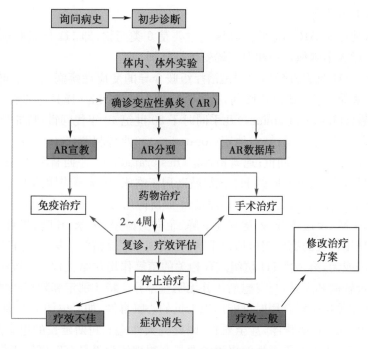

图 3-16-6　AR 诊疗流程

期妇女饮食无特殊要求,但其作用尚不确定;②创造无烟雾环境,患者应戒烟或避免被动吸烟,此点极重要;③建议婴幼儿和学龄前儿童应采用多方面干预措施以避免暴露于尘螨和接触宠物;④强力建议采用多方面预防措施消除或减少职业性变应原的暴露。

避免接触变应原

是 AR 的基础治疗。避免接触变应原的前提是必须明确患者的致敏变应原。但完全避免接触变应原,对大多数患者是非常困难的,甚至是不可能的,只能尽量减少接触。尘螨过敏患者应经常开窗通风,保持室内干燥,定期清洗床上用品、家具。移走地毯、悬挂物、柔软的绒毛玩具等,以控制尘螨的增长。飘散在空气中的花粉、真菌难以避免,但可在花粉飘散传播期关闭窗户、空调增加特别滤过膜、外出时戴眼镜和口罩以减少与花粉接触。宠物变应原可移走(狗、猫等)。少在地下室逗留,清除霉烂食物,以减少真菌接触。

药物治疗

AR 药物治疗原则有两个基本特征,一是序贯性,二是阶梯性。前者指依照 AR 的分型分别采取相应的治疗方案;后者指针对持续性者坚持临床随访,每 2～4 周评价治疗效果,并据此调整治疗方案,增减治疗的药物和剂量。

由于 AR 的黏膜最轻持续炎症反应对鼻黏膜的预激效应,使鼻黏膜处于高反应状态,使阈值下的低剂量变应原或非特异性刺激均可引起鼻部症状,因此对 AR 应坚持持续用药,即在症状控制后仍持续用药,但剂量可减,或隔日给药。持续用药不仅可以持续控制病情,且减少医疗费用。

糖皮质激素制剂和 H1 抗组胺药是目前治疗 AR 的首选和一线药物。对轻度间歇性者,可考虑应鼻腔局部用或口服 H1 抗组胺药和鼻用减充血剂,后者每次不超过 10 天,每月不重复治疗 2 次以上。对中-重度间歇性者和轻度持续性者,除了鼻腔局部用或口服 H1 抗组胺药外,可联合应用口服减充血剂,或鼻腔局部用糖皮质激素。但口服减充血剂一般不用于儿童。对中-重度持续性者,首先选择鼻腔局部用糖皮质激素治疗,治疗 2～4 周疗效不佳时可根据主诉增加剂量,或加用 H1 抗组胺药,鼻分泌物多者可鼻腔局部用溴化异丙托品(ipratropium bromide),鼻阻塞重者可加用鼻用减充血剂。

选择药物应考虑疗效、安全性、效价比,以及患者的选择和治疗目的等因素,并注意疾病的严重程度和控制情况以及有无并发症等。

药物治疗能有效地控制 AR 的症状。临床上主要是 6 类药物,即 H1 抗组胺药、糖皮质激素药物、减充血药、抗胆碱药、肥大细胞稳定剂和白三烯受体拮抗剂。

1. H1 抗组胺药 H1 抗组胺药的发现是治疗组胺介导的变应性疾病的一个重大的突破。不同学者先后合成了第一代和第二代 H1 抗组胺药,按其合成的先后依次为(择其主要者):苯海拉明(diphenhydramine)、氯苯那敏(chlorpheniramine,)几乎同时于 20 世纪 40 年代问世;特非那定(terfenadine)、阿司咪唑(astemizole)在 1979 年问世;氯雷他定(loratadine)和西替利嗪(cetirizine)在 1988 年问世;非索非那定(fexofenadine,)在 1996 年问世;地氯雷他定(desloratadine)、左西替利嗪(levocetirizine)在 2001 年问世。目前,全世界有 40 余种不同的 H1 抗组胺药用于临床,但普遍应用的不过十数种。第一代 H1 抗组胺药物具有较多的副作用,这是因为药物通过血-脑屏障所致,与镇静作用有关的主要的副作用有:嗜睡、困倦、认知能力下降、反应缓慢、警觉程度下降、定向力减退、头晕、耳鸣、畏食、恶心、呕吐、腹泻和便秘;与药物抗胆碱作用相关的副作用包括口干、视力模糊和尿潴留等。第二代 H1 抗组胺药没有抗胆碱作用,镇静作用极轻或无,第一代 H1 抗组胺药相关的镇静作用在第二代 H1 抗组胺药中虽然也可见到(如西替利嗪),但极轻微和少见,与安慰剂比并无明显差异。特非那定和阿司咪唑严重过量或与酮康唑、伊曲康唑、大环内酯类抗生素合用时可能出现少见的心脏毒性,如心电图 QT 间期延长、尖端扭转型室性心律不齐,重者可导致心搏骤停,甚至死亡,因此先天性 QT 间期延长的患者服用时应特别注意。氯雷他定和非索非那定等未见心脏毒性的报道。西替利嗪被认为是具有轻度镇静作用的第二代抗组胺药,但绝大多数患者均可耐受。有抗炎作用的第二代抗组胺药主要有西替利嗪、氯雷他定、依巴斯汀、氮䓬斯汀、非索非那定、地氯雷他定和左西替利嗪等,其抗组胺活性不亚于第一代抗组胺药,有利于治疗呼吸道的变应性炎症性疾病。到目前 H1 抗组胺药已经历了半个多世纪,但仍在不断的研究和发展中,可以预测更加理想的抗组胺药将继续问世。

H1 抗组胺药经研究还没有证实其具有耐药性,在 10~20 年前,曾对第二代 H1 抗组胺药治疗 6~8 周后的耐药性进行过评估,并没有发现疗效的变化。在进行第二代 H1 抗组胺药治疗 12 周后的疗效评估中,也没有发现耐药现象。2005 年报道持续服用西替利嗪 2 年和 2006 年报道左西替利嗪持续服用 6 个月治疗持续性 AR,均未见耐药性产生。因此应用这类药物治疗 AR 时,临床疗效并不因长期应用而有所下降。

H1 抗组胺药有意的或意外的过量服用并不多见。成人药物过量常表现为中枢神经系统抑制,儿童则表现为兴奋。老年患者或肝肾功能不全的患者对药物过量反应敏感,这是由于药物的清除率降低的缘故。有些 H1 抗组胺药可经乳汁分泌,故哺乳妇女应慎用。有些 H1 抗组胺药可致胎儿畸形,特别是在妊娠早期,孕妇应慎用。

部分第二代 H1 抗组胺药除了拮抗组胺 H1 受体外,还具有抗炎作用,例如,氯雷他定和西替利嗪具有拮抗细胞间黏附分子-1(intercellular adhesion molecule-1,ICAM-1)的作用,已知在 I 型变应性疾病中由于组胺等介质的释放和细胞因子的产生,导致 ICAM-1 表达增强。ICAM-1 可分为 3 型,即黏膜上皮 ICAM-1、血管内皮 ICAM-1 和血细胞表面 ICAM-1。导致病变部位炎性细胞自血管内渗出,以及病变部位明显组织水肿和慢性炎症形成,这都是由于 ICAM-1 表达增强,细胞与细胞黏附的结果。应用氯雷他定和西替利嗪能一定程度地封闭 ICAM-1,达到减轻变应性炎症反应的目的。

由于 H1 抗组胺药对鼻阻塞无作用,因此有 H1 抗组胺药与口服减充血药联合制成的复方制剂或复方缓释制剂问世。例如马来酸氯苯那敏和伪麻黄碱、去氧肾上腺素或苯丙醇胺联合,氯雷他定和伪麻黄碱联合等。这类复方制剂在冠心病、高血压、甲状腺功能亢进、充血性青光眼、萎缩性鼻炎和糖尿病等器质性和代谢性疾病患者中应慎用,孕妇和儿童则应禁用。由于具有副作用,加之效果良好的鼻用减充血剂(如异吡唑类衍生物等)不断问世,这类复方制剂始终没有在临床上得到推广。

H1 抗组胺药的鼻腔局部用制剂主要有氮䓬斯汀和左旋卡巴斯汀。鼻腔局部应用后与鼻黏膜上皮表面的 H1 组胺受体结合,产生减轻症状的作用。与口服抗组胺药一样,对鼻痒、喷嚏、流涕有效,而对鼻阻塞疗效较差。长期应用也不产生副作用。适用于轻、中度变应性鼻炎的治疗。

目前尚无第三代 H1 抗组胺药问世。

临床和实验研究已经明确表明,新的第二代 H1 抗组胺药具有更重要的抗炎作用,能部分调节变应性炎症反应,减少介质释放、黏附分子表达,调节细胞因子、趋化因子的释放和其后的炎性细胞移行、趋化和聚集。目前临床上使用的新的第二代 H1 抗组胺药是左西替利嗪、地氯雷他定和非索非那定,特为介绍如下。

(1)左西替利嗪:抗组胺效果显著。18 名健康男性志愿者评定左西替利嗪 5mg 和 10mg、非索非那定 180mg、氯雷他定 10mg、咪唑斯汀 10mg 和安慰剂对皮肤组胺产生风团和红晕表面积的大小、个体差异性、起效时间和持续时间,评定方法是每一药物的曲线下面积(area under the curve)。结果显示在抑制风团和红晕的表面积上,左西替利嗪最强效和用量最小,且所有 18 名志愿者 95% 风团抑制反应的强度在一个时间点上。表明左西替利嗪抗组胺效果明显,且个体差异性小。

研究发现左西替利嗪在培养的人类微血管内皮细胞中,可明显抑制组胺和细胞因子产生的嗜酸性粒细胞亲和素(eotaxin)mRNA 和蛋白,且呈剂量依赖性。在培养的人类角质细胞中,呈剂量依赖性抑制 RANTES、GM-CSF 和 ICAM-1 表达。在培养的人类内皮细胞中,则呈剂量依赖性抑制核因子 κB 和 VCAM-1 表达,同时呈剂量依赖性抑制 eotaxin 产生的嗜酸性粒细胞趋化和通过微血管内皮细胞间隙的迁徙。在变应原活化的 T 淋巴细胞中,能明显抑制转换因子 GATA-3 和 ICAM-1 表达。

另外,左西替利嗪可抑制血管内皮细胞和组胺一起培养所出现 eotaxin mRNA 和蛋白产物。取健康志愿者末梢血,分离嗜酸性粒细胞,分别与左西替利嗪($10^{-10} \sim 10^{-6}$ mol/L)和安慰剂培养,GM-CSF 刺激嗜酸性粒细胞通过重组人类 VCAM-1($10\mu g/ml$)由微型液体注射器泵出,其游出和黏附的影像通过视频显微镜显示。结果发现左西替利嗪能抑制嗜酸性粒细胞黏附于 VCAM-1,最大抑制剂量是 10^{-8} mol/L;同时发现左西替利嗪呈剂量依赖性抑制 GM-CSF 增加嗜酸性粒细胞的黏附。

(2)地氯雷他定:抗炎作用是多重性的。可减少人嗜碱性粒细胞、肥大细胞释放组胺、类胰蛋白酶、PGD2、LTC$_4$,减少嗜碱性粒细胞释放细胞因子 IL-3、IL-4、IL-6、IL-8、IL-13、GM-CSF、TNF-α,减少嗜碱性粒细胞的趋化性和 TNF-α 诱导的嗜碱性粒细胞与血管内皮细胞的黏附作用,减少人支气管上皮细胞释放 RENTES。抑制人呼吸道细胞表达 ICAM-1 或鼻病毒感染后的 ICAM-1 表达,从而下调呼吸道黏膜的变应性炎症反应。减少人支气管上皮细胞释放可溶性 ICAM-1,减少人血管内皮细胞表达 P-选择素和过氧化物的生成,对 NF-κB 有拮抗作用。SAR 患者体外研究显示可显著下调 GM-CSF 作用下的外周血嗜酸/嗜碱前体细胞水平。Kowalski 等的研究证实地氯雷他定能抑制阿司匹林耐受不良性慢性鼻窦炎患者鼻息肉组织中的肥大细胞和嗜酸性粒细胞的活化。1mmol/L、10mmol/L 和 50mmol/L 三种浓度地氯雷他定可分别 29%、50% 和 63% 抑制 LTC$_4$ 释放,3%、47% 和 66% 抑制类胰蛋白酶释放,45% 和 48% 抑制 ECP 释放(仅做了 10mmol/L、50mmol/L 两个浓度)。

地氯雷他定与白三烯拮抗剂(montolukast)联合治疗 SAR 和轻度、间歇性哮喘,显示鼻部症状、鼻灌洗液中嗜酸性粒细胞和中性粒细胞数目,以及 IL-5 水平均明显下调,两者联合较单一应用地氯雷他定有附加的抗炎作用,减轻炎性细胞浸润和降低细胞因子水平。

(3)非索非那定:Juergens 等研究发现在临床相关浓度(10^{-6} mol/L)可抑制培养人单核细胞释放 LTC$_4$、D4、E4,与对照组相比抑制率为 24%;当浓度增加至 10^{-4} mol/L 和 10^{-3} mol/L 时能抑制 LTB$_4$,也能抑制 PGD2;高浓度时则可抑制 PGF2α。另一研究显示非索非那定在低浓度时可抑制环氧合酶-2(COX-2)的活性,高浓度时则无作用,但不能抑制环氧合酶-1 的活性。

Vancheri 等取健康供血者的末梢血,观察到非索非那定(10^{-3} mol/L 和 10^{-4} mol/L)可抑制 ICAM-1,也可诱导嗜酸性粒细胞凋亡增加,但对表达黏附分子的白细胞功能相关抗原-1(leukocyte function-associated antigen-1,LFA-1)则无作用。非索非那定也能降低豚鼠 AR 模型增高的鼻气道反应性。基质金属蛋白酶(matrix metalloproteinases,MMP)中 MMP-2 和 MMP-9 是最主要的,其可诱导气道重塑,对炎性细胞通过基底膜也具重要性,取鼻息肉和鼻黏膜中的成纤维细胞在 TNF-α 刺激下观察到非索非那定浓度超过 350ng/ml 可抑制 MMP-2 和 MMP-9 产物,也能抑制 MMP mRNA 表达和 NF-κB 活化。

2. 鼻腔局部用糖皮质激素药物 鼻腔局部试用糖皮质激素药物治疗 AR 始于 20 世纪 50 年代,之后 1965 年 Norman 等报道应用地塞米松气雾剂喷鼻治疗花粉症,但未能证实比口服糖皮质激素药物有任何优点。鼻腔局部糖皮质激素治疗的目的是期望取得疗效而又不产生全身应用的副作用,但由于当时应用的是天然糖皮质激素药物,这一目的没能达到,故未能正式在临床应用。1968 年 Czamy 报道应用小剂量倍他米松气雾剂喷鼻治疗 PAR 有效,且未见肾上腺皮质功能抑制,但未能被推广。20 世纪 70 年代初,人工合成用于皮肤炎症性疾病的局部用糖皮质激素问世,最先合成的是氟尼缩松(flunisolide)和二丙酸倍氯米松(beclomethasone dipropionat,BDP)。此后布地奈德(budesonide)、丁基氟皮质醇(fluocortin butyl)等人工合成的糖皮质激素相继合成。人工合成的糖皮质激素鼻和口喷雾剂应用于鼻部、支气管,治疗 AR、支气管哮喘,均取得良好的治疗效果。人工合成的糖皮质激素较天然糖皮质激素有更强的活性,血管收缩试验测定表明,人工合成的糖皮质激素的局部抗炎作用是氢化可的松的数百倍至 10 000 倍。

研究证实鼻腔局部用糖皮质激素药物对变应原激发试验后的速发反应和迟发相反应均有抑制作用。其机制是:①减少鼻黏膜组织中嗜碱性粒细胞、嗜酸性粒细胞数目;②减轻炎症性鼻黏膜水肿和血管扩张;③稳定鼻黏膜上皮和血管内皮屏障;④降低受体对刺激的敏感性;⑤降低腺体对胆碱能受体的敏感性;⑥干扰花生四烯酸代谢,减少白三烯和前列腺素的合成。可见,鼻腔局部用糖皮质激素药物的治疗作用可在不同免疫反应水平阻断鼻黏膜变应性炎症反应,从而达到良好的治疗效果。

鼻腔局部用糖皮质激素药物因为研究证据质量高,被 2010 年版 ARIA 强推荐为成人 AR 的首选治疗药物。丙酸氟替卡松(fluticasone propionate,FP)和糠酸莫米松(mometasone furoate,MF)是新一代局部应用糖皮质激素药物,这两种鼻喷制剂是根据结构-活性相关性(如局部抗炎作用、皮肤变白试验和对下丘脑-垂体-肾上腺轴的抑制作用),并在类固醇的分子结构式的基础上进行筛选而确定的。FP 是在基础结构式上的 9a 和 6a 位上加入氟基、17a 和 b 位上分别加入丙酸基和巯基,以增强局部抗炎作用,16a 位上加入甲基以降低全身副作用;MF 是在 16a 位上加入甲基,21 位上加入氯原子,增强其抗炎活性,并使之易于代谢,17a 位的糠酸酯可降低其全身副作用,并增强其局部抗炎活性(见第 28 章图 4-28-1b,c)。新一代鼻腔局部用糖皮质激素药物对糖皮质激素受体具有绝对亲和力,其相对亲和力较二丙酸倍氯米松、氟尼缩松和布得松等高出 1.5~20 倍,且与受体亲和速度快而亲和力高,解离速度慢,半衰期长(>10 小时),故仅每天用药 1 次。对糖皮质激素受体以外的其他激素(盐皮质激素、雌激素、孕激素和雄激素)受体几乎无活性。此外,口服生物利用度亦较老一代糖皮质激素药物明显低(<1%)。在抗炎方面,新一代鼻腔局部用糖皮质激素药物在抑制细胞因子和介质的产生和释放、减少黏附分子表达、促进以嗜酸性粒细胞为主的炎性细胞凋亡和导致抗蛋白酶的释放等方面都强于老一代糖皮质激素药物。因此较老一代糖皮质激素药物起效快、效果好。且耐受性良好,未见全身副作用,可长期应用于治疗包括 AR 在内的多种呼吸道炎症性疾病。

新一代鼻腔局部用糖皮质激素药物局部副作用包括长期鼻内用药后偶有鼻干燥感、烧灼感、非大量鼻出血,罕见鼻中隔穿孔,与无活性安慰剂无差别。

3. 减充血剂 鼻黏膜减充血剂有鼻腔局部用和全身用两类制剂,各有其利弊。鼻腔局部用起效快,但不能长期应用,一般说来不应超过 4 天,最长 7~10 天。由于其具有血管扩张后作用,反致鼻阻塞症状加重,长期应用可导致药物性鼻炎。口服减充血剂的血管扩张后作用很小,故可较长期应用,但严重高血压、心血管疾病患者应慎用或禁用。鼻腔局部用减充血剂主要有两类:一类是儿茶酚胺类,包括麻黄碱(ephedrine)和新福林(phenylephrine)等;另一类是异吡唑类(imidazoline)的衍生物,如羟甲唑啉、四氢唑啉(tetrahydrozoline)、赛洛唑啉(xylometazoline)等,已摒弃不用的萘甲唑啉(naphazoline)也包括在这一类中。鼻黏膜容量血管有两种受体,一是 α_1 受体,对儿茶酚胺类药物敏感;二是 α_2 受体,对异吡唑类衍生物敏感。羟甲唑啉(oxymetazoline)是较理想的鼻腔局部用减充血剂,主要兴奋 α_2 受体,使小血管收缩。目前,作为非处方药广泛应用于临床的浓度是 0.05%,起效快、减充血作用显著、药效持续时间长、对鼻黏膜纤毛运动无明显影响和血管扩张后作用极小或无。但不推荐学龄前儿童使用。

4. 肥大细胞稳定剂 肥大细胞稳定剂的最终功能是阻止肥大细胞脱颗粒,对脱颗粒释放的组胺和

5-羟色胺等介质则不具拮抗作用。故应在发病前或接触致敏变应原前用药。肥大细胞稳定剂的药理机制是通过抑制细胞内环磷酸二酯酶,致使细胞内环磷腺苷(adenosine cyclophosphate,cAMP)浓度增加,阻止钙离子转运入肥大细胞内,从而稳定肥大细胞膜和阻止肥大细胞脱颗粒。目前主要的制剂有:①色甘酸钠(cromolyn disodium)喷雾剂或吸入干粉:主要应用于轻、中度 AR,制成滴眼液对变应性结膜炎有效;②尼多克罗(medocromil):与色甘酸钠结构不同,口服吸收好,作用较色甘酸钠强数倍。

5. 抗胆碱药 通过拮抗迷走神经释放的递质乙酰胆碱,阻止乙酰胆碱和毒蕈碱受体相互作用,从而抑制迷走神经的反射,达到减少腺体分泌的目的。第四代抗胆碱药溴化异丙托品(ipratropium bromide)喷雾剂,每日喷鼻 2~3 次,对缓解 AR 流涕症状效果良好。使用 0.03% 喷鼻剂或滴鼻剂,可在一日内流涕明显减少,如使用 0.06% 者,1 小时内即症状改善。抗胆碱药与糖皮质激素联合应用,还可迅速有效缓解鼻阻塞。长期应用无全身不良反应,主要的副作用是鼻干涩感和鼻出血。本药国内尚无鼻用制剂。

6. 白三烯受体拮抗剂 白三烯受体拮抗剂是对速发反应和迟发相反应、系统性炎症和局部性炎症都有效的药物。是唯一能通过其作用同时改善肺功能和哮喘症状的药物。数年前已开始应用半胱氨酰白三烯受体拮抗剂(孟鲁司特、扎鲁司特)治疗哮喘,取得良好效果。近年来才注意到这类药物在 AR 的临床治疗价值。系统性评价和荟萃分析表明,白三烯受体拮抗剂对改善 SAR 的症状和生活质量优于安慰剂,与 H1 抗组胺的疗效相似,因此 2010 年版 ARIA 强推荐用于治疗成人和儿童 SAR。用于治疗间歇性 AR 伴哮喘,鼻部症状和支气管症状均有改善,但对 AR 的效果不如哮喘。有学者提出与 H1 抗组胺药合用,疗效超过应用单一任一药物。但亦有相反的报道。

7. 中药和针刺治疗 报道对临床症状有一定的改善。目前仅见小样本与其他药物同时应用的效果报道,且疗效评定主要依靠医师的经验。

免疫治疗

最早的变应原特异性免疫治疗(specific immunotherapy,SIT)是 1911 年,Noon 和 Freeman 应用草类花粉浸液治疗草类 SAR。当时设想的机制是,反复注射花粉浸液可能产生花粉抗毒素,从而发挥对抗"花粉毒素"的作用而达到治疗目的。近年又有了舌下给药途径。采用 SIT 必须明确致敏的变应原。

1. 治疗机制 SIT 诱导患者体内免疫反应改变,被认为是唯一可以影响 I 型变应性疾病自然过程的治疗方法。因此,SIT 是立足于改变 AR 的免疫反应以达到临床治愈的治疗手段。在 20 世纪 80 年代提出"封闭抗体"理论,研究发现 SIT 期间变应原特异性 IgG4 水平稳定增加,而未 SIT 者在 3~10 年期间血清特异性 IgE 和 IgG4 皆无波动性变化。因而认为变应原特异性 IgG4 抗体可能作为封闭抗体,和肥大细胞表面的 IgE 抗体竞争,在变应原黏附于肥大细胞表面的 IgE 之前中和变应原,从而阻止了 IgE 介导的免疫反应。因此,SIT 的疗效取决于"有害的"特异性 IgE 和"保护性"的特异性 IgG4 之间平衡的变化。然近十多年来的研究发现,SIT 可调节 Th 细胞分化,接受 SIT 者 CD4$^+$T 细胞重新向 Th1 型分化,使 Th1 和 Th2 重新恢复至正常的平衡状态。由此提出 SIT 可能通过 3 种机制达到治疗目的,一是使 Th2 反应减轻;二是使 Th1 的反应加强;三是使 Th2 反应减轻和 Th1 反应加强相结合。

2. 方法、适应证及疗效 根据给药途径不同可分为皮下注射免疫治疗(subcutaneous injection immunotherapy,SCIT)和非注射免疫治疗(noninjection immunotherapy),也称局部免疫治疗。后者又分为舌下免疫治疗(sublingual immunotherapy,SLIT)、口服免疫治疗、鼻内免疫治疗和气管免疫治疗。

(1)SCIT:使用有明确效价和有效期的标准化疫苗进行皮下注射,是目前临床的主要方法。临床疗效一般在治疗开始后 6 个月前后显效,因此在治疗开始阶段尚须配合药物治疗以控制症状和改善生活质量。研究已经表明远期疗效是肯定的,治疗停止后疗效仍能维持数年,且能预防对新的致敏原发生过敏。

由于药物,特别是鼻腔局部用糖皮质激素治疗,对绝大多数患者都能取得良好的效果,并有良好的安全性,因此 SCIT 通常被作为药物治疗无效后的选择。然而由于 SIT 可使 CD4$^+$T 细胞重新向 Th1 型分化的理论,表明在疾病早期阶段,甚至在临床症状出现之前采取 SCIT,是改变 I 型变应性疾病自然过程的最佳时机。

2008 年版 ARIA 提出 SCIT 的适应证意见：①接触吸入物变应原引起症状者；②季节性迁延或因连续的花粉季节引起症状者；③在接触变应原的高峰期，AR 合并下呼吸道症状；④H1 抗组胺药和中等剂量鼻腔局部用糖皮质激素治疗不能有效控制症状者；⑤拒绝持续、长期药物治疗者；⑥药物治疗副作用较大者。2010 年版 ARIA 提出不伴哮喘的成人 SAR 和尘螨过敏的持续性 AR 适宜 SCIT。

日本学者提出 SCIT 成功治疗 PAR 者应达到的条件是：①治疗持续超过 6 年；②持续 1 年无鼻部症状；③鼻激发试验阴性；④IgE 水平低于正常。

以下情况不宜采取 SCIT：①正在使用 β 受体阻断剂治疗；②患有其他免疫性疾病；③治疗依从性差；④妊娠期。此外，恶性肿瘤者、严重心理障碍者、严重哮喘者和（或）伴有不可逆气道阻塞者（适当用药后 FEV_1 仍低于预测值的 70%），以及严重心血管疾病患者和 6 岁以下儿童也不适宜 SCIT。

（2）SLIT：2001 年 WHO 正式推荐应用于成人及儿童。将一定剂量的特异性变应原浸液置于舌下，1～2 分钟后吞咽，因此又称为舌下-吞咽免疫治疗。剂量逐渐递增至维持量。治疗时间 1～3 年。由于 SLIT 的剂量是 SCIT 的 100 倍以上，因此药品费用更高。然而因可在家自己执行，减少了专业医疗服务等费用，故最终总费用可能不比 SCIT 高。

2010 年版 ARIA 提出 SLIT 宜用于不伴哮喘的成人 SAR 和尘螨过敏的持续性 AR。也可用于不伴哮喘的儿童 SAR。

3. SCIT 全身反应　SCIT 的安全性较好，但也有引起全身反应的危险性。用于治疗哮喘比治疗 AR 危险性要多见，即使是使用标准化疫苗、类变应原或重组变应原也不能完全避免。

全身反应通常分为速发性和迟发性两种，前者于注射 30 分钟内发生，后者则在 30 分钟后。全身反应程度分四级：Ⅰ 级：轻度全身反应，局部荨麻疹、AR 或轻度哮喘（峰值流速自基线下降<20%）；Ⅱ 级：中度全身反应，缓慢发生（>15 分钟）全身荨麻疹和（或）中度哮喘（峰值流速自基线下降<40%）；Ⅲ 级：非致命性重度全身反应，快速发生（<15 分钟）全身荨麻疹、血管性水肿或重度哮喘（峰值流速自基线下降>40%）；Ⅳ 级：过敏性休克，即刻发生瘙痒反应、面部潮红、红斑、全身荨麻疹、哮吼（血管性水肿）、速发型哮喘、低血压等。曾有报道注射前口服 H1 抗组胺药可减少全身反应的发生。

总体来说，SCIT 发生全身反应见于报道的极少，有也是 Ⅰ、Ⅱ 级。我们数十年的临床实践基本上未发生过全身反应。Cabrera 等报道较为特殊的一例，该患者在治疗数年后出现坏死性血管炎，但在此前 7 个月曾 4 次在注射后立即发生过敏性反应（anaphylaxis）。坏死性血管炎突然发病，右手中指皮肤变白、变蓝和小面积坏死，血沉和 C 反应蛋白水平升高，血清补体水平降低。

4. 修饰变应原　为了避免 SIT 严重过敏反应的发生，学者们研究将变应原进行修饰。

（1）以甲醛处理：使变应原浸液变成类变应原（allergoid），类变应原具有与未修饰的变应原几乎同等的免疫原性，但变应原性下降。

（2）以戊二醛作为变应原修饰物：经此修饰的变应原能使 IFN-γ 增多，继而使 Th1 和 Th2 平衡向以 Th1 反应为主转化，并下调 IgE 抗体。

类变应原和戊二醛修饰变应原比未修饰的变应原更安全。且可以较大剂量作为开始剂量，从而缩短递增期疗程。然而采用类变应原和戊二醛修饰变应原进行 SIT 的长期疗效还不能肯定。

（3）聚合（polymerized）变应原：是将变应原制成高分子量聚合体，此种浸液的免疫原性仍保留，却变应原性减低。免疫原性保留使变应原在体内被巨噬细胞吞噬后仍可向 B 细胞传递变应原信息；变应原性减低则降低了变应原与肥大细胞相结合的能力，因此即使使用较高剂量、递增速度较快也不至于发生局部和全身反应。

（4）其他：例如尿素变性（urea denature）变应原、聚乙二醇（polyethylene glycol-substituted）变应原等，虽有一定优点，但均未广泛用于临床。

5. 重组变应原　通过 DNA 重组技术，以编码变应原 DNA 为模板，可获得重组变应原。然后将多种重组变应原组合制备成 component-resolved（CR）。将各种变应原均以编码 DNA 重组并用于临床，尚需大量的工作，但现有的研究成果提示，重组变应原有潜在应用前景。

6. 新的免疫治疗研究前景　目前尚在动物实验或临床实验研究中。①肽免疫疗法：T 细胞抗原表位肽（tope peptides），是变应原在 MHC Ⅱ级分子参与下，经抗原提呈细胞处理后，呈递给 T 细胞的一种短、线性氨基酸序列。临床实验已经证实，肽免疫治疗安全有效，但一种抗原 T 细胞表位肽尚不能足以保护所有患者。②DNA 疫苗：是将编码某种变应原的质粒 DNA 注入肌肉或皮下。虽然初步证实质粒 DNA 疫苗有潜在应用前景，但克隆所有目的基因以及寻找适宜载体和确立可控调基序尚需较长时间。

手术治疗

1. 手术治疗的依据　虽然 AR 的发病机制是免疫反应，但临床症状的发生与鼻腔自主神经支配和神经反射密切相关。因此选择性阻断鼻腔副交感神经支配、降低副交感神经的兴奋性或降低鼻黏膜的敏感性，可阻断感觉-副交感神经反射，破坏喷嚏反射弧传入通路，使鼻黏膜血管扩张减轻，腺体分泌减少和对外界刺激敏感性下降，从而使鼻痒、喷嚏、鼻阻塞、流涕等症状得到缓解或消除。

2. 适应证　2008 年版 ARIA 提出外科干预的适应证是：①药物抵抗性下鼻甲肥大；②鼻中隔解剖变异有功能障碍；③鼻骨锥形结构解剖变异伴功能障碍或影响美观；④合并继发的或孤立的慢性鼻窦炎；⑤合并单侧鼻息肉或对治疗抵抗的双侧鼻息肉；⑥某些与 AR 无关但同时发生的鼻和鼻窦疾病。

3. 手术种类

(1) 下鼻甲部分切除术：下鼻甲黏膜深层存在独立的副交感微神经节，手术可破坏这些微神经节。对肥大影响鼻通气者还可缩小其体积。

(2) 鼻中隔矫正术：改善鼻腔通气功能。Connel 等报道意欲采用 SIT 者，应先矫正较严重的鼻中隔偏曲以改善鼻腔通气功能，将有助于获得 SIT 良好疗效。

(3) 功能性内镜鼻窦手术：合并慢性鼻窦炎和鼻息肉等。

(4) 其他手术：①冷冻、激光、微波、射频治疗：原理是通过冷、光热化、机械、电磁及生物刺激作用切除肥大或病变组织和阻断神经；②聚焦超声治疗：原理是将体外发射的超声波聚焦到体内病变组织，通过超声的机械效应、热效应和孔化效应达到治疗目的；③神经切断术：翼管神经切断术、岩浅大神经切断术、筛前神经切断术用于治疗 PAR。前两者由于手术操作复杂，并有并发症，临床上已不推荐应用。

AR 的外科治疗近期疗效是较肯定的，但不能从根本上改变特应性体质，随术后时间的延长，疗效逐渐减低，直到完全无效。各种手术治疗方法的疗效评定主要是依靠医师的经验，尚缺乏荟萃资料分析。

卫生宣传教育

对患者或其监护人员进行 AR 卫生宣教可以提高治疗的依从性和优化治疗效果，并能及时了解患者信息和建立医务人员与患者之间的沟通和协作关系。对严重患者应采取书面的自我管理和急诊方案。同时，应对卫生保健工作者进行培训。最近国外的一项研究显示对初级卫生保健人员进行标准化变态反应学教育对改善 PAR 患者与疾病相关的生活质量起到了一定作用。目前尚无关于卫生宣教在 AR 治疗效果、依从性和有效性方面的益处的评价资料。

八　和哮喘的联系

鼻和支气管黏膜具有相似性，鼻-肺相互作用最重要的是功能互补。大多数哮喘合并 AR，约1/3AR 合并哮喘。AR 的存在常加重哮喘，增加哮喘发作、急诊就诊和因哮喘严重发作而住院的危险性。大量流行病学资料和致炎因子的深入研究证实，AR 和哮喘是同一气道内不同部位的同一种变应性炎症反应性疾病。Simons 称之为变应性鼻支气管炎，Grossman 称之为联合呼吸道疾病，Canonica 称之为鼻炎合并哮喘综合征。但不是所有 AR 均合并哮喘，而且 AR 和哮喘也有所不同，但这种不同相对于相同而言是微小的。

流行病学特点

1. 无 AR 人群中哮喘患病率常低于 2%，不同的研究显示 AR 者哮喘患病率在 10%～40% 之间。中-重度持续性 AR 较间歇性和（或）轻度持续性 AR 更容易合并哮喘。无哮喘症状、具有支气管黏膜高反应性的 AR 也容易合并哮喘。

2. AR 和哮喘同时存在时，临床症状可能着重于一个器官，另一器官的表现比较隐蔽或难以识别。因此当患者以 AR 为主诉来诊时应注意评估有无哮喘，相反当患者以哮喘为主诉来诊时应注意评估有无 AR。在发生哮喘的诸危险因素中，AR 是一个独立于变态反应之外的因素。确诊 AR 较哮喘简单和相对容易。确定是否同时患有哮喘有一定困难。"全球哮喘防治创议（Global Initiative for Asthma,GI-NA）"已经清楚提出哮喘识别和诊断的标准（见第 24 章），ARIA 也同意使用这一防治创议。由于哮喘发作的暂短性及气流阻塞的可逆性（自发或经治疗后），诊断 AR 是否合并哮喘时必须测定肺功能，并确定气流阻塞的可逆性。

哮喘已被强调是耳鼻咽喉头颈外科医师应该特别重视的疾病。在乡村或低收入地区的 AR 和哮喘同时存在的患病率常较低，这可能是由于那里的居民缺乏疾病意识和很少到医院就诊，造成很大一部分被漏诊的缘故。

3. 很多 AR 对乙酰甲胆碱或组胺的支气管反应性增加，尤其是在花粉季节或季节过后稍后的一段时间。哮喘与 AR 的气道反应性差异很大，AR 合并哮喘的气道反应性较单纯 AR 更为强烈。PAR 和持续性 AR 的气道反应性高于 SAR 和间歇性 AR。

4. 哮喘在有 AR 的患者中较无 AR 人群常见。前文已经提及，在一项对大学生随访 23 年的研究表明，最初诊断为 AR 的学生发展为哮喘的比例为 10.5%，显著高于没有 AR 的学生（3.6%）。另一项研究表明，AR 使特应性和非特应性患者发生哮喘的危险性增加 5 倍。儿童期存在支气管高反应性，或者和 AR 共存，使哮喘发生的危险性增加，而缺少这些征象则预示将来发生哮喘的危险性较低。

鼻和支气管重塑

重塑过程的表现和控制在不同器官间差别很大。与支气管重塑相比，鼻的重塑及其临床后果并不严重。目前对 AR 重塑知之甚少。

AR 合并哮喘的治疗

根据 2010 年版 ARIA 的意见具体如下。

1. 不推荐使用口服 H1 抗组胺药治疗哮喘，包括成人和儿童。但不反对对 AR 合并哮喘者使用口服 H1 抗组胺药和鼻腔局部用糖皮质激素治疗 AR。

2. 鼻腔局部用糖皮质激素治疗对减少哮喘发作和降低住院率可能有效，但最多可能是中等效果。

3. 支气管内吸入糖皮质激素是治疗哮喘的首选，但对 AR 的效果尚不详。

4. 白三烯受体拮抗剂（孟鲁司特）治疗 6 岁以上 AR 和哮喘均有效。

5. 成年患者推荐使用 SCIT 或 SLIT，但有可能引发哮喘加重。

6. 抗 IgE 单克隆抗体治疗有效。

AR 合并哮喘的预防

1. 呼吸道特应性疾病的一级预防　目前这一问题存在争议尚未解决，孕产妇饮食和婴儿的喂养除了推荐母乳喂养外，关于母亲和婴儿的饮食配方虽然有学者给予重视，但 2008 年版 ARIA 并不做推荐，因为对特应性疾病的预防作用尚未能肯定。孕妇和儿童应该避免吸入香烟烟雾，但其确实效果还需要更多的资料证实。小龄婴幼儿暴露于宠物与发生特应性疾病的关系，目前资料尚存在争议，但提倡小龄婴幼儿应尽量避免接触宠物。避免接触屋尘螨是否对婴幼儿发生呼吸道变应性疾病的预防有效，资料尚不一致。对职业性变应原（如乳胶）要推荐一级预防。

2. AR 发展为哮喘的预防 已有资料证实 SIT 对只有变应性鼻-结膜炎者有预防发生哮喘的作用。曾报道对 7～13 岁儿童进行多中心预防性 SIT,3 年后与对照组相比,坚持 SIT 的儿童发生哮喘的例数显著减少,且乙酰甲胆碱支气管激发试验有显著改善。SLIT 和 SCIT 结果相似。长期药物治疗(西替利嗪、酮替芬)对哮喘高危幼儿阻止其发展为哮喘有一定效果,但尚需更多资料证实。

3. 新的变应原致敏的二级预防 不少儿童开始只对屋尘螨或花粉单项致敏,随年龄增加发展为多项致敏。在多项致敏发生过程中花粉致敏原起到"激发"作用,已有病例对照研究显示单项花粉致敏患儿在花粉疫苗 SCIT 后,新的致敏原出现明显减少,而未进行 SCIT 的患儿则出现多种变应原致敏。

参 考 文 献

1. 顾之燕. 呼吸道炎症反应. 中华耳鼻咽喉科杂志,2001,36:397-399
2. 中华耳鼻咽喉头颈外科杂志编委会鼻科组,中华医学会耳鼻咽喉头颈外科分会鼻科学组. 变应性鼻炎诊断和治疗指南(2009 年,武夷山). 中华耳鼻咽喉头颈外科杂志,2009,44:977-978
3. 张罗,韩德民,顾之燕,等. 变应性鼻炎的药物治疗(一):治疗方案. 中华耳鼻咽喉头颈外科杂志,2006,13:62-66
4. 顾之燕,赵子刚,刘志连. 耳鼻咽喉科变应性和免疫性疾病. 天津:天津科学技术出版社,1999:1-37
5. 张罗,韩德民,黄丹,等. 我国 11 城市变应性鼻炎自报患病率的相关因素分析. 中华耳鼻咽喉科杂志,2007,42:452-456
6. 李华斌,韩德民. 变应性鼻炎和环境卫生假说. 临床耳鼻咽喉科杂志,2003,17:449-450
7. 韩德民. 变应性鼻炎. 北京:人民卫生出版社,2007:103-107
8. 朱瑾. 变应性鼻炎. 中国医学文摘耳鼻咽喉科学,2007,22:81-87
9. 顾瑞金. 宁夏泉七沟地区花粉症的流行病研究. 中华耳鼻咽喉科杂志,1982,17:155-159
10. 顾之燕,赵邬兰. 花粉症普查资料分析. 中华耳鼻咽喉科杂志,1982,17:153-154
11. 夏凤云,张友芹,刘莉,等. 沈阳地区豚草花粉症患病率调查. 中华耳鼻咽喉科杂志,1987,22:18-19
12. 陈靖,李添应,冯练,等. 变应性鼻炎患者外周血单个粒细胞变应原刺激与白细胞介素 4 和 13 表达的关系. 中华耳鼻咽喉科杂志,2004,39:758-759
13. 洪苏玲,黄江菊,杨玉成,等. 变应性鼻炎患者血清中四种细胞因子的检查. 中华耳鼻咽喉科杂志,2002,37:312-323
14. 顾之燕,赵邬兰,杨戈,等. 新疆地区花粉症的探讨. 中华耳鼻咽喉科杂志,1978,13:82-87
15. 顾之燕,杨戈. 新疆花粉症. 乌鲁木齐:新疆人民出版社,1980:94-100
16. 陈洪铎. 皮肤性病学. 第 4 版. 北京:人民卫生出版社,1997
17. 张罗,韩德民. 变应性鼻炎治疗进展. 中华耳鼻咽喉头颈外科杂志,2005,40:230-232
18. 顾之燕,顾瑞金. 变应性鼻炎的药物治疗. 中华耳鼻咽喉科杂志,2000,35:73-75
19. 顾瑞金,顾之燕. 临床变态反应疾病. 天津:天津科学技术出版社,1991:67-71
20. 董震,畲翠萍. 变应性鼻炎免疫治疗进展. 中华耳鼻咽喉科杂志,2000,35:306-309
21. 陈育智,刘传合,王德云,等. 变应性鼻炎及其对哮喘的影响. 中华耳鼻咽喉科杂志,2002,37:234-238
22. Bousquet J,Van Cauwenberge P,Khaltaev N,et al . Allergic Rhinitis and its impact on asthma. J Allergy Clin Immunol,2001,108(Suppl 5):147-334
23. Bousquet J,Khaltaev N,Cruz AA,et al. Allergic rhinitis and its impact on asthma(ARIA)2008 update. Allergy,2008,63(Suppl 86):8-160
24. Duse M,Donafo F,Porteri V,et al. High prevalence of atopy:but not asthma among children in an industrialized area in North Italy:the role of familial and environmental factor—a population-based study. Pediatr Allergy Immunol,2007,18:201-208
25. Van Neerven RJ. The role of allergen-specific T cell in the allergic immune response:relevance to allergy vaccination. Allergy,1999,54:552-561
26. Wheeler AW,Drachenberg KJ. New routes and fomulations for allergen-specific immunotherapy. Allergy,1997,52:602-612
27. Kobayashi T,Ikeue T,Itot T,et al. Short-term exposure to diesel exhaust induces nasal mucosal hyperresponsivenss to histamine in guinea pigs. Fundam A pol Toxicol,1997,78:166-172
28. Saglani S,Mckenzie SA. Environmental factors relevant to difficult asthma. Paediatr Respir Rev,2002,3:2486-2487
29. Kivisaare E,Baker RC,Price MJ,et al. Comparison of once daily fluticasone propionate aqueous nasal spray with once

daily budesonide reservoir powder device in patients with perennial rhinitis. Clin Exp Allergy,2000,31:866-963

30. Dibildox J. Safety and efficacy of mometasone furoate aqueous masal spray in children with allergic rhinitis results of recent clinical trials. J Allergy Clin Immunol,2001,108:S54-S58

31. Scadding GK. Other anti-inflammatory uses of intranasal corticosteroids in upper respiratory inflammatory diseasea. Allergy,2000,55 (Suppl 62):19-23

32. Saito H,Howie K,Wattie J,et al. Allergen-induced murine upper airway inflammation:local and systemic changes in murine experimental allergic rhinitis. Immunology,2001,104:226-234

33. Togias AG. Smic immunologic and inflammatory aspects of allergic rhinitis. Allergy Clin Immunol,2000,106(Suppl 5):S247-S250

34. Leurs R,Church MK,Taglislateta M. H1-antihistamines:inverse agonism,anti-inflammatory actions and cardiac effects. Clin Exp allergy,2002,32:489-498

35. Molimard M,Diqiet B,Benedetti MS. Comparison of pharmacokinetics and metabolism of desloratadine,fexofenadine, levocetirizine and mizolastine in humans. Fundam Clin Pharmacol,2004,18:399-411

36. Akerlund A,Arfors KE,Bende M,et al. Effect of oxymetazoline on nasal and sinus mucosal blood flow in the rabbit as measured with laser-Doppler flowmetry. Ann Otol Rhinol Laryngol,1993,102:123-126

37. Witek TJ Jr,Canestrari DA,Hernandez JR. et al. Superficial nasal mucosal blood flow and nasal patency following topical oxymetazoline hydrochloride. Ann Allergy,1992,68:165-168

38. Holgate ST,Canonica GW,Simons FE,et al. Consensus group on new generation antihistamines (CONGA)status and recommendation. Clin EXP Allergy,2003,33:1305-1324

39. Bousquet J. Allergic rhinitis:a disease remodeling the upper airways? J Allergy Clin Immunol,2004,113:43-49

40. Meltzer EO. Quality of life in adults and children with allergic rhinitis. J Allergy Clin Immunol,2001,108 (Suppl 1): S45-S53

41. Rondon C,Dna I,Lopez S,et al. Seasonal idiopathic rhinitis with local inflammatory response and specific IgE in absence of systemic response. Allergy,2008,63:1352-1358

42. Ogawa T,Takeno S,Ishino T,et al. Submucous turbinectomy combined with postorior nasal neurectomy in the management of severe allergic rhinitis:clinical outcomes and local cytokine changes. Auris Nasus Larynx,2007,34:319-326

43. Braunstahl GJ,Fokkens WJ,Overbeck SE,et al. Mucosal and systemic inflammatory changen in allergic rhinitis and asthma:a comparison between upper and lower airways. Clin Exp Allergy,2003,33:579-587

44. Undem B,Kajekar R,Hunter D,et al. Neural integration and allergic disease. J Allergy Clin Immunol,2000,161:S213-S229

45. Peterson B,Saxon A. Global increases in allergic respiratory disease:the possible role of diesel exhaust particles. Ann Allergy Asthma Immunol,1996,77:263-267

46. Salvi SS,Frew A,Holgate S,et al. Is diesel exhaust a cause for increasing allergies? Clin Exp Allergy,1999,29:4-8

47. Togias A. Systemic effects of local allergic disease. J Allergy Clin Immunol,2004,113:S8-S14

48. Bousquet J,Jacof W,Vignola AM,et al. Allergic rhinitis:A disease remodeling the upper airways? J Allergy Clin Immunol,2004,113:43-49

49. Liu AH. Consider the child:How early should we treat? J Allergy Clin Immunol,2004,113:S19-S24

50. Prenner BM,Schenlel E. Allergic rhinitis:treatment based on patient profiles. Am J Med,2006,119:230-237

51. Simons FER. Comparative pharmacology of H1 antihistamine:clinical relevance. Am J Med,2002,113:S38-S46

52. Gillard M,Benedetti MS,Chatelain P,et al. Histamine H1 receptor occupancy and phamacodynamics of second generation H1-antihistamines. Inflamm Res,2005,54:367-369

53. Chen ST,Lu KH,Sun HL,et al. Randomized placebo-controlled trial comparing montelukast and cetirizine for treating perennial allergic rhinitis in children aged 2-6 yr. Paediatr Allergy Immunol,2006,17:49-54

54. Patel P,Philip G,Yang W,et al. Randomized,double-blind,placebo-controlled study of montelukast for treating perennial allergic rhinitis. Ann Allergy Asthma Immunol,2005,95:551-557

55. Wallace DV,Dykewicz MS,Bernstein DI,et al. The diagnosis and management of rhinitis:an updated practice parameter. J Allergy Clin Immunol,2008,122(Suppl 2):1-84

56. Guo R,Pittler MH,Ernst E,et al. Herbal medicines for the treatment of allergic rhinitis:a systematic review. Ann Al-

lergy Asthma Immunol,2007,99:483-495

57. Cabrera GE,Citera G,Gutierrez M,et al. Digital vasulitis following allergic desenitization treatment. J Rheumatol, 1993,20:1970-1972

58. Brozek JL,Bousquet J,Baena-Cagnani CF,et al. Allergic rhinitis Ⅰ and Its impact on asthma（ARIA）Guidelines:2010 Revision. J Allergy Clin Immunol,2010,126:466-476

第 17 章
变应性鼻炎和哮喘：系统性炎症反应和炎症级联反应

顾之燕

既往认为变应性鼻炎是局部的炎症反应，变应性鼻炎及其对哮喘的影响（allergic rhinitis and its impact on asthma，ARIA）2008 update 将其定位于慢性呼吸道疾病，国内修订的《变应性鼻炎诊断和治疗指南》（2009 年，武夷山）明确其为由 IgE 介导的鼻黏膜非感染性炎性疾病，虽然内容中都认为变应性鼻炎和支气管哮喘是同一个疾病实体，在疾病的发展过程中有骨髓、血液循环参与的炎症反应，但都没有明确指出其为系统性炎症反应在鼻部的表现，也没有提出炎症级联反应的概念。

系统性炎症和局部性炎症

鼻部是系统性炎症的"初发"部位，回顾历史最早提出骨髓、血液循环参与鼻炎和哮喘发病过程的是 Mygind（1978），他指出：在变应性炎症中嗜酸性粒细胞自骨髓经血液循环到达病变器官的数量决定于病变器官的面积，变应性鼻炎病变面积较小，仅有少数患者嗜酸性粒细胞自骨髓迁徙到鼻黏膜（约 15％）；约半数哮喘患者（病变面积较大）嗜酸性粒细胞自骨髓迁徙到支气管和肺泡；多数同时患有鼻炎、哮喘和特应性皮炎的患者病变几乎遍及全身，几乎全部都有骨髓嗜酸性粒细胞迁徙到炎症性病变组织中（约 90％）。2001 年在美国丹佛召开的变应性疾病、哮喘和免疫学年会对此问题作了重点的讨论，指出变应性鼻炎是系统性炎症反应性疾病在鼻部的表现，此后，这类论文在国外杂志上发表渐多，目前这个新的论点已为国内外学者所共识。Saito 等进行了鼠类卵清蛋白单纯致敏上呼吸道的实验，显示动物下呼吸道也有相似的炎症表现（CD4$^+$ 细胞、IL-4$^+$ 细胞、IL-5$^+$ 细胞、嗜碱性粒细胞和嗜酸性粒细胞数目增加），骨髓中 IL-5、IL-3 和粒细胞-巨噬细胞集落刺激因子（GM-CSF）表达上调；血液循环中嗜酸性粒细胞和嗜碱性粒细胞数目增加，其增加的程度与症状和体征的轻重有关；骨髓嗜酸性粒细胞/嗜碱性粒细胞集落形成细胞明显增加。骨髓中的祖细胞（progenitors）是上下呼吸道炎症反应的源头，由于认识上的突破，治疗和预防随之发生了新的改变：①需要采取早期预防和干预措施，将变应性疾病控制在局部范围，防止发生系统性炎症反应和并发症；②局部性炎症治疗的同时要考虑到系统性炎症的治疗，以控制疾病的发展和迁延。

169

变应性炎症级联反应

变应性炎症级联反应(cascade process reaction)又称肥大细胞-细胞因子级联反应。是指过敏原不断诱导肥大细胞释放炎症介质和细胞因子,促进 T 细胞和其他免疫活性细胞释放细胞因子等,细胞因子等不断诱导变应性的速发炎症反应及迟发相炎症反应,并形成生物学的放大作用,在机体免疫和炎症反应中具有特殊重要意义(图 3-17-1)。

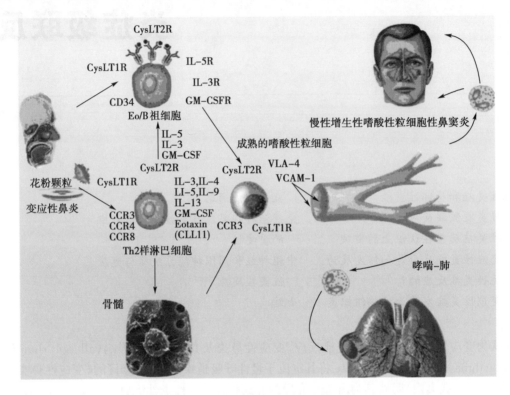

图 3-17-1 系统性炎症反应和炎症级联反应

变应性炎症级联反应为瀑布样、连续的、不断加重的炎症反应,表现为恶性循环的过程,即使环境中仅有少量的变应原存在,也会成为变应性疾病长期化、慢性化和迁延不愈的原因,变应性炎症级联反应不仅仅局限于炎症的"初发"部位(鼻炎),也作用于全身系统化炎症反应的过程,在"远端"组织(哮喘,慢性增殖性嗜酸性粒细胞性鼻窦炎)中进行。其中肥大细胞是重要的炎前细胞,激活后产生组胺、LTC、PGD、类胰蛋白酶等,促进炎症反应的进一步加重。炎症级联反应包括整个炎前过程,及炎症反应形成,此后炎症所造成的后果就不属于炎症级联反应的范畴了。

系统性炎症反应反馈到病变"初发"部位(鼻部),并使局部病变加重;又可引起机体"远端"组织(支气管、肺和鼻窦)的炎症改变,因此,变应性疾病的系统性炎症反应在疾病的持续存在、严重性和疾病的延展中起重要作用。变应性疾病的病理学表现是炎症反应,人类生命早期的致敏可增加发展为不同变应性疾病症状和体征的趋势,临床观察证实婴幼儿时期的特应性皮炎是未来发展为支气管哮喘的一个危险信号。同一个人可存在两种以上的变应性疾病和体征,有些人在高度和长期暴露于变应原(如职业性变应原)可能发展为变应性疾病,而无特应性(atopy)特征,最近几年新的变应原(如乳胶)所产生的变应性症状有时有生命危险,变应原负荷在特定的区域也有增加,所以必须明确鼻变态反应是值得关注的伴有不同症状和体征的系统性炎症反应。

系统性炎症反应在认识上的突破

系统性炎症反应在认识上的突破表现如下。

1. 骨髓、血液循环参与炎症反应,并促使炎症反应慢性化和导致"远端"组织的炎症性病变。

2. IgE 和肥大细胞(作为炎前细胞,proinflammatory cell)在炎症级联反应中的重要性较过去认识的更具重要性,肥大细胞和 IgE 高亲和力受体(high affinity receptor,FcesilonRⅠ)在炎症的级联反应中起到非常重要的作用,通过呼吸道肥大细胞或其他炎性细胞上的 FcesilonRⅠ 与 IgE 结合启动变应性炎症过程,导致炎症反应的速发反应,其释放炎性介质,包括组胺、白三烯和前列腺素等,而引起嗜酸性粒细胞和其他炎性细胞的浸润;在活化的 B 细胞和抗原提呈细胞上 IgE 与 IgE 低亲和力受体(low affinity receptor,FcesilonRⅡ)结合,可增加变应原的捕获和 Th2 细胞的激活,并触发其他免疫调节通路。在变应性炎症反应的治疗上主要聚焦于 IgE,因为它的作用是级联反应的第一步,抗 IgE 治疗是一有价值的治疗措施。季节性变应性鼻炎的发病季节中,鼻黏膜上皮和黏膜下肥大细胞的数目几乎增加 10倍;常年性变应性鼻炎过程中肥大细胞组胺释放增加,IgE 受体数目增加,并增加信号转导通路,如此,肥大细胞呈现预激现象(priming phenomenon),即使接触很少的变应原就可以产生肥大细胞脱颗粒和释放组胺等;在预激状态下平时不能触发变应性炎症的常年性变应原在季节中也可使症状加重。

3. 对于长期接触变应原的中、重度常年性持续性变应性鼻炎的迟发相反应来说,如应用无抗炎作用的 H1 抗组胺药治疗,可产生对 H1 抗组胺药的抵抗作用,可能是在迟发相反应中肥大细胞与组胺释放无关,迟发相中的组胺是由嗜碱性粒细胞释放的。

4. 针对系统性炎症具有抗炎作用的 H1 抗组胺药(口服)和免疫治疗在整个变应性鼻炎的治疗中的地位有所增加,其对系统性炎症和局部性炎症都有效;针对局部性疾病局部应用糖皮质激素类药物仍属一线治疗;局部应用的具有抗组胺、抗变态反应和抗炎作用的 H1 抗组胺药也有很好的疗效。

5. Braunstahl 等的研究显示仅有上呼吸道变应性炎症反应的病例,上下呼吸道同时表现炎症反应的组织病理学表现,发现甚至在远端器官临床症状出现前或刚开始时这些炎症反应的表现就已同时在组织中存在。

6. 强调中枢神经和周围神经系统的参与并加重变应性炎症反应。

炎症的级联反应专指炎症反应中的炎前过程,其包括 3 个步骤(以变应性鼻炎为例):①变应原接触"初发"部位,肥大细胞被激活,释放炎性介质和细胞因子等。②组织被激活,导致速发反应和迟发相反应;肥大细胞释放的 IL-5、嗜酸性粒细胞亲和素(eotaxin)和调节激活正常 T 细胞表达和分泌(RANTES),在其作用下骨髓祖细胞成熟和释放嗜酸性粒细胞、嗜碱性粒细胞和及其前体细胞,通过血液循环和血管内皮细胞进入病变组织,形成远端组织的慢性炎症性反应。③通过血液循环到达远端组织(鼻窦、支气管和肺),形成系统性炎症反应。最终导致"初发"组织和"远端"组织的慢性炎症反应,使"原发"部位病变加重,"远端"组织病变出现。

局部变应性炎症反应是如何发展为系统性炎症反应的?

由于暴露于致敏变应原,活化的免疫细胞包括:Th 淋巴细胞、树突状细胞、单核吞噬细胞、肥大细胞和鼻部及鼻部相关淋巴组织中的其他细胞,也包括局部产生的 $CD34^+ IL-5Ra^+$ 嗜酸粒细胞-嗜碱性粒细胞祖细胞,这些新活化 Th 淋巴细胞具有 Th2 样细胞表型,能产生 IL-3、IL-4、IL-5、IL-9、IL-13、eotaxin和 GM-CSF。一些此类细胞迁徙入骨髓,其可刺激骨髓产生炎性细胞,包括嗜酸性粒细胞、嗜碱性粒细胞、肥大细胞及其前体细胞等。这些炎性细胞进入血液循环,并选择性聚集于鼻部、支气管、肺和鼻窦,而加重这些部位的炎症反应,选择性聚集仅见于预先患有哮喘、鼻炎和慢性增殖性嗜酸性粒细胞性鼻-鼻窦炎患者呼吸道预先存在黏附分子和趋化因子的患者,如血管细胞黏附因子-1 和 eotaxin 等(图3-17-2)。

局部变应性炎症发展为远端组织炎症的可能通路

系统性炎症反应的重点是上下呼吸道之间的联系和相互作用,是通过血液循环和骨髓来完成的,其通路与既往的认识有所区别。

1. "初发"组织产生变应性炎症反应后,毛细血管后静脉中的黏附分子水平上调,激发血液循环中

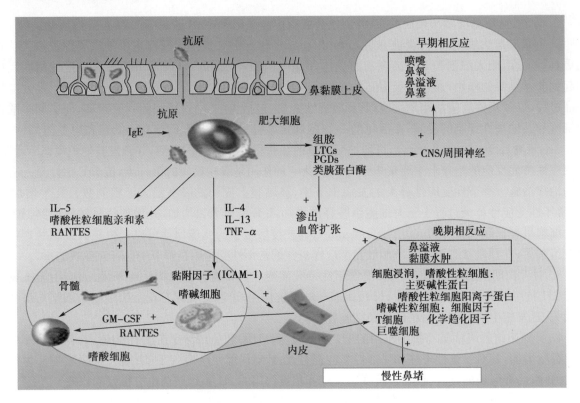

图 3-17-2　系统性炎症反应的机制

的炎性细胞活化,后者定植于"远端"组织。黏附分子的作用首先是炎症细胞在血管中呈现"滚动"现象和贴附于血管壁的作用,然后通过血管内皮细胞间的间隙进入组织中,形成组织中炎性细胞浸润,为慢性炎症反应。

2. 抗原提呈细胞将抗原信息传递到淋巴器官中,激活 T 淋巴细胞,后者经血液循环到"远端"组织中。

3. "初发"部位组织中的体液因素在血液中循环,也会影响到"远端"组织。

4. 激活的 T 淋巴细胞到达骨髓,在 Th2 细胞的刺激下骨髓产生炎性细胞,并经血液循环进一步激发"远端"组织中变应性炎症反应。

免疫治疗在系统性炎症反应治疗中的重要性

由于对系统性炎症和炎症级联反应在认识上有突破,使免疫治疗在治疗中的重要性有了新的改变,免疫治疗是呼吸道变应性炎症反应治疗中唯一能改变患者免疫反应的对系统性炎症和局部性炎症都有效果的治疗方法,其可调节 Th 细胞的分化,使 Th1 和 Th2 的反应重新恢复到正常的平衡状态。虽然学者们列出了免疫治疗的适应证(见第 31 章),但在实际应用中已超出了其范围,为了防止系统性炎症反应的发生,有学者提出了可在配合药物治疗下免疫治疗作为首选治疗,甚至对有发生呼吸道变应性疾病的高度可能性的患者,可在临床症状出现前就开始免疫治疗。

目前有一些新的免疫治疗在实验研究中,或处在临床试验过程中,少数已经用于临床。

1. 花粉变应原的异构形式　可降低与特异性 IgE 相结合的能力,这是由于变应原中氨基酸被替代或被删除,利用这些低变应原性的异构体行免疫治疗,可使发生过敏休克的潜在危险性降至最低。

2. 利用 T 细胞-肽抗原决定簇(T-cell peptide epitopes,为一种分子链短、合成变应原衍生肽)　行免疫治疗可引起 T 细胞无反应性(anergy)和耐受,因其分子链长度短不能与 IgE 结合,从而不会产生过敏休克。复合变应原衍生的 T 细胞-肽的免疫治疗有更好的效果,因其可为多种变应原致敏的患者的 T 细胞所辨认。

3. DNA 疫苗包括 CpG motifs(GACGTC)　其可单独产生较强的 Th1 介导的反应或与变应原蛋

白结合后产生较强的 Th1 介导的反应,变应原激发试验显示其能降低 Th2 介导的反应,增强 Th1 介导的反应,从而抑制变应性炎症反应。病毒样颗粒,如酵母菌衍生的 Ty,可使 CD8$^+$T 细胞产生干扰素-γ,而不产生 Th2 介导的反应。

4. 重组人单克隆抗 IgE 抗体(recombinant humanized monoclonal antibody ahainst IgE,rhuMAB-E25)或 onakuzumab 以除去 IgE 和明显降低嗜碱性粒细胞的 FcεRⅠ表达,rhuMAB-E25 可在血液循环中中和 IgE,抑制 B 细胞产生 IgE,且不活化肥大细胞、嗜碱性粒细胞和单核细胞,从而减轻变应性鼻炎的症状和降低慢性哮喘患者的类固醇药物的需要量。

5. 抑制 IL-4 此方法正在探索和观察中,可溶性重组 IL-4 受体可中度改善严重性特应性哮喘患者的症状;抗 IL-4 受体抗体和突变 IL-4 蛋白可抑制 IL-4 受体,也是有希望的分子学治疗方法。

6. 抗 IL-5 单克隆抗体 几乎可完全消除嗜酸性粒细胞和气道高反应性,最近国外研究对轻度哮喘患者应用高亲和力人 IgG 抗 IL-5 单克隆抗体治疗,可完全消除循环中的嗜酸性粒细胞和减少痰中嗜酸性粒细胞,但对变应原激发产生的迟发型哮喘样反应无作用,也不能抑制气道高反应性,这主要是由于趋化嗜酸性粒细胞并非仅是 IL-5 单一因素,其中最主要的还有 eotaxin 等。

中枢神经和周围神经系统参与变应性炎症反应

变应性鼻炎的发病与活化循环中 T 淋巴细胞、单核巨噬细胞等相关,其活化与细胞因子,如 IL-1、TNF-α、IL-6 等相关,这些细胞因子活化反映了炎症应答的急性期,对变应性鼻炎的临床表现产生重要后果;急性期应答和中枢神经系统症状相关,如嗜睡、疲倦、认知能力低下和全身症状——关节痛、肌肉痛等,这些系统性症状经常是变应性疾病患者的基本主诉,并导致生活质量降低,与疲劳综合征、抑郁症和其他情感性疾病也相关。此外,季节性变应性鼻炎也可有流行性感冒样症状。这些系统性表现可因服用第一代有嗜睡作用的抗组胺药而加重。但这些系统性表现是可以治疗的,有效的病例可改善生活质量。

变应性鼻炎的又一特征是对非变应性刺激导致鼻黏膜高反应性,这是由于变应性炎症作用于上呼吸道感觉神经和副交感神经引起,感觉神经和副交感神经刺激能释放神经肽,如 P 物质、降钙素基因相关肽和血管活性肠肽等,其产生的炎症反应称神经原性炎症,这是由于神经生长因子存在的结果,神经原性炎症导致的病理学表现主要是血管扩张和组织水肿等,可加重变应性炎症反应,使原有病变迁延。

小结

导致系统性炎症反应的机制尚未完全阐明,例如系统性吸收了变应原,导致鼻黏膜发生炎症反应的同时,全身每个器官都发生变应性疾病,实际在临床上除鼻炎外常仅发展为鼻窦炎和哮喘,而没有其他器官的病变,最近 Togias 等的临床研究可以解释部分问题,以肠镜观察哮喘和鼻炎患者的"正常"十二指肠黏膜,做活组织光镜观察,并与患易激惹性肠综合征的非特应性个体的十二指肠黏膜作对照,证明鼻炎和哮喘患者十二指肠黏膜中嗜酸性粒细胞、IL-5$^+$细胞、IL-4$^+$细胞,CD4、CD68(巨噬细胞)等明显高于对照组,显示哮喘和鼻炎患者无临床症状的十二指肠中存在占优势的 Th2 免疫应答,可能是由于十二指肠的局部机制使肠黏膜处于无应答状态,或全身各器官炎症反应较轻,处于最轻持续炎症反应状态,而不产生临床症状。系统性炎症可能包括急性变应性炎症反应的经典介质、局部性和系统性炎症反应产生的细胞因子和神经递质、血管上皮和黏附分子系统、化学驱化网络、抗原提呈细胞、T 淋巴细胞和骨髓成分的相互作用。从这方面观察,系统性炎症反应会提供一个研究变应性疾病的热点课题。

参 考 文 献

1. 中华耳鼻咽喉头颈外科杂志编辑委员会,中华医学会耳鼻咽喉科分会. 变应性鼻炎的诊疗原则和推荐方案. 中华耳鼻咽喉头颈外科杂志,2004,40:166-167
2. 张罗,韩德民. 解读 2008 年新版变应性鼻炎及其对哮喘的影响. 中华耳鼻咽喉头颈外科杂志,2008,43:552-557
3. Mygind N. Nasal allergy. Oxford:Blackwell,1978:173

4. Saito H, Howie K, Wattie J, et al. Allergen-induced murine upper airway inflammation: local and systemic changes in murine experimental allergic rhinitis. Immunology, 2001, 104: 226-234

5. Togias AG. Systemic immunologic and inflammatory aspects of allergic rhinitis. Allergy Clin Immunol, 2000, 106(Suppl 5): S247-S250

6. Borish L. Allergic rhinitis: systemic inflammation and implications for management. J Allergy Clin Immunal, 2003, 112: 1021-1031

7. Milgrom H. Attainments in atop: special aspects of allergy and IgE. Adv Pediatr, 2002, 49: 273-287

8. Dumitrascu D. Allergy as a systemic disease. Roum Arch Microbiol Immunol, 2001, 60: 227-236

9. Braunstahl GJ, Fokkens WJ, Overbeck SE, et al. Mucosal and systemic inflammatory changes in allergic rhinitis and asthma: a comparison between upper and lower airways. Clin Exp Allergy, 2003, 33: 579-587

10. Undem B, Kajekar R, Hunter D, et al. Neural integration and allergic disease. J Allergy Clin Immunol, 2000, 161: S213-S229

11. Myers A, Kajeka R, Undem B. Allergic inflammation-induced neuropeptide production in rapidly adapting afferent nerves in guinea pig airways. Am J Physiol Lung Cell Mol Physiol, 2001, 282: 775-781

12. Braunstahl GJ, Hellinga PW. Allergic rhinitis and asthma: the link further unraveled. Curr Opin Pulm Med, 2003, 9: 46-51

13. Palma-Carlos AG, Branco Ferreira M, Palma-Carlos ML. Allergic rhinitis and asthma: more similarities than differences. Allerg Immunol(Paris), 2001, 33: 237-241

14. Gillissen A, Huffken G, Juergens UR, et al. A connection between allergic rhinitis and allergic asthma? the "one-airway-one-disease"hypothesis. Pneumologie, 2005, 59: 192-200

15. Togias A. Unique mechanistic features of allergic rhinitis. Allergy Clin Immunol, 2000, 105: S599-604

16. Kay AB. Allergy and allergic diseases: second of two part. N Engl J Med, 2001, 344: 109-113

17. Pires GV, Souza HS, Elia CC, et al. Small bowel of patients with asthma and allergic rhinitis: absence of inflammation despite the presence of major cellular components of allergic inflammation. Allergy Asthma Proc, 2004, 25: 253-260

18. Togias A. Systemic effects of local allergic disease. J Allergy Clin Immunol, 2004, 113: S8-S14

19. Bousquet J, Van Cauwenberge P, Khaltaev N, et al. Allergic rhinitis and its impact on asthma. J Allergy Clin Immunol, 2001, 108(Suppl 5): 147-334

20. Scadding G. Optimal management of nasal congestion caused by allergic rhinitis in children: safety and efficacy of medical treatments. Paediatr Drugs, 2008, 10: 151-162

第18章
花粉和花粉症

顾之燕　赵长青　李　源

　　花粉是种子植物的雄性生殖细胞,种子植物依赖其进行繁衍。然而,花粉的组成成分,特别是其中含有的蛋白质,可以引起人类特应性(atopy)个体过敏,即花粉症。且不同的花粉之间具有不完全交叉抗原性。花粉症是一种累及呼吸道黏膜、眼结膜和皮肤的变态反应性疾病,临床常表现为以上、下呼吸道为主的系列症候群,其中以花粉性鼻炎、鼻-结膜炎、支气管炎及哮喘为主。在鼻科学范畴,花粉症主要表现为花粉性鼻炎和鼻-结膜炎,由于发病具有明显的季节性,因此又称为季节性变应性鼻炎(seasonal allergic rhinitis,SAR)。另外,由于最初认识花粉症的时候显示其与接触枯草有关,因此早年又有枯草热(hay fever)的称谓,在现在的一些文章中仍然沿用这一称谓。随着社会的现代化的进展,花粉症越来越成为当今严重影响人类健康和工作并降低生活质量的疾病之一。

一　花粉症研究的历史

　　花粉过敏的最初记载可追溯到公元130—200年,一位希腊医学家Glen在他的著作中首先提到,某些个体在接触花草后引起喷嚏发作。尽管Glen当时并未作出科学的解释,但他是花粉症研究历史上第一个把鼻部症状与花草联系起来的学者。继后,开始出现有关闻到花的气味后引起头痛、喷嚏以及哮喘等症状的零星报道。Von Helmont和Binningerus也分别于17世纪初和中叶报道了类似的病例。首先对花粉过敏作出最为详细记录的是1615年,一位英国内科医师John Bostock报道在伦敦的1例每年夏季发病、表现为眼和支气管周期性发病的患者。主要表现为鼻塞、流涕、喷嚏、流泪等,症状持续约8周后自然缓解,虽经采用各种治疗手段,但是均无效。对这位患者的细致随访观察发现,该患者每年发病初时眼部均出现灼热感,且每当经过枯草地时症状必然加重,于是称此病症为枯草热,这是枯草热病名的最初来源。9年后,还是英国医师John Bostock发表了他的第二篇论文,文题为"夏季枯草热"。其实"枯草热"这一命名并不完全合理,因为本病不发热,更不包含今天人们所认识的花粉症的内涵。但是可以肯定,这一疾病的病因与接触枯草有关。

　　然而,人们对花粉症的认识经历了漫长的过程。1828年,Maccullou等发现枯草热的发生可能与敏感个体进入花房有关。次年,Gorden提出枯草热是由某些草类的花引起的。然两年后,英国医师

J. Ellioson 则认为枯草热并非由枯草引起,而可能是敏感个体吸入草中的某些微粒或气味引起,并首次指出这些看不见的微粒可能是植物的花粉,并用花粉皮肤试验初步证实了造成枯草热的原因是植物花粉。他所应用的皮肤试验成为以后临床诊断花粉症的基础。直至 1872 年,一名自己患有枯草热的美国医师 M. Wyman 发现一些患者在发病时离开现居住地到其他地区居住时,症状自然消失。该医师随即通过吸入激发试验证实自己的症状是由豚草花粉引起,但是不清楚是豚草花的何种成分引起。很快在第 2 年,另一位美国医师 H. Blackley 通过皮肤抓伤试验(scratch test)证实了枯草热的病因就是花粉,并对花粉中可能的致病因素进行了探索,提出花粉中的挥发油、香柏油、松节油和玫瑰油等成分可能是导致发病的原因。然而另一位医师 Wilson 则认为,花粉引起发病可能是这些花粉有毒。由此,枯草热又诞生了一个新的称谓——花粉症。1911 年英国医学家 Noon 将花粉及其提取物置于轻度擦伤的皮肤上,发现了过敏性患者的阳性皮肤反应。Freeman 的工作证实了 Noon 的试验,并以此为出发点进行原始的免疫治疗。1915 年美国医师 Cook 报道了用此种方法治疗花粉症 144 例的效果。

花粉症的临床研究在进入 20 世纪后取得显著的进展。首先是 1911 年英国学者 Noon 首创用主动免疫方法治疗花粉症,取得较好的效果。继之 1963 年,美籍华人 T. P. King 发现 90% 的豚草花粉过敏患者对豚草的抗原 E 产生强阳性反应,从此花粉过敏的研究开始以抗原决定簇为评价依据,标志着花粉症研究进入新阶段。至 1966 年 Ishizaka 夫妇证实引起过敏反应的抗体为花粉特异性 IgE 时,花粉症的特异性诊断和治疗开始了飞速的发展。

在我国变态反应学的研究中,花粉症亦是认识较早、研究最为深入的变应性疾病。20 世纪 50 年代末和 60 年代初,我国变态反应学创始人和奠基人张庆松教授创立了我国第一个变态反应科。他和叶世泰、顾瑞金教授等应用鼻黏膜激发试验,首次证实蒿属花粉是我国北方地区重要的致敏花粉。进入 20世纪 70 年代,顾之燕教授的团队首开我国花粉飘散调查之先例,在新疆乌鲁木齐地区开展为期 2 年的花粉飘散调查,经过为期 2 年的调查,证实新疆主要致敏花粉是蒿属花粉,此外尚有藜科、禾本科和白蜡树等花粉。同时对 500 例蒿属花粉症进行了临床分析。之后,在 20 世纪 80 年代中期至 90 年代初期,在北京协和医院变态反应科牵头下,全国 80 余省市医院合作,在全国范围内开展了为期 1 年的气传致敏花粉调查,共费时 3 年,完成《中国气传致敏花粉调查》一书,由北京出版社于 1991 年出版。对国内不同地区的气传致敏花粉的地区性分布和飘散规律进行了归纳和总结,对临床研究工作产生了重大的影响。

花粉症严重影响患者的生活质量和社会活动,更是影响儿童和青少年的发育和学习,因此致敏花粉飘散的季节可能给人类和社会带来极大的危害。

二　气传致敏花粉

花粉及气传致敏花粉的概念

1. 花粉及传播　花粉是植物的雄性生殖细胞,是种子植物繁衍所必需的。世界上种子植物大约有30 万种,在正常情况下,植物生长到一定时期就要开花、传粉和结果。花可分为两性花和单性花,两性花同时具有雄蕊和雌蕊,单性花只具有雄蕊或只具有雌蕊。仅有雄蕊与花粉相关,雄蕊由花丝和花药两部分组成,花药又分为两部分,其中生成花粉的部分即花粉囊。花粉囊中花粉母细胞经过一系列的减数分裂和有丝分裂而形成,一俟花粉成熟,花粉囊自行裂开。

花粉从雄性传递到雌性植物生殖器官的过程称作授粉,授粉需要风、水及动物三种媒介,经这三种媒介离开植物母体而传播。

2. 气传致敏花粉　自然界开花植物种类繁多,并不是所有的植物花粉都能引起过敏反应。大多数种子植物是虫媒花,这些花粉可以有效地从花粉囊传到柱头,但仅很少花粉释放到空气中。这些花粉通常颗粒较大、较重,且有黏性和刻纹,利于昆虫或其他载体相结合而传播,因此这些花粉不是引起花粉症的致敏原。引起花粉症的花粉是风媒花植物花粉,这些花粉颗粒具有方便风力传播的特性,因此可在空气中飘散,在飘散传播的过程中会给人类带来危害,引起人体过敏性反应,导致"花粉症"等疾病。因此风媒花植物的花粉又称为气传花粉,其中部分具有致敏作用的称为气传致敏花粉。

气传致敏花粉的特征

空气中的气传致敏花粉主要是风媒花植物的花粉。这些风媒花植物的花粉颗粒一般很小,直径在 $20\sim40\mu m$ 之间,颗粒干燥和表面较光滑,颗粒外壁可能还有具漂浮性结构(如许多松类植物花粉的气囊)。因此风媒花植物花粉方便乘风飘散,借风传播,传播速度通常为 $2\sim6m/s$。

气传致敏花粉植株通常具有以下特征:①是风媒花。②植株在当地生长广泛,对自然环境适应性强,例如豚草等草本致敏花粉植株。③植株多具头状花序或柔荑状花序,每一植株多有成千上万朵小花,花朵细小且数量多;花色多不鲜艳,绝大多数为非观赏花;且花味不香,有时还有特殊臭味;花粉也不含蜜质,故无黏性。④植株可繁殖大量的花粉,多数为不完全花,产量较大的花粉占空气中飘散花粉的比例也较大,在一定时期内成为优势花粉。⑤花粉质量轻,容易飘散传播,资料显示距海岸 400 海里(1海里 $=1852m$)的海面,或距地面 14 000m 的高空均能收集到气传花粉。⑥花粉播散期较长,可持续 1个月以上。

花粉的成分除了含大约 25% 的水分以外,还含有多糖、脂肪、蛋白质和多肽,这些成分都可能致敏。但其中最主要的致敏抗原成分为蛋白质,蛋白质一般由 16 种氨基酸组成。此外,有些花粉还含有长链烃、酶、辅酶、维生素、脱氧核糖及醇类化合物。顾之燕等与药学工作者合作曾对蒿属花粉变应原的成分进行了分离,证实为低分子质量糖蛋白。

气传致敏花粉的另一个重要特征是其结构决定了它们的变应原性,并非仅仅依靠花粉的数量。例如在黑麦草变应原的放射性变应原吸附抑制试验中,数量相同的两种花粉变应原表达了明显不同的变应原性。另外,不同种类变应原之间存在相当多的交叉反应。顾之燕等在检测乌鲁木齐地区常见气传致敏花粉的交叉反应性时,发现蒿属花粉与其他花粉的交叉致敏反应最为复杂,与藜、玉米、槭树等花粉都有交叉反应。

气传致敏花粉种类分布态势

由于全球各地区地理环境及气候状况各异,加之绿化植物种类、使用农药除草剂等农业生产和土地管理技术等人为因素的差异,因此气传致敏花粉植物的种类和花粉的数量具有明显的地区性差异。调查不同地区气传致敏花粉分布态势,并观察气候因素对它们的影响,为花粉症的流行病学研究提供了最基础的资料。自从证实了花粉症是由花粉引起以来,世界各地对当地气传致敏花粉的分布态势进行了大量的调查研究,发现了各地区的主要气传致敏花粉的种类及数量各不相同。美国 Kosisky 在对华盛顿哥伦比亚区树木优势气传致敏花粉进行了调查后,于 1997 年报道按花粉粒计数的分布态势是:橡树占 50% 以上,其次为松科、柏科、桑科、桦树等。对西班牙马德里 15 年气传致敏花粉分布态势的调查发现,根据花粉计数排名依次为栎属 17%、悬铃木属 15%、柏科 11%、橄榄属 9%、松属 7%、杨属 4%、车前属 4%;而花粉皮肤试验阳性结果的次序是:牧草类 94%、橄榄属 61%、车前属 53%、悬铃木属 52%、柏科 20%。Clot 对瑞士西部城市 Neuchatel 的调查显示,最常见的气传花粉为紫杉属、柏科、栎属、禾本科、松属、桦属、荨麻科和白蜡树属等花粉,且持续 21 年(1979—1999 年)的跟踪调查发现,25 种植物类群的花粉量并没有很明显的变化,仅赤杨属、豚草属、艾属、紫杉属和柏科植物的花粉数量呈增加的趋势,而榆属植物花粉则呈减少的趋势。Frei(2000)对瑞士西北部的调查则显示,巴赛尔栎树、桦树、赤杨属、白蜡树属、山毛榉属和榛属植物的花粉在 1969—1998 年 30 年间有持续增加的态势,而艾属植物则没有变化。与此同时,其他许多国家,如意大利、法国、罗马、芬兰、匈牙利等,亦相继有花粉分布态势的调查报道。总体来看,就全球而言,草类和莠类都是重要的气传花粉致敏原。

我国幅员辽阔,各纬度植被不同,各地区气传致敏花粉的种类、数量等分布态势有相当大的差异。例如北方的森林盛产松木、云杉、铁杉、桦树,而西南的部分山区则适合雪松生长。这些树木均能产生大量的花粉。图 3-18-1 显示北京地区和南宁地区花粉飘散有明显的地区差异。

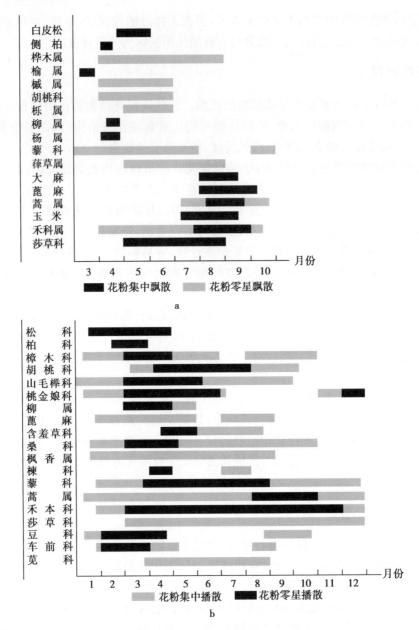

图 3-18-1　北京地区(a)和南宁地区(b)花粉飘散的差异

　　正由于花粉分布态势的极大差异,使我国的花粉致敏具有鲜明的季节性:①树木花粉致敏的高峰期在每年的 3～6 月;②牧草类及禾本科花粉致敏的高峰期在每年的 5～8 月;③蒿类花粉致敏的高峰期是每年的 7～10 月。例如北京地区和乌鲁木齐地区,由于主要的花粉致敏原是蒿属花粉,因此花粉症多于立秋前后起病,8 月下旬至 9 月上旬达到高峰,9 月中旬开始减轻,并逐渐缓解,10 月 1 日后症状基本消失。同样,我国的花粉致敏亦具有鲜明的地区性。例如黄河中下游地区如济南、郑州,花粉症症状明显减轻,到长江中下游如上海、南京,症状可完全消失。顾之燕等对乌鲁木齐市空气中的气传花粉做了 2 个全年(1974－1975 年)调查,显示乌鲁木齐市花粉飘散在全年内有 2 个高峰,第 1 个高峰在 3 月中旬至 4 月中旬,是树木花粉飘散;第 2 个高峰是 6 月中旬至 10 月上、中旬,为草类及蒿类花粉飘散。这两个高峰与临床症状发作的时间吻合(图 3-18-2)。

　　收集到的花粉可在光镜或电镜下进行行鉴定和计数,以明确当地的常见气传花粉(图 3-18-3)。

影响气传致敏花粉种类分布及飘散的因素

　　气传致敏花粉植物的种类决定了其花粉的分布和飘散规律。影响气传致敏花粉植物的种类分布及

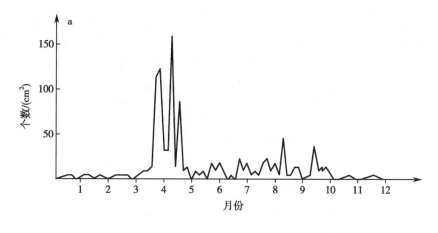

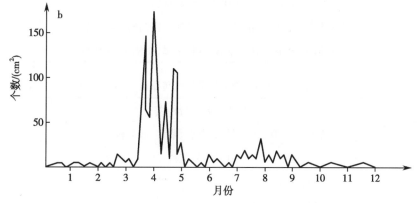

图 3-18-2 乌鲁木齐地区 1974 年(a)和 1975 年(b)全年花粉飘散高峰

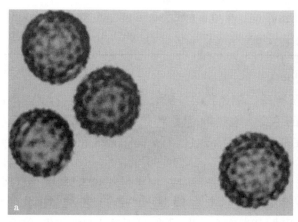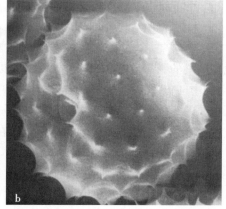

图 3-18-3 豚草花粉光镜(a)和电镜(b)形态

其花粉飘散的因素很多,大体上分为地理因素、气候因素、植被因素和人为因素四大类。

1. 地理因素 由于地域位置、海拔高度、地貌、地质、水源等的不同,在不同地区,其主要的致敏植物也不相同。在美国和加拿大,花粉污染源以豚草最为重要;在北美洲其他地区,以梯牧草和六月草为主;在英国、捷克、丹麦、法国、意大利、西班牙和瑞士,以禾本科植物为主;在南非、巴勒斯坦、澳大利亚、新西兰和日本,除禾本科植物外,树木类植物也很重要,在日本柳杉(ceder)花粉也是主要的致敏花粉。

在我国,因多数地区(如北京、新疆、山西、山东、武汉、沈阳、兰州、宁夏等地)的主要花粉为蒿属植物花粉,因此我国的花粉污染源植物以蒿属植物最为普遍。但不同地区,除蒿属植物外,均有自己侧重的其他类植物花粉。例如齐齐哈尔市以榆属、杨属、藜科、禾本科的花粉为主;在我国中部的武汉地区,悬铃木属植物花粉是春季主要致敏花粉;在西北部的兰州地区,早春以杨柳、核桃花粉为主,晚春以松、杨、槐花粉为主,夏秋则以蒿属花粉为主;在华东地区,蓖麻、悬铃木等为较重要的致敏花粉植物;在华南地区,苋属植物和木麻黄、苦棟、藜、桑等植物显得较为重要;在西南地区以贵阳市为例,蒿属、藜属、禾本科和悬铃木植被物因其花粉含量大和致敏性较强,成为贵阳市主要的致敏花粉植物。表 3-18-1 和表 3-18-2分别列出了我国不同地区主要气传树木花粉种类和常见气传草类、莠类花粉。

表 3-18-1 中国不同地区主要气传树木花粉种类

不同地区	树木花粉种类
东北地区	杨属、榆属、松属,柳属、桦木属、槭属,栎属
华北地区	杨属、悬铃木属、松属、柳属、白蜡树属、桦木属、臭椿属
西北地区	杨属 榆属、柳属、槭属、柏科、悬铃木属、榛属、白蜡树属
华东地区	悬铃木属、松属、柏科、构属、枫杨属、榆属、柳属、杨属
华中地区	悬铃木属、柏科、松属、构属、枫杨属、栎属、女贞属、桑属
西南地区	柳属、松属、桤木属、柏科、构属、杨属、梧桐属、柳杉属
华南地区	松属、构属、桉属、柏科、木麻黄属、桑属、胡桃属、棕榈科

表 3-18-2 中国不同地区常见气传草类和莠类花粉

不同地区	草类和莠类花粉种类
东北地区	蒿属、葎草属、禾本科、豚草属、藜科、莎草科
华北地区	蒿属、葎草属、禾本科、藜科、苋科、豚草属
西北地区	蒿属、藜科、葎草属、禾本科、向日葵属、苋科
华东地区	蒿属、禾本科、葎草属、豚草属、藜科、苋科
华中地区	蒿属、禾本科、葎草属、豚草属、藜科、苋科
华南地区	禾本科、蒿属、藜科、葎草属、苋科、蓖麻属
西南地区	蒿属、禾本科、藜科、葎草属、向日葵属、蓖麻属

地理因素的影响是极其广泛和深远的。以我国为例,即使在同一省域、市域、县域,甚至在更小的范围内,空气中气传花粉的种类和含量也可能差异悬殊。例如我国东部沿海地区的山东省,其东南部的临沂地区主要的气传致敏花粉为葎草,是夏秋季的主要致敏花粉;其次为松树、杨树、蒿属花粉等,杨树和松树花粉为春季花粉症的主要致敏原。然而在东南部的青岛地区,豚草是该地区花粉症的主要致敏原之一。

2. 气候因素 包括温度、湿度、风、雨、晴、霜、雪、雾、气压、昼夜、灾害性气候等。其中风(风力、风向)、雨、晴对花粉播散的影响最为显著,因此花粉症患者的鼻-结膜炎及哮喘症状受气象因素的影响非常明显,表现为晴天重,阴天轻,下雨症状明显递减,甚至完全消失,但雨过天晴症状会再发,甚至更重。

顾之燕等为了调查一日内花粉飘散的差异,选择天气晴好的日子(1975 年 8 月 12～14 日),连续调查 3 日,每 3 小时换片一次,共收集到花粉制片 24 张。结果显示一日内虽然均有花粉飘散,但高峰期是在 12～18 时。且发现,一日内花粉飘散的差异恰与空气的相对湿度成反比(图 3-18-4)。

3. 植被因素 包括植被品种、植株生长活力及播粉期等。以北京地区为例,树木花粉的播粉期在 3～6 月,花粉量占全年花粉总量的 50%;牧草类及禾本科的授粉期为 5～8 月,期间花粉量占全年花粉总量的 10%～20%;莠类花粉的授粉期为 7～10 月,期间花粉量占全年花粉总量的 30%～40%。

4. 人为因素 包括人工栽培植物品种的改变、绿化、环境污染、植物病虫害、农药除草剂施放、交通和贸易、花粉采样地点选择、采集致敏花粉的特点和采集的方法等。

气传致敏花粉调查的内容及方法

1. 气传花粉调查内容 包括当地植物种类、花粉计数、气象记录和花粉过敏原皮肤试验等。根据

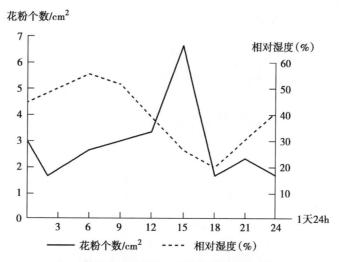

图 3-18-4 乌鲁木齐地区一日内均有花粉飘散,但高峰期在
12~18 时。花粉飘散与空气相对湿度成反比

上述资料总结该地区气传致敏花粉的分布及播散规律,探讨气候因素对其的影响,结合皮肤试验确定优势致敏花粉种类,绘制花粉地图,建立花粉日历,为花粉症流行病学的研究提供基础资料。

2. 方法　在许多收集大气生物颗粒的方法中,仅有一小部分方法可以用来检测花粉和真菌孢子。以下三种方法应用最多:

(1)重力采样法:主要是依据花粉在空气中漂浮时,由于自身的重量和空气的流动,具有向地面沉降趋势的特点而建立的。在西方,采用较多的是 1946 年 Durham 设计的 Durham 采样器。在我国也多采用这种采样法。一种较简便易行的方法是:将涂有黏附剂(凡士林、甘油胶等)的载玻片连续 24 小时曝片。然后将黏着在载玻片上的颗粒(花粉、孢子)进行染色,最后在光学显微镜下分类和计数。

顾之燕等对乌鲁木齐地区花粉季节中飘散的蒿、藜、杨、榆等花粉进行调查时采用的是重力采样法。图 3-18-5 分别显示蒿和藜花粉在花粉季节中 3 年的飘散情况,从图中可见,蒿、藜花粉 3 年中每年飘散数量不尽相同,但高峰期基本一致。蒿属花粉飘散高峰期在 9 月份,曲线较简单,以 1974 年飘散最多。而藜科花粉以 1974 年飘散高峰最低,且具有多个不同的高峰,这可能是因为藜科植物种属较多,高峰不完全一致导致的。

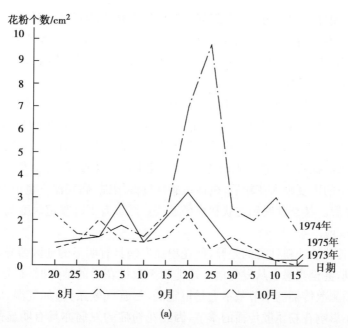

(a)

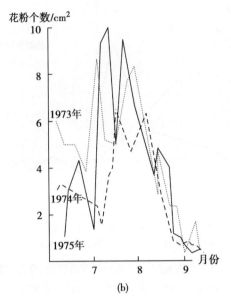

图 3-18-5　蒿（a）和藜（b）花粉在花粉季节中 3 年的飘散情况，两种花粉 3 年中
每年飘散数量不尽相同，但高峰期基本一致。蒿属花粉飘散高峰期在 9 月份，
1974 年飘散最多。藜科花粉则显示 1974 年飘散高峰最低，
且具有多个不同的高峰

（2）旋转杆收集系统（rotorod system）：是由斯坦福研究所研发的，在美国广泛被应用。这种设备在一个小的马达上安装着两个直立的金属臂，臂的表面覆盖黏附物质，可以收集花粉和孢子。两个金属臂以约 2500r/min 的转速进行旋转，理论上可以估计出通过金属臂表面的空气体积。rotorod 系统可以提供在采样期间的平均浓度，但是采样期间花粉浓度的变化不能被确定。

（3）抽吸式捕获法（suction sampler）：通过抽取一定体积的空气，经过过滤，将得到的花粉进行计数以及鉴别其品种。在这一类型的采样器中，应用广泛的是 Hirst 捕获器和 Burkard 采集器。

三　花　粉　症

花粉症是以气传致敏花粉为致敏原，引起某些特应性个体发生以特异性 IgE 介导的一种变态反应性疾病。所谓特应性个体是指年幼时经常患湿疹且有家族过敏史者。这类个体以后常容易患荨麻疹、变应性鼻炎、支气管哮喘和药物过敏等。一俟接触致敏的各种变应原，体内 IgE 抗体增加较多、较快，皮肤试验往往对多种变应原呈阳性反应。

花粉症的靶器官可以是呼吸道、眼、皮肤和胃肠道，常见的是上、下呼吸道。发生在上呼吸道者，临床表现为发作性喷嚏、鼻内痒感和刺激感、大量清水样或黏液性鼻分泌物和鼻阻塞。发生在下呼吸道者，则表现为阵发性咳嗽和支气管哮喘。几乎全部患者都有眼痒和流泪。部分患者可能合并外耳道、咽部和腭部痒感。也可引起花粉性皮炎。临床多见的是发生在上呼吸道，初次发病时通常症状较轻，经过每年花粉飘散传播季节的重复吸入花粉后，机体敏感性逐渐增强，病变器官也由上呼吸道逐渐向眼、耳、咽喉，乃至下呼吸道延展。甚至延展到皮肤和胃肠道等。严重者下呼吸道病变甚至发展为肺气肿、肺大泡、肺心病等不可逆病变。

由于不同地区气传致敏花粉种类的差异，使花粉症发病具有明显的地区差异，同一患者在不同地区发病，情况会截然不同，甚至当患者从发病地区迁徙到无致敏花粉的地区时，往往不经治疗症状自行减轻或消失。另外，花粉飘散传播的季节基本上是恒定的，尽管气候条件，如气温、雨量等，可能影响花粉飘散传播的数量，但不影响花粉飘散传播的季节，因此花粉症的发病亦具有明显的季节性（或明显的季节性加重），即症状出现的时间与致敏花粉的传粉期一致，每年发病日期相差不过数日，呈周期性发病特征。

免疫学

1. 速发反应和迟发相反应　花粉症的免疫机制是致敏花粉作为变应原与特异性的 IgE 抗体结合引起的典型的 I 型变态反应。包括速发反应和迟发相反应。

(1)速发反应:以花粉性鼻炎为例。气传致敏花粉吸入人体内,经巨噬细胞及树突状细胞等抗原提呈细胞加工处理后,递呈给 T 辅助淋巴细胞,致使 Th2 细胞优势分化,释放 Th2 类细胞因子(如 IL-4、IL-6、IL-13 等)。后者作用于 B 淋巴细胞,诱导合成变应原特异性 IgE。IgE 抗体与肥大细胞及嗜碱性粒细胞表面的高亲和力受体相结合,当相同的致敏花粉再次吸入人体时,花粉致敏原即与鼻黏膜的肥大细胞及嗜碱性粒细胞表面的 IgE 发生"桥联"(一个致敏原与两个 IgE 分子的 Fab 端相结合),继而激发细胞膜一系列生化反应,细胞脱颗粒,导致以组胺、类胰蛋白酶及糜蛋白酶为主的多种介质的释放,释放 IL-4、IL-5、IL-8、IL-13 和 TNF-α 等细胞因子,活化的磷脂细胞膜表面可以产生前列腺素、白三烯及血栓素等,这些化学介质是细胞膜的花生四烯酸代谢过程中产生的。速发反应中产生的炎性介质,尤其是组胺,可以导致血管扩张、血管通透性增加、黏液分泌增加。并刺激感觉神经末梢出现鼻痒、喷嚏、鼻阻塞和水样鼻溢液。速发反应通常在接触花粉致敏原后 30~60 分钟消失。

(2)迟发相反应:在速发反应过后,大约有 50% 的患者会出现迟发相反应。迟发相反应通常在接触花粉致敏原后 6~9 小时达到高峰。迟发相反应有更多的炎性介质的释放,包括组胺、嗜酸性粒细胞阳离子蛋白和速激肽及白三烯,导致鼻黏膜上皮损伤和脱落、黏膜上皮下纤维化。与速发反应相比,迟发相反应的特征是大量白细胞向炎症部位聚集,以嗜酸性粒细胞及淋巴细胞为主导,也有嗜碱性粒细胞及中性粒细胞。迟发相症状虽然与速发相相似,但鼻阻塞及鼻溢液更为严重,鼻痒及喷嚏则较轻。近年发现,迟发相反应时,鼻黏膜活组织检查除中性和嗜酸性粒细胞增多外,还含 CD4$^+$CD25$^+$ T 细胞,这些 CD4$^+$ T 细胞通过表达 IL-3、IL-4、IL-5 和 GM-CSF 的 RNA 信息,促进迟发相反应的发生。IL-4 促进 IgE 生成,并上调黏附分子水平;IL-5 则参与嗜酸性粒细胞的化学趋化作用和增生。然而奇怪的是,鼻黏膜组织中中性粒细胞数量多于嗜酸性粒细胞,其功能尚不清楚。

2. 花粉抗原的有效成分　国外学者对花粉抗原有效成分的分离做了很多工作,美国学者已成功地分离出豚草花粉的多种分屑,主要的分屑有 Pool C、dalta、分屑 A、D 和 Ⅳ 等,这些分屑具有不同的理化性质,分屑 A、D 中包含有能用抗原皮肤试验测出的抗原活性物质,有的分屑较全豚草花粉浸液有更高的血细胞凝集滴度,且不同的豚草花粉过敏患者对每一分屑的敏感程度不同。King 已从豚草花粉中分离出抗原 E(AgE),这是目前得到的最纯的分屑,其分子质量为 37 800,约占粗制豚草浸液的 6%,但具有此种花粉抗原性的 90%,抗原 K 也已被分离出,与抗原 E 一样,是豚草花粉主要的分屑。

3. 花粉抗原的不完全交叉抗原性　可以用免疫学的方法测出各种花粉的交叉抗原性,Feinberg 应用琼脂扩散试验检测出英国常见各种草类花粉间并无完全交叉抗原性,但部分花粉间具有不完全交叉抗原性。国内顾之燕等利用类似的免疫学方法得出相同的结果。在常见的几种花粉中,蒿属花粉与向日葵、杨树、藜科等花粉有不完全交叉抗原性。数种其他花粉也具有交叉抗原性,但不及蒿属花粉种类多,未见完全交叉抗原性。

4. 花粉致敏与 IgE　花粉症患者血清和组织中可查出 IgE 水平升高,并随花粉季节而变化,传粉季节中明显升高,季节过后缓慢下降。倘若多种花粉过敏,血清 IgE 水平多高于仅一种过敏。

5. 多基因遗传性　目前研究显示,花粉性鼻炎具有一定的遗传倾向,与哮喘及特应性皮炎等均可能为多基因遗传病,可能与常染色体不完全显性遗传有关。通常 HLA 基因及 T 细胞受体基因与对特异性变应原的反应和反应强度,以及 IgE 在抗体中的水平有关。

6. 非免疫性非特异性刺激　在花粉季节,一些非免疫性非特异性刺激如温度改变,也能增加花粉症发作的严重性。

病理学和病理生理学

花粉症为典型的 I 型变应性疾病,对此类疾病来说,病理改变并不像其他许多疾病那样重要。花粉症的诊断并不依靠病理学检查,查阅文献表明这方面的资料不多。

花粉症的病理学特点是季节性和可逆性。基本病理改变是鼻黏膜水肿、嗜酸性粒细胞浸润,有时伴有上皮细胞脱落、坏死和杯状细胞增生,杯状细胞增生可达上皮细胞的50%以上,这些改变较常年性变应性鼻炎(perennial allergic rhinitis,PAR)更严重。各鼻窦黏膜也可有类似的改变,但较鼻黏膜轻。上述病理改变在季节之外的无症状期,可完全消失。如若伴有哮喘,则可见气管、支气管黏膜水肿,平滑肌肥厚、痉挛,以致形成小支气管狭窄、阻塞、肺气肿。

鼻分泌物为浆液性或黏液性。痰为白色、黏稠。分泌物中可查到嗜酸性粒细胞,对诊断有一定参考意义。

在花粉飘散的季节中正确观察鼻腔的改变,对花粉症的处理是有重要意义的,鼻黏膜肿胀的程度与空气中飘散花粉的数量成正比。在花粉飘散的高峰期鼻黏膜肿胀最明显,导致鼻腔阻塞。Connel 的研究发现,患者如暴露于致敏花粉一天并不发生任何鼻部症状,或仅有极轻微的症状,若如连续数天暴露于致敏的花粉中,则产生明显的鼻部症状。倘如继续进行致敏花粉鼻腔激发,产生鼻部症状所需的花粉量逐渐减少,连续激发到第 10 天时所需的花粉量仅为第 1 天的 1/50,而此种数量的花粉在激发的第 1 天根本不能引起任何鼻部症状。这是因为每天用花粉做鼻部激发鼻腔黏膜产生高反应性的缘故,称为预激效应(priming effect)。

对花粉症患者每天用致敏花粉激发 1 小时,连续 5 天,然后停止激发,过 2 天后鼻黏膜恢复到原来的状态。如果连续激发 5 周以上,则需经过 4 周鼻黏膜才能恢复到正常状态。并可出现如下现象,即反复暴露于致敏花粉中的患者,在致敏花粉高峰期间,由于鼻反应性增高,反而对无关的、微量的、在季节之外并不引起过敏的花粉,也可引起鼻部过敏反应。此时,前者花粉称为原发致敏花粉,后者花粉称为继发致敏花粉。国外学者曾报道秋季花粉症患者,豚草是原发致敏花粉,其他的致敏花粉是继发致敏花粉。国外学者在半个多世纪前已经指出,继发致敏花粉可增强对原发致敏花粉变态反应的程度,因此对进行常年性花粉免疫治疗的患者,在花粉传粉季节期间应重新测定原发花粉的剂量。

另一典型例子是花粉症患者对屋内尘土的反应,虽然皮肤试验和眼结膜试验呈阳性反应,但在花粉季节之外可以耐受大量屋内尘土,并不产生任何鼻部症状,但到了花粉季节高峰期时,即使吸入少量,也可引起严重过敏反应,此时花粉是原发致敏变应原,屋内尘土是继发致敏变应原。

花粉性鼻炎:季节性变应性鼻炎

前文已经提及,花粉性鼻炎是花粉症中最为常见和多发的。除此之外,花粉性鼻炎往往是首先发病的呼吸道花粉症。由于花粉性鼻炎鲜明的季节性特征,因此又称为季节性变应性鼻炎(SAR)。在一些文献和专著中,花粉性鼻炎常被等同于 SAR。同时由于花粉性鼻炎是花粉症中最为常见和多发,且往往是上、下呼吸道系列症候群的首发疾病。因此,SAR 也常被等同于花粉症。

1. 流行病学　据国外资料报道,SAR 的人群患病率在 5%～22% 之间。国内目前尚无这方面的资料可查,虽然 SAR 可发生于任何年龄,但青少年发病率最高。在儿童期,发病率随年龄递增,婴幼儿发病率小于 1%,5～9 岁发病率为 4%～5%,至青春期为 9%,青春期后达到最高,为 15%～16%。成年后发病率则呈逐渐下降趋势,尽管也有在中年或成年后第一次发病者。虽然有婴儿在出生后 6 个月发病的报道,但大多数儿童 SAR 在出现临床症状之前,通常需要经过同一花粉致敏原暴露接触 2 个以上的季节,这段时期被称为致敏期。另外,男童的发病率在少年时期较高,成年时这种差异更加突出。

SAR 发病率具有显著的地理差异性,在社会和经济发达的国家,发病率较高。近几十年来的研究表明,全球发病率在逐年增高。

2. 临床表现　SAR 的临床表现和常年性变应性鼻炎(PAR)是相似的,主要的鼻部症状仍然是发作性喷嚏、鼻溢液、鼻痒和鼻阻塞,但症状通常比 PAR 重。不同的是,SAR 表现为花粉季节性发病,典型症状发作周期与花粉季节、植物的生长密切相关,特别敏感者在空气中只要存在致敏花粉即可出现典型鼻部症状,其严重程度与空气中花粉致敏原的量(水平)密切相关。随着花粉飘散传播期高峰的终止,症状则较快消失。少数患者症状可能会再持续 2～3 周才逐渐消失。一些患者还可出现眼、咽鼓管、上腭以及咽喉和耳部痒。儿童患者的表现一般不典型,特别是幼小儿童(详见第19章儿童和老年变应性鼻炎)。

SAR鼻黏膜水肿呈淡紫色,少见呈苍白色。总鼻道和鼻咽腔多量清水样或黏液水样分泌物滞留。下鼻甲明显水肿、肿大,甚至接触鼻中隔,不能窥视鼻腔深部,对鼻腔局部用减充血剂反应尚可,但重度水肿者则反应不佳。可见黏膜息肉样变或息肉形成。

需要指出,有少数花粉症患者在花粉传粉季节中,由于鼻黏膜水肿不甚严重,鼻部症状相对较轻,甚或无明显症状出现。但在花粉传粉期过后(一般在深秋或冬季),由于继发感染而发生感染性鼻炎、鼻窦炎和支气管哮喘,这一类花粉症称之为隐蔽性花粉症(masking pollinosis)。此类患者多为儿童和青少年,一般药物治疗难以奏效,但花粉疫苗免疫治疗有明显的疗效。这类花粉症虽不多见,但难以识别。

另外还要注意,有时螨和真菌过敏也可表现为季节性发病,真菌在温暖潮湿的季节特别适合生长,其发病特点与花粉症季节性发病十分相似,也归类到季节性变应性鼻炎(SAR)。但相对花粉症而言,患病率远比花粉症低,季节也不如花粉症那么固定,症状亦不如花粉症严重,但症状持续时间则较花粉症长。真菌引起的SAR通常在每年的4月发病,且患病率随气温升高而上升,一般要到第一次霜冻时停止发病,敏感性较差者多半在早春至晚秋发病(见第33章真菌变应原与变应性鼻炎及哮喘)。

SAR多合并其他花粉症表现,常见的是:

(1)变应性结膜炎:常合并存在,合称鼻-结膜炎。表现为眼结膜充血、水肿甚至溃疡。中、轻度者仅局限于睑结膜,重度者则球结膜水肿,呈"铺路石子样"改变,并伴溢泪。

(2)哮喘和特应性皮炎:SAR患者进而出现变应性哮喘或特应性皮炎被认为是"变应反应进程(allergic march)"的结果。我国北京尹佳曾总结确诊夏秋季花粉症的120例中,仅表现SAR为51例,合并哮喘为58例,另有10例仅表现为哮喘,1例表现为单纯咳嗽。哮喘的平均发病年龄较SAR晚5年,可见哮喘症状出现较SAR症状迟。然而研究发现哮喘症状结束比SAR早。

(3)分泌性中耳炎:SAR波及咽鼓管所致。大约20%SAR患者发生中耳炎,导致鼓室积液、听功能障碍。还可能进而合并细菌感染。

(4)其他伴发症状:鼻黏膜水肿及鼻阻塞导致窦口鼻道复合体和窦口阻塞及引流障碍,引起鼻窦炎。鼻分泌物鼻后滴漏可引起反复清嗓或持续性咳嗽。严重的鼻阻塞还可进而引起习惯性张口呼吸、鼻音、打鼾,甚至头痛等症状。在儿童,长期张口呼吸将导致牙列不齐,咬合异常,甚至腺样体、扁桃体肥大,上颌骨变长,气道狭窄等。

3. 非特异性诊断 非特异性诊断主要依据病史和临床表现,未明确致敏花粉。SAR的症状通常比较典型,特别是季节性发病这一特征,因此非特异性诊断并不困难。倘若发病季节与当地气传花粉季节吻合或相近,即可疑诊花粉症。特别是如若症状易受气象因素影响,表现为晴天重、阴天轻,下雨症状明显减轻甚至消失,但雨过天晴后症状会再发,甚至加重,以及非花粉季节所有症状和体征自然消失,则基本可以诊断为花粉症。

SAR有时可表现不典型症状,此时易与PAR混淆。因此在诊断时应注意和详细了解发病的特点:①发病与居住条件、季节的关系,尤其是迁居或职业改变或居家饲养新宠物对发病的影响;②细致询问典型的局部和全身症状;③了解导致发病的各种因素如季节变化、常年性致敏原和特异性刺激(香烟烟雾、化学烟雾和冷空气)等与发病的关系;④是否合并其他变应性疾病,如哮喘、特应性皮炎和家族变态反应症状;⑤掌握完整的用药史,包括处方药和非处方药。

另外,鼻分泌物细胞学检查有助于明确"变应性"性质,尽管不能明确花粉致敏原,但是对诊断SAR还是很有意义的。取鼻分泌物涂在载玻片上,干燥后加95%酒精固定,然后行嗜酸性粒细胞染色。常用的染色方法包括Hansel染色、Wright染色、Giemsa染色和巴氏染色。如若嗜酸性粒细胞百分比高于5%,尚不能作为特异性诊断依据,因为这种现象也可见于嗜酸性粒细胞增多性非变应性鼻炎以及阿司匹林三联征内因性鼻炎。然而,如若鼻分泌物涂片中见到肥大细胞和嗜碱性粒细胞,即使数量远低于嗜酸性粒细胞,但它们提供的诊断意义则强于嗜酸性粒细胞,因为肥大细胞和嗜碱性粒细胞只可能在鼻变应性炎症的分泌物涂片中见到。

4. 特异性诊断 特异性诊断则是要明确致敏花粉。首先要明确当地主要的气传致敏花粉种类,这是明确花粉症致敏花粉的前提。实验室检查是明确致敏花粉的唯一手段,主要是花粉变应原皮肤试验和血清特异性 IgE 检测两种方法。

(1)花粉变应原皮肤试验:是体内试验手段。采用标准效价的花粉变应原。常规方法有两种,一是皮内注射试验;二是点刺试验。后者其实是一种特殊的皮内试验,是目前国际特别是欧美国家推崇的变应原体内检测方法。点刺试验灵敏度和准确度高,且点刺液剂量仅为皮内注射剂量的万分之一,故安全性大。此外,由于皮损小、无痛苦,因此已逐渐取代了传统的皮内注射试验。

(2)血清特异性 IgE 检测:是体外试验手段。特异性 IgE 检测在诊断上和花粉变应原皮肤点刺试验有着同等重要的地位。皮肤点刺试验有较高的灵敏度,特异性 IgE 检测则有较高的特异性。两者任选其一,结合病史、症状及体征,皆可作为花粉症诊断的依据。

常用的 IgE 检测方法有:①放射变应原吸附试验(RAST);②酶联免疫吸附试验(ELISA),简称酶标法;③瑞典 Pharmacia 公司推出的 CAP 变应原检测系统;④Mediwiss 公司出品的 Allergy Screen 过敏原检测系统。

需注意,血清特异性 IgE 可以出现在 15% 没有症状的血清中。而且,少数伴有特异性 IgE 介导的变应原高反应性者,并不出现血清特异性 IgE 升高。

5. 治疗 花粉症治疗的原则、策略和方法与变应性鼻炎是完全相同的(参阅第 16 章变应性鼻炎)。但由于致敏原是花粉,因此在治疗上有一些特殊性。

(1)避免接触致敏花粉:明确致敏花粉的种类可以有的放矢地避免该种致敏花粉。有条件者可在该花粉飘散传播季节暂时离开该地区,病情严重者必要时永久迁居到致敏花粉较少或无该种类花粉的地区。

另外,可以采取一些机械性屏障方法阻断花粉。例如花粉飘散传播期间关闭居处窗户,尽量待在室内,减少户外活动,如果必须出门建议佩戴专用防花粉口罩。尽量少去或不去植物生长繁茂的公园或郊外。居住高层楼房的高层也可一定程度减少接触花粉。

在发达的西欧国家,为严重的花粉症患者建立环境控制病房(environmental control unit,ECU),目的是隔离花粉。进入 ECU"治疗"者实际上无须任何药物治疗,症状即迅速减轻,数小时后可明显减轻至完全消失。在居室内安装空气过滤机,尽可能降低室内空气中的花粉浓度,以减轻症状。

(2)特异性免疫治疗:花粉特异性免疫治疗(specific immunotherapy,SIT)不仅能够有效控制花粉症的症状,而且能够阻断由花粉性鼻-结膜炎发展为哮喘,同时可预防对新的致敏原产生过敏。花粉症选择 SIT 的适应证是伴发哮喘者,或者症状持续时间每年超过 2 个月,有可能发展为哮喘者。花粉症 SIT 的起效时间较迟,因此在花粉季节有明显症状时,应同时给予充分药物治疗以有效控制症状。如伴发哮喘,则应暂时中断 SIT。在症状没有得到良好控制之前,应坚持常年性 SIT。症状基本控制后,可改为季节前 SIT。花粉症 SIT 疗程最好能达到 5 年。

(3)药物治疗:花粉症药物治疗与 PAR 的不同之处是"季节前预防用药"。花粉症的季节性鲜明,每年开始发病和症状消失的时间基本恒定。因此,应在花粉季节开始前进行预防性治疗。鼻腔局部用和经口吸入糖皮质激素起效较快,因此可在花粉季节开始前一周接受鼻腔局部用糖皮质激素治疗和(或)经口吸入糖皮质激素治疗,研究证明可有效预防和控制 SAR 和哮喘症状的出现。色甘酸钠滴眼剂起效较慢,因此最好在花粉季节开始前 2~3 周开始给予。临床研究已经证明,季节前预防性治疗比发病出现症状后再给予治疗能更有效地控制症状。

(4)鼻外症状处理:在治疗鼻部症状的同时,亦应对鼻外症状进行处理。中耳炎、上腭痒可给予口服抗组胺药;眼结膜症状除给予口服抗组胺药外,可同时局部使用抗组胺药、糖皮质激素或色甘酸钠滴眼剂治疗。由于长期用糖皮质激素滴眼可能引起白内障、眼压增高,建议仅于症状严重时使用,且应选择低浓度制剂,并短期应用。

对于哮喘,在有效控制哮喘时,应同时重视 SAR 的控制。有效控制鼻部症状有助于改善哮喘症状,且降低控制哮喘药物的剂量。那些伴发轻度哮喘的患者,在鼻部症状得到有效控制后,咳喘症状无须药物治疗即可自然缓解。由于花粉症症状在花粉季节结束后可自然缓解,因此花粉性哮喘患者无须遵循GINA方案降级治疗。也就是说,花粉性哮喘患者在花粉季节结束后,即可酌情及时减量,2~3周后停药。

参 考 文 献

1. 何韶衡,刘志刚. 基础过敏反应学. 北京:科学出版社,2009

2. 叶世泰. 中国气传和致敏花粉. 北京:科学出版社,1988

3. 顾之燕,赵邠兰,杨戈,等. 新疆地区花粉症探讨. 中华耳鼻咽喉科杂志,1978,13:82-87

4. Sheikh A,Panesar SS,Dhami S,et al. Seasonal allergic rhinitis in adolescents and adults. Clin Evid,2005,14:684-695

5. Selnes A,Nystad W,Bolle R,et al. Diverging prevalence trends of atopic disorders in Norwegian children. Results from three crosssectional studies. Allergy,2005,60:894-899

6. Verlato G,Corsico A,Villani S,et al. Is the prevalence of adult asthma and allergic rhinitis still increasing? Results of an Italian study. J Allergy Clin Immunol,2003,111:1232-1238

7. Seth D,Secord E,Kamat D,et al. Allergic rhinitis. Clin Pediatr,2007,46:401-407

8. Simons FE. Allergic rhinitis and associated disorders. //McMillan JA,Feigin RD,DeAngelis C,et al. Oski's Pediatrics:Principles & Practice. Philadelphia:Lippincott Williams & Wilkins,2006:2428-2432

9. Mahr TA,Sheth K. Update on allergic rhinitis. Pediatr Rev,2005,26:278-282

10. Rosenwasser L. New insights into the pathophysiology of allergic rhinitis. Allergy Asthma Proc,2007,28:10-15

11. Jones N. Allergic rhinitis:A etiology,predisposing and risk factors. Rhinology,2004,42:49-56

12. Pawankar R. Inflammatory mechanisms in allergic rhinitis. Curr Opin Allergy Clin Immunol,2007,7:1-4

13. Lehman JM,Blaiss MS. Selecting the optimal oral antihistamine for patients with allergic rhinitis. Drugs,2006,66:2309-2319

14. Naclerio R. Intranasal corticosteroids reduce ocular symptoms associated with allergic rhinitis. Otolaryngol Head Neck Surg,2008,138:129-139

15. Quillen DM,Feller DB. Diagnosing rhinitis:Allergic vs. nonallergic. Am Fam Physician,2006,73:1583-1590

16. Bousquet J,Van Cauwenberge P,Khaltaev N,et al. Allergic rhinitis and its impact on asthma. J Allergy Clin Immunol,2001,108:S147-S334

17. Smart BA. The impact of allergic and nonallergic rhinitis on pediatric sinusitis. Curr Allergy Asthma Rep,2006,6:221-227

18. Berger WE. Allergic rhinitis in children:Diagnosis and management strategies. Pediatr Drugs,2004,6:233-250

19. Ng DK,Chan CH,Hwang GY,et al. A review of the roles of allergic rhinitis in childhood obstructive sleep apnea syndrome. Allergy Asthma Proc,2006,27:240-242

20. Ferguson BJ. Influences of allergic rhinitis on sleep. Otolaryngol Head Neck Surg,2004,130:17-29

21. Kremer B. Quality of life scales in allergic rhinitis. Curr Opin Allergy Clin Immunol,2004,4:171-176

22. Berger WE. Pediatric allergic rhinitis:Antihistamine selection. Clin Pediatr,2005,44:655-664

23. Scadding GK,Durham SR,Mirakian R,et al. BSACI guidelines for the management of allergic and non-allergic rhinitis. Clin Exp Allergy,2008,38:19-42

24. Gendo K,Larson EB. Evidence-based diagnostic strategies for evaluating suspected allergic rhinitis. Ann Intern Med,2004,140:278-289

25. Montoro J,Sastre J,Jáuregui I,et al. Allergic rhinitis:Continuous or on demand antihistamine therapy? J Investig Clin Immunol,2007,17(Suppl 2):21-27

26. Plaut M,Valentine MD. Allergic rhinitis. N Engl J Med,2005,353:1934-1944

27. Lee TA,Pickard AS. Meta-analysis of azelastine nasal spray for the treatment of allergic rhinitis. Pharmacotherapy,2007,27:852-859

28. Meltzer EO,Hampel FC,Ratner PH,et al. Safety and efficacy of olopatadine hydrochloride nasal spray for the treatment of seasonal allergic rhinitis. Ann Allergy Asthma Immunol,2005,95:600-606

29. Lai L,Casale TB,Stokes J,et al. Pediatric allergic rhinitis:Treatment. Immunol Clin North Am,2005,25:283-299

30. Morjaria JB,Gnanakumaran G,Babu KS,et al. Anti-IgE in allergic asthma and rhinitis:an update. Expert Opin Biol T-

her,2007,7:1739-1747

31. Stock P,Rolinck-Werninghaus C,Wahn U,et al. The role of anti-IgE therapy in combination with allergen specific immunotherapy for seasonal allergic rhinitis. Biodrugs,2007,21:403-410

32. Bousquet J,Van Cauwenberge P,Khaled NA,et al. Pharmacologic and anti-IgE treatment of allergic rhinitis ARIA update (in collaboration with GA2LEN). Allergy,2006,61:1086-1096

33. Berger WE. Treatment of allergic rhinitis and other immunoglobulin E-mediated diseases with anti-immunoglobulin E antibody. Allergy Asthma Proc,2006,27:S29-S32

34. Vignola AM,Humbert M,Bousquet J,et al. Efficacy and tolerability of anti-immunoglobulin E therapy with omalizumab in patients with concomitant allergic asthma and persistent allergic rhinitis:SOLAR. Allergy,2004,59:709-717

35. Creticos PS,Schroeder JT,Hamilton RG,et al. Immunotherapy with a ragweed-toll-like receptor 9 agonist vaccine for allergic rhinitis. N Engl J Med,2006,355:1445-1455

36. Kabo S,Yamada T,Osawa Y,et al. Cytosine-phosphate-quanosine-DNA induces CD274 expression in human B cell and suppresses T helper type 2 cytokine production in pollen antigen-stimulated CD4-positive cells. Clin Exp Immunol, 2012,169:1-9

37. Nishinata S,Saito Y. Consutation patterns among Japanese cedar pollinosis subjects at an urban clinic report 2:a 20-year experience(1990-2009) in Chiyoda Ward,Tokyo. Nihon Jibinkoka Gakkai Kaiho,2012,115:165-172

38. Schmid-Giendeimeier P. Pollen allergy and immunotherapy. Ther Umsch,2012,69:239-248

39. Makihara S,Okano M,Fujiwara T,et al. Early interventional treatment with internasal mometasone furoate in Japan cedar/cypress pollinsis:a randomized placebo-controlled trial. Allergol Int ,2012,61:295-304

40. Chen BY,Chen CC,Han YY,et al. The risk factor and quality of life in children with allergic rhinitis in relation to seasonal attack patterns. Paediatr Perinal Epidemiol,2012,26:146-155

41. Skiepko R,Zietkowski Z,Tomasiak-Lozowska MM,et al. Bronchial hyperreponsiveness and airway inflamation in patients with seasonal allergic rhinitis. J investig Allergic rhinitis. J Investig Allergol Clin Immunol,2011,21:532-539

第19章
儿童和老年变应性鼻炎

王惠妩 李 源

儿童变应性鼻炎(allergic rhinitis,AR)的发病率在全球范围内呈现逐渐增加的趋势。同时,随着社会的老龄化,在老年人群中罹患 AR 的人数也明显增加。由于儿童和老年人在生理条件及身体状态等与中壮成年人不同,使儿童和老年 AR 无论在流行病学、致敏原、临床表现以及治疗和教育管理等方面均具有自己的特点。然而与老年相比,儿童 AR 的上述特殊性更突出。本章在第16章变应性鼻炎的基础上,着重叙述儿童和老年 AR 在流行病学、致敏原、临床表现以及治疗和教育管理等方面的特点。

一　儿童变应性鼻炎

AR 是儿童常见的变应性疾病之一,近10年来发病率在全球范围内呈现逐渐增加的趋势,且学龄前儿童随年龄增长患病率逐渐升高。国外资料表明儿童和青少年的 AR 患病率高达40%。儿童 AR 在流行病学、发病因素、临床表现、诊断及治疗等方面均具有自身特点,其中最应引起重视的是儿童 AR 可增加相邻解剖部位炎性疾病的患病率,例如儿童 AR 可使支气管哮喘(bronchial asthma,BA)的患病率增加3倍,同时也增加鼻窦炎、呼吸道感染和中耳炎等的患病率。因此,儿童 AR 已成为被广泛关注的全球性的重要健康问题。

流行病学特点

儿童 AR 的流行病学与哮喘紧密相关,在过去的10余年间,国际儿童哮喘和过敏性疾病研究项目(International Study of Asthma and Allergies in Childhood. ISAAC)报道了全球范围内哮喘、AR 和特应性湿疹的患病情况在近7年间呈总体上升趋势,6～7岁儿童 AR 的患病率为2.2%～24.2%,13～14岁儿童的患病率为4.5%～45.1%。在中国,不同年龄、地区和生活方式,儿童 AR 的患病率存在较大差异。对武汉1211例3～6岁儿童的调查,儿童 AR 患病率为27.1%。对北京2978例、乌鲁木齐2840例和香港3618例6～7岁儿童 AR 患病率的调查,结果分别为30.0%、31.1%和35.1%;另外一项对北京4227例、广州3565例和香港3110例9～11岁儿童 AR 患病率的调查结果分别为6.7%、7.4%和15%。对香港1062例、广东737例12～18岁儿童 AR 患病率的调查结果则分别为29.8%和3.7%。

一项对北京市区 3531 例和郊区 3546 例 13～14 岁儿童 AR 患病率调查显示市区患病率明显高于郊区 (10.3％ vs. 3.3％)。一般而言,我国儿童 AR 患病率较发达国家低,但由于我国人口基数大,患病儿童人数众多,提示应高度重视儿童 AR。

发病因素特殊性

儿童 AR 的发病因素与成人相同,与许多因素相关,例如人类遗传学特性、城市现代化进程加快、生活环境改变以及家庭结构变化等。但儿童在某些因素方面远比成人重要,例如遗传及家族史、哺乳婴儿及母亲的膳食,以及儿童的生活习性和居住环境等。

1. 遗传及家族史　遗传基因特性对血清总 IgE 水平有决定作用,从而影响儿童对周围环境因素的反应以及 AR 的发生过程。遗传学研究已经证实,人类基因组多个位点上,如 5q31-33、11q13 等的基因多态性导致 AR 的易患性,相关的编码基因如 IL-4、IL-5 等已被证实参与 AR 的发病过程。临床流行病学调查已经表明,变应性疾病存在遗传易患性,儿童 AR 中 60％有过敏性家族史。父母中单亲有过敏者,孩子患病率为 50％,而双亲皆有过敏者,孩子患病率高达 75％。其中母亲对孩子的影响大于父亲。

2. 环境因素

(1)空气污染:随着城市现代化,交通车辆排放物,如挥发性有机化合物(volatile organic compounds,VOCs)、吸入性颗粒物(inhaled particles matter)和多种刺激性气体(NO_2、SO_2、O_3)导致室外严重的空气污染。另外,各种室内装饰材料、黏合剂以及吸烟等则造成室内空气污染。虽然这些污染成分对儿童 AR 的患病率是否产生特别影响尚不太清楚,但有资料表明妇女在妊娠期或哺乳期接触(吸)烟草可显著增加儿童 AR 发生的危险性。且城市的现代化使儿童和成人一样,待在室内的时间大大增加,增加了室内空气污染对儿童的影响。

(2)饲养宠物:已经明确,许多动物的皮毛、皮屑中存在着具有强变应原特性的物质,可导致严重的过敏反应。现代社会家庭饲养宠物增多,儿童喜爱动物的天性使他(她)们有更多的时间接触动物,从而增加患病的机会。然而近年对饲养宠物是否会导致变应性疾病患病率增加有不同看法。有资料表明,内毒素刺激免疫系统并导致炎症反应,使免疫系统向 Th1 方向偏移。饲养宠物可增加暴露于内毒素的概率。一项前瞻性研究提示,在出生后头几年接触各种宠物,可刺激免疫系统发育,减少变应性疾病发生。但研究尚须在暴露时间及暴露量等方面进行深入研究。

(3)感染因素:"卫生假说"认为,在儿童时期,兄弟姊妹之间的不卫生接触或胎儿期间获得的感染可抑制变态反应发生。随着现代家庭结构缩小、居住条件及个人卫生条件改善,儿童感染性疾病减少,从而使变应性疾病患病率增加。已有研究证实,生长在农家有大量机会接触农场动物和内毒素的儿童,发生变应性疾病的概率低于同样生活在农村的非农家儿童,而后者则低于城市儿童。这一影响在幼年儿童尤为明显。

3. 膳食　研究已经证实,在婴幼儿期,对过敏原的易患性已经开始,并伴随年龄的增长而持续存在。其中,膳食对儿童 AR 患病率的影响是最重要和持久的。许多资料表明,母乳喂养 3～6 个月以上可有效地降低婴儿患异位性皮炎以及喉喘鸣的概率,尤其是对那些有过敏性家族史的患儿。有学者提出给孩子过早喂养固体食物会增加 AR 的发生。曾有营养学家推荐,哺乳期妇女应尽量减少过敏性物质摄入,如花生、坚果、鸡蛋、牛奶等物质。但最近的研究认为,哺乳期饮食限制并不能有效地降低今后患变应性疾病的概率。

另外,过多摄入人造黄油和植物油等 n-6 多价不饱和脂肪酸(n-6 polyunsaturated fatty acids,n-6 PU-FA)或减少鱼类等 n-3 多价不饱和脂肪酸(n-3 PU-FAs)摄入,会促进机体变态反应敏感性增高,从而增加变应性疾病的发生。最常见的食物多价不饱和脂肪酸是亚麻油酸(linolenic acid)和 α-亚麻油酸。前者可通过环氧合酶和脂氧化酶代谢为花生四烯酸,最终生成前列腺素 E2(prostaglandin E2,PGE2)、血栓素和 4 系列白三烯(leukotriene,LT4)等炎性介质,促进变态反应炎症的发生;而后者则能竞争性抑制亚麻油酸的代谢,通过单一的酶级联反应的代谢产物 EPA 和 DHA 减少环氧合酶-2 的基因表达并抑制其活性,从而减少花生四烯酸和 PGE2 的产生(详见第 13 章)。因此,膳食中增加 α-亚麻油酸的摄入则有助于减少花生四烯酸和前列腺素的产生。n-3 PU-FAs 即是 α-亚麻油酸。应鼓励哺乳期妇女及婴幼儿多食用富含 n-3 PU-FAs 的 α-亚麻油酸食物，以减少儿童 AR 发生的概率。

4. 吸入性、食入性和接触性致敏原与成人基本相同，其中吸入性致敏原是最常见也是最重要的，特别是 AR 合并 BA 者。对于儿童，食入性致敏原引起过敏较成人多见。非母乳喂养的婴幼儿更容易发生食物过敏，尤其是对牛奶。易诱发过敏反应的常见食物有米面类、花生、坚果、海鲜、蘑菇、牛奶、水果、巧克力等。生食物比熟食物致敏性更强。由于饮食结构改变、动植物蛋白摄入增加，以及婴儿期添加动植物蛋白辅食提前和食品加工中应用添加剂等，使近年食物过敏呈上升趋势。食物变态反应发病比较复杂，Ⅰ～Ⅳ型变态反应均有参与。所引起的症状有消化道症状如腹痛、腹泻，有皮肤症状如荨麻疹、血管性水肿、湿疹，有呼吸道症状如咳嗽、喘息、喷嚏、流涕等。儿童由于好动贪玩和无知，无意中接触一些具有致敏原特性物质的机会远多于成人，因此接触性致敏原亦是诱发儿童 AR 和（或）使病情加重的常见致敏原。这些致敏原包括物理性和化学性刺激物，例如羊毛、合成纤维、低湿度、温度剧变等的物理刺激，以及肥皂、酸果、杀虫剂、防腐剂、清洁剂、香烟、建筑材料挥发物等的化学刺激。

临床表现特点及检查

1. 临床表现特点　儿童 AR 的临床表现完全不同于成人的典型症状。由于多不会表达，因此需要家长或家人注意观察。另外，"变态反应进程（allergy march）"的观点认为，易感婴幼儿时常先患变应性皮炎，待皮炎好转后，可转为哮喘，随年龄增加哮喘好转，可转变为 AR，数年后又出现哮喘高峰。也可以 AR 为首发症状。因此儿童变应性疾病病程复杂，因此"问诊"特别重要。

（1）独特的面部动作或表情：因鼻痒和鼻阻塞常表现用手指或手掌揉擦鼻部，称为过敏性敬礼仪征（allergic salute）。或者表现经常用手掌用力向上推移前庭使其和充血的下鼻甲稍偏离，以改善缓解通气和一定程度的鼻痒。上述行为可能会被家长或社会环境禁止，患儿为了缓解鼻痒和鼻阻塞，不得已采取扭动上唇和面中部移向鼻尖的怪异表情，这种面部动作被称为"兔子"样动作。

（2）类似上呼吸道感染症状：儿童 AR 常表现慢性或反复性咽、喉痛及上呼吸道感染等症状，容易与病毒性呼吸道感染相混淆。1 岁之内婴儿 AR 多表现为反复流清水样鼻涕和咳嗽，容易误诊为支气管炎，从而反复应用抗生素治疗。

（3）吃奶费力：婴儿 AR 的鼻阻塞极大影响其吃奶，吃几口奶就吐出奶头喘几口气，很痛苦，也易造成呛奶。

（4）全身症状：长期的 AR 儿童可出现乏力、精神委靡或烦躁不安，食欲减退、体重减轻等表现，影响儿童的生长发育以及在各方面的表现，例如学习成绩差、社交和娱乐障碍、缺乏自信心等。另外，一些患儿可能会表现缺乏自信、胆怯，甚至焦虑、恐惧、抑郁和无法互相对视等心理障碍症状。

（5）面部典型特征：长期严重的鼻阻塞可影响儿童的面部发育，出现类似腺样体面容。此外，年幼患儿如刚会走路的孩子下眼睑多显示深染的蓝黑线——变应性线（allergic shiner），如若不予治疗，这种异染会长期存在，且有可能伴随终生。还有一个面部特征是在下眼睑皮肤上出现新月形褶痕，称为 Dennie-Morgan 线（即 Dennie 线），和变应性线一样，也出现在比较年幼的患儿，而且两者可同时出现，皆是静脉血在下眼睑处滞留引起。

（6）鼻腔特征：鼻黏膜苍白水肿，总鼻道多量清涕，鼻甲可呈息肉样变，长期变应原刺激也可能使鼻黏膜表现失去典型性，反而表现为红色的炎性水肿或无水肿，有些甚至类似上呼吸道感染的黏膜表现，此时分泌物可能稀少、微黄并可能常常合并黄痂。

上述临床表现特点在儿童常年性变应性鼻炎（perennial allergic rhinitis，PAR）多较明显。

2. 实验室检查　实验室检查对儿童 AR 的诊断尤为重要。皮肤点刺试验是明确致敏原的最简单易行的实验室检查手段，比较安全且没有特别的年龄限制。一般情况下，年龄较小的儿童对皮肤点刺试验反应较小，但有部分幼儿的点刺部位可能出现较大面积的皮肤发红和风团，这类儿童实施皮肤点刺试验有一定风险。因此建议≤2 岁儿童慎用皮肤点刺试验。另外，年龄较小儿童的手臂面积较小，多种变应原点刺的操作颇显困难，而且还存在与医师配合的问题。因此年幼儿童的皮肤点刺试验应由专业儿科医师执行。

对致敏原的诊断还可以采用血清特异性 IgE 检查,此方法需要抽血,且不能即时出结果,但准确率颇高。

此外,血常规及鼻分泌物图片检查显示嗜酸性粒细胞增多,以及鼻诱发试验诱发症状等均有助于诊断。但后者仅可在常规方法还不能明确诊断的较大儿童中使用。

诊断及合并症诊断

掌握以下病史对诊断极为重要:询问是否有过敏体质的个人史或家族史,了解过敏原接触史与鼻部症状出现的关系,应注意个人或家族中有无其他过敏性疾病如湿疹、哮喘等。还应考虑儿童 AR 症状常不典型、个体差异也较大,以及常年性发作的患儿亦可同时出现季节性的发作。在获得上述临床表现及实验室检查的证据后,诊断并不困难。患儿若呈现腺样体面容是 AR 的重要提示,若同时伴沮丧感,则强烈提示 AR。

合并其他相关疾病(合并症)是儿童 AR 重要的临床特点,常见的是支气管哮喘、鼻窦炎、分泌性中耳炎和睡眠呼吸障碍。因此在诊断时还需注意相关疾病的检查和诊断。

1. 支气管哮喘(BA)　流行病学调查表明儿童 AR 可使 BA 的患病率增加 3 倍,因此 BA 是儿童 AR 最常见的合并症,且 AR 常加重 BA,如增加哮喘发作次数及程度、由于哮喘增加急诊的次数和住院的危险性。因此早期有效地治疗 AR 可减少 BA 的发生或减轻其发病的严重程度。

2. 鼻窦炎　儿童 AR 合并不同程度的变应性鼻窦炎远比成人多见,受侵鼻窦为双侧和全鼻窦。儿童变应性鼻窦炎继发感染亦较成人多见和严重,但在继发感染前常无明显的临床表现,诊断依靠鼻窦 CT。对继发感染的鼻窦炎,应将感染因素和过敏因素一并考虑,抗组胺药在大于 6 岁的患儿中作用更为显著。

3. 分泌性中耳炎　AR 所产生的炎性介质作用于咽鼓管,使咽鼓管黏膜也可发生同样的病变。当咽鼓管黏膜水肿和肿胀达到一定程度时,可导致咽鼓管阻塞、中耳腔积液,并出现传音性耳聋。该合并症还可能同时引起变应性中耳炎,其致敏物与 AR 一致。目前缺乏 AR 并发变应性中耳炎的流行病学调查资料。

4. 儿童睡眠呼吸障碍　AR 导致的鼻阻塞、流涕、鼻痒、打喷嚏等还会影响睡眠,这在儿童 AR 尤为明显。由于夜间睡眠质量降低,患儿白天往往易疲劳、嗜睡,认知能力降低,从而降低生活质量。目前认为 AR 影响睡眠呼吸的机制是:变应原在鼻黏膜存留引发肥大细胞脱颗粒以及细胞因子和白介素等诱导的炎症反应,血管通透性增加和黏液分泌亢进致鼻黏膜充血和鼻腔阻塞,增大气道吸气阻力,最终改变睡眠结构(睡眠微觉醒时间延长,快速动眼睡眠时间减少)。

治疗

儿童 AR 的治疗原则虽然与成人相同,但是由于儿童年龄幼小、生理及骨骼发育未全、自律能力低,且在生活习性等方面很大程度上受父母和其他家人影响,因此儿童 AR 治疗远比成人复杂和长久。

1. 避免接触致敏原　尽可能避免接触致敏原对儿童极为重要。例如,对宠物毛屑和烟过敏的儿童,居室和活动场所不应养宠物,且家人不宜在室内抽烟;对尘螨过敏的儿童,居室和床被等应保持整齐洁净,并应避免使用地毯;花粉症儿童,在花粉飘散期间最好关闭居室窗户,若户外活动,应尽可能不去花草多的地方,戴口罩可一定程度减少接触花粉。儿童年幼难以自律,避免接触致敏原常常需要父母及家人执行。

2. 药物治疗　药物治疗仍然是儿童 AR 的首选治疗手段。但相对于成人,剂量需要适当调整,且需要考虑对儿童可能的特殊副作用。需要指出的是,目前临床上使用的药物中,对 2 岁以下幼儿进行过相关临床评价的药物很少。

(1)抗组胺药物:抗组胺药对控制喷嚏、鼻痒和流涕等方面作用很好,但对鼻塞疗效较差。儿童由于 AR 已经影响其学习能力和在校表现,若给予具有中枢镇静作用的口服抗组胺药物,会加重上述影响。

第二代口服抗组胺药物克服了第一代药物的中枢镇静作用,应用范围更加广阔,如西替利嗪、氯雷他定、非索非那定和依巴斯汀等比较安全。研究显示西替利嗪连续使用 1 年未发现明显副作用。西替利嗪和氯雷他定可用于 6 个月及以上儿童。西替利嗪每日 2 次,每次 0.25mg/kg。二盐酸西替利嗪(仙特明)在 6~12 岁,每日 1 次,每次 10mg,或每日 2 次,每次 5mg;在 2~6 岁,每日 1 次,每次 5mg,或每日 2 次,每次 2.5mg;1~2 岁幼儿服用滴剂,每日 2 次,每次 0.25mg。氯雷他定每日 1 次,体重≥30kg 儿童每次 10mg,体重<30kg 儿童每次 5mg,1~2 岁幼儿每次 2.5mg。地氯雷他定用于 12 岁及以上儿童,每日 1 次,每次 5mg。非索非那定可用于 6 岁及以上儿童,每日 2 次,每次 30mg。依巴斯汀可用于 2 岁以上儿童,2~5 岁幼儿每日 1 次,每次 2.5mg;6~11 岁儿童每日 1 次,每次 5mg;12 岁以上儿童每日 1 次,每次 10mg。

鼻腔局部使用的抗组胺喷剂如氮䓬斯汀,可在十几分钟内阻断喷嚏、流清涕,有效缓解症状。鼻腔局部用氮䓬斯汀可用于 6 岁以上儿童,每日 2 次,每次每鼻孔 1 喷,但连续使用时间不应超过 6 个月。

(2)糖皮质激素药物:对儿童应避免使用系统糖皮质激素治疗。鼻腔局部用糖皮质激素药物是目前治疗儿童 AR 较为理想的途径。已经有大量的关于儿童的研究证实其可有效减轻喷嚏、鼻痒、流涕及黏膜水肿。因此和成人一样,成为儿童 AR 的一线药物。然而,儿童长期使用的安全性,例如对下丘脑-垂体-肾上腺皮质(hypothalamic-pituitary-adrenal,HPA)轴以及儿童骨发育等是否产生不利影响一直受到关注。近 10 年各国多项前瞻性和对照研究也已证实,在推荐剂量下,儿童使用的耐受性良好,不会产生上述严重副作用(详见第 28 章)。尽管迄今的研究均表明鼻腔局部用糖皮质激素如 FP、MF 和 BUD 等治疗儿童 AR 的有效性和良好的耐受性,但在 2010 年版 ARIA 中,根据 GRADE 工作组制订的评价体系,提到儿童鼻腔局部用糖皮质激素药物的证据质量为中等,因此提出在治疗儿童 AR 中"建议使用",非成人的"强推荐"。表明对儿童使用鼻腔局部用糖皮质激素,特别是长期使用,仍应持慎重态度。同时提到,MF 可用于 2 岁以上儿童,FP 可用于 4 岁以上儿童,BUD 可用于 5 岁以上儿童。

MF 每日 1 次,每鼻孔 1 喷日剂量 50μg;FP 每日 1 次,4~11 岁每鼻孔 1 喷,日剂量 50μg,12 岁以上每鼻孔 2 喷,日剂量 100μg;BUD 每日 1 次,每鼻孔 2 喷,日剂量 64μg×2,或每日 2 次,每次每鼻孔 1 喷,日剂量 64μg×4。有专家指出,儿童长期使用鼻腔局部用糖皮质激素,宜每 6 个月测量一次身高。

(3)白三烯受体拮抗剂:孟鲁司特钠(顺尔宁 singulair)可用于 2 岁以上儿童,每日 1 次,可以连续使用 1 个月。2~5 岁儿童每次 4mg,6~14 岁儿童每次 5mg。

(4)肥大细胞膜稳定剂:对于病情较轻者,色甘酸钠既有效又安全无副作用。尤适用于儿童。鼻腔局部用色甘酸钠喷雾剂可用于 2 岁及以上儿童,可单独使用,也可与其他药物联合使用。

(5)鼻腔局部减充血剂:用于鼻塞症状较重者,可迅速缓解鼻塞症状,但不宜长期使用,一般不超过 5~7 天。婴儿禁用。

3. 免疫治疗 儿童 AR 免疫治疗的效果是肯定的,但非首选。药物治疗效果不佳,或有不良反应,或坚决拒绝药物治疗的儿童可考虑选择免疫治疗。临床常用的免疫治疗是皮下免疫治疗,其治疗机制及效果均已确认,但不提倡用于 5 岁以下儿童。治疗时间 3~5 年。一项对照研究证实皮下免疫治疗可以减少哮喘症状发生的频率,减低气道高反应性。近 10 年舌下免疫治疗已逐渐在临床推广,并证明是安全、方便和依从性好,适用年龄更小(3 岁以上儿童),治疗时间 2~3 年。

4. 外科治疗 原则是避免,但非绝对禁止。因此需要慎重选择适应证,可在稍年长的儿童中使用。儿童 AR 的外科干预主要是解决鼻塞症状,例如经规范的药物治疗和免疫治疗均没能解决的重度下鼻甲肿胀、鼻腔内较大息肉阻塞及腺样体肥大。对下鼻甲建议使用消融术,鼻息肉和腺样体可经鼻内镜手术切除。

教育

对儿童 AR 的教育比成人患者更为重要和迫切。而且,对儿童 AR 的教育实际上对象是儿童的父母及家人。由于疾病在孩子身上,而且症状和治疗的持续性和长期性,使大多数儿童的父母及家人感到忧虑和缺乏信心。因此对儿童 AR 的教育和管理远比成人复杂和艰难。需要医师耐心细致的工作。

一般来说,儿童 AR 的大多数父母及家人对 AR 缺乏应有的了解。首先是认为打喷嚏流涕不是什么大病,或者误认为是普通感冒,只要不发热不需要找医师。因此常是在症状发展到影响孩子生活和学习时,甚至严重到出现哮喘时才不得已去找医师。其次是要求找到一个一劳永逸的治疗方法,叫"病"永不再犯。因此需要向这些家长介绍 AR 的相关知识。此外,大多数父母及家人因为担心长期使用药物可能给孩子带来副作用、耐药性等不利影响,因此不能按要求使用必要的药物。对此应该对这些家长交代规范用药的必要性及方法。

加强教育对于提高儿童 AR 的疗效和降低发病率均有重要的意义。

二　老年变应性鼻炎

随着社会老年人群的逐渐增大,老年 AR 的患病率也随之升高,患病率大致在 3%～12% 之间,目前 60 岁以上老年 AR 约占 AR 总数的 5% 左右。与中壮成年人相比,老年 AR 症状多不典型。此外,多数老年 AR 患者伴有基础疾病,如慢性支气管炎、肺气肿、肺心病、高血压、冠心病和糖尿病等,使诊治变得比较复杂。我国已开始进入老龄社会,应重视老年 AR 的诊治及教育管理。

致敏原

老年 AR 的致敏原与青壮成年者是相同的,主要是吸入性致敏原中的尘螨、花粉、真菌、羽绒、蟑螂和动物皮毛。环境因素中如烟草、空气污染、化学烟雾对老年患者的影响亦比较多见。此外,对于老年患者,寒冷、刮风及温度的突然变化都会加重 AR 的症状。老年患者由于逗留在室内的时间较长,因此室内致敏原如尘螨、蟑螂、真菌、动物皮毛和烟草等是最常见的致敏原。

AR 与鼻黏膜退行性变

老年人鼻黏膜、腺体和微血管,甚至骨结构等均会发生不同程度的退行性变,表现为鼻甲变薄、鼻腔容积增大,以及腺体萎缩和黏液纤毛清除功能减弱。因此老年人鼻黏膜对各种刺激的反应性均下降,从而易患各种急慢性鼻病。例如血管运动性鼻炎,这是由于调节鼻黏膜血管和支配腺体活动的交感神经和副交感神经功能渐失调所致。另外,老年鼻黏膜上皮杯状细胞减少、基底膜变厚、黏膜下弹性结构萎缩,加之黏膜缺乏激素等,使老年鼻黏膜渐薄渐干燥,柔软度及弹性度亦随之下降,最终导致鼻腔容积增大和鼻阻力增加。上述鼻黏膜生理学和组织学的退行性变与老年 AR 存在错综复杂的关系,使老年 AR 的临床表现常不甚典型,加大了诊治的难度,也影响治疗效果。

临床表现及诊断特点

老年 AR 的临床表现多不典型。总体来说症状较轻,特点是多仅表现水样鼻涕,鼻阻塞和喷嚏则不常见,这可能是由于老年人鼻黏膜对致敏原刺激的反应性下降,从而导致喷嚏反射减弱所致。另外,鼻甲骨变薄(特别是下鼻甲)、鼻黏膜萎缩使鼻腔容积扩大,亦使鼻黏膜对致敏原刺激的反应性降低。Yoshida 调查 20 例 60 岁以上 AR 患者,17 例初发症状中以水样清涕为主,鼻阻塞仅 6 例,喷嚏者更少,仅 2 例。老年常年性 AR 者鼻黏膜呈现苍白、充血或浅蓝色,季节性 AR 者在花粉播散期鼻黏膜则常表现明显的水肿。

鉴于老年 AR 的临床表现多不典型,因此在诊断上致敏原检测是必须要做的检查。倘若病史、临床表现疑为 AR 者,行皮肤点刺试验和(或)血清特异性 IgE 检测。需注意,老年人对致敏原刺激的应答能力可能下降,皮肤点刺试验可能会出现假阴性反应,因此应再进行血清特异性 IgE 检测,或者一开始就选择血清特异性 IgE 检测。

由于老年鼻黏膜生理学和组织学的退行性变,使老年人普遍患有各种类型的鼻炎。因此对老年人诊断 AR 时,需排除具有相似症状的其他类型的鼻炎,如血管运动性鼻炎、萎缩性鼻炎、味觉性鼻炎、嗅觉障碍。除了详细询问发病诱因、病史及家族史外,尚需进行如下检查:①血管运动性鼻炎:症状与 AR

相似,但致敏原皮肤点刺试验和血清特异性 IgE 检测呈阴性反应,可资鉴别;②萎缩性鼻炎:鼻镜检查可确诊;③味觉性鼻炎:进食辛辣食物可诱发多量水样鼻涕和喷嚏,是由于辣椒等刺激感觉神经纤维,导致速激肽和其他神经肽类的释放所致;④嗅觉障碍:通过神经系统检查和简易的精神心理测试来除外相关疾病,必要时可行 MRI 检查以鉴别嗅觉功能障碍是否由于阿尔茨海默病抑或正常老龄化改变所致。

此外,诊断时还需注意鉴别老年药物性鼻炎,老年患者常因系统性疾病服用多种药物,某些药物尤其是降压药物可能引起鼻阻塞等不良反应。同时,这些系统性疾病可能给治疗 AR 带来困难。因此,问诊时除应询问全身其他系统疾病的相关病史外,还要做相关检查。

治疗

老年 AR 的治疗原则和方法与青壮成人大致相同,但还是有些区别。主要是给药剂量和治疗期限,同时还要兼顾系统性疾病的治疗,不能与系统性疾病及治疗有冲突。老年 AR 应强调依赖环境控制和药物治疗,选择特异性免疫治疗需谨慎,手术干预则应避免。

1. 环境控制 老年人在室内滞留时间较长,对尘螨、宠物皮毛、真菌和蟑螂等室内致敏原接触机会较多,因此避免接触致敏原是首要环节。日常生活中应注意:①勤洗、勤换床上用品,勿用地毯,居室温度和湿度不宜过高,以减少螨类繁殖;②不饲养宠物;③清除可见真菌来源,如大型养鱼缸、盆栽花卉等;④保持厨房清洁,使用诱捕器杀灭蟑螂。另外,在花粉飘散的季节关闭门窗,尤其在夜间。倘若有食物过敏,则应改变膳食习惯。

2. 药物治疗 老年人常同时患有其他系统性疾病,因此药物选择有一定特殊性。

(1)鼻腔局部糖皮质激素治疗:在老年 AR 仍然是一线治疗,用法及剂量与青壮成人患者相同。已经明确系统用糖皮质激素治疗存在发生骨质疏松的风险,然而在一项平均年龄为 81 岁的老年 AR 患者的研究中证实,鼻腔局部糖皮质激素治疗不会增加骨折的风险,可见鼻腔局部糖皮质激素治疗在老年患者中亦有良好的耐受性。然而,尽管有研究显示鼻腔局部用糖皮质激素对眼压和白内障形成的发生率与未使用者相似,但仍然需要警惕。

(2)抗组胺(H1 受体拮抗剂)治疗:抗组胺药亦是老年 AR 的一线治疗药物之一。间歇性或轻度持续性老年 AR 者单独使用抗组胺药即可获得较好的疗效。由于第一代抗组胺药的中枢不良反应及其与其他药物的相互作用,老年人应用应谨慎。第二代特别是新型的抗组胺药如氯雷他定、地氯雷他定等,可高效选择性地拮抗 H1 受体,而没有抗胆碱能或 α-肾上腺素能受体拮抗作用,不易通过血-脑屏障,应用于老年 AR 是安全的。然而,倘若老年人同时患有其他疾病如心血管系统疾病,可能同时服用多种其他药物治疗,应特别注意药物间的相互作用,以及是否存在潜在的心脏不良反不应。严重肝肾功能不良的老年人则应慎用,确需使用时应减少药物剂量,并注意配伍禁忌。鼻腔局部用抗组胺药如左卡巴斯汀、氮䓬斯汀,比口服制剂起效快,常在 20 分钟内缓解鼻部症状,不良反应极少,适用于老年 AR。

(3)白三烯受体拮抗剂治疗:对老年 AR 耐受性良好,无明显不良反应。

(4)减充血剂:由于可引起心率加快、口干、头痛、失眠、焦虑等不良反应,老年 AR 中应谨慎使用,尤其要注意减充血剂对心血管和泌尿系统的风险,在患有高血压、冠心病和前列腺增生的老年 AR 患者中应避免使用。

(5)免疫治疗:就迄今大多数免疫治疗的临床研究中,几乎排除了老年患者,主要原因可能是老年人伴发心血管疾患较多,一旦发生严重过敏反应,急救药物肾上腺素应用受限,不良后果风险极大。因此,一般情况下老年 AR 不应选择特异性免疫治疗。倘若老年 AR 选择特异性免疫治疗,必须注意伴发疾病及合并用药情况。

总之,对于老年 AR 的治疗,应充分考虑老年人的生理特点、身体状况及个体差异。同时针对不同的条件考虑药物在体内的代谢状况和可能发生的毒副作用。权衡利弊,选择安全性好的药物,使用适宜剂量,进行规范化治疗,并加强对不良反应的密切观察。

参考文献

1. 张罗,韩德民. 儿童变应性鼻炎研究. 中华耳鼻咽喉头颈外科杂志,2010,45:525-528

2. 刘辉,佘文煜. 孟鲁司特在老年变应性鼻炎应用的临床观察. 中国老年学杂志,2006,6:853-854

3. Rugina A,Rusu T,Ioniuc I,et al. Allergic comorbidities in bronchial asthma,in children. Rev Med Chir Soc Med Nat Iasi,2010,114:633-637

4. Casset A,Braun JJ. Relationships between indoor allergens,sensitization,and allergic asthma and rhinitis symptoms. Rev Mal Respir,2010,27:913-920

5. de Groot EP,Duiverman EJ,Brand PL,et al. Comorbidities of asthma during childhood:possibly important,yet poorly studied. Eur Respir J,2010,36:671-678

6. Gonzalez-Diaz SN,Del RBE,Pietropaolo-Cienfuegos DR,et al. Factors associated with allergic rhinitis in children and adolescents from northern Mexico:International Study of Asthma and Allergies in Childhood Phase Ⅲ B. Allergy Asthma Proc,2010,31:e53-e62

7. Turner PJ,Kemp AS. Allergic rhinitis in children. Pediatrics and Child Health,2010,20:1-9

8. Bedolla-Barajas M,Cuevas-Rios G,Garcia-Barboza E,et al. Prevalence and associated factors to allergic rhinitis in school children of ciudad Guzman,Mexico. Rev Invest Clin,2010,62:244-251

9. Jaakkola JJ,Hwang BF,Jaakkola MS. Home dampness and molds as determinants of allergic rhinitis in childhood:a 6-year,population-based cohort study. Am J Epidemiol,2010,172:451-459

10. Castro LK,Cerci NA,Ferreira FOF,et al. Prevalence of symptoms of asthma,rhinitis and atopic eczema among students between 6 and 7 years of age in the city of Londrina,Brazil. J Bras Pneumol,2010,36:286-292

11. Civelek E,Yavuz ST,Boz AB,et al. Epidemiology and burden of rhinitis and rhinoconjunctivitis in 9- to 11-year-old children. Am J Rhinol Allergy,2010,24:364-370

12. Zivkovic Z,Vukasinovic Z,Cerovic S,et al. Prevalence of childhood asthma and allergies in Serbia and Montenegro. World J Pediatr,2010,6:331-336

13. Eriksson J,Ekerljung L,Lotvall J,et al. Growing up on a farm leads to lifelong protection against allergic rhinitis. Allergy,2010,65:1397-1403

14. Bertelsen RJ,Carlsen KC,Carlsen KH,et al. Rhinitis in children:co-morbidities and phenotypes. Pediatr Allergy Immunol,2010,21(4 Pt 1):612-622

15. Codispoti CD,Levin L,LeMasters GK,et al. Breast-feeding,aeroallergen sensitization,and environmental exposures during infancy are determinants of childhood allergic rhinitis. J Allergy Clin Immunol,2010,125:1054-1060

16. Sultesz M,Katona G,Hirschberg A,Galffy G,et al. Prevalence and risk factors for allergic rhinitis in primary school-children in Budapest. Int J Pediatr Otorhinolaryngol,2010,74:503-509

17. Ellwood P,Williams H,Ait-Khaled N,et al. Translation of questions:the International Study of Asthma and Allergies in Childhood (ISAAC)experience. Int J Tuberc Lung Dis,2009,13:1174-1182

18. Lee CF,Sun HL,Lu KH,et al. The comparison of cetirizine,levocetirizine and placebo for the treatment of childhood perennial allergic rhinitis. Pediatr Allergy Immunol,2009,20:493-499

19. Robinson M,Smart J. Allergy testing and referral in children. Aust Fam Physician; 2008,37:210-213

20. Scadding GK. Allergic rhinitis in children. Pediatrics and Child Health,2008,18:323-328

21. Marogna M,Tomassetti D,Bernasconi A,et al. Preventive effects of sublingual immunotherapy in childhood:an open randomized controlled study. Ann Allergy Asthma Immunol,2008,101:206-211

22. Lowe AJ,Thien FC,Stoney RM,et al. Associations between fatty acids in colostrum and breast milk and risk of allergic disease. Clin Exp Allergy,2008,38:1745-1751

23. Halken S,Lau S,Valovirta E,et al. New visions in specific immunotherapy in children:an iPAC summary and future trends. Pediatr Allergy Immunol,2008,19 (Suppl):60-70

24. Busse PJ. Allergic respiratory disease in the elderly. Am J Med,2007,120:498-502

25. Brozek Jl,Bousquet J,Baena-Cagnani CE,et al. Allergic Rhinitis and its Impact on Asthma(ARIA)guidelines:2010 Revision. Allergy Clin Immunol,2010,126:466-476

26. Suissa S,Baltzan M,Kremer R,et al. Inhale and nasal corticosteroid use and the risk of fracture. Am J Respir Crit Care Med,2004,169:83-88

27. Kaliner MA. H1-antihistamines in the elderly. Clin Allergy Immunol,2002,17:465-481

28. Hansen J,Klimek L,Hormann K. Pharmacological management of Allergic rhinitis in the elderly:safety issues with o-

ral antihistamines. Drugs Aging,2005,22:289-296

29. Sangasapaviliya A,Pholsuwanchai K. Attitude and knowledge of patients with asthma and allergic rhinitis who received allergen immunotherapy in Phramongkutklao Hospital. J Med Assoc Thai,2010,93 (Suppl 6):S100-S105

30. Nouri-Aria KT. Recent progress in allergen immunotherapy. Iran J Immunol,2008,5:1-24

31. Martin VT,Taylor F,Gebhardt B,et al. Allergy and immunotherapy:are they related to migraine headache? Headache,2011,51:8-20

第 20 章
变应性鼻炎、非变应性鼻炎与哮喘

安云芳　赵长青

自从 2001 年世界卫生组织发布"变应性鼻炎及其对哮喘的影响(allergic rhinitis and its impact on asthma,ARIA)"的指南文件以来,医学界对于上、下呼吸道炎症发病机制和诊疗的相关性已经有了越来越深入的认识。变态反应被认为是一种系统性疾病,变应性鼻炎(allergic rhinitis,AR)的存在能够增加哮喘发生的危险性。一个专门的术语"变态反应进程(allergy march)"形象地描述了变应性疾病随年龄增长而演进的过程和规律。胃肠道的变态反应最早出现,时间大概在 1 岁左右,以对牛奶、鸡蛋、豆类、鱼、虾等食物过敏为主要的临床表现。随后,皮肤变态反应如湿疹/特应性皮炎的症状逐渐明显。2 岁或 3 岁后胃肠道和皮肤变态反应逐渐缓解,但呼吸道开始易感变态反应,出现支气管哮喘发作高峰。7~10 岁支气管哮喘的发生出现缓解趋势,AR 的发生机会则逐渐上升。变态反应进程理念的提出为深入理解上、下呼吸道炎症之间的相关性提供了切实的依据。最近的研究表明,变态反应因素并不是驱动鼻炎向哮喘演进的唯一因素,非变应性鼻炎(non-allergic rhinitis,NAR)和一个近年被认识的新的疾病实体——局部变应性鼻炎(local allergic rhinitis,LAR)或 entopy 同样也是哮喘发生的高风险因素。本章介绍 AR、NAR 和 LAR 与哮喘的关系。

一　鼻炎与哮喘相关的组织学基础

鼻和支气管在组织学方面均存在一定的相似性,这可能是导致鼻炎与哮喘存在密切联系的基础之一。正常个体鼻腔和支气管黏膜都存在特征性的假复层纤毛柱状上皮,其下为基底膜,在黏膜下存在血管、黏液腺和结构细胞(纤维母细胞)以及神经和一些炎性细胞,如单核细胞、淋巴细胞及肥大细胞。在鼻部,丰富的毛细血管和动脉系统以及静脉性海绵窦存在于黏膜下,一旦血管结构改变可能导致严重的鼻阻塞。与此相对应的是,在气管和支气管,丰富的血管结构则存在于平滑肌,决定了支气管的收缩作用和喘息过程。

二　AR、NAR 和 LAR 的概念

AR 是一种由变应原激发的、主要由 IgE 介导的鼻黏膜的慢性炎症。AR 的诊断依靠典型的临床症

状结合体内或体外特异性 IgE 检查(皮肤点刺试验和体外特异性 IgE 检测)确诊。由此,有与 AR 相应的鼻部症状、但全身致敏状态为阴性的其他所有鼻炎,无论其亚型之间的差异性多大,均被统一归入到 NAR 之列。

然而已经注意到,体内或体外特异性 IgE 检查仅是评估全身致敏状态(或称 atopy)的手段,这意味着诊断 AR 的前提是:AR 是一种全身性炎症反应。但这样的前提并不符合 AR 的概念,因为从 AR 的发病机制和发展过程来看,AR 首先是一种变应原激发引起的局部炎性反应,然后才进展到全身性炎性反应;或者退一步说,AR 既是一种局部炎性反应,又是一种全身性炎性反应。

目前能够评估鼻腔局部的致敏状态和特异性 IgE 合成的变应原鼻腔激发试验由于伦理学和操作上的问题,没有能够在临床上普遍使用。在这种情况下,完全依靠临床症状和结合全身致敏状态检测来诊断 AR,可能使得一些具有典型 AR 症状而又缺乏全身致敏状态(未形成 atopy 或未检出 atopy)证据的患者被排除出 AR。从另一个角度来看,自然界和环境中变应原种类很多,而临床诊断针对的变应原种类极为有限,难保不会出现漏诊。GA2LEN 研究组织最近在欧洲完成的一项跨国研究后提出,对单个患者进行变态反应评估,至少需要 18 种变应原的皮肤点刺试验才能保证诊断的准确性。18 项变应原检测在临床研究中已经算是比较多的,但和自然界存在的 600~700 种变应原相比,仍然不足以反映全貌。另外,目前临床上常用的皮肤点刺试验和体外特异性 IgE 检测等诊断方法本身就存在不同程度的缺陷,这些都有可能导致临床上 AR 诊断的假阳性和假阴性。比如,皮肤点刺试验受很多因素包括变应原提取物的质量、患者年龄、季节变换、药物的影响。与皮肤点刺试验类似,血清特异性 IgE 的存在或缺乏与临床症状不完全一致,很多无症状者也有血清特异性 IgE。另一方面,如若系统性 IgE 浓度较低,超过现有检测手段的下限,或精制变应原特异性过高,也会出现 atopy 评估的假阴性结果。

新近的研究证实,存在持续性或间歇性 AR 症状、但皮肤点刺试验阴性、也缺乏针对气传变应原的血清特异性 IgE 的 NAR 患者,经过进一步的检查如变应原鼻腔激发试验,发现超过 40% 者存在局部变态反应,鼻腔局部还能够检测到变应原特异性 IgE。这类患者的鼻炎即是 LAR 或 entopy。支持 LAR 的临床证据:鼻腔局部能够检测到合成特异性 IgE,且存在白细胞和淋巴细胞浸润的炎性反应,在自然暴露于气传变应原的过程中能够引起鼻腔分泌物中嗜酸性粒细胞、肥大细胞和 T 细胞增加,变应原鼻腔激发试验后能够检测到类胰蛋白酶和嗜酸性粒细胞碱性蛋白的增加,以及鼻腔中针对激发变应原的特异性 IgE 的增加。

三　NAR 的发病机制、临床类别及诊治

发病机制

包括神经性机制和炎性反应机制。鼻黏膜的功能由感觉神经、交感和副交感神经系统共同调节。神经调节机制异常如副交感/交感神经平衡异常、高反应性非肾上腺能非胆碱能神经系统的激活、肽能神经系统的激活均能引起鼻黏膜病变;而炎症反应因素则以血管通透性增加和炎性细胞如嗜酸性粒细胞、肥大细胞和单个核细胞浸润为显著特征。两种因素在不同亚型的 NAR 发病中占不同的地位,例如血管运动性鼻炎(部分学者也称之为特发性鼻炎),通常存在副交感神经系统功能亢进,受到各种非特异性刺激后由副交感神经系统释放的递质如乙酰胆碱、血管活性肠肽和感觉神经纤维合成的 P 物质、降钙素基因相关肽等导致鼻黏膜慢性炎症。

临床类别

NAR 包含了一组特征各异的、由非 IgE 因素主导的疾病群体,包括嗜酸性粒细胞增多性 NAR (NARES)、血管运动性鼻炎、职业性(刺激性-中毒性)鼻炎、内分泌性鼻炎、药物诱发的鼻炎,以及理化因素引起的、食物诱发的、情感诱发的鼻炎和萎缩性鼻炎等。其中 NARES 和血管运动性鼻炎最多见,约占整个 NAR 患者群的 60% 以上,临床上也并称为特应性、持续性 NAR,是 NAR 的主体。和 AR 在

临床症状上存在很大的相似性。持续时间较长,每年至少 9 个月以上。

NARES 的病理生理学与 AR 有很大的相似性,有些学者甚至认为 NARES 就是 LAR。NARES 是以嗜酸性粒细胞浸润为主的反应,临床上能够观察到鼻部嗜酸性粒细胞增多。

由于 NAR 包括较多的类型,因此难以评估其流行病学。国际鼻炎工作小组回顾性分析了 975 例鼻炎患者,最后确定 43% 为 AR,23% 为 NAR,34% 为两者混合的鼻炎。从这个研究推断,约有 57% 的鼻炎患者为 NAR 困扰。另外,瑞典城乡的一项研究显示,在鼻炎患者人群中,NAR 占的比例在 20%~50% 之间,高于 AR 的比例。考虑到职业性、药物诱发的鼻炎等特定人群的实际情况,NAR 实际发病率可能更高。

诊断

临床表现与 AR 相似,包括鼻阻塞、流涕、喷嚏、鼻痒或嗅觉损害等,但以鼻阻塞和流涕为常见,且多以一种症状突出,症状持续时间长短不一,有时呈常年性。

诊断基本依据:临床具备 2 个或 2 个以上的上述症状、变应原皮肤试验阴性、鼻分泌物涂片未见嗜酸性粒细胞和中性粒细胞,则可诊断 NAR。

NARES 常年具有喷嚏、鼻痒、鼻漏症状,另一个典型的特征是嗅觉丧失,合并哮喘并不特别多见,只是半数表现为非特异性支气管高反应性。

NARES 的另一个特点是大多数对鼻内糖皮质激素治疗有满意反应,而血管运动性鼻炎则对鼻内糖皮质激素治疗反应较差。

治疗

NAR 的治疗目前尚处于一种经验治疗阶段,很多治疗手段都是参照 AR 而来。根据 NAR 的发病机制,抑制副交感亢进(如血管运动性鼻炎)或抑制炎症反应(如 NARES)是其主要治疗原则。另外,一些其他的辅助手段如鼻腔盥洗、抗胆碱能制剂、环境控制等也能发挥不同程度的作用。经验性的外科治疗手段如下鼻甲部分切除等在某些特殊情况下可以考虑。有些学者认为综合治疗(如鼻内用糖皮质激素、抗白三烯制剂、抗组胺制剂的联合使用)通常比单独用一种药物治疗更为有效。总体来讲,由于病因的多样性和诊断标准的不明确性,一般认为 NAR 的治疗比 AR 的难度更大。

1. NARES 治疗 首选鼻内用糖皮质激素,临床观察证实 NARES 对于鼻内用糖皮质激素有比较好的治疗反应,可能与鼻内用糖皮质激素能够抑制肥大细胞脱颗粒、促进嗜酸性粒细胞凋亡、减轻水肿等药理作用有关。在最近 Webb 等报道的一项包含 983 例 NAR 的大宗病例研究中,$200\mu g/d$ 或 $400\mu g/d$ 的丙酸氟替卡松在控制鼻部症状方面,均被证实具有良好的疗效。

2. 血管运动性鼻炎治疗 一般认为鼻内用糖皮质激素的疗效较差。有些学者推荐鼻内用抗组胺制剂作为治疗血管运动性鼻炎的首选,认为鼻内用抗组胺制剂对血管运动性鼻炎的几个主要症包括状鼻阻塞、喷嚏、流涕和鼻涕后流有很好的控制作用。但最近 Arikan 等报道的一项临床观察证实,采用视觉模拟评分和 CT 扫描评估丙酸氟替卡松治疗的伴下鼻甲增生的血管运动性鼻炎患者,发现鼻内用糖皮质激素治疗 3 个月后治疗组较安慰剂组症状显著改善,增殖的鼻甲黏膜的厚度显著减轻。这种观察结果上的差异可能与研究者选择的血管运动性鼻炎患者的不同(以神经源性为主或以炎性细胞反应为主)有关。

另有学者认为,NAR 的治疗应根据临床症状进行诱发因素的去除和针对性用药。临床上以流涕为主要症状的患者,推荐鼻腔局部用抗胆碱能药物如异丙托溴铵;以鼻阻塞为主要症状者,可以选择使用鼻内用糖皮质激素、白三烯拮抗剂和辅以鼻腔盥洗的方案,并且可以短期使用鼻黏膜收缩剂;或者鼻用抗组胺制剂辅以鼻腔盥洗的方案,并且也可以短期使用鼻黏膜收缩剂。如果一种方案治疗效果不满意,应重新评估后交换使用另一种方案。如果治疗效果仍然不理想,应考虑以下因素:诊断是否有误? 用药依从性是否不佳? 如果能够排除这些因素,可以分别考虑使用鼻用异丙托溴铵、鼻内使用辣椒素,甚至考虑外科干预。唯一特殊的是萎缩性鼻炎的治疗,需要推荐使用抗生素控制感染,同时不推荐鼻内糖皮质激素治疗。

四　AR、NAR 和 LAR 对哮喘的影响

AR 对哮喘的影响

AR 与哮喘发病之间存在联系是毫无疑问的。流行病学的研究证实,有 20%～30% 的 AR 伴发哮喘,而高达 60%～78% 的哮喘合并存在 AR。欧洲一个纳入了 1402 名 3～5 岁儿童的研究证明,AR 在该年龄段的发病率为 16.8%,这些患者和对照者之间罹患哮喘、AD、变应性全身致敏的比例分别是 21% vs. 6.2%、22.9% vs. 13.9% 和 29.9% vs. 13.7%。AR 罹患哮喘的风险比健康对照组高 4 倍,哮喘儿童发生 AR 的机会比健康人群高 7 倍。

对呼吸道疾病的研究显示,炎症反应在哮喘和 AR 的发病过程中发挥着关键的作用。鼻腔和支气管黏膜炎症的维持是由类似的炎性细胞包括嗜酸性粒细胞、肥大细胞、T 细胞和单核细胞的浸润维持的。在合并存在 AR 和哮喘的患者,同样的促炎介质如组胺、白三烯、Th2 细胞因子如 IL-4、IL-5、IL-13、GM-CSF 等,趋化因子如 RANTES、eotaxin 等,以及黏附分子参与了鼻部和支气管炎症。两个炎症之间的主要差异是支气管黏膜上皮的脱落比鼻黏膜更为明显,提示两个部位炎症的强度应该是不一致的。在中-重度哮喘,嗜酸性粒细胞性炎症在支气管黏膜比鼻黏膜更为显著,而在轻度哮喘,嗜酸性粒细胞性炎症在支气管黏膜与鼻黏膜类似。另外,在没有任何鼻部症状的哮喘患者,鼻黏膜也存在嗜酸性粒细胞性炎症。但是,在支气管黏膜能够检测到广泛的组织重塑,在鼻黏膜组织重塑却相对轻微。

季节性 AR 的非哮喘患者,在花粉季节自然暴露于花粉后,引起呼吸道反应性增加,同时也诱导炎性细胞聚集和 IL-5 的表达,导致支气管炎症的形成。Ciprandi 等发现,AR 的鼻部症状、气流和炎性指标(嗜酸性粒细胞、细胞因子水平等)与下呼吸道指标如 1 秒钟用力呼气量(forced expiratory volume in 1 s,FEV_1)存在直接的联系,为 AR 存在支气管高反应性提供了解释。激发试验证明,进行鼻部激发后 24 小时后取支气管和鼻腔黏膜活检,发现鼻和支气管黏膜上皮和固有层均可见到嗜酸性粒细胞流入、ICAM-1 的表达增加,以及 ICAM-1$^+$、VCAM-1$^+$ 和 E-选择素$^+$ 细胞的比例均出现显著增加,与局部黏膜嗜酸性粒细胞的数量存在相关性。通过支气管内变应原激发能够同时诱导鼻和支气管的症状,以及肺和鼻功能的降低。变应原激发后支气管黏膜、鼻黏膜和外周血中嗜酸性粒细胞均出现显著的增加、鼻黏膜固有层 eotaxin 阳性细胞表达增加和鼻黏膜中 IL-5 表达增强。

根据这些临床和试验证据,ARIA 指南提出,AR 是哮喘发病的独立危险因素,AR 自然病程的后期演进为哮喘的风险性很大。如果是这样,传统的将 AR 和哮喘作为两个完全不同的、分离的疾病实体的观念将据此更新,AR 和哮喘两者在更大程度上应该视为一个共同呼吸道的炎性过程的延续和发展。目前已经形成的共识是,AR 是引发哮喘多重危险因素中重要的一环,且 AR 常加重已经存在的哮喘,如增加发作、急诊就诊或住院的风险性。反过来,有效地治疗 AR 能够降低已经存在的哮喘的严重性,如减少发作、急诊就诊或住院的次数和时间,减少控制哮喘需要的药物用量以及缩短摆脱药物维持的时间。因此 ARIA 指南推荐,持续性 AR 应进行哮喘评估,哮喘也应恰当评估鼻炎。在上、下呼吸道疾病的治疗中采用综合策略,以期得到最佳的疗效/安全比。

NAR 对哮喘的影响

迄今为止已经有数个鼻炎(包括 AR 和 NAR)和哮喘关联的大型流行病学调查发表,结果无一例外证实除 AR 外,NAR 也是哮喘发生的风险因素。有意思的是,鼻炎诱发哮喘的风险似乎并不依赖于变应性全身致敏状态。例如,2004 年,Leynaert 等报道了欧洲社区呼吸健康调查组(ECRHS)对于鼻炎和哮喘关联性的一个多国合作的横断面研究结果。总共纳入 90 478 名 20～44 岁之间的成年调查对象,其中 10 210 名进行了 9 种常见变应原的皮肤点刺、特异性 IgE 和肺功能检测。结果发现,在所有参与国家中,哮喘和呼吸道高反应性在鼻炎患者群比非鼻炎患者群出现的频率更高[鼻炎患者群,比值比

OR,6.63;95%CI(5.44,8.08);非鼻炎患者群,OR,3.02;95%CI(2.66,3.43)]。其中 74%～81% 的哮喘个体报道存在鼻炎症状。哮喘发生的比例在无鼻炎症状的患者为 2%,在花粉致敏的鼻炎患者上升到 6.7%[OR,3.51;95%CI(2.46,5.01)],在动物或灰尘致敏的鼻炎患者 11.9%。在对总 IgE、父母哮喘史、变应原致敏等因素进行修正后,鼻炎和哮喘之间的关联性仍然具有显著性意义[OR,3.41;95%CI(2.75,4.21)],这个结果提示鼻炎和哮喘的共存并不单单依赖于特应性全身致敏状态,尽管特应性是 AR 和哮喘的易感因素。

2008 年,《柳叶刀》(Lancet)发表了一个大型的、长期纵向的鼻炎和哮喘人群随访(1991—1993,1998—2002)的研究报道。该课题组包括 14 个国家 29 个中心,共纳入 20～44 岁的患者 6461 人。全身致敏状态的评估为对螨、猫毛、草粉、橄榄、葎草、桦树、链格孢属、分枝孢子菌属等的皮肤点刺试验。根据有无全身致敏分为对照组(无全身致敏,无鼻炎症状)、atopy 组(有全身致敏,无鼻炎症状)、NAR 组(无全身致敏,有鼻炎症状)和 AR 组(有全身致敏,有鼻炎症状)。经过近 10 年的纵向调查,结果发现,NAR 组发生哮喘的累积风险为对照组的 3.1 倍,AR 组的累积风险为对照组的 3.8 倍,而 atopy 组的累积风险只有 1.2 倍。这个研究证实,AR 和 NAR 均是哮喘发生的高风险因素。持续性鼻炎(AR 和 NAR)引起是哮喘发生的风险,不依赖于是否存在全身过敏状态(atopy),而更多是一种上、下呼吸道的关联性。最近 Lourenco 等对 686 例葡萄牙鼻炎患者进行了调查,结果发现其中 72% 的患者为 AR,28% 的患者为 NAR。NAR 多见于年长和女性患者,并且更多地表现为持续性鼻炎。有意思的是,该研究小组发现 NAR 患者群比 AR 患者群罹患哮喘的频率更高。

综合这些研究结果,我们可以推断,NAR 也是预防哮喘发生和加重的一个危险因素,但这个因素在既往的研究中并没有得到足够的重视。由于缺乏更多研究数据的支持,因此目前对 NAR 引起哮喘的机制也不太清楚。根据已经获得的资料,一般认为 NAR 可能通过以下几个机制影响下呼吸道的高反应性和哮喘的进展:①通过系统性的变应性炎性途径如血液途径传播的嗜酸性粒细胞、IL-5、黏附分子等作用于下呼吸道;②与分泌物或神经介导的鼻-肺组织之间直接的联系途径有关。考虑到 NAR 患者可能包含了很大一部分 atopy 评估为阴性的 LAR 患者,因此部分 NAR 患者可能通过类似 AR 的系统性途径引起下呼吸道的高反应性和炎症过程。另外,NAR 患者鼻塞导致张口呼吸,使下呼吸道不能获得温暖、湿润和经鼻部过滤的空气,或者直接通过鼻后滴漏分泌物流入咽部刺激咽部神经或下呼吸道引起非特异性气道高反应性,可能也是引起哮喘发生的关键风险因素。

LAR 与哮喘

一些初步的研究提示,LAR 患者假以时日能够发展成为 AR 甚至是哮喘。例如,西班牙的 Rondón 等报道,对 3～7 年前诊断为 NAR 的 180 例患者进行了重新评估,检测手段包括临床问卷、皮肤点刺试验、特异性 IgE 检测等,结果发现 52% 的 NAR 患者的病情呈进展性加重。经过 3～7 年的跟踪,发现之前所有 atopy 评估阴性的 NAR 患者,有 24% 进展为全身致敏状态(皮肤点刺试验或特异性 IgE 检测阳性)。12% 的患者发展为持续性症状,24% 的患者出现新的合并症。其中最多见的合并症是哮喘(从 32% 增加到 55%)。因此,NAR 和 AR 并不是一成不变的,向 AR 和哮喘演进是持续性 NAR 自然病程的一个重要特征,这也为重视 NAR 的诊治提供了科学依据。

治疗 AR、NAR 对哮喘控制的良性效果

鉴于 AR 和 NAR 都和下气道炎症存在密切的联系作用,在发病机制和临床治疗等方面这些因素便经常纠集在一起。随着 ARIA 指南的推广和影响力度、范围的逐渐增大,医疗界已经能够认同有效地治疗 AR 能够减少已经存在的哮喘、增加哮喘发作、急诊就诊或住院的风险性,减少控制哮喘需要的药物用量和缩短摆脱药物维持的时间。在临床工作中因对持续性 AR 进行哮喘的评估,在上、下呼吸道疾病的治疗中采用综合的策略,已经成为共识。

研究证实,鼻内糖皮质激素治疗能够改善季节性哮喘的症状、运动诱导的支气管收缩、气道高反应性,以及第一秒用力呼气容积(forced expired volume in one second,FEV_1)数值。口服抗组胺制剂也有

短效地提高肺功能和临床症状的类似作用。鼻部抗炎治疗影响下呼吸道炎症的机制包括鼻腔局部抑制炎症介质的释放、抑制系统性炎性介质的吸收或者抑制鼻—肺神经反射等。另外,鼻部抗炎治疗缓解鼻阻塞后能够使下呼吸道获得一个正常经鼻调节(加温、加湿作用)的空气,避免了张口呼吸带来的口干和干冷空气直接刺激肺组织。

与治疗 AR 可能对哮喘的控制产生良性的影响类似,从理论上推断,既然持续性 NAR 是哮喘发生的风险因素,那么我们理所应当地重视 NAR 的治疗及治疗 NAR 带来的对哮喘的良性影响作用。由于对 NAR 的研究不够深入,相应的临床资料目前还非常欠缺,仅有零星的研究报道并且与 AR 的研究混杂,但也提示了治疗 NAR 对改善哮喘的控制的良好应用前景。例如,Adams 等对 13 844 哮喘患者进行了鼻部抗炎治疗的研究,结果发现其中 1031(7.4%)曾因为哮喘发作或加重而急诊入院,而经过鼻内糖皮质激素治疗后,因为哮喘发作或加重而急诊入院的风险降低到 0.7[95%CI(0.59,0.94)];采用抗组胺类药物进行治疗后,相应的风险降低到 0.9[95%CI(0.78,1.11)]。每年鼻内糖皮质激素治疗 0~1 次的患者,因哮喘发作或加重而急诊入院的风险降低为 0.7[95%CI(0.57,0.99)],每年鼻内糖皮质激素治疗 3 次以上的患者,因哮喘发作或加重而急诊入院的风险降低为 0.5[95%CI(0.23,1.05)]。这个研究提示采用鼻内糖皮质激素治疗或抗组胺类药物治疗鼻部炎症,能够减少哮喘相关的急诊入院。考虑到鼻内糖皮质激素治疗严格的作用在鼻黏膜组织而只有极少量能够进入下呼吸道,因此可以认为鼻内糖皮质激素治疗对哮喘的改善作用并非是直接作用于肺组织引起的。这个研究也同时佐证了鼻炎在调节下呼吸道反应中的关键作用。

NAR 的临床研究及其对哮喘影响的探索,为进一步理解上、下呼吸道炎症的关联作用及机制提供了新的依据。NAR、AR 自身并不是一成不变的,用动态的观念来看待 NAR、AR 和哮喘的演进过程,结合 ARIA 指南的精神,重视上、下呼吸道炎症的综合诊治,代表了 NAR、AR 和哮喘研究的未来发展方向。

参 考 文 献

1. 李华斌,许庚.鼻炎进程:从 nonatopy 到 entopy 再到 atopy.中国医学文摘耳鼻咽喉科学,2010:89-92

2. Bousquet J,Van Cauwenberge P,Khaltaev N,et al. Allergic rhinitis and its impact on asthma. J Allergy Clin Immunol,2001,108(5 Suppl 1):S147-S334

3. Spergel JM. Atopic march:link to upper airways. Curr Opin Allergy Clin Immunol,2005,5:17-21

4. Leynaert B,Neukirch C,Kony S,Guénégou A,Bousquet J,Aubier M,Neukirch F. Association between asthma and rhinitis according to atopic sensitization in a population-based study. J Allergy Clin Immunol,2004,113:86-93

5. Peroni DG,Piacentini GL,Alfonsi L,et al. Rhinitis in pre-school children:prevalence,association with allergic diseases and risk factors. Clin Exp Allergy,2003,33:1349-1354

6. Bousquet J,Vignola AM,Demoly P,et al. Links between rhinitis and asthma. Allergy,2003,58:691-706

7. Chakir J,Laviolette M,Turcotte H,et al. Cytokine expression in the lower airways of nonasthmatic subjects with allergic rhinitis:influence of natural allergen exposure. J Allergy Clin Immunol,2000,106:904-910

8. Ciprandi G,Cirillo I,Vizzaccaro A,et al. Airway function and nasal inflammation in seasonal allergic rhinitis and asthma. Clin Exp Allergy,2004,34:891-896

9. Braunstahl GJ,Overbeek SE,Kleinjan A,et al. Nasal allergen provocation induces adhesion molecule expression and tissue eosinophilia in upper and lower airways. J Allergy Clin Immunol,2001,107:469-476

10. Bousquet PJ,Burbach G,Heinzerling LM,et al. GA2LEN skin test study Ⅲ:minimum battery of test inhalent allergens needed in epidemiological studies in patients. Allergy,2009,64:1656-1662

11. Rondón C,Canto G,Blanca M,et al. Local allergic rhinitis:a new entity,characterization and further studies. Curr Opin Allergy Clin Immunol,2010,10:1-7

12. Rondón C,Doña I,Torres MJ,et al. Evolution of patients with nonallergic rhinitis supports conversion to allergic rhinitis. J Allergy Clin Immunol,2009,123:1098-1102

13. Settipane RA,Lieberman P. Update on nonallergic rhinitis. Ann Allergy Asthma Immunol,2001,86:494-507,quiz 507-508

14. Jessen M, Janzon L. Prevalence of non-allergic nasal complaints in an urban and a rural population in Sweden. Allergy, 1989, 44:582-587

15. Salib RJ, Harries PG, Nair SB, Howarth PH. Mechanisms and mediators of nasal symptoms in non-allergic rhinitis. Clin Exp Allergy, 2008, 38:393-404

16. Greiner AN, Meltzer EO. Pharmacologic rationale for treating allergic and nonallergic rhinitis. J Allergy Clin Immunol, 2006, 118:985-998

17. Webb DR, Meltzer EO, Finn AF, et al. Intranasal fluticasone propionate is effective for perennial nonallergic rhinitis with or without eosinophilia. Ann Allergy Asthma Immunol, 2002, 88:385-390

18. Arikan OK, Koc C, Kendi T, et al. CT assessment of the effect of fluticasone propionate aqueous nasal spray treatment on lower turbinate hypertrophy due to vasomotor rhinitis. Acta Otolaryngol, 2006, 126:37-42

19. Adams RJ, Fuhlbrigge AL, Finkelstein JA, et al. Intranasal steroids and the risk of emergency department visits for asthma. J Allergy Clin Immunol, 2002, 109:636-642

20. Lourenço O, Fonseca AM, Taborda-Barat L, et al. Asthma is more frequently associated with non-allergic than allergic rhinitis in Portuguese patients. Rhinology, 2009, 47:207-213

21. Shaaban R, Zureik M, Soussan D, et al. Rhinitis and onset of asthma: a longitudinal population-based study. The Lancet, 2008, 372(9643):1049-1057

22. Katelaris C. Allergic rhinitis and a demiological evidence for the link. Clin Exp Allergy Rev, 2003, 3:5-8

第21章
变应性鼻炎的非免疫学非特异性反应性增强因素

安云芳　张　华　赵长青

変应性鼻炎的发病机制　　　　　　　精神因素与变应性鼻炎

环境因素与变应性鼻炎　　　　　　　神经肽与变应性鼻炎

　地理位置、气候因素与变应性鼻炎　　内分泌激素与变应性鼻炎

　空气污染与变应性鼻炎　　　　　　　　雌激素与变应性鼻炎

　微生物感染　　　　　　　　　　　　　前列腺素与变应性鼻炎

　饮食习惯和营养结构的改变

変应性鼻炎(allergic rhinitis,AR)是发生在鼻黏膜的变应性疾病,鼻黏膜反应性增高是其主要特点之一,临床表现主要为鼻痒、喷嚏、鼻分泌亢进、鼻黏膜肿胀等。AR 为常见鼻部变应性疾病之一,累及人口的 5%～50%,其患病率和发病率有逐年增高的趋势,且这种趋势为全球性。虽然变应性鼻炎并非重症疾病,但它可影响患者的生活质量,表现为日常活动、体育锻炼、娱乐等受影响,工作效率降低、学习成绩下降,不能正常睡眠,令人感到烦恼、不安等,并造成经济上的沉重负担,最重要的是其可能引起多种其他疾病,如支气管哮喘和鼻窦炎等。

一　变应性鼻炎的发病机制

AR 的发病机制复杂,影响因素众多。Ⅰ型变态反应是其主要发病机制,即在机体初次吸入变应原后,产生特异性 IgE、T 淋巴细胞和巨噬细胞等趋化,特异性 IgE 的 Fc 段附着于鼻黏膜上皮细胞和表面的肥大细胞、嗜碱性粒细胞的细胞膜上,此时鼻黏膜处于致敏状态,当再次吸入同一变应原时,变应原即与肥大细胞、嗜碱性粒细胞表面的 IgE 发生"桥联",同时激发 T 淋巴细胞和巨噬细胞,继而发生一系列生化反应,释放出多种化学介质,主要为组胺、激肽、白三烯、嗜酸性粒细胞趋化因子、前列腺素类、血小板活化因子、5-羟色胺等。这些介质通过鼻黏膜血管、腺体及神经末梢上的受体等,引起机体(系统)和鼻黏膜上皮细胞局部明显的组织反应而发病。但后来又发现 Th1/Th2 及其相关细胞因子、神经肽等也参与发病,近年来又认识到应激与免疫及变应性鼻炎相关。

二　环境因素与变应性鼻炎

AR 患病率呈上升趋势,这种短期内发生较大变化的趋势是难以用单纯的遗传学改变来解释的,其中环境因素的改变对变应性鼻炎的发生、发展也起着重要作用。这些环境因素主要包括地理位置、气

候、日益严重的空气污染,饮食习惯和营养结构的改变,微生物的感染等。

地理位置、气候因素与变应性鼻炎

张罗、韩德民等对我国 11 个城市变应性鼻炎自报患病率的相关因素分析中得出的数据显示,变应性鼻炎与城市地理位置有一定的关系:11 个城市西起乌鲁木齐,东北至长春,南至广州。经性别校正的变应性鼻炎自报患病率与相应城市的经度呈负相关;经年龄校正后的变应性鼻炎自报患病率与相应城市的经度亦呈现负相关。经性别和年龄校正后的变应性鼻炎自报患病率与相应城市的纬度相关性检验,无统计学差异。变应性鼻炎与气象因素的关系:11 个城市经性别和年龄校正后的变应性鼻炎自报患病率,与相应城市所在地区的年均气温、地区年均相对湿度、地区年日照时数和年降水量等的相关性研究未见统计学意义,即变应性鼻炎与气象因素无关。分析得出的数据显示:11 个城市校正后自报患病率与所在城市的经度呈负相关,即越偏向东部的城市,变应性鼻炎自报患病率越低,而与所在城市的纬度相关性不显著。同时,变应性鼻炎自报患病率与主要气象指标的相关性也不显著。表明影响变应性鼻炎的社会和环境因素较多,不同的因素间常相互作用。但文中提到,对西欧六国的变应性鼻炎电话问卷调查显示,持续性变应性鼻炎患者占临床确诊变应性鼻炎患者的比例,在地理位置相对偏北的欧洲国家(英国、比利时和德国)相对较高,而在地理位置偏南的欧洲国家(法国、意大利、西班牙)则相对较低,在排除社会经济因素和环境污染因素外,提示地理位置和气候条件也可能对变应性鼻炎的发病和分型产生影响。

空气污染与变应性鼻炎

空气污染造成的健康问题由来已久,越来越多的证据表明空气污染物的数量和类型与变应性疾病的发生有密切关系。

空气污染物主要分为两大类:传统型污染物,主要为 SO_2、总悬浮颗粒、降落的尘土等,这些主要是上呼吸道感染的诱发因素;现代型污染物主要为氮氧化物、微细的颗粒状物、挥发性有机物等,与呼吸道变应性疾病的发病相关。随着工业的发展,芳香烃类的微粒和 NO_2 已经成为主要的污染源,这些芳香烃类化学物质具有较强的吸附蛋白质的功能,可吸附于呼吸道黏膜表面,起到免疫佐剂样作用,从而增强变应原的免疫应答,促进 IgE 抗体的产生,也能促进 Th2 细胞因子的释放和转录,使原来不具有过敏体质的人转变为过敏体质,从而诱发和加重 AR。

有研究表明,接触浓度为 $4.6\sim12.5\text{mg/m}^3\text{SO}_2$ 的工人与不接触 SO_2 的工作人员相比,眼部、鼻部、咽部不适感,咽部充血,咳嗽等检出率均升高,且差异具有统计学意义。SO_2 每增加 0.1mg/m^3,呼吸道症状的发生率可增加 5 倍。对小鼠的实验表明吸入 SO_2 会加重 AR 的病变程度。其一,一定浓度的 SO_2 可以促进 AR 造模小鼠嗜酸性粒细胞的聚集以及 IL-5、IL-13 的表达。而嗜酸性粒细胞和 IL-5、IL-13 是变态反应网络的重要组成部分,能客观地反映变态反应的严重程度。其二,SO_2 还会增强呼吸道内和体内的氧化应激,产生自由基,最终导致一系列的呼吸道刺激症状或全身反应。

一份来自日本的报道显示,居住在公路附近的居民柳杉花粉引起的季节性变应性鼻-结膜炎患病率为 14%,在偏僻地区该病患病率仅为 0.5%,而两个地区空气中柳杉花粉飘散数量并无明显差异,前一地区发病率较高的原因与公路上过往柴油车释放芳香烃等物质有关。另一份来自德国的报道则表明,前联邦德国某城市儿童季节性 AR、支气管哮喘患病率分别为 8.6% 和 9.3%,而另一空气中总悬浮颗粒和 SO_2 等空气污染物含量明显低于前者的城市,相应疾病患病率仅为 2.4% 和 7.3%。此外,香烟烟雾对上呼吸道黏膜上皮也有明显影响。这些均提示 AR 的发病与空气中污染物浓度有关。

此外,室内污染物(主要为甲醛、二甲苯、甲苯和乙基苯等)也可诱发或加重 AR。

关于空气污染物的生物学效应,大多数的研究认为空气污染物作用于气道中的巨噬细胞、中性粒细胞、嗜酸性粒细胞,可产生活性氧分子,如超氧化物、过氧化氢、烃基等,这些活性氧分子与蛋白、脂类以及 DNA 相互作用,发生氧化应激反应,导致细胞损伤。有研究表明变应原激发支气管试验中可发现超氧化物产生,反之在动物实验中氧自由基的数量多寡亦与抗原诱导的气道高反应性高低相关。呼出空气中的过氧化氢、一氧化氮、一氧化碳等可作为反映气道炎症程度的标志物。因此,空气污染物往往具有双重损伤效应,直接通过诱导活性氧分子的产生导致氧化应激,间接通过增强炎症反应,从而产生更多的活性氧分子和更强烈的炎症。

微生物感染

20 年前有学者认为感染有抵抗过敏症产生的保护效应,即"卫生假说",这一观点于 1989 年由 Strachan 首先提出。根据"卫生假说",病毒和细菌的感染可能影响发育中的免疫系统,这些感染刺激 T 细胞生成 Th1 细胞因子,使 Th2 细胞因子反应下调,从而减少发展为变应性疾病的风险。但近些年有研究表明微生物感染也可能导致变应性疾病的加剧,已知的如呼吸道合胞病毒、风疹病毒、百日咳杆菌引起下气道感染会增加幼儿时期发生哮喘的风险。一个更大样本群体研究(517 910 例)证实,风疹病毒感染没有提供对变应性疾病的保护作用,而是与变应性疾病的发病有显著的正相关性。

此外,有研究指出,病毒性上呼吸道感染是诱发及加剧变应性鼻炎的危险因素。病毒感染诱发呼吸道变态反应的机制与抗原有部分类似,都是通过上调 Th2 细胞因子 IL-24、IL-25 和其他趋化因子如嗜酸性粒细胞亲和素(eotaxin)、调节激活正常 T 细胞表达。

饮食习惯和营养结构的改变

有研究表明,长期不合理的饮食结构,如长期进食含较高脂肪、盐、糖或较多动物源性食品,加上胃肠功能低下,可引起机体细胞膜结构异常及相关酶(尤其是磷脂酶 A2)活性增强。当吸入空气中有害物质时,就容易引起以肥大细胞、嗜酸性粒细胞为主的炎性细胞浸润。最主要的临床特征是呼吸道黏膜高反应性,表现在鼻部即为 AR。

三　精神因素与变应性鼻炎

生活在社会中的人总具有各种各样的基本的精神活动,个人的精神活动难免会与所处的社会发生矛盾,由此产生心理冲突,这种冲突或者成为一些疾病的病因,或者影响疾病的过程。我国有学者对 60 例确诊为 AR 的患者进行了心理调查,得出的结果为:AR 患者多数有焦虑状态。其中 AR 患者以精神性焦虑为主,AR 合并支气管哮喘患者则以躯体性焦虑略多。国外曾有调查显示,变态反应门诊患者 4%～14%存在焦虑性障碍,其中 6%可确诊为焦虑症,与国内相关研究结果一致。

Wright 等认为心理压力能扰乱及破坏与炎症相关的许多生理通路。有研究将家庭成员患严重的疾病或死亡、父母或个人关系中的冲突作为生活中有压力的事件,结果表明变应性疾病的发生与生活压力相关。通过对患有 AR 的 28 名女性及 28 名男性进行皮肤点刺试验及观察得出的数据显示应激和焦虑可以加强 AR 症状和增大皮肤试验风团和红晕,并且可使这些症状的持续时间延长。Kimata 的研究发现玩电动游戏可导致心率增快、血压上升及情绪易激动等一系列的生理和心理问题。检测健康对照组与变应性疾病组在玩电动游戏 2 小时后血浆中 P 物质、血管活性肠肽、神经生长因子及体内总 IgE 水平,结果发现这些检测指标在变应性疾病组中的含量较玩电动游戏前明显增高,但在正常对照组无明显变化。因此得出焦虑、激动的情绪可以促发变应性疾病,并加重其症状。Ryden 等认为性格与变应性鼻炎的发生有关,易怒而很少理性控制情绪的人发病概率高。有学者认为 P 物质在促发气道炎症性疾病中发挥重要作用。声刺激下小鼠处于紧张状态,在变应性鼻炎鼠模型的下呼吸道迷走神经感觉神经元中发现有大量 P 物质的表达,应激紧张状态下 P 物质大量释放,促发并加重变应性鼻炎的炎症反应。最近,有研究证实压力能增加变应性疾病的炎症反应。在变应原刺激的前后收集了 20 份学生的痰液和血清,将期中考试期间视为受试对象压力小的时期,而期末考试为高焦虑时期,发现他们血液中的嗜酸性粒细胞的数量在期末考试的前后与期中考试时相比显著增加,说明紧张和压力与变应原激发的免疫反应的强弱有明显的关系。

关于应激对 AR 的影响机制,有学者认为,当人体长期处于慢性应激状态下时,HPA 轴和中枢神经系统释放糖皮质激素和儿茶酚胺,直接抑制许多免疫细胞。此外,心理应激还可引起细胞因子的变化,诱导 Th 细胞分化产生偏移,即由 Th1 反应偏向 Th2 反应,Th2 细胞可诱导 B 细胞合成并释放 IgE,最终引起 AR 临床症状的加重。此外有研究表明,在鼠 AR 模型的下呼吸道迷走神经感觉神经元中发现有大量 P 物质的表达。

四　神经肽与变应性鼻炎

在鼻黏膜中发现神经肽是近 20 年的事情,其主要有 P 物质(SP)、降钙素基因相关肽(CRRP)、血管活性肠肽(VIP)、神经肽 Y(NPY)、一氧化氮合酶(NOS)等。一系列的研究发现神经肽可导致血浆蛋白渗出及腺体分泌增多,引起神经原性炎症,并诱发鼻痒、喷嚏等。此外,有些研究发现鼻黏膜上皮细胞、嗜酸性粒细胞、中性粒细胞、肥大细胞、浆细胞以及单核细胞的胞膜及胞质内存在 P 物质受体。这些研究均证实神经肽参与 AR 的发生和发展。

神经肽源于自主神经末梢,在由轴索反射介导的血管扩张、血清渗出以及神经源性炎症中起重要作用。鼻黏膜有丰富的肽能神经末梢分布,神经肽主要通过与其相应的受体结合而发挥其生物学作用。安云芳等的研究发现 SP 参与并加重鼻超敏反应。研究提示鼻黏膜局部 SP 浓度瞬间剧增,通过受体内化,特别是核转位,导致 SP 的过度表达,后者再与 SP 受体结合发挥作用,形成 SP 诱导的 SP 受体的正反馈调节,从而加剧 AR 的症状。此外,AR 变应原介导的内源性 SP 释放后诱导 SP 受体的内化,一方面形成 SP 诱导的 SP 受体的正反馈调节,另一方面又可通过核转位促进细胞因子表达,这些细胞因子的产生又可加重变应性炎症反应,并可促进 SP 进一步释放,从而形成一个恶性循环,导致严重而持续的鼻超敏反应。

陈金湘等的研究发现 AR 动物模型鼻黏膜中存在嗜酸性粒细胞增多,与含有 P 物质的神经纤维末端密度增加、染色加深及纤维增粗高度相关,表明嗜酸性粒细胞和 P 物质均是变应性鼻炎的重要致病因素。

一氧化氮合酶(NOS)可催化 L-精氨酸产生瓜氨酸并释放一氧化氮,而一氧化氮具有松弛血管平滑肌、调节血液循环、抑制血小板聚集等作用。在鼻部 NOS 免疫阳性神经纤维主要分布于鼻黏膜腺体和静脉窦周围。研究表明 NO 可能参与 AR 的发病过程。可主要由单核-巨噬细胞系统及血液粒细胞 iNOS 表达增强时,iNOS 合成 NO 分子增多。NO 可通过影响底物分子的结构和功能而发挥作用。NO 可作为信号分子启动无活性的三磷酸鸟苷环化酶,使细胞内环磷酸鸟苷(cyclic guanosine monophosphate,cGMP)升高,其含量升高可致环磷酸腺苷(cyclic adenosine monophosphate,cAMP)/cGMP 比值下降,从而触发免疫细胞释放神经递质,导致过敏症状的产生和加重。

有研究认为 AR 可能与具有血管作用的肠多肽有关,并通过实验发现鼻黏膜通过化学递质产生的感觉神经刺激可反射性兴奋双侧副交感神经中枢,其中枢调节的腺体和血管反射可引起鼻腔分泌物增多,双侧鼻腔黏膜血流速度的增加和双侧鼻腔体积的减小。。

五　内分泌激素与变应性鼻炎

鼻黏膜有丰富的血管床和各种黏膜免疫成分,在神经内分泌免疫网络的层面上,内分泌激素的水平变化均可通过血液循环影响到鼻黏膜。

雌激素与变应性鼻炎

董震等的研究发现,高水平雌激素可显著增加鼻黏膜的高反应性,在雌激素水平增高的动物模型中,发现鼻中隔黏膜表面纤毛茂密,固有层腺体增生,腺细胞胞质内线粒体丰富,粗面内质网发达,小血管扩张,提示雌激素水平增高可影响变应性鼻炎的症状。

前列腺素与变应性鼻炎

前列腺素广泛存在于许多组织中,由花生四烯酸转化而成,可作为炎症因子在鼻炎发病期引起鼻黏膜血管扩张,出现相应的鼻塞及超敏反应,并加重炎症反应。有研究认为在鼻黏膜的变态反应过程中前列腺素由肥大细胞释放,但在健康人的鼻黏膜中,肥大细胞的表面几乎不表达前列腺素合酶。此外,有研究提示变应性鼻炎患者鼻黏膜血管系统中前列腺素受体数量是增加的。由此提示某些引起鼻黏膜前列腺素合酶大量表达的疾病可加重 AR 的症状。

参 考 文 献

1. 张罗,韩德民,黄丹,等.我国 11 个城市变应性鼻炎自报患病率的相关因素分析.中华耳鼻咽喉头颈外科杂志,2007,42:374-378

2. 王媛,安云芳,赵长青,等.吸入二氧化硫对小鼠变应性鼻炎的影响.中华耳鼻咽喉头颈外科杂志,2008,43:509-513

3. 牟凤英.长期接触低浓度二氧化硫对工人健康的影响.预防医学论坛,2005,11:298-299

4. 唐晓艺,卢迪卿.常年性变应性鼻炎患者的心理调查.中国实用护理杂志,2008,24:5223

5. 王成硕,张罗.环境因素对变应性鼻炎发病的影响.国际耳鼻咽喉头颈外科杂志,2008,32:174-177

6. 安云芳,赵长青,朱庆义,等.变应性鼻炎鼻黏膜 P 物质受体的研究.中华耳鼻咽喉科杂志,1998,33:139-141

7. 邓玉琴,陶泽璋.变应性鼻炎与心理因素的关系.国际耳鼻咽喉头颈外科学杂志.2009,33:81-83

8. 张辉,张大良.变应性鼻炎患者外周血白细胞及鼻黏膜诱导型一氧化氮合酶 mRNA 表达的意义.中华耳鼻咽喉科杂志,2003,38:32-34

9. 陈金湘,杨瑞嘉,黄志纯,等.实验变应性鼻炎嗜酸性粒细胞与神经肽的相关性研究.中国医师杂志,2007,9:641-643

10. 韩德民.变应性鼻炎.北京:人民卫生出版社,2007:27-30

11. Kennedy DW,Bolger WE,Zinreich SJ,et al. Diseases of the sinuses diagnosis and management(鼻窦疾病的诊断和治疗).赵长青,李泽卿,译.北京:中国医药科技出版社,2006:107-115

12. Kiecolt-Glaser JK,Heffner KL,Glaser R,et al. How stress and anxiety can alter immediate and late phase skin test responses in Allergic rhinitis . Psychoneuroendocrinology,2009,34:670-680

13. Adkinson NF Jr,Yunginger JW,Busse WW. Middletons's allergy:principles and practice. Phila:Mosby,2003:515-528

14. Van Strien RT,Gent JF,Belanger K,et al. Exposure to NO_2 and nitrous acid and respiratory syptoms in the first year of life. Epidemiology,2004,5:471-478

15. Pearson PJ,Lewis SA,Britton J,et al. Vitamin E supplements in asthma:a parallel group randomised placebo controlled trial. Thorax,2004,59:652-656

16. Fogarty A,Lewis SA,Scrivener SL,et al. Oral magnesium and vitamin C supplements in asthma:a parallel group randomized placebo-controlled trial. Clin Exp Allergy,2003,33:1355-1359

17. Rubin RN,Navon L,Cassano PA. Relationship of serum antioxidants to asthma prevalence in youth. Am J Respir Crit Care Med,2004,169:393-398

18. Gilliland FD,Berhane KT,LI YF,et al. Children's lung function and antioxidant vitamin,fruit,juice,and vegetable intake. Am J Epidemiol,2003,158:576-584

19. Woodworth BA,Lathers D,Neal JG,et al Immunolocalization of surfactant protein A and D in sinonasal mucosa. Am J Rhinol,2006,20:461-465

20. Schaub B,Westlake RM,He H,et al. Surfactant protein D deficiency influences allergic immune responses. Clin Exp Allergy,2004,34:1819-1826

21. Haczku A,Cao Y,Vass G,et al. IL-4 and IL-3 form a negative feedback circuit with surfactant protein-D in the allergic airway response. J Immunol,2006,176:3557-3565

22. Schlosser RJ. Surfactant and its role in chronic sinusitis. Ann Otol Rhinol Laryngol Suppl,2006,196:40-44

23. Hwang BF,Jaakkola JJ,Lee YL,et al. Relation between air pollution and rhinitis in Taiwanese schoolchildren. Respir Res,2006,7:23

24. D'Amato C. Outdoor air pollution,climate and allergic respiratory disease:evidence of a link. Clin Exp Allergy,2002,32:1391-1393

25. De Marco R,Poli A,Ferrari M,et al. The impact of climate and traffic-related NO₂ on the prevalence of asthma and allergic rhinitis in Italy. Clin Exp Allergy,2002,32:1405-1412

26. Wright RJ,Cohen RT,Cohen S. The impact of stress on the development and expression of atopy. Curr Opin Allergy Clin Immunol,2005,5:23-29

27. Kilpelainen M,Koskenvuo M,et al. Stressful life events promote the manifestation of asthma and atopic diseases. Clin Exp Allergy,2002,32:256-263

27. Joachim RA. Sagach V,Quarcoo D. et al. Effect of stress on eotaxin and expression of adhesion molecules in a murine model of allergic airway inflammation. J Neuroimmunol,2007,182:55-62

28. Kimata H. Enhancement of allergic skin wheal responses in patients with atopic eczema/dermatitis syndrome by playing video games or by a frequently ringing mobile phone. Eur J Clin Invest,2003,33:513-517

29. Rydén O,Andersson M,Andersson B,et al. Personality:a vulnerability factor in rhinitis? Psychol Health Med,2007,12:328-333

30. Joachim RA,Cifuentes LB,Sagach V. et al. Stress induces substance P in vagal sensory neurons innervating the mouse airways. Clin Exp Allergy,2006,36:1001-1010

31. Ippoliti F,De Santis W,Volterrani A. et al. Psychological stress affects response to sublingual immunotherapy in asthmatic children allergic to house dust mite. Pediatr Allergy Immunol,2006,17:337-345

32. Liu LY,Coe CL,Swenson CA,et al. School examinations enhance airway inflammation to antigen challenge. Am J Respir Crit Care Med,2002,165:1062-1067

33. Keita AV,Stertman L,Sun YQ,et al. Effects of chronic stress on the immune response to oral human serum albumin-conjugated starch microparticles in rats. J Neuroimmunol,2007,183:33-42

第 22 章
嗜酸性粒细胞与变应性鼻炎

王向东

　　嗜酸性粒细胞（eosinophils）是变应性鼻炎和哮喘患者鼻和支气管黏膜和外周血中主要的炎症细胞之一，在 IgE 依赖性和非 IgE 依赖性的疾病中均可见到嗜酸性粒细胞。在变应性鼻炎和哮喘（包括皮肤和胃肠道等其他变应性疾病）中，嗜酸性粒细胞、嗜碱性粒细胞和肥大细胞等炎性细胞在骨髓中增殖分化，进而向呼吸道趋化、移行和浸润。在人和小鼠，骨髓移植能够把特应性素质（包括嗜酸性粒细胞和肥大细胞丰富的炎症反应）转移到没有特应症的受体。本章重点叙述嗜酸性粒细胞的分化和迁移机制及其在变应性鼻炎中的作用。

一　嗜酸性粒细胞的骨髓分化和呼吸道募集

　　骨髓和其他造血组织的多能干细胞（multipotent stem cell）可以自我更新或者增殖，并在各种细胞因子和生长因子的作用下分化成祖细胞（progenitor），之后进一步分化为定向分化的前体细胞（committed precursor cell），进而分化为各种细胞系（lineage committed cells），包括淋巴细胞系、粒细胞系以及髓细胞系（图 3-22-1）。绝大多数嗜酸性粒细胞的终末分化是在骨髓中进行的，其间还经历早幼粒、中幼粒和晚幼粒细胞（图 3-22-2）。鼻分泌物中嗜酸性粒细胞直径约为 $8\mu m$，一般是双叶核（图 3-22-3），偶尔可见三叶或多叶核。嗜酸性粒细胞质中有五种不同的分泌性颗粒和小囊泡，其中最主要的是唯一的结晶状颗粒（crystalloid granules），其中储存着带有阳离子的主要碱性蛋白（major basic protein，MBP）。

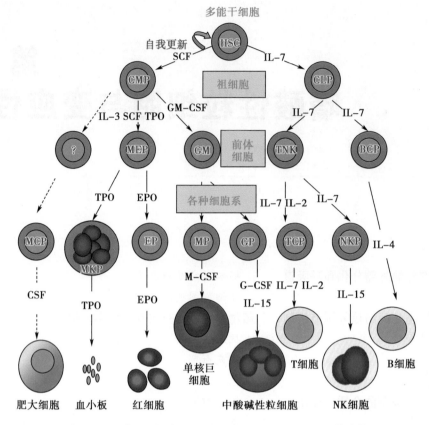

图 3-22-1 造血干细胞(hematopoietic stem cell,HSC)的分化

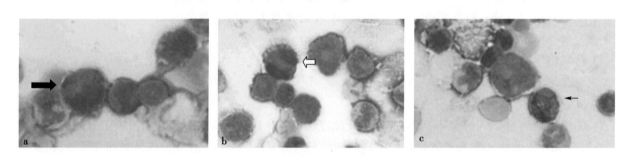

图 3-22-2 在骨髓中嗜酸性粒细胞的终末分化

a. 箭头所指变应性鼻炎大鼠模型骨髓涂片中嗜酸中幼粒细胞(紫色肾型核位于左上方,胞质棕色颗粒);b. 晚幼粒细胞(紫色杆状核位于细胞中央,胞质棕色颗粒);c. 分化成熟的嗜酸粒细胞(紫色分叶状核位于细胞右侧边缘,胞质棕色颗粒)(瑞氏染色,×1000 油镜)

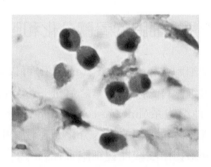

图 3-22-3 鼻分泌物涂片中嗜酸粒细胞
(伊红-亚甲蓝染色,×400)

　　新产生的成熟嗜酸性粒细胞在外周血中存在大约 2.5 天,每天产生的嗜酸性粒细胞大约是 2.2×10^8/kg,骨髓中的嗜酸性粒细胞最多,在健康个体中为 $9 \times 10^8 \sim 14 \times 10^8$/kg。嗜酸性粒细胞在循环中的半衰期大约是 18 小时,在血液中平均的运输时间是 26 小时。但是在某些条件下半衰期会延长,可能和系统性的嗜酸性粒细胞活化的细胞因子延长其存活时间有关。外周血中嗜酸性粒细胞的正常值为 $0 \sim 0.5 \times 10^3$/mm³,并且表现出晨低夜高的昼夜变化规律。轻度的嗜酸性粒细胞升高为 $0.5 \times 10^3 \sim 1.5 \times 10^3$/mm³,中度升高为 $1.5 \times 10^3 \sim 5.0 \times 10^3$/mm³,显著升高为 $>5.0 \times 10^3$/mm³,变态反应一般表现为轻度升高,寄生虫感染则表现为显著升高。

　　骨髓中嗜酸性粒细胞的释放和向气道的浸润涉及一系列细胞因子、趋化因子、黏附分子的表达。骨髓中祖细胞和嗜酸性粒细胞向外周血的释放可能主要依靠 IL-5 和细胞表面 IL-5 受体的相互协调。在体外实验中基质细胞趋化因子-1(stromal cell-derived factor-1,SDF-1)对 CD34⁺ 细胞具有趋化作用,体内多种组织均表达 SDF-1,在体内是否同样对 CD34⁺ 细胞具有趋化作用尚待证实。在 IL-1α、肿瘤坏死因子(tumor necrosis factor,TNF)刺激下,呼吸道上皮细胞、肺泡巨噬细胞可以表达嗜酸性粒细胞活化因子(嗜酸粒细胞亲和素,eotaxin),在 IL-13 刺激下嗜酸性粒细胞本身也可表达 eotaxin,eotaxin 通过趋化因子受体 3(CCR3)发挥作用。在变应性哮喘患者骨髓内成熟和不成熟的嗜酸性粒细胞均表达 CCR3,且显著高于对照组,提示 CCR3 的表达为嗜酸性粒细胞快速从骨髓趋化到呼吸道提供了可能。但是关于 eotaxin 对骨髓反应的作用尚存争议,Mould 用 eotaxin 静脉注射可使小鼠循环中的嗜酸性粒细胞迅速增多,但是不伴随骨髓中嗜酸性粒细胞减少,提示 eotaxin 可能主要从骨髓以外趋化嗜酸性粒细胞。抗原可以使 eotaxin 水平升高 12~24 小时,IL-5 升高达 5 天,可能 eotaxin 在嗜酸性粒细胞及其祖细胞早期趋化中起主要作用,IL-5 对于骨髓持续激活、释放嗜酸性粒细胞及其祖细胞起重要作用。

　　在嗜酸性粒细胞向呼吸道浸润的过程中,血管细胞黏附分子-1(vascular cellular adhesion molecule-1,VCAM-1)发挥重要的作用。VCAM-1 属于免疫球蛋白超家族成员,其配体是整合素 VLA-4,血管内皮细胞在 IL-4 和(或)IL-13 的刺激下表达 VCAM-1,VCAM-1 和 VLA-4 对于 CD4⁺ 淋巴细胞和嗜酸性粒细胞向呼吸道黏膜的浸润起着关键性的作用,采用抗体封闭 VCAM-I 或 VLA-4,能够抑制约 72% 的 CD4⁺ T 淋巴细胞和 75% 的嗜酸粒细胞的浸润。

　　起初的研究表明,在变应原激发试验和自然暴露于变应原的过程中,循环中和呼吸道局部的成熟嗜酸性粒细胞和嗜碱性粒细胞增多,如哮喘患者在变应原刺激后,检测到外周血和痰中嗜酸性粒细胞和嗜碱性粒细胞的升高。在上述研究基础上,Denburg 等进一步推测,炎症细胞祖细胞(CD34⁺)的分化可能是变应性炎症重要的全身反应机制,他们研究发现,嗜酸/嗜碱祖细胞(CD34⁺)与变应性呼吸道炎症和特应性皮炎之间存在临床相关性,变应性鼻炎、哮喘患者在发病季节前后,外周血嗜酸/嗜碱祖细胞升高,在发病过程中进一步提高,并且在表现出呼吸道症状患者的外周血中检测到祖细胞(如 clony-forming units for Eo/B,嗜酸/嗜碱性粒细胞克隆形成单位)的持续变化。这些研究表明,造血祖细胞可能有助于变应性炎症中炎症细胞的浸润。进一步研究了鼠模型的呼吸道、血液循环和骨髓中嗜酸性粒细胞反应的时间规律,他们采用腹膜内注射卵清蛋白致敏法,在第二次致敏后观察到外周血中嗜酸性粒细胞升高,在相似的时段内伴随着骨髓的嗜酸性粒细胞升高,随后给予气化的卵清蛋白吸入,3 天后观察到呼吸道中嗜酸性粒细胞达到峰值并且持续了 10~15 天,在相应的时程内伴随着外周血和骨髓中嗜酸性粒细胞的升高,但是在激发后第 9 天,骨髓中的嗜酸性粒细胞开始下降,而呼吸道和外周血的嗜酸性粒细胞达到最大值。有趣的是在抗原激发后最初 3~6 小时,骨髓中的嗜酸性粒细胞数量下降,提示此期间嗜酸性粒细胞自骨髓中募集的数量超过生成的数量。Inman 等采用相同的动物模型也观察到了相似的呼吸道嗜酸性粒细胞反应和超敏反应在激发后持续了大约 2 周,而嗜酸性粒细胞/嗜碱性粒细胞祖细胞反应分别仅持续了 24 小时和 48 小时,表明呼吸道嗜酸性粒细胞的增加与骨髓中的祖细胞的增加有关,但祖细胞的增加可能仅发生在炎症反应的早期。

　　归纳起来,呼吸道暴露于抗原后,全身性的骨髓反应大致经历了以下几个阶段:首先,抗原暴露最初,骨髓中嗜酸性粒细胞的产生满足不了需要,表现为骨髓中嗜酸性粒细胞的短暂下降。随后 48 小时内,伴随着嗜酸性粒细胞祖细胞的增殖,骨髓中的嗜酸性粒细胞数量恢复,并最终超过正常水平。下一个阶段是局部炎症反应的持续期,表现为骨髓中嗜酸性粒细胞的增加,而祖细胞恢复至正常水平。

骨髓和其他造血组织的多能干细胞(multipotent stem cell)可以自我更新(self renewal)或者增殖,并且在各种细胞因子和生长因子的作用下分化成原始祖细胞(primitive progenitor cell),之后进一步分化为定向分化的前体细胞(committed precursor cell),进而分化为各种细胞系(lineage committed cells),包括淋巴细胞系、粒细胞系以及髓细胞系:CMP(common myeloid progenitor)共同髓样祖细胞,CLP(common lymphoid progenitor)共同淋巴样祖细胞,MEP(megakaryocytes and erythroid cells)巨核细胞和红细胞,GM(granulocytes and macrophages)粒细胞和巨噬细胞,TNK(T cells and natural killer cells)T细胞和自然杀伤细胞,BCP(committed progenitors for B cells)B细胞祖细胞,MCP(mast cell progenitors)肥大细胞祖细胞,MkP(megakaryocytes)巨核细胞,EP(erythrocytes)红细胞,MP(monocytes)单核细胞,GP(granulocytes)粒细胞,TCP(T cells)T细胞,NKP(NK cells)NK细胞。

二　呼吸道和骨髓之间的信号调节机制

研究表明,在呼吸道和骨髓之间存在一个信号调节机制,而骨髓反应可以看做是呼吸道暴露于抗原后被激活的结果。目前推测,在呼吸道和骨髓之间可能存在三种信号转导模式:一是呼吸道黏膜在抗原刺激下,产生造血生长因子,经血液循环到达骨髓,刺激骨髓中造血祖细胞增殖分化;二是呼吸道局部的炎症细胞经血液循环到达骨髓,在局部分泌造血刺激因子,促使骨髓中造血祖细胞增殖分化;三是骨髓中的细胞在各种因素刺激下,产生造血因子,促使骨髓中造血祖细胞增殖分化。究竟一种或几种机制共同发挥作用目前尚未明确,但一些细胞因子在其中可能发挥了关键的作用。

IL-5 及其受体

Wang等研究发现,IL-5基因敲除的小鼠骨髓和外周血中的嗜酸性粒细胞数量少于野生型小鼠,经卵清蛋白致敏并激发后,IL-5基因敲除小鼠的骨髓、外周血和呼吸道的嗜酸性粒细胞反应明显弱于野生型小鼠。为了恢复呼吸道对变应原刺激产生的嗜酸性粒细胞反应,以腺病毒为载体,将IL-5基因分别转入野生型小鼠和IL-5基因敲除小鼠的呼吸道和肌肉中,在野生型小鼠呼吸道转入组中,经变应原刺激后观察到显著增加的嗜酸性粒细胞反应,而在IL-5基因敲除小鼠组中没有观察到该现象。但是在IL-5基因敲除小鼠的肌肉转入组中,变应原刺激后观察到骨髓、外周血和支气管灌洗液中都观察到了嗜酸性粒细胞反应的恢复,与野生型肌肉转入组相似。Humbles等采用豚鼠致敏,给予抗IL-5抗体治疗,观察到骨髓中嗜酸性粒细胞的短暂下降。这些研究一方面表明IL-5基因敲除导致了骨髓和外周血缺乏正常的嗜酸性粒细胞反应,进而抑制了呼吸道炎症反应,循环中的IL-5是抗原诱导的呼吸道嗜酸性粒细胞反应的主要原因;同时也表明抗IL-5治疗能够抑制呼吸道过敏性炎症。骨髓中是否能够原位产生IL-5尚存争议,Minshell等用原位杂交和免疫组化方法检测到抗原激发后骨髓中IL-5mRNA表达和IL-5阳性细胞均增加,说明骨髓局部细胞因子能够刺激嗜酸性粒细胞反应;而Hogan等却认为,骨髓中的IL-5是由基质细胞产生的。

GM-CSF

GM-CSF也能够促进嗜酸性粒细胞的增生和分化,有学者提出GM-CSF是以自分泌方式分泌的。局部抗原激发后,由于造血因子刺激骨髓使外周血嗜酸祖细胞增多,骨髓中嗜酸性粒细胞/嗜碱性粒细胞集落形成单位(Eo/B-CFU)和CD34祖细胞对GM-CSF和IL-5均有反应,但对IL-5反应更敏感;外周血嗜酸祖细胞表达GM-CSF增加,GM-CSF以正反馈方式刺激嗜酸祖细胞增殖和分化;糖皮质激素可下调外周血嗜酸祖细胞表达GM-CSF,吸入糖皮质激素可以抑制外周血和呼吸道的嗜酸性粒细胞;GM-CSF可能是刺激外周血嗜酸祖细胞的重要因子,但在抗原引起的骨髓反应中不一定发挥作用。

三 原位造血

变应性鼻炎、鼻息肉患者的炎性组织能够产生造血细胞因子,可以刺激 Eo/B-CFU 和肥大细胞的分化和成熟,称为原位造血。鼻息肉模型证实特定的组织微环境,即含大量 IgE 受体阳性的炎细胞(如嗜酸性粒细胞和肥大细胞)的组织可作为造血生长因子和炎症细胞祖细胞的贮藏处。有研究发现从鼻息肉中能够分离出带有造血干细胞 CD34 标志的单核细胞,而且有大量 Eo/B-CFU。特应性哮喘患者支气管黏膜活检组织中 CD34$^+$IL-5Rα 阳性细胞增多进一步证实了变应性炎症中功能性造血祖细胞大量存在于局部组织。

四 嗜酸性粒细胞来源的介质及作用

膜来源的介质

嗜酸性粒细胞可以产生多种脂类介质,最主要的是类花生酸(eicosanoid)类的脂类介质。包括白三烯(leukotrienes,主要是 LTC$_4$),前列腺素(prostaglandin,主要是 PGE2),血栓素(thromboxane),脂氧素(lipoxin,主要是 LXA4),以及血小板活化因子。花生四烯酸代谢的详细途径参见第 25 章。

颗粒来源的蛋白

嗜酸性粒细胞含有大量结晶状的颗粒(crystalloid granules),也称为继发性或特异性颗粒。在光镜下用伊红染色可以看到红色颗粒,在电镜下可以看到富集电子的结晶状核心外面包裹着半透明的颗粒基质。除了结晶状颗粒之外,还包括初级颗粒(primary granules)、小颗粒(small granules)、脂质体(lipid bodies)、分泌性小囊泡(secretory vesicles)。这些均属磷脂双分子层膜性颗粒,请见下面叙述:

嗜酸性粒细胞至少含有五种不同的磷脂双分子层膜性颗粒。

1. 结晶状颗粒 这些颗粒直径在 0.5~0.8μm,含有大量的高电荷的阳离子蛋白,包括 MBP、嗜酸性粒细胞过氧化物酶(eosinophil peroxidase,EPO)、嗜酸性粒细胞阳离子蛋白(eosinophil cationic protein,ECP)和嗜酸性粒细胞源性神经毒素(eosinophil-derived neurotoxin,EDN)。MBP(分子质量为 138 000)是一种由 117 个氨基酸构成的富含精氨酸的蛋白。构成了人类嗜酸性粒细胞中相当比例的蛋白质(5~10pg/细胞),最高可达 250pg/细胞,占细胞中蛋白质的 50%。MBP 合成于嗜酸性粒细胞发育的髓细胞阶段,以中性初前体形式(neutral prepro-form)存在,之后经过前体形式,进而变成不成熟的结晶状颗粒,进一步裂解为成熟的 MBP。当嗜酸性粒细胞发育完全成熟后,就不再合成 MBP 了。MBP 可以作用于其他炎性细胞,包括中性粒细胞和其他嗜酸性粒细胞,诱导其脱颗粒和释放脂类介质。嗜碱性粒细胞也可以产生和储存 MBP、ECP 和 EDN,但是相比嗜酸性粒细胞浓度低得多。这也反映了这两种细胞共同的分化途径。MBP 对支气管上皮细胞和肺泡壁细胞有毒性作用。但是目前关于 MBP 对上呼吸道的作用的研究较少报道。EPO 是一种强碱性(pH 为 10.9)含血红素蛋白,由一条 50~57 000 的重链和一条 11~15 000 的轻链两个亚单位组成。EPO 只在嗜酸性粒细胞中合成和储存,嗜酸性粒细胞可以储存大约 15pg/细胞的 EPO。EPO 在催化卤化物和次卤化物的超氧化反应中发挥重要作用,导致抗菌性 hypohalous acids 的合成。ECP 的分子质量介于 16~21 000,在人类嗜酸性粒细胞可以表达大约 15pg/细胞的 ECP。ECP 的 pH 值类似于 MBP,源于富含精氨酸序列。最初的研究证实 ECP 是 RNA 酶(RNase)多基因亚家族的成员,具有内在的 RNA 酶活性和抗菌性,可以促使肥大细胞脱颗粒,对蠕虫具有毒性。体外试验证实低分子量的 ECP 具有明显的细胞毒性。另一项研究发现儿童常年性变应性鼻炎患者外周血的 ECP 与非变应性鼻炎对照组之间无显著性差异。EDN 是另一个 RNA 酶

(RNase)多基因家族的成员,分子质量是 185 000,RNA 酶活性是 ECP 的 100 倍。由于其精氨酸含量少,pH 值低于 MBP 和 ECP,为 89 000。ECP 和 EDN 的前体在氨基酸水平有 70% 的序列同源性,提示这两种蛋白质来源于共同的基因。在成熟的嗜酸性粒细胞可以检测到 EPO,ECP 和 EDN 的 mRNA,提示嗜酸性粒细胞可以持续合成这些蛋白。有研究提示 EDN 在呼吸道感染中具有抗病毒活性,但是 EDN 或 ECP 是否具有抗病毒活性还需要进一步证实。

2. 初级颗粒 这些无核心的颗粒富含 Charcot-Leyden 结晶蛋白(CLC),存在于不成熟和成熟的嗜酸性粒细胞中。初级颗粒的直径介于 0.1~0.5μm,数量上没有结晶状颗粒多。

3. 小颗粒 也是无核心的颗粒,含有酸性磷酸酶(acid phosphatase)、芳基硫酸酯酶 B(arylsulfatase)、过氧化氢酶(catalase)和细胞色素(cytochrome)b558。

4. 脂质体 每个成熟的嗜酸性粒细胞大约有五种脂质体,其数量在某些嗜酸性粒细胞相关疾病中会增加,特别是原发性嗜酸性粒细胞增多症。在花生四烯酸酯化为甘油磷脂时富含脂质体。

5. 分泌性小囊泡 嗜酸性粒细胞胞质中含有大量分泌性小泡,呈哑铃状,含有白蛋白。

Charcot-Leyden 结晶蛋白

Charcot-Leyden 结晶蛋白的分子质量为 174 000,在嗜酸性粒细胞中的含量很高,占到总的细胞蛋白的 10%。其作用还不清楚。在嗜酸性粒细胞疾患中大量释放,呈现为无色的针状结构,长 20~40μm,周长 2~4μm。在严重的呼吸道和消化道嗜酸性粒细胞增多症的痰和粪便中有大量的 CLC 晶体,在变应性真菌性鼻窦炎的黏蛋白中也含有大量的 CLC 晶体。

细胞因子

现在已经发现人类的嗜酸性粒细胞能够合成、储存和释放多达 29 种细胞因子、趋化因子和生长因子。这些细胞因子以自分泌、旁分泌和邻分泌的形式调节局部的炎症反应。其中 IL-3、IL-5 和 GM-CSF 等嗜酸性粒细胞活化因子可能以自分泌的形式延长嗜酸性粒细胞的存活。嗜酸性粒细胞和 T 淋巴细胞在合成细胞因子方面重要的区别是前者的细胞因子是以预先合成好的形式储存起来,而后者只有在活化时才产生细胞因子。因此虽然嗜酸性粒细胞的细胞因子的浓度比其他白细胞低,但是当受到刺激时它可以在几分钟内即刻释放细胞因子。储存的细胞因子包括 IL-2、IL-4、IL-5、IL-6、IL-10、IL-13、IL-16、GM-CSF、TNF、NGF 以及趋化因子 CCL5/RANTES,CCL11/eotaxin,以及 CXCL8/IL-8。

五 鼻细胞学检查及临床意义

鼻细胞学检查方法

1. 分泌物擤出法(blown secretions) 将鼻分泌物擤到蜡纸或塑料膜上,然后涂到载玻片上,此方法的缺点是仅能获得分泌物中的细胞,而且一些儿童或某些患有鼻疾病的患者无法产生足够多的分泌物。

2. 鼻刮片法/细胞刷法(nasal scraping/brushing) 用塑料刮匙或硬毛刷从下鼻甲的中三分之一处刮取或刷取细胞。相比擤出法,刮片法无创、简便易行、特异性和重复性好。而且症状与刮片结果的相关性也比分泌物擤出法更好。可以采用棉签或者海绵签,但缺点是细胞容易附着到棉花或海绵上,不易转移到玻片上。

3. 鼻腔冲洗法 每侧鼻腔滴入 2.5~5ml 生理盐水,头后仰关闭软腭,然后将排出的液体离心后获得的细胞沉渣再悬浮,用血细胞计数器计数并在显微镜涂片下区分细胞种类。采用冲洗后的细胞涂片方法可以很清楚地鉴别嗜酸性粒细胞。

4. 活检法 活检的主要部位是下鼻甲下缘。优点是既可以观察上皮层,又可以观察基底膜和黏膜下层。缺点是有一定的创伤性,而且重复性差。

标本固定及染色方法

1. 标本固定　包括空气干燥法、丙酮固定、Mota 碱性醋酸铅、甲醛缓冲液、甲醇、乙醇。

2. 染色方法　有多种方法,各有用途。汉森染色法(Hansel 染色法)显示嗜酸性粒细胞;Wright 染色显示嗜碱性粒细胞;Wright-Giemsa 染色显示嗜酸性粒细胞、中性粒细胞和嗜碱性粒细胞;Papanicolaou 染色显示上皮细胞、细胞核及细胞质的改变;toluidine blue 显示嗜碱性粒细胞;Leishman 染色显示嗜酸性粒细胞;Alcian yellow 染色显示肥大细胞;Randolph 染色显示嗜酸性粒细胞;Alcian blue 染色显示嗜碱性粒细胞;May-Grunwald 染色显示中性粒细胞。

(1)汉森染色法

1)染液配制:①伊红 Y(eosin-Y):取 0.5g 伊红 Y,溶于 200ml 甲醇内,配成 1∶400 伊红 Y 染液;②亚甲蓝(methylene blue,也称美蓝):取 0.25g 亚甲蓝,溶于 150ml 甲醇内,配成 1∶600 亚甲蓝染液。

2)染色步骤:①用牙签挑取标本黏稠部分涂布于洁净、干燥的载玻片上,然后于空气中或用酒精灯微火使其干燥,待干后用蜡笔将载玻片涂有标本的两端各画一道横线,以防染液外溢和标明镜检范围;②用适量 1∶400 伊红 Y 染液染色 2～3 分钟(染细胞质),染液以盖满涂片上的标本为限;③加与染液同等量蒸馏水稀释 1 分钟。将染液倒尽,再用蒸馏水冲洗 2 次;④用适量 95％乙醇冲洗标本,去掉上面的浮色;⑤用适量 1∶600 亚甲蓝染色液染色 2～3 分钟(染细胞核),染液仍以盖满涂片上的标本为限;⑥加与染液同等量蒸馏水稀释 1 分钟,将染液倒尽,再用蒸馏水冲洗 2 次;⑦用适量 95％乙醇冲洗标本,去掉上面的浮色;⑧用干净抹布或软纸将载玻片背面擦干,然后置于标本盒内,待标本干后镜检。

(2)Wright-Giesma 染色法:步骤是:①从 95％的乙醇缸中拿出玻片,控干残余乙醇,不要让细胞在空气中干燥;②将玻片在 Wright-Giemsa 染液中染 10～15 秒;③控干残余染液,再将玻片在缓冲液中浸没 10～30 秒;④控干残余缓冲液,再将玻片在血液学实验漂洗液中浸没 5～10 秒;⑤控干残余漂洗液,在空气中晾干标本。

鼻细胞图观察及意义

鼻细胞学图像应该在高倍视野下观察(油镜,×1000)。表 3-22-1 是鼻细胞学分级方法。另外一种方法是用百分比表示某种特定细胞的比例,如 10％的嗜酸性粒细胞在分泌物擤出法中相当于刮片法中的 1＋。

表 3-22-1　鼻细胞学分级

定量分析	半定量分析	评分等级
上皮细胞		
NA	形态正常	N
NA	形态不正常	A
NA	纤毛细胞变性崩解(ciliocytophthoria,CCP)	CCP
嗜酸性粒细胞,中性粒细胞		
0＊	没有	0
0.1～1.0＊	偶见细胞	0.5＋
1.1～5.0＊	散在细胞或小团细胞	1＋
5.1～15.0＊	中等细胞数量和大团	2＋
15.1～20.0＊	大团细胞但是没有完全覆盖视野	3＋
＞20＊	大团细胞覆盖整个视野	4＋
嗜碱性粒细胞		

续表

定量分析	半定量分析	评分等级
0＊	没有	0
0.1～0.3＊	偶见细胞	0.5＋
0.4～1.0＊	散在细胞	1＋
1.1～3.0＊	中等细胞数量	2＋
3.1～6.0＊	许多细胞	3＋
＞6.0＊	大量细胞,每个高倍视野超过25	4＋
细菌♯		
NA	未见	0
NA	偶见成团	1＋
NA	中等数量	2＋
NA	大量可见	3＋
NA	满视野	4＋
杯状细胞＊＊		
0	未见	0
1％～24％	偶见	1＋
25％～49％	中等数量	2＋
50％～74％	大量可见	3＋
75％～100％	满视野	4＋

＊ 每10个高背景视野的平均值(×1000)

♯ 存在细胞内细菌

＊＊杯状细胞和上皮细胞的比例

健康婴儿、儿童和成人的鼻黏膜细胞学检查(活检法)可见大量上皮细胞,包括纤毛柱状细胞,非纤毛柱状细胞、杯状细胞和基底细胞。在基底膜上方的表层中通常没有嗜酸性粒细胞或嗜碱性粒细胞(＜1＋)。有时可以见到一定数量的中性粒细胞(＜2＋)和少量细菌(＜1＋),特别是当从下鼻甲前部取标本时。

季节性变应性鼻炎自然条件下,随着花粉计数和症状的增加,在细胞总数中嗜酸性粒细胞的比例也增加。在花粉季节中嗜碱性粒细胞的比例也增加,但是一般在花粉暴露4～5天后才出现。在花粉浓度高峰时中性粒细胞也有增加的趋势。与健康对照个体相比,发作期的变应性鼻炎患者鼻腔冲洗液中的嗜酸性粒细胞或嗜酸性粒细胞活化标志物ECP、嗜酸性粒细胞过氧化物酶(EPX)的含量亦明显升高。在一项研究中,13例草花粉患者致敏花粉飘散季节中鼻腔冲洗液中ECP的含量相比花粉季节外明显升高。季节性变应性鼻炎鼻腔冲洗液中ECP的升高和症状记分呈正相关。常年性变应性鼻炎患者鼻冲洗液中的ECP和EPX也升高。鼻变应原激发后30～60分钟内出现早期嗜酸性粒细胞升高,随后6～10小时内出现第二次嗜酸性粒细胞升高,最长可延迟到24小时后。早期的嗜酸性粒细胞和EPX的升高可能是血浆蛋白渗出,冲洗出呼吸道局部的细胞及其脱颗粒的反映,后期的升高则反映了变应性炎症组织细胞的募集过程。嗜酸性粒细胞见于各年龄段的变应性疾病。在一项前瞻性研究中,在有明显家族史的变应性疾病史的婴儿中,在出生到4岁间,患有变应性疾病的儿童的鼻刮片中的嗜酸性粒细胞和嗜碱性粒细胞的数量都增加,但是在不伴有变应性疾病的儿童中未见到这种变化。在成人季节性变应性鼻炎患者中,使用鼻探针进行刮片(Rhino-probe scraping technique),在至少1＋级别的个体中发现:嗜酸性粒细胞阳性率为81％,嗜碱性粒细胞阳性率为42％,中性粒细胞阳性率为64％,细菌阳性率为 28%。

慢性常年性鼻炎患者中大约 50% 的比例存在与变应性鼻炎一致的皮肤反应,另外 50% 是非变应性鼻炎,在非变应性鼻炎中超过 2/3 的个体在鼻分泌物中见不到嗜酸性粒细胞。血管运动性鼻炎除了缺乏嗜酸性粒细胞之外,也未见嗜碱性粒细胞和浆细胞增多。慢性非变应性鼻炎中大约 1/4 是非变应性鼻炎伴嗜酸性粒细胞增多综合征(nonallergic rhinitis with eosinophilia syndrome,NARES)。有一项研究发现 NARES 的自发收集到的分泌物中嗜酸性粒细胞的比例为 19%~66%,而鼻冲洗标本中的比例为 7%~44%。妊娠性鼻炎(见第 26 章)如果不伴有变态反应和感染,鼻细胞学检查正常。鼻细胞学检查的临床意义见表 3-22-2。正常和不同鼻部炎症的鼻细胞学检查特征见表 3-22-3。

表 3-22-2　鼻细胞学检查的意义

细胞类型	鉴别诊断
嗜酸性粒细胞增多(1~4+)	变态反应
	非变应性鼻炎伴嗜酸性粒细胞增多
	阿司匹林耐受不良
嗜碱性粒细胞增多(1~4+)	变态反应
	非变应性鼻炎伴嗜酸性粒细胞增多
	阿司匹林耐受不良
	非变应性鼻炎伴嗜碱性粒细胞增多
中性粒细胞增多(2~4+)	
伴细胞内细菌	鼻咽炎或鼻窦炎
伴有纤毛细胞变性崩解	病毒性上呼吸道感染
伴有真菌	真菌性上呼吸道感染或真菌变应性鼻窦炎
没有细菌	刺激性反应、变应性鼻炎或鼻窦炎
细菌(2~4+),具有特征性的细胞内细菌	鼻咽炎或鼻窦炎

表 3-22-3　正常和不同鼻部炎症的鼻细胞学检查的特征

	嗜酸性粒细胞	异染细胞(嗜碱性粒细胞)	中性粒细胞	细菌	纤毛细胞	评价
正常	0	0	0~1+	0		
变应性鼻炎	1~4+	1~4+	1~4+	0		
血管运动性鼻炎	0	0	0~1+	0		
NARES	1~4+	1~4+	?	0		
妊娠	0	0	0~1+	0		
药物性鼻炎	0	0	0~1+	0		
刺激	0	0	1~4+	0		可能会见到细胞发育不良或组织化生
环境中香烟刺激	1~2+	1~2+	1~4+	0		
细菌性鼻-鼻窦炎	0	0	1~4+	1~4+		细胞内细菌,或者未见细菌
病毒性鼻炎	0	0	1~4+	0	减少	纤毛细胞变性崩解
鼻息肉	1~4+	0~4+	?	?	减少	
萎缩性鼻炎	0	0	1~4+	0	减少	组织化生

六 药物和免疫治疗对鼻细胞学的影响

抗组胺药物

在变应原激发前使用特非那定和西替利嗪等口服抗组胺药物,在变应原激发后对嗜酸性粒细胞和嗜碱性粒细胞比例的增加没有明显影响。但是一些研究发现,口服或局部使用抗组胺药物对嗜酸性粒细胞、嗜碱性粒细胞和中性粒细胞有轻微的影响。还有研究发现左旋西替利嗪(levocetirizine)对季节性变应性鼻炎鼻腔冲洗液中的嗜酸性粒细胞和中性粒细胞有影响。另有研究发现联合使用西替利嗪和孟鲁司特能减少鼻腔冲洗液中的嗜酸性粒细胞。

减充血剂

减充血剂对鼻细胞学没有影响,药物性鼻炎亦未发现影响鼻细胞学。抗胆碱能药:使用异丙托溴铵对嗜酸性粒细胞、嗜碱性粒细胞、中性粒细胞或细菌均未见明显影响。

色甘酸钠

有一项研究发现使用 4% 的色甘酸钠 4 周后,能够明显减少嗜酸性粒细胞,但是对嗜碱性粒细胞或中性粒细胞没有影响。

糖皮质激素

鼻内糖皮质激素治疗一段时间后,例如使用氟尼缩松 1 周后,能够明显下调变应原激发后迟发相鼻冲洗液中的嗜酸性粒细胞、中性粒细胞和嗜碱性粒细胞(其中嗜碱性粒细胞下调 68%),因此长期使用的效果可以通过计数黏膜表面的炎症细胞,特别是肥大细胞来评价。口服糖皮质激素,例如口服泼尼松 2 天后,能够抑制变应原激发后迟发相反应的嗜酸性粒细胞增多,但是对中性粒细胞或单核细胞没有影响。

免疫治疗

能够减少嗜酸性粒细胞,免疫治疗 3～6 个月后,嗜碱性粒细胞的数量也明显减少。

七 吸入糖皮质激素对骨髓反应的影响

吸入糖皮质激素对骨髓反应的影响

经鼻吸入激素既可以调节局部也可以调节全身祖细胞和成熟炎性细胞的数量和活化。有研究发现经应用鼻糖皮质激素后,鼻息肉组织中 CD34[+] 单核细胞增加,结合 GM-CSF 阳性染色和成熟的嗜酸性粒细胞减少,表明糖皮质激素对祖细胞分化有抑制作用。但是激素治疗后鼻息肉 CD34[+] 细胞的表型仍有待研究。采用变应原诱发支气管反应的小鼠模型证实,预先吸入激素可以消除由气道变应原刺激引起的骨髓祖细胞的上调,这可能与造血因子的释放被激素预先阻断有关。对哮喘和鼻炎患者的研究也表明,当停用激素引起哮喘恶化时,伴随 Eo/B-CFU 的升高,吸入激素通过 Eo/B 祖细胞的变化和外周血中数量的减少阻断 GM-CSF 的表达,Eo/B 祖细胞对吸入激素的敏感性可调节其在血液中的释放和向上、下呼吸道的募集。在特应性哮喘迟发相反应中,吸入激素沉积在肺中,能够下调变应原引起的炎症反应(包括嗜酸性粒细胞和肥大细胞的迁移和活化),使祖细胞降至正常以下。这说明变应性炎症中气道和造血之间存在活跃的联系,吸入激素可通过调节造血机制以及炎症细胞向气道募集的过程,对全身发挥有益的作用。

但是也发现 $400\mu g/d$ 的吸入激素剂量应用 1 周后，骨髓中 $CD34^+$ 细胞表面 IL-5Rα 的上调没有受到明显影响，即使用激素预先治疗后，单一变应原刺激仍能引起骨髓 IL-5Rα 细胞上调，这说明骨髓慢性持续性炎症反应需要更多吸入激素治疗。近来的研究表明抗 IL-5 在接受单一变应原刺激后可在较长时期控制嗜酸性粒细胞，可作为系统治疗选择的药物。抗 IL-5 的作用是否与 Eo/B 祖细胞有关还有待研究。

骨髓反应对治疗的启发

变应性炎症是全身疾病，骨髓可以看做是慢性系统性炎症的持续来源，能够在特应性组织中播散细胞进而发展成为变态反应的效应细胞。因此，今后在治疗慢性变应性炎症时应包括充分抗炎治疗和调节造血机制。其中吸入激素、对骨髓造血细胞因子(如 IL-5)特异性的拮抗剂、抗 IgE 治疗，在理论上可影响 Eo/B 祖细胞的成熟，最近发现视黄酸对 Eo/B 谱系有选择性的抑制作用，为治疗变应性炎症提供了新思路。最终目的是减弱骨髓对变应性炎症的支持作用。

参 考 文 献

1. 王向东,韩德民,周兵,等. 白细胞介素 5 调节变应性鼻炎骨髓反应的实验研究. 中华耳鼻咽喉科杂志,2003,38:448-450

2. 万欢英,周敏,黄绍光,等. 过敏性哮喘与骨髓反应. 中华结核和呼吸杂志,2002,25:304-306

3. 乔秉善. 变态反应学实验技术. 第 2 版. 北京:中国协和医科大学出版社,2002:122-123

4. 毛辉. $CD34^+$ 细胞与支气管哮喘. 国外医学呼吸系统分册,2002,22:190-193

5. Denburg JA,Sehmi R,Saito H,et al. Systemic aspects of allergic disease:bone marrow responses. J Allergy Clin Immunol,2000,106(5 Suppl):S242-S246

6. Agosti JM,Sprenger JD,Lum LG,et al. Transfer of allergen-specific IgE-mediated hypersensitivity with allogeneic bone marrow transplantation. N Engl J Med,1988,319:1623-1628

7. N Franklin Adkinson Jr,Bruce S Bochner,William W Busse,et al. Middleton's Allergy Principles & Practice. 7th edition. Mosby ;Elsevier,2009:295-310

8. Wang J,Palmer K,Lotvall J,et al. Circulating,but not local lung,IL-5 is required for the development of antigen-induced airways eosinophilia. J Clin Invest,1998,102:1132-1141

9. Humbles AA,Conroy DM,Marleau S,ea tl. Kinetics of eotaxin generation and its relationship to eosinophil accumulation in allergic airways disease:analysis in guinea pig model in vivo. J Exp Med,1997,186:601-612

10. Sehmi R,Wood LJ,Watson R,et al. Allergen-induced increases in IL-5 receptor alpha-subunit expression on bone marrow-derived CD_{34}^+ cells from asthmatic subjects. A novel marker of progenitor cell commitment towards eosinophilic differentiation. J Clin Invest,1997,100:2466-2475

11. Zeibecoglou K,Ying S,Yamada T,et al. Increased mature and immature CCR3 messenger RNA^+ eosinophils in bone marrow from patients with atopic asthma compared with atopic and nonatopic control subjects. J Allergy Clin Immunol,1999,103(1 Pt 1):99-106

12. Nakajima H,Sano H,Nishimura T,et al. Role of vascular cell adhesion molecule 1/very late activation antigen 4 and intercellular adhesion molecule 1/lymphocyte function-associated antigen 1 interactions in antigen-induced eosinophil and T cell recruitment into the tissue. J Exp Med,1994,179:1145-1154

13. Gibson PG,Dolovich J,Girgis-Gabardo A,et al. The inflammatory response in asthma exacerbation:changes in circulating eosinophils,basophils and their progenitors. Clin Exp Allergy,1990,20:661-668

14. Gauvreau GM,Watson RM,O'Byrne PM,et al. Kinetics of allergen-induced airway eosinophilic cytokine production and airway inflammation. Am J Respir Crit Care Med,1999,160:640-647

15. Denburg JA,Telizyn S,Belda A,et al. Increased numbers of circulating basophil progenitors in atopic patients. J Allergy Clin Immunol,1985,76:466-472

16. Ohkawara Y,Lei XF,Stämpfli MR,et al. Cytokine and eosinophil responses in the lung,peripheral blood,and bone marrow compartments in a murine model of allergen-induced airways inflammation. Am J Respir Cell Mol Biol,1997,16:510-520

17. Inman MD,Ellis R,Wattie J,et al. Allergen-induced increase in airway responsiveness,airway eosinophilia,and bone-marrow eosinophil progenitors in mice. Am J Respir Cell Mol Biol,1999,21:473-479

18. Inman MD. Bone marrow events in animal models of allergic inflammation and hyperresponsiveness. J Allergy Clin Immunol,2000,106(5 Suppl):S235-S241

19. Gauvreau GM,Wood LJ,Sehmi R,et al. The effects of inhaled budesonide on circulating eosinophil progenitors and their expression of cytokines after allergen challenge in subjects with atopic asthma. Am J Respir Crit Care Med,2000,162:2193-2144

20. Sehmi R,Howie K,Sutherland DR,et al. Increased levels of CD34+ hemopoietic progenitor cells in atopic subjects. Am J Respir Cell Mol Biol,1996,15:645-655

21. Ohnishi M,Ruhno J,Bienenstock J,et al. Hematopoietic growth factor production by cultured cells of human nasal polyp epithelial scrapings:kinetics,cell source,and relationship to clinical status. J Allergy Clin Immunol,1989,83:1091-1100

22. Denburg JA,Dolovich J,Ohtoshi T,et al. The microenviromental differentiation hypothesis of airway inflammation. Am J Rhinol,1990,4:29-32

23. Kim YK,Uno M,Hamilos DL,et al. Immunolocalization of CD34 in nasal polyposis. Effect of topical corticosteroids. Am J Respir Cell Mol Biol,1999,20:388-397

24. Robinson DS,Damia R,Zeibecoglou K,et al. CD34(+)/interleukin-5Ralpha messenger RNA+ cells in the bronchial mucosa in asthma:potential airway eosinophil progenitors. Am J Respir Cell Mol Biol,1999,20:9-13

25. Woschnagg C,Rubin J,Venge P. Eosinophil cationic protein (ECP)is processed during Secretion. J Immunol,2009,183:3949-3954

26. Chen ST,Sun HL,Lu KH,et al. Correlation of immunoglobulin E,eosinophil cationic protein and eosinophil count with the severity of childhood perennial allergic rhinitis. J Microbiol Immunol Infect,2006,39:212-218

27. Venarske DL,deShazo RD. Sinobrochial allergic mycosis:the SAM syndrome. Chest,2002,121:1670-1676

28. Howarth PH,Persson CG,Meltzer EO,et al. Objective monitoring of nasal airway inflammation in rhinitis. J Allergy Clin Immunol,2005,115(3 Suppl 1):S414-S441

29. Keles N. Treatment of allergic rhinitis during pregnancy. Am J Rhinol,2004,18:23-28

30. Inman MD,Denburg JA,Ellis R,et al. Allergen-induced increase in bone marrow progenitors in airway hyperresponsive dogs:regulation by a serum hemopoietic factor. Am J Respir Cell Mol Biol,1996,15:305-311

31. Gibson PG,Wong BJ,Hepperle MJ,et al. A research method to induce and examine a mild exacerbation of asthma by withdrawal of inhaled corticosteroid. Clin Exp Allergy,1992,22:525-532

32. Gauvreau GM,Doctor J,Watson RM,et al. Effects of inhaled budesonide on allergen-induced airway responses and airway inflammation. Am J Respir Crit Care Med,1996,154:1267-1271

33. Wood LJ,Sehmi R,Gauvreau GM,et al. An inhaled corticosteroid,budesonide,reduces baseline but not allergen-induced increases in bone marrow inflammatory cell progenitors in asthmatic subjects. Am J Respir Crit Care Med,1999,159(5 Pt 1):1457-1463

34. Egan RW,Athwahl D,Chou CC,et al. Inhibition of pulmonary eosinophilia and hyperreactivity by antibodies to interleukin-5. Int Arch Allergy Immunol,1995,107321-107322

35. Gauvreau GM,O'Byrne PM,Moqbel R,et al. Enhanced expression of GM-CSF in differentiating eosinophils of atopic and atopic asthmatic subjects. Am J Respir Cell Mol Biol,1998,19:55-62

第 23 章
变应性鼻炎与遗传

王向东

变应性鼻炎(allergic rhinitis,AR)在人群中的患病率为 9%～40%,不同国家的患病率差异较大,欧洲的一项研究显示从意大利的 17% 至比利时的 29%,平均患病率为 23%。中国 11 城市自报患病率从西安的 8% 至乌鲁木齐的 21.4%。AR 的发病是多种环境因素和遗传因素共同作用的结果,不符合孟德尔遗传模式。单卵双胎(monozygous twins)中 AR 的共患率为 45%～60%,双卵双胎(dizygous twins)中 AR 的共患率为 25%,据此估计 AR 的遗传率为 0.33～0.75。但是 AR 的遗传学非常复杂,涉及多个基因共同作用,基因间的相互作用,以及相关基因和一系列环境因素相互作用,此外可能还涉及表观遗传,也就是没有 DNA 序列改变的基因表达的遗传。由于 AR、哮喘和特应性皮炎等变应性疾病表型拥有诸如血清总 IgE/特异性 IgE 升高等相同的特征,并且多种临床表型经常相伴随出现,因此,Barnes 等提出"一些基因对 AR、哮喘和特应性皮炎是特异性的,另一些基因对上述变应性疾病可能是共有的"假说,而 Becker 等也推测可能存在一组"免疫介导的疾病基因",这些基因对于免疫系统疾病的初级和(或)次级调控至关重要。

一　基因多态性的研究进展

人类基因组计划(human genome project,HGP)的完成对疾病基因研究、基因诊断和治疗,以及生物技术和制药工业的贡献都是巨大的。但基因组序列图侧重于人类基因的共性,只反映了基因组稳定的一面,并未反映其变异或多态的一面,而正是这种基因组序列的差异构成了不同个体与群体对疾病的易患性,对药物与环境因子不同反应的遗传学基础。

DNA 多态性研究进展可分为三个阶段。

1. 第一阶段　20 世纪 70 年代中后期建立限制性片段长度多态性(restriction fragment length polymorphism,RFLP)。

2. 第二阶段　数目可变的串联重复多态性(variable number of tandem repeats,VNTR)和微卫星多态性(micro satellite polymorphism),VNTR 又称小卫星 DNA(minisatellite DNA),是一种重复 DNA 小序列,其特征是同一序列重复串联,重复单位以 6～70bp 为多,重复次数为 6～100 次。微卫星多态的重复单位长度为 2～6 个核苷酸,又称为短串联重复序列(short tandem repeat,STR)。

3. 第三阶段　单核苷酸多态性(single nucleotide polymorphisms,SNPs)是指个体基因组内特定核苷酸位置上的单个碱基发生突变,这种突变包括单碱基的转换、颠换、插入或缺失等。人类基因组中的多态性,最简单、最多见的形式就是发生在基因组中的单个核苷酸变异,即SNPs,占人类基因多态性的90％以上,是人类基因组DNA序列变异的主要形式。因此,SNPs研究是继人类基因组计划之后又一国际研究竞争的新热点。人类每对等位染色体上每1000bp就会出现1个SNPs,而整个人类基因组每300～600bp就会出现1个SNPs,人类所有群体中存在大约1500万个SNP位点(稀有SNP位点的频率至少为1％),在任意两个个体之间有数几百万的单碱基和十万个氨基酸的差异,所以SNPs在一定程度上反映了人类个体或群体的特异性。SNPs按变异的碱基类型分为四种形式,其中约三分之二为C/T(G/A)转换,其余三种颠换为C/A(G/T)、C/G(G/C)和T/A(A/T),人类的SNPs通常表现为双等位基因多态性,三等位或四等位基因的SNPs极其罕见。SNPs不仅存在于基因的非编码区,而且也存在于基因的编码序列中,称为编码SNPs(coding SNPs,cSNPs)。人类基因组共有25万～40万个cSNPs,其中有20％～30％能引起氨基酸的编码序列发生改变,导致蛋白质功能的变化,这部分cSNPs称为非同义编码SNPs(nonsynonymous SNPs,nsSNPs)。

SNPs的研究方法包括早期的应用凝胶电泳方法,如RFLP、变性梯度凝胶电泳(DGGE)、单链构象多态性(SSCP)、化学或酶错配修饰分析等,这些方法速度慢且花费大。近年来应用基因芯片、直接测序、MALD I-TO F质谱分析法(matrix-assisted laser desorption/ ionization time-of-flight mass spectrometry)以及基于生物信息学的SNP候选位点筛选方法明显加快了SNPs的研究进展速度。

人类基因组中,相邻近的SNPs等位位点倾向于以一个整体遗传给后代,这种位于一条染色体上或某一区域的一组相关联的SNPs等位位点被称作单体型(haplotype),染色体上存在着连续、稳定的几乎没有被重组所打断的单体型范围,称为单体域(haplotype block),单体域很可能是遗传的最小单位,在极端情况下,它可以是一个单独的SNP,或者是一整条染色体。通过构建单体型与单体域,可以用很少的标签SNP来代表全部的SNP或整个基因或染色体的单体型,通过基因组的标签SNPs与复杂性疾病或药物反应的相关分析,可以揭示复杂性疾病的致病机制与疾病的不同临床表型,也可作为实行个体化治疗的根据。

二 遗传学研究方法概述

基因组扫描法

基因组扫描法(genome scanning)是用分布在全部染色体上的大量分子标记(微卫星标记、单核苷酸多态性等)对家系全体成员进行连锁分析(linkage analysis)、连锁不平衡分析(linkage disequilibrium analysis)和传递不平衡检验,以期发现疾病相关基因在染色体上与哪一个标记最接近。

1. 连锁分析 连锁是指染色体上两个位点相互接近的程度,如果两个等位基因(或SNP)比预期的更经常的趋向于一起遗传,就称这两个等位基因是连锁不平衡的。常用的连锁分析包括需要提出一个遗传模式的参数连锁分析(parametric linkage study)和不依赖于假定遗传模式的非参数连锁分析(nonparametric linkage study)或等位基因共享法。

2. 关联分析 比较来自同一群体中无亲缘关系的患病个体与非患病个体(对照)在等位基因的频率分布上是否存在显著差别,如存在显著差别,则认为该等位基因与所研究的性状相关,提示该座位含有易感基因或与易感基因紧密连锁。基因组关联分析(genome-wide association studies,GWASs)使复杂疾病的遗传学研究发生了革命性变化,从常见疾病到某些生理学和生物学指标,GWASs在基因组范围内提供了数以百计的位点相关性数据。

3. 连锁不平衡方法(transmission disequilibrium test,TDT) 介于连锁和关联分析之间,以患病子代与其父母组成的核心小家系为研究对象,把父母作为患者的"内对照",有效地消除了在群体关联研究中难以避免的群体分层等因素所导致的假阳性,具有明显的优越性,并且具有不受遗传模式影响,如果阳性,暗示一个非常小的区域的优点。

基因组筛选法

以人类基因组分散的微卫星 DNA 为标记,检测这些标记与变应性疾病的关系。

定位克隆和候选基因方法

1. 候选基因(candidate gene)法 通过对基因的生理功能、疾病的差异表达、表型类似的其他疾病、相关的组织细胞类型以及动物实验的发现等选择候选基因,先对基因和邻近的遗传标记做相关分析,进而找出与发病一致的突变。优点是了解候选基因的功能,可以直接评估人群中标记的等位基因频率,并允许基因组试验、环境因素及它们之间可能的相互作用同时存在,特别是对可能涉及这些疾病的表型和基因的生物学方面的研究。局限性是在研究对象不足时,如果显著性的界定过于宽松,就有可能出现假阳性结果,此外有可能限制新基因的发现。

2. 定位克隆(positional cloning)法 需要收集良好的表现型病例,对全部基因组中的遗传标记和研究疾病进行连锁分析,用高密度 SNP 连锁失衡图谱加之有效的统计分析(fine mapping,精细作图),以及足够靶区鉴别基因(相关和连锁分析)可以缩小与疾病有遗传相关的区域范围,进而分析该区域的基因是否与疾病进程相关以及在患者中是否存在导致疾病的基因突变,如果是在全基因组范围内进行上述分析也称基因组扫描。

3. 定点-候选基因克隆 将定位克隆和候选基因研究方法结合起来称之为定点-候选基因克隆,利用高流通量序列测定、SNP 基因分型和连锁失衡图谱法可以进行定点-候选基因克隆。

三 变应性鼻炎的基因组研究

通过精细作图(例如在染色体上确定基因的位置)和定位克隆 AR 的相关基因的研究已经有众多发现(表 3-23-1)。

表 3-23-1 变应性鼻炎基因组研究

人群	样本	相关染色体区域	研究者
丹麦人	100 个家庭,424 个个体,其中 33 个家庭(至少 2 个同胞诊断为 AR)	主要相关:4q24-q27 其他相关区域:2q12-q33,3q13,4p15-q12,5q13-q15,6p24-p23,12p13,22q13,y Xp21	Haagerup A 等
日本人	48 个家庭(188 个成员)(至少 2 个同胞诊断为 AR)	1p36.2,4q13.3 y 9q34.3 弱相关 5q33.1	Yokouchi Y 等
丹麦人	100 个家庭(424 个个体)	区域 4q32.2	Haagerup A 等
法国人	295 个家庭至少有一个哮喘患者	2q32,3p24-p14,9p22 和 9q22-q34 与 AR 相关 1p31 p 与哮喘和 AR 相关	Dizier MH 等
瑞典人	250 个家庭,初始为特应性皮炎连锁研究	最紧密相关:3q13,4q34-35 y 18q12 最弱相关:6p22-24,9p11-q12,9q33.2-34.3 y 17q11.2	Bu LM 等
丹麦人	三个独立人群,总共 236 个家庭,至少 125 对同胞患有鼻炎	3q13.31	Brasch-Andersen C 等

四 变应性鼻炎基因多态性研究

SNPs 与 AR 的相关性研究涉及趋化因子和受体、白细胞介素和受体、转录因子、血清 IgE、嗜酸性粒细胞和白三烯等基因，多态性位点在编码区和非编码区，多态性和 AR 的易患性或者严重程度相关（表 3-23-2）。

表 3-23-2　与 AR 相关的基因多态性

基因	染色体	人群	相关基因和多态性	研究者
趋化因子和受体	3p21.3	日本人（雪松花粉症）	CCXCR1：A111G，Arg127Cys，Arg252Gln；CCR1：T885C；CCR2：Val64Ile y T780C；CCR3：T51C；CCR5：Arg223Gln	Nakamura H 等
	4q21	日本人	SDAD1，CXCL9，CXCL10，CXCL11 基因的 SNPs 与季节性变应性鼻炎相关，这些 SNPs 构成的单体域可以遗传到下一代	Zhang J 等
	17q11	韩国人	RANTES：-403A y-28G	Kim JJ 等
	7q11.22	韩国人	eotaxin-3：+2497T＞G 与 AR 易患性相关	Chae SC 等
白细胞介素和受体、转录因子	11q22	捷克人	对链格孢霉过敏 AR：-607 IL-18	Sebelova S 等
	1p36.11	韩国人和中国人	IL-28RA：g. 32349 G＞A	Chae SC 等
	11q 22	韩国人	IL-18 启动子区域：/-607	Lee HM 等
	5q31	韩国人	IL-13：外显子 4 的 2044A 等位基因频率在患者组和对照组之间有明显差异	Kim JJ 等
	5q31	中国人	IL-13：患者组中，Arg130 Gln 与血清总 IgE 相关，Gln/Gln 基因型的总 IgE 比 Arg/ Arg 基因型明显高，针对 Derp1 特异性 IgE 与启动子区-1112(C/T) 相关	Wang M 等
	5q31（IL 13）	英国怀特岛	IL-13 和 GATA3 的 SNPs 的相互作用与鼻炎发病风险相关	Huebner M 等
	10p 15（GATA 3）			
	10p 15（GATA 3）	中国人	启动子区 rs1269486 位点 SNP(G/A) 与 AR 相关	Zhang L 等
	Xp（FOXP3）	中国人	启动子区 rs3060515 和 rs3761547 位点 SNPs 与屋尘螨过敏相关	Zhang L 等
嗜酸性粒细胞	17q23	日本人（雪松花粉症）	EPO：Pro358Leu	Nakamura H 等
	17q23	日本人（雪松花粉症）	EPOz 基因 6 号外显子(exon 6)的 202Arg 和 exon 7 的 358Leu 存在连锁不平衡	Nakamura H 等
白三烯	5q35	土耳其人	LTC4S：A-444C	Eskandari HG 等

续表

基因	染色体	人群	相关基因和多态性	研究者
其他基因	5q31.1	韩国人	CD14:C-159T 与 AR 严重性相关	Kang HJ 等
	5q31.1	中国人	CD14:C-159T 与 AR 相关,TT 纯合型频率在患者组中明显高于对照组	Han D 等
	20p13	日本人(雪松花粉症)	7575G/A,9073G/A,12540C/T 10918G/C,12433T/C,12462C/T	Cheng L 等
	17q22	韩国人	FOXJ1 多态性和单体型:g.−460C>T,g.1805G>T,g.3375G>C	Li CS 等
	1q21	土耳其人	FcγR Ⅱ A:131R	Gulen F 等

注:ADAM33:A disintegrin and metalloprotease domain 33;CCR:Chemokine receptor;CXCL:Chemokine,CXC motif,ligand;FcR:Crystallizable fraction receptor;FOXJ1:Forkhead-box J1;LTC4S:Leukotriene C4 synthase;AR:Allergic rhinitis;RANTES:Regulated on activation,normal T-cell expressed and secreted;SDAD1:SDA1 domain containing 1

五　变应性疾病的表观遗传学

表观遗传学是指组蛋白的乙酰化(acetylation)和甲基化(methylation)作用。因为 DNA 缠绕在组蛋白周围,因而组蛋白的修饰可以改变基因的转录和蛋白表达,DNA 甲基化是指增加甲基链到特定的胞嘧啶抑制基因的表达。环境暴露(如吸烟和生命早期环境诸如母亲营养的改变等)可以诱导组蛋白的改变和 DNA 甲基化。一些研究提示母亲营养(例如出生体重和头围等指标)的改变和成人 IgE 和变应性疾病的增加有关,环境污染导致的颗粒物暴露增加会导致剂量依赖性的外周血中 DNA 甲基化的增加,祖母辈吸烟可能会增加孙辈患哮喘的风险,某些动物实验发现子宫内增加甲基化供体的暴露可以增加变应原激发后的气道炎症。这些都提示跨代间的表观遗传在变应性疾病遗传中的作用。

伴随着遗传学研究的迅速发展,对于 AR 的遗传学机制将有更深入和广泛的发现,必将促进包括 AR 在内的变应性疾病的遗传诊断、预后评估和新的治疗方法的开发。

参 考 文 献

1. 张媛,张罗,韩德民,等. 变应性鼻炎的遗传学基础. 临床耳鼻咽喉头颈外科杂志,2007,21:1101-1104

2. 李婧,潘玉春,李亦学,等. 人类基因组单核苷酸多态性和单体型的分析及应用. 遗传学报,2005,32:879-589

3. 陈丽芳,周爱莲,何建猷,等. 哮喘易感基因的遗传学研究方法进展. 临床肺科杂志,2009,14:71-73

4. Settipane RA,Charnock DR. Epidemiology of rhinitis:allergic and nonallergic. Clin Allergy Immunol,2007,19:23-34

5. Bauchau V,Durham SR. Prevalence and rate of diagnosis of allergic rhinitis in Europe. Eur Respir J,2004,24:758-764

6. Zhang L,Han D,Huang D,Wu Y,Dong Z,Xu G,Kong W,Bachert C. Prevalence of self-reported allergic rhinitis in eleven major cities in China. Int Arch Allergy Immunol,2009,149:47-57. Epub 2008 Nov 26

7. Dávila I,Mullol J,Ferrer M,et al. Genetic Aspects of Allergic Rhinitis. J Investig Allergol Clin Immunol,2009,19(1 Suppl):25-31

8. Holloway JW,Yang IA,Holgate ST,et al. Genetics of allergic disease. J Allergy Clin Immunol,2010,125(2 Suppl 2):S81-S94

9. HDizier MH,Bouzigon E,Guilloud-Bataille M. Genome screen in the French EGEA study:detection of linked regions shared or not shared by allergic rhinitis and asthma. Genes Immun. ,2005,6:95-102

10. Bu LM,Bradley M,Söderhäll C,et al. Genome-wide linkage analysis of allergic rhinoconjunctivitis in a Swedish population. Clin Exp Allergy,2006,36:204-210

11. Nakamura H,Higashikawa F,Nobukuni Y,et al. Genotypes and haplotypes of CCR2 and CCR3 genes in Japanese cedar pollinosis. Int Arch Allergy Immunol,2007,142:329-334

12. Zhang J,Noguchi E,Migita O,et al. Association of a haplotype block spanning SDAD1 gene and CXC chemokine genes with allergic rhinitis. J Allergy Clin Immunol,2005,115:548-554

13. Chae SC,Park YR,Oh GJ,et al. The suggestive association of eotaxin-2 and eotaxin-3 gene polymorphisms in Korean population with allergic rhinitis. Immunogenetics,2005,56:760-764

14. Sebelova S,Izakovicova-Holla L,Stejskalova A,et al. Interleukin-18 and its three gene polymorphisms relating to allergic rhinitis. J Hum Genet,2007,52:152-158

15. Chae SC,Park YR,Li CS,et al. Analysis of the variations in IL-28RA gene and their association with allergic rhinitis. Exp Mol Med,2006,38:302-309

16. Lee HM,Park SA,Chung SW,et al. Interleukin-18/-607 gene polymorphism in allergic rhinitis. Int J Pediatr Otorhinolaryngol,2006,70:1085-1088

17. Kim JJ,Min JY,Lee JH. Polymorphisms in the IL-13 and IL-4 receptor alpha genes and allergic rhinitis. Eur Arch Otorhinolaryngol,2007,264:395-399

18. Huebner M,Kim DY,Ewart S,et al. Patterns of GATA3 and IL13 gene polymorphisms associated with childhood rhinitis and atopy in a birth cohort. J Allergy Clin Immunol,2008,121:408-414

19. Zhang L,Wang X,Han D,et al. Association of single nucleotide polymorphisms in GATA-3 with allergic rhinitis. Acta Otolaryngol,2009,129:190-194

20. Zhang L,Zhang Y,Desrosiers M,et al. Genetic association study of FOXP3 polymorphisms in allergic rhinitis in a Chinese population. Hum Immunol,2009,70:930-934

21. Eskandari HG,Unal M,Oztürk OG,et al. Leukotriene C4 synthase A-444C gene polymorphism in patients with allergic rhinitis. Otolaryngol Head Neck Surg,2006,134:997-1000

22. Kang HJ,Choi YM,Chae SW,et al. Polymorphism of the CD14 gene in perennial allergic rhinitis. Int J Pediatr Otorhinolaryngol,2006,70:2081-2085

23. Han D,She W,Zhang L. Association of the CD14 gene polymorphism C-159T with allergic rhinitis. Am J Rhinol Allergy,2010,24:1-3

24. Li CS,Chae SC,Lee JH,et al. Identification of single nucleotide polymorphisms in FOXJ1 and their association with allergic rhinitis. J Hum Genet,2006,51:292-297

25. Gulen F,Tanac R,Altinoz S,et al. The Fc gammaRIIa polymorphism in Turkish children with asthma bronchial and allergic rhinitis. Clin Biochem,2007,40:392-396

第 24 章
支气管哮喘

王惠妩

　　支气管哮喘,亦称哮喘,是由多种细胞参与的常见的气道慢性炎症性疾病,也是耳鼻咽喉科医师诊疗过程时常碰到的常见病之一。流行病学研究显示,哮喘和鼻炎经常存在于同一患者,上下气道炎症反应的相关性和一致性提示"一个气道一个疾病"的概念,因此耳鼻咽喉科医师应熟悉支气管哮喘。

　　20世纪的大部分时间里,认为哮喘是由于气道高反应所致的气道广泛性狭窄,治疗后或自行缓解,这一概念虽然能将哮喘与其他慢性阻塞性肺病(如慢支和肺气肿)区分开来,但以此解释哮喘的气道炎症的主要病理生理机制就显得过于简单。参照 NHUBI/WHO 制订的 GINA,中华医学会呼吸病分会对哮喘制订了如下定义:哮喘是由多种细胞包括呼吸道的炎性细胞和结构细胞(如嗜酸性粒细胞、肥大细胞、T淋巴细胞、中性粒细胞、平滑肌细胞、上皮细胞等)和细胞组分(cellular elements)参与的气道慢性炎症性疾病。这种慢性炎症导致气道反应性增高,通常出现广泛多变的可逆性气流受限,并引起反复发作性的喘息、气急、胸闷或咳嗽等症状,常在夜间和(或)凌晨发作、加剧,多数患者可自行缓解或治疗缓解。

　　哮喘和变应性鼻炎(allergic rhinitis,AR)一样,是世界性疾病,是全球性公共健康问题,无地域和种族局限性,也无年龄和性别的明显差异,世界各地对哮喘患病率的调查结果在 0.1%~32% 之间,差异接近 300 倍,我国地域辽阔,海拔高度东西相差数千公尺,故哮喘患病率的调查结果也差异甚大,我国报道的哮喘患病率为 0.5%~5.92% 之间。据估计全世界的哮喘患者约 3 亿,我国估计也有 1000 万~2000 万之多,且有逐渐增多趋势。不少国家(如新西兰、美国等)还报道,哮喘的死亡率近年也有增加的趋势。

一 危 险 因 素

哮喘的发病原因错综复杂,但其发病的危险因素主要包括两个方面,即宿主因素(遗传因素或称特异质,也就是受外界过敏原刺激可产生异常量的特异性 IgE 的特应性体质)和环境因素(包括过敏原、职业致敏物、烟草烟雾、空气污染、呼吸道感染、饮食、社会经济状况等,它们可能使具有哮喘特异质者发展为哮喘患者)。

宿主因素

大量研究证实哮喘具有明显的家族性遗传倾向,在与哮喘患者有血缘关系的各级亲属中,患有包括哮喘、鼻炎在内的特应性疾病的患病概率较正常人明显增高,其发病概率为:一级亲属>二级亲属>三级亲属。如哮喘患者的亲属中,AR、过敏性咽炎、哮喘等变应性呼吸道疾病,以及婴幼儿湿疹、异位性皮炎、荨麻疹等过敏性皮肤病的发病率明显高于健康人群,早在数十年前学者们进行过详尽的调查,证实在 504 例罹患哮喘等特应性疾病的患者中,有 48.4% 的患者有特应性疾病家族史,而健康人群则仅有 14.5% 有特应性疾病家族史。

近年来一些研究表明,在父母有特应性疾病病史的子女中,罹患特应性疾病的概率大大增加,父母任何一方有特应性疾病时,其子女罹患特应性疾病的概率为 30%~50%;父母双方均有特应性疾病时,子女患病的概率可高达 60%~100%;而父母双方均无特应性疾病时,其子女患特应性疾病的概率仅为 0%~20%。

澳大利亚学者 Duffy(1991 年)通过对双生子的研究证实了单卵双生子较双卵双生子更容易同时罹患哮喘;在一组 325 对美国双生子的哮喘发病情况调查中,单卵双生子为 58.9%,双卵双生子为 23.64%。这些研究不仅进一步证实了以往瑞典学者 Edforslubs 等有关双生子与哮喘关系的结论,同时也发现在血清总 IgE 水平、特异性 IgE 水平、气道对乙酰甲胆碱的高反应性和变应原皮试阳性率方面,单卵双生子和双卵双生子均有较大的一致性,提出了家族的遗传因素在哮喘的发病中具有重要作用。Cookson 等(1988 年)的研究证实 90% 患有过敏性哮喘的儿童其父母至少有一人为特应性素质。在我国,儿科哮喘协作组于 1988—1990 年对全国 27 个省 952 240 个儿童进行了整群抽样调查,证实了儿童哮喘的首次发病年龄集中在 3 岁以内,对哮喘遗传学家系调查发现,哮喘的发病有着明显的家族聚集现象,在哮喘患儿的各级亲属中,哮喘的发病率明显高于正常群体,进一步提示了哮喘的发生与遗传有关。

总之,特应质是哮喘的表型特征,与遗传密切相关,具有家族聚集倾向,与环境因素一起构成哮喘的发病因素。

环境因素

变应原、日常生活中的刺激性或有害气体、职业性因素和呼吸道感染是引起哮喘发病和发展的主要因素,也称为哮喘的致病因素。目前多数作者认为应把引起哮喘的诸多因素分为致病因素(trigger)和诱发因素(contributor)。

致病因素是指引起哮喘首次发病的因素,是哮喘的主要病因,无论在哮喘的发生和发展中均起重要作用;诱发因素是指患者在已患哮喘的基础上诱发哮喘急性发作的因素,是每次哮喘发病的扳机,在促使哮喘病情复发和进一步发展中起重要作用,在上述两大类因素中,某些因素如变应原、职业性因素、病毒、细菌、空气污染、食物和药物等兼有双重作用,既可导致哮喘的发生,又在哮喘病情发展过程中起重要作用。

1. 变应原　是引起哮喘的过敏原,大多数是蛋白质或含有蛋白质的物质。它们在哮喘的发病过程中起抗原的作用,可以引起人体内产生相应的抗体。虽然理论上几乎任何物质都可以引起过敏,但目前已知吸入性变应原达 3000 余类。以下介绍其中较为重要的 9 类。

(1)花粉(pollens):花粉是人们认识最早的变应原,能引起哮喘的花粉主要是以风为传播媒介的气传花粉。风媒花的特点是产量多、体积小、质量轻、有的还带有气囊,因此可以飘散得很远。气传花粉在空气中飘散有地域性和季节性特点。地域性是指空气中花粉的种类和含量主要取决于其周围地区的植物种类和数量。这类花粉春天多为树木花粉,如榆、杨、柳、松、杉、柏、白蜡树、胡桃、枫杨、桦树、法国梧桐、棕榈、桑、臭椿等;夏秋季多为杂草及农作物花粉,如蒿、豚草、藜、大麻、蓖麻、向日葵、玉米等。这些花粉的授粉期一般均在 3～5 月和 7～9 月间,所以花粉症和对花粉过敏的哮喘患者多集中在这两个季节发病。其中蒿和豚草花粉是强致敏原,危害极严重,可引起花粉症的流行。

花粉引起人体过敏是因为它含有丰富的植物蛋白。由于花粉粒体积很小,大多数直径在 $20～40\mu m$ 之间,加上授粉季节空气中花粉含量很高,极易随着呼吸进入人体。花粉被过敏者吸入后,便和支气管黏膜等组织的相应抗体(特异性 IgE)相结合,产生抗原-抗体反应,引起发病。

(2)尘螨(dust mites):自 20 世纪 60 年代中期以来,已通过临床观察、尘螨浸液特异性皮试、鼻黏膜和支气管激发试验、嗜碱性粒细胞脱颗粒试验、尘螨特异性 IgE、IgG 测定和发现尘螨特异性 T 淋巴细胞,证实了尘螨是引起哮喘等变应性疾病的主要变应原。在 4 种与哮喘的发病密切相关的尘螨中,以屋尘螨最为重要。屋尘螨以人体脱落的皮屑为食物,主要寄生于卧室的床铺、地毯或沙发上。采用尘螨浸液对尘螨过敏性哮喘患者进行特异性免疫治疗也取得了较好的疗效,进一步证实了尘螨是导致哮喘的主要变应原。

(3)屋尘和粉尘:屋尘包括卧室中的灰尘和工作环境中的灰尘,如图书馆的灰尘。粉尘包括面粉厂粉尘、皮革厂粉尘、纺织厂棉尘、打谷场粉尘等。卧室或某些工厂车间的灰尘含大量的有机物,如人身上脱落的毛发、上皮、微生物、小的昆虫尸体、螨及各种衣物的纤维碎屑等。这些有机物都是引起呼吸道等过敏的重要变应原。

(4)真菌(fungi):真菌有 10 万多种,它们寄生于植物、动物及人体,或腐生于土壤。但无论是哪种生存方式,在繁殖过程中都会把大量的孢子散发到空气中,真菌孢子及各种产物均形小质轻,易于飘散,极易吸入支气管内引起致敏和哮喘。常见的致敏真菌有毛霉菌、根霉菌、曲霉菌、青霉菌、芽霉菌、镰刀菌、酵母菌等。真菌在世界各地大气中的飘散范围较花粉更为广泛,在潮湿的居室内也大量飘散。在沿海、热带、湿润多雨和海拔较低的地区,由于潮湿、温暖的自然条件适宜真菌的生长,尤其在夏季,其周围环境和居室中的真菌极易孳生,且极易吸入气道内引起致敏和哮喘。

(5)蟑螂:蟑螂已被认为是引起哮喘的主要变应原之一,据我国和美国相关学科专家的研究,蟑螂可能是导致城市和城市郊区哮喘的重要变应原,特别是在儿童更为明显。蟑螂致敏的主要成分是其体表皮屑、唾液、粪便和分泌物等中含有的一种可以诱发变态反应的蛋白质。

(6)纤维:包括丝、麻、木棉、棕等。这类物品常用于服装、被褥、床垫等的填充物或各种织品。患者因吸入它们的纤维碎屑而发病,其中丝致敏者最多见。

(7)动物皮毛:猫、狗、鸟等及其他宠物的脱毛、皮屑和分泌物也是导致哮喘的主要变应原之一,尤其是猫和狗的脱毛所致的哮喘已先后被特异性支气管激发试验、特异性免疫试验所证实。

(8)食物:米面类,鱼肉类,乳类,蛋类,蔬菜类,水果类,调味食品类,硬壳干果(如腰果、花生、巧克力等)食物均可成为变应原,引起呼吸系统、皮肤、胃肠道等过敏。

(9)化妆品:化妆品种类很多,成分也很复杂,常用的如唇膏、脂粉、指甲油、描眉物、擦脸油及染发剂等。这些化妆品大部分为化学物质,属于半抗原,不单独致敏,但它们和人体皮肤蛋白质结合后,即可形成完全抗原,引起接触性皮炎,有时也可引起哮喘。其他可引起过敏者尚有药物、有机溶剂、各种金属饰物等。

2. 烟草烟雾　烟草烟雾是室内刺激性气体的一个重要来源。大量研究已显示,胎儿或幼儿暴露于烟草烟雾中将增加其以后患下呼吸道疾病的危险性。此外,研究也显示,吸烟将加速哮喘患者的肺功能下降并降低抗炎药物的疗效。

3. 日常生活中的刺激性或有害气体 包括油漆、含有化学药物的杀虫剂、油烟、煤烟、蚊香烟雾。某些化妆品(如发胶、香水等)和煤气或天然气燃烧所产生的二氧化硫等。

4. 职业性因素 引起哮喘的职业性因素非常复杂,在工作环境中吸入或接触一些与职业有关的刺激性气体、化学物质、工业有机尘、金属盐和职业性致敏物质等均可能引起哮喘。

5. 呼吸道感染 一项对北京地区 43 946 例 0~14 岁儿童哮喘流行病学调查资料表明,95.6% 哮喘患儿起病和发病诱因是呼吸道感染,这一比例可能过高,但仍足以说明呼吸道感染与哮喘关系最为密切,这在婴幼儿哮喘发作中更为突出。

(1)病毒:诱发哮喘的病毒在婴幼儿主要是呼吸道合胞病毒(RSV)和副流感病毒,年长儿和成人则以鼻病毒最为常见。病毒是从上呼吸道直接蔓延侵入下呼吸道的。Sigurs 等随访 47 例 RSV 感染所致的毛细支气管炎患儿,在 3 岁时有 11 例(23.4%)已确诊为哮喘,对照组仅 1 例(11%)诊断为哮喘,因此认为出生后第 1 年中发生的 RSV 毛细支气管炎是诱发哮喘的一个重要危险因素。Freymuth 等对 75 例哮喘严重发作的住院患儿用免疫荧光法和病毒分离技术检测 132 份鼻分泌物标本,病毒阳性率 33.3%,以幼儿最高。病毒种类主要有鼻病毒(占 46.9%)、RSV(占 21.2%)、肠道病毒(占 9.8%)、流感副流感病毒(占 8.8%)、腺病毒和冠状病毒(各占 4.5%)。显而易见,病毒感染是诱发小儿哮喘的最重要因素。

(2)肺炎支原体:肺炎支原体感染与非典型微生物是仅次于病毒而被认为与哮喘急性发作或长期难以缓解以及哮喘恶化有关的病原菌,这在近年更引起人们的注意。刘世英等曾报道有 14.9%(18/121 例)哮喘患儿血清中检出肺炎支原体 IgE、IgG 和 IgM,而在 37 例肺炎患儿血清中虽可检出肺炎支原体 IgG 和 IgM,但无一例检出肺炎支原体 IgE,可见肺炎支原体引起哮喘的发作机制是通过刺激机体产生特异性 IgE,由 IgE 介导 I 型变态反应而引起哮喘发作,因此肺炎支原体可能既是感染原,又是变应原。

(3)肺炎衣原体:肺炎衣原体感染与哮喘两者关系是近年研究热点。Hahn 曾报道肺炎衣原体感染的婴儿有 33% 在学龄期发展成哮喘,其中 50% 在其血、鼻咽及支气管分泌物中可检出肺炎衣原体 IgE,而肺炎衣原体持续阳性患儿哮喘常呈反复发作。另有研究报道哮喘患儿肺炎衣原体阳性率为 12%。Hahn 等报道,哮喘伴感染患儿肺炎衣原体 IgE 阳性率为 38.5%,而血清肺炎衣原体标记——衣原体热激蛋白(CHSP60)阳性率达 19%,对照组仅 3%。

(4)细菌感染:早在 20 世纪初,就有学者提出细菌感染可以触发支气管痉挛,但人们在随后的很长时间忽视了这一点,当然意见也不尽一致,甚至认为细菌感染不会诱发哮喘,因为哮喘患儿血清中从未检出某种细菌的特异性 IgE。Gern 认为,细菌也可以直接介导 Th1 和 Th2 细胞的免疫应答反应,在哮喘发病中有一定作用。慢性细菌性鼻窦炎可以加重哮喘发作,这是一个事实。Fayon 通过纤维支气管镜对 273 例哮喘患儿(月龄 32.2±17.5)下呼吸道分泌物进行培养,细菌阳性率 12.1%,包括流感嗜血杆菌、卡他球菌和奈瑟菌属等。虽然细菌感染与哮喘的关系远没有病毒感染重要,但细菌病原在哮喘病情发展中的作用仍亟待进一步认识和证实。

诱发因素

诱发因素是指诱发哮喘急性发作或加重哮喘症状的因素。大多数哮喘的致病因素同时也是哮喘发作的诱发因素,如前所述的变应原、烟草烟雾、食物因素、日常生活中的刺激性或有害气体、职业性因素、呼吸道感染等致病因素也是哮喘的诱发因素,除此之外,以下因素也在诱发哮喘发作中起一定作用。

1. 气候因素 冷空气、空气湿度的变化、气压的高低均可诱发哮喘的发作。在温差变化大、湿度大或气压低的地区,哮喘的发病率明显升高,当这些地区的哮喘患者去气候干燥、气压较高的地区后,哮喘病情往往得到缓解。冷空气诱发支气管哮喘的机制是冷空气可以导致气道内热损失,导致肥大细胞释放介质,直接或间接诱发气道炎症,引起哮喘发作。温度太高或太低均是哮喘的不利因素,暴风雨时,也可能使哮喘发作或症状加重,这可能是因为在暴风雨时,空气中的一些变应原随着风被吹向地面而使地面的变应原浓度增加。

2. 运动和过度通气 运动是诱发哮喘发作常见的因素,特别是儿童和青年哮喘患者。其机制可能与运动时气道黏膜层的渗透压随着气道内温度的反复波动而变化,因此,运动对哮喘的激发非常特异,其他一些非哮喘患者,如慢性支气管炎、囊性纤维化、支气管扩张等均很少由运动而诱发气流受限。与运动诱发相类似,用冷、干燥甚至热空气进行过度通气也可以导致哮喘发作,其机制目前尚不清楚。同样,过度通气对哮喘的激发也很特异。

3. 地理因素 不同地区有着不同的诱发哮喘的因素,除气候因素外,变应原种类的差异很大,如沿海地区以真菌、尘螨等变应原较为常见,内陆地区以花粉、室尘较为常见。当沿海地区因真菌或尘螨致敏引起的哮喘患者移居内陆地区后,许多患者可不治自愈或有较长时间的缓解。研究还发现,海拔较高地区哮喘的患病率明显低于其他地区。

4. 过度的情感变化和精神因素 大哭、大笑、生气、恐惧或紧张均可诱发哮喘,这可能与上述过度的情感变化和精神因素导致的高通气和低碳酸血症引起气道狭窄有关,这在成人患者中较为明显。

5. 内分泌因素 临床上经常发现许多女性患者的哮喘发作与月经期有一定关系,在月经前期、月经期哮喘症状发作或加重,因此临床上提出了"月经性哮喘"的诊断名称。哮喘的发作与妊娠的密切关系也证实哮喘与内分泌功能有关,研究表明,2.3%的妊娠妇女可以发生哮喘。

6. 其他因素 鼻炎、鼻窦炎和鼻息肉与哮喘有密切关系,对这些疾病的治疗常常可使哮喘症状得到控制,否则可加重或诱发哮喘。有间接证据显示,细菌性鼻窦炎可使哮喘症状加重,用抗生素治疗细菌性鼻窦炎可减轻哮喘症状。然而,在某些患者中,鼻窦炎与哮喘是共存的。胃食管反流也可加重哮喘,特别是儿童,食管反流一经控制,哮喘症状也可得到改善。

鼻炎:一个独特影响哮喘的因素

在与哮喘相关的危险因素中,鼻炎是一个独立于上述诸因素之外的因素。鼻和气管黏膜具有相似性,其中关于鼻肺相互作用最重要的概念之一是功能互补。大多数哮喘患者患有鼻炎,AR 的存在常加重哮喘,增加哮喘发作、急诊就诊和由于哮喘住院的危险性。一些研究证实了特应性体质的非哮喘患者或 AR 患者的支气管黏膜,其综合结果显示存在轻度基底膜增厚及中度嗜酸性粒细胞浸润性炎症,鼻和支气管黏膜的炎症反应是导致气道黏膜高反应性的直接原因之一。在特定季节,花粉自然暴露可引起非哮喘的季节性 AR 患者气道反应性增加,并诱导炎症细胞募集和 IL-5 的表达,导致气道炎症。需要注意的是,在很多情况下,临床症状可能主要表现在一个器官,在另一个器官虽然存在但比较隐蔽或难以识别。

二 发 病 机 制

哮喘的发病机制非常复杂,迄今仍未完全明了。多数人认为哮喘与变态反应、气道炎症、气道反应性增高及神经等因素相互作用有关(图 3-24-1)。

变态反应

当变应原进入具有特应性体质的机体后,可刺激机体通过 T 淋巴细胞的传递,由 B 淋巴细胞合成特异性 IgE,并结合于肥大细胞和嗜碱性粒细胞表面的高亲和性的 IgE 受体(FcεR I);也可结合于某些 B 细胞、巨噬细胞、单核细胞、嗜酸性粒细胞、NK 细胞及血小板表面的低亲和性 Fcα 受体(FcεR II),若机体再次接触变应原时,可与结合在 FcεR 受体上的 TgE 交联,使该细胞合成并释放多种活性介质导致支气管黏膜炎症细胞浸润、黏液分泌增加、平滑肌收缩及血管通透性增高等。炎症细胞在介质的作用下又可分泌多种炎性介质,使上述病变加重,产生哮喘的临床症状。

气道炎症学说

气道慢性炎症被认为是哮喘的本质,表现为多种炎症细胞在呼吸道的浸润和聚集。长期以来,人们

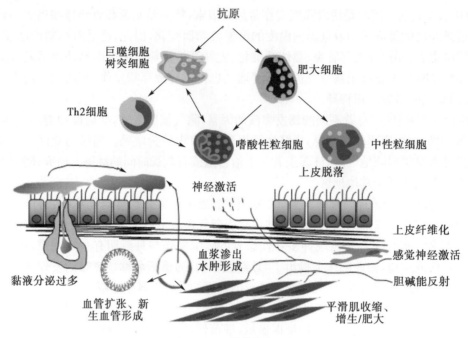

图 3-24-1 哮喘发病机制

认为肥大细胞和嗜酸性粒细胞是哮喘炎症的关键细胞,它们通过释放已经生成并储存于细胞内的炎症介质和新生炎症介质起作用。后者可直接作用于气道,或通过神经机制间接作用于气道。例如,在 Th2 相关细胞因子(如 IL-3、IL-5 等)的刺激下,嗜酸性粒细胞脱颗粒,释放一些介质,包括主要碱性蛋白(major basic protein,MBP)、嗜酸性粒细胞阳离子蛋白(eosinophil cationic protein,ECP)、嗜酸性粒细胞源性神经毒素(eosinophil-derived neurotoxin,EDN)和嗜酸性过氧化物酶(eosinophil peroxidase,EPO),在哮喘的发病机制中它们均发挥着效应。肥大细胞在 IgE 介导刺激下也释放一些介质(如组胺和类胰蛋白酶),同时,它通过产生一些细胞因子进一步作为一种炎症调节剂促进嗜酸性粒细胞浸润和激活。

随着免疫学和分子生物学的发展,哮喘炎症研究的重点已经转移到了 T 淋巴细胞上。T 细胞通过释放多功能的细胞因子,似乎在整个炎症反应中起着至关重要的作用。从哮喘患者吸入抗原后的黏膜活组织样本中发现含有淋巴细胞,而且这些细胞表面的一些表达标记已被活化。最近几年,对 T 辅助细胞功能的认识取得重大进展。研究认为哮喘、AR 等变态反应是由 Th2 细胞介导的。T 辅助细胞按其功能分为两群:Th1 和 Th2。Th1 主要合成释放 IFN、IL-2;Th2 则主要生成 IL-4、IL-5、IL-10 及 IL-13 等。IFN 及 IL-4 分别为 Th1 和 Th2 特征性细胞因子。IL-4 是 Th2 细胞选择性发育及扩增的必需细胞因子。B 细胞合成分泌特异性 IgE 依赖于 IL-4 的存在。因此,Th2 活化亢进,Th1/Th2 平衡失调可能是哮喘发病的重要基础。

在对一些因哮喘突发死亡的尸体解剖中发现,其痰液中占主要地位的是中性粒细胞,而并非嗜酸性粒细胞,中性粒细胞可产生氧自由基、IL-8 和中性粒细胞弹性蛋白酶(NE)等,使气道反应性升高,炎性细胞浸润,气道分泌增加,并可产生 TGF-β 导致气道重构。所以,中性粒细胞在哮喘发病中也起着重要的作用,尤其是急性发作期和重症哮喘。

气道高反应性

气道高反应性(airway hyperresponsiveness,AHR)表现为气道对各种刺激,如吸入变应原、组胺、胆碱、冷空气和环境刺激物后出现过强或过早的收缩反应,是哮喘发生发展的另一个重要因素。目前认为呼吸道炎症是导致 AHR 的重要机制之一,当气道受到变应原或其他刺激后,由多种炎症细胞、炎症介质和细胞因子参与,气道上皮和上皮内神经的损害等而导致 AHR。AHR 常有家族倾向,受遗传因素影响。虽然 AHR 为哮喘患者的共同病理生理特征,但是出现 AHR 者并非都是哮喘,如长期吸烟、接触臭氧、呼吸道病毒感染、COPD 等也可出现 AHR。

乙酰甲胆碱和组胺吸入激发,是临床上最常用的用于判断是否存在 AHR 及其程度的手段。冷空气和高渗盐水激发也用于临床。对于这些不同的激发物质,虽然其引起气道狭窄的结局是一样的,但导致气道收缩的机制不同。乙酰甲胆碱和组胺直接作用于气道平滑肌,运动和高渗或低渗溶液是通过诱导细胞(如肥大细胞)释放分泌活性介质而间接发挥作用,而 CO_2 和缓激肽则是通过直接刺激气道感觉神经末梢而致气道收缩。AHR 的程度通常与哮喘的临床严重程度和个体的治疗药量有关。另外,昼夜峰流速的变异性也与 AHR 有关。

神经机制

神经因素也被认为是哮喘发病的重要环节。支气管受复杂的自主神经支配,除胆碱能神经、肾上腺能神经外,还有非肾上腺素能非胆碱能(NANC)神经系统。哮喘与 β-肾上腺素受体功能低下和迷走神经张力亢进有关,并可能存在有 α-肾上腺素神经的反应性增加。NSNC 能释放舒张支气管平滑肌的神经介质如血管活性肠肽(VIP)、一氧化氮(NO),及收缩支气管平滑肌的介质如 P 物质、神经激肽,两者平衡失调则可引起气道黏膜炎性细胞浸润、黏液分泌增加、微血管通透性增高和支气管平滑肌收缩。

气道重塑学说

哮喘患者尸检发现,其大小支气管内充满着痰栓,由黏液、血清蛋白、炎症细胞和细胞残片等组成。支气管腔内和壁有嗜酸性粒细胞、淋巴细胞的广泛浸润,并伴有血管扩张、微血管渗漏和上皮组织损伤。同时伴有支气管平滑肌肥厚、新生血管形成、上皮组织杯状细胞增多、上皮下组织(基底膜)胶原沉积等病理改变,这些病理改变最终导致了气道重塑(airway remodeling),而气道重塑导致气道结构的永久改变并产生气流的永久受限。

三　病理及病理生理学

病理学

疾病早期,肉眼观解剖学上较少有器质性改变。随着疾病发展,病理学变化逐渐明显。肉眼可见肺膨胀及肺气肿,肺柔软疏松有弹性,支气管及细支气管内含有黏稠痰液及黏液栓,支气管壁增厚、黏膜充血肿胀。显微镜下可见支气管黏膜上皮下有肥大细胞、嗜酸性粒细胞、淋巴细胞、中性粒细胞浸润,纤毛上皮细胞脱落、基底膜露出、杯状细胞增生,黏膜下组织水肿、微血管通透性增加,以及支气管内分泌物潴留等病理改变。若哮喘长期反复发作,表现为支气管平滑肌肌层肥厚,气道上皮细胞下纤维化、基底膜增厚等,导致气道重塑和周围肺组织对气道的支撑作用消失(图 3-24-2)。

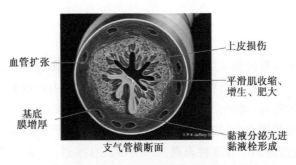

图 3-24-2　支气管病理学改变

病理生理学

哮喘是一种病理生理学极为复杂的呼吸道炎症性疾病,其主要病理生理学特征表现在 3 个方面:①气道炎症反应;②AHR;③气道可逆性通气障碍。其中气道炎症是哮喘病理生理学各阶段中最主要的特征性改变。气道炎症导致了 AHR 而引起急性支气管收缩、支气管壁水肿、炎症细胞浸润、平滑肌肥厚、气道壁重塑(纤维化)、弹性回缩力下降和支气管腔内慢性黏液栓,最终导致临床表现的不完全可逆的气流阻塞。抗炎药物可用来降低 AHR 和黏液高分泌等炎症病变。某些哮喘患者,特别是病程长、病情严重的,即使给予口服足量的糖皮质激素进行最大限度的抗炎治疗,其气流阻塞也仅部分可逆。目前尚不清楚这些病理改变为什么这样持久,可能与气道重塑有关,至少是部分相关。

重度发作的哮喘患者可出现动脉低氧血症,这主要是由于在严重哮喘发作时支气管阻塞的程度在全肺不同的区域不完全一致,一些气道完全阻塞或严重狭窄,而另一些气道未阻塞或狭窄,导致通气/血流灌注 (V/Q) 的失调。在轻至中度发作的哮喘患者,动脉 PCO_2 多为正常,而一旦出现 $PaCO_2$ 增高,常常表明气道阻塞非常严重以致呼吸肌不能维持正常的肺泡通气量。气道阻塞严重、呼吸肌疲劳或者呼吸驱动下降(如在使用麻醉或镇静药后)均可使肺泡通气量下降,出现 $PaCO_2$ 升高。应当注意的是,一旦哮喘患者出现 $PaCO_2$ 升高,则提示病情严重,需要严密观察和进一步积极治疗。

四 临床表现及检查

几乎所有的哮喘患者都有长期性和反复发作性的特点,其发作与季节、周围环境、饮食、职业、精神心理因素、运动和服用某种药物有密切关系。

前驱症状

在变应原引起的急性哮喘发作前,往往有鼻和黏膜的卡他症状,如打喷嚏、流涕、眼痒、流泪、干咳及胸闷等。

典型症状

哮喘的典型症状有喘息、气促和咳嗽,咳嗽时无痰或有痰。其症状没有特异性,在其他急性或慢性气道疾病中也可以见到。继发于典型的上呼吸道病毒感染的急性病毒性气管-支气管炎也有哮喘样症状,其 AHR 可高达 6 周,但与哮喘不同的是,经治疗后 AHR 可完全恢复正常。COPD 患者有时也会出现典型的哮喘样症状,与 COPD 相比,哮喘的症状常常更具有发作性和突然性。

哮喘的咳嗽症状是由气道炎症和支气管痉挛引起的。哮喘发作前驱干咳,继之喘息,哮喘发作接近尾声时咳嗽,大量白色泡沫痰,喘息缓解。有一部分哮喘患者哮喘急性发作时,以刺激性干咳为主要表现,无明显的喘息症状,这部分哮喘称为咳嗽变异性哮喘(cough variant asthma,CVA),将在下面的"特殊类型的哮喘"中另作表述。

体征

哮喘的体征与哮喘的发作有密切关系,在哮喘缓解期可无任何阳性体征。哮喘发作期,根据病情严重程度的不同可有不同的体征。哮喘发作时胸部呈过度充气状态,有广泛的哮鸣音,呼气音延长。但在轻度哮喘或非常严重哮喘发作时,哮鸣音可不出现,后者称为寂静肺,提示气道通气极度不良,并预示即将出现呼吸衰竭。辅助呼吸肌用力(三凹征)和大汗通常提示气流严重阻塞,但它们并不是重症哮喘的确诊依据,这是因为在呼吸浅快的患者这种表现并不明显。有报道 30%~40% 的急性哮喘发作的患者存在这些表现。另外,严重哮喘患者可出现呼吸和心率增快、脉搏强弱不等(奇脉)、胸腹反常运动、发绀和神志异常等。

特殊类型的哮喘

1. 运动性哮喘(exercise-induced asthma,EIA)　是指达到一定运动量后,出现支气管痉挛而产生的哮喘。其发作大多是急性的、短暂的,而且大多能自行缓解。EIA 并非是运动即可引起哮喘,实际上短暂的运动可兴奋呼吸,使支气管短暂舒张,其后随着运动时间延长,强度增加,支气管发生收缩,通常症状在运动结束后5~10分钟达到高峰。EIA 特点为:①症状均发生在运动后;②有明显的自限性,发作后经一定时间的休息后即可逐渐恢复正常;③一般无过敏性因素参与,往往特异性变应原皮试阴性,血清 IgE 水平不高。使用短效 β_2 受体激动剂即可使肺功能恢复正常,个别情况下,EIA 可能很严重而需要急诊治疗。

2. 药物性哮喘　由于使用某种药物导致的哮喘发作。常见的可能引起哮喘发作的药物有:阿司匹林、β受体阻断剂、血管紧张素转换酶抑制剂(ACEI)、局部麻醉剂、添加剂(如酒石黄)、医用气雾剂中的杀菌复合物等。免疫血清、含碘造影剂也可引起哮喘发作。这些药物通常是以抗原、半抗原或佐剂的形式参与机体的变态反应过程,但并非所有的药物性哮喘都是机体直接对药物产生过敏反应引起,例如 β受体阻断剂,是通过阻断 β受体,使 β_2 受体激动剂不能在支气管平滑肌的效应器上起作用,从而导致支气管痉挛。阿司匹林是诱发药物性哮喘最常见的药物,某些患者可在服用阿司匹林或其他非甾体消炎药物数分钟或几小时后出现剧烈的支气管痉挛,同时伴有颜面潮红和鼻阻塞。阿司匹林哮喘主要影响成年人,在儿童和非过敏体质者中相对少见。虽然有些患者对阿司匹林以前是能耐受的,但有时在使用如吲哚美辛(消炎痛)、萘普生、布洛芬、舒林酸、吡罗昔康(炎痛喜康)可以出现交叉过敏反应,这些药物都是花生四烯酸代谢中环氧化途径的前列腺素合成抑制剂。而非抑制剂如水杨酸盐、水杨酰胺、右丙氧芬、对乙酰氨基酚则不会出现上述反应。普遍认为这是由于前列腺素的合成抑制剂阻断了环氧化途径,花生四烯酸代谢将更多地转移到 5-脂氧合酶(5-lipoxygenase,5-LO)和 5-脂氧合酶活化蛋白(5-lipoxygenase activating protein,FLAP)途径而产生白三烯,白三烯具有很强的支气管平滑肌收缩能力。阿司匹林敏感患者,在该药物激发后尿中白三烯 Ed(LTE_4)将升高 4 倍。近年来研制的白三烯受体拮抗剂,如扎鲁司特和孟鲁司特可以很好地抑制口服阿司匹林导致的哮喘发作。

3. 职业性哮喘　由特殊的职业环境而触发,脱离作业环境后缓解,这类哮喘称为职业性哮喘。职业性哮喘的病史有如下特点:①有明确的职业史,本病只限于与致喘物直接接触的劳动者;②既往(从事该职业前)无哮喘史;③从事该职业后至哮喘发作最少半年以上;④接触致喘物与哮喘发作有非常密切的关系,接触即发作,脱离则缓解。另外有一些患者在吸入氯气、二氧化硫等刺激性气体时,出现急性刺激性干咳、黏痰、气急等症状,称之为反应性气道功能障碍综合征(reactive airway dysfunction syndrome,RADS),常常由于突然吸入大剂量的刺激性强的物质所致,可持续 3 个月以上。

4. 咳嗽变异性哮喘(CVA)　有时,哮喘仅表现为咳嗽,气流阻塞可以不存在,因此,CVA 明显存在诊断依据不足。有证据提示,气道黏膜的咳嗽受体是从支气管收缩受体中分离出来的,这可以解释为什么这类患者没有喘息;另外,咳嗽受体在中央气道更丰富,而在外周气道分布较少。在哮喘发作过程中,释放出的炎性细胞介质可刺激咳嗽受体,且其炎症反应主要累及中央气道,这可能是咳嗽变异性哮喘的机制。慢性咳嗽长达数月甚至数年,且胸片上没有明显表现时,应高度怀疑 CVA。病史中常常提示咳嗽是在接触香水、烟雾和其他刺激物时而加剧,大笑或锻炼后咳嗽也加重。可以根据吸入乙酰甲胆碱、组胺或运动激发试验阳性和支气管扩张剂和(或)抗炎治疗效果明显而诊断。

实验室检查

1. 血液检查　当哮喘合并呼吸道感染,或长期吸入或服用糖皮质激素时,周围血白细胞总数及中性粒细胞可升高。哮喘发作时可有周围血嗜酸性粒细胞增高,在儿童哮喘升高较为明显。一些有关的血液免疫学指标,如血清总 IgE、血清嗜酸性粒细胞阳离子蛋白(ECP)等也常升高。

2. 痰液检查　哮喘患者痰液可多可少,如无痰,可通过高渗盐水超声雾化诱导痰的方法进行检查。痰的细胞学检查可发现较多的嗜酸性粒细胞,当哮喘患者合并感染时,则中性粒细胞比例增加。另外,痰液 ECP 检测已成为哮喘诊断、鉴别诊断和预后判断的重要指标之一。

3. 呼吸功能检查

(1)通气功能检查:在哮喘发作时呈阻塞性通气功能障碍,呼气流速指标显著下降,1 秒用力呼气量(FEV_1)、1 秒用力呼气量占用力肺活量比值($FEV_1/FVC\%$)、最大呼气中期流速(MMEF)以及最大呼气流量(PEF)均减少。缓解期逐渐恢复。有效的支气管扩张剂可使上述症状好转。发作时可有肺容量的指标用力肺活量减少、残气量增加、功能残气量和肺总量增加,残气量占肺总量百分比升高。

(2)支气管激发试验(bronchial provocation test,BPT):用于测定气道反应性,哮喘患者的气道处于一种异常敏感状态,对某些刺激往往表现为过强和(或)过早的反应,则为 AHR。吸入激发试验对一些哮喘诊断不明确的患者是非常有用的。例如,一些有典型的哮喘症状但峰流速和肺功能正常的患者,无其他禁忌可用乙酰甲胆碱或组胺行 BPT,当 FEV_1 下降至基线以下 20%,则试验结果为阳性。试验结束后迅速吸入 β 受体激动剂,使肺功能恢复至基线水平。试验时计算出可使 FEV_1 下降 20% 的甲胆碱或组胺的剂量,称为 PD_{20},而 PC_{20} 是指引起 FEV_1 下降 20% 时的激发浓度。PD_{20} 值低是哮喘的典型表现但并不特异,也见于其他一些气道炎性疾病。

(3)支气管舒张试验(bronchial dilation test,BDT):测定气流受限的可逆性。对已有支气管痉挛、狭窄的患者,使用一定剂量的支气管舒张剂使狭窄的支气管舒张,以测定舒张后通气指标变化程度的肺功能试验,称为 BDT。其适应证是 FEV_1 的基础值小于 70% 的预计值。试验前先测定基础的 FEV_1,然后用定量雾化吸入器(MDI)吸入 β_2 受体激动剂(如沙丁胺醇)200~400μg,20 分钟后再测定 FEV_1,如果 FEV_1 较用药前增加≥12%,且其绝对值增加≥200ml,则为舒张试验阳性。

(4)最大呼气流量(PEF)及其变异率测定:PEF 可反映气道通气功能的变化。哮喘发作时 PEP 下降。此外,由于哮喘有通气功能时间节律变化的特点,常于夜间或凌晨发作或加重,使其通气功能下降。若昼夜(或凌晨与下午)PEF 变异律≥20%,则符合气道气流受限可逆性改变的特点。

4. 动脉血气分析 轻度或中度哮喘发作时,动脉血 CO_2 分压接近正常或略有下降,甚至表现为呼吸性碱中毒,而动脉氧分压下降,主要是肺内通气/血流比例异常所致。当病情继续加重时,缺氧加重,而且可出现动脉血二氧化碳分压升高,出现呼吸性酸中毒。如缺氧明显,可合并代谢性酸中毒。

5. 胸部 X 线检查 在哮喘发作早期可见两肺透亮度增加,呈过度通气状态;在缓解期多无明显异常。如并发呼吸道感染,可见肺纹理增多及炎性浸润阴影。同时要注意肺不张、气胸或纵隔气肿等并发症的存在。

6. 特异性变应原检测 哮喘患者大多数为变应性体质,对众多的变应原和刺激物敏感。测定变应原特异性抗体结合病史有助于对患者的病因诊断和避免或减少对致敏因素的接触。变应原检测分为体内试验(变应原皮肤试验)和体外试验。

(1)体内试验

1)皮肤变应原测试:用于指导避免变应原接触和脱敏治疗,临床较为常用。需根据病史和当地生活环境选择可疑的变应原进行检查,可通过皮肤点刺等方法进行,皮肤阳性提示患者对该变应原过敏。

2)吸入变应原测试:验证变应原吸入引起的哮喘发作,因变应原制作较为困难,且该检验有一定的危险性,目前临床应用较少。

(2)体外检测:特异性 IgE 抗体(SIgE)是体外检测变应原的重要手段,灵敏度和特异性都很高,变异性哮喘患者血清 SIgE 较正常人明显升高。根据 SIgE 含量可确定患者变应原种类,可评价患者过敏状态,对哮喘的诊断和鉴别诊断都有一定意义。

7. 呼出气一氧化氮(NO)测定 NO 的合成部位是含有由各种细胞因子诱导所产生的诱导型 NO 合成酶(iNOS)的气道上皮细胞。NO 作为气体状介质,与血管通透性、平滑肌收缩应答、气道分泌等功能有关。在哮喘患者中,呼出气中 NO 浓度明显高于正常人。另外,使用糖皮质激素等抗炎药物后,可见哮喘患者呼出气中 NO 浓度下降,因此,NO 可作为变应性气道炎症的标志物。

五　诊断及鉴别诊断

诊断标准

1. 反复发作喘息、气急、胸闷或咳嗽,多与接触变应原、冷空气、物理、化学性刺激、病毒性上呼吸道感染、运动等有关。

2. 发作时在双肺可闻及散在或弥漫性,以呼气相为主的哮鸣音,呼气相延长。

3. 上述症状可经治疗缓解或自行缓解。

4. 除外其他疾病所引起的喘息、气急、胸闷和咳嗽。

5. 临床表现不典型者(如无明显喘息或体征),应至少具备以下 1 项试验阳性:①支气管激发试验(BPT)或运动试验阳性;②支气管舒张试验(BDT)阳性,FEV_1 增加$\geqslant$12％,且 FEV_1 增加绝对值$\geqslant$200ml;③最大呼气流量(PEF)日内(或 2 周)变异率或昼夜波动率$\geqslant$20％。

符合 1~4 条或 4、5 条者,可诊断为哮喘。

诊断分期

根据临床表现,哮喘可分为急性发作期(exacerbation)、慢性持续期(persistent)和缓解期。慢性持续期是指在相当长的时间内,每周均不同频度和(或)不同程度地出现症状(喘息、气急、胸闷、咳嗽等);缓解期系指经过治疗或未经治疗症状、体征消失,肺功能恢复到急性发作前水平,并维持 3 个月以上。

诊断分级

哮喘的病情严重程度分级分为三个部分。

1. 治疗前分级　包括新发生的哮喘和既往已诊断为哮喘而长时间未应用药物治疗的患者(表 3-24-1)。

表 3-24-1　治疗前哮喘病情严重程度的分级

分级	临床特点
间歇状态 (第 1 级)	症状＜每周 1 次 短暂出现 夜间哮喘症状$\leqslant$每月 2 次 $FEV_1\geqslant$80％预计值或 PEF$\geqslant$80％个人最佳值,PEF 或 FEV_1 变异率＜20％
轻度持续 (第 2 级)	症状$\geqslant$每周 1 次,但＜每日 1 次 可能影响活动和睡眠 夜间哮喘症状＞每月 2 次,但＜每周 1 次 $FEV_1\geqslant$80％预计值或 PEF$\geqslant$80％个人最佳值,PEF 或 FEV_1 变异率＜20％~30％
轻度持续 (第 3 级)	每日有症状 影响活动和睡眠 夜间哮喘症状$\geqslant$每周 1 次 $FEV_1$60％~79％预计值或 PEF60％~79％个人最佳值,PEF 或 FEV_1 变异率＞30％
轻度持续 (第 4 级)	每日有症状 频繁出现 经常出现夜间哮喘症状 FEV_1＜60％预计值或 PEF＜60％个人最佳值,PEF 或 FEV_1 变异率＞30％

2. 治疗期间分级　根据哮喘的控制水平,分为 3 级:完全控制、部分控制和未控制(表 3-24-2)。

表 3-24-2　支气管哮喘控制分级

	完全控制 （满足以下所有条件）	部分控制 （在任何一周内出现以下事件）	未控制 （在任何一周内出现以下事件）
白天症状	无（或≤2次/周）	>2次/周	
活动受限	无	有	
夜间症状、憋醒	无	有	在任何一周内出现3种或以上部分控制特征
需要使用急救药的次数	无（或≤2次/周）	>2次/周	
肺功能（PEF或FEV$_1$）	正常	<预计值或本人最佳值的80%	
急性发作	无	超过每年1次	在任何一周内出现1次

3. 急性发作分级　哮喘急性发作是指气促、咳嗽、胸闷等症状突然发生，或原有症状急剧加重，常有呼吸困难，以呼气流量降低为其特征，常因接触变应原等刺激物或治疗不当等所致。其程度轻重不一，病情加重，可在数小时或数天内出现，偶尔可在数分钟内即危及生命，故应对病情作出正确评估，以便给予及时有效的紧急治疗（表 3-24-3）。

表 3-24-3　哮喘急性发作时病情严重程度的分级

临床特点	轻度	中度	重度	危重
气短	步行、上楼时	稍事活动	休息时	
体位	可平卧	喜坐位	端坐呼吸	
讲话方式	连续成句	单词	单字	不能讲话
精神状态	可有焦虑,尚安静	时有焦虑或烦躁	常有焦虑、烦躁	嗜睡或意识模糊
出汗	无	有	大汗淋漓	
呼吸频率	轻度增加	增加	常>30次/分	
辅助呼吸肌活动及三凹征	常无	可有	常有	胸腹矛盾运动
哮鸣音	散在,呼吸末期	响亮、弥漫	响亮、弥漫	减弱,乃至无
脉率（次/min）	<100	100~200	>120	变慢或不规则
奇脉	无,<10mmHg	可有,10~25mmHg	常有,>25mmHg	无,提示呼吸肌疲劳
使用β$_2$激动剂后PEF预计值或个人最佳值%	>80%	60%~80%	<60%或<100L/min或作用时间<2小时	
PaO$_2$（吸空气,mmHg）	正常	≥60	<60	
PaCO$_2$（mmHg）	<45	≤45	>45	
SaO$_2$（吸空气,%）	>95	91~95	≤90	
pH				降低

鉴别诊断

1. 心源性哮喘　心源性哮喘常见于左心功能衰竭，发作时的症状与哮喘相似，但心源性哮喘多有高血压、冠状动脉粥样硬化性心脏病、风湿性心脏病等病史和体征。阵发性咳嗽,常咳出粉红色泡沫痰，两肺可闻及广泛的湿啰音和哮鸣音，左心界扩大，心率增快，心尖部可闻及奔马律。胸部X线可见心脏增大、肺瘀血征。若一时难以鉴别时,可雾化吸入 β₂ 受体激动剂或静脉输入氨茶碱缓解症状后,进一步检查,忌用肾上腺素或吗啡,以免发生危险。

2. 喘息型慢性支气管炎　实际上为慢支合并哮喘,多见于中老年人,有慢性咳嗽史,喘息常年存在,有加重期,有肺气肿体征,两肺常可闻及湿啰音。

3. 支气管肺癌　中央型支气管肺癌由于肿瘤压迫导致支气管狭窄或伴发感染时,可出现喘鸣音或类似哮喘样呼吸困难,肺部可闻及哮鸣音。但肺癌的呼吸困难及喘鸣症状往往进行性加重,常无诱因,咳嗽伴血痰,痰中找到癌细胞、胸部 X 线片、CT 或 MRI 检查及纤支镜检查常可明确诊断。

4. 肺嗜酸性粒细胞性浸润症　见于热带性嗜酸性粒细胞增多症、肺嗜酸性粒细胞增多性浸润、外源性变态反应性肺泡炎等。致病原多为寄生虫、花粉、化学药品、职业粉尘等,多有接触史,症状较轻,患者常有发热,胸部 X 线检查可见多发性、此起彼伏的淡薄斑片浸润阴影,可自行消失或再发。肺组织活检也有助于鉴别。

5. 变应性支气管肺真菌病　是由真菌在具有特应性个体中引起的一种变态反应性疾病。与哮喘的鉴别要点是:①典型患者咳棕褐色痰块,内含大量嗜酸性粒细胞;②X 线胸片呈现游走性或固定性浸润病灶;③支气管造影可见近端支气管扩张;④痰镜检或培养找到真菌;⑤ 真菌抗原皮试呈阳性反应;⑥ 真菌抗原特异性沉淀抗体(IgG)测定阳性;⑦ 真菌抗原皮试出现 Arthus 现象。

6. 气管、支气管软化及复发性多软骨炎　由于气管支气管软骨软化,气道不能维持原来的正常状态,患者吸气或咳嗽时胸内压升高,可引起气道狭窄,甚至闭塞,临床表现为呼气性喘息,其特点为:①剧烈的持续性甚至犬吠样咳嗽;②气道断层摄影或 CT 显示气管、主支气管狭窄;③纤维支气管镜检查时可见气道呈扁平状,呼气或咳嗽时气道狭窄更明显。

7. 变应性肉芽肿性血管炎　本病主要侵犯小动脉和小静脉,侵犯细小动脉更多见,主要累及多个器官和以肺部浸润和周围血管嗜酸性粒细胞浸润增多为特征,其患者绝大多数可出现喘息症状,与哮喘鉴别要点:①出喘息症状外,常伴有鼻窦炎(88%);②病理检查特征为嗜酸性粒细胞浸润,肉芽肿病变,坏死性血管炎等。

六　治　疗

治疗原则及策略

哮喘是一种对患者及其家庭和社会都有明显影响的慢性疾病。气道炎症是所有类型哮喘的共同病理特征,是临床症状和气道高反应性(AHR)的基础,存在于哮喘的整个病程。虽然目前尚无根治办法,但以抑制气道炎症为主的恰当治疗,通常可以使病情得到控制。

1. 哮喘治疗的目标　①有效控制急性发作症状并维持最轻的症状,甚至无任何症状;②防止哮喘的加重;③尽可能使肺功能维持在接近正常水平;④保持正常活动(包括运动)的能力;⑤ 避免哮喘药物的不良反应;⑥ 防止发生不可逆的气流受限;⑦ 防止哮喘死亡,降低哮喘病死率。

2. 哮喘控制的标准　①最少(最好没有)慢性症状,包括夜间症状;②哮喘发作次数减至最少;③无须因哮喘而看急诊;④最少(或最好不需要)按需使用 β₂ 激动剂;⑤ 没有活动(包括运动)限制;⑥ PEF 昼夜变异率<20%;⑦ PEF 正常或接近正常;⑧ 最少或没有药物不良反应。

3. 脱离接触变应原　能找到引起哮喘发作的变应原或其他非特异性刺激因素者,应立即使患者脱离接触变应原。

4. 急性发作期的治疗　哮喘急性发作的治疗取决于发作的严重程度以及对治疗的反应。治疗的目的在于尽快缓解症状,解除气流受限和低氧血症,同时还需要制订长期治疗方案以预防再次急性发作。哮喘急性发作时病情严重程度的判定标准遵照表 3-24-3,各类别中的所有特征并不一定齐备。如果患者对起始治疗的反应差,症状恶化很快,或患者存在可能发生死亡的高危因素,应按下一个更为严重的级别治疗。哮喘急性发作的医院治疗路线图见图 3-24-3。

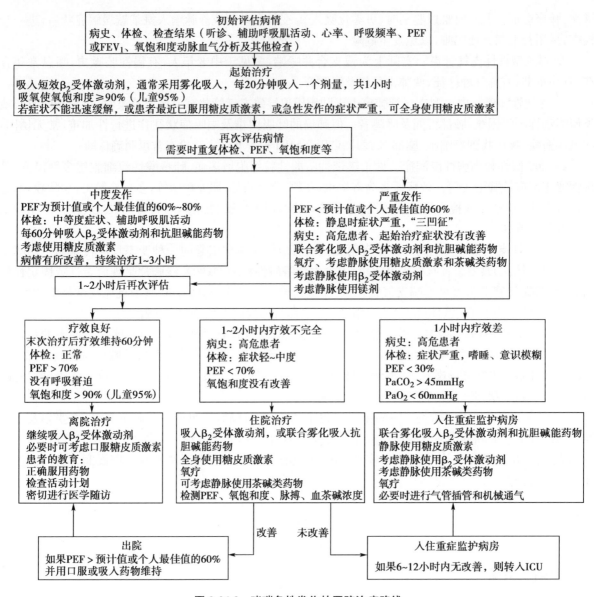

图 3-24-3 哮喘急性发作的医院治疗路线

5. 长期治疗方案的确定 哮喘的治疗观念正在经历一场变革,如何达到并维持哮喘的控制已成为治疗方案制订的基本目标。哮喘的长期治疗方案制订应遵循:首先判定哮喘的控制分级(表 3-24-2),然后根据哮喘控制分级,选择适当的治疗药物达到控制(图 3-24-4),最后使用最少的药物维持控制。

6. 危重哮喘的治疗 尽管对哮喘的病理生理日臻了解及治疗药物不断增多,但严重的哮喘病例依然较多,病死率仍居高不下,全球每年有 18 万人死于哮喘,国内至今尚无全国范围内哮喘死亡资料和数据。1999 年中华医学会北京分会呼吸专业委员会对北京市 16 家大医院 1988－1998 年期间住院哮喘患者资料进行了分析,结果显示 10 年期间 16 家医院共收治 6410 例哮喘患者,且这些患者病情都是较复杂和严重的,其中死亡 56 例,病死率为 0.86％。

(1)重度或危重哮喘发作的治疗:经氧疗、全身应用糖皮质激素、β 受体激动剂等药物治疗后病情继续恶化者,应及时给予辅助机械通气治疗。其指征包括神志改变、呼吸肌疲劳、动脉血二氧化碳分压($PaCO_2$)由低于正常转为正常甚或 $>45mmHg$。可以先试用鼻(面)罩等非创伤性通气方式,若无效则应及早插管机械通气。

(2)危重哮喘机械通气的治疗:为避免肺过度膨胀,甚至造成气压伤,故目前多主张低通气、低频率、

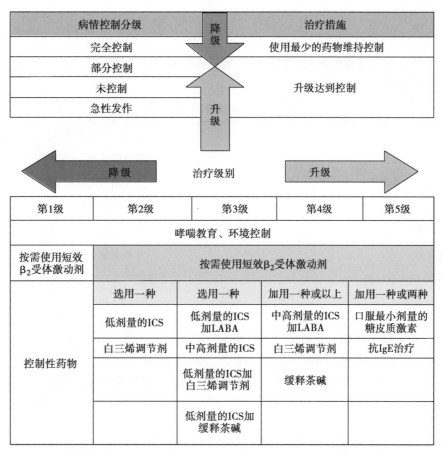

注：ICS：吸入糖皮质激素；LABA(long-acting beta2 adrenergic agonist)：长效 β₂受体激动剂

图 3-24-4　根据哮喘病情控制分级制定治疗方案(适用于 5 岁以上患者)

可允许性高碳酸血症(PHC)的通气方式。呼吸器参数起始设置为：潮气量 8～10ml/kg，频率 10～15 次/分，每分钟通气量≤115ml/kg(8～10L)，呼气末正压(PEEP)＝0cmH₂O(1cmH₂O＝0.098kPa)，吸呼比 1∶3。通过调整吸气流速，或采用自动流速(auto-flow)方式，在保持较合适的每分钟通气量的前提下，尽可能保持吸气末平台＜30cmH₂O。应强调 PHC 是为避免并发症的一个过渡阶段，待肺过度充气缓解，胸廓运动幅度增大，气道压力降低，则不必去追求允许性高碳酸血症的应用，所以要结合不同患者及其不同阶段的具体情况来妥善地应用机械通气。

对危重哮喘患者在使用气管插管或气管切开行机械通气时，要重视镇静及肌松剂的应用。镇静剂能给患者以舒适感，防止呼吸不合拍，降低氧耗和二氧化碳的产生。常用的镇静药物有地西泮(安定)、咪达唑仑(咪唑安定)和丙泊酚(异丙酚)等。如地西泮常用剂量为 10mg 静脉注射；与地西泮比较，咪达唑仑是一种快速和相对短效的苯二氮䓬类药物，注射部位疼痛和血管刺激少，可比地西泮产生更舒适的催眠作用，同时产生明显的抗焦虑作用。咪达唑仑达到中枢峰效应的时间为 2～4 分钟。其消除半衰期约 2 小时，多采用连续输注给药，先静注负荷量 0.025～0.05mg/kg 后，以 1.0～2.0μg/(kg·min)维持。患者血压低时应慎用地西泮、咪达唑仑。丙泊酚起效快，过程平稳，不良反应少，镇静水平易于调节，此外，该药还有一定的支气管扩张作用，用法：连续输注给药约 50μg/(kg·min)，可根据患者镇静状态进行调节。有时尽管已用镇静剂，但人机拮抗仍未解决，造成气道高压，甚至 PaO₂ 下降，此时需应用肌松剂，但肌松剂不宜时间太长，特别是在合并使用大剂量糖皮质激素治疗的危重哮喘患者，以免产生甾类肌松药综合征，导致撤机困难。

一旦气道阻力开始下降以及 PaCO₂ 恢复正常，且镇静药及肌松剂已撤除，症状也明显好转，则应考虑撤机。

药物治疗及选择

根据作用机制可分为具有抗炎作用的控制药物和缓解症状作用的缓解药物两大类。某些药物兼有以上两种作用见表 3-24-4。

表 3-24-4　哮喘常用药物分类

控制药物	缓解药物
吸入糖皮质激素	短效吸入 β_2 受体激动剂
全身用糖皮质激素	全身用糖皮质激素
色甘酸钠	抗胆碱能药物
尼多酸钠	短效口服 β_2 受体激动剂
缓释茶碱	短效茶碱
长效 β_2 受体激动剂	
白三烯调节剂	

1. 糖皮质激素　糖皮质激素是最有效的抗变态反应炎症的药物。其主要的机制包括：干扰花生四烯酸代谢，减少白三烯和前列腺素的合成；抑制嗜酸性粒细胞的趋化与活化；抑制细胞因子的合成；减少微血管渗漏；增加细胞膜上 β 受体的合成等。给药途径有吸入、口服和静脉应用等。

（1）吸入给药：这类药物局部抗炎作用强。通过吸气过程给药，药物直接作用于气道，所需剂量较小。经消化道和气道进入血液的药物的大部分被肝脏灭活，因此全身不良反应较少。口咽局部的不良反应有声音嘶哑、咽部不适和念珠菌感染。吸药后及时用清水含漱口咽部或选用干粉吸入剂或加用储雾罐可减少上述不良反应。吸入糖皮质激素后的全身不良反应的大小与药物剂量、药物的生物利用度、在肠道的吸收、肝脏首关代谢率及全身吸收药物的半衰期等因素有关。目前上市的药物中丙酸氟替卡松和布地奈德的全身不良反应较少。吸入型糖皮质激素是长期治疗持续性哮喘的首选药物。

吸入给药有 3 种剂型：①气雾剂。②干粉吸入剂：一般而言，使用干粉吸入装置比普通定量气雾剂方便，吸入下呼吸道的药物量较多。有二丙酸倍氯米松碟剂、布地奈德都保、丙酸氟替卡松碟剂等品种。糖皮质激素气雾剂和干粉吸入剂通常需连续、规律地吸入 1 周后方能奏效。③溶液：布地奈德溶液经以压缩空气或高流量氧气为动力的射流装置雾化吸入，对患者吸气配合的要求不高，起效较快，适用于哮喘急性发作时的治疗。

常用吸入型糖皮质激素的每日剂量高低与互换关系见表 3-24-5。

表 3-24-5　常用吸入型糖皮质激素的每日剂量高低与互换关系

药物	低剂量（μg）	中剂量（μg）	高剂量（μg）
二丙酸倍氯米松	200～500	>500～1000	>1000～2000
布地奈德	200～400	>400～800	>800～1600
丙酸氟替卡松	100～250	>250～500	>500～1000

（2）口服给药：急性发作病情较重的哮喘或重度持续（4 级）哮喘吸入大剂量激素治疗无效的患者应早期口服糖皮质激素，以防止病情恶化。一般使用半衰期较短的糖皮质激素，如泼尼松、泼尼松龙或甲泼尼龙等。对于糖皮质激素依赖性哮喘，可采用每天或隔天清晨顿服给药的方式，以减少外源性激素对脑垂体-肾上腺轴的抑制作用。泼尼松的维持剂量最好每天≤10mg。对于伴有结核病、寄生虫感染、骨质疏松、青光眼、糖尿病、严重忧郁或消化性溃疡的哮喘患者，全身给予糖皮质激素治疗时应慎重，并应密切随访。

（3）静脉用药：严重急性哮喘发作时，应经静脉及时给予大剂量琥珀酸氢化可的松（400～1000mg/d）

或甲泼尼龙(80～160mg/d)。无糖皮质激素依赖倾向者,可在短期(3～5 天)内停药;有激素依赖倾向者应延长给药时间,控制哮喘症状后改为口服给药,并逐步减少激素用量。地塞米松抗炎作用较强,但由于血浆和组织中半衰期长,对脑垂体-肾上腺轴的抑制时间长,故应尽量避免使用或短时间使用。

2. β_2 受体激动剂   通过对气道平滑肌和肥大细胞膜表面的 β_2 受体的兴奋,舒张气道平滑肌、减少肥大细胞和嗜碱性粒细胞脱颗粒和介质的释放、降低微血管的通透性、增加气道上皮纤毛的摆动等,缓解哮喘症状。此类药物较多,可分为短效(作用维持 4～6 小时)和长效(维持 12 小时)β_2 受体激动剂。后者又可分为速效(数分钟起效)和缓慢起效(半小时起效)见表 3-24-6。

表 3-24-6 β_2 受体激动剂的分类

起效时间	作用持续时间	
	短效	长效
速效	沙丁胺醇	福莫特罗
	特布他林	
	丙卡特罗	
	非诺特罗	
慢效		沙美特罗

(1)短效 β_2 受体激动剂:常用的药物如沙丁胺醇(salbutamol)和特布他林(terbutaline)等。

也有三种给药方式:①吸入:可供吸入的短效 β_2 受体激动剂包括气雾剂、干粉剂和溶液等。这类药物松弛气道平滑肌作用强,通常在数分钟内起效,疗效可维持数小时,是缓解轻至中度急性哮喘症状的首选药物,也可用于运动性哮喘的预防。如沙丁胺醇每次吸入 100～200μg 或特布他林 250～500μg,必要时每 20 分钟重复 1 次。1 小时后疗效不满意者,应向医师咨询或去看急诊。这类药物应按需间歇使用,不宜长期、单一使用,也不宜过量应用,否则可引起骨骼肌震颤、低血钾、心律不齐等不良反应。压力型定量手控气雾剂(pMDI)和干粉吸入装置吸入短效 β_2 受体激动剂不适用于重度哮喘发作;其溶液(如沙丁胺醇、特布他林、非诺特罗及其复方制剂)经雾化泵吸入适用于轻至重度哮喘发作。②口服:如沙丁胺醇、特布他林、丙卡特罗片等,通常在服药后 15～30 分钟起效,疗效维持 4～6 小时。如沙丁胺醇 2～4mg,特布他林 1.25～2.5mg,每天 3 次;丙卡特罗 25～50μg,每天 2 次。使用虽较方便,但心悸、骨骼肌震颤等不良反应比吸入给药时明显。缓释剂型和控释剂型的平喘作用维持时间可达 8～12 小时,特布他林的前体药班布特罗的作用可维持 24 小时,可减少用药次数,适用于夜间哮喘患者的预防和治疗。长期、单一应用 β_2 受体激动剂可使细胞膜 β_2 受体的向下调节,表现为临床耐药现象,故应予避免。③注射:注射制剂虽然平喘作用较为迅速,但因全身不良反应的发生率较高,已较少使用。

(2)长效 β_2 受体激动剂:这类 β_2 受体激动剂的分子结构中具有较长的侧链,因此具有较强的脂溶性和对 β_2 受体较高的选择性。其舒张支气管平滑肌的作用可维持 12 小时以上。

目前在我国上市的吸入型长效 β_2 受体激动剂有两种:①沙美特罗(salmeterol):经气雾剂或碟剂装置给药,给药后 3 分钟起效,平喘作用维持 12 小时以上。推荐剂量 50μg,,每天 2 次吸入;②福莫特罗(formoterol):经都保装置给药,给药后 3～5 分钟起效,平喘作用维持 8～12 小时以上。平喘作用具有一定的剂量依赖性,推荐剂量 4.5～9μg,每天 2 次吸入。

吸入长效 β_2 受体激动剂适用于哮喘(尤其是夜间哮喘和运动诱发哮喘)的预防和持续期的治疗。福莫特罗因起效迅速,可按需用于哮喘急性发作时的治疗,且未发现副作用明显增加。

近年来推荐联合吸入糖皮质激素和长效 β_2 受体激动剂治疗哮喘。这两者具有协同的抗炎和平喘作用,可获得相当于(或优于)应用加倍剂量吸入型糖皮质激素时的疗效,并可增加患者的依从性、减少较大剂量糖皮质激素引起的不良反应,尤其适合于中至重度持续哮喘患者的长期治疗。最近的一项为期 1 年的多中心研究(GOAL)显示,联合吸入糖皮质激素(丙酸氟替卡松)和长效 β_2 受体激动剂(沙美特罗)与单独吸入糖皮质激素(丙酸氟替卡松)相比,症状完全控制的比例可明显提高。

3. 茶碱 具有舒张支气管平滑肌作用,并具有强心、利尿、扩张冠状动脉、兴奋呼吸中枢和呼吸肌等作用。有研究资料显示,低浓度茶碱具有抗炎和免疫调节作用。有两种给药途径:

(1)口服给药:包括氨茶碱和控(缓)释型茶碱。用于轻至中度哮喘发作和维持治疗。一般剂量为每天 6～10mg/kg。控(缓)释型茶碱口服后昼夜血药浓度平稳,平喘作用可维持 12～24 小时,尤适用于夜间哮喘症状的控制。茶碱与糖皮质激素和抗胆碱药物联合应用具有协同作用。但本品与 β₂ 受体激动剂联合应用时,易出现心率增快和心律失常,应慎用并适当减少剂量。

(2)静脉给药:氨茶碱加入葡萄糖溶液中,缓慢静脉注射[注射速度不宜超过 0.2mg/(kg·min)]或静脉滴注,适用于哮喘急性发作且近 24 小时内未用过茶碱类药物的患者。负荷剂量为 4～6mg/kg,维持剂量为 0.6～0.8mg/(kg·h)。由于茶碱的"治疗窗"窄,以及茶碱代谢存在较大的个体差异,可引起心律失常、血压下降,甚至死亡,在有条件的情况下应监测其血药浓度,及时调整浓度和滴速。茶碱有效、安全的血药浓度范围应在 6～15mg/L。影响茶碱代谢的因素较多,如发热、妊娠、肝脏疾患、充血性心力衰竭以及合用西咪替丁或喹诺酮类、大环内酯类等药物,均可影响茶碱代谢而使其排泄减慢,应引起临床医师们的重视,并酌情调整剂量。

4. 抗胆碱能药物 吸入抗胆碱能药物如溴化异丙托品、溴化氧托品和溴化泰乌托品(tiotropium bromide)等,可阻断节后迷走神经传出支,通过降低迷走神经张力而舒张支气管。其舒张支气管的作用比 β₂ 受体激动剂弱,起效也较慢,但长期应用不易产生耐药,对老年人的疗效不低于年轻人。

本品有气雾剂和雾化溶液两种剂型。经 pMDI 吸入溴化异丙托品气雾剂,常用剂量为 40～80μg,每天 3～4 次;经雾化泵吸入溴化异丙托品溶液的常用剂量为 50～125μg,每天 3～4 次。溴化泰乌托品系新近上市的长效抗胆碱能药物,对 M₃ 受体具有选择性抑制作用,仅需每天 1 次吸入给药。

本品与 β₂ 受体激动剂联合应用具有协同、互补作用。本品对有吸烟史的老年哮喘患者较为适宜,但对妊娠早期妇女和患有青光眼或前列腺肥大的患者应慎用。

5. 白三烯调节剂 包括半胱氨酰白三烯受体拮抗剂和 5-脂氧化酶抑制剂,是一类新的治疗哮喘药物。目前在国内应用主要是半胱氨酰白三烯受体拮抗剂。半胱氨酰白三烯受体拮抗剂通过对气道平滑肌和其他细胞表面白三烯(Cys LT1)受体的拮抗,抑制肥大细胞和嗜酸性粒细胞释放出的半胱氨酰白三烯的致喘和致炎作用,产生轻度支气管舒张和减轻变应原、运动和 SO₂ 诱发的支气管痉挛等作用,并具有一定程度的抗炎作用。

本品可减轻哮喘症状,改善肺功能,减少哮喘的恶化。但其作用不如吸入型糖皮质激素,也不能取代糖皮质激素。作为联合治疗中的药物,本品可减少中至重度哮喘患者每天吸入糖皮质激素的剂量,并可提高吸入糖皮质激素治疗的临床疗效,且服用方便。尤适用于阿司匹林过敏性哮喘和运动性哮喘患者的治疗。本品较为安全。虽然有文献报道接受这类药物治疗的患者可出现 Churg-Strauss 综合征,但其与白三烯调节剂的因果关系尚未肯定,可能与全身应用糖皮质激素剂量的减少有关。5-脂氧化酶抑制剂可能引起肝脏损害,需监测肝功能。通常口服给药。扎鲁司特 20mg,每天 2 次;孟鲁司特 10mg,每天 1 次;异丁司特 10mg,每天 2 次。

6. 抗组胺药物 口服第二代抗组胺药物(H1 受体拮抗剂)如酮替芬、氯雷他定、阿司咪唑、氮䓬斯汀、特非那定等具有抗变态反应作用,其在哮喘治疗中的作用较弱。可用于伴有变应性鼻炎哮喘患者的治疗。这类药物的不良反应主要是嗜睡。阿司咪唑和特非那定可引起严重的心血管不良反应,应谨慎使用。

其他口服抗变态反应药物如曲尼司特(tranilast)、瑞吡司特(repirinast)等可应用于轻至中度哮喘的治疗。主要不良反应是嗜睡。色甘酸钠和奈多罗米钠(nedocromil sodium)是另两类可通过吸入而抗炎的药物,可抑制 IgE 介导的肥大细胞等炎症细胞中炎症介质的释放,并可选择性抑制巨噬细胞、嗜酸性粒细胞和单核细胞等炎症细胞介质的释放。这类药物适用于轻度持续哮喘的长期治疗,可预防变应原、运动、干冷空气和 SO₂ 等诱发的气道阻塞,可减轻哮喘症状和病情加重。吸入这类药物后的不良反应很少。

7. 可能减少口服糖皮质激素剂量的药物 当糖皮质激素治疗失败产生较严重的副作用或需长期

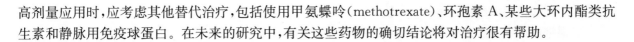

高剂量应用时,应考虑其他替代治疗,包括使用甲氨蝶呤(methotrexate)、环孢素 A、某些大环内酯类抗生素和静脉用免疫球蛋白。在未来的研究中,有关这些药物的确切结论将对治疗很有帮助。

免疫治疗

1. 变应原特异性免疫疗法(SIT) 该疗法通过皮下给予常见吸入变应原提取液(如螨、猫毛、豚草等),可减轻哮喘症状和降低气道高反应性。但对其远期疗效和安全性尚待进一步研究与评价。变应原制备的标准化工作也有待加强。哮喘患者应用此疗法期间应严格在医师指导下进行。目前已试用舌下给药的变应原免疫疗法。

2. 抗 IgE 治疗 抗 IgE 单克隆抗体(omalizumab)可应用于血清 IgE 水平增高的哮喘患者。目前它主要用于经过吸入糖皮质激素和 LABA 联合治疗后症状仍未控制的严重哮喘患者。目前在 11～50 岁的哮喘患者的治疗研究中尚没有发现抗 IgE 治疗有明显不良反应,但因该药临床使用的时间尚短,其远期疗效与安全性有待进一步观察。价格昂贵也使其临床应用受到限制。

中药治疗

中医治疗哮喘和治疗其他疾病一样,亦应遵循"急则治其标,缓则治其本"的原则,可辨证施治,并酌情使用某些确有疗效的中(成)药。哮喘的的循证治疗的疗效资料几乎为 0,完全依靠医师的经验。

七 教育和管理

实践表明,哮喘患者的教育和管理是哮喘防治工作中十分重要的组成部分。通过哮喘教育可以显著地提高哮喘患者对于疾病的认识,更好地配合治疗和预防,提高患者防治依从性,达到减少哮喘发作,维持长期稳定,提高生活质量,并减少医疗经费开支的目的。可以根据不同对象和具体情况,采用适当的、灵活多样的,为患者及其家属乐于接受的方式对患者及其家属进行系统教育。

教育的方式方法

1. 各级医院可以通过开办哮喘学校、学习班、俱乐部、联谊会等多种生动活泼的方式集中进行系统的哮喘教育。

2. 组织患者阅读连环画,观看电视节目或录像或听录音带。

3. 组织患者阅读有关哮喘防治的科普丛书及报纸杂志上所刊登的科普文章。

4. 应用互联网或互动多媒体技术传播防治哮喘的信息。

5. 召集哮喘患者介绍和交流防治哮喘的经验体会。

每位哮喘患者在初诊时,应尽可能为其提供一些基本的宣教资料,包括防治哮喘的相关知识和技能。之后,通过各种途径对哮喘患者进行宣传、教育。

教育的初级内容

1. 相信通过长期、规范的治疗,可以有效地控制哮喘。

2. 了解诱发哮喘的各种因素,结合每位患者的具体情况,找出具体的诱发因素及避免诱发的方法,如减少过敏原吸入,避免剧烈运动,忌用可以诱发哮喘的药物等。

3. 初步了解哮喘的本质和发病机制。

4. 熟悉哮喘发作先兆表现及相应的处理办法。

5. 了解峰流速仪的测定和记录方法,并鼓励患者记录哮喘日记。

6. 学会在哮喘发作时进行简单的紧急自我处理办法。

7. 初步了解常用的治疗哮喘药物的作用特点、正确方法,并了解每种药物的不良反应及如何减少、避免相应的不良反应。

8. 掌握各种吸入药物的正确吸入技术。

9. 根据病情程度医患双方联合制订出初步治疗方案。

10. 认识哮喘加重恶化的征象及了解采取什么样的措施。

11. 知道何时应去医院就诊或看急诊。

12. 了解心理因素在哮喘发病和治疗中的作用,掌握必要的心理调节知识。

长期管理的内容

初步教育后应进一步采取一切必要措施对患者进行长期系统管理,定期强化有关哮喘规范治疗的内容,提高哮喘患者对哮喘的认识水平和防治哮喘的技能,重点是吸入技术以及落实环境控制措施,定期评估病情和治疗效果。提高哮喘患者对医护人员的信任度,改善哮喘患者防治疾病的依从性。哮喘长期管理的内容包括鼓励哮喘患者与医护人员建立伙伴关系;通过规律的肺功能监测(PEF)客观地评价哮喘发作的程度;避免和控制哮喘激发因素,减少复发,制订哮喘长期管理的用药计划;建立个体化的控制哮喘加重的治疗计划和定期随访。

通过长期规范化管理应达到以下目标。

1. 使哮喘患者对防治措施具有良好的依从性。

2. 尽可能控制、消除有关症状,包括夜间无症状。

3. 预防、控制哮喘发作,使到医院就诊的次数达到最低限度。

4. 使肺功能尽可能接近正常水平。

5. 保证患者能参加正常活动,包括体育运动,将因病误工、误学时间减少到最低限度。

6. 少用或不用短效 β_2 受体激动剂也能控制病情。

7. 使药物不良反应发生率降至最低,最好是无不良反应。

8. 尽量使哮喘患者不发生不可逆性气流受限。

9. 降低哮喘患者发生猝死的概率。

参 考 文 献

1. 中华医学会呼吸病学分会哮喘学组. 支气管哮喘防治指南(支气管哮喘的定义、诊断、治疗和管理方案). 中华结核和呼吸杂志,2008,31:177-185

2. 李明华,殷凯生,蔡映云,等. 哮喘病学. 第2版. 北京:人民卫生出版社,2005

3. 韩德民,张罗,董震,等. 变应性鼻炎. 北京:人民卫生出版社,2007

4. 冯益真,马沛然,韩秀珍,等. 山东省哮喘患病率及流行病学特征. 山东医科大学学报,1994,32:212-215

5. 林耀广,王辰,林江涛,等.北京地区职业人群支气管哮喘及其相关病症的患病率调查.中华结核和呼吸杂志,2002,25:650-654

6. 黄克武,刘敬忠,翁心植,等.中国人支气管哮喘基因连续标记的研究.中华结核和呼吸杂志,1999,22:408-410

7. 黄克武,翁心植,刘敬忠,等.支气管哮喘与HLA-DRBl等位基因关联的研究.心肺血管病杂志,1998,17:291-292

8. 陈育智,李元,刘世英,等.北京地区4万儿童哮喘患病情况调查.北京医学,1995,17:1-4

9. 刘世英,赫宝兰,任亦欣,等.支原体感染与哮喘发病关系的研究.中华儿科杂志,1996,34:137-138

10. 何权瀛,何冰,朱元珏,等.北京市16家医院1988-1998年56例住院哮喘患者死亡分析.中华结核和呼吸杂志,2000,23:686-688

11. Gordon BR. Asthma:an important disease to Otolaryngologists-part Ⅰ:Suspecting and diagnosing asthma. Ear Nose Throat J,1996,75:97-101

12. Gordon BR. Asthma:an important disease to Otolaryngologists—part Ⅱ:Asthma management strategy. Ear Nose Throat J,1996,75:136-138,140-142

13. National institutes of Health-National Heart,Lung,and Blood Institute. Global Initiative for Asthma,Global strategy for asthma management and prevention. Revised,2008

14. Postma DS,Bleecker ER,Amelung PJ,et al. Genetic susceptibility to asthma—bronchial hyperresponsiveness coinherited with a major gene for atopy. N Engl J Med,1995,333:894-900

15. Kamitani A,Wong ZY,Dickson P,et al. Absence of genetic linkage of chromosome 5q31 with asthma and atopy in the general population. Thorax,1997,52:816-817

16. PerichonB. ,Krishnamoorthy R. Asthma and HLA system. Allerg Immunol (Paris),1991,23:301-307

17. Pearce N,Pekkanen J,Beasley R,et al. How mach asthma is leally attributable to atopy? Thorax,1999,54:268-272

18. Sigurs N,Bjamason R,Sigurhergsson F,et al. Asthma and immunoglobulin E antibodies after respiratory syncytial virus bronchiolitis:A prospective cohort study with matched controls. Pediatrics,1995,95:500-505

19. Freymuth F,Vabret A,Brouard J,et al. Detection of viral,Chlamydia pneumoniae and Mycoplasma pneumoniae infecfions in exacerbations of asthma in children. J Clin Virol,1999,13:13l-139

20. Hahn DL. Chlamydia pneumoniae antibodies and adult-onset asthma. J Allergy Clin lmmunol,2000,106:404

21. Gern JE,Busse WW. The role of viral infections in the natural history of asthma. J Allergy Clin lmmunol,2000,106:201-212

22. Fayon M,Just J,Thien HV,et al. Bacterial flora of the lower respiratory tract in children with bronchial asthma. Acta Paediatr,1999,88:1216-1222

23. Barnes PJ,Adcock IM. How do corticosteroids work in asthma? Ann Intern Med,2003,139(5 Pt 1):359-370

24. Anderson SD,Brannan JD. Exercise-induced asthma:is there still a case for histamine? J Allergy Clin Immunol,2002,109:771-773

25. Fujimura M,Ogawa H,Nishizawa Y,et al. Comparison of atopic cough with variant asthma:is atopic cough a precursor of asthma? Thorax,2003,58:736-737

26. Kips JC,O'Connor BJ,Inman MD,et al. A long-term study of the anti-inflammatory effect of low-dose budesonide in asthma. Am J Resp Crit Care Med,2000,161:996-1001

27. Pedersen S,O'Byrne P. A comparison of the efficacy and safety of inhaled corticosteroid in asthma. Allergy,1997,52:1-34

28. Davies B,Brooks G,Devoy M. The efficacy and safety of salmeterol,compared to theophylline:meta-analysis of nine controlled studies. Respir Med,1998,92:256-263

29. Lipworth BJ. Leukotriene-receptor antagonist. The Lancet,1999,353:57-62

30. Pedersen S. Inhalers and nebulizers:which to choose and why. Respir Med,1996,90:69-77

31. Levy BD,Kitch B,Fanta CH. Medical and ventilatory management of status asthmaticus. Intensive Care Med,1998,24:105-117

32. Brozek JL,Bousquet J,Carlos E. Baena-Cagnani CE,et al. Allergic Rhinitis and its Impact on Asthma (ARIA)guidelines:2010 Revision. J Allergic Clin Immunol,126:467-476

第 25 章
阿司匹林耐受不良三联征

王向东

阿司匹林耐受不良三联征(aspirin intolerance triad syndrome)是指鼻息肉、哮喘和阿司匹林耐受不良三者共存的呼吸道疾病,以体现这种鼻/支气管疾病和阿司匹林敏感的联系。也称为阿司匹林诱导的哮喘(aspirin-induced asthma,AIA)。AIA 是一个饶有趣味的综合征,其起源和机制还不完全清楚。但是近年来的研究提供了大量的证据,增加了我们对哮喘、鼻息肉和非甾体消炎药(nonsteroidal anti-inflammatory drugs,NSAID)耐受不良的认识。

一　阿司匹林简史

阿司匹林(aspirin)传奇的历史和人类文明几乎一样悠长。人类很早就发现了柳树类植物的提取物的药用功能。古代苏美尔人(公元前 3200 年—公元前 2000 年)的泥板上就有用柳树叶子治疗关节炎的记载。古埃及最古老的医学文献《埃伯斯纸草文稿》(the Ebers papyrus,公元前 1550 年)记录了埃及人至少在公元前 2000 年以前已经知道干的柳树叶子的止痛功效。公元前 400 年的古希腊名医希波克拉底曾用柳树皮提取物治疗发热、疼痛和疲劳。这一知识被后来的盖伦(Galen)等古希腊和罗马名医反复引用。中国古人也很早就发现了柳树的药用价值。据《神农本草经》记载,柳之根、皮、枝、叶均可入药,有祛痰明目,清热解毒,利尿防风之效,外敷可治牙痛。18 世纪,英国圣公会牧师 Reverend Edward Stone 在写给 Macclesfield 伯爵的信中描述了他采用从柳树皮中提取的粉末治疗 50 例疟疾引起的间歇热。Stone 的工作一般被认为是近代第一个关于柳树皮医学功效的科学描述。1826 年,法国化学家亨利·雷洛克斯(Henri Leroux)从柳树皮中分离出了后来被称之为水杨苷(salicin)的物质。也有文章提到,1829 年亨利·雷洛克斯改进了提取方法,从 1.5kg 的柳树皮中提取到 30g 结晶状的水杨苷。同在 1826 年,两个意大利人布拉格奈特利(Brugnatelli)和方塔纳(Fontana)也得到了纯度不高的水杨苷。1828 年,德国慕尼黑大学的药剂学教授约翰·毕希纳(Johann Buchner)也提纯出了这种化合物,并命名为 salicin,这个苦味的提取物的名称是从柳树(英文 willow)的拉丁名 Salix alba 得来的。1838 年,当时在法国索尔邦大学工作的意大利化学家拉斐尔·皮尔(Raffaele Piria)通过化学方法将水杨苷分解成糖类和芳香族成分(salicylaldehyde,邻羟苯甲醛,水杨醛,水杨酸醛)两种成分,进一步将后者通过水解和氧化作用转化成一种呈现无色针状结晶的酸类,命名为水杨酸(Salicylic acid)。但是水杨酸对胃有很强的刺激性,因此人们一直在寻找更缓和的制剂。1853 年德国的夏尔·弗雷德里克·葛哈德(Charles Frederic Gerhardt)用水杨酸钠(sodium salicylate)和氯化乙酰(acetyl chloride)中和水杨酸首先合成了乙酰水杨酸(acetylsalicylic acid),但是他并不知道这种化合物的作用,因此没有使用和推广。但是就在这期间,一些医师已经使用这些纯化的化合物治疗疼痛。此外一位苏格兰古城丹迪(Dundee)的医师 Thomas Maclagan 采用水杨苷治疗风湿症患者,并且在 1876 年出版的《Lancet》杂志报道了疗效。1859 年,von Gilm 用自己的方法也获得了较高纯度(分析纯)的乙酰水杨酸。10 年后,Prinzhorn 和 Kraut 证明葛哈德和基尔姆的实验得到的是相同的化合物,他们第一次确定了乙酰水杨酸的正确结构。1897 年在拜耳公司工作的德国化学家菲·霍夫曼(Felix Hoffmann)再次合成乙酰水杨酸,命名为阿司匹林(aspirin),并为其父治疗风湿性关节炎,疗效显著。但是起初,乙酰水杨酸并未引起该公司药物部门主任 Heinrich Dreser 的重视,因为他更看重该公司在 1897 年刚合成的一个作为镇咳药物的海洛因(heroin)。但是在霍夫曼的上级艾兴格林(Arthur Eichengrün)的支持下,Heinrich Dreser 最终同意对阿司匹林进行人体和动物试验,证实了阿司匹林的疗效。1899 年拜耳公司正式生产,商品名阿司匹林。但是关于霍夫曼和艾兴格林对发明阿司匹林的贡献一直有争议,因为艾兴格林声称给水杨酸加上乙酰基是他的主意,因为他是犹太人,在德国特殊的历史条件下一直没有得到应有的承认。

虽然阿司匹林的历史非常悠久,可是关于它的作用机制直到 20 世纪 70 年代才被认识。在这之后,阿司匹林的历史又进入了一个复兴时期。1971 年英国药理学家约翰·罗伯特·范恩爵士(Sir John Robert Vane)发表了阿司匹林以及一系列非甾体消炎药(NSAID)的作用机制,这一成果最终使他获得了 1982 年的诺贝尔奖和皇家爵士头衔。他发现这一类药物能够通过抑制环氧合酶(cyclooxygenases, COX)的作用来抑制前列腺素的合成。前列腺素类在人体内有很多功能,涉及炎症的信息传导、痛感的传递以及体温的控制。所以它们的被抑制也就解释了非甾体消炎药的止痛、消炎和退热作用。关于阿司匹林的作用机制在后面关于阿司匹林耐受不良的机制中进一步介绍。

阿司匹林是水杨酸中的羟基石炭酸经过酯化反应而来(图 3-25-1)。阿司匹林具有解热、镇痛、抗炎和抗风湿等作用,近年来也用于抗血小板凝集、胆道蛔虫病。但是应用于临床不久即发现少数患者用药后数分钟到数小时(一般为 0.5~3 小时)出现血管性水肿、荨麻疹、鼻炎和哮喘等,以后文献中相继有类似报道。这种反应不仅见于阿司匹林,也见于应用其他非类固醇抗炎药物。

1922 年,Widal 等首先描述了鼻息肉、哮喘和阿司匹林耐受不良的关系。1967 年 Samter 和 Beers 等进一步描述了上述相关性的临床特征,并且命名为"哮喘三联征"(asthma triad syndrome),以体现这种鼻/支气管疾病和阿司匹林敏感的联系。由于阿司匹林诱导的哮喘(aspirin-induced asthma,AIA)的病理机制还没有完全搞清楚,因此诸如阿司匹林变态反应(aspirin allergy)、阿司匹林敏感性(aspirin sensitivity)、阿司匹林特异反应性(aspirin adiosyn-crasy)、阿司

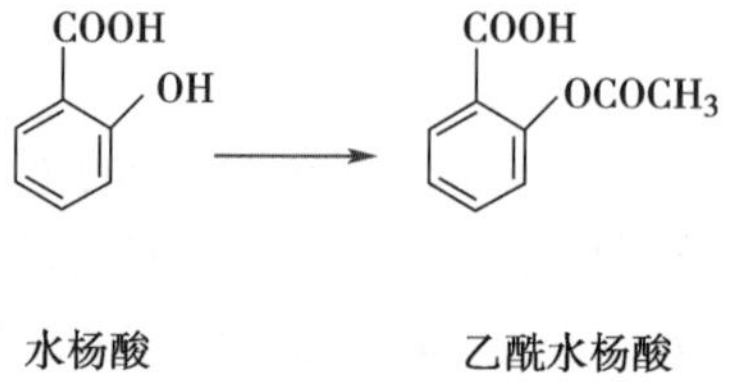

图 3-25-1 阿司匹林的结构

匹林耐受不良(aspirin intolerance)以及阿司匹林加重性呼吸道疾病(aspirin-exacerbate respiratory diseases)、止痛剂耐受不良(analgesic intolerance)等概念先后见诸报道。

二 AIA 的流行病学、发病机制及病理学

流行病学

成人哮喘患者中 AIA 的患病率为 3%~20%。芬兰、波兰和澳大利亚新近的三项大样本研究发现,阿司匹林敏感在总人群中的患病率为 0.6%~2.5%,在哮喘患者中的患病率是 4.3%~11%。但是 AIA 在世界范围内的患病率可能被低估了,大约 15% 的哮喘患者和 34% 的鼻-鼻窦炎患者在偶然的激发前并没有意识到阿司匹林敏感,这可能和哮喘患者特别注意避免使用 NSAIDs 以避免可能的副作用,

或者是患者没有意识到 NSAIDs 诱导的轻度反应有关。此外也和哮喘患者缺乏常规的阿司匹林激发试验有关。

花生四烯酸代谢途径

花生四烯酸的代谢途径如图 3-25-2 所示。炎性细胞的细胞核膜磷脂在胞质内的磷脂酶 A2（cytosolic phospholipase A2,cPLA2）的作用下，通过磷酸化作用转变成花生四烯酸，花生四烯酸可以向两个途径生成下游的炎症介质。一个途径是在 5-脂氧酶（5-lipoxygenase,5-LO）和 5-脂氧合酶活化蛋白（5-lipoxygenase activating protein,FLAP）的作用下通过两步反应合成白三烯 A4（leukotriene A4,LTA_4）。LTA_4 在白三烯 C4 合酶（leukotriene C4 synthase,LT-C4S）的作用下转化成 LTC_4，LTC_4 运输到细胞外，在 γ-谷氨酰转肽酶（γ-glutamyltranspeptidase）的作用下脱去一个氨基酸残基转化成 LTD_4，LTD_4 在二肽酶等酶的作用下再脱去一个氨基酸残基转化成 LTE_4，LTE_4 可以从尿中排出，可以作为检测白三烯的标志物。由于 LTC_4、LTD_4 和 LTE_4 含有一个半胱氨酸的侧链，因此统称为半胱氨酰白三烯（cysteinyl Leukotrienes,CysLTs），通过靶细胞表面的 CysLT 受体（CysLTR1）发挥作用。LTA_4 在特异性水解酶的作用下转化成 LTB_4，后者通过受体 BLT 发挥作用。目前已知的一些炎性细胞可以产生白三烯（表 3-25-1）。CysLTs 既可以直接引起支气管收缩，LTC_4 和 LTD_4 引起支气管收缩的强度是组胺的 1000 倍；同时也发挥致炎作用，引起炎性细胞趋化，血管渗漏，还有可能导致支气管重塑。花生四烯酸的另一个代谢途径是在环氧合酶（COX）作用下转化成类前列腺素（如前列腺素,prostaglandins,PGs;血酸烷类,thromboxanes）和脂氧素类（lipoxins）。如图 3-25-2 所示，PGE2 有抗炎作用。

表 3-25-1　能够合成白三烯的细胞

细胞类型	LTB_4	CysLTs
多形核白细胞	+	
嗜酸性粒细胞	+	+
肥大细胞	+	+
肺泡巨噬细胞	+	+
气道上皮细胞	+	

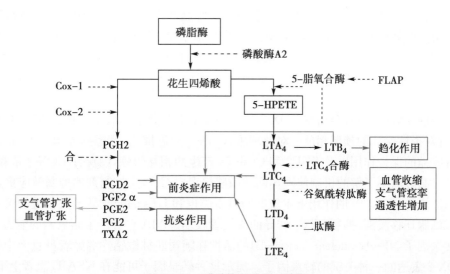

图 3-25-2　膜磷脂的代谢示意图

发病机制

1. 环氧合酶(COX)理论　有许多证据支持 COX 抑制及随后的 CysLTs 的释放理论是阿司匹林敏感的基本机制。COX 可以将花生四烯酸转化为前列腺素 H2(prostaglandin H2,PGH2),PGH2 可以进一步被其他酶代谢为各种前列腺素(prostaglandins,PGs)、前列环素和促凝血素(图 3-25-2)。PGE 在人呼吸道上皮液中的含量是其他 COX 产物的 10～15 倍。PGE 有促进炎症(pro-inflammation,前-炎症反应)和抑制炎症(anti-inflammation,抗-炎症反应)的双向功能,两者之间的平衡起到加重炎症反应和缓解炎症反应的作用。PGE2 是气道上皮细胞、平滑肌细胞主要的 COX 产物,也可以由成纤维细胞和一些免疫活性细胞产生。在体外试验中 PGE2 可以抑制肥大细胞、嗜酸性粒细胞和巨噬细胞释放炎症介质。同时 PGE2 还可以下调 LTs 合成,抑制多形核白细胞释放 LTB 和过氧化物。PGE2 在 AIA 的发病中可能发挥重要作用。前列腺素的合成受到多种细胞因子和 NO 的调节。炎性细胞因子可以上调 COX-2 的过度表达,导致 PGE2 合成增加。肾上腺皮质激素可以在磷脂酶 A2 的水平抑制 PG 的合成。尽管治疗剂量的糖皮质激素(例如每天 60mg 的泼尼松或者等效剂量的泼尼松)不会影响类花生酸和 LTs 的合成。但是动物模型发现,雌激素水平,如孕酮(progesterone)和 17β 雌二醇(17-betaestradiol),可以通过下调 COX-2 来抑制 PGE2 的合成。一些女性哮喘患者哮喘的发生也和月经周期有关,AIA 患者的性别也会影响病程。

COX 酶有多种亚型:COX-1、COX-2 和 COX-3。COX-1 的代谢产物有细胞管家功能,而 COX-2 是在炎症反应过程中诱导而成并且可以增强炎症性类前列腺素的合成。新近的研究发现 COX-3 和 COX-2 这两种比 COX-1 小的分子是由 COX-1 的基因通过交替拼接方式产生的。COX 理论是在观察到非甾体消炎药(NSAID)诱发哮喘反应是由阿司匹林和阿司匹林类药物抑制 COX-1 的结果基础上提出的。近来,COX 假说又被应用到 NSAID 诱发哮喘和鼻炎的 COX-2 理论中来。根据这一理论,COX-2 的调节不足导致了一些哮喘患者发展为 NSAID 诱导反应。

既然阿司匹林诱发支气管痉挛仅限于一小部分哮喘患者,COX 理论提示在敏感患者的 COX 途径中应该有某些差异或异常。以下研究提供了证据:具有抑制 COX-1 效力的 NSAID 常常会导致阿司匹林敏感患者的支气管痉挛。具有抗 COX-2 效力的 NSAID 不会导致哮喘发作。培养的阿司匹林敏感患者的鼻息肉上皮细胞、支气管成纤维细胞和外周血细胞释放的 PGE2 明显减少。COX-2 的 mRNA 在阿司匹林敏感哮喘的鼻息肉中的表达下调,明显低于非阿司匹林敏感的鼻息肉,以及不伴鼻息肉的慢性鼻窦炎和健康对照组的鼻黏膜;AIA 患者鼻息肉中的 PGE2 的蛋白含量明显低于非 AIA 的鼻息肉以及不伴鼻息肉的慢性鼻窦炎和健康对照组的鼻黏膜。AIA 患者在使用赖氨酸阿司匹林(lysine-aspirin)激发前肺灌洗液中的 PGE2 和血栓素 B2(thromboxane B2,TXB2)升高,吸入赖氨酸阿司匹林激发后能够迅速减少 PGs。另有研究还发现 AIA 患者鼻息肉上皮细胞产生的 PGE2 减少。这些研究也提示 AIA 的发病机制与阿司匹林抑制 PGs 的合成有关。NSAID 不耐受哮喘患者生成 15-epi-LXA4 的能力下调,这是一种当 COX-2 被阿司匹林抑制后释放的代谢产物,可能反映了 COX-2 表达的下调和(或)这种酶对阿司匹林的敏感性改变了。吸入 PGE2 可以抑制阿司匹林诱导的支气管痉挛以及伴随的 CysLTs 释放的增加。

考虑到在炎性疾病中,通常会出现 COX-2 的上调和 PGE2 产生的增加。而在 AIA 中产生的 PGE2 减少,与上述针对炎性疾病的预期相反。对此现象,COX-2 理论推测,考虑到外源性 PGE2 对阿司匹林诱导的支气管收缩的保护作用以及 PGE2 和 CysLTs 产生的相互依赖,内源性 COX-2 依赖的 PGE2 的产生可能会通过某种尚不了解的机制使阿司匹林敏感患者对 COX-1 抑制剂的抑制效应更加敏感。

除了 PGE2 之外,在 COX 的作用下生成的脂氧素类也和 LTs 的合成呈现负相关的关系,脂氧素能够抑制中性粒细胞迁移浸润,抑制 LTC4 诱导的支气管收缩。AIA 患者产生脂氧素的能力下降。

有报道转录因子 NF-κB(nuclear factor-κB)的活性在阿司匹林敏感哮喘患者鼻息肉中的表达下调,NF-κB 是 COX-2 表达的一种关键的转录因子。提示这种转录因子可能在 NSAID 患者上下气道疾病中起负性调节作用。

内源性一氧化氮(nitric oxide,NO)和 COX 的活化和抑制有密切的关系,生理状态下的 NO 的合成是由结构性一氧化氮合酶(nitric oxide synthase,NOS-Ⅲ)产生,具有调节稳态(homeostatic)和防护功能。诱导型一氧化氮合酶(inducible NOS)的作用尚不完全清楚,炎症状态下炎性细胞和肌细胞中诱导型一氧化氮合酶的表达增加,与炎症状态下肺组织的 NO 合成增加有关。NO 促进炎症的作用是通过激活 COX 和基质金属蛋白酶(matrix metalloprteinasea,MMPs)发挥的。

2. LT-C4S 理论 CysLTs 属于脂肪酸介质家族,白三烯 A4(leukotriene A4,LTA_4)在 LT-C4S 的作用下在细胞内生成 LTC_4,LTC_4 释放到细胞外,在谷氨酰转肽酶和二肽酶(dipeptidase)的作用下分别转化成 LTD_4 和 LTE_4 见图 3-25-2。

AIA 患者可以在尿中检测到 2～10 倍的 LTE_4。NSAID 敏感哮喘患者在口服、支气管和鼻激发后可以在尿、支气管和鼻分泌物中检测到进一步增加的 CysLTs。近来发现,AIA 患者支气管组织标本中表达 LT-C4S 的细胞数量是阿司匹林耐受哮喘患者的 5 倍,是健康对照组的 18 倍。此外,AIA 患者的鼻息肉中的 LT-C4S 的 mRNA 的表达量明显高于非 AIA 的鼻息肉以及不伴鼻息肉的慢性鼻窦炎和健康对照组的鼻黏膜,同时 AIA 患者鼻息肉中的 LTC_4/D4/E4 的蛋白含量明显高于非 AIA 的鼻息肉以及不伴鼻息肉的慢性鼻窦炎和健康对照组的鼻黏膜。

绝大多数表达 LT-C4S 的细胞是嗜酸性粒细胞,少数是肥大细胞和巨噬细胞。LT-C4S 阳性细胞的数量和支气管灌洗液中的 CysLTs 基础水平呈显著相关性,同时和诱发支气管痉挛的赖氨酸阿司匹林(L-lysine acetylsalicylic acid,L-ASA)的剂量显著相关。

这些发现被用来解释哮喘的 LT-C4S 理论。根据这一理论,内源性 PGE2 产生的缺陷无法解释 AIA。相反,去除 PGE2 的制动作用会导致 CysLTs 合成的增加,因为只有他们的气道中有大量的 LT-C4S。在阿司匹林耐受的哮喘患者中,当 PGE2 被 NSAID 抑制的时候,LT-C4S 表达受限,会预防 NSAID 诱发的反应。

LT-C4S 理论将 AIA 的机制局限于 CysLTs 途径中的 CysLTs 的产生增加方面,为 AIA 患者中 CysLTs 产生的持续增加提供了一个简单的解释,不论 NSAID 存在与否。

但是,LT-C4S 理论无法回答一些问题。根据这一理论,AIA 是一种持续的现象,理论上会影响全部的哮喘人群,依赖于 LT-C4S 表达的水平。只要这种酶的表达增加,就会检测到对 NSAID 易患性的增加,但是这种现象仅见于阿司匹林敏感的患者。阿司匹林敏感的患者似乎表现出一种"全"或"无"的现象,据此可以把哮喘患者分为阿司匹林敏感和耐受两个亚群。在这种分类方法中的患者的百分比不能仅仅用激发试验中阿司匹林的用量的增加加以改变。而且,LT-C4S 理论无法解释为何 PGE2 的制动作用仅限于 COX-1 以及对选择性的 COX-2 抑制剂不产生副作用。因此,LT-C4S 在 AIA 患者气道中的表达增加需要同时存在内源性 PGE2 的缺陷来解释阿司匹林敏感现象。

一项研究发现 LT-C4S 启动子区域的一个单核苷酸多态性(single nucleotide polymorphism,SNP)位点 A-444C 与阿司匹林敏感有关,但是无法被其他研究重复,而且 A-444C 的 SNP 可能是严重激素依赖性哮喘的一个标志,而 AIA 常常见于严重哮喘,因此需要确定 A-444C 是与 AIA 还是严重哮喘相关。

3. 变态反应机制 虽然 AIA 的症状类似Ⅰ型变态反应,但是并未发现赖氨酸-阿司匹林皮试反应阳性,而且也未发现有针对阿司匹林的特异性抗体,此外,AIA 患者除了对阿司匹林敏感,也对其他与阿司匹林结构不同的 NSAID 敏感,并且经常是第一次接触就产生症状,因此不支持Ⅰ型变态反应为主的免疫学机制。

4. 神经内分泌病理机制 有一项研究发现 AIA 患者的褪黑激素(melatonin)较低,推测可能是由于褪黑激素较低,导致血小板对阿司匹林的敏感性增加,使得很小剂量的阿司匹林也会抑制 COX-1,花生四烯酸代谢异常以及 LTs 合成增加。但是这一结果无法被其他研究者重复。

病理学表现

AIA 患者的气道黏膜表现为持续的炎症反应,明显的嗜酸性粒细胞浸润、上皮细胞破坏,细胞因子和黏附分子的表达。取 AIA 患者的支气管黏膜做病理学检测,发现嗜酸性粒细胞的数量是阿司匹林耐受哮喘患者的 4 倍,是正常对照黏膜的 15 倍。CD68$^+$ 巨噬细胞有增加的趋势,但是淋巴细胞的数量在不同类型的哮喘和正常对照组之间没有明显差异。AIA 患者肺灌洗液中可以检测到嗜酸性粒细胞阳离子蛋白 (eosinophil cationic protein, ECP),L-ASA 激发后进一步增加。白细胞介素-5(interleukin-5,IL-5)在气道黏膜中过度表达。

阿司匹林诱导的哮喘发作的炎症介质的细胞来源还不完全清楚。CysLTs 的过度产生伴随着气道的嗜酸性粒细胞性炎症,嗜酸性粒细胞是 LT-C4S 表达的主要细胞,但是这种酶也存在于肥大细胞,肥大细胞是 PGD2、细胞因子和组胺的重要来源。近来的研究发现了非 IgE 依赖的肥大细胞活化途径,局部成纤维细胞和(或)嗜酸性粒细胞构成的微环境促使肥大细胞释放活性产物。在 AIA 患者中,肥大细胞似乎参与介质的释放。尿中的 LTE$_4$ 升高,伴随着 PGD2 代谢产物和甲基组胺的减少。在血浆中,存在稳定的疾病标志物 PGD2 的代谢产物 9,11PGF2 并且伴随着类胰蛋白酶。由于触发反应和 NSAIDs 抑制 COX 的活性有关,因此 PGE2 的进行性下降会导致已经活化的肥大细胞进一步释放炎症介质。在大多数个体,NSAIDs 不会刺激肥大细胞或者嗜酸性粒细胞的活化,但是许多 AIA 患者在没有暴露于 COX 抑制剂时存在基线水平的 CysLTs 和 PGD2 合成增加。事实上,当评估 AIA 患者支气管成纤维细胞合成 PGE2 的能力时,低于健康个体的 6 倍,相当于阿司匹林耐受个体的 1/3。分析其机制可以认为肥大细胞的激活对于理解 AIA 和阿司匹林诱导的荨麻疹综合征非常关键。

三 AIA 的临床表现和激发试验

临床表现

绝大多数 AIA 患者的初始症状是严重的鼻炎,表现为明显的流鼻涕和鼻塞症状。再过数月或者数年才会发展为哮喘和阿司匹林耐受不良。鼻部检查经常会发现鼻息肉,鼻窦 CT 扫描可见全组鼻窦的软组织密度影。鼻炎症状一般出现于 30 岁左右,哮喘症状往往出现于鼻炎 2 年后。而阿司匹林或者其他 NSAID 耐受不良一般出现于鼻炎 1~5 年后。约 60% 的患者可以发现鼻息肉。

典型的阿司匹林诱发的反应发生于摄入具有 COX-1 抑制效应的阿司匹林或者其他 NSAID 约 30 分钟后。症状包括流鼻涕、鼻塞和支气管痉挛。有时会伴有荨麻疹、血管神经性水肿、腹痛、心肌缺血导致的胸骨后疼痛以及眼部症状。严重病例经常需要机械通气。也有导致死亡的报道。

激发试验

摄入非甾体消炎药(NSAID)后导致支气管痉挛发作的病史是确诊的关键。哮喘患者伴有慢性鼻窦炎和鼻息肉者均应考虑是否为 AIA。有 3 个大样本的研究发现哮喘患者中阿司匹林敏感的比例分别是 4.3%、8.8% 和 10%。不同研究中这种比例的变化主要是由于样本数和使用的诊断方法的差异造成的。仅靠临床病史诊断 AIA 的患病率在 3%~10% 之间。采用激发试验诊断的患病率更高一些,特别是在严重哮喘患者以及伴有慢性鼻窦炎和鼻息肉的患者中,在后一组患者中的比例可以达到 50%。因此,激发试验在必要时可作为诊断 AIA 的参考依据。根据给药途径,常用的有三种激发方法,即口服、吸入和鼻激发。

2007 年欧洲变态反应和临床免疫学会推荐的阿司匹林激发试验指南中对口服、吸入和鼻激发的方法做了详细介绍。

1. 口服激发试验　口服激发的敏感性和特异性最高,通常作为激发试验的金标准。Dursun 等分析 243 例,无阳性病史口服激发试验阳性率 5/12 例(40%),有阳性病史 198/231 例(86%),2 次出现症状者 89%,仅 1 次出现症状者 80%,P 值=0.04,出现严重症状者 100%。Logistic 回归分析:年龄 40 岁以下,伴有嗅觉障碍,既往出现多次严重反应是口服激发阳性反应的独立危险因素。

一般要求采用单盲、安慰剂对照。需要在熟练掌握该技术的医师和技师指导下进行,具备方便的急诊抢救设备,患者应该有静脉通道,同时要处于平稳的状态,基础的 FEV$_1$≥预计值的 70%。

（1）禁忌证：①对阿司匹林或其他 NSAIDs 有诱发严重过敏反应的病史者；②心脏、消化道、肝、肾严重疾病者；③4 周内有呼吸道感染的病史者；④妊娠；⑤ 目前接受 β 受体阻断剂治疗者。

口服激发试验前若使用过某些药物，应停药一段时间后再进行（表 3-25-2）。在激发试验期间，使用口服糖皮质激素的量如甲泼尼龙的量不超过 10mg 或者等效剂量，吸入或者鼻腔局部用量应该尽可能低并且保持稳定。任何治疗药物都应该详细记录，因为其有可能会影响对阿司匹林的反应。

表 3-25-2　口服激发前的药物洗脱期

短效 β₂ 受体阻断剂	6 小时（8 小时，尽可能）
异丙托溴铵	6 小时（8 小时，尽可能）
长效 β₂ 受体阻断剂	24 小时（48 小时，尽可能）
长效 theophilline	24 小时（48 小时，尽可能）
噻托溴铵	24 小时（48 小时，尽可能）
短效抗组胺药	3 天
色甘酸钠	8 小时
奈多罗米钠	24 小时
白三烯调节剂	至少 1 周

（2）激发剂：阿司匹林应该使用粉剂制成的胶囊。安慰剂使用糖精制成的胶囊，外观要和阿司匹林相似。

（3）方法

1）第 1 天使用安慰剂，检测 FEV_1，取 3 次测量中最好的一次（3 次测量的差异应该不超过 10％）作为基准值。如若 FEV_1≥预计值的 70％，可以进行激发。按照 1.5～2 小时的间隔使用 3～4 粒安慰剂胶囊，每隔 30 分钟测量一次 FEV_1，其变化应该＜15％，如果超过 15％，表明患者的临床状况不稳定，不能进行进一步的激发。

2）第二天使用阿司匹林，检测 FEV_1，取 3 次测量中最好的一次（3 次测量的差异应该不超过 10％）作为基准值。如若 FEV_1≥预计值的 70％，可以进行激发。一般先采用 27mg、44mg、117mg、312mg 四个呈指数增长剂量的阿司匹林，每隔 1.5～2 小时口服一次，直到 500mg。如果患者使用阿司匹林或其他 NSAIDs 后有严重的反应病史［如严重的呼吸困难和（或）过敏性休克］，激发试验应该从 10mg 开始，1.5～2 小时后再口服 17mg，也就是把 27mg 分成了上述两个剂量。如果高度怀疑有阿司匹林超敏反应的患者在使用了 312mg 后没有反应（累积剂量 500mg），应在 1.5～2 小时后再口服 500mg 的胶囊，此时累积剂量达到 1000mg（表 3-25-3，图 3-25-3）。每次用药前和用药后 30 分钟都要测一次 FEV_1。如 30 分钟、60 分钟和 90 分钟后（或者 30 分钟、60 分钟、90 分钟和 120 分钟后）。

表 3-25-3　口服激发中阿司匹林的连续剂量和累积剂量

阿司匹林的连续剂量（mg）	阿司匹林的累积剂量（mg）
10*	10
17	27
44	71
117	188
312	500
500*	1000

＊可选择项（见文中）

259

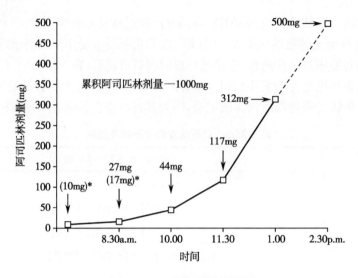

图 3-25-3 口服激发流程图

同时需要观察:①支气管症状:如支气管痉挛,胸部发紧和喘鸣;②上气道症状:如流涕、鼻塞;③其他反应:如眼部充血(injection)、眶周肿胀、上胸部及面部皮肤红斑、恶心及胃部痉挛性疼痛等。上述症状都要仔细记录。

如果 FEV_1 比基线水平下降值≥20%(意味着阳性反应)或者达到最大累积剂量而未出现 FEV_1 比基线水平下降值20%,并且未出现阳性症状,应该迅速终止激发试验。记录 FEV_1 比基线水平下降值≥20%的确切时间。

计算导致 FEV_1 比基线水平下降值20%的激发剂量(PD20),每个剂量后30分钟、60分钟和120分钟后测量的最低的 FEV_1 和换算成 log10 的阿司匹林累积剂量绘制成剂量反应曲线,从这条曲线通过线性外推获得PD20。当出现严重的胸外症状,如大量的鼻涕和明显的鼻塞,此时即便 FEV_1 比基线水平下降值没有超过20%时,也应该判定为口服激发阳性。此时应该终止激发试验。

(4)激发后监护:当患者出现阳性反应后,通过吸入 2～4 喷的短效 β_2 受体激动剂或雾化吸入给药(例如 2.5～5.0mg 的沙丁胺醇),直到 FEV_1 恢复到基线水平的90%。如果出现更强的反应,可以口服或静脉给予糖皮质激素(40mg 的泼尼松龙或等效剂量)。如果出现过敏性休克,应该立即肌内注射肾上腺素(见相应的指南),在指南中推荐 1:1000 的肾上腺素 0.2～0.5ml(儿童 0.01mg/kg,最大剂量 0.3mg)肌内或皮下注射,每 5 分钟注射一次,达到控制症状和升高血压的目的,但是要注意量效反应。如果认为有必要,可以缩短间隔时间以增加注射次数。有报道证实在儿童和成人大腿部的肌内注射比在上臂部肌内或皮下注射吸收更快,血浆浓度更高。但是还没有研究比较大腿部肌内注射和皮下注射的差异。出现阳性反应的患者应该住院,直到第二天早晨并且记录 FEV_1。患者应自备峰流速仪,在离开医院前测量并记录 PEF,且回家后每 2～3 小时测量一次。出现症状且 FEV_1 下降值≥20%时,应吸入短效 β_2 受体激动剂,并且和做激发试验的医师取得联系。

2. 支气管吸入激发　吸入激发的症状限于下气道,相比口服激发更快更安全。如若结果为阴性,应进行口服激发试验。

一般要求、禁忌证和药物洗脱期同口服激发试验。

(1)激发剂:赖氨酸阿司匹林(可以采用德国拜尔公司的 aspisolTM,结晶状)。1g 的赖氨酸阿司匹林相当于 500mg 的乙酰水杨酸。一般在激发试验前配制三个递增的浓度:①2mol/L:将 1g 的赖氨酸阿司匹林溶解到 1.4ml 的生理盐水中得到 2mol/L 的溶液,相当于 720mg/ml 的赖氨酸阿司匹林溶液,360mg/ml 的阿司匹林;②1mol/L:将 1g 赖氨酸阿司匹林溶解于 2.8ml 生理盐水中得到 1mol/L 的溶液,或者将 2mol/L 的溶液稀释一倍;③0.1mol/L:在 0.1ml 1mol/L 的溶液中加入 0.9ml 生理盐水得到 0.1mol/L 的溶液。溶液在冷藏条件下可以保持稳定 2 小时,结晶状的阿司匹林可以在室温下长期保存。

(2)雾化装置:赖氨酸阿司匹林需要通过一种剂量控制的喷射雾化装置给药(表3-25-4)。

表 3-25-4 赖氨酸阿司匹林吸入的流速控制参数

吸入流速	0.5L/s
起始容积	50ml
雾化持续时间	0.8秒
输出	10.3微升/呼吸

通过增加赖氨酸阿司匹林的浓度和通过调节雾化吸入的呼吸次数,调整吸入的累积剂量见表3-25-5,图 3-25-4。

表 3-25-5 赖氨酸阿司匹林吸入激发试验的浓度和剂量

赖氨酸阿司匹林的浓度(mol/L)	吸入次数	吸入剂量(mg)	累积剂量(mg)
0.1	1	0.18	0.18
0.1	2	0.36	0.54
0.1	5	0.90	1.44
0.1	13	2.34	3.78
1	4	7.20	10.98
1	9	16.2	27.18
2	11	39.60	66.78
2	32	115.20	181.98

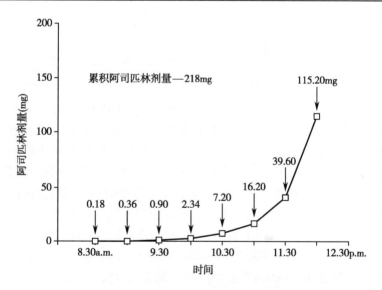

图 3-25-4 赖氨酸阿司匹林吸入激发流程图

(3)方法:检测FEV_1,取 3 次测量中最好的一次(3 次测量的差异应该不超过10%)作为基准值。如果$FEV_1 \geqslant$预计值的70%,可以进行激发。首先吸入 7 次生理盐水,在 10 分钟和 20 分钟后测量FEV_1。当吸入盐水后FEV_1下降的值不超过10%方可开始用赖氨酸阿司匹林激发。吸入盐水后 20 分钟测量的FEV_1作为盐水吸入后的FEV_1。

每 30 分钟吸入一次连续剂量的赖氨酸阿司匹林,其浓度和吸入次数的增加方法见表3-25-4。每更换一个剂量后在 10 分钟、20 分钟和 30 分钟时各测量一次 FEV_1,当 FEV_1 相比盐水吸入后的 FEV_1 的下降值≥20%时停止激发(阳性反应),或者当达到最大累积剂量后仍然没有症状也要停止激发(认为是阴性反应)。如果吸入后30分钟时FEV_1的下降值介于15%～20%之间时,暂时不增加剂量,可以再等10分钟后再测量一次FEV_1。当FEV_1相比盐水吸入后的FEV_1的下降值≥20%时停止激发(阳性反应)。如果FEV_1的下降值仍然介于15%～20%之间,研究者就要考虑是否继续增加到下一个剂量。如果患者有中至重度的哮喘,或者针对赖氨酸阿司匹林的剂量反应曲线很陡时,建议重复前一个剂量而不是增加到下一个剂量。对于呈现阳性反应的病例,通过剂量反应曲线获得PD20。也就是用每个剂量后10分钟、20分钟和30分钟后测量的最低的FEV_1和换算成log10的累积剂量绘成剂量反应曲线,通过线性外推获得PD20。

(4)激发者监护:同口服激发试验。患者离开医院前还应观察至少1小时,并且FEV_1的下降值应恢复到激发前基准值的10%。

3. 鼻激发试验　可以作为确定阿司匹林过敏的首选方法,可以用于所有的AIA可疑患者。对于严重支气管阻塞的患者如严重哮喘者(FEV_1<预计值的70%)因无法进行口服激发或吸入激发,更是唯一可行较安全的方法。鼻激发试验阴性者应进行口服激发试验。

可以在门诊进行。激发试验前需要通过鼻镜检查患者是否有鼻息肉、鼻中隔穿孔等鼻腔病变。这些情况会影响阿司匹林鼻激发的结果,是鼻激发的禁忌证。鼻激发试验前的一些药物需要一定时间的洗脱期(表3-25-6)。在阿司匹林鼻激发前30分钟至少要有30分钟的稳定期,以排除环境因素对鼻超敏反应的影响。

表 3-25-6　鼻阿司匹林激发前的药物洗脱期

鼻用糖皮质激素	7 天(或者在阿司匹林鼻激发期间保持最低的剂量)
口服激素	7 天(或者在阿司匹林鼻激发期间保持最低的剂量)
短效抗组胺药	3 天
鼻用 α 受体激动剂	24 小时
口服 α 受体激动剂	24 小时
局部克米罗	24 小时
白三烯调节剂	至少 1 周

(1)激发试验过程中需要至少要记录以下中的一项:①临床症状:采用视觉模拟评分(visual analogue scale,VAS)评价流鼻涕、鼻塞、喷嚏、鼻/腭/咽喉痒、眼结膜充血、偶有皮肤潮红或呼吸困难等症状的严重程度,每10分钟评估一次;②鼻声反射:最有意义的指标是测量鼻喷嘴的末端至鼻腔后部12cm范围内的容积,在正常呼气末屏住呼吸测量3次,每10分钟一次,变异系数超过5%的数据不采用;③主动前鼻测压:测量双侧鼻腔的吸入气流,在鼻声反射测量的相同时间点读取上述数据,当基线水平的鼻吸入气流<250ml/s时,或者在滴入盐水后鼻气流下降超过20%时不能进行主动前鼻测压;④鼻吸气峰流速(peak nasal inspiratory flow,PNIF),可以使用 Youlten 鼻吸气峰流速仪,在鼻声反射测量的相同时间点读取上述数据;⑤ 同时测量呼出气峰流速率(peak expiratory flow rate,PEFR)和(或)FEV_1来检测下呼吸道,可以使用赖氨酸阿司匹林溶液(见支气管吸入激发)。

(2)方法:在基线水平,在前30分钟,每10分钟记录鼻症状、吸入流速和鼻腔容积。然后用 Eppendorf 滴管将0.9%的 NaCl(80μl)滴入每侧鼻腔,评估鼻腔非特异性高反应。之后30分钟内,每10分钟记录一次鼻症状、吸入流速和鼻腔容积。如果这些记录的值变化超过20%,表明上气道存在高敏反应,不能进行其后的阿司匹林激发试验。之后用 Eppendorf 滴管将80μl 的 L-ASA(阿司匹林的总量为16mg)滴入每侧鼻腔,滴入时患者的头部后仰1分钟,之后的2小时每隔10分钟记录鼻症状、吸入流速和鼻腔容积。2小时后出现症状的患者,在接下来的第3小时要每隔10分钟全程记录鼻症状、吸入流速和鼻腔容积。阿司匹林激发阳性反应定义为出现鼻部症状,如流涕、鼻塞、喷嚏,以及鼻气流速比基线下降25%(在12cm处,用鼻声反射仪)或者双侧吸气峰流速比基线下降40%(用鼻测压计或鼻吸气峰流速仪)。鼻部 α 受体激动剂(如局部羟甲唑啉)用来治疗阿司匹林激发试验后发生的鼻塞。如果副反应严重,可以使用口服激素。鼻激发试验阴性者应该进行口服激发以排除阿司匹林敏感。

四　AIA 的治疗

AIA 的治疗包括:①避免应用阿司匹林或任何含有阿司匹林的产品,以及其他能够抑制 COX 的解热镇痛剂;②吸入糖皮质激素或口服皮质激素;③白三烯调节剂;④阿司匹林脱敏;⑤吸入用前列腺素 E 和抗病毒药物可能有一定作用。

许多 AIA 患者都有严重的持续性哮喘。欧洲 AIA 监测网一项包括 500 名哮喘患者的研究显示,80%的患者应用吸入糖皮质激素治疗慢性哮喘,51%应用口服皮质激素。

AIA 患者应该避免应用阿司匹林或任何含有阿司匹林的产品,以及其他能够抑制 COX 的解热镇痛剂。虽然扑热息痛(paracetamol;其他商品名有醋安酚、百服宁、泰诺,化学名为对乙酰氨基酚)没有抗 COX 的效能,但是也应该注意观察其可能引起不良反应。已有报道该药物具有剂量依赖的阿司匹林交叉反应,然发生率非常低,即使发生,也比 NSAIDs 引起的反应时间短,症状也更轻。尼美舒利(nimesulide)和美洛昔康(meloxicam)虽然抑制 COX-2 效果强于 COX-1,但大剂量应用仍然会诱发支气管痉挛。之前的研究数据提示,高选择性 COX-2 抑制剂如罗非昔布(rofecoxib)和塞来昔布(celecoxib)对于 AIA 可能是一个比较安全的选择,但初次使用也应在专家的监护下使用。

研究显示白三烯调节剂(LT-modifying drugs)中的 5-脂氧合酶抑制剂如齐留通(zileuton)以及半胱氨酰白三烯(CysLTs)受体拮抗剂如扎鲁司特(zafirlukast)、孟鲁司特(montelukast)和普仑司特(pranlukast)均有良好的治疗效果。在一项短期研究中,16 名 AIA 患者应用普仑司特治疗后,可以明显缓解由 COX 抑制剂(斯尔比林,sulpyrin)或者乙酰甲胆碱(metacholine)诱发的支气管痉挛反应,而不影响白三烯 E4(LTE$_4$)的经尿液排泄。AIA 患者使用了孟鲁司特后,相比对照组能够明显增加第一秒用力呼出量和晨起呼出气峰流速(PEFR),改善哮喘生活质量,减少急性发作次数和支气管扩张剂使用量。但也有报道 AIA 患者在接受了扎鲁司特 或孟鲁司特长期治疗后,仍然在服用了抑制 COX 的 NSAID 药物后出现了支气管痉挛。另外,还有报道哮喘患者使用了白三烯调节剂后出现诸如 Churg-Strauss 综合征等严重不良反应,因此在使用白三烯调节剂时也要注意药物的不良反应。

吸入用前列腺素 E 可以预防 AIA 患者阿司匹林引发的支气管收缩反应。但是,有 17 名 AIA 患者在应用每日 800~1600μg 剂量米索前列醇(misoprostol)(口服前列腺素 E 相似物)治疗后,并没有改善哮喘症状。在 14 名 AIA 患者中,经过 8 周的 150mg 罗红霉素治疗,血液嗜酸性粒细胞、血清嗜酸性粒细胞阳离子蛋白(ECP)明显下降,PC20-安乃近值并没有提高,治疗并没有影响 LTE$_4$ 的尿液排泄。

基于 AIA 起源的病毒假说,Yoshida 等在对 16 名 AIA 患者进行解热镇痛剂(斯尔比林)激发前 80 分钟,给予 400mg 阿昔洛韦(单纯疱疹病毒 DNA 聚合酶抑制剂),发现由止痛剂安乃近(sulpyrine)引发的支气管收缩和尿 LTE$_4$ 水平升高均有所缓解。其机制可能与抑制 LTC$_4$ 的释放有关。

AIA 患者的鼻窦炎常是一个比较棘手的问题。鼻腔减充血剂和抗组胺药物效果有限,局部激素比较有效。Hosemann 回顾研究了解热镇痛剂不耐受患者的鼻息肉手术治疗效果,全组鼻窦开放手术的主观成功率大约是 80%,但是许多患者仍然有鼻部症状如失嗅。主观感觉和术后鼻内镜检查所见并不一致。10%~40%的患者会出现鼻息肉复发。因此 AIA 患者还应该接受其他治疗,如局部或全身糖皮质激素或阿司匹林脱敏,可能还需要抗白三烯药物治疗。手术治疗不提倡单纯息肉切除,应该考虑更广泛的内镜鼻窦手术。

阿司匹林脱敏诱导和维持阿司匹林耐受亦是一种有效的治疗方法。通过逐渐小剂量增加口服阿司匹林,每 2~3 天一次,直到达到 650mg。然后每天两次口服维持脱敏 650mg。达到脱敏后,患者可以摄入任何具有交叉反应的 NSAIDs 而不会有任何副反应。患者的症状能够得到改善,特别是有鼻塞和嗅觉减退症状的慢性鼻窦炎伴有鼻息肉(CRSwNP)患者。Bruzzese 等分别研究了阿司匹林不耐受患者和阿司匹林耐受患者中,正常皮肤和息肉样组织内成纤维细胞生长过程中赖氨酸阿司匹林的效应,证实该药物对于各种来源的细胞均可以起到生长抑制作用。每日 4mg,每周 6 天的阿司匹林鼻内吸入剂长期治疗可以减轻鼻部症状并且防止鼻息肉复发。阿司匹林脱敏的机制还没有搞清楚。脱敏并未伴有特征性的 CysLTs 合成的减少,因此这种现象并不能通过阻断 LT 合成机制来解释。CysLTs 是通过 Cys-LT1 和 CysLT2 两种受体发挥作用的。AIA 患者似乎比耐受的患者能产生更多的 CysLT1,使其对 LT 的反应性更强,这可能是原因,因为 AIA 患者据报道比阿司匹林耐受的哮喘患者对吸入 LTE$_4$ 的敏感性更高。脱敏能够减轻 AIA 患者对吸入性 LTE$_4$ 的支气管反应性,提示 ASA 脱敏可能干扰了刺激剂(LTE$_4$)与细胞 CysLT1 受体的作用机制和(或)细胞内的信号转导机制。一项研究对上述假说提供了支持,该研究发现,通过 5 个月的鼻内滴入阿司匹林发现鼻黏膜标本中的 CysLT1 受体表达下调,鼻内使用阿司匹林下调 CysLT1 受体的机制还不清楚。

　　某些既能抑制 COX 途径又能抑制 5-LO 途径的药物如 licofelone(ML3000)及 nitrosylated aspirin (NO-aspirin)衍生物将来有望成为对 AIA 患者的安全用药。

　　AIA 是一个饶有趣味的综合征,其起源和机制还不完全清楚。但是近年来的研究提供了大量的证据,增加了我们对哮喘、鼻息肉和 NSAID 耐受不良的认识。新的选择性的 COX-2 抑制剂罗非昔布和塞来昔布对 NSAID 诱导的哮喘患者的耐受性很好。这两种药物对这类患者是目前最安全的抗炎药物。可以通过阿司匹林脱敏达到阿司匹林耐受。

参 考 文 献

1. Miner J,Hoffhines A. The discovery of aspirin's antithrombotic effects. Tex Heart Inst J,2007,34:179-186

2. Vane JR. Inhibition of prostaglandin synthesis as a mechanism of action for aspirin-like drugs. Nature New Biol,1971,231:232-235

3. Grattan CE. Aspirin sensitivity and urticaria. Clin Exp Dermatol,2003,28:123-127

4. Picado C. Aspirin-Induced Asthma:what we know now. Clin Pulm Med,2004,11:1-5

5. Szczeklik A,Sanak M,Nizankowska-Mogilnicka E,et al. Aspirin intolerance and the cyclooxygenase-leukotriene pathways. Curr Opin Pulm Med,2004,10:51-56

6. Leff AR. Regulation of leukotrienes in the management of asthma:biology and clinical therapy. Ann Rev Med,2001,52:1-14

7. Pfaar O,Klimek L. Aspirin desensitization in aspirin intolerance:update on current standards and recent improvements. Curr Opin Allergy Clin Immunol,2006,6:161-166

8. Bochenek G,Bánska K,Szabó Z,et al. Diagnosis,prevention and treatment of aspirin-induced asthma and rhinitis. Curr Drug Targets Inflamm Allergy,2002,1:1-11

9. Pérez-Novo CA,Watelet JB,Claeys C,et al. Prostaglandin,leukotriene,and lipoxin balance in chronic rhinosinusitis with and without nasal polyposis. J Allergy Clin Immunol,2005,115:1189-1196

10. Picado C. Aspirin-intolerant asthma:role of cyclo-oxygenase enzymes. Allergy,2002,57(72 Suppl):58-60

11. Picado C,Fernandez-Morata JC,Juan M,et al. Cyclooxygenase-2 mRNA is downexpressed in nasal polyps from aspirin-sensitive asthmatics. Am J Respir Crit Care Med,1999,160:291-296

12. Picado C,Valero A. COX-1 sparing drugs in aspirin-sensitive asthma. Clin Exp Allergy,2001,31:179-181

13. Sanak M,Simon HU,Szczeklik A. Leukotriene C4 synthase promoter polymorphism and risk of aspirin-induced asthma. Lancet,1997,350:1599-1600

14. Van Sambeek R,Stevenson DD,Baldasaro M,et al. 5'Flanking region polymorphism of the gene encoding leukotriene C4 synthase does not correlate with aspirin-intolerant asthma phenotype in the United States. J Allergy Clin Immunol,2000,106(1 Pt 1):72-76

15. Schlumberger HD. Drug-induced pseudo-allergic syndrome as exemplified by acetylsalicylic acid intolerance. Basel:Karger,1980:125-203

16. Hamad AM,Sutcliffe AM,Knox AJ. Aspirin-induced asthma:clinical aspects,pathogenesis and management. Drugs,2004,64:2417-2432

17. Cowburn AS,Sladek K,Soja J,et al. Overexpression of leukotriene C4 synthase in bronchial biopsies from patients with aspirin-intolerant asthma. J Clin Invest,1998,101:834-846

18. Szczeklik A,Sladek K,Dworski R,et al. Bronchial aspirin challenge causes specific eicosanoid response in aspirin-sensitive asthmatics. Am J Respir Crit Care Med,1996,154(6 Pt 1):1608-1614

19. Mastalerz L, Sanak M, Szczeklik A. Serum interleukin-5 in aspirin-induced asthma. Clin Exp Allergy, 2001, 31: 1036-1040

20. Dursun AB,Woessner KA,Simon RA,et al. Predicting outcomes of oral aspirin challenges in patients with asthma,nasal polyps,and chronic sinusitis. Ann Allergy Asthma Immunol,2008,100:420-425

21. Nizankowska-Mogilnicka E,Bochenek G,Mastalerz L,et al. EAACI/GA$_2$LEN guideline:aspirin provocation tests for diagnosis of aspirin hypersensitivity. Allergy,2007,62:1111-1118

22. Szczeklik A,Nizankowska E,Sanak M,et al. Aspirin-induced rhinitis and asthma. Curr Opin Allergy Clin Immunol, 2001,1:27-33

23. Dahlén B,Nizankowska E,Bochenek G,et al. Benefits from adding the 5-lipoxygenase inhibitor zileuton to conventional therapy in aspirin-intolerant asthmatics. Am J Respir Crit Care Med,1998,157(4 Pt 1):1187-1194

24. Yoshida S,Sakamoto H,Ishizaki Y,et al. Efficacy of leukotriene receptor antagonist in bronchial hyperresponsiveness and hypersensitivity to analgesic in aspirin-intolerant asthma. Clin Exp Allergy,2000,30:64-70

25. Dahlén SE,Malmström K,Nizankowska E,et al. Improvement of aspirin-intolerant asthma by montelukast,a leukotriene antagonist:a randomized,double-blind,placebo-controlled trial. Am J Respir Crit Care Med,2002,165:9-14

26. Menendez R,Venzor J,Ortiz G,et al. Failure of zafirlukast to prevent ibuprofen-induced anaphylaxis. Ann Allergy Asthma Immunol,1998,80:225-226

27. Enrique E,García-Ortega P,Gaig P,et al. Failure of montelukast to prevent anaphylaxis to diclofenac. Allergy,1999, 54:529-530

28. Wasiak W,Szmidt M. A six week double blind,placebo controlled,crossover study of the effect of misoprostol in the treatment of aspirin sensitive asthma. Thorax,1999,54:900-904

29. Shoji T,Yoshida S,Sakamoto H,et al. Anti-inflammatory effect of roxithromycin in patients with aspirin-intolerant asthma. Clin Exp Allergy,1999,29:950-956

30. Szczeklik A. Aspirin-induced asthma as a viral disease. Clin Allergy,1988,18:15-20

31. Yoshida S,Sakamoto H,Yamawaki Y,et al. Effect of acyclovir on bronchoconstriction and urinary leukotriene E4 excretion in aspirin-induced asthma. J Allergy Clin Immunol,1998,102(6 Pt 1):909-914

32. Hosemann W. Surgical treatment of nasal polyposis in patients with aspirin intolerance. Thorax,2000,55(2 Suppl): S87-S90

第 26 章
妊娠性鼻炎和妊娠期变应性鼻炎

张 华 安云芳 赵长青

妊娠性鼻炎
  病理生理学机制
  诊断及鉴别诊断
  对胎儿的影响
  相关危险因素

  治疗
妊娠期变应性鼻炎
  诊断
  治疗

妊娠性鼻炎是指在妊娠期的鼻黏膜充血而引起的鼻阻塞,是近年才被定义的一种疾病。大约 1/5 的孕妇会发生妊娠性鼻炎,可发生在妊娠期任何时间,但主要是在妊娠期的后六周或更后的时间。仅表现鼻阻塞,无呼吸道过敏和感染征象,并在分娩后的 2 周内鼻阻塞症状完全消失,不留任何后遗症。20%～40%的妊娠期妇女有不同程度的变应性鼻炎(allergic rhinitis,AR)。而在有 AR 的妊娠期妇女中,10%～30%的妇女症状加重,分娩后又恢复到怀孕前状态。

妊娠性鼻炎和妊娠期 AR 均具有一个共同的症状就是鼻阻塞。鼻腔是呼吸道的门户,其被覆上皮的结构赋予鼻腔特殊的功能,对吸入的空气有清洁过滤作用,可以减少尘埃等有害物质的吸入,同时具有加温加湿的功能。此外,通过经鼻呼吸,将鼻窦产生的 NO 运送到肺部,使肺毛细血管扩张,协助肺氧合功能。严重鼻阻塞由于不能将鼻窦产生的 NO 运送到肺部,使肺毛细血管扩张不良和氧合功能下降,可能与先兆子痫相关,后者是孕母和胎儿常见的致死原因。孕妇严重的鼻阻塞(特别是仰卧位时鼻腔充血加重)也和妊娠期打鼾相关,后者亦可能导致妊娠期高血压、先兆子痫、宫内发育迟缓及较低 Apgar 评分。此外,持续的鼻阻塞还可导致鼻窦炎。本章表述孕妇妊娠性鼻炎和变应性鼻炎的最新观点以及治疗意见。

一 妊娠性鼻炎

1898 年,MacKenzie 首先对妊娠期鼻炎进行描述。之后有很长一段时间未受到学术界的关注,直到 1943 年,Mohun 报道了 20 例妊娠期的"血管舒缩性鼻炎",鼻症状多出现在妊娠期的第 3～7 个月,他推测妊娠性鼻炎可能与雌激素相关,而且通过某种途径影响鼻腔黏膜结构的改变,导致血管舒缩性的鼻炎。20%～30%妇女在妊娠期间有鼻阻塞症状,此症状随着妊娠结束而消失,因此妊娠性鼻炎可能是一个独立的病理过程。为了探索妊娠性鼻炎的临床特征,有研究连续观察 23 例妇女妊娠期及产后 1 个月的鼻部症状和鼻呼吸气流峰值的变化,发现妊娠性鼻炎是一种发生在妊娠期间的特有的鼻炎。

病理生理学机制

已经明确,鼻黏膜水肿的发生是由于鼻黏膜海绵状血窦中 α-肾上腺能紧张度下降,从而导致血窦中

267

血液流量增加所致。此外,黏膜下血管渗出的增加进一步加剧鼻黏膜的水肿。在妊娠妇女是如何引起上述病理改变的,特别是激素对鼻黏膜水肿是否产生影响尚无定论。以下介绍的仅是目前的一些观点。

1. 雌激素 一般认为,雌激素水平增高,可引起鼻黏膜超敏反应,引起小血管扩张、组织水肿、腺体分泌旺盛,从而导致鼻阻塞。近年此观点受到怀疑,疑点是:①大多数女性鼻阻塞不出现在血清雌激素水平最高的月经周期的排卵前期和黄体期,而是发生在妊娠的后六周雌激素水平最低时;②并非所有孕妇都出现鼻阻塞。

Toppozada 等对孕妇和口服避孕药的妇女的鼻黏膜组织的研究,提出雌激素水平升高是导致妊娠期鼻阻塞的原因,口服高雌激素避孕药可诱发鼻阻塞支持这一观点。假如雌激素诱发鼻阻塞的观点可以成立,那么在月经周期的排卵前期和黄体期的雌激素水平较高,应出现鼻黏膜的相对充血。然而EllegÅrd 等对有正常月经周期的妇女的研究却发现,在雌激素较低的月经期鼻黏膜充血反而较为明显,且妊娠性鼻炎孕妇和无妊娠性鼻炎孕妇的雌激素水平并无显著差异。

鼻黏膜和腺垂体来源于同一细胞群,因此推测影响垂体的因素可能直接或间接地影响鼻黏膜。有研究提出高水平雌激素可显著增加鼻黏膜的高反应性,甚至诱发哮喘发作。研究表明鼠鼻黏膜对雌二醇、睾酮有较强的摄取力并有一定的代谢作用。雌二醇及睾酮受体选择性分布于鼻腔的不同部位,在鼻腔前部的呼吸区黏膜的黏膜下层分布较多,鼻腔后部黏膜处浓度较低。在雌激素水平增高的动物模型中,发现鼻中隔黏膜表面纤毛茂密呈束状及袢状,固有层腺体增生,腺细胞胞质内线粒体丰富,粗面内质网发达,小血管扩张,提示雌激素水平增高影响鼻变态反应的发生。近年其他的研究还提出雌二醇可抑制 T 淋巴细胞功能,增强 B 淋巴细胞的体液免疫功能。此外,雌二醇还可引起自主神经递质分泌紊乱、乙酰胆碱增多,并使受体减少。上述改变可引起呼吸道黏膜免疫性或非免疫性炎症,从而导致鼻黏膜高反应性。还有一研究发现人鼻息肉中含有大量雌激素受体阳性细胞,这种雌激素受体阳性细胞在形态上与肥大细胞很相似,采用抗肥大细胞及抗雌激素受体的单克隆抗体对 9 例鼻息肉标本进行免疫组化及双标免疫染色,结果证实鼻息肉内肥大细胞表达雌激素受体,这一结果提示性激素参与呼吸道炎症。

2. 胎盘生长素 妊娠早期,人生长激素水平较高,之后逐渐降解并被持续分泌的胎盘生长素代替。胰岛素相关的生长因子-1 与分泌人生长激素有关,在妊娠期胰岛素相关的生长因子-1 水平增高,促进分泌人生长激素。也曾有报道肢端肥大症的患者患有激素依赖性鼻炎。人生长激素可介导上呼吸道黏膜病理学改变,如促进鼻黏膜修复、黏膜增生肥厚以及息肉组织形成等。胎盘生长素的氨基酸序列与人生长激素相似,但有 13 对碱基不同。已经证明在整个妊娠期,胎盘生长素的水平均偏高,因此可以推断胎盘生长素亦可促使黏膜肥厚,从而诱导妊娠期鼻炎。

3. 神经肽 血管活性肠肽(VIP)与多种鼻炎相关,可导致鼻黏膜血管扩张,参与妊娠性鼻炎的发病。为了探讨雌激素在鼻黏膜的作用机制是否通过神经肽介导,有研究对激素替代治疗 6 个月的绝经期妇女的鼻黏膜进行了研究,结果表明鼻黏膜组织含有雌激素及雌激素受体,且 VIP、SP 免疫染色密度明显增加,NPY 的染色密度降低。VIP 及 SP 的染色密度增加表明它们介导腺体分泌及血管扩张的作用增强,NPY 的染色密度降低显示介导腺体收缩的作用减弱。

4. 孕酮 研究认为孕酮的血管扩张作用导致了循环血容量的增加,是导致妊娠性鼻炎鼻阻塞的原因,尽管对静脉窦血容量尚无法定量检测。然而,一项研究表明妊娠性鼻炎和无妊娠性鼻炎的孕妇血清孕酮水平并无显著差异。

5. 泌乳素 炎症性鼻黏膜组织中巨噬细胞较正常鼻黏膜高表达 PRL,已知 PRL 有诸多的免疫调节作用,涉及如下方面:①促进抗体合成;②与 IL-2 协同刺激 T 细胞的克隆增殖,并诱导其表达 IL-2R,对克隆的 T 细胞 L2 株系,PRL 也与 IL-2 协同诱导其表达干扰素调节因子(IRF-1),C-myc,ODC(鸟氨酸脱羧酶)、组蛋白及 cyclin B 等分子,促进 T 细胞的增殖;③激活巨噬细胞;④激活 NK 细胞,并与 IL-2 协同诱导 LAK 活性。

诊断及鉴别诊断

1. 诊断 主要依据病史和体征。因此须详细询问病史和仔细检查,后者包括前鼻镜、鼻内镜、变应原血清学、B超及全身体检。鼻腔检查可发现鼻甲黏膜充血肿胀,适当鼻内喷减充血剂可对鼻腔做全面检查,也可客观评估和鉴别诊断。

妊娠性鼻炎的诊断要点是:①孕期出现无任何客观原因的鼻阻塞,且大多发生在妊娠后期,无其他临床合并症,常伴有水样涕及黏稠清亮的鼻分泌物,这是典型症状;②妊娠前无血管舒缩性鼻炎、AR 和鼻窦炎病史;③分娩后两周内鼻阻塞症状完全消失,不留任何后遗症,可作为回顾性诊断。

2. 鉴别诊断　需要与血管舒缩性鼻炎、AR 和鼻窦炎鉴别。还应该排除妊娠期合并鼻腔、鼻窦和鼻咽部的良性、恶性肿瘤。

(1)鼻窦炎:妊娠期的鼻黏膜肿胀,使易于发生鼻窦炎。鼻窦炎多表现中鼻道脓性分泌物,或恶臭的分泌物,分泌物多为单侧,并可出现单侧疼痛及闷胀不适感。前鼻镜及鼻内镜检查通常可以明确,必要时可行 X 线检查或 CT 扫描,但应保护胎儿免受射线照射,也可通过诊断性上颌窦穿刺明确诊断。应注意,鼻黏膜充血也可以是鼻窦炎的唯一表现。急性鼻窦炎的治疗主要包括湿化、抗生素、黏液促排剂和减充血剂。

(2)AR:发作性喷嚏及多量水样分泌物是其主要症状。常见的变应原为屋尘螨和花粉。有时鼻阻塞也许作为唯一的症状存在,若表现为仅有鼻阻塞,且又是妊娠期首次出现,则很难鉴别是 AR 还是妊娠性鼻炎,尤其是两种情况合并存在时,症状叠加鉴别更难。因此需通过皮肤点刺试验及血清特异性IgE 检测以鉴别 AR。

(3)药物性鼻炎:药物性鼻炎多可能是妊娠性鼻炎的并发症,多数是因长期不规范使用鼻减充血剂导致反跳性黏膜水肿,进而形成耐受所致。因此应注意询问是否有长期使用鼻减充血剂史,如果有长期使用减充血剂史,必须停止使用。鼻减充血剂治疗通常不宜超过 1 周。使用鼻减充血剂不超过 3 天,不会引起药物性鼻炎。

(4)鼻腔妊娠性肉芽肿:即妊娠期肿瘤或毛细血管扩张性息肉。是一种生长迅速的良性肿瘤,可引起鼻阻塞。组织学上与化脓性肉芽肿相似。临床表现多为单侧进行性鼻阻塞和反复鼻出血。鼻腔检查可见血管丰富及触之易出血的赘生物,较大者可自鼻腔外侧壁突出到鼻前庭。这种肉芽肿组织可能于分娩后自然消失。如若反复鼻出血和严重鼻阻塞可于局麻下将其切除。

(5)上呼吸道的感染:通常有明显的感染征象,除鼻阻塞外,还伴有咳嗽、咳痰、发热等症状,一般病程较短。

对胎儿的影响

主要与孕妇的睡眠相关,即使无妊娠性鼻炎的孕妇在仰卧位睡眠时,也会引起或加重鼻充血,有妊娠性鼻炎的孕妇,鼻充血会更严重。经鼻呼吸困难必迫使妊娠性鼻炎孕妇张口呼吸,甚至打鼾。正常经鼻呼吸可吸入来自上颌窦产生的 NO,后者可降低肺循环阻力,增加肺部的氧合作用。妊娠性鼻炎者由于张口呼吸和打鼾,由于失去了 NO 的吸入,影响肺血管的紧张度和肺部的氧合作用,使胎儿的氧供受到潜在影响,并可能引起一系列并发症,如妊娠期高血压、蛋白尿、水肿先兆子痫以及胎儿宫内发育迟缓和胎儿 Apgar 评分偏低。此外,逐渐加重的打鼾可能发展为睡眠呼吸暂停低通气综合征(OSAHS),增加患心血管等疾病的风险。

相关危险因素

1. 吸烟　是妊娠性鼻炎的重要危险因素。通过产前问卷调查,发现吸烟的妇女在妊娠期间患妊娠性鼻炎比例明显高于非吸烟者。吸烟对鼻黏膜的刺激,加上妊娠引起的体内激素水平变化,使鼻黏膜结构暂时改变,从而导致鼻塞。

2. 变态反应　妊娠期 AR 非常常见,患病率为 20%～30%。妊娠前有 AR 者约有 1/3 症状加重。妊娠期 AR 除表现鼻阻塞外,还具有鼻痒、流涕、喷嚏等症状,并且可合并鼻窦疾患和加重哮喘。有研究发现,体内抗室内尘螨 IgE 水平高的妇女是患妊娠性鼻炎的高危人群,这一部分妇女的特点是:①无AR 病史和典型表现;②血清内与 AR 相关的可溶性细胞间黏附分子-1(ICAM-1)水平不高;③妊娠性鼻炎多发生在妊娠期的后三个月,分娩后鼻阻塞完全消失,可与 AR 鉴别。

但也有观点认为,哮喘和花粉症并非妊娠性鼻炎的危险因素,鼻超敏与妊娠性鼻炎亦无明显相关性。

治疗

一种观点认为妊娠性鼻炎是一种自限性病理过程,无须治疗。但大多数的意见认为轻、中度者对怀孕和哺乳无明显影响,可不治疗;但严重者会引起明显不适,应进行临床干预。

1. 健康教育　教育孕妇妊娠性鼻炎是一种自限性病理过程,妊娠期有鼻阻塞是比较普遍的现象,并告知其治疗方法。有学者建议在首次产前检查时就应告知孕妇妊娠性鼻炎相关知识。

2. 一般治疗　将床头升高 30°或 45°,或者在床头下方垫入支撑物使床体呈倾斜状(优于垫高枕头),可在一定程度上缓解鼻阻塞。另外,适度的体育运动有助于缓解鼻阻塞及由此引发的睡眠紊乱,轻度疲劳和运动后良好的状态有助于帮助孕妇入睡。鼻瓣区是呼吸道最狭窄的区域,必要时采取机械性装置可使鼻瓣区拓宽,例如鼻内扩张器可有效减轻打鼾,或者鼻外扩张器有助于缓解鼻阻塞。这些扩张器无副作用,尤其鼻阻塞导致睡眠紊乱者值得尝试。

3. 鼻腔盐水盥洗　有报道用 5mg 盐溶入 500ml 的水中,配盐水进行鼻腔冲洗,可有效改善鼻阻塞。鼻腔盐水盥洗可改善鼻黏膜功能和清除鼻腔分泌物及干痂,保持鼻腔通畅,且不限次数,应为妊娠性鼻炎的首选治疗。

4. 减充血剂治疗　鼻用减充血剂应短期使用,连续使用不宜超过 5 天。由于鼻减充血剂可以即时缓解鼻阻塞,患者可能倾向于过度使用,易导致难以治疗的药物性鼻炎,应予警惕。常用的口服减充血剂包括伪麻黄碱和苯丙醇胺。口服减充血剂有潜在的副作用,如高血压、心悸、食欲下降、颤抖及睡眠紊乱,目前关于口服减充血剂在孕妇中使用的安全性每个国家规定不同。

5. 糖皮质激素治疗　在丙酸氟替卡松持续治疗 8 周的随机安慰剂双盲研究中,采用鼻腔峰值呼气流速、鼻声反射和症状评分客观评价鼻功能,结果表明,对孕妇的血浆游离皮质醇含量以及留取 24 小时尿测定的游离皮质醇水平均无影响,对胎儿的发育也无任何影响,但对鼻阻塞无明显治疗作用。另一项研究显示,给患有哮喘的妊娠早期孕妇吸入布地奈德并未增加先天畸形的发生率,提示使用布地奈德鼻喷剂治疗妊娠性鼻炎是安全的。

不宜使用系统用糖皮质激素治疗,因为口服糖皮质激素可致胎儿畸形,鼻内黏膜下注射有导致失明的风险。

6. 抗生素　在合并鼻窦炎时才使用,并结合反复上颌窦冲洗。由于妊娠期肾脏的廓清率增强,故可适当增加抗生素剂量或增加给药次数,以达到最低抑菌浓度。

7. 手术　有学者曾探讨利用微波、射频、激光、冷冻及等离子等方法缓解妊娠性鼻炎的下鼻甲黏膜水肿,但应考虑术后结痂、出血,以及术后症状能否缓解等。对于有明显睡眠呼吸暂停或无法忍受的鼻阻塞者,在经保守治疗无效时,可酌情考虑,但须谨慎。

二　妊娠期变应性鼻炎

20%～40%的妊娠期妇女有不同程度的变态反应。在有变态反应的妊娠期妇女中,10%～30%的变应性症状加重,分娩后又恢复到怀孕前状态。妊娠会影响某些速发型超敏反应的炎症介质和调节因素。与妊娠性鼻炎不同,妊娠期 AR 除了有鼻阻塞症状以外,还表现鼻痒、流鼻涕、打喷嚏。尽管有学者推测在妊娠期间,孕妇体内激素水平的改变可能影响鼻腔黏膜功能,但尚未发现妊娠与过敏之间的必然关系。妊娠前患有 AR 的妇女,34%在妊娠后症状改善,15%症状加重,51%症状无变化,与孕妇对激素变化敏感性的个体差异有关。妊娠后雌激素水平增高,作用于鼻黏膜 H1 受体,引起鼻黏膜超敏反应,导致小血管扩张、组织水肿、腺体分泌旺盛,从而症状加重。症状减轻则可能与妊娠后血清肾上腺皮质激素水平升高有关。

诊断

妊娠期 AR 的诊断依据病史、症状、鼻镜检查和血清学检查。皮肤试验有可能诱发全身过敏反应，为防止意外，应避免采用。2001 年世界卫生组织(WHO)制订了 AR 的诊治原则，其分类用间歇性和持续性代替以前的季节性和常年性。间断性者是指症状每周持续天数少于 4 天或每年持续天数少于 4 周。持续性者是指症状每周持续天数多于 4 天或每年持续天数多于 4 周。根据临床症状评分及对患者生活质量影响程度，分为轻度和中/重度。

治疗

根据 AR 的分类、程度制订阶梯性治疗方案。包括避免过敏原、药物治疗和免疫治疗。AR 和哮喘关系密切，若明确诊断合并哮喘，应对上、下呼吸道同时采用安全有效的治疗。妊娠期 AR 的治疗大体上依从上述原则，但又有特殊性。避免过敏原是一致的，而且更必要。药物治疗和免疫治疗则需充分考虑对孕妇和胎儿的影响，即受益对危险的分析，除非挽救生命，否则应避免口服激素，特异性变应原脱敏治疗亦不应在孕期内开始，正在进行脱敏治疗的孕妇，如无全身反应，可继续应用维持剂量但不要增加剂量。另外，在不能使用任何有效药物的情况下，采用盐水鼻腔盥洗不失为可取的方法。

1. 避免接触变应原 孕妇可通过体外血清变应原检测，了解对何种类型的变应原过敏，尽可能避免接触检验为阳性的气传性、接触性和食入性变应原，但气传性变应原很难完全避免。

2. 盐水鼻腔冲洗 用温盐水持续冲洗，每天 3 次。有明显改善症状的效果。变应原、灰尘、细菌、病毒及各种炎性物质附着聚集在鼻黏膜表面的黏液层，使用盐水鼻腔冲洗可稀化黏液和增加鼻黏膜纤毛摆动频率，促进黏液毯向鼻咽部移动。同时，盐水鼻腔冲洗可软化并清除鼻痂以及聚集在鼻黏膜表面黏液层中的变应原及各种炎性物质。是一种简便、廉价且安全性好的治疗方法。

3. 药物治疗及药物选择 药物可能通过胎盘导致胎儿发育畸形，而目前常用的药物往往缺乏在妊娠期安全性方面的数据。因此需要充分权衡药物可能对孕妇及胎儿造成的影响。1979 年美国 FDA 颁布了妊娠期间药物安全性的分级标准(表 3-26-1)，到目前为止，没有药物达到 A 级标准。一般认为，导致胎儿畸形的关键时期是妊娠期的前 3 个月，之后用药则一般不会引起胎儿畸形，但有可能影响胎儿组织器官的功能。因为大部分药物都可以通过胎盘，故孕妇用药须十分谨慎。

表 3-26-1 美国 FDA 妊娠用药分级

药物分级	概要	说明
A	对照研究显示药物对胎儿无危害	适当的对照研究显示药物对胎儿没有危害
B	无对人体有害的证据	不管动物研究的结果如何，没有人体研究数据显示药物有危害，或缺乏研究
C	不能除外对人体有害的可能性	不管动物研究的结果如何，人体研究没有进行
D	有对人体有害的证据	有研究表明药物对胎儿有害，而药效可能更重要
X	孕期禁用	有研究表明药物对胎儿有害，且危害远胜于药效

(1)色酮类:肥大细胞稳定剂，阻止肥大细胞脱颗粒，抑制组胺、5-羟色胺及防止反应物原等介质的释放，从而阻断变态反应。代表性药物有鼻用色甘酸钠和尼多克罗米钠(nedocromil sodiam)。药动学认为色甘酸钠或尼多克罗米钠不通过黏膜表面吸收，咽下的部分也极少由胃肠道吸收，故以原形从粪便排出。因其具有良好的安全性，FDA 将其归为 B 类药物，ARIA 指南将其作为妊娠期 AR 的一线用药。但鼻用色酮类药物对已释放的介质不具有拮抗作用，故对急性发作期的治疗效果不满意，而且每日 4～6 次点药，患者的依从性相对较差。

(2)鼻用减充血剂:通过激活鼻甲血管平滑肌的肾上腺素能受体，收缩血管，改善鼻阻塞症状，此类药物动物实验有致畸作用，可影响孕妇及胎儿的血液循环，虽然 FDA 将其归为 C 类药物，但 ARIA 指南指出孕妇应避免使用。

（3）抗组胺药物：属于 H1 受体拮抗剂，通过竞争 H1 受体阻断组胺与 H1 受体的结合，从而抑制组胺发挥生物学效应。此类药物分为口服型和鼻用型，第一代抗组胺药物（如氯苯那敏、苯海拉明等）中枢神经系统镇静和抗胆碱等副作用，且动物实验显示有致畸作用，故不能用于妊娠期 AR 的治疗。第二代 H1 受体拮抗剂（如特非那定、阿司咪唑、氯雷他定、西替利嗪、依巴斯汀等）的中枢神经系统镇静作用已降至约 7%，且无抗胆碱作用，故被广泛用于 AR 的治疗。但其中阿司咪唑、特非那定可能存在对心脏的严重毒性，临床已不再使用。第一代抗组胺药临床应用时间较长，相关安全性研究数据相对较多其中可考虑选用氯苯那敏和曲吡那敏（B 类），如患者不能耐受，可选用第二代抗组胺药，其中西替利嗪和氯雷他定的安全性数据较多（B 类），但均应避免在孕期前 3 个月内应用。鼻用型抗组胺药物对于孕妇的安全性和疗效尚不确定。

（4）糖皮质激素：鼻内用糖皮质激素是治疗 AR 最有效的药物，FDA 把鼻用布地奈德归入 B 级用药，其余均为 C 类。鼻内用糖皮质激素之所以疗效显著且很少发生全身不良反应，是因为在鼻黏膜的受体部位可以聚集高浓度的药物和全身生物利用度极低。国内外均尚没有关于妊娠期内使用鼻用糖皮质激素的大宗报道，也没有循证医学依据。但有哮喘孕妇吸入糖皮质激素并未增加先天畸形发生率的报道。因此仍可作为一线用药，但应注意降低剂量。全身糖皮质激素治疗因其明显的副作用及动物实验有致畸作用，不推荐使用。除非挽救生命，否则孕妇禁用。

（5）半胱氨酰白三烯受体拮抗剂：目前常用的有选择性与半胱氨酰白三烯（CysLT1）受体结合的孟鲁司特（montelukast）和选择性与 LTD_4 和 LTE_4 结合的扎鲁司特（zafirlukast）。两者均属于 FDA 的 B 级用药，前者可用于 AR 和哮喘，后者仅批准用于哮喘。对于孕妇的安全性尚不确定，这两种药物仅在必要时用于难治性哮喘的孕妇。

4. 免疫治疗 虽然现有的研究数据指出，妊娠不是继续免疫治疗的禁忌证，但为了避免孕妇发生过敏全身反应和对胎儿产生不利影响，妊娠期不宜开始免疫治疗。但是已经达到维持量者可以继续维持治疗或者适当减量。目前的多项回顾性研究都肯定了妊娠期继续免疫治疗不会引起副作用。

参 考 文 献

1. 顾之燕，韩子刚，刘志连. 耳鼻咽科变应性和免疫性疾病. 天津：天津科学技术出版社，1999：8

2. 韩德民. 变应性鼻炎. 北京：人民卫生出版社，2007.5

3. 顾之燕. 盐酸氮草斯汀治疗变应性鼻炎. 中华耳鼻咽喉头颈外科杂志，2005，90：717-720

4. 张罗，韩德民，顾之燕，等. 抗组胺药物 H1 受体拮抗剂的临床药理学（一）组胺、组胺受体和抗组胺药物. 中国耳鼻咽喉头颈外科杂志，2005，12：61-64

5. 张罗，顾之燕. 鼻用皮质类固醇安全性相关问题的研究进展. 中华耳鼻咽喉头颈外科杂志，2005，40：552-556

6. 蒋子栋，张连山. 妊娠期鼻炎和过敏性鼻炎的诊治. 国外医学（耳鼻咽喉科学分册），2005，29：95-97

7. 关兵，董震，杨占泉，等. 催乳素在鼻息肉巨噬细胞中的表达及意义. 中华耳鼻咽喉科杂志，2004，39：531-533

8. Ellegård Ek. Clinical and pathogenetic characteristics of pregnancy rhinitis. Clin Rev Allergy Immunol, 2004, 26：149-159

9. Keles N. Treatment of allergic rhinitis during pregnancy. Am J Rhinol, 2004, 18：23-28

10. Bousquet J, Van Cauwenberge P, Khaltaev N, et al. Allergic rhinitis and its impact on asthma. J Allergy Clin Immunol, 2001, 108(5 Suppl)：S147-S334

11. Demoly P, Piette V, Daures JP, et al. Treatment of allergic rhinitis during pregnancy. Drugs, 2003, 63：1813-1820

12. Simons FE, Simons KJ. The pharmacology and use of H1-receptor-antagonist drugs. N Engl J Med, 1994, 330：1663-1670

13. Franklin KA, Holmgren PA, Jönsson F, et al. Snoring, pregnancy-induced hypertension, and growth retardation of the fetus. Chest, 2000, 117：137-141

14. Bousquet J, Khaltaev N, Cruz AA, et al. Allergic Rhinitis and its Impact on Asthma（ARIA）2008 Update. Allergy, 2008, 63(86 Suppl)：8-160

15. Silkoff PE, Robbins RA, Gaston B, et al. Endogenous nitric oxide in allergic airway disease. J Allergy Clin Immunol,

2000,105(3):438-448

16. Philpott CM,Conboy P,Al-Azzawi F,et al. Nasal physiological changes during pregnancy. Clin Otolaryngol Allied Sci，2004,29:343-351

17. Park YW. Nasal granuloma gravidarum. Otolaryngol Head Neck Surg,2002,126:591-592

18. Nappi C,Di Spiezio Sardo A,Guerra G,et al. Comparison of intranasal and transdermal estradiol on nasal mucosa in postmenopausal women. Menopause,2004,11:447-455

19. Sobol SE,Frenkiel S,Nachtigal D,et al. Clinical manifestations of sinonasal pathology during pregnancy. J Otolaryngol,2001,30:24-28

20. Ellegård EK,Hellgren M,Karlsson NG,et al. Fluticasone propionate aqueous nasal spray in pregnancy rhinitis. Clin Otolaryngol Allied Sci,2001,26:394-400

21. Guilleminault C,Kreutzer M,Chang JL,et al. Pregnancy,sleep disordered breathing and treatment with nasal continuous positive airway pressure. Sleep Med,2004,5:43-51

22. Incaudo GA,Takach P. The diagnosis and treatment of allergic rhinitis during pregnancy and lactation. Immunol Allergy Clin North Am,2006,26:137-154

23. Zhao XJ,McKerr G,Dong Z,et al. Expression of oestrogen and progesterone receptors by mast cells alone,but not lymphocytes,macrophages or other immune cells in human upper airways. Thorax,2001,56:205-211

第 27 章
天然乳胶变态反应性鼻-结膜炎和哮喘

顾之燕

人类使用乳胶制品已有 100 多年,如轮胎、鞋底、医用手套、气球和其他医疗用品等。然而,乳胶变态反应(latex allergy)被证实是一个新的疾病实体仅是最近 20 年的事,这主要是由于乳胶中的致敏成分——水溶性膜结合蛋白引起的,虽然其含量仅为天然乳胶的 1%～2%。

天然乳胶变态反应的定义是:特应性个体接触或吸入天然橡胶乳胶(natural rubber latex,NRL)后,由 IgE 介导的 Ⅰ 型变应性反应,和由细胞介导的 Ⅳ 型变态反应。前者临床上表现为湿疹、荨麻疹、鼻-结膜炎、支气管哮喘;后者则表现为局部或全身的接触性皮炎。

既往对乳胶变态反应并不认为是一种病,即使把它看做是病,也不认为是变态反应,或者认为是药物或其他物质引起的过敏反应。已有术中发生乳胶变态反应而被麻醉科医师误诊为麻醉药品芬太尼(fantany)变态反应的报道,数年后经相关的变态反应试验才改正了诊断。

20 世纪 80 年代后期以来,工业发达国家中严重乳胶变态反应的诊断率明显增加,但我国尚未引起充分重视。发生乳胶变态反应的危险环境主要是各类医疗机构,常常是在不知不觉中被乳胶致敏,长期处于受乳胶"攻击"环境中的特应型个体是易感人群,因此医务工作者(特别是口腔医师、麻醉师、护理人员等)是发生乳胶变态反应的高危人群。乳胶变态反应患者中,约半数合并食物超敏反应,因而有乳胶-水果综合征之称。因此,食物变态反应患者应高度注意乳胶变态反应的可能性。

一　流　行　病　学

一项国外研究表明,天然乳胶皮肤点刺试验在随机选取的儿童中,阳性率在 1% 以下,而且在呈阳性皮肤试验的儿童中都没有确切的乳胶变态反应临床病史。芬兰的一项对 3000 多人进行乳胶皮肤点刺试验的结果提示阳性率为 1.1%,另一项对供血者血清乳胶 IgE 抗体的检测发现阳性率为 6%,通过统计学敏感性和特异性检验,显示检测血清乳胶特异性 IgE 阳性率的方法在低危人群中假阳性率较高。

国外一项对脊柱裂患儿的皮肤点刺试验发现阳性率为 68%,这可能是由于脊柱裂患儿需要多次手术及多次创面换药、直肠排气、排便和导尿,反复接触乳胶手套(如直肠和尿道黏膜)所致。已有多个研究显示,医务工作者中乳胶过敏的发生率较一般人群高。芬兰(1987年)的一项研究显示医务工作者中3％对乳胶敏感,法国(1993年)的研究显示这一比例高达10％,美国(1994年)的一项研究则高达17％。对医学生的研究也出现类似的结果,加拿大的一份检测结果显示医学生从入学到四年级,乳胶变态反应的发生率从0％上升到10％。

日本的资料,调查2001年-2003年776例非特应性儿童、802例变应性鼻炎患儿、706例支气管哮喘患儿和844例特应性湿疹/皮炎综合征患儿的乳胶变态反应发生率。调查内容是询问有无乳胶变态反应临床表现,并进行乳胶抗变应原皮肤点刺试验和戴乳胶手套激发试验。结果显示,这三年非特应性儿童乳胶过敏发生率分别为1.4％、3.1％和4.7％;变应性鼻炎患儿分别为3.1％、5.1％和9.1％;支气管哮喘患儿分别为3.6％、6.5％和10.3％;湿疹/皮炎综合征患儿分别为6.1％、11.3％和15.9％,表明发生率逐年上升。

我国对乳胶变态反应尚未引起足够的重视,相关流行病学资料极少。2004年上海的一项资料采用国际标准化的乳胶变应原对265例变态反应病患儿进行皮肤点刺试验,79例显示阳性反应,阳性率为33.5％。但没有统计有临床症状者的发生率。

二 天然橡胶乳胶的特性

天然橡胶乳胶(NRL)是来自橡胶树收获的植物产物。橡胶树为产乳植物,有分泌牛乳样物质的细胞,此种牛乳样物质即为天然乳胶,其成分包括橡胶颗粒顺-1,4聚异戊二烯(cis-1,4polyisoprene)和数百种蛋白质,其中很多蛋白质已证实具有抗原性。NRL可加工为两类产品,一是加工为干单片,用于制作轮胎、网球、头饰、鞋底和瓶塞等,此类产品占天然乳胶的90％;二是加工为医用手套、避孕套和气球等,约占天然乳胶的10％。后者是乳胶变应原活性的主要来源和引起乳胶变态反应的重要变应原。其中手套和气球最具抗原性,避孕套则较低。以变应原单位(allergen unit,AU)表示抗原性的高低(AU是ELISA测定的乳胶手套与标准乳胶制剂的抗原性比值),手套、气球和避孕套的抗原性分别为2856～31673AU/ml、4700AU/ml和50AU/ml。避孕套的抗原性虽然较低,但也能引起严重反应,因为它接触的是黏膜。

为了增加光滑性和弹性,在手套的制作过程中常加入粉剂(谷物淀粉),后者可直接或间接地增加环境中气传乳胶变应原量。若用氯处理和冲洗手套可减少其抗原量。手套经消毒后其变应原量会低于未消毒者。FDA虽然建立了手套的标准,但没有规定手套中蛋白质和粉剂的量,因此不同品牌,甚至同一品牌、不同批号的产品,乳胶变应原性可相差数倍至数千倍。

随着分子生物学的进展,已有一些乳胶蛋白质被分离、克隆和纯化,目前,变应原命名专门委员会(CPI)已经接受了其中几种作为乳胶变原,主要的有:hev b1,Hev b2,Hev b4,hHev b5,Hev b6.01,Hev b 6.02,Hev b 6.03;次要的是:Hev b7,Hev b8,Hev b9,Hev b10,Hev b11。上述乳胶变应原在临床上已初步试用于免疫诊断和治疗,Yagami等的试验证实,Hev b 6.02是保健人员职业性乳胶致敏中最重要的变应原。

三 乳胶手套的变应原性

乳胶手套的变应原包括蛋白质和粉剂,前者来自NRL,后者是手套制作过程中加入的。显然,NRL中的某些蛋白质是产生乳胶变态反应的主要变应原,因此对手套进行蛋白质量测定是必需的。采用ELISA和RAST可以测定出手套的乳胶变应原量和总蛋白量,但现有的方法并不能区别哪些是变应原性蛋白质,哪些是非变应原性蛋白质。尽管目前尚未建立国际公认的乳胶手套蛋白"安全"量,但可按美国外科医师学院(American College of Surgeons)的规定作为参考,即ELISA测定的变应原量应低于1μg/g,或以RAST抑制试验测定的抗原量应为1～4AU/ml。医护人员在使用手套时应知道该手套的蛋白量,应选择ELISA测定的变应原量低于10μg/g,或RAST测定低于100AU/ml的手套。目前,美国玛雅医院(Mayo Clinic)和约翰霍普金斯医院(Johns Hopkins Hospital)已全院使用不含乳胶(latex free)的手套。

粉剂本身虽然并不具有抗原性,但当它吸附了乳胶蛋白形成颗粒样复合物时则具有了变应原性。复合物颗粒体积很小,可在空气中漂浮,很容易吸入呼吸道。在使用手套的过程中,这些复合物颗粒可在一定范围内的空气中播散,使这一范围内的个体均暴露于乳胶蛋白变应原中而可能被致敏,尽管他们并没有直接接触乳胶。空气中飘散的乳胶抗原量直接与手套的使用次数和更换频率呈正相关。此外,这些具有变应原性的复合物颗粒也可通过医院建筑物的空气循环系统播散到更远的距离,也可通过吸附于人的衣服、头发和图表纸张等而传播,使那些根本没有使用或接触乳胶手套的个体,也有可能发生乳胶变态反应。因此我们建议,医师在处理患者时应选用制作过程中不加粉剂的手套。

Saary 等分别于 1995 和 2000 年采用相同的方法(问卷调查和低氨 NRL 浸液做皮肤点刺试验)对同一群体(口腔医师和医学生)进行由高蛋白/高粉剂乳胶手套改为低蛋白/低粉剂无 NRL 手套后 NRL 敏感性变化的研究,发现 2000 年具有哮喘、鼻炎和结膜炎、荨麻疹和痒疹的患者的百分率分别为 4%、7%、6% 和 8%,1995 年相应的百分率分别为 7%、13%、20% 和 22%,经统计学处理,荨麻疹和痒疹的百分率两次调查比较差异有显著性意义,哮喘和鼻炎百分率虽有下降,但无统计学意义。皮肤点刺试验结果显示,阳性反应由 1995 年的 10% 下降为 2000 年的 3%。表明使用低蛋白/低粉剂无乳胶手套有防止 NRL 变态反应的作用。

四　乳胶变态反应

乳胶变态反应的发生率在不同的报道之间差别较大,这可能是因为目前尚无统一的诊断标准,也与地区差异和观察人群不同有关。另外,对本病定义的不同解释也影响了发生率的报道。经常暴露于乳胶变应原的特应性个体是发生乳胶变态反应的高发人群,反应的严重程度取决于暴露于乳胶抗原的剂量,若长期暴露于乳胶环境中,即使是接触少量的变应原也能引起反应。其次为多次接受手术的患者,以及暴露于乳胶环境的医师、护士、食品服务工人、乳胶产品生产工人和保健工作者。在患者中,脊柱裂患者有较高的乳胶致敏率,为 30%~65%,这是因为这类患者由于治疗的需要频繁接触乳胶制的医疗材料所致,在其他诸如医护人员或乳胶产品生产工人等中,乳胶变态反应的发生率为 5%~17%。

乳胶变态反应的临床表现比较复杂,包括:接触部位和全身的皮肤湿疹、荨麻疹;鼻-结膜炎、哮喘;接触性皮炎;更严重者为过敏反应(anaphylaxis),后者甚至导致少见的死亡。暴露于乳胶抗原的剂量、暴露途径和个体的超敏反应性直接影响反应的类型和严重性。

若医用乳胶手套破坏了机体皮肤、黏膜屏障或吸入气道后,可能产生 3 种不同的反应,统称为乳胶手套反应(latex glove reaction)。大致介绍如下。

刺激性皮炎

是最常见的一种,为非免疫性反应。在医务界和频繁戴手套的行业中均很常见,国外报道医务工作者中约 30% 以上患有刺激性皮炎。频繁洗手、手套上附着粉末和手没有干燥时就戴上手套均可能为诱因。表现为皮肤充血、干燥、裂开、瘙痒、红斑,但无水疱、渗出,病变范围不超出接触部位,查不到乳胶抗原和抗体。

接触性皮炎

与刺激性皮炎表现完全不同,为细胞介导的Ⅳ型变态反应,病变发生于戴手套数小时后,严重瘙痒、充血、红斑、水疱,皮炎范围超过接触手套范围。

有时慢性接触性皮炎和刺激性皮炎很难鉴别,其变应原是手套生产中加入的化学添加剂,做皮肤划痕试验以资鉴别。

刺激性皮炎和接触性皮炎所表现的皮炎常先于 IgE 介导的Ⅰ型变态反应,因而被认为是发生Ⅰ型变态反应的危险因素,可能是皮炎中的乳胶蛋白穿透表皮进入免疫系统所致。

Ⅰ型变应性疾病

包括湿疹、荨麻疹、血管性水肿、喉水肿、鼻炎、结膜炎、支气管哮喘、过敏反应(anaphylaxis)。为即刻型超敏反应性 IgE 介导的Ⅰ型变态反应,在罕见的情况下也有死亡病例的报道。抗原是小分子量乳胶蛋白。皮肤点刺试验、激发试验或放射免疫吸附试验(RAST)可为诊断提供参考。

临床上称为乳胶变态反应的是仅指上述第 3 种反应,且只有第 3 种反应可能对生命有威胁。当乳胶接触身体潮湿的部位,或开放性创伤部位,或手术中接触身体内部,由于更多的抗原被吸收,可能引起严重反应。因此乳胶是引起手术中严重过敏反应的主要原因之一,据国外一份文献报道约占全部手术患者的 19%。

乳胶变态反应也可见于应用其他乳胶产品施行某些处理时,如对脊柱裂患者导尿和反复进行多次的其他处理(如换药、直肠处理等)。

五　乳胶变态反应的诊断

在诊断时应注意乳胶变态反应的症状是有变化的,并非绝对呈持续性,有的患者先可有数天无症状期,而随之出现鼻-结膜炎和(或)支气管哮喘,并常呈不可控制性,给诊断带来困难。之所以表现上述症状特征是因为暴露于乳胶抗原量的变化,而抗原量的变化是与医院的通风条件,以及使用乳胶手套的品牌、批号和使用频度的多少有关。另外,应注意不同时间内患者对标准化乳胶抗原激发试验的反应性也可有不同,在诊断中必须考虑到。

实验室检查

1. 血清 RAST 测定　是 FDA 唯一推荐的检查。

2. 乳胶浸液皮肤点刺试验　皮肤点刺试验可能较 RAST 更具敏感性和特异性,且有良好的安全性。但应注意,仅有 1/4 皮肤试验阳性反应的患者有临床症状。因此,对皮肤点刺试验的解释应持慎重态度。如果阳性皮肤试验患者有临床症状支持,则此试验具有诊断性;若病史阳性、皮肤试验阴性或反之,应做进一步检查,例如乳胶手套皮肤激发试验。皮肤点刺试验也可使用天然树胶乳胶浸液,但需在对过敏性反应救治具有丰富经验和良好条件的医院和科室中开展。

3. 乳胶手套皮肤激发试验　若病史阳性、皮肤试验阴性或反之,则需进一步做乳胶手套皮肤激发试验。方法:在点刺手背皮肤后,随之戴上有变应原性的乳胶手套,若点刺部位出现风团和红晕则具有诊断性。

4. 乳胶鼻黏膜激发试验　对诊断乳胶变应性鼻炎有实用价值。Palczynski 等采用单盲、安慰剂对照试验将患者分为 4 组:第 1 组:16 例具有与 NRL 暴露相关的哮喘和(或)鼻炎,且有阳性乳胶皮肤点刺试验的护士进行乳胶变应原鼻黏膜激发试验,9 例具有哮喘和(或)鼻炎临床表现;第 2 组:与 NRL 暴露无关的护士;第 3 组:6 例特应性个体具有哮喘和(或)鼻炎,但无 NRL 暴露史;第 4 组:6 例健康人。3 个对照组(后三组)NRL 皮肤点刺试验均阴性。发现:试验组(第 1 组)鼻黏膜激发试验后鼻灌洗液中嗜酸性粒细胞和嗜碱性粒细胞的数目、白蛋白/总蛋白比值和嗜酸性粒细胞阳离子蛋白(ECP)水平均显著高于 3 个对照组;未见支气管和全身反应,因此认为 NRL 鼻黏膜激发试验是安全的。

5. 眼结膜激发试验　操作较简单、安全,在诊断中有一定价值。

6. 乳胶抗原支气管激发试验　因可能诱发支气管痉挛,应特别小心、慎重。

Kanny 等报道以 10ml 蒸馏水冲洗乳胶手套的液体做支气管激发试验,以诊断乳胶变应性哮喘。患者为 1 例女性厨师,工作中应用手套时出现荨麻疹、鼻炎和哮喘型呼吸困难,乳胶抗原支气管激发后 2 分钟内出现临床症状。指出行乳胶支气管激发试验应特别小心,慎重。

诊断标准的意见

目前,乳胶变态反应尚无统一的诊断标准,各学者采用的诊断标准不尽相同,下面介绍一些学者提出的诊断标准,以资参照。

1. Tatlor 等提出的诊断标准　阳性乳胶 RAST 试验和(或)皮肤点刺试验或天然乳胶激发试验。由于 RAST 试验和皮肤点刺试验均存在假阳性可能,且本标准没有将临床病史作为诊断参数之一,因此,此标准作出的诊断必然存在假阳性患者。

2. Bayrou 的诊断标准　要求有临床病史,临床医师应对所有可疑乳胶变态反应的患者进行评估,有条件的医院应作血清 RAST 测定和乳胶浸液皮肤点刺试验。

有职业背景者,若病史阴性、RAST 或皮肤试验阳性,虽不能诊断乳胶变态反应,但应告诫他们避免接触乳胶制品和应在没有乳胶的环境中工作。已有不少关于这类患者在接受手术,甚至直肠、阴道检查时出现过敏性反应的报道。经黏膜接触乳胶产生的反应远重于职业性的和偶然的暴露。

应注意乳胶变态反应患者中,约 25% RAST 或皮肤点刺试验阴性,这是因为这些患者的 IgE 抗体为细胞结合性的,血清中没有特异性 IgE 抗体。

应重视儿童乳胶变态反应。Bostancy 等观察了儿童和青少年的乳胶变态反应与 1 型糖尿病的关系,39 例糖尿病患儿,35 例健康对照组。两组中乳胶暴露情况、手术和应用乳胶手套的频率均无差异,通过标准问卷,血清特异性乳胶、气传变应原和食物的 IgE 抗体检测。结果显示糖尿病组 3 例乳胶 IgE 抗体阳性,但均无乳胶变态反应临床病史,对照组则无一例乳胶 IgE 抗体阳性。提示 1 型糖尿病患儿可能增加乳胶过敏的危险性。小婴儿乳胶过敏很少见,Kimata 观察 9 例 1 岁以下小婴儿的乳胶变态反应,均无乳胶手套接触史,6 例湿疹/皮炎综合征,1 例哮喘,2 例无变态反应疾病。全部乳胶特异性皮肤点刺试验阳性,8 例乳胶血清 IgE 抗体阳性。6 例家族史阳性,父或(和)母有乳胶变态反应史,提示乳胶变态反应可能有家族遗传倾向。

六　乳胶变态反应的治疗

乳胶变态反应的治疗主要在两个方面,一是避免接触及吸入乳胶变应原,二是特异性免疫治疗。然不论是预防还是减敏治疗,其完善性和有效性均在继续探索之中。

避免接触及吸入乳胶抗原

避免接触及吸入乳胶抗原是乳胶变态反应治疗的基础。Palczynskit 等已经证实,大多数乳胶皮肤点刺试验和血清 NRL 特异性 IgE 抗体阳性的变应性荨麻疹、鼻炎和(或)哮喘患者,在停止暴露于乳胶 2 年后症状明显减轻,甚或无症状,支气管哮喘患者支气管吸入糖皮质激素药物的用量也减少,约半数患者血清特异性 IgE 水平亦下降,但乳胶皮肤试验仍为阳性反应。

国外已建立很多方案以保护在医院和手术室工作的、已诊断和可疑乳胶变态反应的人,将这些人置于不应用乳胶手套的区域,并提供无乳胶的通行线路和无乳胶的平车及轮椅等。然而这些方案过于烦琐,且不能完全保护患者。如果认为已诊断和可疑乳胶变态反应的人只要使用无乳胶的手套就安然无恙,仍可在同一环境中工作的话,是十分危险的,因为手套中的粉剂可携带乳胶抗原散布于全医院,甚至其他地方,这些人包括患者仍可持续接触或吸入乳胶抗原,从而增加对乳胶变应原的敏感性。因此,对医院而言,预防乳胶变态反应的策略最重要的是建立"乳胶意识(latex aware)"。已诊断或可疑乳胶变态反应的人应停止使用含有 NAL 的产品和提供无乳胶或低变应原性的手套(乙烯基合成手套),虽然无乳胶或低变应原性手套价格较昂贵。需要提出的是,有的医院专门设立了"无乳胶地带",其实是无任何益处的,因为乳胶抗原的传播是不能被隔离或阻挡的。

对于曾多次行手术的患者、脊柱裂儿童和长期暴露于乳胶的人,为防止术中发生过敏休克,于术前用抗组胺药和糖皮质激素药物已被证明是无效的。对于这类患者,应加强卫生宣传教育,要求他们佩戴乳胶变态反应的相关标志,除了告知别人自己有乳胶变态反应外,还要注明哪些乳胶制品或者环境可能触发乳胶变态反应等。含有 NRL 的制品有很多种,但仅有少数制品具有足量的抗原性而引发症状,如手套和气球。其他如奶瓶乳胶奶嘴、鼻咽导管等制品的抗原量通常在 5AU,不致引起变态反应。

特异性免疫治疗

经皮下注射免疫治疗和舌下免疫治疗的有效性和安全性现仍处于临床试验阶段。

1. 经皮下注射免疫治疗 Leynadier 等观察了医务工作者应用标准化乳胶浸液行特异性免疫治疗(9 例)的有效性和安全性,并与安慰剂组(8 例)对比,先行 2 天快速免疫治疗,随之维持剂量注射 1 年,于 6 个月和 12 个月时通过症状和用药记分评定疗效,并行乳胶结膜激发试验作为疗效的客观评定。结果表明乳胶免疫组是有效的,其较安慰剂组有明显低的鼻、结膜和皮肤症状记分,结膜反应性明显降低,用药记分也明显减低,但哮喘症状无明显改善。在安全性方面,乳胶免疫组 9 例中 5 例耐受良好,余 4 例中至重度症状的患者于第一次注射时出现局部反应。本研究例数较少,需要进一步积累更多病例,才能肯定免疫治疗的有效性和安全性。

Sastre 等应用 ALK-Abello-Espana 组标准化的乳胶浸液行免疫治疗的双盲研究,研究对象是 24 例确诊为乳胶变应性鼻炎、哮喘和接触性荨麻疹患者。前 14 周采用递增剂量注射,共注射 18 次,再以维持剂量注射 6 个月,共注射 578 次。治疗结束后,免疫治疗组皮肤反应指数明显改善,吸入激发试验和皮肤激发试验也有明显改善,临床症状的改善以皮炎最明显。不良反应的发生率为 7.1%(41 例次注射),其中 3/4 为全身反应,多见于鼻炎、哮喘患者。可见,乳胶免疫治疗虽然有效,但具有中高度的危险性,应谨慎应用。

一份西班牙的资料是采用随机、双盲、安慰剂对照研究,观察标准化乳胶浸液进行特异性免疫治疗的效果。研究对象为 23 例鼻-结膜炎、哮喘患者,其中试验组 11 例,对照组 12 例。评定标准是:症状和用药记分、结膜激发试验、量化的皮肤点刺试验。结果发现两组无明显差异,实验组不良反应较高,作者分析这样的结果可能与基线低记分和治疗的低剂量有关。

2. 舌下免疫治疗 Bernardini 等应用市售乳胶浸液进行舌下免疫治疗,观察乳胶舌下免疫的有效性和安全性,观察对象为 26 例 4～15 岁乳胶变态反应患儿,主要是皮肤和(或)呼吸道症状,部分儿童有水果交叉变应性变应原。分为三组:舌下免疫组 12 例,安慰剂组 8 例,未治疗组 6 例。于基线和第 3、6、9、12 个月利用手套试验测定皮肤和系统性症状,并测定食物过敏反应。结果显示舌下免疫组第 3 个月显效,并持续到第 12 个月,安慰剂组则在第 9 和 12 个月显效。全部未见相关副作用。在食物过敏种类的数目和症状方面,安慰剂组和未治疗组有增加,舌下免疫组则无。研究表明对儿童进行乳胶舌下免疫治疗是安全有效的。

七 乳胶变态反应动物模型研究

要证实一种或多种变态反应确实是一个疾病实体,必须建立成功的动物模型,并能为这种变态反应的免疫学机制提供线索。

Thakker 等对乳胶免疫的小鼠用体积描记法进行评估,结果显示:肺电导和肺顺应性明显改变,其变化类似于支气管哮喘反应,直接显示了乳胶过敏反应所致的呼吸道反应性增高。

另一个研究中使用敲除 IL-4 基因的 BALB/c 小鼠,用乳胶蛋白进行鼻激发试验,导致野生型 BALB/c 小鼠血清 IgE 水平升高,外周血和肺嗜酸性粒细胞增多,而敲除 IL-4 基因小鼠则无此反应,但两组小鼠均存在气道阻力增高,组织学表现也相似,提示除了 IgE 和嗜酸性粒细胞外,其他介质和化学趋化因子等在乳胶变态反应中也起到作用。

Kurup 等的家兔乳胶过敏反应模型中,通过皮下注射和气管内给药进行致敏(氨水处理过和未处理过的乳胶),显示嗜酸性粒细胞和 IgE 抗体在免疫病理中起到重要作用。只进行皮下注射而无气管内给药的家兔也发生了广泛的炎症反应,提示天然乳胶局部接触或吸入可能是随后发生全身反应的危险因素。

参 考 文 献

1. 陈同辛,朱亚忠,范亚可,等. 变态反应疾病患儿乳胶变应原反应性及抗原交叉性的研究,2004,42:271-274

2. Archambault S,Malo JL,Infante-Rivard C,et al. Incidence of sensitization,symptoms,and probable occupational rhino-conjunctivitis and asthma in apprentices starting exposure to latex. J Allergy Clin Immunol,2001,107:921-923

3. Beezhold DH,Carrillo T,Castillo R,et al. Latex allergy can induce clinical reaction to specific foods. Clin Exp Allergy,1996,26:416-422

4. Woods JA,Lambert S,Platts-Mills TA,et al. Natural rubber latex allergy:spectrum,diagnostic approach,and therapy. J Emerg Med,1997,15:71-85

5. Paslosuo T,Makinen-Kitjunen S,Alenuis H,et al. Measurement of natural ruber latex allergen levels in medical gloves by allergen-specific IgE-ELISA inhibition,RAST inhibition,and skin prick test. Allergy,1998,53:59-67

6. Zucken-Pinchoff B,Stadtmauer GJ. Latex allergy. Mountsinal J Med,2002,69:88-95

7. Saary MJ,Kanani A,Alghadeer H,et al. Changes in rates of natural latex sensitivity among dental school students and staff members after changes in latex gloves. J Allergy Clin Immunol,2000,109:131-135

8. Vila L,Sanchez G,Ano M,et al. Risk factor for latex sensitization among heath care workers. J Investig Allergol Clin Immunol,1999,9:356-360

9. Liss GM,Sussman GL,Deal K,et al. Latex allergy:epidemiological study of 1351 hospital workers. Occup Environ Med,1997,54:335-342

10. Palczynski C,Walusiak J,Ruta U,et al. Nasal provocation test in the diagnosis of natural rubber latex allergy. Allergy,2000,55:34-40

11. Kanny G,Prestat F,Moneret-Vautrin DA,et al. Allergic asthma to latex:proven by a bronchial provocation test. Allergy Immunol (Paris),1992,24:329-332

12. Palczynski C,Walusiak J,Wittczak T,et al. Natural history of occupational allergy to latex in health care workers. Med Pr,2001,52:79-85

13. Leynadier F,Herman D,Vervloet D,et al. Specific immunotherapy with a standardized latex extract versus placebo in allergic healthcare workers. J Allergy Clin Immunol,2000,106:585-590

14. Tabar AI,Anda M,Gomez B,et al. Treatment perspectives:immunotherapy with latex. Allergol Immunopathol (Madr),2002,30:163-170

15. Birmingham PK,Suresh S. Latex allergy in children:diagnosis and management. Indian J Pediatr,1999,66:717-724

16. Kimata H. Increased incidence of latex allergy in children with diseases in Japan. Public Health,2005,119:1145-1149

17. Zucker-Pinchoff B,Chandler M. Latex anaphylaxis masquerading as fentanyl anaphylaxis:retraction of a case report. Anesthesiology,1993,79:1152-1153

18. Thakker LC,Xia L-Q,Rickaby DA,et al. A murine model of latex allergy induced airway hypersensitivity. Lung,1999,177:89-100

19. Taylor JS,Erkek E. Latex allergy:diagnosis and management. Dermatol Ther,2004,17:289-301

20. Bayrou O. Latex allergy. Rev Prat,2006,15:289-295

21. Kimqta H. Latex allergy in infants younger than 1 year. Clin Exp Allergy,2004,34:1905-1910

22. Bostancy I,Dallar Y,Unsal Sac R,et al. Latex allergy risk assessment in children and adolescents with type I diabetes mellitus. Pediatr Allergy Immunol,2007,18:687-691

23. Kurup VP,Kumar A,Choi H,et al. Latex antigens induce IgE and eosinophils in mice. Int Arch Allergy Immunol,1994,103:370-377

24. Reijula KE,Kelly KJ,Kurup VP,et al. Latex-induced dermal and pulmonary hypersensitivity in rabbits. J Allergy Clin Immunol,1944,94:891-902

25. Bernardini R,Campodonico P,Burastero S,et al. Sublingual immunotherapy with a latex extract in paediatric patients:double-blind,placebo-controlled study. Curr Med Res Opin,2006,22:1515-1522

26. Tabar AI,Anda M,Bonifazi F,et al. Specific immunotherapy with standardized latex extract versus placebo in latex-al-

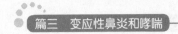

lergic patients. Int Arch Allergy Immunol,2006,14:369-375

27. Breiteneder H. The allergens of *Hevea brasiliensis*. ACI Int,1998,10:101-109

28. Yagami A,Suzuki K,Saito H,et al. Hev B 6. 02 is the most important allergen in health care workers sensitized occupationally by natural latex gloves. Allergol Int,2009,58:347-355

29. Cabanillas B,Rodriguez J,Blance N,et al. Clinical relevant cross-reactivity between latex and passion fruit. Ann Allergy Asthma Immunol,2009,103:425-431

篇 四

呼吸道变应性疾病的治疗

耳鼻咽喉头颈部
变态反应病学

第28章
鼻腔局部用糖皮质激素药物

李　源　顾之燕　王成硕

研究历史	用于急性和慢性鼻窦炎的治疗
结构效应与药理学机制	对其他上呼吸道炎症性疾病的治疗作用
变应性鼻炎的一线用药	临床与药物相关的副作用
对儿童变应性鼻炎的疗效及安全性	

　　肾上腺皮质产生的糖皮质激素的人工合成类似物即皮质激素,或称皮质类固醇,是治疗炎症性疾病最有效的一类药物。1855 年 Addison 在描述一种由于肾上腺坏死后引起的"消耗病(wasting disease)",首先注意到了肾上腺皮质激素的重要性,但直到 20 世纪研究者才阐明肾上腺皮质激素的活性。1949 年 Hench 等将皮质激素引入关节炎和其他疾病的治疗。继后不久,由此产生的强烈兴趣又使学者们考虑用皮质激素治疗几乎所有的炎症性疾病。但不幸的是,当学者们认识到长期使用皮质激素会引起多发性的衰弱等副作用时,那些早期积极地全身应用皮质激素治疗的热情受到了挫折。以后,由于具有更低副作用的局部活性皮质激素的产生和使用,又重新燃起学者们广泛研究皮质激素的兴趣。

一　研究历史

　　鼻腔局部用糖皮质激素药物的研究可以追溯到 20 世纪 50 年代,其意图是获得控制鼻部炎症的疗效,而又避免全身应用糖皮质激素的副作用。然而,由于使用的天然糖皮质激素是水溶性的,以及鼻黏膜对药物的快速吸收而导致药物的全身生物利用度较高,使这一目的没能达到。例如 1965 年,一项临床尝试是采用 decardron 和 dexacort 鼻腔局部喷入治疗变应性鼻炎(allergic rhinitis,AR),结果因半数以上患者出现轻、中度肾上腺皮质功能抑制而不得不停止使用。此外,另一项研究是将地塞米松制成气雾剂喷入鼻腔治疗花粉症,但未能证实比口服糖皮质激素有任何优点。然而学者们并没有放弃对这一用药途径的探索。1968 年,Czarny 应用小剂量倍他米松气雾剂喷入鼻腔治疗常年性鼻炎(perenial rhinitis),获得良好的临床效果,且未见肾上腺素皮质功能抑制,但不知何原因未能推广。

　　20 世纪 70 年代初,人工合成的强效的局部用糖皮质激素问世,初衷是用于治疗皮肤炎症性疾病,取得良好效果。最先合成的是氟尼缩松(flunisolide)和二丙酸倍氯米松(beclomethasone dipropionate,BDP),继后布地奈德(budesonide)和丁基氟皮质醇(fluocortin)等相继问世。这些人工合成的糖皮质激素较天然的糖皮质激素具有更强的活性,以血管收缩试验测定其相应的抗炎作用,表明人工合成的糖皮质激素的局部抗炎作用是氢化可的松的数百倍到一万倍。以后,在皮肤局部应用制剂的基础上,鼻腔局部用糖皮质激素药物于 1972 年问世并进入临床应用,开辟了鼻腔局部糖皮质激素治疗的新纪元。1973 年,丹麦鼻科医师 Niels Mygind 首先报道鼻内用 BDP 治疗枯草热取得满意疗效。此后 10 余年,由于深入的基础和临床研究,对鼻腔局部用糖皮质激素药物有了日趋完善的认识。人工合成的鼻腔局部用糖皮质激素药物由于其固有的药理学特性，以及在鼻部的独特作用方式和作用，显示了与天然糖皮质激素药物截然不同的、良好的治疗效果。因此在其后的近30年里，鼻腔局部糖皮质激素治疗被逐渐广泛应用于治疗变应性鼻炎(AR)、急慢性鼻炎和急慢性鼻窦炎等鼻科炎症性疾病。

理想的鼻腔局部用糖皮质激素药物应具备以下条件：①受体亲和力高、效价强；②在鼻腔糖皮质激素受体分布区域分布合理，驻留时间长；③肝脏首关代谢灭活率高，全身清除快；④治疗剂量下全身生物活性低；⑤半衰期长；⑥在口咽部和全身组织中分布少，驻留时间短；⑦代谢产物无活性。鼻腔局部用糖皮质激素药物经过30余年的研发，已经有许多品种相继发明并进入临床应用，临床治疗效应不断提高，副作用逐渐降低。因此目前临床常用的鼻腔局部用糖皮质激素药物无论从疗效还是安全性角度，较以地塞米松为代表的天然糖皮质激素药物有很大提高。包括二丙酸倍氯米松、布地奈德、环索奈德、氟尼缩松、丙酸氟替卡松、糠酸氟替卡松、糠酸莫米松和曲安奈德等。我国临床常用的是丙酸氟替卡松(fluticasone propionate，FP)、糠酸莫米松(mometasone furoate，MF)和布地奈德(budesonide，BUD)。

二 结构效应与药理学机制

人工合成的鼻腔局部用糖皮质激素的化学结构同天然的糖皮质激素，因此其基本结构亦是环戊烷多氢菲，由饱和的菲和环戊烷构成，含有21个碳原子(carbon atoms，C)。但不同的是鼻腔局部用糖皮质激素在基本结构的基础上，多数在C3、C20连接一个酮基，在C10，C13各连接一个甲基，在C11连接一个羟基。为了增强局部抗炎、抗增殖作用和降低全身生物利用度，不同的鼻腔局部用糖皮质激素还会在上述结构的基础上加入或连接其他一些元素，以提高其与受体的结合能力和亲脂性。例如BUD在C6连接一个氢原子，在C16和C17连接缩酮化物，在C21连接酯化物，C17的侧链和C21的酯化物还可阻止极性羟基与周围发生化学反应或被代谢失活，同时C21的脂化物还可保护C20酮基不受细胞还原作用的影响。FP则是在C6和C9加入氟基，以及在C17和C21分别加入丙酸基和巯基，以增强局部抗炎作用，同时在C16加入甲基以降低全身副作用。MF则是在C21加入氯原子以增强其抗炎活性，并使之易于被代谢，在C17上连接糠酸酯以增强亲脂性，亲脂性越强，局部生物利用度越高，局部抗炎活性越大，也在C16加入甲基以降低全身副作用。(图4-28-1)。

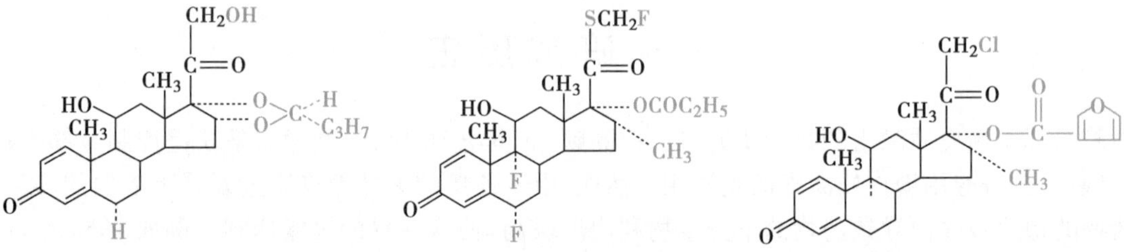

图 4-28-1 三种常用鼻腔局部用糖皮质激素药物的化学结构

已经证明，鼻腔局部用糖皮质激素同时可抑制变应原激发试验的速发反应和迟发相反应，这点与系统用糖皮质激素不同，后者仅抑制迟发相反应和再激发反应。鼻腔局部用糖皮质激素抑制变应原激发试验的速发反应的机制可能是由于其在鼻黏膜有较高的浓度，足以降低局部肥大细胞的数量，并减少由于肥大细胞活化而导致的嗜酸性粒细胞和中性粒细胞的聚集。另一种机制可能是鼻腔局部的糖皮质激素改变了鼻黏膜的上皮屏障，阻止了变应原和肥大细胞的结合，从而减轻鼻黏膜的炎症反应。早年Anderson等的一项BUD对花粉症患者变应原鼻黏膜激发试验的研究表明，在激发前48小时、12小时和2小时，以及激发后2小时给予BUD，直到再激发前2小时。结果显示，首次激发和再激发的速发反应均被抑制。提前48小时和12小时给予BUD的速发反应症状记分明显低于对照组，与对照组有显著性差异。说明提前给BUD的时间越长，对速发反应的抑制越明显。嗜碱性粒细胞是引起迟发相反应的主要炎症细胞，其主要释放的介质是组胺、激肽。系统用糖皮质激素正是因为可选择性作用于嗜碱性粒细胞,故而能抑制变应原激发的迟发相反应。研究也证实,鼻用糖皮质激素可减轻或阻止嗜碱性粒细胞在鼻黏膜的聚集。一项对花粉症患者变应原鼻黏膜激发试验前一周鼻局部给予氟尼缩松(flunisolide)的临床试验显示,激发后不同时间的鼻灌洗液中 alcian 蓝染阳性细胞的数量,以及其在炎症细胞总数中所占的百分数与激发前相比并无增加,也未见嗜酸性粒细胞数、中性粒细胞数和单核细胞数增加。而这项研究的安慰剂组的鼻灌洗液中,alcian 蓝染阳性细胞数则是激发前的 13 倍,其在炎症细胞总数中所占的百分数也增加了 3 倍。alcian 蓝染阳性细胞主要是肥大细胞和嗜碱性粒细胞,其中嗜碱性粒细胞占三分之二以上。可见鼻腔局部用糖皮质激素可能是通过减少或阻止嗜碱性粒细胞为主的炎症细胞向鼻黏膜聚集而抑制迟发相反应的。大量的鼻细胞学研究从另一个角度也证实鼻腔局部用糖皮质激素可以减少嗜碱性粒细胞数和肥大细胞数,其中嗜碱性粒细胞减少尤明显。

除上述机制外,鼻腔局部用糖皮质激素还在免疫反应的不同水平阻断鼻黏膜变应性炎症反应。例如减少鼻黏膜嗜酸性粒细胞聚集,促进以嗜酸性粒细胞为主的炎性细胞凋亡和导致抗蛋白酶的释放等。这一机制非常重要,以致几乎所有的学者都提出:"从一定程度说,鼻分泌物嗜酸性粒细胞数减少是鼻腔局部用糖皮质激素治疗有效的指标。"另外,鼻腔局部用糖皮质激素可影响到血管网,使血管收缩和通透性降低,阻止各类炎症细胞向鼻黏膜趋化,抑制细胞因子和介质的产生和释放以及减少黏附分子表达等,从而减轻鼻黏膜水肿和血管扩张,稳定鼻黏膜上皮屏障和血管内皮屏障,降低刺激受体的敏感性和降低腺体对胆碱能受体的敏感性等。

三 变应性鼻炎的一线用药

变应性鼻炎(AR)的临床症状主要是由于鼻黏膜内被激活的炎性细胞在局部释放介质和细胞因子等而导致的。鼻腔局部用糖皮质激素治疗是阻遏炎症细胞在鼻黏膜组织内的聚集,同时抑制介质和细胞因子对鼻黏膜组织的损害。虽然抗组胺药亦可达到上述治疗目的,但其仅对速发症状有效。相比于鼻腔局部用糖皮质激素,后者则对速发和迟发相症状均有效,因此较鼻腔局部用或口服抗组胺药能更好地缓解鼻阻塞症状,并可更理想地改善患者的生活质量。例如已有报道鼻腔局部用糖皮质激素治疗季节性变应性鼻炎(seasonal allergic rhinitis,SAR)较鼻腔局部用抗组胺药左卡巴斯汀(levocabastine)能更好地改善所有鼻部症状。Weiner 等曾对 1983—1997 年间的 18 篇文献共 2267 例关于鼻腔局部用糖皮质激素药物和口服抗组胺药的疗效对比研究进行了分析,其中大多数文献显示,鼻腔局部用糖皮质激素治疗后的鼻总症状记分(total nasal symptom score,TNSS)的降低优于口服抗组胺药,对鼻阻塞、喷嚏、流涕和鼻痒等鼻症状的缓解优于口服抗组胺药,唯在缓解眼部症状方面,两者的疗效无显著差异。

另外,鼻腔局部用糖皮质激素药物还可作为预防用药,同样以 SAR 为例,季节前一周给予鼻腔局部用糖皮质激素,季节中无症状的天数明显多于给予色甘酸钠。在长期疗效方面,研究也已表明,鼻腔局部用糖皮质激素药物与抗组胺药合用并不比单独应用鼻腔局部用糖皮质激素药物更有效。

鼻腔局部用糖皮质激素治疗 AR 已经积累了大量的循证医学证据,特别是在 20 世纪末和 21 世纪初进行了大量的研究,有效性和安全性是肯定的。例如对 FP 的一项开放性多中心研究表明(Kokot),近期内有症状的常年性变应性鼻炎(perennial allergic rhinitis,PAR)在用药第 1 周即明显改善所有鼻部症状,用药第 3 周的疗效优于第 1 周,停药 2 周仍有明显保护作用,副作用轻微,由药物本身引起者＜2％。另外,有学者(Onrust 等)汇总多篇 MF 治疗 AR 的文献后亦指出,MF 可有效地预防和治疗SAR,亦可有效治疗中-重度 PAR。Gross 等对丙炎松(triamcinolone acetonide,TAA)和 FP 治疗 SAR的疗效进行了研究,分别治疗 172 例和 180 例,结果表明在推荐治疗剂量下两者的疗效均满意。一些临床医师对不同品种鼻腔局部用糖皮质激素药物的疗效做了对比观察,结果均显示在治疗 SAR 和 PAR的疗效方面并无明显差异,还没有证据证明哪一品种比别的品种疗效更好。鼻腔局部用糖皮质激素药物的疗效通常在 12 小时后出现,但也有患者感觉用药 2 小时后即有效果,而实现最大疗效可能需要用药 2 周左右。局部副作用轻微,不同药物的全身性副作用差别较大,患者对全身生物利用度低的药物耐受性更佳。由于鼻腔局部用糖皮质激素药物治疗 AR 的有效性,2001 年版 ARIA(allergic rhinitis and its impact of asthma)公布,以及之后的 2007 年、2008 年版 AR 的阶梯治疗方案中,都将鼻腔局部用糖皮质激素药物正式提出为 AR 的一线用药,对中-重度间歇性和持续性 AR 更是首选用药(图 4-28-2)。在新近 2010 年版 ARIA,专家组首次采用了"推荐分级的评估、制订与评价(grading of recommendations,development and evaluation,GRADE)"工作组制订的评价体系,对 ARIA 进行了第二次修订。其中鼻腔局部用糖皮质激素作为证据质量高而在成人 AR 的治疗中"强推荐(strong recommendation)"。

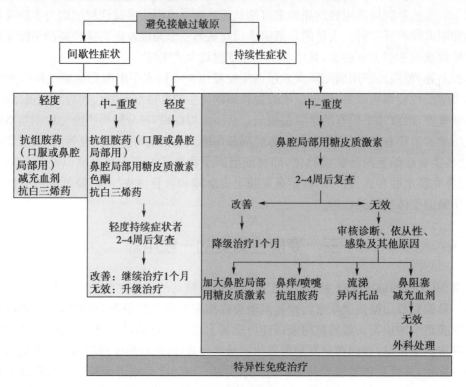

图 4-28-2 变应性鼻炎治疗程序及选择示意图

鼻腔局部用糖皮质激素药物联合口服 H1 抗组胺药治疗 AR 的疗效是否比单独鼻腔局部用糖皮质激素更好,目前尚无定论。另外,联合口服 H1 抗组胺药和白三烯拮抗剂的疗效也并非好于鼻腔局部用糖皮质激素。因此,联合用药治疗 AR 实际上是没有必要的。

鼻腔局部用糖皮质激素治疗 AR 的作用机制的探索对于其治疗 AR 的有效性提供了理论依据。研究多通过特异性变应原鼻黏膜激发试验,探索经鼻腔局部用糖皮质激素治疗前后,鼻黏膜炎症反应与炎症细胞浸润(如 T 淋巴细胞、嗜酸性粒细胞、中性粒细胞等的移行和趋化)以及与鼻黏膜炎症细胞浸润密切相关的黏附分子系统如细胞间黏附分子-1(intercellular adhesion molecule-1,ICAM-1)、肿瘤坏死因子(tumor necrosis factor,TNF)-α,以及粒细胞-巨噬细胞集落刺激因子(granulocyte macrophage-colony stimulating factor,GM-CSF)mRNA 和 Th2 细胞 mRNA 表达等的关系。例如 Ciprandi 等学者采用安慰剂对照,研究 FP(每天 200μg)治疗前后以及特异性变应原鼻黏膜激发试验前和后 30 分钟、6 小时鼻部症状(鼻分泌物增多、喷嚏和鼻阻塞)、鼻黏膜组织嗜酸性粒细胞和中性粒细胞浸润,以及鼻黏膜上皮细胞中 ICAM-1 表达。证实 FP 治疗明显改善速发和迟发相反应的鼻部症状,以及速发和迟发相反应中鼻黏膜上皮细胞表达的 ICAM-1 均明显下调。且迟发相反应中嗜酸性粒细胞和中性粒细胞浸润亦明显减少,这种炎症细胞明显减少是由于 ICAM-1 表达下调所致。继后 Ciprandi 等还采用双盲、随机、平行组研究,对 MF(每天 200μg)做了类似的研究,证实治疗前后鼻黏膜变应原激发试验迟发相反应中,治疗组激发后比安慰剂组在鼻痒、鼻分泌物增多、喷嚏和鼻阻塞 4 个症状记分明显减少,鼻灌洗液中 TNF-α 水平明显降低,嗜酸性粒细胞、中性粒细胞计数以及鼻灌洗液中嗜酸性粒细胞阳离子蛋白(ECP)水平和上皮细胞中 ICAM-1 表达均有极明显的减低。Nouri-Aria 等的安慰剂对照研究则显示,

FP 治疗前变应原激发试验后鼻黏膜中 T 淋巴细胞和嗜酸性粒细胞数目明显增加,GM-CSFmRNA 表达阳性的细胞较激发前增加 5 倍,其阳性表达细胞中 CD68 阳性细胞(巨噬细胞)占 40%,T 淋巴细胞占 40%,嗜酸性粒细胞<20%。FP 治疗后阳性表达的细胞中 CD3 阳性细胞和主要碱性蛋白(major basic protein,MBP)阳性细胞明显减少,而巨噬细胞的百分数相对增加。研究提示,变应原鼻黏膜激发后嗜酸性粒细胞向鼻黏膜的趋化和移行的增加至少部分是由于 GM-CSF 增多引起,治疗后抑制了迟发相反应和相伴存的嗜酸性粒细胞增多,可能是由于 T 淋巴细胞产生 GM-CSF 的减少或嗜酸性粒细胞 GM-CSF 自分泌产物的减少。

在 AR 的炎症反应黏附过程中,已经明确在内皮细胞中最初表达增强的是黏附分子、E-选择素(E-selectin)。现在已经证实(Rudack 等)糖皮质激素药物可抑制这种表达。这种快速抑制作用主要是通过抑制变应原诱导的细胞因子释放而获得的。Rudack 等进行的这项研究先对 AR 新鲜下鼻甲黏膜应用不同浓度的泼尼松、FP 或丁基氟皮质醇(fluocortin butyl)预处理(30 分钟),然后暴露于变应原(浓度为 1000BU/ml)1 小时和 2 小时。另外,又另取下鼻甲黏膜以不同浓度 FP 预处理后暴露于重组人白介素-1β(IL-1β)2pg/ml 中。结果发现暴露于变应原或重组人 IL-1β 1 小时和 2 小时后的未经处理鼻黏膜,内皮细胞、E-选择素水平明显上调;以 3 种不同糖皮质激素药物预处理者,E-选择素水平下调,经 FP 预处理者下调最明显。以 FP 预处理的鼻黏膜暴露于重组人 IL-1β,E-选择素表达快速上调。可见变应原诱导的 E-选择素表达可明显快速地被糖皮质激素药物预处理所抑制,且 FP 作用优于泼尼松和丁基氟皮质醇。为了比较不同鼻腔局部用糖皮质激素药物对支气管哮喘和 AR 的抗炎活性,即对嗜碱性粒细胞组胺释放(histamine release,HR)、嗜酸性粒细胞活化和人支气管上皮细胞株 BEAS-2B 血管细胞黏附分子-1(vascular cell adhesion molecule-1,VCAM-1)抑制的能力。Stellato 等的一项体外研究在变应原激发前先用递增浓度($10^{-12}\sim10^{-6}$ mol/L)的 FP、MF、BUD、BDP、TAA、氢化可的松(hydrocortisone,HC)和二甲基亚砜处理标本 24 小时。结果显示糖皮质激素药物可引起浓度依赖性抑制 IgE 抗体诱导的 HR,不同药物间的最大抑制率为 59.7%~81%,其抑制顺序依次为 FP、MF 和 HC。糖皮质激素处理 3 天,则显示浓度依赖性抑制 IL-5 诱导的嗜酸性粒细胞活化,抑制顺序与 HR 几乎相同。在 BEAS-2B 细胞 VCAM-1 表达抑制方面,MF 与 FP 相同,明显高于 BUD、TAA 和 HC。

鼻腔局部糖皮质激素治疗与其他药物治疗的目的均是控制鼻症状,即通过降低鼻黏膜炎症水平和高反应性而控制包括鼻塞和嗅觉障碍在内的鼻症状。因此其疗效在停药后难以长期维持,对于 PER 则需长期治疗。

四 对儿童变应性鼻炎的疗效及安全性

从 20 世纪 90 年代至今,已经针对儿童 AR 鼻腔局部用糖皮质激素药物的有效性进行了广泛的研究。1993 年,美国 Grossman 等一项多中心、随机、安慰剂、对照平行组研究,研究对象是 250 例 4~11 岁儿童中-重度 SAR。每天一次早晨鼻喷入 FP 100μg 或 200μg,连续 14 天,由医师和患儿监护人采用 VAS(visual analogue scale)对鼻症状(鼻阻塞,流涕,鼻痒,喷嚏)记分,治疗结束时的总症状记分(TNSS)显示两种剂量的效果均优于安慰剂,且两种剂量之间无差异。以后一份来自欧洲的多中心研究资料亦显示了与上述研究相似的结果。每天一次 FP100μg 或 200μg 治疗儿童 SAR,4 周治疗结束后两种剂量 TNSS 均较安慰剂明显改善,两种剂量之间 TNSS 亦无显著性差异。近年 Fokkens 等使用 BUD 每天一次 128μg 治疗 202 例 6~16 岁儿童 SAR,疗效亦是满意,且 12 小时内迅速起效。近年,一项意大利和加拿大联合的对 3~11 岁 PAR 儿童的多中心双盲大样本研究显示,MF 治疗 4 周对鼻和非鼻症状均具有较佳的疗效。且在继后连续 6 个月的治疗中,鼻和非鼻症状进一步减轻。常见的与治疗相关的副作用如鼻出血等的发生频率及程度和安慰剂是相似的。

鼻腔局部用糖皮质激素药物治疗时,约 30% 药物滞留在鼻腔发挥药理学作用,其余约 70% 的药物在鼻腔黏液纤毛传输系统的作用下,被运送至鼻咽部,进而吞咽入胃肠道,然后迅速被肝脏代谢,形成失活的或仅有微弱活性的代谢产物,因此,鼻腔局部用糖皮质激素治疗的全身生物利用度(systemic bioavailability)极低,不会引起全身副作用。然而,鼻腔局部用糖皮质激素药物对儿童是否存在潜在的延缓骨骼生长和对下丘脑-垂体-肾上腺皮质(hypothalamic-pituitary-adrenal,HPA)轴的抑制作用一直备受关注,特别是近年鼻腔局部用糖皮质激素药物正在越来越多的儿童中应用,并趋向于长期应用。因此有关儿童使用鼻腔局部用糖皮质激素药物的耐受性和安全性,早年已经开始研究。

1999年,丹麦学者已经研究了7～12岁SAR和PAR儿童接受2周每天一次MF(100μg或200μg)或BUD(400μg)治疗是否影响小腿骨生长。结果显示MF、BUD和安慰剂治疗后小腿直线长度生长率无显著差异。但这项研究只是表明"短期"内没有影响。近年,瑞典学者评价了长期鼻腔局部用糖皮质激素是否引起骨骼生长延缓,这项研究观察了78名5～15岁常年性鼻炎儿童每天2次鼻局部用BUD200μg连续12个月,之后其中43名继续治疗,然后改用BUD悬浮水剂(每次剂量400μg)继续治疗6个月。在长达1年和2年的治疗期间,通过监测身高、骨龄以及血和尿皮质醇表明,患儿的身高、骨龄与参考值无差异,治疗期间晨血血浆和24小时尿皮质醇均无变化。新近,美国发表了一项对229例4～8岁PAR儿童使用BUD每日一次(64μg)治疗1年的研究结果,这项双盲安慰剂对照多中心研究证实,BUD治疗的儿童和安慰剂组的骨骼生长速率无显著性差异,身高降低儿童百分数的百分比亦无显著差异。且BUD治疗的儿童平均24小时尿皮质醇-肌酸酐率与安慰剂者亦是相似的。另一项同样来自美国的多中心、双盲安慰剂对照研究对鼻腔局部用糖皮质激素是否抑制HPA轴功能作了细致的研究。对78例2～5岁AR儿童应用BUD(每天64μg)。研究显示,BUD治疗儿童在小剂量促皮质激素刺激(cosyntropin stimulation)后晨血血浆皮质醇水平从基线至治疗结束后0、30、60分钟时的平均改变,以及促皮质激素刺激后0～30分钟和0～60分钟血浆皮质醇水平差异的平均改变,和安慰剂组均无显著差异。

在一项美国多个研究中心和儿童医院的研究文献的前言中,明确表述从20世纪90年代开始已经有17篇关于儿童使用FP治疗AR耐受性和安全性的文献,其中5篇是在700例4～11岁儿童中进行的随机双盲安慰剂对照研究,这些研究的一致结论是每天一次FP100μg或200μg,连续治疗2～12周,没有对HPA轴功能产生任何有意义的影响。另外12篇是对12岁和再年长一点儿童的随机双盲安慰剂对照研究亦表明,每天一次FP200μg,治疗时间2周至1年不等,对HPA轴功能没有产生影响。该文献的研究者进而对2～3岁AR患儿每天一次FP200μg连续6周进行了随机双盲安慰剂对照研究,治疗结束时FP组和安慰剂组12小时肌酸酐校正的尿游离皮质醇浓度的变化均数是相同的,表明幼龄儿童对200μg FP和安慰剂组对HPA轴的影响是相同的,显示了良好的耐受性。

美国学者Schenkel和他的合作者曾在2000年《Pediatrics》(美国儿科学会杂志)发表一项多中心研究成果。这项对3～9岁PAR儿童的随机安慰剂对照双盲研究专注探讨鼻腔局部用糖皮质激素(MF每天一次100μg)治疗AR儿童连续1年潜在的生长和HPA轴抑制作用。通过监测用药前和用药后不同时间点的身高和左手腕骨龄,评价儿童骨骼生长状况,采用促皮质激素刺激评价HPA轴功能。研究结果表明,即使是3岁的PAR儿童接受上述MF治疗连续1年亦显示良好的耐受性,未见任何引起骨骼生长延迟和HPA轴抑制的证据。

对于AR合并哮喘者,鼻腔局部糖皮质激素治疗的目的是解除鼻炎症状。有一些研究提到,鼻腔局部糖皮质激素治疗可缓解哮喘症状,改善肺功能。但这个疗效并不可靠,因此不推荐使用。然而,鼻腔局部糖皮质激素治疗有助于减少哮喘发作次数和住院次数的效果是肯定的。由于糖皮质激素是治疗AR和哮喘最有效的药物,因此临床上AR合并哮喘或者哮喘伴发AR的成人和儿童,时常被同时鼻腔局部用和经口吸入糖皮质激素。这样的治疗方式是否会因为剂量重叠而引起HPA轴功能抑制?对于这样的治疗方式的耐受性和安全性,美国近年有一项对12岁及以上年龄哮喘儿童或青少年同时鼻腔局部用和经口吸入FP的研究报告。该项双盲随机安慰剂对照平行组研究包含两个内容,第一个是随机指派为每天2次经口吸入FP88μg或220μg 26周,第二个是随机指派经口吸入FP250μg或经口吸入FP250μg/沙美特罗50μg 12周。同时,患有AR者仍然按原来的剂量鼻腔局部用FP。结果显示口吸入FP和同时鼻腔局部用FP者、仅口吸入沙美特罗以及仅经口吸入FP均未见影响HPA轴功能,表明AR伴哮喘的儿童同时鼻腔局部用和口吸入FP不会增加HPA轴功能异常的风险。这项研究对同时患有哮喘和皮肤湿疹的儿童使用局部用糖皮质激素治疗有重要参考价值，因为这些患儿可能同时需要吸入和（或）皮肤局部用糖皮质激素。

尽管迄今的研究均表明鼻腔局部用糖皮质激素如 FP、MF 和 BUD 等治疗儿童 AR 的有效性和良好的耐受性，但在 2010 年版 ARIA 中，根据 GRADE 工作组制订的评价体系，提到儿童鼻腔局部用糖皮质激素药物的证据质量为中等，因此提出在治疗儿童 AR 中"建议使用"，非成人中的"强推荐"。同时提到，MF 可用于 2 岁以上儿童，FP 可用于 4 岁以上儿童，其他鼻腔局部用糖皮质激素可用于 5 岁以上儿童。表明对儿童使用鼻腔局部用糖皮质激素，特别是长期使用，仍应持慎重态度。

五　用于急性和慢性鼻窦炎的治疗

在急性鼻窦炎的治疗中，应用鼻腔局部用糖皮质激素药物可减轻鼻黏膜炎症和有效缓解鼻症状已经形成共识。急性鼻窦炎多继发于急性上呼吸道感染或病毒性感冒。研究已经显示对病毒性感冒患者应用鼻腔局部用糖皮质激素（例如每天 FP100μg），能减少病毒性鼻窦炎的发生。亦有研究显示，鼻腔局部用糖皮质激素（例如每天 MF400μg）和抗生素联合治疗急性细菌性鼻窦炎，症状缓解明显强于单纯用抗生素者。

近 10 年来，鼻腔局部用糖皮质激素药物不仅仅是慢性鼻窦炎（chronic rhinosinusitis，CRS）伴或不伴息肉充分药物治疗的主要药物，也是围手术期和手术后长期治疗的一线药物。从 2007 年 EPOS（European position paper on rhinosinusitis and nasal polyposis，欧洲鼻窦炎和鼻息肉诊疗意见书）提供的对 CRS 伴或不伴息肉药物治疗的循证证据来看，在伴有息肉的 CRS（chronic rhinosinusitis with nasal polyps，CRSwNP）和不伴息肉的 CRS（chronic rhinosinusitis without nasal polyps，CRSsNP）的药物治疗中，鼻腔局部用糖皮质激素药物是目前能够提供 I b 级循证证据（具有至少一个随机对照试验的证据），且被认为证据和疾病疗效具有相关性的少数几种药物之一（推荐强度 A）。同样，在 CRSwNP 和 CRSsNP 术后治疗药物中，鼻腔局部用糖皮质激素药物也是具有较可靠疗效证据的药物（推荐强度 B）。

鼻腔局部用糖皮质激素治疗 CRSwNP 的效果特别明显，可使 NP 缩小，从而使和 NP 相关的症状及体征获得改善，例如改善鼻气道阻力和减少或延缓术后 NP 复发、肉芽生长和黏膜肿胀等。1999 年，Saunders 等通过体内和体外试验证实糖皮质激素药物治疗 NP 导致炎症消退的关键机制是炎性细胞凋亡，如嗜酸性粒细胞凋亡。但鼻腔局部用糖皮质激素治疗 CRSwNP 的效果并非尽善尽美，一项通过观察以嗜酸性粒细胞炎症为主的 NP 组织的研究发现，鼻腔局部用糖皮质激素治疗者嗜酸性粒细胞和 CD4$^+$ 细胞明显减少，标记 EG2 的嗜酸性粒细胞数目减少得更明显。此外，P-选择素和 IL-4、IL-13mRNA 阳性细胞表达也有减少。但 VCAM-1、TNF 和 IL-1βmRNA 阳性细胞则无明显减少。表明鼻腔局部用糖皮质激素药物是通过抑制 NP 组织中的嗜酸性粒细胞、P-选择素和 IL-4、IL-13mRNA 阳性细胞而发挥疗效，药物对炎前细胞因子和内皮 VCAM-1 则相对无作用。这项研究也提示，CRSwNP 中炎前细胞因子和内皮 VCAM-1 所致的炎症反应，可能是虽经鼻腔局部用糖皮质激素治疗 NP 不可能消失的原因。

鼻腔局部用糖皮质激素药物对合并 AR 的 CRS 的治疗是最合适的。对合并 AR 的 CRS 和不合并 AR 的 CRS 的 Th2 细胞因子（IL-4、IL-5、GM-CSF）的研究显示，合并 AR 者的 IL-4R 和 IL-5R 均明显高于不合并 AR 者，但合并 AR 和不合并 AR 者的 IL-5R 表达均明显较鼻健康对照者高，合并 AR 者的 IL-4R 表达也较健康对照者明显高。此外，合并 AR 和不合并 AR 者的 GM-CSFR 表达也明显高于健康对照者。合并 AR 者在接受鼻腔局部用糖皮质激素 FP 治疗后，IL-4R 和 IL-5R 表达均较治疗前明显下调，但 GM-CSFR 无明显改变。这个研究说明 Th2 细胞因子参与 CRS 的黏膜炎症，合并 AR 的 CRS 在接受鼻腔局部用糖皮质激素治疗后下调了 IL-4R 和 IL-5R。研究亦提示，合并和不合并 AR 的 CRS 的炎症反应可能是由不同途径活化的 Th2 细胞因子介导的。

六 对其他上呼吸道炎症性疾病的治疗作用

妊娠期 AR

妊娠期 AR 并非少见,中重度者需要药物治疗。然而,治疗 AR 的药物标签上都注明了没有关于胎儿安全性的资料。Mazzotta 等曾复习妊娠期 AR 药物治疗的文献后指出,尚无已证实无胎儿致畸的药物。在目前常用的鼻腔局部用糖皮质激素药物中,虽然还没有证据证明可导致胎儿畸形,但只有 BUD 被美国 FDA 列为 B 类,其余均为 C 类。不同国家可能有不同的国情及规定,遵守本国的规定是明智的。因此建议对孕妇慎用或不用鼻腔局部用糖皮质激素药物,即使用,也应注意降低剂量。

血管运动性鼻炎

尽管鼻腔局部用糖皮质激素药物也是治疗非变应性和非感染性鼻炎可选择的药物,但治疗效果尚不确定。

药物性鼻炎

Graf 等曾研究鼻腔局部用糖皮质激素治疗药物性鼻炎鼻黏膜反应性的变化。研究设计为双盲安慰剂对照,应用 FP 治疗 14 天。以三种浓度的盐酸组胺(1mg/ml、2mg/ml、4mg/ml)行鼻黏膜激发试验,记录激发后 5 分钟的鼻黏膜反应,并于治疗前和治疗后进行鼻实体测量(rhinostereometry)和鼻声测量以了解鼻阻力状况。结果显示 FP 治疗后组胺敏感性明显增强(安慰剂组则无变化或仅有轻微降低)。药物性鼻炎的鼻黏膜间质水肿可能是鼻阻塞的机制,而非血管扩张,FP 治疗减轻了鼻黏膜间质水肿,使鼻黏膜恢复正常的反应性,从而增强了对组胺的敏感性。因此,对药物性鼻炎除了立即停减充血剂外,应及时应用鼻腔局部用糖皮质激素药物。

其他上呼吸道炎症性疾病

鼻腔局部用糖皮质激素药物还可用于治疗诸如慢性单纯性鼻炎、腺样体肥大、分泌性中耳炎(特别是合并 AR 者)以及某些阻塞性睡眠呼吸暂停综合征等,并初步证明有一定的疗效。

七 临床与药物相关的副作用

与鼻腔局部用糖皮质激素药物相关的副作用主要表现在鼻局部,常见的主诉是鼻腔刺激感和烧灼感,偶有少量鼻出血,多表现为淡红色涕。这些副作用多较轻微,不需停药。严重的鼻局部副作用是鼻中隔穿孔。另外,偶有眼部并发症如白内障和眼压升高等的报道。

虽然有鼻腔刺激感和烧灼感,但检查的主观感觉是黏膜干燥,并不存在黏膜萎缩、溃疡和念珠菌感染等。

鼻出血在一些报道中的发生率为 17%～23%。检查多见是下鼻甲前端和鼻中隔前部的黏膜出血,或者轻度糜烂。其实,鼻出血是所有鼻喷剂的共同副作用,在使用安慰剂喷鼻的对照患者中,也有与糖皮质激素喷鼻相似的鼻出血发生率(10%～15%)。因此,可能是在喷药过程中药物反复冲击下鼻甲前端和鼻中隔前部黏膜,使之干燥、变薄所致。此外可能是患者在喷鼻时,喷嘴不经意接触下鼻甲前端和鼻中隔前部的鼻黏膜,反复的接触可以导致机械性损伤。

据国外文献报道,鼻腔局部用糖皮质激素治疗后发生鼻中隔穿孔的发生比率大约是每 100 万次日规定剂量 0.21 次。虽然鼻中隔穿孔并非严重并发症,但因为使用喷鼻剂而导致往往会造成患者心理压力,因此应予重视。鼻中隔穿孔在治疗最初的 12 个月发生概率较高,且多见于青年女性。有文献分析鼻腔局部用糖皮质激素导致鼻中隔穿孔可能与糖皮质激素具有收缩血管的作用有关,由于鼻黏膜血管收缩进而缺血坏死,但目前尚缺乏直接证据。另一个观点认为鼻腔局部用糖皮质激素后的鼻中隔穿孔可能是接触性变态反应(contact allergy)所致,即对某种糖皮质激素或添加成分产生Ⅳ型变态反应,Dooms-Goossens 和 Morren 报告在 2073 例接触性鼻炎门诊患者中,与鼻腔局部用糖皮质激素相关的发生率为 2.9%。而 Bennet 等报告在 30 例患者中的发生率为 10%,且不同的鼻腔局部用糖皮质激素药物之间可能不存在交叉反应。导致变态反应的抗原结构尚不清楚。倘若患者应用鼻腔局部用糖皮质激素后,头颈部特别是鼻孔和口唇周围皮肤出现荨麻疹和其他红色痒疹,或者出现咽部等邻近黏膜病变,则提示可能是鼻腔局部用糖皮质激素引起的接触性变态反应。但上述观点尚存在不同意见。还有一种观点认为鼻中隔穿孔是慢性机械性损伤所致,除了给药过程中喷嘴可能划伤鼻黏膜外,反复的固定点的药物冲击亦是损伤的原因,但该观点目前缺乏直接论证。其他的观点还有性别因素,女性多发等。

关于鼻腔局部用糖皮质激素治疗是否增加白内障的发生率和引起眼压增高一直有不同意见。相关的研究多在二丙酸倍氯米松(BDP),例如 Cumming 等报告在 370 例吸入 BDP 的患者中发现白内障的发病率偏高,Opatowsky 等也曾报告 3 例局部应用 BDP 导致眼压增高。前者推测鼻腔局部用糖皮质激素引发白内障可能与药物抑制晶体的钠-钾离子交换有关,但后者则认为不能因此断言鼻腔局部用糖皮质激素可导致眼部并发症。多项研究表明,喷入鼻腔局部用糖皮质激素引发白内障和青光眼等眼部并发症的概率很低,Derby 和 Maier 回顾 10 余年间的 286 078 例接受鼻腔局部用糖皮质激素治疗的患者(70% 接受 BDP 治疗,其余为 BUD 和 FP),白内障的发病率约为 1‰,与正常人群大体一致。Bross-Soriano 等的研究则表明 BDP(400μg/d)、FP(200μg/d)或 MF(200μg/d)治疗 1 年对眼压未产生显著影响。

AR 和 CRS 的鼻腔局部用糖皮质激素治疗可能需要较长时间,长时间的使用是否加重感染,或者提高再感染的风险? Parikh 等使用 FP 每天 200μg 治疗 CRS 3 个月的随机、双盲安慰剂对照研究证实,规范用药不会导致感染的发展或促进急性鼻窦炎的发生。

正确的鼻腔给药方法是保证鼻腔局部用糖皮质激素治疗获得理想疗效和减少鼻局部副作用的关键。正确的方法是:①喷药前应尽量擤净鼻内分泌物,若严重鼻塞,应先喷入或口服减充血剂使鼻腔通畅;②喷药前先轻摇药瓶,并喷 6~7 次,获得均匀喷雾;③喷药时取坐位或站立,头正位,将喷嘴置于鼻孔内略朝向外侧,喷左鼻腔右手持瓶,喷右鼻腔左手持瓶,2 次喷药之间间隔 3~4 秒,喷药同时轻轻吸鼻,使药物走向鼻腔后部;④喷药后,捏着前鼻孔轻轻擤鼻,使药物走向鼻腔前部。

同时需要注意:①严格执行药物的推荐剂量,在控制症状的前提下,将药量降至最低,当应用推荐剂量仍无法控制症状时,应考虑应用其他药物;②对日应用最大推荐剂量的患者特别是儿童,应特别注意观察药物对全身的影响;③儿童患者的疗程尽量控制在 6 周内,对长期使用的儿童,应在治疗的第 1 年,每 4 个月评估生长状况 1 次,从第 2 年起,每 6 个月随访 1 次;④最好每天早晨一次给药,为减少经口咽部吞咽进入胃肠道的药量,吸入药物后可漱口;⑤注意随访和相关科室的会诊,及早发现可能出现的全身和局部副作用;⑥注意药品说明书中的适应证范围,尽量避免适应证外用药。

参 考 文 献

1. 顾之燕,韩子刚,刘志连.耳鼻咽喉科变应性和免疫性疾病.天津:天津科学技术出版社,1999:41-52,96-105
2. 李源,顾之燕.鼻内类固醇治疗的基础与临床(综述).国外医学耳鼻咽喉科学分册,1991;15:15-17
3. Weiner JM, Abramson M, Puy RM, et al. Intranasal corticosteroids versus oral H1 receptor antagonists in allergic rhinitis:systematic review of randomised controlled trials. BMJ,1998,317:1624-1629
4. Gross G. Comparative efficacy,safety,and effect on quality of life of triamcinolone acetonide and fluticasone propionate aqueous nasal sprays in patients with fall seasonal allergic rhinitis. Ann Allergy Asthma Immunol,2002,89:56-62
5. Fokkens WJ. Budesonide aqueous nasal spray is an effective treatment in children with perennial allergic rhinitis,with an onset of action within 12 hours. Ann Allergy Asthma Immunol,2002,89:279-284
6. Dibildox J. Safety and efficacy of mometasone furoate aqueous nasal spray in children with allergic rhinitis results of recent clinical trials. J Allergy Clin Immunol,2001,108:S54-S58
7. Scadding GK. Other anti-inflammatory uses of intranasal corticosteroids in upper respiratory inflammatory

diseasea. Allergy,2000,55(Suppl 62):19-23

8. Kokot M. Fluticasone propionate in the treatment of perennial allergic rhinitis:open multicenter trial. Pol Merkuriusz Lek,2000,8:330-334

9. Onrust SV,Lamb HM. Mometasone furoate:a review of its intranasal use in allergic rhinitis. Drugs,1998,56:725-745

10. Ciprandi G,Ricca V,Passalacqua G,et al. Intranasal fluticasone propionate reduces ICAM-1 epithelial cells both during early and late phase after allergen challenge. Clin Exp Allergy,1998,28:293-299

11. Ciprandi G,Tosca MA,Passalacqua G,et al. Intranasal mometasone furoate reduces late-phase inflammation after allergen challenge. Ann Allergy Aathma Immunol,2001,86:433-438

12. Nouri-Aria KT,Masuyama K,Jacobson MR,et al. Granulocyte/macrophage-colony stimulating factor in allergen-induced rhinitis:cellular localization,relation to tissue eosonophilia and influence of topical corticosteroid. Int Arch Allergy Immunol,1998,117:249-254

13. Rudack C,Bachert C. Glucocorticosteroids rapidly inhibit allergen-induced expression of E-selectin in vitro in a mucosal model of allergic rhinitis. Allergy,2000,55:363-368

14. Stellato C,Atsuta J,Bickel CA,et al. An in vitro comparison of commonly used topical glucocorticoid preparations. J Allergy Clin Immunol,1999,104:523-629

15. Hamilos DL,Thawley SE,Kramper MA,et al. Effect of intranasal fluticasone on cellular infiltration,and proinflammatory cytokine mRNA in nasal polyp disease. J Allergy Clin Immunol,1999,103:79-87

16. Allen DB, Bronsky EA, LaForce CF, et al. Growth in asthmatic children treated with fluticasone propionate. Fluticasone propionate asthma study group. J Pediatr,1998,132(3Pt 1):472-477

17. Pedersen S. Assessing the effect of intranasal steroids on growth. J Allergy Clin Immunol,2001,(Suppl 1):40-44

18. Allen DB. Do intranasal corticosteroids affect childhood growth? Allergy,2000,55(Suppl 55):15-18

19. Badia L,Lund V. Topical corticosteroids in nasal polyposis. Drugs,2001,61:573-578

20. Keith P,Nieminen J,Hollingworth K,et al. Efficacy and tolerability of fluticasone propionate nasal drops 400μg once daily compared with placebo for the treatment of bilateral polyposis in adults. Clin Exp Allergy,2000,30:1460-1468

21. Saunders MW,Wheatley AH,George SJ,et al. Do corticosteroids induce apoptosis in nasal polyp inflammatory cells? in vivo and in vitro studies. Laryngoscope,1999,109:785-790

22. Penagos M,Compalati E,Tarantini F,et al. Efficacy of monetasone furoate nasal spray in the treatment of allergic rhinitis. Meta-analysis of randomized,double-blind,placebo-controlled,clinical trials. Allergy,2008,63:1280-1291

23. Esteitie R, de Tineo M,Naclerio RM,et al. Effect of the addition of montelukast to flutecasone propionate for the treatment of perennial allergic rhinitis. Ann Allergy Asthma Immunol,2010,105:155-161

24. Nayak A,Langdon RB. Montelukast in the treatment of allergic rhinitis:an evidence-based review. Drugs,2007,67:887-901

25. Meltzer EO,Shekar T,Teper AA,et al. Monetasone furoate nasal spray for moderate-to-severe nasal congestion in subjects with seasonal allergic rhinitis. Allergy Asthma Proc,2011,32:159-167

26. Poliakova SD,Popova EA. Effectiveness criteria for the topical application of glucocortoi costeroids to treatment of exudative otitis media associated with allergic rhinitis. Vestn Otorhinolaringol,2010,1:32-34

27. Bielory L,Chun Y,Bielory BP,et al. Impact of monetasone furoate nasal spray on individual ocular symptoms of allergic rhinitis:a meta-analysis. Allergy,2011,65:686-693

28. Murphy K,Uryniak T,Simpson B,et al. Growth velocity in children with perennial allergic rhinitis treated with budesonide aqueous nasal spray. Ann Allergy Asthma Immunol. 2006,96:723-730

29. Moller C,Ahlstrom H,Henricson KA,et al. Safety of nasal budesonide in the long-term treatment of children with perennial rhinitis. Clin Exp Allergy,2003,33:816-822

30. Agertoft L,Pedersen S. Short-term lower leg growth rate in children with rhinitis treated with intranasal mometasone furoate and budesonide. J Allergy Clin Immunol 1999,104:948-952

31. Kim KT,Rabinovitch N,Uryniak T,et al. Effect of budesonide aqueous nasal spray on hypothalamic-pituitary-adrenal axis function in children with allergic rhinitis. Ann Allergy Asthma Immunol. 2004,93:61-67

32. Sheth KK,Cook CK,Philpot EE,et al. Concurrentuse of intranasal and orally inhaled fluticasone propionate does not affect hypothalamic-pituitary-adenal-axis function. Allergy and Asthma Proc. 2004,25:115-120

33. Glante SP, Melamed IR, Nayak AS, et al. Lack of effect of fluticasone propionate aqueous nasal spray on hypothalamic-pituitary-adrenal axisn 2-and3-year-old. Pediatics, 2003, 112:96-100

34. Grossman J, Banov C, Bronsky EA, et al. Fluticasone propionate aqueous spray is safe and effective for children with seasonal allergic rhinitis. Pediatrics 1993, 92:594-599

35. Schenkel EJ, Skoner DP, Bronsky EA, et al. Absence of Growth Retardation in Children With Perennial Allergic Rhinitis After One Year of treatment with mometasone furoate aqueous nasal spray. Pediatrics, 2000, 105e22:1-7

36. Carlos E. Baena-Cagnani CE & Piyush Patel. Efficacy and long-term safety of mometasone furoate nasal spray in children with perennial allergic rhinitis. Current Medical Research Opinion, 2010, 26:2047-2055

37. Brozek JL, Bousquet J, Carlos E. Baena-Cagnani CE, et al. Allergic Rhinitis and its Impact on Asthma (ARIA) guidelines: 2010 Revision. J Allergic Clin Immunol, 2010, 126(3):467-476

第 29 章
组胺和抗组胺药

赵长青　安云芳

H1 抗组胺药于 20 世纪 40 年代问世并开始临床使用,其治疗作用是阻断组胺引起的病理学效应。组胺(histamine)在神经传递、变应性炎症和免疫调节方面均具有重要生物学作用,这些生物学作用在某些情况下成为疾病的病理效应。组胺从细胞释放后需与组胺受体(histamine receptors,HRs)结合才能发挥其生物学作用。在 HRs 中,HR1 和 HR2 在 20 世纪 90 年代早期已被克隆和阐明,目前 HR3 和 HR4 的研究也取得了明显的进展。过去 H1 抗组胺药曾被称为 HR1 阻断剂或拮抗剂,这是因为其与组胺竞争结合 HR1,阻断了组胺与 HR1 的结合,使组胺不能发挥其生物学作用。近年,随着对 G 蛋白偶联性受体(GPCRs)结构活性和 H1 抗组胺药分子药理学特性的了解逐渐加深,H1 抗组胺药已被明确是 HR1 的反相激动剂。需要指出,一些 H1 抗组胺药除特异性作用于 HR1 外,还可抑制经毒蕈碱能(M-胆碱能)受体、α-肾上腺素能受体以及 5-羟色胺受体和快激活延迟整流钾离子通道(IKr,Kv11.1)的信号传递,并可能成为毒副反应。

目前世界上有 40 多种 H1 抗组胺药被应用于临床。第一代 H1 抗组胺药由于其明显的中枢镇静作用,没有被深入研究。多数第二代 H1 抗组胺药被深入研究,并广泛应用于治疗变应性鼻炎、变应性结膜炎和慢性荨麻疹,其潜在的心脏毒副作用也已经被阐明。新的 H1 抗组胺药正在不断地研发并应用,显示了明显的疗效和较好的安全性。需要指出,迄今为止,尽管一些 H1 抗组胺药在安全性方面具有一定的优越性,但在作用和疗效上并无明显差异。第二代新型的抗组胺药研发的方向可能转向作用于 HR2、HR3 和 HR4,或者下调白三烯或其他细胞因子。

一 组胺和组胺受体

组胺

1. 组胺的分子结构及来源 组胺是人体的天然成分,是左旋组氨酸在组氨酸脱羧酶作用下于体内形成的一种低分子胺,其分子结构为 4(5)-(2-氨乙基)咪唑(图 4-29-1)。

组胺来源于体内含有较高活性的组氨酸脱羧酶的组织细胞。研究已经证实,在中枢神经系统神经元、胃黏膜的壁细胞、肥大细胞、嗜碱性粒细胞以及遍及全身的多种细胞中有组氨酸脱羧酶表达。这些细胞根据其是否能储存组胺而分为两类,一类是能储存组胺的,称为组胺经典来源细胞;另一类是组胺一经合成即释放的,不能储存的,称为非经典来源细胞。前者如肥大细胞、嗜碱性粒细胞、胃肠嗜铬细胞(enterochromaffin like cells)以及组胺能神经元(his-taminergic neurons),如每个肥大细胞可以储存 3pg 组胺。后者如树突状细胞(dendritic cells,DCs)、单核/巨噬细胞、中性粒细胞以及 T、B 淋巴细胞等。

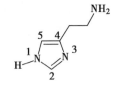

图 4-29-1 组胺分子结构

2. 组胺释放机制 组胺是储存在肥大细胞和嗜碱性粒细胞等经典来源细胞的胞质中,颗粒的成分极复杂,除含组胺外,还含有硫酸盐多糖、肝素或软骨硫酸盐及一种酸性蛋白,受细胞内肝素的抑制处于无活性的状态。变态反应、寒冷、烫伤、创伤、射线、吗啡、多黏菌素、右旋糖酐等刺激均可引起组胺从肥大细胞或其他含组胺细胞释放。例如变态反应,当抗原与高亲和力 IgE 受体聚合或细胞受伤时,组胺就从肥大细胞和嗜碱性粒细胞的分泌颗粒中释放出来(图 4-29-2)。肥大细胞和嗜碱性粒细胞还可以被组胺释放因子激活而发生组胺自发释放,如一些趋化因子(RANTES、MCP-1 和 MIP-1α)及一些细胞因子(IL-1、IL-3、IL-5、IL-6、IL-7)。

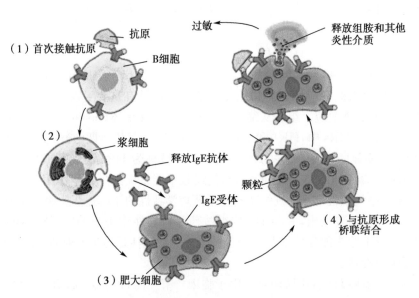

图 4-29-2 变态反应导致组胺自肥大细胞分泌颗粒中释放的过程

3. 组胺的生物学作用及病理效应 组胺具有广泛的生物学效应,如参与细胞的增殖和分化、造血、胚胎发育,组织的再生和修复。在哺乳动物中枢神经系统中,组胺由细胞体位于下丘脑后部乳头结节核的神经元生成,而后通过轴突传递到额颞皮质和大脑的其他部位。在这"原始的"神经递质系统中,组胺参与了机体基础活动的调节,包括睡眠-觉醒周期、能量代谢和内分泌动态平衡、造血、认知和记忆。另外,组胺还可通过调节突触前中枢和周围神经系统组胺能和非组胺能神经元上的突触前 HR3,影响神经递质的释放而发挥抗惊厥作用。此外,组胺还具有促进胃液分泌、心率增快和子宫平滑肌松弛等作用。

　　然而,组胺释放产生的生物学作用还与一系列病理效应有关,如毛细血管扩张、血管通透性增高、腺体分泌增加、平滑肌痉挛和末梢神经刺激等。组胺在免疫系统的作用一直受到极为广泛的关注,由于组胺与细胞因子之间存在复杂的相互关系,故组胺在一定程度上影响了机体免疫反应过程。早在 100 年前,Dale 和 Laidlaw 已经发现组胺在变态反应中的作用,他们在给动物静脉注射这种化合物时,动物出现了支气管痉挛和血管扩张。由此可见,组胺参与了体内众多的生理和病理过程,在维持人体健康以及神经信号传递、气道变态反应炎症和免疫调节中均具有重要作用,且与许多神经系统疾病、炎症和免疫反应等的病理过程有关。

组胺受体(HRs)

　　HRs 属于 G 蛋白偶联受体家族,有 7 个跨膜区,通过 G 蛋白和第二信使传递细胞外信号。HRs 一旦活化,即使无配基结合,也能够触发下游的信号转导途径。1966 年,Ash 和 Schild 首先区分了 HR1 和 HR2 两种亚型。目前已经明确,HRs 包括 4 种亚型,除 HR1、HR2 外,还有 HR3 和 HR4。人类 HR1 基因定位于染色体 3p25b 短臂的远端,编码 487 个氨基酸。HR1 表达于皮肤感觉神经细胞、呼吸道及血管的平滑肌细胞及内皮细胞、上皮细胞、树突状细胞、中性粒细胞、单核细胞、嗜酸性粒细胞以及淋巴细胞、肝细胞、软骨细胞等。人类 HR2 基因定位于 5 号染色体,编码 359 个氨基酸,其分布特征与 HR1 相似,尤其是在胃肠道作用可能更为明显。人类 HR3 定位于 20 号染色体,其蛋白主要定位于中枢神经系统。人类 HR4 定位于 8q11.2,与 HR3 有较高的同源性,但其分布与 HR3 不同,在骨髓细胞、外周造血细胞、DCs、中性粒细胞、T 细胞、肥大细胞及嗜碱性粒细胞等高表达,于肺脏、心脏及胃肠道则低表达。目前有关 HR4 的功能知之甚少,从其定位特征来看,可能与免疫调节有关,尤其是化学趋化及细胞因子的分泌,各组胺亚型的功能详见表 4-29-1。

表 4-29-1　四种 HRs 亚型的功能

	HR1	HR2	HR3	HR4
首次描述及克隆年代	1966,1993	1972,1991	1983,1999	1994,2000
人类 HRs 蛋白分子	487aa,56000	359aa,40000	445aa,70000	390aa
人类染色体定位	3p25,3p14-21	5q35.3	20q13.33	18q11.2
偶联 G-蛋白类型	$G\alpha q11$ 蛋白	$G\alpha s$ 蛋白	Gi 蛋白	Gi 蛋白
活化细胞内信号	Ca^{2+},cGMP,磷脂酶 A2、C 和 D,NF-κB,cAMP,NOS	cAMP,Ca^{2+},磷脂酶 C,蛋白激酶 C,c-fos	Ca^{2+},MAP 激酶;抑制 cAMP	Ca^{2+},MAP 激酶;抑制 cAMP
分布	血管,气道和胃肠道平滑肌,心脏,中枢神经系统	胃黏膜,心脏,子宫,中枢神经系统	气道,胃肠道,中枢神经系统神经元	骨髓,末梢血,脾,胸腺,结肠
临床使用的反向激动剂	>40 种,如苯海拉明,西替利嗪,地氯雷他定,非索非那定,氯雷他定	西咪替丁,法莫替丁,尼扎替丁和雷尼替丁	无	无
全身作用	皮肤瘙痒、疼痛,血管扩张,通透性增高,血管性低血压,面颊潮红,头痛,心动过速;支气管收缩,激活气道迷走神经传入纤维和增加咳嗽受体,减少房室结传导时间	增加胃酸分泌,增加血管通透性,低血压,面颊潮红,头痛,心动过速,支气管扩张,促进黏液产生,增加心房的变时性和心室的变力收缩	预防过度支气管收缩,减轻瘙痒(无肥大细胞参与)	原始粒细胞和前髓细胞的分化

续表

	HR1	HR2	HR3	HR4
-对变应性炎症和免疫调节的作用	促进组胺和其他介质的释放,增加细胞黏附分子表达,嗜酸性粒细胞和中性粒细胞趋化作用,增加抗原提呈细胞活性及对B细胞的协同刺激作用,阻断体液免疫及IgE的生成,诱导细胞免疫(Th1),增加IFN-γ和自身免疫	减轻嗜酸和中性粒细胞趋化作用,诱导IL-10,通过树突状细胞抑制IL-12,产生Th2或诱导性树突状细胞,诱导体液免疫,抑制细胞免疫,抑制Th2细胞和细胞因子,对变应性疾病和自身免疫性疾病、恶性肿瘤和移植排斥反应间接影响	可能通过局部神经元-肥大细胞反馈环路,参与神经源性炎症的控制,促炎症活性,增加抗原提呈细胞活性	增加人体嗜酸性粒细胞液的钙含量,增加嗜酸性粒细胞趋化作用,增加 IL-16 生成
对中枢神经系统的作用	参与调节睡眠和觉醒周期、食物摄入、体温调节、情绪及攻击性行为、运动、记忆和学习	参与神经内分泌	调节突触前异源性受体,减少多巴胺、5-羟色胺、去甲肾上腺素和乙酰胆碱释放	尚未明确
激动剂	2-甲基组胺,2-吡啶乙胺	4(5)-甲基组胺	(R/N)-a-甲基组胺	N-a-甲基组胺

组胺在变应性炎症中的免疫调节作用

当特应性个体接触变应原后,许多FcεRⅠ阳性的细胞如肥大细胞和嗜碱性粒细胞能释放组胺,并同时释放类胰蛋白酶、白细胞介素、前列腺素等。变应性疾病患者用变应原激发后,与白三烯和其他介质相比,局部组胺含量相对较大,每100万细胞中的组胺分泌量可达若干微克(µg),而白三烯等只有若干皮克(pg)。虽然组胺在变应性疾病中主要是通过HR1发挥作用的,但低血压、心动过速、面颊潮红和头痛是由血管壁中的HR1和HR2共同介导的,而皮肤瘙痒和鼻黏膜充血则可能由H1和HR3共同介导的。组胺除了在抗原介导的速发型反应中发挥作用,还能诱导细胞因子的产生、促进细胞黏附分子和组织相容性Ⅱ抗原的表达,因而组胺同样间接参与了迟发型反应。

变应性炎症是一种复杂的纵横交错的细胞活动,涉及众多炎性介质和信号,组胺在其中发挥着关键的作用(图4-29-3)。目前已经明确组胺在急慢性变态反应性炎症的免疫调节作用主要是:①通过HR1

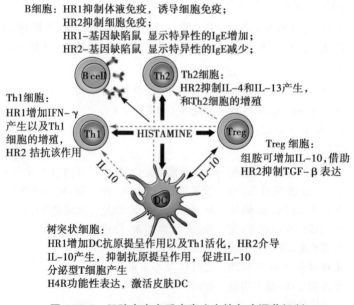

图 4-29-3 组胺在变态反应炎症中的免疫调节机制

增强抗原提呈细胞(antigen-presenting cell，APC)活性，促使肥大细胞和嗜碱性粒细胞释放组胺和其他炎性介质，上调细胞黏附分子的表达，增强嗜酸性粒细胞及中性粒细胞的趋化作用，上调 Th1 始动效应，促进 Th1 细胞的增殖、干扰素-γ 的产生，下调体液免疫；②通过 HR2 的作用抑制炎症及其靶器官的作用；③与中枢神经系统和外周神经系统突触前的组胺能和非组胺能 HR3 结合，可能通过肥大细胞的负反馈调节参与神经源性的炎症；④与 HR4 结合，促进炎症反应活性。

二　H1 抗组胺药的反相激动剂概念及机制

传统将组胺受体(HRs)配体分为激动剂和阻断剂，后者即抗组胺药。近年对 G 蛋白偶联性受体(GPCRs)结构活性的研究发现，其阻断剂对 HRs 自发性的信号转导具有抑制作用，即使在没有激动剂的情况下亦可发挥拮抗作用。因此，现将 GPCRs 配体分为激动剂、反向激动剂和拮抗剂三类。根据内在活性(α)的不同，激动剂又可分为完全激动剂(α=1)和部分激动剂(0<α<1)；反向激动剂分为全部反向激动剂(α=－1)和部分反向激动剂(-1<α<0)。反向激动剂可阻断 HRs 的自发活性，拮抗剂对 HRs 活性没有影响，但是可以影响激动剂和反向激动剂与 HRs 结合。H1 抗组胺药过去被认为是阻断剂，随着对其分子药理学特性的研究逐渐加深，现在已经明确归类入反向激动剂。

目前公认，GPCRs 活化模式是二态模式。根据此模式，HRs 处在非活性构象(R)与活性构象(R*)的平衡之中，即 R/R*。在没有激动剂的情况下(静息状态)，R 占绝大多数，此时 R 和 R* 之间的能障很低，使一部分 R 自发地变成 R*，使两者处于平衡。在有激动剂的情况下，由于激动剂与 R* 有很强的亲和力，增加了 R* 的比例，使平衡向 R* 移动。相反，反向激动剂能稳定 R，使平衡从 R* 移向 R。中性拮抗剂与 R 及 R* 有相同的亲和力，不改变平衡，但是能影响激动剂和反向激动剂与 HRs 结合。H1 抗组胺药与 HR1 的非活性形式(R)结合并保持稳定，使 R/R* 平衡向非活性状态。HRs 活化和失活之间存在平衡和失衡，图 4-29-4a 表示 HRs 活化和失活之间平衡，图 4-29-4b 表示激动剂(组胺)导致 R/R* 平衡偏向于活化状态，图 4-29-4c 表示 H1 抗组胺药(反向激动剂)对 HRs 的失活状态有明显的亲和力，导

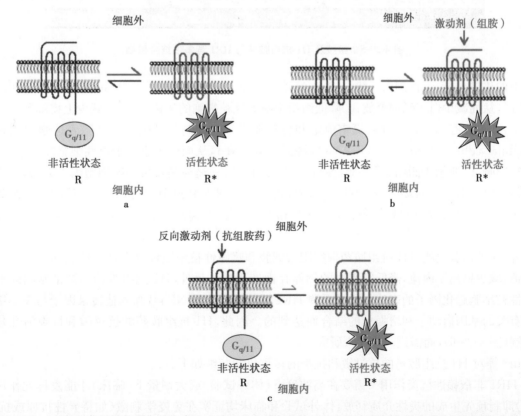

图 4-29-4　对 HR1 非活性状态有优先亲和力的反向激动剂保持了 R/R* 的稳定性，使平衡向不活动状态转变

致 R/R* 平衡偏向失活状态。需要指出，HR1 存在基因多态性，但是否会影响 H1 抗组胺药的疗效有待进一步研究。

三　H1 抗组胺药的抗过敏和抗炎机制及临床效应

抗过敏和抗炎机制

主要机制是与组胺竞争性结合 HR1，从而阻抑已经释放的组胺发挥生物学作用（图 4-29-5）。1975年，Lichtenstein 和 Gillespie 发现第一代 H1 抗组胺药还具有抑制 IgE 介导的嗜碱性粒细胞释放组胺的作用。由于嗜碱性粒细胞并不表达 HR1，故认为上述抑制作用是依赖与组胺竞争性结合 HR1 以外的另外一个减少组胺释放的途径，目前推测可能是通过影响细胞因子信号转导系统而实现的。

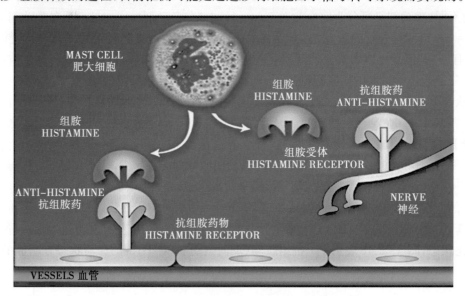

图 4-29-5　组胺及 H1 抗组胺药与 HR1 竞争性结合机制

其他的机制包括：①抑制白三烯合成：如氮䓬斯汀（azelastine）和酮替芬（ketotifen）等可抑制白三烯 C4 的合成，从而减少白三烯的释放；②降低组织中嗜酸性粒细胞的活化状态；③减少上皮细胞表达胞间黏附分子：如氟克芬德、西替利嗪、氯雷他定和特非那定等可抑制鼻黏膜上皮细胞表达胞间黏附分子（intercellular adhesion molecules, ICAMs），特别是 ICAM-1，从而减少组织中炎性细胞浸润；④通过有两条途径影响 T 细胞的细胞因子合成，参与变态反应调节：一途径是直接影响细胞因子分泌，二途径是通过其他免疫调节途径间接影响细胞因子合成，如调节 T 细胞释放 IL-4 和 IFN-γ，抑制单核细胞合成 TNF-α 和 IL-12，以及诱导单核细胞合成 IL-10 和 IL-18 等；⑤抑制缓激肽和 P 物质等多种炎性介质的作用。

此外，体外试验表明，H1 抗组胺药抑制肥大细胞和嗜碱性粒细胞释放炎性介质是通过直接抑制钙离子通道，减少钙离子内流，降低细胞内的钙储存而实现的。另外，H1 抗组胺药抑制细胞间黏附分子及嗜酸性粒细胞趋化因子的表达是通过下调 HR1 活化所导致的 NF-κB 和其他转录因子与炎症细胞因子产生有关的基因启动子和增强子的结合而达到的。因此，H1 抗组胺药的抗过敏和抗炎活性是一种多重机制（图 4-29-6），尚需进一步深入研究。

Leurs 等对 H1 抗组胺药的抗过敏和抗炎的多重机制归纳如下。

1. HR1 非依赖性抗炎作用　需要在高浓度下（体外试验）或大剂量下（临床）才能发挥此作用。表现为：①抑制预先生成的炎性介质释放：体外试验和临床均证实在免疫学刺激（如特异性抗原或抗 IgE）和非免疫学刺激（如 48/80 化合物、P 物质等）后，可抑制肥大细胞和嗜碱性粒细胞释放组胺、PGD2、

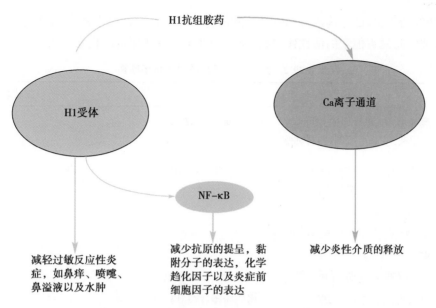

图 4-29-6 抗组胺药物的抗炎抗变态反应作用

PAF、血栓素(thromboxane)、类胰蛋白酶、细胞因子等;②抑制炎性细胞活化、生成和释放。

2. H1 受体依赖性抗炎作用 此作用在体外试验低浓度和临床上常规剂量下即能出现。表现为:①下调上皮细胞和血管内皮细胞的黏附蛋白,如 ICAM-1、血管细胞黏附分子(vascular cell adhesion molecule,VCAM)-1 水平;②下调 NF-κB 表达,并平行抑制细胞因子 IL-1β、IL-6、TNF-α 和粒细胞-巨噬细胞集落刺激因子(granulocyte macrophage-colony stimulating factor,GM-CSF)的产生;③减少炎前细胞活化和其产物超氧化自由基、LTB$_4$、LTC$_4$、中性蛋白酶和嗜酸性粒细胞阳离子蛋白(ECP)的产生;④通过 PAF、LTD$_4$、C5α、IL-8 等,减少嗜酸性粒细胞的趋化,下调嗜酸性粒细胞、中性粒细胞、嗜碱性粒细胞和其他炎性细胞的迁徙、聚集和活化;⑤抑制缓激肽的作用。

临床效应

口服 H1 抗组胺药能有效地预防变应原激发所致的结膜、鼻、下呼吸道和皮肤的速发型过敏反应。预防性用药也可使过敏反应者的鼻腔灌洗液中中性粒细胞和嗜酸性粒细胞数量,以及细胞间黏附分子、血管间黏附分子、细胞因子和炎性介质(组胺、白三烯、前列腺素等)的水平显著低于基础水平,血清渗出亦减少,白蛋白、岩藻糖黏蛋白和 α2-巨球蛋白的水平亦下降(提示黏液分泌量下降),明显缓解过敏症状。此外,预防用药后,机体接触过敏原后明显下调局部的变态反应性炎症。

四 H1 抗组胺药分类以及药动学和药效学

H1 抗组胺药的研发经历了半个多世纪,品种质量、疗效和副反应都在不断地进步(表 4-29-2)。早在 20 世纪 40 年代,第一代抗组胺药面市并进入临床使用。第一代抗组胺药的特点是口服易吸收,0.5 小时起效,在 2~3 小时血药浓度达到峰值。但疗效持续时间短,一般持续 4~6 小时。代表性药物有氯苯那敏、苯海拉明、赛庚啶及异丙嗪等。但第一代抗组胺药具有诸多副作用,如可通过血-脑屏障及胎盘屏障产生中枢镇静作用和引起胎儿致畸,以及抗胆碱能作用导致黏膜干燥和瞳孔散大,大大限制了它们在临床上的应用,目前已很少应用。第二代抗组胺药于 20 世纪 80 年代问世,多是第一代抗组胺药的衍生物,如西替利嗪是羟嗪的代谢产物。第二代抗组胺药由于中枢镇静作用发生率极低和无抗胆碱及抗肾上腺素作用,在临床广为应用。代表性药物有特非那定、阿司咪唑、氯雷他定及西替利嗪等。近 20 年来,一些新的抗组胺药陆续被研发,由于宣称无中枢镇静作用而受医师们青睐。代表性药物有地氯雷他定(恩理思)、左旋卡巴斯汀、去甲阿司咪唑、弗克芬德和左旋西替利嗪等。这些新的抗组胺药大多是第二代抗组胺药物的衍生物,如左旋西替利嗪是盐酸西替利嗪的光学异构体之一(左旋体),是西替利嗪有效成分;地氯雷他定是氯雷他定的活性代谢物,非索非那定是特非那定的代谢产物。

表 4-29-2　第一、二代和新的 H1 抗组胺药

分类	一代	二代	二代新品种
烷基胺	溴苯那敏、氯苯那敏(扑尔敏)、二甲茚定、非尼拉明,曲普利啶	阿伐斯汀(新敏乐)	
哌嗪	氯苯丁嗪,赛克力嗪,羟嗪(安泰乐)、氯苯甲嗪、奥沙米特	西替利嗪(仙特敏)	左旋西替利嗪(优泽)
乙醇胺	氯苯吡醇胺、氯马斯汀、茶苯海明(乘晕宁)、苯海拉明(可他敏)、苯吡拉明、苄苯醇胺		
乙二胺	安他唑啉、吡拉明、苄吡二胺		
吩噻嗪	甲地嗪,异丙嗪(非那根)	甲喹吩嗪(波利玛朗)	
哌啶	吡哌庚啶、赛庚啶、哌啶醇胺、酮替芬	阿司咪唑(息斯敏)、特非那定(敏迪)、氯雷他定(开瑞坦,克敏能)、比拉斯汀、咪唑斯汀(皿治林)、奥洛他定、卢帕他定	地氯雷他定(恩理思)、非索非那定(阿特拉)、去甲基阿司咪唑
其他	多塞平	氮䓬斯汀(爱赛平※)、依美斯汀、依巴斯汀	

注:※为鼻喷剂;括弧内为商品名

按化学结构分类

H1 抗组胺药是由 1～2 个杂环或与"连接原子"(氮、氧或碳)相连的芳香环组成的,根据化学结构的不同可将其分为六类,即氨基乙醇、乙二胺、烷基胺、哌嗪类、哌啶类药物和吩噻嗪类(表 4-29-3)。不同的连接原子是从结构上区别不同类别的依据,乙二胺类、吩噻嗪类(phenothiazine)、哌嗪类和哌啶类药物的连接原子均为氮,而乙醇胺类为氧原子,烷基胺类为碳原子。另外,烷基取代物的数量和杂环或芳香环则决定其亲脂性。

表 4-29-3　常用第一代 H1 抗组胺药按化学结构分类

结构类/连接原子	通用名	商品名
烷基胺类/碳	氯苯那敏(chlorpheniramine maleate)	扑尔敏(Teldrin)
	马来酸溴苯那敏(brompheniramine maleate)	Dimetane
	右旋氯苯吡胺(dexchlorpheniramine maleate)	Polaramine
	马来酸右溴苯那敏(dexbrompheniramine maleate)	Drixora[a]
	盐酸曲普立定(triprolidine HCl)	Actifed[a]
	鞣酸氯苯那敏(chlorpheniramine tannate)	Rynatan[b]
	鞣酸甲氧苄吡二胺(pyrilamine tannate)	
	马来酸非尼那敏(pheniramine maleate);	TriaminicTR +
	马来酸甲氧苄吡二胺(pyrilamine maleate)	
乙醇胺类/氧原子	盐酸苯海拉明(diphenhydramine hydrochloride)	苯海拉明(Benadryl)
	盐酸茶苯拉明(diphenhydra)	乘晕宁(Dramamine)
	富马酸氯马斯汀(clemastine fumarate)	Tavist

续表

结构类/连接原子	通用名	商品名
乙二胺类/氮原子	盐酸苄吡二胺(tripelenamine HCl)	Pyribenzamine HCl(PBZ)
	枸橼酸苄吡二胺(tripelenamine citrate)	
	马来酸甲氧苄吡二胺(pyrilamine maleate)	Allertoc
	磷酸安他唑啉(antazoline phosphate)	Vasocon-A
哌嗪类/氮原子	盐酸羟嗪(hydroxyzine HCl)	安他乐(Atarax)
	盐酸美克洛嗪(meclizine HCl)	Antivert;Bonine
吩噻嗪类/氮原子	盐酸异丙嗪(promethazine HCl)	非那根(Phenergan)
	酒石酸异丁嗪(trimeprazine tartrate)	退马利(Temaril)
哌啶类/氮原子	盐酸赛庚啶(cyproheptadine HCl)	Periactin
	马来酸阿扎他定(azatadine maleate)	Optimine;Trinalin[a]

药动学和药效学

1. 药动学　全部第一代和部分第二代 H1 抗组胺药,以及近年的新 H1 抗组胺药如氯雷他定及地氯雷他定都是经肝脏细胞色素 P450 系统代谢的。唯西替利嗪以原形经尿液排出,此外,非索非那定主要以原形经粪便排出。药物联合使用的相互作用可影响消化道黏膜的主动转运机制吸收物质,如 P-糖蛋白、阳离子转运蛋白及其他与 ATP 相结合的转运蛋白,或影响肝脏细胞色素 P450 系统的代谢,使血浆 H1 抗组胺药浓度降低,从而降低药物的疗效。

2. 药效学　通过衡量口服 H1 抗组胺药对皮肤组胺诱导的或过敏原诱导的风团及红斑的抑制情况研究药效学是最常用的方法。临床上可用来确定药物的起效、剂量及持续时间。据报道,风团及红斑大小与皮肤内 H1 抗组胺药的浓度相关联,在组织分布浓度高的药物较之在血浆分布浓度高的药物对风团或红斑有更好的抑制作用,且与 HR1 被游离的非结合状态药物占据的多少密切相关。许多第二代及今年新的 H1 抗组胺药物的起效时间为 1～3 小时,持续作用时间 24 小时左右。故可每天 1 次给药。持续使用 3 个月的对照双盲研究未见发生耐药。正规使用至少 1 周的 H1 抗组胺药停用后,对过敏原的抑制作用可维持 7 天以上。

通过衡量鼻黏膜或眼结膜对变应原或过敏症状的抑制程度是研究经鼻和经眼途径给 H1 抗组胺药的起效时间、剂量及作用强度的方法。鼻黏膜和眼结膜表面使用抗组胺药的清除半衰期在 7～40 小时之间,但由于鼻黏膜及眼结膜表面具有清除作用,因此这些药物通常需要每日给药 2 次,在特殊人群用药无须调整剂量。经鼻和眼给药后几分钟内虽然会有小剂量经全身吸收,对皮肤试验反应可能会产生短暂抑制,但很少有临床意义。表 4-29-4 列出健康年轻成年人 H1 抗组胺药的药动学及药效学研究结果。

表 4-29-4　健康年轻成年人 H1 抗组胺药的药动学及药效学

H1 抗组胺药 (代谢产物)	达到血药浓度的 峰值时间 T_{max}(h)	半衰期 $T_{1/2}$(h)	临床药物间 相互反应	起效时间/ 持续时间(h)	常规剂量	调整剂量 情况
第一代抗组胺药						
氯苯那敏	2.8±0.8	27.9±8.7	可能	3,24	4mg,tid 12mg(控释片),bid	
苯海拉明	1.7±1.0	9.2±2.5	可能	2,12	25～50mg,tid	肝损伤
羟嗪	2.1±0.4	20.0±4.1	可能	2,24	25～50mg,tid	肝损伤

H1 抗组胺药 （代谢产物）	达到血药浓度的 峰值时间 T_{max}(h)	半衰期 $T_{1/2}$(h)	临床药物间 相互反应	起效时间/ 持续时间(h)	常规剂量	调整剂量 情况
第二代抗组胺药						
阿伐斯汀	1.4±0.4	1.7±0.2	无	1,8	8mg,tid	—
西替利嗪	1.0±0.5	7.4±1.6	无	1,24	5~10mg/d	肝肾损害
氯雷他定	1.2±0.3	7.8±4.2	无	2,24	10mg/d	肝损伤
依巴斯汀	2.6-5.7	10.3-19.3	无	1,24	10~20mg/d	肝肾损害
咪唑斯汀	1.5	12.9	无	1,24	10mg/d	—
抗组胺药新品种						
地氯雷他定	1~3	27	无	2,24	5mg/d	肝肾损害
非索非那定	2.6	14.4	无	2,24	60mg,bid 120~180mg/d	肾损害
左西替利嗪	0.8±0.5	7±1.5	无	1,24	5mg/d	肝肾损害

五 H1 抗组胺药临床应用以及不良反应和副作用

应用适应证及疗效

H1 抗组胺药可改善变应性鼻炎、变应性结膜炎及慢性荨麻疹的相关症状,通常作为这些疾病的首选用药。由于第一代 H1 抗组胺药缺乏随机、对照、盲法、判断结果标准,以及参与病例数、退出、持续时间等的临床研究设计,故没有长期的疗效和安全性评价。相比之下,第二代 H1 抗组胺药则在缓解季节性、常年性鼻-结膜炎和慢性荨麻疹症状方面的疗效和安全性已被大量足够权威的、长达数周至数月的随机、双盲、安慰剂对照临床研究证实。

为了减轻变应性炎症和缓解症状,最好常规服用 H1 抗组胺药,而不是按需服用。虽然达到临床疗效的最佳耐受剂量尚未明确,但与不良反应相比,剂量-疗效反应曲线相对平坦。然而,由于变应性炎症反应中还有白三烯和其他介质参与,故 H1 抗组胺药并不能完全缓解症状。

1. 变应性鼻-结膜炎 H1 抗组胺药可缓解鼻腔瘙痒、喷嚏、鼻流涕、鼻充血,以及结膜发红、瘙痒、流泪和腭部、咽喉和耳部的瘙痒。根据研究报告,不同的 H1 抗组胺药在缓解总体症状方面效果相似,而对个别症状的缓解具有统计学显著差异的很少,且结果多不一致。另外,与口服相比,经鼻和眼局部应用 H1 抗组胺药起效更快,但需要一天内多次给药。

为提高缓解鼻充血的疗效,许多 H1 抗组胺药都与伪麻黄碱一起被制成固定剂量的复方剂型。所有 H1 抗组胺药与局部用色甘酸盐和奈多罗米(本药是目前抗炎作用最强的非甾体抗炎平喘药)的疗效相似或更强,与白三烯拮抗剂孟鲁司特的疗效类似。单独口服 H1 抗组胺药或与白三烯拮抗剂联用时,疗效逊色于糖皮质激素鼻喷剂。

为患者选择 H1 抗组胺药应考虑安全性以及患者对某一特定药物、剂型、给药途径和给药方案的喜好。这些药物的对照研究资料很少,H1 抗组胺药之间的逐一比较尚有待进行。

根据世界卫生组织(WHO)推荐的 ARIA,对变应性鼻炎应采用阶梯性治疗方案,即依据疾病的严重程度和症状持续时间,推荐使用非镇静抗组胺药和减充血剂,或非镇静抗组胺药和糖皮质激素等联合治疗方案。ARIA 建议轻度间歇性及中重度间歇性、轻度持续性者采用口服抗组胺药作为单药或联合用药(见第 28 章图 4-28-2)。新近的临床研究显示,新的 H1 抗组胺药如地氯雷他定(恩理思)、左旋西替利嗪(优泽)和非索非那定(阿特拉)等对变应性鼻炎均有显著的疗效优势,可以显著提高患者的生活质量,减轻症状(包括改善鼻通气)。研究表明可减少嗜酸性粒细胞浸润和抑制 Th2 细胞因子表达。

H1 抗组胺药的鼻用剂型在国外应用历史已有 10 余年,多数研究显示鼻用剂型的疗效略好于口服剂型。鼻用剂型可在 15~30 分钟内起效,快速缓解鼻痒和喷嚏。同时,鼻用剂型的副作用少见,最常见的是口苦感(11%),例如有报道患者对鼻用氮䓬斯汀可有味苦和金属味觉。一项小样本研究(27 例)显示,鼻用和眼用左旋卡巴斯汀出现头痛和眩晕等副作用的概率低于口服特非那定。常用的鼻用剂型有盐酸氮䓬斯汀鼻喷剂(azelastine,商品名:爱赛平;浓度 0.1%,0.137 毫克/喷,每日每侧每次 2 喷)和盐酸左卡巴斯汀鼻喷剂(levocabastine,商品名为立复汀;0.5mg/ml,每日每侧每次 2 喷)。

鼻用 H1 抗组胺药可单药应用,也可与口服 H1 抗组胺药或鼻用糖皮质激素联合应用。通常在口服 H1 抗组胺药的疗效不佳时,可选用鼻用剂型,若疗效仍不满意,则可选用其他 H1 抗组胺药物,或改用鼻用糖皮质激素。

2. 哮喘 目前的观点不支持用于持续性哮喘。但据报道,若变应性炎症涉及上、下呼吸道,即变应性鼻炎和哮喘的症状共同存在时,使用 H1 抗组胺药在明显减轻变应性鼻炎症状的同时,也明显减轻哮喘症状,后者疗效与 β_2 受体激动剂相当,且 H1 抗组胺药还能改善肺功能。对这类患者,地氯雷他定与孟鲁司特的疗效类似。有报道部分哮喘高危的特应性皮炎幼儿,使用西替利嗪治疗 18 个月,可使哮喘发作延缓。但还有待进一步证实。

此外,H1 抗组胺药还可应用在变应性因素参与的其他相关的气道疾病的治疗,如变应性鼻窦炎、分泌性中耳炎等。虽然 H1 抗组胺药在临床上广泛用于缓解上呼吸道感染、中耳炎和鼻窦炎的症状,但文献报道并不支持。

3. 荨麻疹 H1 抗组胺药能有效减少急性和慢性荨麻疹的风团数量、大小及缩短持续时间,并减轻瘙痒,明显缓解其症状。且可明显防治急性荨麻疹。第二代 H1 抗组胺药西替利嗪和氯雷他定以及新的 H1 抗组胺药地氯雷他定和非索非那定治疗慢性荨麻疹的研究较为深入。第一、二代和新的 H1 抗组胺药治疗慢性荨麻疹的疗效似乎类似,但还需进一步比较研究证实。虽然有专家推荐一天内可连续使用 2 种不同的 H1 抗组胺药(如早上用一种药,睡前用另一种药),但这一方案并未被随机、双盲、安慰剂对照临床研究所证实。H1 抗组胺药对皮肤划痕现象和物理性荨麻疹包括胆碱能、寒冷和压力引起的荨麻疹也有效,但对荨麻疹性血管炎或遗传性血管性水肿则无效。对一些慢性荨麻疹,H1 抗组胺药与 H2 抗组胺药如西咪替丁同时使用,可加强缓解作用,有必要进行为期 3~4 周的临床研究来证实。最近的一项研究显示,与单用 H1 抗组胺药地氯雷他定相比,同时使用白三烯拮抗剂孟鲁司特并不能增加疗效。

4. 其他的免疫异常和变应性疾病 H1 抗组胺药不能代替肾上腺素用于严重的急性全身过敏反应的治疗,但可以作为其辅助治疗。单用或与 H2 抗组胺药联合使用以减轻患者面红、瘙痒、荨麻疹和鼻流涕等症状。另外,H1 抗组胺药还经常与其他药物联用于预防特应性过敏反应、对变应原特异性免疫治疗的反应和对放射造影剂的反应。

在治疗特应性皮炎时,H1 抗组胺药可减轻瘙痒及减少糖皮质激素的用量,但支持此疗效的证据尚不足以令人信服。H1 抗组胺药还可用于治疗诸如肥大细胞增殖和虫咬等的局部过敏反应症状。

5. 中枢神经系统疾病和前庭病变 虽然不是临床首选的药物,但第一代 H1 抗组胺药苯海拉明、多西拉敏和美吡拉敏仍广泛用于治疗失眠症,苯海拉明、羟嗪、赛庚啶和异丙嗪仍用于手术时的镇静和麻醉、静坐不能、5-羟色胺综合征、焦虑以及其他累及中枢神经系统的症状。乘晕宁(苯海拉明和氨茶碱的复方)、苯海拉明、氯苯甲嗪和异丙嗪由于可阻断前庭核的组胺能信号传递到髓质的呕吐中枢,因而用于治疗晕动病、眩晕及相关疾病的止吐。使用第一代 H1 抗组胺药治疗中枢神经系统疾病和前庭病变时,应重视其不利的风险/效益比,该类药物禁用于飞行员、船长、司机等需保持警觉的患者。

特殊人群应用

1. 妊娠期和哺乳期 至今尚无 H1 抗组胺药被美国 FDA 批准为妊娠期"A 类"药物,即在动物试验中(致畸性)为阴性,人类资料也为阴性。有一些药物如苯海拉明、氯雷他定、西替利嗪、左西替利嗪,以及眼科用药依美斯汀被确定为"B类"药物,表示在动物试验中未见不良反应,但没有相关的人类研究资料;或者是在动物研究中有不良反应,但在人类没有这些副作用。这些H1抗组胺药相对安全,如果需要,可以用于妊娠期。其他一些H1抗组胺药目前均被定为"C类"药物,这表明动物试验为有不良反应,而无人类资料;或者既没有动物的资料也无人类的资料。还有部分H1抗组胺药如依巴斯汀、咪唑斯汀和卢帕他定尚未被FDA进行安全性分类。

H1抗组胺药可分泌到母乳中,婴儿经哺乳摄入的剂量约为母亲口服剂量的0.1%。有报道婴儿经母乳摄入第一代H1抗组胺药后出现镇静和其他副作用。

2. 婴幼儿　第一代H1抗组胺药曾广泛用于治疗婴幼儿变应性鼻-结膜炎和荨麻疹,还用于治疗感冒、咳嗽等疾病。因为长期以来缺乏疗效资料和考虑到安全性问题,美国和其他一些国家要求制造商召回适用于2岁以内婴儿感冒和咳嗽的非处方药,并在第一代H1抗组胺药的标签上加上"禁用于儿童镇静"的警示。随机对照试验证实,第二代H1抗组胺药氯雷他定、西替利嗪和新的第二代H1抗组胺药左旋西替利嗪在12~36个月幼儿中长期用药的安全性与安慰剂相似,研究涉及不良事件报告、体重和身高测量、血液学和生化检测。部分儿童还进行了心电图、行为和生长发育指标的检测以及智力发育的客观测评。

3. 老年人　任何有中枢神经活性的化学药品所产生的不良反应更易使老年人受到损害。第一代H1抗组胺药使用广泛,不仅用来治疗变应性鼻-结膜炎和荨麻疹,而且还用于治疗失眠症、晕动病以及其他一些疾病。老年人常服用多种药物,在这个年龄组,第一代H1抗组胺药更易于和其他药物或草药制剂发生相互作用。由于其能透过血-脑屏障,减弱中枢神经系统HR1的神经传递,产生嗜睡、意识错乱、昏迷等副作用,故需引起关注。另外,对于这类药物潜在的抗毒蕈碱作用(如瞳孔散大、干眼、口干、尿潴留、排尿不畅、便秘)和潜在的抗α-肾上腺素能作用(如眩晕、低血压)也是需要重视的。

应用注意事项

分析H1抗组胺药物的药代动力学特点,不难发现,多数经肝脏细胞色素P450及其同工酶系统代谢,所以临床应用除了应该详细阅读药品说明书上所罗列的注意事项外,还应重点关注该类药物的配伍及药物协同作用,尽可能避免或不与细胞色素P450及其同工酶系统的底物及其抑制剂合用,以降低其毒、副作用发生的可能。P450酶系统的底物主要有抗精神病药(卡马西平和丙咪嗪)、心血管药(地高辛、地尔硫草和维拉帕米)、抗肿瘤药物(环磷酰胺)、抗真菌药(酮康唑)和大环内酯类抗生素(红霉素)等。P450酶系统的抑制剂主要有大环内酯类抗生素(红霉素、克拉霉素和阿奇霉素),抗真菌药(酮康唑、伊曲康唑、氟康唑和克霉唑)和抗精神病药(氟西汀和舍曲林)等。

不良反应和副作用

H1抗组胺药的潜在副作用比较多,机制是多方面的(图4-29-7)。总体来说,第一代H1抗组胺药的中枢神经系统副作用较大,即使在正常剂量下也不能幸免,过量服用或特殊个体则可能引起严重后果。相比之下,第二代H1抗组胺药的中枢神经系统副作用相对较少,但应注意其心脏毒性风险。新的H1抗组胺药一般认为副作用最小或无副作用。

1. 中枢神经系统毒性　第一代H1抗组胺药,如氯苯那敏、苯海拉明等因高亲脂性、药物结构分子小和与中枢神经系统内血管内皮细胞表达的P-糖蛋白亲和力低,容易透过血-脑屏障,干扰中枢神经系统HR1神经递质的传递,从而引起中枢神经系统的不良反应,如困倦、镇静、嗜睡、疲劳、头痛,甚至可能损害识别功能、记忆和精神活动。第一代H1抗组胺药即使按照常规剂量服用,其对中枢神经系统的影响类似甚至超过乙醇和其他具有中枢活性的化学药物所起的作用。如果过量使用第一代H1抗组胺药,中枢神经系统的不良反应会非常明显。成人最终会出现极度嗜睡、意识错乱和昏迷等。婴幼儿则会出现中枢神经系统反常兴奋,如易激怒、多动、失眠、幻觉或癫痫发作等。

睡前服用第一代H1抗组胺药可导致次晨宿醉(即有感觉到或未感觉到的镇静作用,且认知和精神

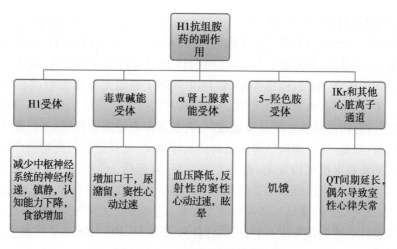

图 4-29-7　H1 抗组胺药的副作用

活动行为受损害)。体重较轻者使用大剂量 H1 抗组胺药、肝或肾功能不全导致药物中枢神经系统蓄积者,以及使用乙醇等损害中枢神经系统的药物和化学物质者,均可增加不良反应发生的风险。尤其是使用第一代 H1 抗组胺药时。老年人、任何有明显或亚临床认知缺失者,应谨慎使用具有潜在镇静作用的H1 抗组胺药。

据报道,使用第一代 H1 抗组胺药与生产力降低、工伤、航空事故和交通事故有关。使用苯海拉明对驾驶操作的损害比乙醇更严重。飞行员在驾驶前或驾驶过程中,以及从事须持续保持警觉工作的人员,均应禁止使用 H1 抗组胺药以及任何有潜在镇静作用的药物。然而,地氯雷他定、非索非那定和氯雷他定等新品种问世后,成为批准用于飞行员的仅有的口服 H1 抗组胺药。

虽然一些第一代 H1 抗组胺药在临床上已应用多年,但尚无长期使用的安全性资料。第一代 H1抗组胺药抑制中枢神经系统的潜在风险,可因意外或故意过量服用而导致死亡,因此是潜在的自杀和杀害婴儿的工具。某些第一代 H1 抗组胺药还具有成瘾性。

关于第一代 H1 抗组胺药镇静作用的临床耐受性已有一些非对照临床研究,但结论尚不一致,需要进一步研究。此外,使用 H1 抗组胺药对变应性鼻炎者、荨麻疹者、老年人、优秀运动员和儿童的行为影响的研究结果尚有矛盾,亦需进一步明确。

第二代 H1 抗组胺药因低亲脂性和与中枢神经系统内血管内皮细胞表达的 P-糖蛋白的高亲和力而很少透过血-脑屏障。在已完成的多项随机、双盲、安慰剂对照交叉研究表明,第一和第二代 H1 抗组胺药的中枢神经系统不良反应在统计学和临床上均有显著差异。

尽管 H1 抗组胺药存在中枢神经系统潜在毒性,但研发新的 H1 抗组胺药时,其临床前期和临床研究尚不要求进行对中枢神经系统相关症状的标准客观试验和精确的定量检测。

2. 心脏毒性　尽管心脏毒性并不是常见的副作用,但 H1 抗组胺药可增加心脏毒性反应和 QT 间期延长的风险。发生机制主要与阻断心肌细胞膜钾离子通道、延长心肌细胞复极化过程有关,特别是与快激活延迟整流钾离子通道(IKr,Kv11.1)有关。食物、药物、草药成分以及同时使用阻断 IKr 电流的药物,可增加心脏毒性风险。另外一个机制是,H1 抗组胺药具有的抗毒蕈碱作用和 α-肾上腺素能阻断作用可能引起与剂量相关的 QT 间期延长。过量服用 H1 抗组胺药或合并使用影响 H1 抗组胺药排泄的其他药物,也增加心脏危险性。

与第一代 H1 抗组胺药相比,第二代即使在推荐剂量下仍然存在发生心脏副作用的危险性,尤其在女性或有器质性心脏病(如缺血性心脏病、心肌病)、心律失常(包括心动过缓)、电解质失衡(如低钾血症、低钙血症、低镁血症)等基础疾病的患者。特非那定和阿司咪唑因为与罕见的致死性心律失常有关已在临床停用多年。氯雷他定和新的 H1 抗组胺药如左旋西替利嗪、地氯雷他定、非索非那定相对无心脏毒性作用。

大多数第二代 H1 抗组胺药是经肝脏首关代谢,参与肝脏代谢的酶主要是细胞色素 P450 系统中

CYP3A4 同工酶,不同的 H1 抗组胺药依赖 CYP3A4 代谢的程度不一。因此,使用 H1 抗组胺药时要充分考虑患者的全身状况、个体差异、药物在体内的代谢、药物相互作用以及可能发生的副作用。

2003 年,Holgate 等提出,为了防止第二代口服 H1 抗组胺药的心脏毒性,临床上应注意以下问题:①患者是否有心脏病的病史,如是,应选择对 Kv11.1 钾离子通道无明显影响的药物;②患者若正在使用大环内酯类抗生素、鸦片制剂、咪唑类药物、抗精神病药、抗疟疾药或治疗偏头痛的药,应慎用 H1 抗组胺药,因为上述这些药物可延长心脏复极化;③患者是否存在特殊饮食嗜好(如葡萄汁)、肝脏疾患、电解质紊乱等危险因素,如是,应仔细评估每个患者的具体情况,选择适宜的药物治疗方案。

目前世界各国的新药审批机构规定,在开发所有新药,包括 H1 抗组胺药的临床前和早期临床研究,应确认其不会阻断 IKr 电流、延长 QT 间期或引起多形性室性心律失常。IKr 的阻断造成复极时间延长,在心电图上表现为 QT 间期延长和其他波形异常,进一步可发展为尖端扭转型室性心动过速。如果一种药物可能与室性心律失常发生有关,可通过体外克隆 HERG IKr 离子流通道的变化来确定或排除是不是该药的影响。

3. 其他不良反应　第一、二代 H1 抗组胺药引起的其他不良反应包括固定性药疹、光敏、荨麻疹、发热,以及肝脏转氨酶升高和粒细胞缺乏症等,发生机制尚未完全明了。第一代 H1 抗组胺药物,如苯海拉明或多塞平外用于受损皮肤,可引起全身不良反应或接触性皮炎。鼻部或眼部使用 H1 抗组胺药物也可引起刺激症状。有报道氮䓬斯汀(azelastine)及依美斯汀(emedastine)可引起味觉障碍。另外,第一代 H1 抗组胺药尤其是酚噻嗪类可能与婴儿猝死综合征相关,但其因果关系尚未被证实。

参 考 文 献

1. Akdis CA,Simons FE. Histamine receptors are hot in immunopharmacology. Eur J Pharmacol,2006,533:69-76

2. Simons FE. Advances in H1-antihistamines. N Engl J Med,2004,351:2203-2217

3. Simons FE,Simons KJ. The pharmacology and use of H1-receptor-antagonist drugs. N Engl J Med,1994,330:1663-1670

4. Golightly LK,Greos LS. Second-generation antihistamines:actions and efficacy in the management of allergic disorders. Drugs,2005,65:341-384

5. Haas H,Panula P. The role of histamine and the tuberomamillary nucleus in the nervous system. Nat Rev Neurosci,2003,4:121-130

6. Simons KJ,Benedetti MS,Simons FE,et al. Relevance of H1-receptor occupancy to H1-antihistamine dosing in children. J Allergy Clin Immunol,2007,119:1551-1554

7. Higuchi M,Yanai K,Okamura N,et al. Histamine H1 receptors in patients with Alzheimer's disease assessed by positron emission tomography. Neuroscience,2000,99:721-729

8. Sugimoto Y,Iba Y,Nakamura Y,et al. Pruritus-associated response mediated by cutaneous histamine H3 receptors. Clin Exp Allergy,2004,34:456-459

9. Fujikura T,Shimosawa T,Yakuo I,et al. Regulatory effect of histamine H1 receptor antagonist on the expression of messenger RNA encoding CC chemokines in the human nasal mucosa. J Allergy Clin Immunol,2001,107:123-128

10. Akdis CA,Blaser K. Histamine in the immune regulation of allergic inflammation. J Allergy Clin Immunol,2003,112:15-22

11. MacGlashan D. Histamine:a mediator of inflammation. J Allergy Clin Immunol,2003,112(4 Suppl):S53-S59

12. Schneider E,Rolli-Derkinderen M,Arock M,et al. Trends in histamine research:new functions during immune responses and hematopoiesis. Trends Immunol,2002,23:255-263

13. Caron G,Delneste Y,Roelandts E,et al. Histamine induces CD86 expression and chemokine production by human immature dendritic cells. J Immunol,2001,166:6000-6006

14. Triggiani M,Gentile M,Secondo A,et al. Histamine induces exocytosis and IL-6 production from human lung macrophages through interaction with H1 receptors. J Immunol,2001,166:4083-4091

15. Igaz P,Novák I,Lázaár E,et al. Bidirectional communication between histamine and cytokines. Inflamm Res,2001,50:123-128

16. Gantner F, Sakai K, Tusche MW, et al. Histamine H4 and H2 receptors control histamine-induced interleukin-16 release from human CD8$^+$ T cells. J Pharmacol Exp Ther, 2002, 303: 300-307

17. Ma RZ, Gao J, Meeker ND, et al. Identification of Bphs, an autoimmune disease locus, as histamine receptor H1. Science, 2002, 297 (5581): 620-623

18. Oda T, Morikawa N, Saito Y, et al. Molecular cloning and characterization of a novel type of histamine receptor preferentially expressed in leukocytes. J Biol Chem, 2000, 275: 36781-36786

19. Lovenberg TW, Roland BL, Wilson SJ, et al. Cloning and functional expression of the human histamine H3 receptor. Mol Pharmacol, 1999, 55: 1101-1107

20. Bakker RA, Schoonus SB, Smit MJ, et al. Histamine H1-receptor activation of nuclear factor-kappa B: roles for G beta gamma- and G alpha (q/11)-subunits in constitutive and agonist-mediated signaling. Mol Pharmacol, 2001, 60: 1133-1142

21. Leurs R, Church MK, Taglialatela M, et al. H1-antihistamines: inverse agonism, anti-inflammatory actions and cardiac effects. Clin Exp Allergy, 2002, 32: 489-498

22. Kaufman DW, Kelly JP, Rosenberg L, et al. Recent patterns of medication use in the ambulatory adult population of the United States: the Slone survey. JAMA, 2002, 287: 337-344

23. Geha RS, Meltzer EO. Desloratadine: a new, nonsedating, oral antihistamine. J Allergy Clin Immunol, 2001, 107: 752-762

24. Shamsi Z, Hindmarch I. Sedation and antihistamines: a review of inter-drug differences using proportional impairment ratios. Hum Psychopharmacol, 2000, 15 (S1): S3-S30

25. Brink CB, Harvey BH, Bodenstein J, et al. Recent advances in drug action and therapeutics: relevance of novel concepts in G-protein-coupled receptor and signal transduction pharmacology. Br J Clin Pharmacol, 2004, 57: 373-387

26. Hansen J, Klimek L, Hörmann K, et al. Pharmacological management of allergic rhinitis in the elderly: safety issues with oral antihistamines. Drugs Aging, 2005, 22: 289-296

27. Bousquet J, Khaltaev N, Cruz AA, et al. Allergic Rhinitis and its Impact on Asthma (ARIA) 2008 update (in collaboration with the World Health Organization, GALEN and AllerGen). Allergy, 2008, 63 (86 Suppl): 8-160

28. Horak F, Zieglmayer UP, Zieglmayer R, et al. Azelastine nasal spray and desloratadine tablets in pollen-induced seasonal allergic rhinitis: a pharmacodynamic study of onset of action and efficacy. Curr Med Res Opin, 2006, 22: 151-157

29. Dávila I, Sastre J, Bartra J, et al. Effect of H1 antihistamines upon the cardiovascular system. J Investig Allergol Clin Immunol, 2006, 16 (1 Suppl): 13-23

30. Bartra J, Valero AL, del Cuvillo A, et al. Interactions of the H1 antihistamines. J Investig Allergol Clin Immunol, 2006, 16 (1 Suppl): 29-36

第30章
变应性鼻炎和支气管哮喘的抗白三烯治疗

顾之燕 李 源

1979 年，瑞典科学家 Samuelsson 最先从白细胞中分离出变应性炎症反应的慢反应物质，即不同类型白三烯(leukotrienes)的混合物。同时美国的 Corey 成功合成了白三烯，并阐明了抑制白三烯生物活性的机制和方法。20 世纪 90 年代第一个抗白三烯治疗药物(半胱氨酰白三烯受体竞争性抑制剂)用于支气管哮喘(bronchial asthma,BA)的治疗。因为上述研究，Samuelsson 和 Corey 同时获得诺贝尔生理学或医学奖。

变应性鼻炎(allergic rhinitis,AR)的主要症状是鼻痒、喷嚏、流涕和鼻阻塞。不同类型的 AR 有不同的临床症状，不同的临床症状有不同类型的介质和细胞因子参与。速发反应主要症状以鼻痒、喷嚏和流涕为主，迟发相反应症状主要以持续鼻堵塞、嗅觉丧失和非特异性鼻腔和支气管高反应性为主。临床症状的区别可能是参与炎症反应的主要介质和细胞因子不同而导致的。

研究已经证明，白三烯在变应性反应的速发相和迟发相中均发挥作用，尤其是在迟发相，是参与变应性炎症的重要介质。临床需要有针对速发相快速起效的药物，也需要针对迟发相反应炎性介质的拮抗药物。由此提示，拮抗白三烯生物学作用的药物将有助于抑制速发相和迟发相变应性反应，对 AR 和 BA 的治疗有重要意义。

白三烯亚型

白三烯主要源于嗜酸性粒细胞、肥大细胞、中性粒细胞和肺巨噬细胞，T 细胞和内皮细胞也有产生，是一类脂质炎性介质。分为 LTA_4、LTB_4、LTC_4、LTD_4 和 LTE_4，共 5 个亚型。白三烯活化细胞的细胞膜和核膜的双层脂质，经磷脂酶 A2 代谢产生为花生四烯酸，花生四烯酸经过 5-脂氧化酶生成 LTA_4(最先形成)，并很快依次转化为 LTB_4、LTC_4、LTD_4、LTE_4。LTD_4 和 LTE_4 为 LTC_4 在细胞外转化而成，分别为 LTC_4 的半胱氨酰-氨基乙酰型和半胱氨酰型。其中 LTC_4、LTD_4 和 LTE_4 均含有半胱氨酰，因而称为半胱氨酰白三烯(cysteinyl leukotrienes,CysLTs)。其中 LTE_4 水平通常被认为是判定白三烯合成水平的指标(图 4-30-1)。

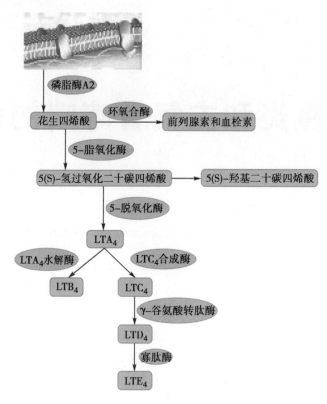

图 4-30-1 白三烯生成过程

白三烯的生物学效应

在支气管哮喘(bronchial asthma,BA),CysLTs 的生物学效应是增加气道高反应性和平滑肌增生肥大、诱发黏液高分泌及黏膜水肿、微循环通透性增强、诱导嗜酸性粒细胞浸润。同时,CysLTs 是最强烈的支气管收缩剂,其效能比组胺大 1000 倍(图 4-30-2)。而 LTB₄ 则是肺中性粒细胞的化学趋化物质。

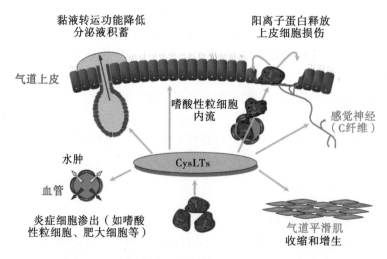

图 4-30-2 半胱氨酰白三烯在哮喘病理过程中的作用

白三烯需通过 G 蛋白偶联 CysLTs 而发挥生物学效应,CysLTs 分为两种:即Ⅰ型和Ⅱ型半胱氨酰白三烯受体,其中多数白三烯的生物学效应是通过 CysLT1 型起作用。在 AR 和 BA 中白三烯所起的作用是扩张血管,增加血管通透性,由此导致组织水肿。同时对炎症反应发挥重要的免疫调节作用。在造血干细胞的增生和移行,白细胞黏附、移行和趋化,以及延长炎性细胞(主要是嗜酸性粒细胞)的生存时间和炎性细胞活化等方面均发挥作用(图 4-30-3)。不同的半胱氨酰白三烯有同一种受体,而该受体与 LTB_4 受体不同。

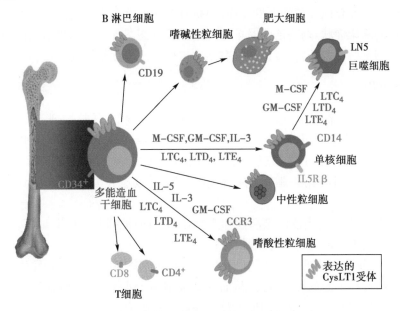

图 4-30-3 血细胞 CysLT1 受体的表达

白三烯被认为是阿司匹林耐受不良哮喘的重要介质,与阿司匹林非耐受不良哮喘患者相比,前者的白三烯基线值上移,且经过阿司匹林激发后,患者的肺、支气管和鼻腔分泌物以及尿中的白三烯水平显著增高。

在变应性炎症反应的临床免疫阶段,导致肥大细胞脱颗粒,嗜酸性粒细胞和嗜碱性粒细胞的炎性细胞浸润,炎性细胞的出现意味着黏膜中出现活跃的炎症反应,炎性细胞释放炎性介质,刺激黏膜中的感觉神经和血管对应的受体,产生相应的临床症状。在速发反应阶段,肥大细胞起主要作用,被 IgE"包被"的肥大细胞增多,识别变应原而脱颗粒,释放颗粒中的介质除组胺、类胰蛋白酶等以外,肥大细胞还释放前列腺素 D_2(prostaglandin D_2,PGD_2)、LTC_4、LTD_4 和 LTE_4 等炎性介质。在迟发相炎症阶段,炎性介质作用于血管内皮细胞,表达血管细胞黏附分子和 E-选择素,导致血液循环中的白细胞与血管内皮细胞黏附,在具有趋化作用的细胞因子协同作用下,促使呼吸道黏膜组织中嗜酸性粒细胞、中性粒细胞、嗜碱性粒细胞、T 细胞和巨噬细胞等的浸润。

抗白三烯治疗与临床症状及炎症介质的相关性

抗白三烯治疗的基础是 AR 临床症状与炎症介质的相关性。在变应性迟发相阶段主要症状是持续性鼻阻塞、嗅觉丧失和非特异性鼻腔、支气管黏膜高反应性和支气管痉挛。感觉神经末梢受到刺激后产生了鼻痒和喷嚏,并通过迷走神经反射的传出通路,引发腺体分泌而导致流涕和支气管分泌物增多。同时,上、下呼吸道中的非肾上腺素能非胆碱能神经释放的神经肽如 P 物质(substance P,SP)、降钙素基因相关肽(calcitonin gene-related peptide,CGRP)等,一方面通过直接刺激血管使之扩张,另一方面间接通过调节交感神经节的神经传导通路,调节呼吸道黏膜血管的扩张状态。正常状态下鼻黏膜血管网处于交感神经态(sympathetic tone),去甲肾上腺素等交感神经递质激发血管收缩,从而维持鼻腔通畅。而神经肽则引起交感神经态下降,从而间接导致鼻黏膜充血。肥大细胞、嗜酸性粒细胞和嗜碱性粒细胞产生的组胺、类胰蛋白酶、激肽、前列腺素和白三烯等炎性介质通过与其特异性受体相结合,而直接作用于呼吸道血管网。

鼻腔通气功能决定于鼻黏膜血管系统的状态,鼻阻塞主要是由于炎症介质直接作用于鼻黏膜血管系统引起的。鼻甲黏膜固有层的血管部分主要由富含蜂窝状的无瓣膜静脉窦和多数处于闭合状态的静脉构成。当静脉窦充血时,鼻甲肿胀,鼻气道阻力增加,呼吸道气流减少。容量血管网由交感神经系统调节,取决于小动脉、动静脉网、吻合网络和调节静脉引流血管的肌肉状态。组胺作用于后毛细血管小静脉,开放血管内皮细胞间的胞间连接,导致血浆外渗。同时缓激肽、PGD_2、PAF 等均可导致浆液性渗出,因此 AR 并不仅是一种介质参与的炎性反应,而是有多种炎性介质参与并导致相应的临床症状。为了控制上、下呼吸道的临床症状,药物治疗时单纯应用一种抗变态反应药物是不足以控制全部临床症状的,还应考虑联合应用抗白三烯药物,或选择具有多重抗变应性炎症作用的药物。

抗白三烯药物及应用

目前临床应用的抗白三烯药物主要有两种:①半胱氨酰白三烯受体拮抗剂:通过与 CysLT1 型的选择结合而拮抗白三烯的生物学作用,包括孟鲁司特(montelukast)、扎鲁司特(zafirllukast),这两个药物美国 FDA 列为妊娠妇女 B 类药物;②白三烯合成抑制剂:通过抑制其活性而阻断花生四烯酸向 LTA_4 转化,例如 5-脂氧合酶抑制剂,阻止 5-脂氧合酶合成白三烯,药物有齐留通(zileuton),主要用于 BA 的治疗。

孟鲁司特对 CysLTs 受体有高度的亲和性和选择性,能有效地抑制 LTC_4、LTD_4、LTE_4 与受体结合所产生的生物学效应,而不引起任何受体激动活性。

白三烯受体拮抗剂具有较高的全身生物利用度,可在全身变应性炎症反应发生的早期抑制造血祖细胞的增生、缩短嗜酸性粒细胞的存活时间,从而降低细胞因子水平,同时可抑制呼吸道重塑。孟鲁司特和扎鲁司特可以同时抑制变应原激发的速发反应和迟发相反应。白三烯受体拮抗剂已证明可以抑制运动诱发的、二氧化硫诱发的以及由于冷空气引起的支气管收缩,可抑制对阿司匹林耐受不良的支气管痉挛发作。由于白三烯在变应性炎症反应速发相和迟发相中均起重要作用,故抗白三烯治疗的重要性越来越受到重视。

扎鲁司特为 20mg 片剂,每天服药 2 次,每次 20mg。经核准,这个剂量可用于 12 岁及 12 岁以上的患者。孟鲁司特有 4mg(或 5mg)片剂和 10mg 片剂两种,分别适用于 6~15 岁年龄组和 15 岁及 15 岁以上患者,每天 1 片,夜间给药。

白三烯受体拮抗剂治疗 BA 和 AR 的效果

已有很多文献证明,白三烯受体拮抗剂对于治疗轻至中度 BA 具有良好的耐受性,疗效亦优于安慰剂对照组。

然临床研究显示,白三烯受体拮抗剂在控制哮喘发作的临床症状方面逊色于吸入糖皮质激素(2010 ARIA,强推荐:证据质量中等)。一项孟鲁司特与二丙酸倍氯米松的比较研究表明,孟鲁司特虽然起效更快,但二丙酸倍氯米松对症状的控制、减少哮喘发作次数和缩短持续时间,以及最大呼气流速的改善有更好的效果。另一项扎鲁司特与低剂量吸入氟替卡松(88μg,每天 2 次)比较的研究亦显示,后者在早晚最高气流速度、症状缓解天数、β 受体拮抗剂使用量以及 FEV_1 等方面,较之扎鲁司特具有更好的改善效果。

此外,扎鲁司特和沙美特罗(β-肾上腺受体激动剂)同样作为吸入糖皮质激素治疗的辅助治疗时,沙美特罗在控制 BA 发作症状方面亦优于扎鲁司特。但是另两项研究则显示,孟鲁司特和沙美特罗同样作为维持治疗药物时,孟鲁司特对运动诱发哮喘的保护作用却优于沙美特罗。

扎鲁司特和色甘酸钠相比,效果是相似的。

目前临床上,白三烯受体拮抗剂主要作为吸入型糖皮质激素的辅助治疗。主要用于两个方面:①在单纯使用吸入型糖皮质激素仍不能充分控制哮喘时,辅助白三烯受体拮抗剂可获得在不增加吸入型糖皮质激素剂量的基础上进一步改善病情。一项研究已经证明,对单纯应用低剂量二丙酸倍氯米松(400μg/d 或更少)不能充分控制哮喘的患者,给予扎鲁司特可以获得和加倍应用二丙酸倍氯米松相同的疗效。同样,这些患者辅助应用孟鲁司特也有良好的效果。②对那些长期需要中等剂量或高剂量吸入型糖皮质激素者,辅助白三烯受体拮抗剂可以减少吸入型糖皮质激素的需求量。研究也已证明,给需要中等剂量或高剂量吸入型糖皮质激素的患者辅助使用孟鲁司特,均可以减少 47% 的吸入型性糖皮质激素的需求量。

值得指出的是,当不愿使用或不能使用或患儿家长不同意使用吸入糖皮质激素时建议使用白三烯受体拮抗剂治疗哮喘(证据质量中等,2010 ARIA),但应考虑到疗效不够显著和花费的治疗成本问题。

在两项分别包含907例和1300例季节性变应性鼻炎(seasonal allergic rhinitis,SAR)患者的双盲、对照的药物临床观察研究表明,孟鲁司特均显示良好的疗效。

在一项meta分析的研究中,显示白三烯受体拮抗剂在控制鼻症状方面亦逊色于鼻用糖皮质激素。Pullerits等的对比研究亦显示鼻用糖皮质激素(丙酸氟替卡松,每天200μg)治疗SAR 7周后对症状缓解比孟鲁司特(每天10mg)明显。白三烯受体拮抗剂与鼻内糖皮质激素治疗SAR相比,推荐应用后者(强推荐;证据质量高)。

在关于白三烯拮抗剂和H1受体拮抗剂对AR疗效的对比研究中,一项1079例AR患者采用孟鲁司特(每天10mg)或氯雷他定(每天10mg)治疗4周的双盲、安慰剂对照研究显示,两者均产生临床疗效,但孟鲁司特较氯雷他定的疗效更持久。

在关于白三烯拮抗剂和H1受体拮抗剂联合应用,或者两者单独应用对SAR疗效的比较研究中,Wilson等曾报告应用孟鲁司特和氯雷他定,每天用量均为10mg,与单独应用非索非那定(每天用量120mg)相比较,用药2周,观察治疗SAR的疗效,发现联合用药和单独用药在缓解临床症状,提高鼻峰值流速方面未见显著差异。然而更多的研究结果显示,联合应用H1受体拮抗剂和白三烯受体拮抗剂始终优于任一单独用药。上述已经提及的meta分析研究亦表明在控制鼻症状方面,联合应用白三烯受体拮抗剂和H1受体拮抗剂的疗效始终优于任何单一用药,与单纯用鼻内糖皮质激素基本相当。在改善患者生活质量方面,联合用药亦优于单用白三烯受体拮抗剂,尽管并未进一步提高患者的生活质量。Kurowski等对比了孟鲁司特和西替利嗪(每天用药均为10mg)联合用药和单独应用西替利嗪对SAR的效果,治疗12周,结果表明联合用药可降低鼻黏膜炎症反应程度,有效控制临床症状,在缓解鼻、眼痒感和流涕方面均优于单独应用西替利嗪。Ho等对比联合应用扎鲁司特(每天20mg或40mg)和西替利嗪(每天10mg)4周和单独应用不同剂量的扎鲁司特(每天20mg或40mg)对中重度持续性AR疗效,结果显示大剂量扎鲁司特(40mg)或联合用药可以产生更好的疗效。Meltzer等将联合应用孟鲁司特和氯雷他定(两药每天均为10mg)和单独应用不同剂量的孟鲁司特(每天10mg或20mg)或氯雷他定(每天10mg)治疗SAR的效果进行了对比,疗程2周,结果显示联合用药可有效地缓解症状,疗效优于单独用药。因此,为抑制组胺和白三烯的生物学效应,对AR采用联合H1受体拮抗剂和白三烯受体拮抗剂治疗的方案是较佳的。

白三烯受体拮抗剂的安全性和耐受性

白三烯受体拮抗剂通常是安全的,并且耐受性良好。扎鲁司特和孟鲁司特在推荐剂量下不会引起副作用。然而,有几项研究认为半胱氨酰白三烯受体拮抗剂治疗可导致变应性肉芽肿性血管炎(Churg-Strauss综合征)和嗜酸性粒细胞性肺炎。该项研究的所有患者均为患有严重哮喘的成年人,其中大多数患者既往有全身性糖皮质激素应用史。对于这一现象可能的解释是血管炎和嗜酸性粒细胞增多早在开始使用半胱氨酰白三烯受体拮抗剂之前就已存在,但一直被全身性糖皮质激素抑制而未能被识别。

参 考 文 献

1. Holgate ST,Bradding P,Sampson AP,et al. Leukotriene antagonists and synthesis inhibitors:new direction in asthma therapy. J Allergy Clin Immunol,1996,98:1-13
2. Cowburn AS,Sladek K,Soja J,et al. Overexpression of leukotriene C4 synthetase in bronchial biopsies from patients with aspirin-intolerant asthma. J Clin Invest,1998,101:834-846
3. Wenzek SE,Trudeau JB,Kaminsky DA,et al. Effect of 5-lipoxygenase inhibition on bronchoconstriction and airway inflammation innocturnal asthma. Am J Respir Crit Care Med,1995,152:879-905
4. Pizzichini E,Leff JA,Reiss TF,et al. Montelukast reduces airway eosonophilic inflammation in asthma. Eur Respir J,1999,14:12-18

5. Volvovitz B,Tabachnik E,Nussinovitch M,et al. Montelukast,a leukotriene receptor antagonist,reduces the concentration of leukotriene in the respiratory tract of children with persistent asthma. J Allergy Clin Immunol,1999,104：1162-1167

6. Reiss TF,Sorkness CA,Stricker W,et al. Effects of montelukast（MK-0476）：a potent cysteinyl leukotriene receptor antagonist,on bronchodilation in asthmatic subjects treated with and without corticosteroids,Thorax,1997,52：45-48

7. Adkins JC,Brogden RN. zafirlukast,a review of its pharmacology and therapeutic potential in the management of asthma. Drug,1998,44：121-144

8. Schaper C,Noga O,Koch B,et al. Anti-inflammatory properties of montelukast,a leukotrienes receptor antagonist in patients with asthma and polyposis. J Investig Allergol Clin Immunol,2011,21：51-58

9. Nayak A,Langdon RB. Montelukast in the treatment of allergic rhinitis：an evidence-based review. Drug,2007,67：887-901

10. Kemp JP. Recent advances in the management of asthma using leukotrienes modifiers. AM J Respir Med,2003,2：139-156

11. Amlani S,Mclvor PA. Montelukast in childhood asthma：what is the evidence for its use？ Expert Respir Med,2011,5：17-25

12. Modgill V,Badyal DK,Verghese A. Effcacy and safety of montelukast add-on therapt in allergic rhinitis. Methods Find Exp Clin Phamacol,2010,32：669-674

13. Montuschi P,Peters-Golden ML. Leukotriene modifiers for asthma treatment. Clin Exp Allergy,2010,40：1732-1741

14. Modgill V,Saia A,Dahiens E,et al. Pharmacological modulation of the leukotriene pathway in allergic airway disease. Drug Discov Today,2007,12：404-412

15. Amiani S,Nadarajah T,Mclvor RA,et al. Montelukast for the treatment of asthma in the adult population. Expert Opin Phamacother,2011,12：2119-2128

16. Wilson AM,O'Byrne PM,Parameswaran K,et al. Leukotriene receptor antagonists for allergic rhinitis：a systematic review and meta- analysis. Am J Med,2004,116：338-344

17. Parnes SM. The role of leukotriene inhibitonrs in patients with paranasal sinus disease. Curr Opin Otolaryngol Head Neck Surg,2003,11：184-191

18. Brozek JL,Bousquet J,Baena-Cagnani CE,et al. Allergic rhinitis and its impact on asthma（ARIA）guidelines：2010 revision. J Allergy Clin Immunol,2010,126：466-476

第 31 章
呼吸道变应性疾病的皮下免疫治疗

呼吸道变应性疾病的治疗体系由四部分构成:①避免接触变应原;②药物治疗;③变应原特异性免疫治疗(allergen specific immunotherapy);④患者教育。而变应原特异性免疫治疗是目前唯一有可能通过免疫调节机制改变变应性疾病自然进程的治疗方式。目前,变应原特异性免疫治疗主要有皮下免疫治疗(subcutaneous immunotherapy,SCIT)和舌下免疫治疗(sublingual immunotherapy,SLIT)两类。SCIT 是先发明并广泛采用的治疗方式,是本章阐述的内容。SLIT 将在第 32 章介绍。

一　SCIT 的发展历程

SIT 最初也称为特异性脱敏疗法(specific desensitization)或特异性减敏疗法(specific hyposensitization),随着对其治疗的免疫学机制的深入了解,又称其为免疫治疗(immunotherapy)。SIT 是对过敏患者间断性注射变应原,并逐渐增加注射剂量,使患者过敏症状得以改善的一种治疗方法,因此又称为皮下免疫治疗(SCIT)。该法始于 1911 年,奠定这种疗法的基础是基于当时两大发现:一是 1835 年 Wyman 发现花粉是枯草热(现称花粉症)的病因和 1873 年 Blackley 用花粉进行的自身皮肤实验;二是此后 Pasteur、von Behring 和 Kitsato 应用抗毒素治疗狂犬病、破伤风、白喉等疾病取得成功。1903 年,德国人 Dunbar 认为枯草热是由花粉毒素引起的,为此他制备了马和鹅的抗血清,并用于治疗,但没有成功。1911 年由英国学者 Noon 和 Freemen 在伦敦圣玛丽医院首先应用变应原浸液皮下注射治疗花粉症取得良好疗效,从而奠定了免疫治疗的基础。4 年后,Cooke 把这种疗法介绍到了美国。

近一个世纪以来,SCIT 被广泛应用于变应性鼻-结膜炎、变应性哮喘和昆虫叮蜇引起的变态反应。然而由于其变应原纯度、效价、注射剂量和疗程的不同,其疗效有较大差异,且个别患者注射变应原后出现严重过敏反应。故多年以来对免疫治疗一直褒贬不一。但随着近年来标准化的变应原提取物用于临床,注射剂量与疗程更加规范,使 SCIT 的疗效和安全性进一步提高。1998 年 WHO 的指导性文件《变应原免疫治疗:变应性疾病的治疗性疫苗》(Allergen immunotherapy:therapeutic vaccines for allergic diseases)和 2001 年由 WHO 组织专家撰写的工作报告《变应性鼻炎及其对哮喘的影响》(allergic rhinitis and its impact on asthma,ARIA)在总结既往大量研究后充分肯定了 SCIT 对变应性鼻-结膜炎、变应性哮喘等变态反应性疾病的疗效。同时将"变应原提取物(allergen extract),"更名为"变应原疫苗(allergen vaccine)",并要求在免疫治疗中使用标准化的变应原疫苗。

二 SCIT 的治疗方法

SCIT 的疗程分为剂量累加阶段和剂量维持阶段,总疗程在 3 年左右。根据剂量累加阶段的不同,可将 SCIT 分为常规免疫治疗(conventional immunotherapy)、集群免疫治疗(cluster immunotherapy)、冲击(快速)免疫治疗(rush immunotherapy,RI)。在剂量累加阶段,常规免疫治疗一般每次治疗注射 1 针,每周治疗 1 次;集群免疫治疗每周治疗 1 次,每次治疗注射 2 针以上;冲击免疫治疗一般每 1~3 小时注射 1 针,甚至可每 15~60 分钟注射 1 针,而在剂量维持阶段,每 4~8 周注射 1 针。

三 SCIT 的机制

关于 SCIT 的机制,早期的研究集中在免疫球蛋白水平(IgE、IgG 及 IgG 亚群),特别是称之为"封闭抗体"的 IgG。然而,人们发现临床症状的改善并不与免疫球蛋白水平变化相关。更新的研究表明 SCLT 是通过调节 T 细胞反应而起作用。这些调节包括:抑制 Th2 免疫反应(如 IL-4、IL-5 产生减少)和增强 Th1 免疫反应(如 IFN-γ 表达增多),从而实现从 Th2 模式向 Th1 模式的偏移。然而,近五年来的研究显示,以上理论已不能完全解释 SCLT 过程中出现的所有免疫变化。

血清中的抗体反应

吸入性变应原 SCIT 总是伴随着血清中特异性 IgG1、IgG4 和 IgA 水平的升高。作为封闭抗体的 IgG(主要是 IgG4),不仅可以阻断变应原诱导的 IgE 依赖性组胺释放,还可以通过抑制变应原 IgE 复合物与抗原提呈细胞的黏合,从而抑制迟发的变应原特异性 T 细胞反应。

近年来"封闭抗体"学说受到冷落,其中很重要的一个原因是血清中 IgG 浓度变化与对治疗的临床反应似乎没有什么必然联系。如在冲击免疫治疗(RI)过程中,症状的改善远远早于血清抗体合成的变化。近年来的一些研究对此现象有了一些新的解释:人们在鼠的免疫治疗模型中发现,高浓度的变应原在改变血清抗体数量的同时也改变抗体的亲和力和特异性。另外,Pierson-Mullany 等尝试用抗体黏合容积(antibody binding capacity,$[Ig] \times K_A$)这一概念来表示变应原与特异性 IgG 或 IgE 的亲和力和浓度。他们的研究结果显示,SCLT 后 IgG4 的抗体黏合容积比对照组高出 1.6log 单位,而 IgE 的抗体黏合容积低于对照组 1.2log 单位。因此不应仅仅依靠检测封闭抗体在血清中量的多少来衡量其在免疫治疗中的作用,更应考虑变应原特异性 IgG 复合物的活性及其与抗原提呈细胞的亲和力。

T 淋巴细胞的反应

SCLT 抑制了 Th2 型反应和刺激了 Th1 型反应是目前大多数接受的观点,然而两者孰先孰后并不十分清楚。Oda 等分别在螨过敏症患者接受 RI 前、3 个月后、18 个月后建立 T 细胞系。所有的螨特异性 T 细胞系在 RI 前表现出特征性的 Th2 模式,表现为产生高水平的 IL-4 和难以察觉的少量 IFN-γ。与之相反,18 个月后 T 细胞系的细胞因子表达谱表现出明显的向 Th0 或 Th1 方向偏移(明显的 IFN-γ

产生增多,IL-4 产生减少)。有趣的是,接受 RI3 个月后,只有很少的 T 细胞系能够被确立。且这些 T 细胞系没有表现出任何倾向性。这表明在免疫治疗早期先出现 Th2 反应的抑制,而随后缓慢而有选择性地出现 Th1 和 Th0 反应的激活。

1998 年后,有大量的关于 SCLT 对外周血 T 细胞产生细胞因子影响的研究报告,然而有些结果相互矛盾。Söderlund 等研究了桦树花粉过敏患者 SCLT 前后外周血单核细胞(PBMC)中细胞因子的表达,结果表明 IL-4 mRNA 在绝大多数过敏患者体外培养的 PBMC 中可检测到,但未见发生于健康供体。在 SCLT 组 IL-4 mRNA 在花粉季节中表达下降,而安慰剂治疗组 IL-4 mRNA 表达增强或维持不变。与之相反,IFN-γ 在两组间及各治疗期间表达无明显变化。此外,IL-5 在花粉季节表达增加,并不被 SCLT 所影响。Van Bever 则发现 SCLT 后的螨过敏哮喘患者 PBMC 中分泌 IL-2、IL-4 和 IL-5 明显减少,而 IFN-γ 的表达无变化。Waccholz 研究发现禾草花粉 SCLT 期间,治疗组鼻黏膜中 IFN-γ/IL-5 虽有一个季节性的增加,但在变应原刺激下 T 细胞培养中却未发现以上细胞因子变化。Moverare 跟踪观察一组接受桦树花粉 SCLT 的过敏患者 PBMC 分泌细胞因子的变化,发现当达到维持剂量时 IL-4、IL-5 和 IL-10 产生量显著增高,且 IL-4 的增加一度与血清中桦树花粉特异性 IgE 水平呈正相关。

可见,并不是所有的研究都体现出从 Th2 向 Th1 反应的偏移。一个可能的解释是在 SCLT 中,外周 T 细胞增殖和 Th2 型反应的抑制并不是一个基本的现象。相比之下,SCLT 之后外周血 T 细胞中产生 IL-10 增多倒是一个经常性的发现。

IL-10

Bellinghausen 等首次报道昆虫毒液 SCLT 后外周血中产生 IL-10。在体外变应原刺激下它具有抑制 T 细胞增殖反应和 T 细胞产生细胞因子的作用。现在认为 IL-10 有广泛的抗变态反应活性,包括:①下调肥大细胞表面 IgE 高亲和力受体 FcεRⅠ 的表达和抑制 IgE 依赖性肥大细胞的激活;②抑制嗜酸性粒细胞的生存和活化;③调整 IL-4 诱导的 B 细胞活性,使之产生从分泌 IgE 到分泌 IgG4 的偏移;④抑制 Th2 型细胞因子产生 IL-5;⑤诱导对变应原特异性的低敏感(hyporesponsiveness)或无反应(anergy)。因此,T 细胞产生 IL-10 可被看做成功 SCLT 的重要组成部分,或者说至少是经 SCLT 后成功下调变应原特异性 T 细胞反应的一个标志。产生 IL-10 的细胞可称之为调节性 T 细胞(T regulatory cell,Treg),并主要定位在 CD4$^+$ CD25$^+$ T 细胞。

T 细胞的凋亡学说

Guerra 等介绍了一个新的观点,即 SCIT 可使暴露于变应原而产生 IL-4 的 Th2 细胞易于凋亡。他们对禾草花粉过敏患者的外周血淋巴细胞进行体外培养,变应原刺激后检测细胞因子的表达,发现在未接受 SCIT 组中,71%±12% 的细胞表达 IL-4,仅 7%±3% 的细胞表达 IFN-γ。而 SCIT 组中,64%±18% 的细胞表达 IFN-γ,11%±7% 的细胞表达 IL-4。进而他们用 DNA 末端标记技术检测了该培养细胞的凋亡率,发现变应原刺激后 SCIT 组中相当部分(39%±14%)的淋巴细胞处于凋亡状态,且凋亡现象主要出现在表达 IL-4 的 Th2 淋巴细胞。由此得出结论,SCIT 之所以引起过敏患者体内从 Th2 向 Th1 反应的偏移,至少部分原子能因式分解是由于诱导活化变应原特异性 Th2 细胞的凋亡的结果。

淋巴细胞的活化

Laksonen 研究免疫治疗期间信号淋巴细胞活化分子(signaling lymphocytic activation molecule,SLAM)的变化。与健康人相比,变应性鼻炎(allergic rhinitis,AR)患者 PBMCs 中 SLAM mRNA 是相当低的。经过一年的 SCIT,SLAM mRNA 的表达显著升高且与 IFN-γ mRNA 表达一致。且临床症状改善与早期到达维持剂量时 SLAM mRNA 的表达增强有一短暂的相关。SLAM 常常在 Th1 介导的自身免疫疾病中增加,因此有人将这一发现作为 SCIT 促进 Th1 反应的一个间接证据。

B 细胞

尽管绝大多数研究聚焦于 T 细胞的研究,但是 Håkannson 等还是通过流式细胞计数的手段列举花粉 SCIT 前后 B 细胞表面抗原标志的变化。未治疗组在花粉季节表现出 B 细胞表面抗原 CD23、CD40 和 HLA-DR 表达增加,同时伴有 IgE 抗体的增加。而 SCIT 组则无以上增加发生。作者假设 Th1 T 细胞占优势可能与变应原暴露下 B 细胞失活化有关。

四 SCIT 的适应证、禁忌证、剂量、变应原种类及疗效

目前 SCIT 存在以下问题:①变应原浸液包含成分较复杂,包括变应原、非过敏性和(或)毒性蛋白及其他成分,所以很难对其进行标准化;②在治疗中长期使用易导致严重的 IgE 介导的过敏反应;③由于变应原浸液缺乏标准化及其使用过程中带来的副作用,很难确定有效的治疗剂量。以上问题限制了变应原浸液在临床上的广泛应用,因此研制高质量、标准化的变应原疫苗是目前国内外研究的热点。

SCIT 的适应证和禁忌证

2008 年 ARIA 提出 SCIT 的适应证是:①接触吸入物变应原引起症状;②季节性迁延或因连续的花粉季节引起症状;③在接触变应原高峰期同时有下呼吸道症状;④H1 抗组胺药和中等剂量的糖皮质激素药物不能有效控制症状;⑤不希望持续长期接受药物治疗;⑥药物治疗引起副作用。

其禁忌证为:①正在使用 β 受体阻断剂治疗;②患有其他免疫性疾病;③不能依从治疗;④妊娠期内开始进行治疗。

变应原疫苗的剂量

SCIT 的剂量关系到疗效和安全性。低剂量免疫治疗是无效的,而剂量过高又可能引起不能接受的严重全身反应。因此,理想的剂量被定义为,在大多数患者中能诱导产生临床效果,而不引起难以接受的副作用的变应原疫苗剂量。对已经标准化的大多数变应原疫苗而言,其中主要变应原的最适剂量是 $5\sim20\mu g$。

适合于 SCIT 的变应原种类

ARIA 总结了以往大量的双盲、安慰剂对照研究得出结论,SCIT 对变应原所诱发的变应性鼻-结膜炎是有效的。这些变应原是白桦和桦木科花粉、禾草花粉、豚草花粉、墙草属花粉和少数其他种类花粉,以及屋尘螨、猫皮屑过敏原,链格孢属真菌。目前尚没有关于分枝孢子菌属 SCIT 对鼻炎有效的研究。屋尘、白色念珠菌、细菌疫苗或其他未定义的变应原的 SCIT 是无效的,不作推荐。

在 43 项安慰剂对照、双盲研究中,与安慰剂治疗比较,SCIT 平均减少症状 45%。这样的效果甚至好于大多数药物治疗的效果。同时,Abramson 通过总结以往文献证实,SCIT 对哮喘同样有效。但同时应指出,多种变应原过敏的患者可能不如单一变应原过敏者受益于 SCIT。

SCIT 的远期疗效

在过去的五年中,对临床医师最重要的文献是 Durham 等的报道。花粉症患者经过 3 年的 SCIT 后,其中 16 例继续接受维持剂量注射 3 年(每月注射含 $20\mu g$ 主要致敏蛋白的铝吸收花粉提取物),另 16 例则接受安慰剂治疗,还有 15 例新患者被跟踪随访并未给任何治疗。结果表明维持剂量组和安慰剂组患者都表现为相似的症状缓解。而新患者则表现出更为严重的症状。维持剂量组和安慰剂组都继续表现出对迟发相皮肤反应性(late-phase skin responses)的抑制,且安慰剂组的皮肤活组织检查组织中未发现有 CD3+ 或 IL-4+ 细胞的回升。该研究证明 SCIT 能给呼吸道过敏症的患者提供一个长期的症状改善。另一项在对螨过敏儿童的回顾性研究中,SCIT 时间超过 3 年的患儿比短于 3 年者有更长期的症状缓解。

五 SCIT 的临床危险因素及处理

SCIT 已被证实在减轻 AR 和哮喘的症状方面有效。尽管如此,皮下注射变应原还是有致命的变态

反应发生。以北美为例,1987 年 Lockey 等首次调查了 1958—1984 年间北美地区接受 SCIT 和变应原皮肤试验患者中发生致死性不良反应的比例。结果显示有 24 例死于免疫脱敏注射,6 例死于皮肤试验。调查提出剂量错误、注射期间同时使用 β 受体阻断剂、先前的 SCIT 曾出现过全身不良反应、季节性变应原暴露高峰期等是发生致死性不良反应的主要原因。6 年后 Reid 等报道了 1985—1989 年期间 15 例因 SCIT 和 2 例因皮肤试验发生的死亡事件,并发现以上大多数死亡病例都伴有中重度哮喘,因此认为中重度哮喘是 SCIT 和皮肤试验中的独立危险因素。以上两组研究中出现致死性不良反应的概率分别为 1/2 800 000 注射次和 1/2 000 000 注射次。

　　Bernstein 研究表明 1990—2001 年 12 年间,北美地区共有 41 人死于 SCIT 和皮肤试验,出现致死性不良反应的概率为 1/2 540 000 注射次。与上述两组研究结果相近。研究显示剂量错误和误用 β 受体阻断剂已极少出现。这要归功于临床实践的改善和临床指南的普及。但与以往研究中致死性不良反应大多出现在剂量累加阶段形成鲜明对比的是,该研究发现绝大多数致死不良反应出现在维持剂量治疗阶段。剂量累加阶段不良反应减少的原因可能是由于临床操作的进一步规范、减少了剂量错误。本研究死亡病例中绝大多数为哮喘患者,且症状未能很好控制,可见难以控制的哮喘仍是 SCIT 首要危险因素。另外,在家中和不具备抢救条件的非正规医疗场所进行 SCIT 应该是被禁止的。此外,一旦出现全身反应未能及时给予足量的 1∶1000 肾上腺素也是造成患者死亡的重要原因。

1∶1000 肾上腺素的使用

　　当过敏反应出现时,医护人员不能早期、及时应用 1∶1000 肾上腺素是 SCIT 发生全身过敏反应致死的主要原因。在 Norman 报道的 24 例发生于 SCIT 过程中的死亡病例中,40% 的病例在抢救过程中自始至终未使用过肾上腺素。Hurst 在调查中发现肾上腺素仅仅在 30% 出现全身不良反应的病例中使用,并且强烈建议在过敏反应发生时早期使用肾上腺素。一些医师不使用肾上腺素的原因之一是担心"过量"注射会造成心动过速或心律不齐。因此一些学者推荐重复皮下注射小剂量(0.1~0.2ml)肾上腺素作为一个折中的方法,认为这样会更安全。然而与之相悖的事实是,单次剂量接近 1ml 1∶1000 的肾上腺素注射仍在成人心脏复苏中常规使用。近年来更有人主张肌内注射肾上腺素治疗过敏性休克,因其发挥作用更迅速。英国复苏委员会(United Kingdom Resuscitation Council)推荐对 12 岁以上致命性过敏反应患者给予首次剂量 0.5ml 1∶1000 肾上腺素肌内注射,必要时重复注射。当肌内注射无效时应及时改为静脉途径给予肾上腺素。

免疫注射后的观察时间

　　有些致命性过敏反应是在注射后 30 分钟内发生的,此点应引起注意。当然迟发非致命全身反应在 SCIT 中是常见的,占所有全身反应的 38%。最新的 SCIT 临床指南中推荐免疫注射后常规观察 20~30 分钟,但应注意一部分患者可能会经历迟发性全身反应。该指南推荐对处于高度危险或不久前有过迟发性全身反应发作的患者发放自我注射用 1∶1000 肾上腺素,并延长注射后观察时间至 30 分钟以上。

特殊人群的 SCIT

　　1. 儿童 SCIT　需特别慎重。因为这个年龄段存在一些特殊问题,例如 5 岁以下儿童的变应性鼻-结膜炎诊断比较困难,如若 AR 和急性上呼吸道病毒感染同时存在就难以鉴别。因此大多数学者主张 5 岁以后再进行 SCIT,尽管 3~4 岁儿童进行的 SCIT 亦有所报道,但需要有对照研究以比较其风险/利益比。倘若确认适合儿童应用,则医师必须有处理儿童可能出现全身性反应的能力。

　　(1)儿童 SCIT 的优势:一般认为儿童进行 SCIT 比成人更有效。如单纯变应性鼻-结膜炎患儿,接受 SCIT 可预防哮喘的发生。一些对照研究显示,接受 SCIT 的 AR 患儿中发展为哮喘的概率大大低于单纯接受药物治疗的对照组患儿。此外,一个前瞻性非随机研究显示,两组螨过敏儿童中,45% 接受 SCIT 的儿童在三年内发生新的过敏,而对照组则全部发生新的过敏。该研究提示 SCIT 还可通过预防新过敏症的发生而改变变态反应发展的自然病程。

(2)儿童 SCIT 存在的问题:①需要更多的研究以明确 SCIT 如何减轻变应性疾病及预防其进展为哮喘;②<5 岁的儿童进行冲击免疫治疗(RI)更易于发生全身过敏反应,特别是一旦发生支气管反应则较 5 岁以上儿童更难于控制;③小儿及其父母不了解多次注射引起的不适,一旦发生不良反应易于被疏忽;④小儿所需的最佳维持剂量至今仍不清楚;⑤至今尚不清楚小儿反复应用含氢氧化铝制剂的疫苗是否会引起不良反应。

2. 孕妇 SCIT 的安全性　孕妇用药一直备受重视,因为其不只关系到孕妇本身,也直接涉及胎儿的健康。胎儿可能因为全身性反应、子宫平滑肌收缩而致流产,或者影响胎儿发育。由此质疑孕妇 SCIT 的安全性问题。Metzger 等搜集了 3 组患者的资料进行了回顾性调查,第 1 组为患变应性哮喘和(或)鼻炎接受 SCIT 的孕妇,第 2 组为患变应性哮喘和(或)鼻炎未接受 SCIT 的孕妇,第 3 组为健康孕妇。结果显示孕期进行 SCIT,在胎儿流产、宫内死亡、未成熟儿发生率、新生儿死亡率和先天畸形发生率等与未接受 SCIT 或健康孕妇并无差异,表明孕妇接受 SCIT 是安全的。但该回顾性研究亦指出,在接受 SCIT 的孕妇中 55 例次发生了局部反应,7 例次发生了全身性反应,但并没导致流产。然而,为了避免任何过敏意外的发生,不建议在妊娠期增加剂量,也不建议对 AR 孕妇在妊娠期进行 SCIT。

六　免疫治疗新途径

SCIT 是免疫治疗的主要方法,由于需要多次注射很不方便,注射局部也有不适感,还可能发生不良反应。从 20 世纪初起,有些学者开始摸索通过局部途径进行免疫治疗。如口服、鼻内、支气管、舌下途径,其目的是取得同样效果的同时,减少不良反应,节省时间和花费。

根据 Canonica 和 Passalacqua 的回顾性研究,经鼻内和支气管途径因其局部不良反应已基本被废弃,口服途径也因其所需剂量过大常导致胃肠道副反应而限制了其应用。而舌下免疫治疗(sublingual immunotherapy,SLIT)目前在欧洲正被许多研究所支持。大量事实证明 SLIT 在引发 AR 的众多变应原中的临床疗效,如禾草、螨、桦树、墙草等。其临床有效率在 20%~50% 之间,接近于 SCIT。最常见的副反应为口腔-舌下刺痒感,大多被描述为轻微的,并可自我缓解。有文献如此描述:"值得注意的是,在过去的 15 年中没有严重的全身不良反应在文献中被记载。"但目前合适的剂量尚未清楚,在引用的文献中,有效剂量范围是 SCIT 剂量的 3 倍、5 倍甚至 375 倍不等。

有关 SLIT 和 SCIT 的对比性研究很少。Khinchi 进行了迄今为止唯一的一个双盲、双哑的对照研究,即桦树花粉过敏患者在第一个治疗季节后,SLIT 组累计剂量达到 $4717\mu g$ $Bet\ v\ 1$(桦树花粉主要致敏蛋白),而 SCIT 组仅为 $27\mu g$ $Bet\ v\ 1$,SLIT 组平均接受剂量是 SCIT 组注射剂量的 175 倍;经过两年治疗后,两组的 $Bet\ v\ 1$ 累计剂量分别达到 11 182μg 和 51μg;两组患者均有理想的症状缓解;但 SCIT 组出现 5 例次全身反应,其中两例用 1:1000 肾上腺素治疗;SLIT 组则大多数出现局部刺痒和轻微的口腔、咽喉水肿,无一例全身反应发生。

是否 SLIT 诱导和 SCIT 相同的免疫变化还不十分清楚。时常发现在 SLIT 过程中特异性 IgG4 水平升高和 IgE 水平降低,尽管这不是规律性的。Fanta 发现经过一年的 SLIT 后,变应原刺激下的淋巴细胞增殖反应明显降低,但变应原特异性 T 细胞克隆产生的细胞因子没有任何变化。

尽管好几种供舌下使用的商业变应原疫苗已在欧洲投入应用,但在美国,这样的疫苗还没有被认可。事实上,SLIT 还有大量的问题急需解决,诸如剂量、疗程和免疫学变化等等。

七　免疫治疗将来的策略

抗 IgE 和免疫治疗

抗 IgE 抗体(omalizumab)和变应原免疫治疗的结合可能会提供一个前所未有的治疗优势。免疫治疗能降低血清中 IgE 水平,但极为有限,抗 IgE 治疗可以弥补这一缺陷。进一步的研究显示免疫治疗期间的抗 IgE 措施能有效降低 IgE 介导的过敏反应。且在免疫治疗维持剂量阶段使用 omalizumab 较之单独免疫治疗可减轻 50% 的症状负荷。唯其价格昂贵限制了应用。

佐剂

应用新的佐剂来加强变应原疫苗诱导 Th2 向 Th1 免疫偏移的能力亦是一个新的热点。其中较新发现的佐剂是 3-脱酰基单磷酰基脂质 A (3-deacylated monophosphoryl lipid-A,3-DMPL-A),其来源于脂多糖(LPS)。3-DMPL-A 是 Th1 反应强有力的促进剂,可能通过抗原提呈细胞(APC)诱导 IL-12 表达。有研究显示禾草花粉提取物加入 3-DMPL-A 进行免疫治疗能明显减轻过敏者症状,减少药物用量,增加抗原特异性 IgG 水平。另外,含 CpG 单元的合成寡脱氧核苷酸(CpG-ODN)亦可以作为佐剂与变应原偶联用于免疫治疗。

重组变应原

重组变应原用于诊断和治疗变应性疾病均有极大的优势,它可保持极高的纯度,而天然变应原即使经过标准化也会因为含有多种非有效成分而影响诊断和疗效。另外,利用基因工程技术可以减少重组变应原 IgE 结合的抗原表位,从而不被 IgE 识别;而同时又保留了相关的 T 细胞抗原决定簇,仍具备刺激 T 细胞的能力。因而在减低不良反应发生的同时又不影响疗效。

DNA 疫苗

研究发现,编码某种变应原的质粒 DNA(pDNA)注入肌肉或皮下,可被包括 APC 在内的体细胞摄取并合成变应原,实验证明,pDNA 疫苗能诱导产生较强的 Th1 反应,可使抗原提呈细胞(APC)产生和分泌 Th1 型细胞因子如 IFN-γ、IL-12、IL-18。给小鼠接种卵清蛋白 pDNA 后再以卵清蛋白激发,发现可抑制嗜酸性粒细胞浸润,IgE 抗体滴度降低。因此亦具有一定的应用前景。

参 考 文 献

1. Noon L. Prophylactic inoculation against hay fever. Lancet,1911,1:1572-1573
2. Bousquet J,Lockey R,Malling HJ,et al. Allergen immunotherapy:therapeutic vaccines for allergic diseases. a WHO position paper. J Allergy Clin Immunol,1998,102:558-562
3. Bousquet J,Van Cauwenberge P,Khaltaev N,et al. Allergic rhinitis and its impact on asthma. J Allergy Clin Immunol,2001,108(5 Suppl):S147-S334
4. Kolbe L,Heusser CH,Kolsch E,et al. Isotype-associated recognition of allergen epitopes and its modulation by antigen dose. Immunology,1995,84:285-289
5. Pierson-Mullany LK,Jackola D,Blumenthal M,et al. Altered allergen binding capacities of Amb a 1-specific IgE and IgG4 from ragweed-sensitive patients receiving immunotherapy. Ann Allergy,2000,84:241-243
6. Oda N,Yamashita N,Minoguchi K,et al. Long-term analysis of allergen-specific T cell clones from patients with asthma treated with allergen rush immunotherapy. Cell Immunol,1998,190:43-50
7. Söderlund A,Gabrielsson S,Paulie S,et al. Allergen induced cytokine profiles in type I allergic individuals before and after immunotherapy. Immunol Lett,1997,57:177-181
8. Van Bever HP,Vereecke IF,Bridts CH,et al. Comparison between the in vitro cytokine production of mononuclear cells of young asthmatics with and without immunotherapy (IT). Clin Exp Allergy,1998,28:943-949
9. Wachholz PA,Nouri-Aria KT,Wilson DR,et al. Grass pollen immunotherapy for hay fever is associated with increases in local nasal but not peripheral Th1:Th2 cytokine ratios. Immunology,2002,105:56-62
10. Moverare R,Elfman L,Bjornsson E,et al. Changes in cytokine production in vitro during the early phase of birch-pollen immunotherapy. Scand J Immunol,2000,52:200-206
11. Bellinghausen I,Metz G,Enk AH,et al. Insect venom immunotherapy induces interleukin-10 production and a Th2-to-Th1 shift,and changes surface marker expression in venom-allergic subjects. Eur J Immunol,1997,27:1131-1139

12. Francis JN, Till SJ, Durham SR, et al. Induction of IL-10+CD4$^+$CD25$^+$ T cells by grass pollen immunotherapy. J Allergy Clin Immunol, 2003, 111: 1255-1261

13. Guerra F, Carracedo J, Solana-Lara R, et al. Th2 lymphocytes from atopic patients treated with immunotherapy undergo rapid apoptosis after culture with specific allergens. J Allergy Clin Immunol, 2001, 107: 647-653

14. Laaksonen K, Junikka M, Lahesmaa R, et al. In vitro allergen-induced mRNA expression of signaling lymphocytic activation molecule by PBMC of patients with allergic rhinitis is increased during specific pollen immunotherapy. J Allergy Clin Immunol, 2003, 112: 1171-1177

15. Håkansson L, Heinrich C, Rak S, et al. Activation of B-lymphocytes during pollen season. Effect of immunotherapy. Clin Exp Allergy, 1998, 28: 791-798

16. Abramson M, Puy R, Weiner J. Immunotherapy in asthma: an updated systematic review. Allergy, 1999, 54: 1022-1041

17. Durham SR, Walker SM, Varga EM, et al. Long-term clinical efficacy of grass-pollen immunotherapy. N Engl J Med, 1999, 341: 468-475

18. Lockey RF, Benedict LM, Turkeltaub PC, et al. Fatalities from immunotherapy (IT) and skin testing (ST). J Allergy Clin Immunol, 1987, 79: 660-677

19. Reid MJ, Lockey RF, Turkeltaub PC, et al. Survey of fatalities from skin testing and immunotherapy 1985-1989. J Allergy Clin Immunol, 1993, 92: 6-15

20. Bernstein DI, Wanner M, Borish L, et al. The Immunotherapy Committee of the American Academy of Allergy, Asthma and Immunology. Twelve-year survey of fatal reactions to allergen injections and skin testing: 1990-2001. J Allergy Clin Immunol, 2004, 113: 1129-1136

21. Norman PS. Safety of allergen immunotherapy. J Allergy Clin Immunol, 1989, 84(4 Pt 1): 438-439

22. Hurst DS, Gordon BR, Fornadley JA, et al. Safety of home-based and office allergy immunotherapy: A multicenter prospective study. Otolaryngol Head Neck Surg, 1999, 121: 553-561

23. Fisher M. Treatment of acute anaphylaxis. BMJ, 1995, 311: 731-733

24. Greenberg MA, Kaufman CR, Gonzalez GE, et al. Late systemic-allergic reactions to inhalant allergen immunotherapy. J Allergy Clin Immunol, 1988, 82: 287-290

25. Allergen immunotherapy: a practice parameter. American Academy of Allergy, Asthma and Immunology. American College of Allergy, Asthma and Immunology. Ann Allergy Asthma Immunol, 2003, 90: 1-40

26. Durham SR, Walker SM, Varga EM, et al. Long-term clinical efficacy of grass-pollen immunotherapy. N Engl J Med, 1999, 341: 468-475

27. Metzger WJ, Turner E, Patterson R, et al. The safety of immunotherapy during pregnancy. J Allergy Clin Immunol, 1978, 61: 268-272

28. Canonica GW, Passalacqua G. Noninjection routes for immunotherapy. J Allergy Clin Immunol, 2003, 111: 437-449

29. Khinchi MS, Poulsen LK, Carat F, et al. Clinical efficacy of sublingual and subcutaneous birch pollen allergen-specific immunotherapy: a randomized, placebo-controlled, double-blind, double-dummy study. Allergy, 2004, 59: 45-53

30. Fanta C, Hirt W, Siemann U, et al. Systemic immunological changes induced by administration of grass pollen allergens via the oral mucosa during sublingual immunotherapy. Int Arch Allergy Immunol, 1999, 120: 218-224

31. Kuehr J, Brauburger J, Zielen S, et al. Efficacy of combination treatment with anti-IgE plus specific immunotherapy in polysensitized children and adolescents with seasonal allergic rhinitis. J Allergy Clin Immunol, 2002, 109: 274-280

32. Stanberry LR, Spruance SL, Cunningham AL, et al. Glycoprotein-D-adjuvant vaccine to prevent genital herpes. N Engl J Med, 2002, 347: 1652-1661

第 32 章
呼吸道变应性疾病的舌下免疫治疗

顾之燕

舌下免疫治疗(sublingual immunotherapy,SLIT)是将一定剂量的特异性变应原置于舌下 1～2 分钟后吞咽,因此确切的命名应为舌下-吞咽免疫治疗(sublingual-swallow immunotherapy),治疗的过程是剂量逐渐递增达维持量,变应原总剂量达皮下免疫治疗(subcutaneous immunotherapy,SCIT)的数倍至数百倍,大多数学者认为其可获得与 SCIT 相同的疗效和安全性。SLIT 作为治疗呼吸道变应性疾病的选择,越来越多地受到学者们的关注,使其成为一种具有发展前途的免疫治疗方法。目前在欧洲,特别是西欧已广泛应用于治疗变应性鼻炎和支气管哮喘。尽管也有一些临床研究结果为阴性的报道,但大样本、双盲、随机临床研究已经证实了 SLIT 的有效性和安全性。但直到目前皮下 SCIT 仍然是共识的常规免疫治疗方法。现有资料证实 SLIT 只有达到高剂量、治疗 1～3 年才能显示治疗效果。最近资料报道,治疗时间越长,疗效持续时间也越长。Marogna 等对 59 例的治疗经验显示,治疗 3 年,临床效果可持续 7 年;治疗 4 或 5 年,疗效持续 8 年。并指出 SLIT 疗的第二个疗程较第一个疗程疗效产生更快,支气管高反应性和鼻分泌物中嗜酸性粒细胞数量的下降平行于临床症状记分。SLIT 因其安全性良好,使患者可在家中进行非注射免疫治疗成为可能,尤其适合于儿童。由于是自我给药,治疗中丢失患者较 SCIT 多,但总的说来,其依从性还是令人比较满意的。

SLIT 的机制目前尚未完全明晰,可能与 SCIT 有相似的原理,即通过变应原疫苗启动 T 细胞应答,导致变应性炎症的抑制和循环中抗体水平(尤其是变应原特异性 IgG4 水平)升高,或者诱导 IL-10$^+$ Treg(调节性 T 细胞)产生。还可能包括促进向 Th1 反应的免疫偏移,从而使偏斜的免疫系统恢复到基本平衡。动物实验显示局部应用的变应原被口腔和胃肠道黏膜树突状细胞吞噬,将变应原信息传递给 T 细胞和 IL-12,使免疫应答向 Th1 偏斜。但还不能完全肯定此机制能否抑制变应性应答的建立。大多数研究在系统性免疫参数方面(如血清特异性 IgE、IgG 和 T 细胞、细胞因子等)有不同的甚至相反的研究结果。

欧洲变态反应和临床免疫学会(European Academy of Allergology and Clinical Immunology,EAACI)已对 SLIT 给予了支持;世界卫生组织(World Health Organization,WHO)于 2004 年认可其

为治疗某些变应性疾病,如变应性哮喘、变应性鼻炎等的主要治疗方法之一。2001 年 ARIA 推荐将 SLIT 作为治疗成人和儿童变应性疾病的 SCIT 的一种替代性途径,2008 年 ARIA 对此也给予了确认。2009 年发表舌下免疫变应原特异性免疫治疗的社论(sublingual immunotherapy for allergic rhinitis:a brief introduction on WAO position paper)给予了进一步的肯定。

现就变应性鼻炎、鼻-结膜炎和哮喘的 SLIT 进行阐述。

一 SLIT 应用剂量及递增方法

SLIT 应用的变应原单位不同,剂量也不一致,且无公认的积累总剂量,更没有统一治疗进度和递增剂量的一览表。这些都是亟待解决的问题。

不同研究者应用的剂量和递增方法不同,治疗效果也不完全相同,以致难以进行多中心、大组病例的荟萃分析,现择其主要研究记述如下。

草花粉变应原口服吸收片剂

应用变应原单位(allergen unit,AU)滴定,按照内部资料进行标准化。每次仅用单一季节性或常年性变应原,治疗持续 3 年以上。常年性变应原的治疗过程应持续。季节性变应原(如花粉)应在季节前治疗,递增期约 8 周,隔天增加剂量(25AU、50AU、100AU、200AU、300AU、600AU、1000AU 和 2000AU),直到维持量 2000AU 后,改为每周一次。治疗 12~36 个月总剂量达到 32 800AU。推荐在早餐前于舌下含 1~2 分钟后吞咽。治疗开始前应先用药物很好地控制症状(Lombardi)。

含甘油酚花粉溶液

以 RAST 抑制试验对含甘油酚花粉溶液进行标准化(参照内部资料),其效价以生物学单位(biologic unit,BU)表达。将草花粉变应原配制成不同浓度,0.016BU/ml、0.08BU/ml、0.4BU/ml、2BU/ml、10BU/ml,递增期每天 2 次,于早饭和晚饭前 15 分钟用药,在舌下保持 2 分钟后吞咽。开始剂量是第一小瓶 1 滴,增加到 5 滴,如此应用每一小瓶溶液,直到最大剂量(10BU/ml)的 5 滴。以此为维持量治疗直到花粉季节开始。累积剂量约为 256BU,为 5 个月 SCIT 的 7 倍。治疗期中症状严重患者允许用药(Passalacqua 等)。

草花粉浸液

标准化应用反应性指数(index of reactivity,IR)单位,内部参照浸液为 100IR,即为 30 例变应性患者行花粉变应原皮肤点刺试验,引起平均 7mm 直径风团反应的浓度。递增期采用 4 个浓度:1IR/ml、10IR/ml、100IR/ml 和 300IR/ml。用第 1 个浓度(1IR/ml)2 滴,每天增加 2 滴,直到 10 滴。然后更换第 2 个浓度,递增同前。第 3 个浓度则由 2 滴增加到 20 滴。第 4 个浓度递增同第 3 个浓度,达到每天 20 滴后继续 1 个月。然后以此剂量为维持量,每周 3 次,直到研究结束。每一患者每年累积剂量为 75 000IR,是非肠道特异性免疫治疗剂量的 375 倍(Bousquet 等)。

屋尘螨变应原

变应原标准化也应用 IR 单位,同样采用上述 4 个浓度,但递增剂量不同。开始为第 1 个浓度 1 滴,于第 4 天增加到 10 滴;第 2 个浓度从 1 滴开始(第 5 天),到第 8 天增加到 10 滴;第 3 个浓度从 1 滴开始(第 9 天)增加到第 15 天的 20 滴;从第 16 天开始用第 4 个浓度,从 5 滴开始增加到第 20 天的 20 滴;然后维持量每天 20 滴持续 4 周,进而每周 3 次 20 滴连续 24 个月。累积剂量约 104 000IR(Smith 等)。

花粉变应原浸液和片剂

变应原标准化也应用 IR 单位,同样采用上述 4 个浓度,但递增剂量不同。于 14 天内从 1IR 的 1 滴增加到 100IR 的 20 滴。然后更换片剂,每片 100IR,每天 1 片,共 1 周;每天 2 片,共 1 周;每天 3 片,共 4 周;然后用维持量每周 3 次,每次 3 片,共 17 周,累积剂量为 26 100IR(前移一行)。如不能耐受 300IR 则应用可耐受的最大剂量,至少治疗 2 年,累积剂量为 26100IR。

对螨过敏哮喘样儿童的治疗

变应原浸液标准化亦以 IR 为单位。除上述 4 个浓度之外再增加 0.1IR。从 0.1IR 的 1 滴开始,7 天内增加到 10 滴;于第 8~14 天应用 1IR,重复上述递增剂量;第 15~21 天应用 10IR/ml,递增同前;第 22~28 天应用 100IR,从 1 滴增加到 20 滴。维持量为 100IR/ml,每天 20 滴共 4 周;然后 100IR,20 滴每周 2 次,直到研究结束(分别为 6 个月和 1 年治疗两组)。累积剂量分别为 7000IR 和 14 000IR。SLIT 期间如果需要,允许吸入或鼻腔局部用布地奈德(budesonide,BUD)和 β 受体激动剂(Bahcecilier 等)。

对 5 岁以下呼吸道变态反应儿童的治疗

采用市售螨和蒿属花粉变应原甘油酚滴剂治疗,共 2 年。将浸液标化采用标准治疗单位(standard treatment units,STU),制备成 5 种不同浓度:1.6STU/ml、8STU/ml、40STU/ml、200STU/ml 和 1000STU/ml。两种递增期方案:①1.6STU 的变应原疫苗每天 1 次,共 30 天;②1.6STU 的变应原疫苗每天 2 次,共 15 天。维持量是最高浓度 5~7 滴,每周 3 次。治疗 2 年,累积剂量达到 38 000BU。部分患儿仅用 1 种变应原,部分患儿应用 2 种;花粉变应原过敏患儿在季节前和季节中治疗,在花粉季节中治疗剂量减低为每周 3 次,每次 3 滴。为了控制症状可适当应用药物(Rienzo 等)。

此外,尚有快速或超快速免疫治疗。在 20 分钟或 20~25 分钟内每 5 分钟增加一次变应原剂量,半小时后达到开始剂量的数倍。应用常规变应原浸液或化学修饰非聚合变应原浸液,每次仅限于 1 种变应原,如为 2 种变应原,则在不同时间给予。

二　SLIT 的有效性

总的说来 SLIT 对控制变应性鼻炎和哮喘的临床症状有不同程度的疗效,多数疗效产生于治疗的 1~3 年,小部分在 1 年内起效。显示治疗时间越长效果越好,变应原剂量越高效果越好。也适用于儿童(包括 5 岁以下),疗效等同于成人。治疗期间援救用药记分是否减少稍有不同结果。少数报道用药记分无减少,多数报道用药记分与临床症状记分平行减低。有文献综合了 2009 年 6 月之前的 60 个关于 SLIT 的双盲、安慰剂对照研究,其中有 41 个研究使用草花粉或尘螨提取物,然这些研究中的大多数在变应原疫苗剂量、治疗持续时间和患者的选择上有很大的差异,因此一定程度上降低了其参考价值。研究多数采用了传统的症状记分和记录服用对症药物剂量的变化。有些研究还使用了视觉模拟评分(visual analogue scale,VAS)、联合记分、无症状天数和不用对症药物天数等方法评定疗效。60 个研究中,48 个研究显示了有效性,另 12 个研究则显示几乎没有疗效。因此从总体看,SLIT 在治疗变应性鼻炎和哮喘是有一定效果的。以下介绍一些对成人和儿童的有效性研究。

成人治疗效果

1. 507 例季节性变应性鼻炎(seasonal allergic rhinitis,SAR)及部分合并间歇性哮喘的研究　随机分为 1 组(药物治疗组,n=192)和 2 组(药物+SLIT 组,n=309),两组分别丢失 21 例和 46 例,共治疗 3 年,发现 2 组症状记分和用药记分明显低于 1 组,两组记分基线分别为 138±2.3 和 147±3.3。3 年治疗期间,1 组每年记分分别为 124.1±3.7、111±3.3 和 121±3.8,2 组分别为 72.9±1.3、68.3±1.8 和 54.7±2.8,与基线比 $P<0.0001$。治疗 3 年后,1 组乙酰甲胆碱激发试验呈阳性反应的例数明显多于 2 组,对变应原呈现新的皮肤反应(皮肤点刺试验阳性)出现率 1 组为 59%,2 组为 3.8%。仅 4 例发生全身痒感,未见严重副作用(Marogna 等)。

2. 186 例严重草花粉过敏的夏季 SAR 的研究 双盲、安慰剂对照研究。分为 3 组,即 SLIT 1 年组、2 年组和安慰剂对照组。观察症状记分、皮肤和黏膜对变应原的反应性和治疗的不良反应。136 例完成研究,显示治疗 1 年组与安慰剂组无明显差异,2 年组较安慰剂组鼻溢约减少 6.8 倍,喷嚏减少约2.4 倍,两治疗组在花粉高峰期鼻阻塞改善无区别(Smith 等)。

3. 单一桦树花粉过敏的 SAR 和哮喘的研究 随机和开放研究。分为 1 组(药物组)和 2 组(药物+SLIT组)。观察症状记分和支气管扩张剂的用量、季节中及后的鼻分泌物涂片嗜酸性粒细胞计数和乙酰甲胆碱激发肺功能检查。治疗开始于花粉季节前,共观察 4 个花粉季节。79 例中 27 例丢失。2组较 1 组症状记分和支气管扩张剂用量减少,在第 2、3 个花粉季节更明显。自第 3 个花粉季节开始,2组鼻分泌物中嗜酸性粒细胞明显减少,且在花粉季节中 FEV$_1$ 明显改善,乙酰甲胆碱激发阈值量增加。可见 SLIT 也能改善下呼吸道功能(Gammeri 等)。

4. 单一螨过敏的呼吸道变应性疾病的研究 开放对照研究。观察 15 年。分为 4 组,药物治疗组和 SLIT 1 年组、2 年组和 3 年组。观察指标是临床记分、皮肤敏感性、乙酰甲胆碱反应性和鼻嗜酸性粒细胞计数。每年于 11 月至次年 2 月检测一次,观察临床效果,直到临床记分低于基线的 50%。之后开始第二个疗程。支气管高反应性和鼻嗜酸性粒细胞记数平行于临床记分的改善(Morogna 等)。

儿童治疗效果

学者们共同的意见是:SLIT 应用于≥5 岁的哮喘患儿是有效的,在≥3 岁的变应性鼻炎患儿可能也是安全的。但对于合并哮喘的患儿不应作为哮喘的唯一治疗,因为还有一些症状不能改善,尚需要进行更多的研究。

1. 5～11 岁 161 例和 12～17 岁 117 例草花粉过敏的变应性鼻-结膜炎的研究 随机、双盲安慰剂对照研究。对五种草花粉过敏。应用 300IR 的变应原剂量,于季节前 4 个月和季节中、季节末进行评估。结果证实 300IR 的剂量是有效的,鼻、眼部症状均有改善,副作用与安慰剂无差异,说明应用 300IR五种草花粉在季节中和花粉飘散高峰期是有效的和安全的,且表明 SLIT 是可被儿童和青少年接受的(Halken 等)。

2. 161 例严重草花粉过敏的变应性鼻-结膜炎儿童的研究 其中 68 例伴有哮喘。治疗 3 年,显示临床症状改善见于 3 年后,在治疗期间变应原皮肤反应性无改变(Bufe 等)。

3. 97 例草花粉过敏的变应性鼻-结膜炎的研究 前瞻性、随机、双盲、安慰剂对照研究。年龄 3～14岁,治疗 32 个月,至治疗第 3 年共丢失 20 例。显示舌下免疫治疗组总症状记分和用药记分明显减低(分别为安慰剂组的 77.3% 和 67.1%),但单一每一项症状记分与安慰剂组无明显不同。耐受性良好(Rolinck-Werninghaus 等)。

4. 130 例 5～14 岁草花粉过敏的季节性变应性鼻-结膜炎的研究 随机、开放研究。分为 1 组(药物治疗)和 2 组(SLIT)。季节中治疗共 3 年,治疗过程均超过 3 个花粉季节,无并发季节性哮喘。2 组治疗的第 2、3 年用药减少,自我评价全部症状有改善。1 组 3 年后发展为哮喘的比 2 组多 3.8 倍。SLIT具有减少发展为季节性哮喘的可能(Novembre 等)。另外,Heale 也报道 SLIT 减少季节性哮喘发生。

5. 其他研究 31 例螨过敏的哮喘样儿童 SLIT 分别持续 6 和 12 个月,发现治疗 6 和 12 个月,症状记分和用药记分的减少以及肺功能改善无显著差异。另外,32 例螨过敏的变应性鼻炎和哮喘患儿,纯化蛋白衍生物(purified protein derivative,PPD)皮肤试验反应阴性。随机分为两组,半数 SLIT,半数SLIT+卡介苗(bacillus calmette-guerin,BCG)免疫化一次。治疗 6 个月后两组症状记分和生活质量均有改善,援救用药也减少。

三 SLIT 的相关问题

适应证

目前尚无统一公认的适应证。总结近年文献,仅就 SLIT 呼吸道变应性疾病的适应证暂定如下。

1. 因严重副作用不能继续进行 SCIT 的季节性鼻-结膜炎和哮喘(Reider,2005)。

2. 用药物达到基本无症状或症状明显改善的轻中度变应性鼻炎、鼻-结膜炎和支气管哮喘。

3. ≥3 岁儿童变应性鼻炎、鼻-结膜炎和≥5 岁儿童支气管哮喘。

4. 通常应使用单一种变应原治疗,对多种变应原过敏者应在不同时间治疗,虽然有文献同时使用多种变应原治疗,且认为有效和无严重不良反应。

5. 天然树胶乳胶过敏所致的变应性鼻炎及支气管哮喘(Nettis 等,Pecora 等,Buyukozturk 等),Nettis 等指出即使剂量快速递增也是安全和有效的。

6. 2010 年 ARIA 建议对不伴哮喘的成人季节性变应性鼻炎和尘螨过敏的持续性变应性鼻炎采用 SLIT(前者证据质量中等,后者证据质量低)。不伴哮喘的儿童季节性变应性鼻炎也可采用 SLIT(证据质量中等),对症状有一定改善作用,但不能忽视局部不良反应和治疗费用问题。对尘螨过敏的持续性变应性鼻炎患儿,除非进行严密设计的临床试验,否则不建议采用 SLIT(证据质量极低)。对于变应性鼻炎合并哮喘者建议采用 SCIT(证据质量中等)或 SLIT(证据质量低)控制哮喘症状。对于哮喘合并变应性鼻炎者,SLIT 可控制鼻症状。一定要注意免疫治疗可能引起的不良反应。

安全性

SLIT 的优势之一就是比 SCIT 具有更高的安全性,有报道 SLIT 自问世以来未发生过死亡、过敏反应(anaphylaxis)或过敏休克。统计 58 个研究 3984 例患者,仅有 14 件可能与 SLIT 相关的严重不良反应发生,其中最常见的是哮喘,一例需要住院治疗。Marogna 等 89 例仅对螨过敏的变应性鼻炎和间歇性哮喘患者应用单体类变应原(nomeric allergoid)进行 SLIT 3 年,发现即使应用高剂量也未见明显副作用,分析这可能是由于单体类变应原的低抗原性。

因此,患者对 SLIT 的耐受性是良好的。不良反应少见,主要是口腔黏膜轻度痒感、胃肠道反应(如恶心、呕吐、轻度腹泻等),但多在停药后自然消失。偶见快速 SLIT 治疗出现荨麻疹和鼻症状暂时加重,但不影响继续治疗。这些不良事件多发生在变应原疫苗递增阶段和多见合并哮喘的变应性鼻炎患者。因此,合并哮喘的变应性鼻炎患者应先给予药物治疗以控制哮喘,待哮喘基本控制后再行 SLIT。

存在问题

绝大多数学者均认可 SLIT 是有效的,且不良反应少,无严重性。但 SLIT 的效果多在 1～3 年才能显现,部分学者则指出其效果是中度或低度的。然而,SLIT 的机制还没有像 SCIT 那样基本明确,且临床应用时间也相对较短,还远不能替代 SCIT。因此,目前 SCIT 仍然是免疫治疗的标准方法。当然,由于 SLIT 具有良好的安全性和有效性,有待一日作为呼吸道变应性疾病的首选治疗或许也是可能的。

SLIT 还有一些问题需要进一步研究和澄清,这些问题如下。

1. 适应证尚需明确　尽管因严重副作用不能继续进行 SCIT 的花粉过敏的季节性变应性鼻炎被认为是适应证(Reider),但对 SCIT 发生严重全身反应的安全性、多种变应原过敏进行 SLIT 的安全性,以及治疗中断对有效性和安全性的影响等都是尚待解决的问题。

2. 需要统一变应原标准化单位,建立变应原递增一览表。

3. 治疗效果有待再提高,特别是注意组间基线值的测定和比较。

4. 应继续观察是否会有新的不良反应发生和是否还有没有发现的不良反应。新近文献报道 SCIT 发生自身免疫病(干燥综合征和血管炎)。

5. 已报道的临床研究中丢失患者过多。统计学规定丢失如超过 20% 则认为研究无效,因此,效果的科学性和正确性有待提高。

6. 所有剂型的 SLIT 疫苗不用剂量递增阶段,直接应用最高剂量或维持量是否安全和有效?

7. 在妊娠和哺乳期妇女使用的安全性还不清楚。

参 考 文 献

1. 顾之燕,韩子刚,刘志连. 耳鼻咽喉变应性和免疫性疾病. 天津:天津科学技术出版社,1999:106-117

2. Calderon MA, Casale TB, Bousquet J, et al. Allergen-specific immunotherapy for respiratoryallergies; from meta-analysis to registration and beyond. J Allergy Clin immunol, 2011, 127:30-38

3. Halken S, Agertott L, Seidenbery J, et al. Five-grasspllen 300IR SLITtablets; efficacy and safety in children and adolescent. Pediatr Allergy Immunol, 2010, 21:970-976

4. Ciprandi G, Morandi F, Olcestri M, et al. Subcataneous and sublingual immunotherapy and T regulatory cell; there is clinical relevance. Clin Exp Allergy, 2010, 40:922-932

5. Van-Wilsem EJ, uan-Hoogstraten IM, Breve J, et al. Dendritie cell of the oral mucosa and induction of oral tolerance. Immunology, 1994, 83:128-132

6. Lombardi C, Gargioni S, Melchiorre A, et al. Safety of sublingual immunotherapy with monomeric allergoid in adults; multicenter post-marketing surveillance study. Allergy, 2001, 56:980-992

7. Passalacqua G, Albano M, Riccio A, et al. Clinical and immunologic effects of a rush sublingual immunotherapy to Parietaria species; a double-blind, placebo- controlled trial. J Allergy Clin Immunol, 1999, 104:964-968

8. La Rosa M, Ranno C, Andre C, et al. Double-blind placebo-controlled evaluation of sublingual-swallow immunotherapy with standardized Parietaria judaica extract in children with allergic rhinoconjunctivitis. J Allergy Clin Immunol, 1999, 104:425-432

9. Bousquet J, Scheinmann P, Guinnepain MT, et al. Sublingual-swallow immunotherapy (SLIT) in patients with asthma due to house-dust mites; a double-blind, placebo-controlled study. Allergy, 1999, 54:249-260

10. Smith H, White P, Annila I, et al. Randomized controlled trial of high-dose sublingual immunotherapy to treat seasonal allergic rhinitis. J Allergy Clin Immunol, 2004, 114:831-837

11. Bahcecilier NN, Arikan C, Taylor A, et al. Impact of sublingual immunotherapy on specific antibody levels in asthmatic children allergic to house dust mite. Int Arch Allergy Immunol, 2005, 136:287-294

12. Rienzo V, Minelli M, Musarra A, et al. Post-marketing survey on the safety of sublingual immunotherapy in children below the age of 5 years. Clin Exp Allergy, 2005, 35:560-564

13. Rossi RE, Monasterolo G. A pilot study of feasibility of ultra-rush (20-25 minutes) sublingual-swallow immunotherapy in 679 patients (699 sessions) with allergic rhinitis and/or asthma. Int J Immunol Phamacol, 2005, 18:277-285

14. Marogna M, Spadolini I, Massolo A, et al. Randomized controlled open study of sublingual immunotherapy for respiratory allergy in real-life; clinical efficacy and more. Clin Exp Allergy, 2004, 34:398-405

15. Gammeri E, Arena A, D'Annco R, et al. Safety and tolerability of ultra-rush (20 minutes) sublingual immunotherapy in patients with allergic rhinitis and/or asthma. Allergol Immunopathol (Madr), 2005, 33:221-223

16. Bufe A, Ziegler-Kirbach E, Stoeckmann E, et al. Efficacy of sublingual swallow immunotherapy in children with severe grass pollen allergic symptoms; a double-blind placebo-controlled study. Allergy, 2004, 59:498-504

17. Rolinck-Werninghaus C, Wolf H, Liebke C, et al. A prospective, randomized, double-blind, placebo-controlled multicentre study on the efficacy and safety of sublingual immunotherapy (SLIT) in children with seasonal allergic rhinoconjunctivitis to grass pollen. Allergy, 2004, 59:1285-1293

18. Novembre E, Galli E, Landi F, et al. Coseasonal sublingual immunotherapy reduces the development of asthma in children with allergic rhinoconjunctivitis. J Allergy Clin Immunol, 2004, 114:851-857

19. Heale R. Short team coseasonal sublingual immunotherapy reduced the development of asthma in children with hay fever. Evid Based Nurs, 2005, 8:44

20. Reider N. Sublingual immunotherapy for allergic rhinoconjunctivitis; the seeming and real. Int Arch Allergy Immunol, 2005, 137:181-186

21. Turkcapar N, Kinikli G, Sak SD, et al. Specific immunotherapy-induced Sjogren's syndrome. Rheumatol Int, 2005, 26:182-184

22. Sanchez-Morillas L, Reano Martos M, Iglesias Cadarso A, et al. Vasculitis during immunotherapy treatment in a patient with allergy to Cupressus arizonica. Allergol Immunopathol(Madr), 2005, 33:333-334

23. Compalati E, Rogkakou A, Passalaequa G, et al. Emerging sublingual immunotherapy drags. Expert Phamacother, 2010, 11:2963-2972

24. Marogna M, Colombo F, Cerra C, et al. The clinical efficacy of a sublingual monomeriic allergoid at different maintenance doses; a randomized controlled trial. Int J Immunopathol Phamacol, 2010, 23:937-945

25. Ciprandi G, Passalacqua G. Emerging anti-inflammatory agents for allergic rhinitis. Expert Opin Emerg Drugs, 2005, 10:689-705

26. Marogna M, Spadoine I, Massoio A, et al. Long-lasting effect of sublingual immunotherapy according to its duration: a 15-year prospective study. J Allergy Clin Immunol, 2011, 115:1184－1188

27. Canonica GW, Bousquet J, Casale T, et al. Sublingual immunotherapy: World Allergy Organization position paper 2009. Allergy, 2009, 64(Suppl 91):1-59

28. Ciprandi G, Morandi F, Olcestri M, et al. Subcutaneous and sublingual immunotherapy and T regulatory cell: there is clinical relevance. Clin Exp Allergy, 2110, 40:922-932

29. Compalati E, Rogkakou A, Passalaequa G, et al. Emerging sublingual immunotherapy Drugs. Expert Phamacother, 2010, 11:2963-2972 [Epub 2010 Oct 19 Review]

30. Okubo K, Goton M. Sublingual immunotherapy for Japanese cedar pollinosis. Allergol Int, 2009, 58:149-154

31. Kaminuma O, Suzuku K, Mon A, et al. Effect lf sublingual immunotherapy on antigen-induced bronchiak and nssal inflannation in mice, Int Arch Allergy Immunol, 2010, 152 Suppl 1:75-78

32. Nettis E, DiLeo E, Calograti G, et al. The safety of a novel sublingual rush inducotion phase for latex desensitization, Curr Med Res Opin, 2010, 1855-1959

33. Okubo K, Goton M. Sublingual immunotherapy for Japanese cedar pollinosis. Allergol Int, 2009, 58:149-154

34. Wilson DR, Lima MT, Darham SR. Sublingual immunotherapy for allergic rhinitis: systematic review and meta-analysis. Alletgy, 2005, 60:4-12

35. Yuta A, Miyamoto T, Ogihara H, et al. Antigen specific aublingual immunotherapy for pediatric Japanese ceder pollinosis. Arerugi, 2009, 58:124-132

36. Kaminuma O, Suzuki K, Mon A. Effect of sublingual immunotherapy on antigen-induced bronchial and nasal inflammation in mice. Int Arch Allergy Immunol, 2010, 152(Suppl 1):75-78

37. Brozek, JL, Bousquet J, Baena-Cagnani CE, et al. Allergic rhinitis and its impact on asthma (ARIA) guidelines: 2010 revision. J Allergy Clin Immunol, 2010, 126:466-476

篇 五

真菌过敏与呼吸道炎症性疾病

耳鼻咽喉头颈部
变态反应病学

第 33 章
真菌变应原与变应性鼻炎及哮喘

李 源 顾之燕

以真菌作为变应原引起呼吸道变态反应的常见临床疾病有变应性鼻炎（allergic rhinitis，AR）和哮喘（asthma），还有表现以嗜酸性粒细胞黏蛋白为特征的变应性真菌性鼻窦炎（allergic fungal rhinosinusitis，AFRS）和变应性支气管肺真菌病（allergic bronchopulmonary fungal disease，AFD）。真菌孢子引起的 AR 又称为变应性真菌性鼻炎（allergic fungal rhinitis，AFR），AFR 和哮喘与其他吸入性变应原如尘螨和花粉等引起的 AR 和哮喘同样，是 IgE 介导的 Ⅰ 型变态反应。它们的临床表现、诊断和治疗策略等也与其他吸入性变应原性 AR 和哮喘基本相同，但在免疫治疗方面是否适用尚有不同意见，近年来，意见倾向于免疫治疗是有效的，而且未见严重不良反应。Kuna 等应用标准链格孢菌属（alternaria）变应原浸液对 50 例真菌过敏的哮喘和鼻-结膜炎儿童和青少年进行常规免疫治疗，共完成 3 年的研究，发现：治疗的第一个年头症状无明显改善，第二、三个年头症状记分和药物记分明显改善（$P<0.05$），抗原特异性鼻激发试验也显示敏感性减低；7 例发生副作用，最常见的是注射部位水肿，共计 11 例次。Cortellini 等对 27 例变应性真菌性呼吸道疾病，以链格孢菌属进行舌下免疫治疗，26 例完成治疗，显示症状明显改善，对照组无症状改善，治疗组 1 例发生口腔痒感和治疗开始时有结膜炎。Tabar 等对 AFR 和哮喘应用标准化链格孢菌属浸液进行常规免疫治疗，也取得与上述两报道相同的治疗效果和良好的耐受性。

真菌孢子和菌丝广泛存在于自然界，与其他类型的吸入性变应原截然不同的是，它们不仅在户外广泛分布，且在室内，甚至在鼻腔、鼻窦内亦可生长并发芽，因此可以说真菌无处不在。在户外，真菌孢子的数量通常是花粉数量的百倍以上。Horner 等曾估计，世界范围内，3%～10% 成人和儿童对真菌孢子发生变态反应。另外，近年来关于真菌过敏的问题越来越引起变态反应学者的关注，据美联社报道某地具有典型花粉症（包括 AFR 和哮喘）临床表现的患者其症状发生于 5 月中旬到深秋以后，如迁居到其他地区则完全不发病。皮肤试验花粉变应原呈阴性反应，经过进一步检查，证实其中部分患者是因真菌过敏所致。因此，必须明确一部分花粉症患者是由真菌过敏引起的 AFR 和哮喘。

真菌与 AFRS 和变应性支气管肺真菌病的关系将分别在第 34 章和第 35 章介绍。本章着重介绍真菌孢子作为 Ⅰ 型变应原在特应性个体引起季节性呼吸道变应性疾病，主要症状表现在鼻腔和支气管。强调在探讨 AR 和花粉症时，不能忽视 AFR 和哮喘发病中的真菌过敏的因素。

真菌分布的差异

真菌的分布及密度在不同纬度、气候、湿度以及其他因素如植被的地理环境中存在极大的差异。大量的研究表明，真菌孢子密度最高的区域是热带地区如马来西亚、波多黎各和新加坡，其次是在温带气候区域如美国中西部。干燥的或半干旱气候地区如芬兰、科威特和美国亚利桑那州真菌孢子的密度最低。

在大多数情况,室内真菌的种类及密度是受户外真菌主导的,且这些真菌与室内湿度及其在室内生长的速度相关,如烟曲菌、花斑曲霉属、外瓶霉属、瓶霉属、纸葡萄穗菌、木霉属、单格孢属等。

然而,当发生飓风和洪水等自然灾害时,受灾地区真菌大量生长发芽,此时真菌的密度极高。美国疾病控制中心对因飓风引发洪水的法国新奥尔良市及其周围地区的研究发现,46%的受检家庭有可见的真菌生长,洪水区户外真菌孢子数大约是非洪水地区的2倍($P<0.05$),室内真菌孢子密度更高,最高达645 000个/立方米,最常见的孢子种类是分枝孢子菌、曲霉菌和青霉菌。

真菌已知有数千种,但与呼吸道变态反应有关者仅十数种至数十种。真菌的特点是:①真菌是不含叶绿素,无根、茎和叶等"器官"的低等植物;②广泛存在于腐植物和泥土中,其菌丝和孢子可飘散到室内外;③真菌孢子很小,直径$1\sim200\mu m$不等,可以飘散到很远的距离;④引起呼吸道变应性症状者主要是真菌孢子,且是空气传播的非致病性的真菌,菌丝也具有变应原性,但远小于真菌孢子。

空气中真菌飘散的调查在有条件的变态反应临床科室和研究室是必须进行的研究。因真菌飘散情况依不同地区而异,为了正确地分析致敏真菌和正确选择免疫治疗的真菌抗原,必须掌握本地区真菌飘散的规律,这是非常重要的工作。一般的规律是,真菌飘散较草类和莠类的花粉飘散的时间开始早、结束晚,持续时间长。

真菌与 AFR 及哮喘

近年来真菌过敏的患者有增多的趋势,国外不同作者报道9%~78.5%的花粉症患者为真菌过敏所致,真菌过敏多见于儿童。真菌过敏表现为季节性AR和哮喘,结膜炎少见,如伴有结膜炎也比花粉所致者为轻,具有花粉症的患者具有下列表现应考虑真菌过敏的可能性:①某些儿童患者;②最严重的症状发生于花粉季节到来之前,症状持续到花粉季节结束之后;③具有典型的花粉症表现,但花粉皮肤试验和黏膜激发试验阴性。真菌变应原皮肤试验虽为阳性,但几乎无一例呈强阳性反应。

大量研究表明,即使是在真菌孢子密度最高的马来西亚、波多黎各和新加坡,或者在温带气候如美国中西部,以及真菌孢子密度极低的芬兰、科威特、和美国亚利桑那州,AFR的发病率均显著低于其他吸入性变应原引起的AR,且目前除了新加坡的研究显示儿童花粉症发病率较低外,其余绝大部分研究均显示花粉引起AR的发病率远高于真菌变应原引起的AR。

Boulet等比较了3371例AR和(或)哮喘患者对常见户内、外变应原敏感的类型及发病情况发现,对花粉(户外)敏感195例,其中表现为AR 73.8%、哮喘11.8%、两者均有为14.4%;对灰尘、猫、狗皮屑或者螨(室内)敏感710例,其中AR48.6%、哮喘24.5%、两者均有为26.9%。对户外和室内变应原均敏感1793人,其中AR 55.5%、哮喘14.6%、两者均有为29.9%。相比之下,对链格孢属(户外和室内)敏感的患者中,AR、哮喘和两者均有分别仅25.8%、20.9%和27.4%。可见AFR的患病率远低于对其他吸入性变应原敏感的AR,不论是户外的还是室内的。

类似的另一个研究是Ezeamuzie等检测了干旱地区(科威特)810例AR和(或)哮喘对真菌变应原的敏感性,结果显示对真菌(至少一种)敏感的占20.9%,而在120例对照个体中这个比例是5.8%。应注意的是,这个比例在仅有哮喘,或者哮喘合并AR的患者中均较仅有AR者明显高,分别是45.8%、28.3%和11.8%($P<0.001$)。因此从总体来看,真菌引起AR和(或)哮喘的概率较低,而且相比之下似乎真菌和哮喘的关系更为密切。

在6岁和11岁两个年龄组的患儿中,链格孢属是唯一导致哮喘的高危变应原。Halonen等的研究也表明,即使在半干旱气候地区的图森和亚利桑那州,哮喘患儿的主要变应原是链格孢属(*alternaria*),而AR则是狗牙根草。

Gergen和Turkeltaub对年龄在6~24岁之间的4295名美国白人普通公民,采用Logistic分析,对单个变应原与哮喘和(或)AR的关系进行了评估。结果显示哮喘与屋尘和链格孢属有关,这种关系也见于单独哮喘者(不合并AR),而AR与豚草、黑麦草、屋尘和链格孢属有关,但单独AR者(不合并哮

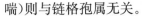

喘)则与链格孢属无关。

用真菌变应原行鼻腔激发试验可引起阳性反应。有一研究显示,对敏感患者用担子孢子浸液行鼻腔激发试验可引发速发型鼻变态反应。

真菌密度与 AFR

真菌孢子越是密集的区域,真菌诱发的变态反应发病率越高。例如芬兰链格孢属和草本支孢属发病率分别仅 2.8% 和 2.7%,而在温带或热带国家,这两个真菌以及其他真菌引起变态反应的发病率在20% 左右。Andersson 等对澳大利亚新南威尔士州儿童的研究尝试阐明真菌变态反应和 AR 之间的因果关系。他们发现,即使除外黑毒麦变态反应,AR 症状和户外空气中传播的链格孢属浓度之间也存在相关性。

室内真菌和 AR 之间的关系尚无足够的证据,因为目前缺乏真菌标本定量数据,另外 AR 的症状有时和感染性鼻炎难以分辨。目前关于室内湿度或可见真菌的多数研究均依据自我报告。来自芬兰的研究发现室内湿度和 AR 症状相关[让步比 odds ratio OR 为 1.89,可信区间(1.15,3.11)],另一个同样来自芬兰的研究是对大学二年级学生的调查,结果显示真菌或"可见真菌,或潮湿霉斑,或水渍"和 AR 之间有相关。此外,对加拿大儿童的研究也证实枯草热和室内"真菌"及"潮湿"有相关(OR 分别是 1.57和 1.26)。相似的结论是,对美国堪萨斯州首府图皮卡 150 个家庭的研究也证实儿童枯草热症状和室内分枝孢子菌属、附球菌属、酵母和短梗霉属的浓度有相关。

Stark 等对父母患有哮喘或 AR 的 405 名 5 岁以下儿童进行了室内真菌浓度与 AR 关系的研究,发现在室内真菌浓度>90% 的情况下(波士顿),这些儿童在出生的头 5 年里,AR 发病与户内真菌浓度相关。

结言

真菌孢子广泛存在于自然界,作为一类吸入性变应原,真菌与呼吸道变态反应显然有必然的关系。就目前已经掌握的真菌和呼吸道变态反应的流行病学调查资料表明,在真菌分布密度较高的地区,对真菌敏感的呼吸道变态反应发病率也较高。然而总体来说,真菌引起呼吸道变态反应的发病率是较低的,即使在真菌分布密度极高的热带地区,AFR 的发病率也远不如花粉症,甚至在洪水泛滥的地区亦未见AFR 流行。因此,这些研究还未能证明真菌和 AFR 之间有直接的关系,也未能证明室内潮湿或者真菌暴露与鼻炎症状之间有明显的关系,尽管有一组研究证实在出生后最初 5 年里的儿童中,室内高密度真菌和 AFR 的发生有关系。然而,这些研究表明,真菌与哮喘或哮喘合并 AR 之间存在流行病学上的必然联系,也就是说,真菌引起呼吸道变态反应表现更多的是哮喘,而非 AFR。

参 考 文 献

1. Hamilos DL. Allergc fungal rhinosinusitis. Proceedings of the American thoracic society,2010,7:245-252

2. Horner WE,Helbling A,Salvaggio JE,et al. Fungal allergens. Clin Microbiol Rev,1995,8:161-179

3. Bush RK,Portnoy JM,Saxon A,et al. The medical effects of mold exposure. J Allergy Clin Immunol,2006,117:326-333

4. Burge HA. An update on pollen and fungal spore aerobiology. J Allergy Clin Immunol,2002,110:544-552

5. Centers for Disease Control and Prevention (CDC). Public health response to Hurricanes Katrina and Rita-United States,2005. MMWR Morb Mortal Wkly Rep,2006,55:229-231

6. Solomon GM,Hjelmroos-Koski M,Rotkin-Ellman M,et al. Airborne mold and endotoxin concentrations in New Orleans,Louisiana,after flooding,October through November 2005. Environ Health Perspect,2006,114:1381-1386

7. Kidon MI,See Y,Goh A,et al. Aeroallergen sensitization in pediatric allergic rhinitis in Singapore:is air-conditioning a factor in the tropics? Pediatr Allergy Immunol,2004,15:340-343

8. Boulet LP,Turcotte H,Laprise C,et al. Comparative degree and type of sensitization to common indoor and outdoor allergens in subjects with allergic rhinitis and/or asthma. Clin Exp Allergy,1997,27:52-59

9. Ezeamuzie CI,Al-Ali S,Khan M,et al. IgE-mediated sensitization to mould allergens among patients with allergic re-

spiratory diseases in a desert environment. Int Arch Allergy Immunol,2000,121:300-307

10. Halonen M,Stern DA,Wright AL,et al. Alternaria as a major allergen for asthma in children raised in a desert environment. Am J Respir Crit Care Med,1997,155:1356-1361

11. Gergen PJ,Turkeltaub PC. The association of individual allergen reactivity with respiratory disease in a national sample:data from the second National Health and Nutrition Examination Survey,1976-1980 (NHANES II). J Allergy Clin Immunol,1992,90:579-588

12. Fadel R,David B,Paris S,et al. Alternaria spore and mycelium sensitivity in allergic patients:in vivo and in vitro studies. Ann Allergy,1992,69:329-335

13. Escudero AI,Sanchez-Guerrero IM,Mora AM,et al. Cost-effectiveness of various methods of diagnosing hypersensitivity to Alternaria. Allergol Immunopathol (Madr),1993,21:153-157

14. Helbling A,Gayer F,Pichler WJ,et al. Mushroom (Basidiomycete)allergy:diagnosis established by skin test and nasal challenge. J Allergy Clin Immunol,1998,102:853-858

15. Reijula K,Leino M,Mussalo-Rauhamaa H,et al. IgE-mediated allergy to fungal allergens in Finland with special reference to Alternaria alternata and Cladosporium herbarum. Ann Allergy Asthma Immunol,2003,91:280-287

16. Andersson M,Downs S,Mitakakis T,et al. Natural exposure to Alternaria spores induces allergic rhinitis symptoms in sensitized children. Pediatr Allergy Immunol,2003,14:100-105

17. Koskinen OM,Husman TM,Meklin TM,et al. The relationship between moisture or mould observations in houses and the state of health of their occupants. Eur Respir J,1999,14:1363-1367

18. Kilpeläinen M,Terho EO,Helenius H,et al. Home dampness,current allergic diseases,and respiratory infections among young adults. Thorax,2001,56:462-467

19. Brunekreef B,Dockery DW,Speizer FE,et al. Home dampness and respiratory morbidity in children. Am Rev Respir Dis,1989,140:1363-1367

20. Su HJ,Rotnitzky A,Burge HA,et al. Examination of fungi in domestic interiors by using factor analysis:correlations and associations with home factors. Appl Environ Microbiol,1992,58:181-186

21. Stark PC,Celedon JC,Chew GL,et al. Fungal levels in the home and allergic rhinitis by 5 years of age. Environ Health Perspect,2005,113:1405-1409

22. Kuna P,Kaczmarek J,Kupczyk M. Efficacy and safety of immunotherapy for allergies to Alternaria alternate in children. J Allergy Clin immunol,2011,127:502-508

23. Cortellini G,Spadolini I,Patella V,et al. Sublingual immunotherapy for Alternaria-induced allergic rhinitis:a randomized placebo-controlled trial. Ann Allergy Asthma Immunol,2010,105:382-386

24. Tabar AL,Lizaso MT,Garcia BE,et al. Tolerance of immunotherapy with a standardized extract of Alternaria tennis in patients with rhinitis and bronchial asthma. J Invostig Allergol Clin Immurol,2000,10:327-333

第 34 章
变应性真菌性鼻窦炎

李 源 顾之燕

变应性真菌性鼻窦炎(allergic fungal rhinosinusitis,AFRS)是指发生以 IgE 介导的对真菌的变态反应(皮肤试验阳性),并存在含有真菌菌丝的嗜酸性粒细胞黏蛋白的鼻窦炎。临床上多表现伴发哮喘、外周血嗜酸性粒细胞增多,以及鼻息肉和变应性鼻炎。

对 AFRS 的认识仅 30 余年,最初(1976 年)的认识是源自一例变应性支气管肺曲菌病(allergic bronchopulmonary aspergillosis,ABPA),诊治医师 Safirstein 在该例患者的鼻腔内发现一种稠厚黏胶样的、可培养出曲霉菌的嗜酸性粒细胞黏蛋白(eosinophilic mucin),但那时他认为只是普通的鼻腔鼻窦炎症而已。五年后的 1981 年,Miller 首次描述了鼻窦中这种黏蛋白的组织病理学,并明确指出其与已经公认的 ABPA 从肺中取出的黏液的组织病理学是相似的。然那时对鼻窦这种疾病的本质仍然很模糊。AFRS 的正式记载是 Katzenstein 等在 1983 年报道的 6 例,提出该疾病是曲霉菌引起的一种发生在鼻腔鼻窦的变态反应性疾病,遂命名为变应性曲霉菌性鼻窦炎(allergic aspergillus sinusitis,AAS)。然而,上述早期研究均缺乏真菌培养资料,取名"AAS"是因为 2 条依据:①真菌染色的形态特征和曲霉菌相似;②嗜酸性粒细胞黏蛋白的组织病理学与 ABPA 相似。事实上,仅从真菌染色鉴别真菌种属是不可能的。后来发现,这种与真菌相关的鼻窦疾病除了与曲霉菌属有关外,还与很多其他真菌相关。因此从 1989 年起,开始启用"变应性真菌性鼻窦炎(AFRS)"这一命名。AFRS 是一个特殊的疾病群,在慢性鼻窦炎(chronic rhinosinusitis,CRS)中占 5%～10%。在世界范围内,对 AFRS 免疫学发病机制和治疗效果的研究主要在最近的 10 年,目前在治疗效果方面已经取得基本一致的意见,但对发病的免疫学机制仍存在一些尚未明了的疑问。主要是,以嗜酸性粒细胞黏蛋白为特征的鼻窦炎中,有些有真菌,有些并没有真菌;而在有真菌的病例中,有些是对真菌的变态反应,有些则不是。这些不同临床表象背后的免疫学机制以及它们之间的本质关系仍然不得而知,需要继续研究。

一 流行病学和病理生理学

流行病学

AFRS 的发病率随不同地理位置而不同。高发地区主要位于较高湿度的温带区域。从全球范围看,发病较高地区如美国沿密西西比河和南部的高湿度地区、印度北部、澳洲南部和波斯湾地区。1998年美国报道最高发病区域是田纳西州的孟菲斯,当地内镜鼻窦手术者中 20% 是 AFRS。1983 年 Katzenstein 首先报道的 AFRS 就是位于这个地区。相比之下,在气候较冷的美国西北部则从未报告过 AFRS。

存在真菌孢子是 AFRS 发病的基本条件,户外真菌孢子数量的地域性差异决定了 AFRS 发病率的地域性差异。同时,这些地区的户外真菌孢子数量亦因不同季节而异。此外,潮湿的地窖、浴室、加湿器和空调亦是真菌孢子数量较多的地方,例如美国南部和波斯湾地区空调使用率较高,因此那里也成为 AFRS 的高发区。据国外资料,CRS 中 5%～10% 实际上是 AFRS。目前我国 AFRS 有零星个案报道,尚无深入研究,更没有流行病学的调查资料。

早期报道与 AFRS 发病相关的真菌是曲霉菌属。随着真菌培养技术的进步,现今已经证明 AFRS 与多种真菌相关,例如暗色孢属(dematiaceous),此外还有黑附球属和腐皮镰属。在 1996 年回顾的英文文献诊断为 AFRS 的 263 例中,168 例真菌培养阳性,其中暗色孢属占 87%,曲霉菌属仅 13%。因此暗色孢属被公认是 AFRS 肯定具有潜在参与发病机制的真菌,其在变应性真菌性鼻炎(allergic fungal rhinitis,AFR)中的作用也已被确认。

与 AFRS 相关的真菌有地域分布的区别。在北美,大部分是暗色孢属或者产色属(pigment producing species),如双极霉属(bipolaris)、明脐菌属(exserohilum robatum)、弯孢霉属(curvularia lunata)和链格孢属(alternaria)。在北印度则是黄曲霉(aspergillus flavus),波斯湾国家以曲菌(aspergillus)为主。我国尚缺乏相关资料。

常见的相关真菌均是发芽率高的菌属,其抗原性亦随发芽而增强。已证明链格孢属在体温下 2 小时内即可发芽。

病理生理学

真菌进入遗传易感体质个体的鼻腔鼻窦后,逃避了黏液纤毛清除或者喷嚏和咳嗽将其排出,其将逗留一段足够长的时间以允许其发芽,发芽的孢子增强了真菌的抗原性,致使嗜酸性粒细胞黏蛋白的产生。后者进而促进真菌孢子在这种嗜酸性粒细胞黏蛋白中继续生长,这种具有抗原性的不断生长的真菌导致产生更多的嗜酸性粒细胞黏蛋白,又进一步促进更多真菌生长。如此正反馈机制最终形成恶性循环(图 5-34-1)。与此同时,稠厚的变应性黏蛋白阻碍了黏液纤毛清除功能,大量炎症细胞因子的产生和积蓄促进了鼻息肉的生长。如此周而复始加剧了疾病的发展。

二 与以嗜酸性粒细胞为特征的呼吸道疾病的关系

AFRS 与以嗜酸性粒细胞为特征的鼻窦炎

1. 以嗜酸性粒细胞为特征的鼻窦炎 根据其是否存在真菌,或是否是变态反应分为 4 种临床类型(图 5-34-2):①嗜酸性粒细胞性真菌性鼻窦炎(eosinophilic fungal rhinosinusitis,EFRS):是存在真菌的类型;②嗜酸性粒细胞黏蛋白性鼻窦炎(eosinophilic mucin rhinosinusitis,EMRS):是指嗜酸性粒细胞

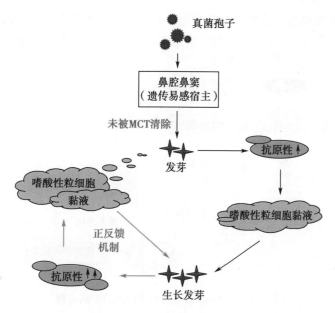

图 5-34-1 AFRS 发病的正反馈机制最终形成恶性循环

黏蛋白的组织病理学未看见真菌或未培养出真菌的鼻窦炎,因此也称为非真菌性嗜酸性粒细胞黏蛋白性鼻窦炎(nonfungal eosinophilic mucin rhinosinusitis,NF-EMRS);③变应性真菌性鼻窦炎(AFRS):是对真菌的变态反应,存在嗜酸性粒细胞黏蛋白和真菌,是本章叙述的类型;④嗜酸性粒细胞性真菌性鼻窦炎(EFRS):存在真菌,且是发病原因,但不是通过 IgE 介导的变应性机制致病的,Ferguson 为了强化 EFRS 这种非变应特性,将其称为非变应性嗜酸性粒细胞性真菌性鼻窦炎(nonallergic eosinophilic fungal rhinosinusitis,NA-EFRS)。

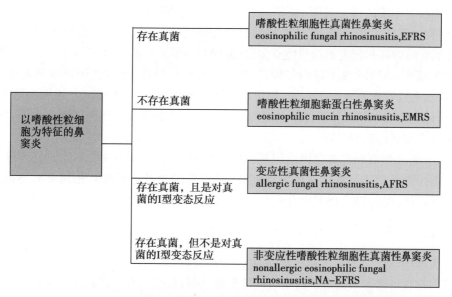

图 5-34-2 真菌与以嗜酸性粒细胞为特征的鼻窦炎的关系

2. 嗜酸性粒细胞性真菌性鼻窦炎 20 世纪 90 年代,Ponikau 等提出真菌是大多数 CRS 的病因。因为他们在 93% 的接受鼻窦手术者的鼻腔灌洗液中证实存在嗜酸性粒细胞黏蛋白和真菌,且在同一研究中还发现所有正常对照的鼻腔灌洗液中也均可培养出真菌。此外,Ponikau 等还指出由于近 100 例存在嗜酸性粒细胞黏蛋白和真菌的患者中,仅不到半数有变态反应,故认为真菌的病因作用并非 IgE 介导的变态反应,而是真菌激发的嗜酸性粒细胞介导的反应。因此提出 AFRS 应称为嗜酸性粒细胞性真菌性鼻窦炎(eosinophilic fungal rhinosinusitis,EFRS)更合适。Ponikau 等推论 EFRS 的发病机制是:

真菌寄生于鼻窦,引发鼻窦黏膜中的嗜酸性粒细胞穿过上皮向真菌迁徙包围真菌,通过释放毒性蛋白杀死真菌,与此同时损伤了鼻窦黏膜,继发细菌定植感染,发生 CRS/鼻息肉病(图 5-34-3)。

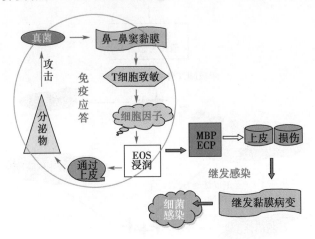

图 5-34-3　Ponikau 等推论 EFRS 的发病机制

3. AFRS 与 NF-EMRS　AFRS 和 NF-EMRS 均普遍被认为是免疫学相关的疾病,前者多被认为是 IgE 介导的变态反应,后者则被定位是嗜酸性粒细胞介导的炎症反应。两者明显的差异是前者与真菌相关,后者则不相关。但两者的相同之处是都以嗜酸性粒细胞黏蛋白为特征,且多数临床特征亦相似。

近年对两者的临床表象进行了一些研究。来自美国东北部的研究表明两者的临床特征有明显不同,如 AFRS 患病年龄明显年轻(30.7 岁:48.0 岁)、较少合并哮喘(41%:93%)、较少有阿司匹林耐受不良(13%:54%)和较少双侧发病(55%:100%),且总 IgE 水平亦明显高(均值:19410mg/L:2670mg/L)。来自北印度的研究表明 AFRS 的平均年龄比 NF-EMRS 低(28 岁±13 岁:41 岁±10 岁),双侧发病稍少(75%:100%),这两点和源自北美的研究相似,但这些差别无统计学意义。此外,AFRS 影像显示骨质破坏和密度不均质性更多见(分别是 100%:40% 和 97%:67%)。然来自澳洲南部的前瞻性研究表明,AFRS 除了发病年龄较 EMRS 明显年轻外,其他如阿司匹林耐受不良、双侧发病、免疫球蛋白水平或者哮喘等均无差异,那里的 AFRS 全部是双侧患病。上述三个研究的差异可能与当地的气候、社会经济以及人种遗传易患性的不同有关。北印度和南澳洲属同一地区,可能是那里的环境易于真菌寄生和更易双侧发病。

近年,Ferguson 小组在研究鼻息肉组织基因的活性形式时对 AFRS 和 NF-EMRS 进行了比较,结果表明两者的基因激活形式与联合对照组不同,同时也表明两者之间既有相同又有不同。NF-EMRS 一些基因的差异表达,在 AFRS 也多少有一点。

AAS 和 ABPA

如本章开头所述,对 AAS 的最初概念是从 ABPA 开始的。自 1976 年 Safirstein 首次报道在一例 ABPA 的鼻腔内存在可培养出曲霉菌的嗜酸性粒细胞黏蛋白之后,有回顾性研究发现,ABPA 发病前先有鼻症状和体征,如鼻阻塞、鼻溢液和坚硬的血色鼻栓,进而检查发现鼻黏膜严重水肿、鼻息肉和鼻窦炎,这些鼻症状和体征经常规药物治疗和手术均无效。但有趣的是,这些鼻症状和体征在明确 ABPA 时,并给予系统糖皮质激素治疗后,和 ABPA 同时获得改善。若一旦再出现鼻症状和体征,胸片也必然证实 ABPA 复发,再次系统糖皮质激素治疗后,鼻、肺症状又同时消失。因此有观点认为,AAS 和 ABPA 是发生于同一个体的两个不同部位的同一疾病。

AAS 鼻腔鼻窦内黏蛋白和 ABPA 支气管内黏液的组织病理学是相似的,均为嗜酸性粒细胞黏蛋白,进而还发现两者具有相似的免疫学特征,例如,两者均表现吸入特应性,即具有对吸入真菌孢子产生变态反应的遗传易感体质。虽然晚近的研究已经证实多种真菌可以致病,并因此对这一疾病有称为"变应性支气管肺真菌病(allergic bronchopulmonary fungal disease,ABPFD)"之说,但是临床上多见的以及研究最为深入的仍然是ABPA。

AAS和ABPA的免疫学真的完全相似吗？研究发现,在ABPA,真菌特异性IgE和IgGs增高是非常常见的,特别是IgGs增高,90%以上的ABPA患者均显示IgG急剧增高,IgGs是免疫复合物反应所必须具备的免疫球蛋白。但在AAS,目前尚缺乏关于与IgGs相关的证据。另外,从临床上看AAS与ABPA的另一个区别是,囊性纤维病(cystic fibrosis,CF)并不合并AAS,但据报道6%~25%CF合并ABPA,相比之下,哮喘患者合并ABPA仅1%。

Schubert等总结了AAS和ABPA的相同和不同点(表5-34-1)。

表5-34-1 AAS和ABPA的临床特征比较

	AAS	ABPA
变应性黏蛋白和非侵袭真菌丝	是	是
吸入特应性	是	是
病原性真菌皮肤试验阳性	是	是
血清总IgE升高	是	是
特异性IgG升高	是	是
特异性IgE升高迟于特应性	是	否
真菌血清沉淀素	有	无
外周血嗜酸性粒细胞增多	是	是/无
血清总IgE水平反映疾病的变化	是	是
MHC Ⅱ联合HLA	是1	是2
对系统用糖皮质激素反应佳	是	是

1. HLA-DR2和DR5,DQ2被发现有保护性
2. HLA-DQB1*0301和DQB1*0302(仅对双极菌属AFRS)

AAS和ABPA之间的关系有三种解释:①AAS可能使机体易于发生ABPA,但两者不一定同时存在;②AAS和ABPA是独立的呼吸道疾病,但不清楚病变为何只限于鼻窦或只发生在支气管及肺;③AAS和ABPA是同一疾病,前者是后者在鼻部的表现,AAS是某些相互关联的因素或事件导致ABPA进一步发生和发展的结果,近年大量的免疫学和组织病理学证据支持这一理论。

三 发病的免疫学因素及机制

虽然已经从AFRS的嗜酸性粒细胞黏液中分离出多种真菌,也已证实AFRS患者皮肤试验表现对真菌的Ⅰ型变态反应和血清真菌特异性IgE升高。然而这些证据尚不足以说明AFRS就是对寄生真菌的Ⅰ型变态反应。Pant等的研究表明,AFRS、NF-EMRS以及真菌变态反应患者的真菌IgE水平是相似的,这意味着仅仅是真菌变态反应是不足以引起AFRS的。患者可以有真菌变态反应而没有EMRS。因此若NF-EMRS表现真菌IgE升高,可能提示真菌还没有进入鼻腔鼻窦,也就是说,宿主防御系统如黏液纤毛清除作用阻挡了真菌孢子的定植,或者是缺乏协同作用因子如超抗原。由此可见,AFRS发病的免疫学机制可能是多因素的。这些因素中,必须具备的因素是非侵犯真菌生长、嗜酸性粒细胞黏液和对真菌的Ⅰ型变态反应,其他可能需要具备的因素是金黄色葡萄球菌超抗原和对超抗原刺激易感的HLA亚型。

变态反应

提出AFRS是发生在鼻腔鼻窦的一种对真菌的变态反应疾病这一观点可以追溯到最初认识该疾

病的时候，历经 20 余年，这个观点始终没有放弃，而且随着对疾病本质探索的深入，已经有越来越多的证据证明变态反应是 AFRS 发病和病理生理学的核心机制。

1. 真菌吸入特应性　1998 年美国西南联合州大样本报道全部 AFRS 患者均具吸入特应性，包括对病原真菌的 I 型速发型高敏反应。同年，另一份同样来自美国的研究对真菌培养为双极菌属阳性的全部 AFRS 患者进行真菌抗原皮肤试验，结果也均为阳性。上述研究提示，IgE 介导的 I 型变态反应参与了 AFRS 发病。但近年有观点指出，仅凭真菌吸入特应性尚不足以证实就是 AFRS，因为研究发现，AFRS 通常不存在对常见病因性真菌的吸入特应性。

2. IgE 和 IgGs　研究发现，AFRS 患者的 RAST 和 ELESA 对双极菌属均呈现特异性 IgE 和 IgG 抗体的阳性抑制反应，而绝大多数 CRS 上述两项均为阴性。另一项研究虽然发现 AFRS 血清总 IgE 水平不比正常对照高，但血清和黏蛋白的真菌特异性 IgE 水平则明显高于正常对照。近年的深入研究更明确提出，AFRS 是对真菌抗原的局部的 IgE 介导的反应。已经有免疫组化研究证实 AFRS 下鼻甲上皮和上皮下 IgE 染色均明显增强，且上皮下 IgE 染色更强于上皮层，但下鼻甲和鼻窦组织的 IgE 染色并无显著差异。该研究还对下鼻甲组织的免疫 CAP 分析(immuno CAP analysis)表明，14 个抗原中 5 个的特异性 IgE 和总 IgE 增加。与此对应的是，上述两项在正常对照和不合并息肉的慢性鼻窦炎(CRSs-NP)则远逊色于 AFRS。此外，研究还发现，血清 IgE 水平反映 AFRS 的临床状态，随疾病的活动而波动，IgE 高水平时提示疾病处于活动状态，低水平时提示疾病处于静止状态。有学者强调，总 IgE 水平对于预示 AFRS 持续或复发较特异性 IgE 更具特异性和更为敏感。因此总 IgE 水平多被用作监视 AFRS 临床进展的指标。AFRS 患者血清总 IgE 水平通常是升高的，甚至高达 1000IU/ml 以上。以上研究均表明，真菌特异性 IgE 和 IgGs 可能在 AFRS 的发病机制中发挥作用。

3. 嗜酸性粒细胞炎症　AFRS 表现为以嗜酸性粒细胞-淋巴细胞/特应性/变应性为特征的强烈的黏膜炎症反应，甚至发生哮喘。嗜酸性粒细胞黏蛋白和嗜酸性粒细胞脱颗粒表明了嗜酸性粒细胞参与 AFRS。采用免疫组化检测 AFRS 和 CRS 鼻窦黏膜嗜酸性粒细胞介质(主要碱性蛋白和嗜酸性粒细胞源性神经毒素)和中性粒细胞介质(中性粒细胞弹性蛋白酶)，结果表明 AFRS 嗜酸性粒细胞介质远高于中性粒细胞介质($P<0.00001$)，CRS 则无显著性差异。其实在此之前，已经有研究评价了 AFRS 黏蛋白和血清中嗜酸性粒细胞阳离子蛋白(ECP)的水平，结果虽然显示血清 ECP 水平和对照组无差异，但黏蛋白中 ECP 水平则明显高于对照($P<0.01$)。提示 AFRS 与嗜酸性粒细胞活化有关。

多数 AFRS 具有对真菌嗜酸性粒细胞黏蛋白的真菌变态反应证据，体外试验(RAST)和体内试验(皮肤试验)也已表明对大多数真菌敏感，尽管嗜酸性粒细胞黏蛋白中通常仅培养出单一真菌。其实，1997 年 Chrzanowski 等从 AFRS 嗜酸性粒细胞黏蛋白中分离出一种质量为 18 000 的蛋白，可以解释 AFRS 为什么对大多数真菌敏感，研究者认为这种蛋白可能起真菌"泛抗原"的作用。

然而，近年有学者质疑 I 型变态反应在 AFRS 发病机制中的关键作用，依据是在一些以嗜酸性粒细胞黏蛋白为特征的 CRS 中(即 EMRS)，并没有真菌和(或)真菌特异性 IgE 水平升高，即 NF-EMRS。且研究 NF-EMRS 和 AFRS 的鼻息肉组织学和免疫学亦表明两者并无显著差异。上述质疑提出了一个新的思路，即 NF-EMRS 和 AFRS 表现相似的嗜酸性粒细胞黏蛋白提示在 AFRS 的发病中可能还存在其他免疫学机制。

遗传易患性

AFRS 的免疫生物学还与某些主要组织相容性复合体 II 类(major histocompatibility complex II，MHC II)基因有关，分别是人类白细胞抗体(HLD)-DR2 和-DR5。这点和 ABPA 相似。然而，不是所有的 AFRS 和 ABPA 患者都有此基因型，也不是所有此基因型的患者都会发展为 AFRS 或 ABPA。据 Schubert 报道，AFRS 和非真菌 CRS 的 MHC II 联合 B 链人类白细胞抗原(HLA)-DQB1 * 0301 和 DQB1 * 0302 均高于对照组，但 AFRS 比非真菌 CRS 更多见。Chauhan 等对 APBA 的研究也发现 MHC II 联合 B 链 HLA-DIB1 * 1501h 和 * 1503。这意味着 AFRS 和 ABPA 均涉及包含特异性抗原提呈细胞(antigen presenting cells，APC)和 T 细胞反应的获得性(后天)免疫。上述研究结果和遗传易患性患者暴露于超抗原时导致 T 细胞非特异性活性上调的作用是一致的,其为对真菌的 Th2 介导的反应创造了条件,尽管真菌可能是偶然存在。

真菌蛋白酶的作用

Gibson 的研究证实 ABPA 发病除了 IgE 介导的对真菌抗原的反应(即通过刺激 Th2 途径导致嗜酸性粒细胞浸润)之外,曲菌蛋白酶促进上皮活性和强烈趋化因子反应亦在发病中发挥作用,后者引起中性粒细胞气道炎症。

然而,真菌蛋白酶(fungal proteases)在鼻窦黏膜中的作用多不清楚,可能是独立于 IgE 介导的变态反应机制的另一种机制,即真菌自己能够刺激引起炎症。已经表明真菌能够不依赖 IgE 介导机制诱导嗜酸性粒细胞脱颗粒,且有研究证明,链格孢属漂浮菌能不依赖 IgE 介导诱发 CRS 患者外周血单核细胞产生 IL-5,而非 CRS 患者则不能,这可能是真菌蛋白酶引起的,导致 NA-EFRS。另外,当将鼻息肉细胞在体外暴露于真菌时,可诱导产生炎症细胞因子,并伴随蛋白酶激活受体的表达增加。因此可以推测,真菌蛋白酶和鼻黏膜上皮细胞相互作用,在体外能促进炎症细胞因子产生,这些细胞因子诱发嗜酸性粒细胞和中性粒细胞迁徙。

金黄色葡萄球菌超抗原

金黄色葡萄球菌(staphylococcus aureus,S. aureus)是 AFRS 手术切除组织最常见的培养阳性菌,而且也见于其他类型的 CRS 的培养结果。此外,金黄色葡萄球菌肠毒素(staphylococcus aureus enterotoxins,SEs)作为其超抗原也已经被认为可能在不合并息肉的慢性鼻窦炎(CRSsNP)的发病机制中发挥作用。

研究证实 AFRS 存在 SEs 的特异性 IgE,且与血清总 IgE 水平相关,提示 SEs 在 AFRS 免疫生物学中的作用,甚至可能是 AFRS 免疫发病机制中必须并存的因素。

Wormald 小组的研究表明,CRSsNP 和合并息肉的慢性鼻窦炎(CRSwNP)患者以及正常对照的外周血淋巴细胞(PBL)在暴露于 B 型 SEs(SEB)时,干扰素-γ(IFN-γ)明显增加,而 IL-5 仅适度增加。上述结果在进一步给予真菌提取物(曲霉菌和链格孢属)暴露后增强。他们认为,SEB 对外周血淋巴细胞起的是促炎作用,而真菌提取物则是协同这种促进作用。Ferguson 等报道在嗜酸性粒细胞黏蛋白中同时存在真菌及细菌和仅有真菌而无细菌之间有统计学差异,他们认为这是细菌共同参与 AFRS 致病的证据,但他们也推测,细菌可能是产生 AFRS 发病需具备的超抗原,抑或可能仅是共存而已。

四　临床表现、相关检查及诊断

临床症状及体征

AFRS 常常累及多个鼻窦,但最常被累及的是筛窦,其次是额窦和上颌窦。AFRS 发病隐匿,进展缓慢,一般多累及一侧多个鼻窦。临床表现并无特异性。多发生在有免疫能力的成年或青年男性,国外有资料指出 AFRS 一般在青少年和年轻成人(平均年龄 29.9 岁)中较为常见。患者多有变态反应病史、长期反复发作的鼻窦炎史、鼻息肉史或合并哮喘史(40%～61%),多有一次或多次鼻窦和鼻息肉手术的经历。因此,AFRS 的临床症状与慢性鼻窦炎合并息肉(CRSwNP)的临床特征极其相似。

一些患者可能会出现规律性棕色样鼻栓,且总是与鼻阻塞和面部疼痛相伴发生,鼻栓排出后,后者即随之消失。个别患者表现长期慢性面部疼痛,可能是鼻栓未能排出所致。头痛并不常见,若有,提示合并细菌性鼻窦炎。

由于嗜酸性粒细胞黏蛋白有缓慢侵犯邻近结构的倾向,故可表现以类似"鼻窦肿物"的形式起病,酷似鼻窦黏液囊肿、黏液脓囊肿或恶性肿瘤,病变膨胀性发展致鼻窦扩张性增大,腐蚀骨壁,并可向颅内和眶内扩张。临床表现为眼眶、鼻侧或颌面部缓慢进展性隆起。隆起无痛、固定、质硬和呈不规则形。儿童患者则因伴随着面部的发育,骨重塑最终可能导致面骨前突。病变压迫泪道致间歇性溢泪。病变若向眼眶持续扩张,则推挤眼球外移、前突,进而出现眼球活动受限、复视和上睑下垂等。累及蝶窦、眶内严重者可能损伤视神经致失明。

骨腐蚀是常见的临床特征,据报道发生率在19%～64%之间。骨腐蚀是由于嗜酸性粒细胞黏蛋白膨胀性积蓄致使鼻窦骨壁受压迫变薄,同时也与嗜酸性粒细胞释放多种炎性介质的破坏有关。来自北印度的资料显示100%呈现骨质腐蚀和鼻窦扩张比任何类型CRS更明显。Nussenbaum等回顾142例20%出现骨质腐蚀,最常见累及纸板。Ghegan等回顾性研究美国南卡来罗纳大学医学院的资料,应用让步比(odds rations)和logistic回归分析。让步比分析表明,AFRS发生骨腐蚀是其他炎症性鼻窦炎的12.6倍($P<0.01$),尤其是非洲美国籍患者,是白人的4.4倍($P=0.01$)。Logistic回归分析表明AFRS发生骨腐蚀是其他炎症性鼻窦炎的9.7倍,和包括Wise等在内的其他来自美国东南部的报道一致。骨腐蚀主要见于男性(男女比例为4.4∶1),应用logistic回归对男性患者进行分析表明男性AFRS骨腐蚀是其他炎症性鼻窦炎的18.7倍($P=0.03$),其中男性非洲美国籍人发生骨腐蚀是白人和女性非洲美国籍人联合的15倍($P<0.01$)。

鼻窦影像学

影像学对诊断极为重要,也是设计手术的主要依据。术前从影像学上发现病变向颅底扩张或者前颅底骨破坏等对防止手术重大失误和减少并发症极有帮助。另外,术前影像学图像是术中应用计算机影像导航系统所必需的,特别是有颅底破坏和颅内扩张的患者。

1. CT　最常见的特征是中央显示嗜酸性粒细胞黏蛋白的高密度影,以及围绕其周围的代表黏膜增厚和鼻息肉的低密度影(图5-34-4)。中央高密度影CT值100～125HU,骨窗表现更明显。此高密度影表现三种特征:①有星状分布的钙化点;②较均匀的毛玻璃状;③极不规则的线状或匐行状。上述特征是因为嗜酸性粒细胞黏蛋白中积蓄的重金属(如铁和锰)和钙盐沉淀所致。骨腐蚀所致的骨壁破坏是常见的特征,病变若侵犯邻近结构如鼻腔,甚至眼眶和颅底,影像学特征可能被误认为恶性肿瘤(图5-34-5)。

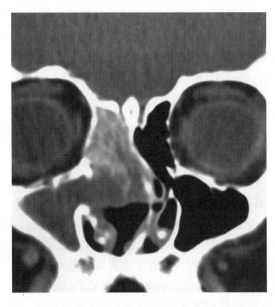

图5-34-4　鼻窦冠状位CT软组织窗显示右上颌窦和筛窦的不均匀高密度影,高致密影为黏液栓,相对低密度影为息肉组织和增厚黏膜

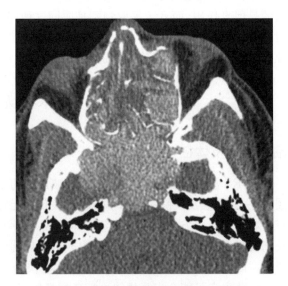

图5-34-5　鼻窦轴位CT软组织窗显示病变腐蚀颅底骨质侵犯颅内

Mukherjig等45例鼻窦CT回顾性分析表现的特征是:①中央高密度周围较低密度;②51%双侧发病;③78%双侧鼻窦呈不对称受累;④29%骨腐蚀,病变扩张到邻近结构多发生在双侧病变者;⑤受累鼻

窦扩张、骨壁重塑和变薄。

2. MRI　是鉴别嗜酸性粒细胞黏蛋白最佳的影像学方法,其高蛋白低水成分很容易区别以水为特征的水肿黏膜和息肉。表现为中央低强度 T1 信号和T2 空信号(或极低信号),周围是 T1/T2 增强信号(图5-34-6)。T1 低信号和 T2 空信号是由于黏蛋白中存在钙、铁和锰。上述特征是 AFRS 所特有,可鉴别任何其他类型的真菌鼻窦炎(fungal rhinosinusitis,FRS),也是鉴别恶性肿瘤的关键。然而由于 NF-EMRS 亦存在嗜酸性粒细胞黏蛋白,因此空信号并非 AFRS 所特异,若仅行 MRI 检查可能导致误诊。

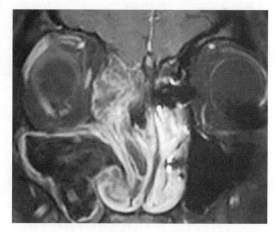

图 5-34-6　鼻窦冠状位 MRI(T1)显示病变为低信号,黏膜信号增强

综合 CT 和 MRI 的特征,不难对 AFRS 作出判断,同时可对其他真菌性或感染性疾病及恶性肿瘤进行鉴别。大多数情况下 CT 扫描能够提供较多的信息,特别是骨腐蚀的信息。因此,应首选 CT 检查,只有在 CT 尚不能作出诊断时再补充 MRI 检查,后者可对前者进行验证和补充。

实验室检查

1. 真菌抗原皮肤试验　采用复合真菌抗原或病原性真菌抗原行皮肤点刺或皮内注射。多呈强烈的 I 型速发型反应,一些患者还同时有迟发相反应。推测对多种真菌过敏可能与常见的真菌表位有关,或者与对真菌过敏的遗传倾向有关。皮肤点刺和皮内注射的阳性结果符合率极高,且和体外试验如免疫 CAP 分析(immuno CAP analysis)的结果一致。大多数患者可能同时对其他多种吸入变应原呈阳性皮肤反应。

2. 血清免疫球蛋白检测　真菌总 IgE 水平和特异性 IgE 水平通常是升高的。在多数 AFRS,可测得涉嫌真菌的特异性 IgGs 沉淀试验阳性,但不是所有 AFRS。目前尚缺乏关于 AFRS 与 IgGs 相关的证据。

3. 其他实验室检查　周围血嗜酸性粒细胞计数和血清沉淀试验亦可作为常规检查。前者通常增多,后者多半呈阳性。

黏蛋白组织病理学、真菌染色及培养

1. 黏蛋白组织病理学特征　标本来自术中鼻窦内的黏蛋白。其肉眼特征稠厚胶状,淡黄褐色、棕褐色或深绿色,状似"花生酱油"和"车轴润滑油"。采用 HE 染色,在光学显微镜低倍数下黏蛋白呈现淡嗜酸性或淡嗜碱性无定形基质,以这种基质为背景,分布大量的嗜酸性粒细胞和夏科-莱登晶体(图 5-34-7)。嗜酸性粒细胞或散在分布,或聚集成大小不等的簇。散在的嗜酸性粒细胞常呈破裂状,其颗粒散于黏液中,但仍然围绕着核。聚集成簇的嗜酸性粒细胞通常呈退变状态,深橙色的胞质和固缩的核。夏科-莱登晶体大小不一,淡橙色,横切面呈六角形,纵切面则呈角锥形或纺锤形,分布于退变的嗜酸性粒细胞簇之间,多靠近较大的簇,被认为是嗜酸性粒细胞脱出的颗粒聚集而成。

2. 黏蛋白真菌染色　收集和处理黏蛋白标本的技术对提高真菌染色成功率十分重要。Ponikau 等介绍的方法是:采用动力微清除器(microdebrider)收集黏液又可避免抽吸,然后用手工方法将黏液从炎症组织中完全分离,放于盐水浸湿的不吸水的纸上,此举可避免标本干燥。最后将收集的黏液放入甲醛中固定,继之石蜡包埋。由于真菌多散在分布,因此应收集多个样本以提高检出率。

传统的染色方法是银染,如 Grocott、Gomori 或 methamine 银染,真菌被染成黑色或深褐色,可见分裂的菌丝(图 5-34-8),但不能鉴别真菌种类。银染特异性虽然高,但敏感性低。比较敏感的是荧光标记壳质酶染色(fluorescein-labeled chitinase stain,FLCS),可染色真菌壳质层。Taylor 等采用该技术发现

54 例随机 CRS 全部检出真菌成分,而用 Grocott 染色只有 41 例(76%)被检出。采用 FLCS 行真菌染色可以鉴别 AFRS 和 NF-EMRS,从而提高了 AFRS 诊断的准确率。

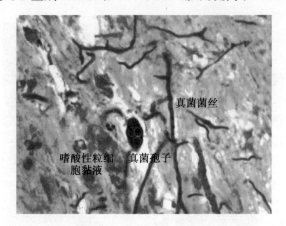

图 5-34-7　嗜酸性粒细胞黏液及其中的
真菌菌丝和孢子(HE 染色×100)

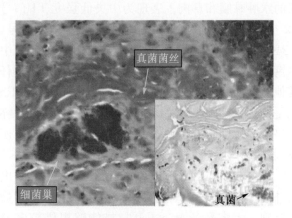

图 5-34-8　嗜酸性粒细胞黏液及其内的
细菌巢及真菌菌丝(HE 染色×100);
右下角图示真菌(嗜银染色)

3. 黏蛋白真菌培养　可鉴别真菌种类,但培养技术是困难的。首先是收集标本的困难,取鼻分泌物培养必包含鼻腔正常菌丛,有前期鼻窦手术者由于鼻腔鼻窦扩大,极大可能培养出大量的各种腐生菌,标本若过于均质化亦会阻碍真菌生长,若用鼻腔冲洗的方法收集真菌,冲洗液中真菌常常消失殆尽。目前多数研究者信赖从术中获取黏液进行培养。

通常培养出的真菌是暗色菌或曲菌,前者如双极菌属或弯孢菌属,后者如烟曲霉、黑曲霉、黄曲霉。真菌培养阳性结果差异很大,在 64%～100% 之间。Lebowitz 等提出标本先用 sputolysin(酚苄胺溶黏蛋白剂)和氯霉素处理,然后经萨布罗纸碟法、色度琼脂/假丝酵母、海藻糖以及尼日尔种琼脂板处理,最后在 30℃或 37℃中孵化 1 个月,但培养率仍然偏低。

4. 黏蛋白细菌培养　黏蛋白的细菌培养或染色可检测出金黄色葡萄球菌。印度学者对 10 例鼻息肉病进行前瞻性评估研究。结果如下:嗜酸性粒细胞黏蛋白 6/10,嗜酸性粒细胞浸润 9/10,Giant 细胞肉芽肿 6/10;非侵袭性真菌 2/10,夏科-莱登晶体 2/10,真菌涂片阳性 3/10;真菌培养阳性 4/10;真菌特异性 IgE 6/10。表明最重要的特征是嗜酸性粒细胞浸润(90%),其次是嗜酸性粒细胞黏蛋白和真菌肉芽肿(60%),再其次是真菌培养阳性(40%)和涂片阳性(30%)。

诊断

1. 诊断依据及标准　目前尚无一致的诊断标准。

1994 年,Bent 和 Kuhn 提出以下诊断依据(表 5-34-2),认为具备 2 个主要和 2 个次要依据就可诊断。

表 5-34-2　AFRS 主要和次要诊断依据(Bent 和 Kuhn,1994)

主要:1. 嗜酸性粒细胞黏蛋白,无真菌黏膜侵犯

　　　2. 病史、皮肤试验、血清学支持 IgE 介导的 I 型变态反应

　　　3. 鼻息肉

　　　4. 特征性影像学

　　　5. 黏蛋白真菌染色或培养阳性

次要:1. 支气管哮喘

　　　2. 双侧鼻息肉

　　　3. 外周血涂片嗜酸性粒细胞增多

　　　4. 黏液夏科-莱登结晶

　　　5. 骨质腐蚀

1995 年,deShazo 等提出诊断标准并经会议统一。包括:①CRSwNP;②在一个或多个鼻窦存在含有真菌菌丝的嗜酸性粒细胞黏蛋白;③免疫活性;④真菌变态反应。并认为影像学虽具有诊断价值,但不能作为主要依据。

严格地说,上述诊断标准并无特异性,理由是:①变应性真菌性鼻炎(allergic fungal rhinitis,AFR)可出现在 20% 的 CRS 中;②在不存在嗜酸性粒细胞黏蛋白者中,也有时发现鼻窦黏液中有真菌寄生、染色或培养阳性;③一些 CRS 有嗜酸性粒细胞黏蛋白,但找不到真菌,这些患者的鼻窦 CT 也显示类似的高密度影。

近期文献倾向于将黏液的组织病理学、真菌染色或培养阳性作为主要诊断依据,其次是对真菌抗原的 I 型变态反应。以上明显的特征再加上影像学表现的骨腐蚀以及临床表现的面部畸形,使 AFRS 较容易从多种 CRS 亚型中区别出来。但需强调,如果嗜酸性粒细胞黏蛋白中证实真菌存在,还必须证明真菌只是寄生,绝未侵犯黏膜,此点对排除侵袭性真菌性鼻窦炎极为重要。

2. 免疫活性的诊断价值 大多数 AFRS 对多种真菌抗原的皮肤试验呈现 I 型变态反应。但真菌总 IgE 水平和特异性 IgE 水平对诊断的意义仍有争议,因为真菌 IgE 水平在 NF-EMRS、AFR 和 AFRS 均十分相似。但监测 IgE 水平对了解 AFRS 的临床过程以及是否复发则是可靠的。此外,IgGs 沉淀试验对诊断和预后的意义亦不能确定,因为涉嫌真菌的特异性 IgGs 沉淀试验只是在一部分 AFRS 中阳性,而且目前尚缺乏 AFRS 与 IgGs 相关的证据。

3. 诊断需注意的问题 首先是真菌染色或培养阴性。嗜酸性粒细胞黏蛋白必须同时证实其中含有真菌菌丝才有诊断价值,因为典型的嗜酸性粒细胞黏蛋白也可见于 NF-EMRS,但后者黏蛋白中不存在真菌。Schuberd 强烈认为,嗜酸性粒细胞黏液真菌培养阴性,则不可能是 AFRS。新近有观点指出,如若具备嗜酸性粒细胞黏蛋白和真菌变态反应证据,尽管真菌染色和培养均为阴性,但是可考虑为"候选 AFRS"。事实上,黏蛋白真菌染色或培养阴性是非常常见的。因此对黏蛋白中真菌培养结果,特别是阴性结果需谨慎解释。

另外,倘若真菌或其他吸入特应性阴性,即使存在嗜酸性粒细胞黏蛋白,则提示是 NF-EMRS,因为大多数 AFRS 表现对多种吸入性抗原(即使没有真菌)的变态反应。另外,若合并 Samter 三联征则多半是 NF-EMRS,可以除外 AFRS。

五 综合治疗理念、方法及预后

综合治疗理念

迄今尚无公开发表的关于 AFRS 治疗的前瞻性对照研究。由于 AFRS 病理生理学表明是对真菌的炎症反应并导致嗜酸性粒细胞黏蛋白的形成,且也证实嗜酸性粒细胞黏蛋白的不断积蓄不仅腐蚀骨质,而且也因真菌抗原持续暴露致疾病反复发作。因此从理论上说,清除嗜酸性粒细胞黏蛋白和切除病变鼻窦黏膜是可以彻底铲除 AFRS 并阻止其复发,同时术后嗜酸性粒细胞黏蛋白的组织病理学和真菌学检查亦可取得诊断的证据。因此最初对 AFRS 的治疗理念是鼻窦根治性手术。然而最终发现,根治性手术,即使是最好的技术,复发率报道却在 10%~100%。以后发现,在效仿 ABPA 同时使用药物辅助治疗如糖皮质激素、抗真菌和免疫治疗的综合治疗后,可以有效控制疾病复发和改善预后,于是建立了 AFRS 综合治疗的理念。

综合治疗的第一步是鼻窦手术,彻底清除全部阻塞鼻窦的浓缩的嗜酸性粒细胞黏蛋白和切除全部肥厚的病变黏膜,否则复发率极高。第二步是术后系统糖皮质激素治疗,以减轻症状、防止复发和降低再手术率。已证实鼻窦手术加系统糖皮质激素可获得最好效果。在免疫治疗方面,一项回顾性研究表明针对空气真菌变应原的免疫治疗是有效的。因此许多学者提议,对 AFRS 进行针对所有相关真菌变应原的免疫治疗,包括病原性真菌,以期将鼻窦变态反应降低到尽可能低水平。理由是,多种真菌可引起 AFRS,且这些真菌可从患者日常居住的空气中获得,这些真菌治疗后的再接种可能是 AFRS 高复发率的原因。此外,多数学者亦建议在术后使用局部糖皮质激素、抗组胺药甚至抗白三烯药物。

对是否使用抗真菌药物尚有争议。一些学者认为全身抗真菌治疗是无效的,局部抗真菌治疗目前尚缺乏充分的研究。

目前推荐的综合治疗方案是来自对 AFRS 的回顾性研究和系列病例分析,同时吸取 ABPA 的治疗而提出的(表 5-34-3)。

表 5-34-3 AFRS 综合治疗方案

明确有效	可能有效	无效或不清楚
糖皮质激素(系统,局部)	免疫治疗	局部两性霉素 B
手术	口服抗真菌药*	白三烯调节剂
鼻腔冲洗	抗 IgE*	钙依赖磷酸酶抑制剂
		抗生素

* 已证明治疗 ABPA 有效

手术治疗

1. 首次手术 首次手术的彻底性非常重要。在经历了包括手术、糖皮质激素,以及疾病复发时联合免疫治疗在内的充分治疗的患者中,凡首次手术不彻底者均未能治愈。出现视力下降、复视或精神改变者应尽早手术或者急诊手术。

20 世纪 80 年代中期以前,通常采用外径路如 Caldwell-Lucs 手术、鼻外筛窦切除术、额窦环钻术或填塞术。由于没有组织侵犯的病理学证据,加之术后辅以药物治疗,因此根治性手术是不必要的,保留黏膜的功能性内镜鼻窦手术已经成为 AFRS 手术治疗的主要方式。但对多次复发或顽固性者,则应切除病变的鼻窦黏膜,目的在于去除可能的生物膜和不可逆的病变组织,避免复发。

(1)手术目的:①彻底清除嗜酸性粒细胞黏蛋白和真菌块,以消除病因性刺激;②重新建立受累鼻窦持久的引流和通气;③提供术后鼻内镜下观察和处理的空间。

(2)术前准备:鼻窦 CT 和 MRI 扫描以界定病变的范围和骨腐蚀的区域。口服糖皮质激素和抗生素,糖皮质激素可减轻鼻和鼻窦黏膜炎症和缩小息肉,使增加术中可视度和减少出血,剂量是:每天每公斤体重 0.5~1.0mg,连续 7 天。抗生素旨在预防术后阻塞性细菌性鼻窦炎。但应提醒,术前口服糖皮质激素可能减少黏蛋白的嗜酸性粒细胞数,以至组织病理学可能误诊为真菌球。

(3)技术要点:手术中尽量使用动力吸引微切削器,头端左右摆动的切割装置很易切除息肉等病变组织和吸除稠厚胶样的嗜酸性粒细胞黏蛋白,最大可能降低损伤硬脑膜和眶内容的风险。在骨腐蚀部位则应细心使用。在大多数情况下,常规的经鼻内镜鼻窦手术是完全可以完成病变切除的。对广泛的特别是顽固的额窦病变,则可选择改良 Lothirop 手术。若颅底和眼眶骨腐蚀,或手术标记不清的部位,建议在 CT 辅助的导航系统指引下操作。

(4)手术并发症:病变组织如息肉和炎症黏膜出血、嗜酸性粒细胞黏蛋白积蓄和骨腐蚀倾向均可给手术带来风险。上述诸因素均可能引起空间定向错误,危及颅内和眶内导致并发症。严重的并发症如颅内损伤可导致卒中、脑脊液鼻漏、脑膜炎、脑脓肿和脑膜脑膨出;穿破眶内则导致复视、失明和眶内出血。术中保护黏膜是避免其下方结构手术损伤的关键。

(5)术后护理:术后即开始。包括鼻腔生理盐水冲洗、每周鼻内镜下清除结痂和系统用糖皮质激素并逐渐减量等。糖皮质激素逐渐减量的时间尚无统一规定,由治疗医师根据病情处理。

2. 修正性手术 首次手术和药物等综合治疗后仍然复发者需要修正性手术。手术目的是彻底从鼻腔鼻窦中清除嗜酸性粒细胞黏蛋白、真菌碎屑和彻底切除息肉,同时改善术后经鼻内镜监视和冲洗鼻腔的空间和通路。

自 1997 年以来,已经采用 Kupferberg 等的鼻内镜黏膜预后分期系统诊断 AFRS 复发。该系统分为4期:0期——正常;1期——黏膜水肿,有嗜酸性粒细胞黏蛋白;2期——黏膜息肉样变,有嗜酸性粒细胞黏蛋白;3期——息肉,有嗜酸性粒细胞黏蛋白和真菌块;4期——疾病复发,需要再次手术干预。该系统也被用作AFRS术后随访的标准参数。

(1)术前评估:对每一例拟行修正性手术者,术前均要作详细评估,首次或前期手术是其他医师做的患者尤为需要。这里指的"术前",是指修正手术前,即前期手术后。其中特别强调术前三维CT扫描,并格式化以用于影像导航系统。对CT应作如下评估:①颅底的倾斜度、高度、骨腐蚀、不对称和新骨生成;②眼眶内侧壁的完整性及其与残留钩突的位置关系;③确定筛动脉的位置及与颅底的关系;④后组筛房的垂直高度,是否是Onodi气房和新骨生成;⑤上颌窦Haller气房和副口;⑥蝶窦中隔的位置,以及颈内动脉和视神经管有否骨裂;⑦鼻丘、眶上气房的发育状态、额窦前后壁距离及引流;⑧中鼻甲、钩突、鼻中隔以及其他异常是否存在。

(2)技术要点:经鼻内镜手术仍然是主要方式,必要时开放径路可作为鼻内镜手术的辅助手段。例如额窦外钻孔术联合经鼻内镜额窦手术对于根治额窦AFRS是非常有效的,特别是处理位于额窦边缘区域的嗜酸性粒细胞黏蛋白或Ⅳ型额窦。

手术中可能遇到解剖标志改变或缺失,这些改变和缺失或者是继发性病变本身所致,如颅底眼眶骨腐蚀,或者是前期手术切除所致。此时可以应用固定不变的结构作为手术标志,这些标志是:①上颌窦内侧壁和上壁的连接处是纸板的标志;②上颌窦上壁平面是接近蝶窦口的位置;③鼻小柱至上颌窦后壁的距离相当于鼻小柱至蝶骨体的距离;④蝶窦顶是颅底最低高度,以此为颅底平面标志,从后向前仔细解剖后筛窦是安全的。

多数患者中鼻甲残部可能难以识别,因此解剖保持在接近眶纸板的部位进行,以避免接近中鼻甲区域解剖而损伤筛板硬脑膜。筛前动脉可能已暴露在骨管外面,因此在解剖额隐窝时要特别留意,此时应首先暴露纸板和颅底作为标志。

由于鼻窦常被嗜酸性粒细胞黏蛋白、真菌碎屑和息肉填满,加之窦腔多已扩大,故使用动力吸引切割系统切除病变组织时,应在息肉的引导下从外向内,由浅入深找到窦口继而入窦腔。即使嗜酸性粒细胞黏蛋白、真菌和息肉等病变组织阻塞进入窦腔的通路,但由于病变的膨胀性发展通常也扩大了鼻窦的自然通道,因此进入鼻窦并不困难。

仔细彻底清除嗜酸性粒细胞黏蛋白是手术的关键,但并不容易。黏稠胶状的嗜酸性粒细胞黏蛋白可能存在于鼻窦,也可能在鼻腔。使用吸引和钝切割,配合反复的盐水冲洗,有助于清除这些黏稠胶状的黏蛋白。

手术可能遭遇可视性差、迷失方向或者剧烈出血,应终止或分期手术。分期手术有助于术者重新识别术野方向,倘若需要,应再次影像学检查。手术最重要的是防止损伤硬脑膜或术中发生脑脊液鼻漏,一旦发生将极大增加继续手术的难度,也增加术后感染导致更严重后果的风险。

(3)并发症:比首次手术发生率高。最严重的并发症是眶内和颅内损伤。严重的血管损伤已见诸报道。轻微并发症包括瘢痕、出血、感染、溢泪、黏液囊肿、粘连形成,以及病变顽固或复发,以致需要再次手术。

糖皮质激素治疗

系统糖皮质激素治疗和手术治疗同样重要。已经明确并且公认,术后口服泼尼松明显减少AFRS的复发或延缓再次手术的时间。通常初始剂量为每天40~60mg,然后在数周和数月后逐渐减量,Kupferberg等报道剂量不能低于每天15mg,否则复发。

系统糖皮质激素治疗是有风险的,有可能在短期内带来严重的副作用问题,包括失眠、性格改变、糖尿病、精神病和胃溃疡加重。长期使用还可引起骨质疏松、髋骨缺血性坏死、白内障、青光眼和高血压。儿童的风险在于生长发育迟缓和潜在的不可逆的骨生长停止,因此对于儿童推荐每天每公斤体重使用剂量低于0.5~1mg。由于存在上述风险,限制了系统糖皮质激素治疗在临床上的使用。

鼻腔局部用糖皮质激素治疗AFRS目前尚无大样本的效果评价研究,但鼻腔局部用糖皮质激素是一种比较理想的方法,因为药物可较大程度抵达病变的鼻黏膜,已经被作为术后的常规治疗之一。由于全身生物利用度低,故可用于长期治疗。

其他治疗

1. 抗真菌治疗　目前尚缺乏系统抗真菌治疗的有效性证据,尽管系统抗真菌治疗对 ABPA 是有效的。有一个随机、安慰剂、对照、多中心研究表明,对 ABPA 给予抗真菌药(如 intraconazole)200mg,2次/天,持续 16 天,疾病明显改善。然而,在对不限于 AFRS 的 CRS 的随机安慰剂对照多中心研究中则表明,口服高剂量的特比萘芬是无效的。

在局部抗真菌治疗方面尚存在明显的争议。早期一些非随机、无对照研究报道用两性霉素 B 20ml 鼻灌洗,2次/天,持续 4 个月,70%患者的症状和 CT 表现有改善。然而,Ebbens 等设计了一个迄今为止最好的研究,结果表明使用两性霉素 B 灌洗,患者的主观或者客观评价均无改善。

2. 免疫治疗　这方面的研究不多,尽管 20 世纪 90 年代中后期就有免疫治疗 AFRS 的研究。首先报道的是 1994 年 Goldstein 的研究,其提出免疫治疗可以防止 AFRS 复发。以后 1998 年,Mabry 等研究证实手术后采取真菌特异性免疫治疗对人体没有伤害,继之的回顾性研究表明接受 3 年免疫治疗者的复发率明显比未接受者降低。同年,Folker 等的对照研究亦表明术后接受真菌免疫治疗或非真菌免疫治疗者的复发率明显低于未接受免疫治疗者。近年有研究采用鼻内镜评估黏膜水肿和生活质量量表评估生活质量的方法,评价免疫治疗效果,结果表明免疫治疗者的鼻黏膜水肿明显减轻,生活质量也较好。

然免疫治疗的效果尚有争议,如 2000 年,Marple 和 Mabry 报道在经历了包括手术、糖皮质激素以及疾病复发时联合免疫治疗在内的充分治疗的患者中,联合免疫治疗中的部分患者并未获得治愈。2002 年,Marple 等对随访时间至少 4~10 年者进行了总结,发现无论是否接受免疫治疗,大部分患者症状都有减轻。

3. 抗 IgE 治疗　IgE 的 Fc 段人单克隆抗体和 omalizumab 目前被批准应用于严重变应性哮喘的治疗。最近,van der Ent 等报道一例 ABPFD 使用单一剂量 omalizumab 后迅速出现改善效果。但目前尚无报道使用于 AFRS 者,尽管曾有关于一例在使用 omalizumab 的最初一周内似乎有效的报道。

4. 其他

(1)抗生素治疗:间或有些临床报道抗生素可改善 AFRS,但一直缺乏对照研究的支持。如若细菌超抗原(SEs)参与 AFRS 发病,或许抗生素治疗能发挥作用,但作用仍有待阐明。

(2)神经钙蛋白(钙依赖磷酸酶)抑制剂:假如超抗原刺激是 AFRS 发病所必需的,神经钙蛋白抑制剂可能也有作用,依据是该抑制剂对特应性皮炎是有效的,但目前还没有对 AFRS 治疗的研究。

(3)鼻腔盐水灌洗:在印度已被广泛使用于术后,多数医师也认为在局部使用糖皮质激素之前用盐水灌洗是有效的。但是,目前还缺乏鼻腔盐水灌洗有效的有说服力的研究。

预后

至少两年不复发可认为是痊愈。但 AFRS 较易复发,复发率从 10%(Marple,2000)至 100%(Ferguson,1998),迅速复发可发生在数月内,一些则在数年后复发,称为缓慢复发。因此对 AFRS 长期随访是必要的。复发率的高低很大程度上决定于随访时间的长短和术后是否进行综合治疗。Kupferberg 等随访 24 例,其中 19 例在停用系统糖皮质激素后复发,鼻内镜复发早于出现临床症状。1998 年 Schubert 等报道 67 例术后长期随访的结果,发现术后口服糖皮质激素 1 年的患者复发率为 35%,未接受糖皮质激素者为 55%。然 Marple 等则指出术后进行免疫治疗也不能杜绝复发,其 42 例中 4 例复发。对复发者应先进行系统糖皮质激素治疗,如若无效再次手术也是必须的。

参 考 文 献

1. 赵邠兰,李同英,顾之燕. 变应性真菌性鼻-鼻窦炎研究进展. 耳鼻咽喉-头颈外科,2002,9:184-188

2. 李源. 变应性真菌性鼻窦炎. 国外医学耳鼻咽喉科学分册,1992,16:79-81

3. Wise SK,Venkatraman G,Wise JC,et al. Ethnic and gender differences in bone erosion in allergic fuangal sinusitis. Am J Rhinol,2004,18:397-404

4. Ponikau JU,Sherris DA,Kern EB,et al. The diagnosis and incidence of allergic fungal sinusitis. Mayo Clin Proc,1999, 74:877-884

5. Saravanan K,Panda NK,Chakrabarti A,et al. Allergic fungal rhinosinusitis:an attempt to resolve the diagnostic dilemma. Arch Otolaryngol Head Neck Surg,2006,132:173-178

6. Pant H,Kette FE,Smith WB,et al. Eosinophilic mucus chronic rhinosinusitis:clinical subgroups or a homogeneous pathogenic entity? Laryngoscope,2006,116:1241-1247

7. Orlandi RR,Thibeault SL,Ferguson BJ,et al. Microarray analysis of allergic fungal sinusitis and eosinophilic mucin rhinosinusitis. Otolaryngol Head Neck Surg,2007,136:707-713

8. de Almeida MB,Bussamra MH,Rodrigues JC. Allergic bronchopulmonary aspergillosis in pediatric cystic fibrosis patients. Pediatr Respir Rev,2006,7:67-72

9. Schubert MS. Allergic fungal sinusitis. Clin Rev Allergy Immunol,2006,30:205-216

10. Khan DA,Cody III TC,George TJ,et al. Allergic fungal sinusitis:an immunohistologic analysis. J Allergy Clin Immunol,2000,106:1096-1101

11. Gibson PG. Allergic bronchopulmonary aspergillosis. Semin Respir Crit Care Med,2006,27:185-191

12. Shin SH,Ponikau JU,Sherris DA,et al. Chronic rhinosinusitis:an enhanced immune response to ubiquitous airborne fungi. J Allergy Clin Immunol,2004,114:1369-1375

13. Shin SH,Lee YH,Jeon CH,et al. Protease-dependent activation of nasal polyp epithelial cells by airborne fungi leads to migration of eosinophils and neutrophils. Acta Otolaryngol,2006,126:1286-1294

14. Ferguson BJ,Seethala R,Wood WA,et al. Eosinophilic bacterial chronic rhinosinusitis. Laryngoscope,2007,117:2036-2040

15. Schubert MS. A superantigen hypothesis for the pathogenesis of chronic hypertrophic rhinosinusitis,allergic fungal sinusitis,and related disorders. Ann Allergy Asthma Immunol,2001,87:181-188

16. Bachert C,Gevaert P,Holtappels G,et al. Total and specific IgE in nasal polyps is related to local eosinophilic inflammation. J Allergy Clin Immunol,2001,107:607-614

17. van Zele T,Gevaert P,Watelet JB,et al. Staphylococcus aureus colonization and IgE antibody formation to enterotoxins is increased in nasal polyps. J Allergy Clin Immunol,2004,114:981-983

18. Tripathi A,Kern R,Conley DB,et al. Staphyloccal exotoxins and nasal polyposis:analysis of systemic and local responses. Am J Rhinol,2005,19:327-333

19. van Zele T,Gevaert P,Holtappels G,et al. Local immunoglobulin production in nasal polyposis is modulated by superantigens. Clin Exp Allergy,2007,37:1840-1847

20. Hutcheson PS,Oliver DA,Schubert MS,et al. The association of total IgE and specific IgE anti-staphylococcal enterotoxin with chronic hyperplastic rhinosinusitis [Abstract]. J Allergy Clin Immunol,2006,117:S71

21. Douglas R,Bruhn M,Tan LW,et al. Response of peripheral blood lymphocytes to fungal extracts and staphylococcal superantigen B in chronic rhinosinusitis. Laryngoscope,2007,117:411-414

22. Collins MM,Nair SB,Wormald PJ,et al. Prevalence of noninvasive fungal sinusitis in South Australia. Am J Rhinol, 2003,17:127-132

23. Ghegan MD,Lee FS,Schlosser RJ,et al. Incidence of skull base and orbital erosion in allergic fungal rhinosinusitis (AFRS)and non-AFRS. Otolaryngol Head neck Surg,2006,134:592-595

24. Wise SK,Venkatraman G,Wise JC,et al. Ethnic and gender differences in bone erosion in allergic fuangal sinusitis. Am J Rhinol,2004,18:397-404

25. Taylor MJ,Ponikau JU,Sherris DA,et al. Detection of fungal organisms in eosinophilic mucin using a fluorescein-labeled chitin-specific binding protein. Otolaryngol Head Neck Surg,2002,127:377-383

26. Lebowitz RA,Waltzman MN,Jacobs JB,et al. Isolation of fungi by standard laboratory methods in patients with chronic rhinosinusitis. Laryngoscope,2002,112:2189-2191

27. Ravikumar A,Mohanty S,Vatsanazh R. et al. Allergic fungal sinusitis- a clinico-pathological study. India J Otolaryngol

Head Neck Surg,2004,56:317-320

28. Dhiwakar M,Thakar A,Bahadhur S,et al. Pre-operative diagnosis of allergic fungal sinusitis. Laryngoscope,2003, 113:688-694

29. Lebowitz RA. Isolation of fungi by standard laboratory methods in patients with chronic rhinosinusitis. Laryngoscope, 2002,112:2189-2191

30. Schubert MS. Fungal rhinosinusitis:diagnosis and therapy. Curr Allergy Asthma Rep,2001,1:268-276

31. Hamilos DL. Allergc fungal rhinosinusitis. Proc Am thora society,2010,7:245-252

32. Lara JF,Gomez D. Allergic mucin with and without fungus:a comparative clinicopathologic analysis. Arch Pathol Lab Med,2001,125:1442-1447

33. Schubert MS. Allergic fungal sinusitis. Clin Allergy Immunol,2007,20:263-271

34. Marple BF,Mabry RL. Allergic fungal sinusitis:learning from our failures. Am J Rhinol,2000,14:223-226

35. Kuhn FA,Javer AR. Allergic fungal sinusitis:a four year follow up. Am J Rhinol,2000,14:14-56

36. Schubert MS. Allergic fungal sinusitis:pathogenesis and management strategies. Drugs,2004,64:363-374

37. Marple BF. Allergic fungal rhinosinusitis:current theories and management strategies. Laryngoscope, 2001, 111: 1006-1019

38. Marple B,Newcomer M,Schwade N,et al. Natural history of allergic fungal rhinosinusitis:a 4-10 year follow-up. Otolaryngol Head Neck Surg,2002,127:361-366

39. Schubert MS. Medical treatment of allergic fungal sinusitis. Ann Allergy Asthma Immunol,2000,85:90-101

40. Schubert MS. Antileukotriene therapy for allergic fungal sinusitis. J Allergy Clin Immunol,2001,108:466-467

41. Marple BF. Allergic fungal sinusitis:surgical therapy. Otolaryngol Clin North Am,2000,33:409-419

42. Das S,Maeso PA,Kountakis SE,et al. Revision surgery for allergic fungal sinusitis. //Kountakis SE,Jacobs JB,Gose-path J. Revision Sinus Surgery. New York:Springer-Verlag,2008

43. Govindaraj S,Antunes M,Kennedy DW,et al. Revision sinus surgery// Kountakis SE,Oncerci M. Rhinologic and sleep apnea surgical techniques. New York:Springer,2007

44. Stevens DA,Schwartz HJ,Lee JY,et al. A randomizedtrial of itraconazole in allergic bronchopulmonary aspergillosis. N Engl J Med,2000,342:756-762

45. Kennedy DW,Kuhn FA,Hamilos DL,et al. Treatment of chronic rhinosinusitis with high-dose oral terbinafine:a double blind,placebo-controlled study. Laryngoscope,2005,115:1789-1793

46. Ebbens FA,Scadding GK,Badia L,et al. Amphotericin B nasal lavages:Not a solution for patients with chronic rhino-sinusitis. J Allergy Clin Immunol,2006,118:1149-1156

47. Rains BM,Mineck CW. Treatment of allergic fungal sinusitis with high dose itraconazole. Am J Rhinol,2003,17:1-8

48. van der Ent CK,Hoekstra H,Rijkers GT,et al. Successful treatment of allergic bronchopulmonary aspergillosis with recombinant anti-IgE antibody. Thorax,2007,62:276-277

49. Hamilos DL. Allergic fungal rhinosinusitis. Proc Am thorac soc,2010,7:245-252

第 35 章
变应性支气管肺曲菌病

张天托

变应性支气管肺曲菌病(allergic bronchopulmonary aspergillosis,ABPA)系人体肺泡、肺间质和支气管对曲霉菌抗原(主要是烟曲霉菌)发生超敏反应引起的一种变应性肺部疾病。1952 年英国学者 Hinson 等首先在哮喘患者中发现,1968 年 Patterson 等报告了美国首例 ABPA。临床常表现为慢性支气管哮喘、复发性肺部浸润和支气管扩张,一些患者同时存在慢性鼻窦炎鼻息肉等。以往认为 ABPA 是一种少见病,近年来由于血清学和影像学诊断方法的进展,ABPA 的诊断率明显提高。但由于缺乏统一的诊断标准和标准化的诊断试验,关于 ABPA 的发病率文献报道各异,在慢性持续性哮喘患者中发病率为 1‰～2‰,囊性纤维化患者中为 2‰～15‰。

一　病因及发病机制

临床发现,ABPA 常在患有慢性哮喘或肺囊性纤维化(cystic fibrosis,CF)的基础上发生,可见其与气道变态反应及遗传易患性有关。

病因

曲霉菌是引起 ABPA 的病原菌,其中尤以烟曲霉菌最为多见．其他还有黄曲霉菌、黑曲霉菌、构巢曲霉菌等。近年,由于发现其他的真菌如白念珠菌、青霉菌、弯孢菌、长蠕孢菌等也可以引起与 ABPA 完全相同的病变,因此这类疾病被称为变应性支气管肺真菌病(allergic bronchopulmonary fungal disease,ABPFD)。

变态反应

健康人由于正常的支气管黏膜-上皮屏障功能、黏液纤毛清除功能和肺泡巨噬细胞吞噬作用,曲霉菌孢子经呼吸道吸入后即被清除,因此通常不会引起 ABPA。然而,特应性疾病(慢性哮喘和 CF)个体的上述气道保护和清除功能障碍,气道内黏液滞留,导致吸入的曲霉菌大量被滞留于气道,真菌孢子不断出芽繁殖和形成菌丝,产生真菌毒素抑制肺内巨噬细胞活性,阻碍其对曲霉菌的吞噬,使曲霉菌得以在气道内定居并继续繁殖。滞留的曲霉菌作为抗原刺激机体产生 IgE 和 IgG 抗体,从而诱发强烈的抗原-抗体反应。其中 IgE 介导的 I 型变态反应是 ABPA 的主要发病机制,在气道壁及周围肺组织中表现为大量的嗜酸性粒细胞和单核细胞浸润,以及分泌多种细胞因子和炎性介质的炎症反应,导致支气管痉挛、腺体分泌亢进,最终引发咳嗽、咳痰、喘息等临床症状。在真菌抗原持续刺激下,支气管内分泌物也持续滞留,使曲霉菌得以不断地繁殖,最终形成黏液栓,阻塞相应节段支气管,引起支气管扩张及周围肺组织不张。也有研究表明 ABPA 患者血清中 IgG 水平极高,因此认为 IgG 介导的 III 型变态反应也参与了 ABPA 的发病及病理生理过程,分泌的大量的纤维化因子,引起气道重构及最终的肺纤维化。此外,也有研究认为真菌介导的 IV 型变态反应亦在 ABPA 的发病中发挥作用。

遗传易患性

研究表明,即使具有相同的环境暴露也仅是一部分哮喘患者发生 ABPA,提示 ABPA 的发生与宿主的基因表型有关,以及宿主的遗传易患性在 ABPA 的发病中发挥重要作用。大量的研究结果已经表明,人类白细胞抗原(human leucocyte antigen, HLA)-DR2、DR5 的存在,以及 HLA-DQ2 序列的缺失与 ABPA 的发病有相关性。另外,IL-10 启动子多态性,肺表面蛋白 A2 基因多态性,IL-4 受体多态性,IL-13、IL-15、TNF-α 基因多态性,toll 样受体基因等也与 ABPA 的易患性及发病有关。

二 临床表现及诊断

ABPA 多见于儿童和青年人,患者常有哮喘或其他呼吸道变应性疾病史。儿童期间容易发病,糖皮质激素依赖的哮喘患者也易发生。

临床表现

1. 临床症状与体征　可为急性发病或慢性发病,以急性发病较常见。主要症状为哮喘或呼吸困难,急性发作时可有发热、咳嗽、头痛、全身不适、咳白色或黏液泡沫痰,可有金棕色或墨绿色胶冻样痰栓,部分患者出现咯血。慢性期除有呼吸困难、全身乏力和发绀等有肺纤维化导致的症状外,还可出现支气管扩张合并感染的症状。体检两肺可闻及哮鸣音,病程长的有肺气肿征象、杵状指(趾)和持续发绀等表现。若合并鼻部变应性疾病如变应性鼻炎、变应性真菌性鼻窦炎等,则还表现相应症状及体征(见第 17 章和第 34 章)。

2. 实验室检查

(1)外周血嗜酸性粒细胞数增加,白细胞分类嗜酸性粒细胞≥0.08,或嗜酸性粒细胞计数≥0.6×10⁹/L。

(2)多数患者血清总 IgE 水平升高,升高 2 倍以上有诊断意义,常常>1000IU/ml。

(3)90% 以上患者血清抗烟曲霉菌沉淀抗体呈阳性反应。

(4)血清特异性抗烟曲霉菌 IgE、IgG 抗体水平增高,但至少比烟曲霉菌皮试阳性的哮喘患者高出 2 倍才有诊断意义,此项指标对于无中心型支气管扩张及未出现肺浸润者可作为疾病活动的敏感指标。

(5)痰液检查涂片可发现曲霉菌菌丝,培养曲霉菌生长,但是大部分 ABPA 患者痰培养曲霉菌呈阴性。

3. 影像学改变　ABPA 较典型的胸部 X 线改变是游走性浸润影、均匀实变影、局限性肺不张、肺气肿以及支气管扩张。

(1)急性期:肺浸润可呈一过性改变,以肺上叶为多见,主要是肺浸润、黏液填塞、或病变气道内分泌物阻塞所致,表现为牙膏样、树枝样、指套样阴影(图 5-35-1)。

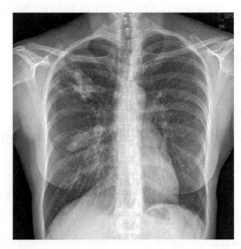

图 5-35-1　ABPA 患者胸部 X 线:显示双肺支气管扩张,右肺黏液栓

(2)慢性期:为永久性改变,包括中心型支气管扩张,表现为近端支气管呈柱状或囊状扩张(病变局限在中线内侧 2/3 肺野内),远端支气管可正常(图 5-35-2)。这种特征性的中心型支气管扩张对诊断 ABPA 有重要意义。近年来国外提出的新诊断标准更突出了高分辨 CT(HRCT)所显示的中心型支气管扩张,在 ABPA 诊断中的重要意义,故一旦出现中心型支气管扩张,应考虑 ABPA 可能。后期改变可有空腔形成、局限性肺气肿、上叶肺不张以及肺纤维化等表现。

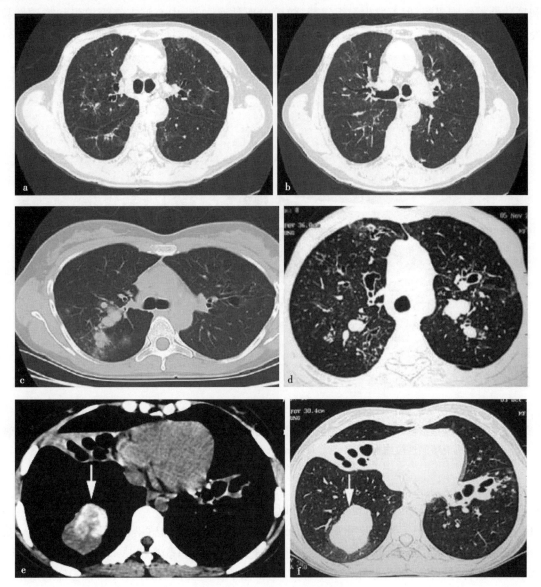

图 5-35-2　ABPA 患者胸部 CT

a 和 b 示中心型支气管扩张;c 示右肺黏液栓,并可见毛玻璃样渗出;d 示双肺中心型支气管扩张并
黏液充填支气管;e 和 f 示支气管扩张,箭头示黏液栓

4. 肺功能检查　急性期肺功能表现为一定程度上可逆性阻塞性通气功能障碍。慢性 ABPA 患者晚期出现肺纤维化时可表现为限制性通气功能障碍、弥散障碍和固定的气流受限。

诊断与鉴别诊断

ABPA 易被诊断为支气管哮喘,按哮喘规范治疗病情可有所缓解,但不能解释棕黄色黏痰,不能解释肺部浸润表现,故出现哮喘疗效不佳,并伴肺部多发游走性浸润,尤其出现中心型支气管扩张时,应考虑 ABPA。Agarwal 报道,哮喘人群中 ABPA 发病率约有 13%。因为多数 ABPA 患者可能症状很轻微或没有临床症状,所以无论哮喘的严重程度和控制水平如何,都应注意排除 ABPA,可在所有哮喘患者中常规行烟曲霉菌皮试检查。

1. 临床及显微镜下病理学特征　是诊断 ABPA 的重要依据。主要特征是支气管黏液嵌塞、管腔及管壁嗜酸性粒细胞等炎症细胞浸润、黏液中可见较多的夏科-莱登(Charcort-Leyden)晶体,以及以支气管为中心的坏死性肉芽肿等。最常见的表现为中心型支气管扩张,早期主要表现为支气管壁大量单核细胞和嗜酸性粒细胞浸润,但不发生组织侵袭;随后出现黏液嵌塞、中心型支气管扩张和嗜酸性粒细胞性肺炎;最后则表现闭塞性细支气管炎、肉芽肿性支气管炎和肺间质纤维化等病理改变(图 5-35-3)。

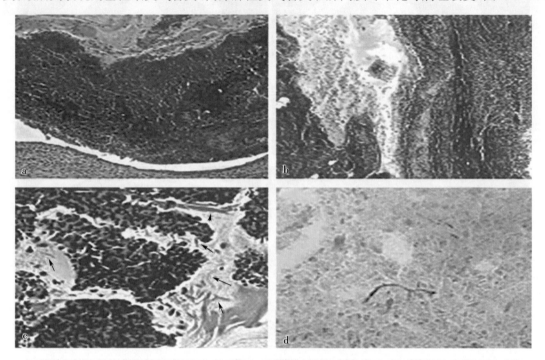

图 5-35-3　ABPA 患者支气管腔内病理学
a. 支气管腔内充满炎症细胞、细胞碎片、黏液及纤维蛋白样物质;b. 炎症细胞、细胞碎片、黏液等阻塞支气管腔;
c. 黏液内有嗜酸性粒细胞、夏科-莱登(Charcort-Leyden)晶体(短箭头)和曲菌样菌丝(箭头);
d. 炎症渗出物中染成褐色的菌丝

2. 诊断标准　诊断须结合临床表现、影像学以及血清学试验。

(1)主要标准:按照 Greenberger 和 Patternson 提出的标准和美国感染性疾病学会(IDSA)推荐的主要诊断标准是:①哮喘;②烟曲霉菌抗原皮肤试验呈速发阳性反应;③血清总 IgE 升高(＞1000IU/ml);④血清烟曲霉菌特异性 IgE 和(或)IgG 水平升高;⑤影像学显示现在或既往肺浸润;⑥外周血嗜酸性粒细胞数增多;⑦中心型支气管扩张;⑧血清有抗曲菌抗原的沉淀抗体。

(2)次要标准:①多次痰涂片或培养有烟曲霉菌;②排棕色痰栓病史;③皮试烟曲霉菌抗原呈迟发反应。

烟曲霉皮试阳性是诊断 ABPA 的必要条件。皮试阴性则可以排除 ABPA。皮试包括皮肤点刺试验和皮内试验。皮肤点刺试验敏感性稍差但安全性好。通常先进行皮肤点刺试验,若阴性再进行皮内试验,若仍然阴性则可排除 ABPA。皮试阳性则应进一步作血清学检查。诊断未明的可疑患者 6～12 个月后或症状发作时再次进行血清学检测。上述主要标准中第 3、4、8 项阳性者则可定为 ABPA 的血清学诊断。

3. 临床分型　根据患者是否出现支气管扩张将 ABPA 分为 2 个亚型:①支气管扩张型(ABPA-CB):符合上述主要标准中第 1、2、3、4、7 项者;②无中心型支气管扩张型:亦称为 ABPA-血清阳性型(ABPA-S),符合上述主要标准中第 1、2、3、4、5 项者。

4. 临床分期　为指导治疗,以临床病程为依据分为Ⅰ～Ⅴ期(表5-35-1)。需要指出的是患者的临床分期可能并不十分清晰,也并非所有患者都要经过5个期的临床病程。

(1)第Ⅰ期(急性期):通常有发作性症状,如喘息、发热、体重减轻等。影像学可出现肺部浸润影或表现正常。血清总 IgE 常＞1000IU/ml,烟曲霉菌特异性 IgG/IgE 或者沉淀抗体升高。个别病例可无哮喘,此期诊断的病例极少。

(2)第Ⅱ期(缓解期):哮喘症状靠支气管扩张剂及吸入糖皮质激素可控制。通常无症状,影像学正常或者肺部浸润影显著吸收。无嗜酸性粒细胞增多,血清 IgE 水平降低但未恢复正常,血清曲霉菌 IgE 和 IgG 无明显升高或轻度升高。患者以往若未得到诊断,此期发现仍较困难。

(3)第Ⅲ期(复发加重期):只有以往确诊的患者通过检查才可能明确。多数表现为急性发作症状,部分可无症状,仅出现血清总 IgE 2 倍以上的升高或肺部出现新的浸润影,因此该期需密切监测。

(4)第Ⅳ期(激素依赖期):表现为激素依赖性哮喘,哮喘症状必须靠口服糖皮质激素才能控制,激素减量时哮喘加重,即使哮喘缓解也难以停药。血清 IgE 水平升高或正常。通常 X 线没有肺部浸润影,但少数患者胸片表现多样性,可伴有中心型支气管扩张。绝大部分病例在此期得到诊断。

(5)第 Ⅴ 期(纤维化期):临床表现为肺纤维化的症状,可有胸闷、气急、呼吸困难、发绀和呼吸衰竭,可见杵状指(趾)。血清学检查可有或缺乏活动期的表现。常表现不可逆性的肺损害,此期患者最终多因Ⅱ型呼吸衰竭、肺心病而死亡,预后差。

表 5-35-1　ABPA 临床分期

分期	描述	临床特点	影像学特点	免疫/血清学特点
Ⅰ	急性期	通常有发作性症状,如喘息、发热、胸痛、咯血、咳痰等	肺部浸润影(多见于上中肺野)或表现正常	血清总 IgE 常＞1000IU/ml,烟曲霉菌特异性 IgG/IgE 或者沉淀抗体升高,外周血嗜酸性粒细胞数升高
Ⅱ	缓解期	通常无症状,或哮喘非急性发作期	正常或者激素治疗6个月后肺部浸润影显著吸收	在治疗 6～12 周内血清 IgE 下降 35%～50%,或经口服糖皮质激素治疗 6～9 个月后停用激素,超过 3 个月没有病情加重,可定义为"完全缓解"
Ⅲ	复发加重期	可表现为急性发作的症状	肺部浸润影(多见于上中肺野)	血清 IgE 水平升高到基线值的 2 倍以上,外周血嗜酸性粒细胞数升高
Ⅳ	激素依赖期	持续性严重的哮喘症状	有或无肺部浸润影	血清 IgE 水平升高或正常。依靠口服糖皮质激素控制哮喘症状或 ABPA 的活动性,临床上分别将其称为"激素依赖性哮喘"和"激素依赖性 ABPA"。只有后者的血清 IgE 水平是增高的
Ⅴ	纤维化期	发绀,严重呼吸困难	空洞损害、支气管扩张、肺纤维化、肺动脉高压的影像学特点	患者血清总 IgE 及特异性 IgE 升高或正常,可有频繁的症状加重,对标准治疗反应差

5. 鉴别诊断　由于 ABPA 的症状及体征表现常无特异性,临床上主要应与下列疾病进行鉴别:

(1)慢性嗜酸性粒细胞性肺炎:病程通常为 2～6 周,以中青年发病率较高,往往有家族或个人过敏史。表现为咳嗽、气短、胸闷等呼吸道症状和发热、无力、食欲减退等全身症状,偶见咯血、喘鸣。肺部可出现哮鸣音或湿性啰音,外周血嗜酸性粒细胞数增多,可达 20%～70%;胸部 X 线呈非肺段性实变性阴影,以外周多见,可反复出现。血清总 IgE 升高,痰中嗜酸性粒细胞数增加,血气分析可出现 PaO_2 降低。

(2)变应性肉芽肿性血管炎:即 Churg-Strauss 综合征(CSS),多见于中年患者,以哮喘、坏死性肉芽肿样血管炎、血管外肉芽肿、外周血嗜酸性粒细胞数增多和多器官组织嗜酸性粒细胞浸润为特征。伴有鼻窦病变。肺部 X 线检查可见一过性片状或结节性肺浸润,或弥漫性间质性病变。外周血嗜酸性粒细胞数＞10%,常有贫血和血沉增快,部分患者血清 IgE、IgG 增高,血清抗中性粒细胞胞质抗体(anti-neutrophil cytoplasmic antibody,ANCA)阳性,以髓过氧化物酶(MPO-ANCA)阳性常见,和(或)丝氨酸蛋白酶 3(PR3-ANCA)阳性。

（3）支气管哮喘：多在儿童或青少年时期起病,常有家庭或个人变态反应史。典型症状以发作性伴有哮鸣音的呼气性呼吸困难为特征,症状可在数分钟内发作,经数小时至数天,用支气管扩张药或自行缓解。哮喘的气流受限多为可逆性,支气管舒张试验阳性。ABPA 还需要与真菌抗原致敏的严重哮喘区别,真菌孢子作为变应原吸入后可使哮喘发作,或导致慢性持续性哮喘,真菌包括链格孢菌、曲霉菌、枝孢菌和青霉菌等,称为真菌致敏的严重哮喘(severe asthma with fungal sensitisation,SAFS)。ABPA 与 SAFS 的鉴别要点主要是血清总 IgE 和曲霉菌特异性 IgE 升高,皮肤曲霉菌点刺试验阳性。

（4）支气管扩张：多数患者在童年有麻疹、百日咳或支气管肺炎迁延不愈的病史。表现为反复发作咳嗽、咳痰或咯血的特点,合并感染时有多量脓性痰。查体常有肺部固定性湿性啰音,部分胸部 X 线显示肺纹理呈粗乱或卷发状、柱状型改变,高分辨率 CT 扫描可明确支气管扩张的病变范围。

（5）肺结核：常有低热、盗汗等结核性全身中毒症状,干湿啰音多位于上肺局部,X 线胸片和痰结核菌检查可作出诊断。

6. 诊断流程　早期诊断和早期治疗的 ABPA 预后较好,因此掌握正确的诊断流程进行早期诊断非常重要。Agarwal 建议的诊断流程见图 5-35-4。

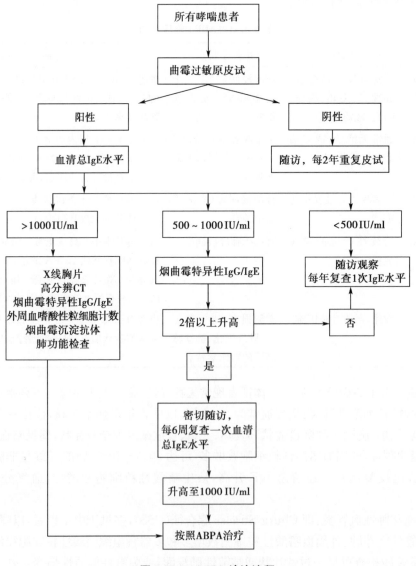

图 5-35-4　ABPA 诊治流程

三 治疗及预后

主要目的是控制急性发作症状,抑制机体对曲霉菌抗原的变态反应,清除或降低气道内寄殖的曲霉菌负荷,防止支气管扩张及肺组织不可逆损害。若诊断明确,则应及早给予有效治疗,并密切随访和监测。这里主要介绍糖皮质激素和抗真菌等药物治疗。

糖皮质激素治疗

1. 口服糖皮质激素　　口服激素是治疗 ABPA 的基本措施。在急性期应用糖皮质激素可以迅速缓解哮喘症状,降低血清 IgE 水平,清除肺部浸润阴影,防止病情加重。治疗目标是抑制炎症反应和机体对曲霉菌抗原发生的免疫反应。目前尚无统一的治疗剂量及疗程。文献报道了 2 种治疗方案可供选择。第 1 种方案为:泼尼松 $0.5mg/(kg \cdot d)$,治疗 1～2 周后改为隔日 1 次再持续 6～8 周,然后每 2 周减量 5～10mg 至停药,每 6～8 周复查血总 IgE 水平和 X 线胸片,以观察疗效。第 2 种方案为:泼尼松 $0.75mg/(kg \cdot d)$ 持续 6 周,然后 $0.5mg/(kg \cdot d)$ 持续 6 周,之后每隔 6 周减量 5mg,持续治疗总疗程至少 6～12 个月,每 6～8 周复查 1 次血清总 IgE 水平并持续 1 年,从而确定患者血清 IgE 浓度的基线值。对于Ⅳ期患者,需长期应用糖皮质激素控制哮喘,尽可能使用最小剂量的隔日疗法。对于第Ⅴ期患者,肺浸润可能与铜绿假单胞菌或金黄色葡萄球菌肺炎所致,不需要使用大剂量糖皮质激素,治疗原则以控制感染与对症疗法为主。

2. 吸入和静脉给予糖皮质激素　　对 ABPA 的疗效尚不肯定。尽管有小样本研究提示吸入糖皮质激素对于 ABPA 的治疗有益,但是一项对 32 例多中心、双盲、安慰剂对照的临床试验结果则显示,吸入糖皮质激素的临床疗效并不优于安慰剂。因此,目前仅在口服泼尼松减至每天 10mg 以下时,可以使用吸入激素控制哮喘的症状。在常规口服激素治疗无效的囊性纤维化合并严重 ABPA 的儿童中,应用甲泼尼龙静脉给药治疗有成功的报道。

抗真菌药物治疗

气道内曲霉菌的持续存在是 ABPA 发生、发展的主要原因,使用抗曲霉菌的药物治疗可以清除或者减少支气管内定植的曲霉菌负荷量,减轻免疫反应,缓解哮喘症状,并能减少糖皮质激素用量。

1. 口服伊曲康唑　　可抑制曲霉菌增殖,降低气道嗜酸性粒细胞炎症,可作为 ABPA 的辅助治疗,主要用于糖皮质激素治疗后首次复发,以及激素依赖的 ABPA 患者。推荐的治疗方案为:伊曲康唑每次 200mg,每天 2 次,口服持续 16 周,然后改为每天 1 次,继续应用 16 周。伊曲康唑治疗对 ABPA 长期预后的影响目前尚不清楚。应用伊曲康唑时应监测其潜在的不良反应,尤其是与甲泼尼龙或与布地奈德吸入剂联合使用时,可能会出现肾上腺功能抑制。

2. 口服伏立康唑　　是近年来上市的三唑类抗真菌药,目前主要用于侵袭性曲霉病的治疗,有研究发现伏立康唑也可用于 ABPA 的治疗,口服伏立康唑后生物利用度较伊曲康唑更高,为治疗 ABPA 增加了一种新的抗真菌药物选择,但临床研究文献报道较少。有关伏立康唑对 ABPA 的疗效、安全性等还需要在临床上进一步观察。

3. 联合吸入两性霉素 B 与布地奈德以及应用重组抗 IgE 抗体均有成功治疗 ABPA 的个案报道。

随访和监测

给予糖皮质激素治疗后,应每 6 周随访 1 次并检测血清总 IgE 水平和 X 线胸片。需要指出,治疗的目标并非使血清总 IgE 降为正常,治疗后患者血清的总 IgE 水平较治疗前降低 35％～50％ 即提示治疗反应满意,因为即使 ABPA 患者完全缓解,也只有少数患者血清 IgE 恢复至正常,因此没有必要持续应用糖皮质激素使 IgE 降至正常。除非患者进入第Ⅱ期或第Ⅴ期。治疗过程中还应当监测和预防糖皮质激素的不良反应。症状完全缓解者应每 6 个月复查一次血清总 IgE,1 年后每年复查 1 次血清总 IgE。

当血清总 IgE 水平升高到基线值的 2 倍时,提示 ABPA 复发或加重。

预后

ABPA 若能早期诊断和治疗,则预后常常较好。ABPA 急性加重期使用糖皮质激素和抗真菌药物治疗一般可使病情得到控制,经过规范的治疗通常不会出现不可逆性肺功能损害。ABPA 一旦出现支气管扩张常提示预后较差,某些患者在激素减量过程中容易出现复发,少数患者病情甚至可进展到 V 期,其肺结构和功能均会出现不可逆性进行性损害,且易合并细菌感染,预后更差。ABPA 合并囊性纤维化(CF)的患者病情更重,更易进展,因肺源性心脏病、呼吸衰竭而死亡。因此,提高 ABPA 的早期诊断和及时治疗至关重要。

参 考 文 献

1. 苏楠,张永明. 变应性支气管肺曲霉病研究新进展. 中华结核和呼吸杂志,2010,33:611-614

2. 刘莉,关玉宝,曾庆思,等. 变态反应性支气管肺真菌病的影像学表现. 放射学实践,2008,23:396-399

3. 谌晓莉,闵锐,解卫平,等. 5 例变应性支气管肺曲菌病长期误诊临床分析. 实用老年医学,2011,24:253-255

4. 周新,朱小敏. 变应性支气管肺曲霉病的诊断和治疗. 中华结核和呼吸杂志,2008,31:381-383

5. 王贵花,刘松,何丽蓉,等. 变应性支气管肺曲霉菌病八例临床分析. 中华全科医师杂志,2009,8:241-244

6. Agarwal R,Gupta D,Aggarwal AN,et al. Clinical significance of hyperattenuating mucoid impaction in allergic bronchopulmonary aspergillosis:an analysis of 155 patients. Chest,2007,132:1183-1190

7. Kradin RL,Mark EJ. The pathology of pulmonary disorders due to Aspergillus spp. Arch Pathol Lab Med,2008,132:606-614

8. Zander DS. Allergic bronchopulmonary aspergillosis:An Overview. Arch Pathol Lab Med,2005,129:924-928

9. Lazarus AA,Thilagar B,McKay SA,et al. Allergic bronchopulmonary aspergillosis. Disease-A-Month,2008,54:547-564

10. Riscili BP,Wood KL. Noninvasive Pulmonary asperillus infections. Clin Chest Med,2009,30:315-335

11. Agarwal R. Allergic bronchopulmonary aspergillosis. Chest,2009,135:805-826

12. Tillie-Leblond I,Tonnel AB. Allergic bronchopulmonary aspergillosis. Allergy,2005,60:1004-1013

13. Walsh TJ,Anaissie EJ,Denning DW,et al. Treatment of aspergillosis:clinical practice guidelines of the Infectious Diseases Society of America. Clin Infect Dis,2008,46:327-360

14. Thomson JM,Wesley A,Bymes CA,et al. Pulse intravenous methylprednisolone for resistant allergic bronchopulmonary aspergillosis in cystic fibrosis. Pediatr Pulmonol,2006,41:164-170

15. Laoudi Y,Paolini JB,Grimfed A,et al. Nebulised corticosteroid and amphotericin B:an alternative treatment for ABPA? Eur Respir J,2008,31:908-909

16. van der Ent CK,Hoekstra H,Rijkers GT,et al. Successful treatment of allergic bronchopulmonary aspergillosis with recombinant anti-IgE antibody. Thorax,2007,62:276-277

17. Agarwal R,Gupta D,Aggarwal AN,et al. Clinical significance of decline in serum IgE levels in allergic bronchopulmonary aspergillosis,Respir Med,2010,104:204-210

第36章
嗜酸性粒细胞增生性鼻窦炎

病因及发病过程中的免疫学机制
    嗜酸性粒细胞聚集机制
    特应性 IgE 介导的变态反应
    真菌激发的嗜酸性粒细胞介导的
      炎症反应
    细菌超抗原激发的免疫应答反应

    炎症介质和细胞因子的作用
嗜酸性粒细胞炎症与临床表现及疗效
治疗
    内镜鼻窦手术
    充分药物治疗
    术后鼻腔灌洗

    嗜酸性粒细胞增生性鼻窦炎(eosinophilic hyperplastic rhinosinusitis,EHRS)是 Ferguson 2003 年首次提出并命名的。这一类型的慢性鼻窦炎是以嗜酸性粒细胞炎症为其主要组织学特征。由于鼻及鼻窦黏膜弥漫性息肉样变和多发性息肉形成是其典型临床表现,因此按照 2007 年版 EPOS(European Position paper on Rhinosinusitis and Nasal Polyps)的意见,EHRS 归类于合并鼻息肉的慢性鼻窦炎(chronic rhinosinusitis with nasal polyps,CRSwNP)。之所以称之为嗜酸性粒细胞增生性鼻窦炎是为了将其区别于其他非嗜酸性粒细胞炎症的慢性鼻窦炎,后者被统称为非嗜酸性粒细胞增生性鼻窦炎(non-eosinophilic hyperplastic rhinosinusitis,non-EHRS)。EHRS 具有独特的临床表现,首先是双侧全组鼻窦全黏膜性病变,表现为广泛黏膜水肿、弥漫性息肉样变或多发性息肉,同时累及骨质;其次是手术后创面持续性水肿、反复多发性囊泡和息肉形成或纤维化,以及分泌物潴留和创面上皮化困难;其三是极易复发,多经历数次手术仍不痊愈。EHRS 患者可能伴有变应性鼻炎、哮喘、变应性真菌性鼻窦炎或特应性体质,合并先天免疫异常疾病如阿司匹林不耐受、囊性纤维化病、原发性纤毛不动和 Young 综合征等。多见于高加索人,其次是美国白种人,亚洲人少见。这一类型的另一个重要临床特征是对系统糖皮质激素敏感,适时足量的系统糖皮质激素治疗可有效控制疾病的发展。

    迄今,对 EHRS 的发病机制、病理生理学尚未完全阐明,免疫学或变应性因素、病毒或细菌感染、真菌以及环境污染等都有可能作为潜在的触发因素引起这一类型的炎症。

    本章就 EHRS 发病机制的免疫学因素、组织病理学特征,以及临床表现、诊断和治疗进行介绍。

一 病因及发病过程中的免疫学机制

    早在 1995 年,Bernstein 等就提出 EHRS 是一种多因素参与发病的观点。他们认为鼻腔侧壁和前筛区空气动力学的改变,以及病毒、细菌的存在引起宿主免疫反应增强,产生多种细胞因子作用于鼻黏膜,导致鼻腔侧壁和前筛区黏膜产生以嗜酸性粒细胞浸润为主的炎症反应。以后,Tos 进一步发展了这个观点,表述了鼻息肉形成的过程:嗜酸性粒细胞炎症导致的上皮损伤进一步导致鼻黏膜下溃疡形成和"黏膜"脱出(prolapse),以及鼻黏膜再上皮化(reepithelialization)和新长管状腺体形成,此为鼻息肉形成开始。鼻息肉中的结构细胞如上皮细胞、成纤维细胞和血管内皮细胞产生 GM-CSF 和其他细胞因子,这些细胞因子对鼻息肉组织的炎症具有"放大通路(amplifaction pathway)",从而加重了炎症反应,嗜酸性粒细胞产生的细胞因子和 ECP、MBP 等形成鼻息肉组织中结构性炎症反应(structure inflammatory response)。与此同时,黏膜炎症导致的上皮细胞生物电特性改变影响了黏膜上皮细胞的 Na^+、Cl^- 通道,使 Na^+ 吸收增加,从而大量水分进入细胞和间质形成水肿,使鼻息肉逐渐增大。上述过程的正反馈作用不断循环导致病变程度进行性加重,病变范围进行性扩大。另外,鼻腔侧壁和前筛区黏膜上皮细胞的一些基因控制下的遗传表型特征决定了鼻息肉迅速复发的趋势,且变态反应因素导致肥大细胞释放介质亦可能参与鼻息肉的形成机制。

最近 10 年,一些研究提出真菌激发嗜酸性粒细胞介导的炎症反应和金黄色葡萄球菌超抗原激发的免疫应答反应是 EHRS 发病的病因及机制之一。

嗜酸性粒细胞聚集机制

EHRS 的组织学和病理生理学特征是嗜酸性粒细胞炎症。然而如何解释这种嗜酸性粒细胞聚集的现象呢? 近年有学者提出了嗜酸性粒细胞聚集的微环境学说,指出在此微环境中,免疫调节因子对炎症细胞的功能进行了调节。同时,还发现在鼻黏膜中存在炎性干细胞,并证实了炎性干细胞对嗜酸性粒细胞在鼻息肉组织中的聚集作用。研究还发现,鼻息肉上皮细胞培养基中存在粒细胞-巨噬细胞集落刺激因子(granulocyte macrophage-colony stimulating factor,GM-CSF)和粒细胞集落刺激因子(granulocyte colony stimulating factor,G-CSF)以及 IL-3、IL-5,表明这些细胞因子调控着嗜酸性粒细胞的聚集。嗜酸性粒细胞活化和聚集必将增加 IL-3、IL-5 和 GM-CSF 等多种细胞因子的合成和自分泌,研究已经证实鼻息肉组织中的嗜酸性粒细胞约 30% 表达 GM-CSF 基因,已活化的嗜酸性粒细胞与表达的 GM-CSFmRNA 的细胞数相关,而在正常的鼻黏膜组织中则检测不出 GM-CSFmRNA。这些细胞因子又回过来促进嗜酸性粒细胞的成熟、迁徙和生存期延长,并增强其代谢功能,进一步发挥毒性作用。还有其他与嗜酸性粒细胞聚集机制相关的细胞因子,如转化生长因子-β_1(transforming growth factor-β_1,TGF-β_1)。因为 TGF-β_1 与细胞外基质相关,故表明嗜酸性粒细胞的聚集不仅通过前述的炎症反应方式,而且可通过细胞外基质发挥作用,促进鼻息肉的形成和发展。参与嗜酸性粒细胞聚集以及鼻息肉形成的细胞因子很多,我们将在本章的后面另作叙述。

特应性 IgE 介导的变态反应

早年,因为对鼻息肉组织学的粗浅认识,以及一些鼻息肉患者同时患有变应性鼻炎或支气管哮喘,因此对鼻息肉的发病机制流行着一种观点,即Ⅰ型变态反应是鼻息肉发病的主要机制。进一步的研究亦表明 IgE 介导的变应性反应引起肥大细胞脱颗粒和组胺等介质的释放,后者导致血管通透性增加、组织水肿和嗜酸性粒细胞聚集,最终形成息肉。然而不能解释的是,嗜酸性粒细胞炎症并非变应性炎症的特有表现。直到 20 世纪 70 年代末,Mygind 首次提出变应性和非变应性两种机制均参与了鼻息肉的形成过程。同时 Mygind 还指出,一些原发性的因素如鼻腔鼻窦感染、阿司匹林耐受不良或纤维囊性化病等也参与了鼻黏膜神经损害、血管运动失神经支配和腺体失神经支配,从而导致血管通透性增加、组织水肿和息肉形成。然而,这一切都还有待证明。

于是,探索鼻息肉与Ⅰ型变态反应的关系很自然地成为 20 世纪 80 年代的热潮。首先是 Jamal 等采用末梢血细胞计数、总 IgE 和特异性 IgE 检测,以及屋尘螨、花粉、动物皮屑和真菌皮肤试验等,发现鼻息肉患者的特应性疾病患病率并不比健康对照组高,不能证明 IgE 介导的变态反应是鼻息肉发病的主要机制。之后陆续有研究也得出相应的结论,例如 Delanney 通过对一系列吸入物变应原的皮肤试验证实鼻息肉患者与健康对照组的阳性率没有差异,Caplin 评价了 3000 例特应性疾病患者,发现鼻息肉患病率仅 0.5%,而非特应性个体鼻息肉患病率同样也是 0.5%。Settipance 等分析 6000 例支气管哮喘和变应性鼻炎,发现鼻息肉主要见于 40 岁以上的非变应性(内因性)支气管哮喘患者。Drak-Lee 按详细病史、变应原皮肤试验和 RAST 检测结果分析 200 例连续的鼻息肉患者,没有找到鼻息肉患者特应性变应性疾病患病率增加的证据,他们甚至发现鼻息肉组织中组胺水平在是否合并变应性鼻炎的患者中并无差异。进入 20 世纪 90 年代,学者们仍然在为 IgE 介导的 I 型变态反应是鼻息肉发病主要机制寻求证据而努力。有一研究虽然发现鼻息肉组织和邻近的鼻甲组织中肥大细胞数增多,但是没能证明这种增多与 IgE 抗体的依赖关系,且鼻息肉组织中的嗜酸性粒细胞数的多少也不依赖于患者的特应性变应性状态。有两位学者同时研究了阿司匹林耐受不良三联征患者,试图发现鼻息肉与 I 型变态反应的关系,可惜未能证实特异性阿司匹林 IgE 抗体的存在。Bernstein 的研究更是表明鼻息肉组织中嗜酸性粒细胞数增多与是否存在特应性变态反应物无关,与 IgE 介导的超敏反应也无关,尽管合并特异性 IgE 介导的变应性疾病的鼻息肉可增加病情的严重性和复杂性。

因此,迄今仍然没有证据证明特应性 IgE 介导的变态反应是 EHRS 发病的主要机制。也就是说,鼻息肉组织虽然表现为嗜酸性粒细胞性炎症,但没能证明这种嗜酸性粒细胞增生与 IgE 介导的变态反应的依存关系。在近年的进一步研究中虽然发现 IL-5、GM-CSF、eotaxin、CysLTs 等与鼻黏膜嗜酸性粒细胞募集和浸润相关的细胞因子表达增强,但是这些细胞因子的失衡和嗜酸性粒细胞增生之间的机制是否是 IgE 介导的变态反应尚无证据。因此 EHRS 似乎还不能用 IgE 介导的变态反应来解释。

真菌激发的嗜酸性粒细胞介导的炎症反应

20 世纪 90 年代末,Ponikau 研究团队在 93% 接受鼻窦手术者的鼻腔灌洗液中证实存在嗜酸性粒细胞黏液和真菌,且在同一研究中还发现所有正常对照的鼻腔灌洗液中也均可培养出真菌,因此提出真菌是大多数慢性鼻窦炎的病因。Ponikau 的团队还发现在近 100 例存在嗜酸性粒细胞黏液和真菌的患者中,仅不到半数有变态反应,因此认为真菌的病因作用并非是 IgE 介导的变态反应,而是真菌激发嗜酸性粒细胞介导的反应,即真菌激起局部嗜酸性粒细胞的趋化性、炎症和组织损伤,导致嗜酸性粒细胞性鼻窦炎(eosinophilic rhinosinusitis,ERS)。推测发生机制是:鼻窦内真菌寄生,引发鼻窦黏膜中的嗜酸性粒细胞穿过上皮向真菌迁徙包围真菌,通过释放毒性蛋白杀死真菌,同时损伤了鼻窦黏膜,从而发生慢性鼻窦炎和(或)鼻息肉病。

然而,一项对 124 例 EHRS 接受内镜鼻窦手术的患者的真菌分析结果却显示仅有 21 例发现真菌,且其中只有 10 例在真菌丝周围有嗜酸性粒细胞浸润,其余病例均未发现真菌依据。近期有采用更加灵敏的方法在全部慢性鼻窦炎患者和几乎所有的健康人鼻腔黏液中均检测到真菌。上述研究显示,真菌可能仅仅是 EHRS 的因素之一,或者只是伴随现象,而非致病因素。

细菌超抗原激发的免疫应答反应

超抗原(superantigen,SAg)这一概念由 1989 年由 White 首次提出,并认为在某些感染性和免疫性疾病的病理机制中十分重要。研究证明 SAg 能激活 T 细胞总数的 2%～10%。细菌超抗原(bacterial superantigen,BSAg)是一组由细菌编码的蛋白分子,它不经抗原提呈细胞处理,可以完整的蛋白质分子直接结合到细胞表面 MHC II 类分子抗原结合槽外侧上,以非特异性方式激活大量带有特异性 Vβ 区的 T 细胞,占 T 细胞库的 5%～20%,远远超过普通抗原活化 T 细胞的数量。此外,SAg 还能作用于 B 细胞、巨噬细胞、嗜酸性粒细胞、肥大细胞和上皮细胞。这些细胞被激活后,通过释放抗体、细胞因子和炎性介质引起免疫应答。

金黄色葡萄球菌肠毒素(staphylococcus aureus enterotoxins,SEs)是与呼吸道炎症有关的 SAg。是一组结构上相关的热稳定蛋白的大家族,已经鉴别出 SEA、SEB、SEC、SED 和 SEE,近年又新鉴别出 SEG、SHE、SEI 和 SEK。另外还有一种葡萄球菌毒素-毒性休克综合征毒素 1(toxic shock syndrome toxin-1,TSST-1),也具有 SAg 的性质,可激活 T 细胞分泌细胞因子,诱导 B 细胞增殖和分泌免疫球蛋白。近年,SEs 被认为是导致 EHRS 的重要机制之一。Bachert 的研究表明在鼻息肉组织中可以检测到 SEA 和 SEB 的特异性 IgE 抗体。Bernstein 等的研究亦显示 55% 的鼻息肉患者息肉表面分泌物的细菌是金黄色葡萄球菌,并分离出 SEA、SEB 和 TSST-1。学者们认为,鼻黏液中最常见的细菌是金黄色葡萄球菌,通过产生 SEs 上调促炎细胞产生 TNF-α、IL-1β、IL-4 和 IL-5 等促炎细胞因子,导致鼻腔侧壁黏膜的最初损伤,这种损伤构成了慢性鼻窦炎和(或)鼻息肉发病的病理基础。被激活的淋巴细胞产生 Th1 和 Th2 细胞因子,这些细胞因子导致息肉周围嗜酸性粒细胞聚集和生存期延长,后者又进一步加重黏膜的损害,提示 SEs 可能是 EHRS 的始动因素。SEs 作为外源性 SAg 与特异性 T 细胞受体和 B 细胞受体结合,具有强大的刺激 T/B 细胞活化的能力,导致 T、B 细胞的克隆增殖,在慢性鼻窦炎和(或)鼻息肉病理生理过程中发挥重要作用。目前趋于一致的观点是,细菌在体内的定植和克隆、产生 SAg 和宿主 T 淋巴细胞介导的免疫应答,是各种常见的慢性嗜酸性粒细胞及淋巴细胞性呼吸道黏膜炎症发生所需的共有基本因素。在这些基本要素的框架内,包含多种免疫应答,如 I 型超敏反应、细菌特异性免疫应答和 SAg 激活的 T 细胞反应。

然而也有相反的观点,认为存在于鼻腔鼻窦的这些微生物更像正常菌群,并非导致 EHRS 的因素。持此观点者对比了 EHRS 鼻窦黏膜和健康人鼻分泌物的微生物,发现93%患者和70%健康人对照的细菌培养呈阳性,主要菌群为金黄色葡萄球菌和凝固酶阴性葡萄球菌。

炎症介质和细胞因子的作用

普遍认为白三烯(leukotriene,LTs)在上呼吸道炎症中起到中枢调节作用。已有研究证实 EHRS 组织中半胱氨酰白三烯(CysLTs)的表达较正常对照鼻窦黏膜组织和 non-EHRS 息肉组织明显上调,提示 CysLTs 是 EHRS 发生发展的重要炎症介质,可能是通过增加组织局部嗜酸性粒细胞聚集而参与炎症反应,但确切机制尚不明确。另有一个研究提示在 EHRS 息肉组织中,角化生长因子高表达与黏膜下结缔组织和基底膜区 I、III、V 型胶原尤其是 III、V 型胶原沉着相关。

众多细胞因子在 EHRS 的发生和发展中发挥作用,目前已经明确从 EHRS 鼻息肉组织中分离出来的细胞因子有 IL-1、IL-3、IL-5、IL-13、eotaxin、TGF-α、TGF-β$_1$、胰岛素样生长因子-1(insulin-like growth factor,IGF-1)、GM-CSF 等。这些细胞因子既与嗜酸性粒细胞聚集有关,又与嗜酸性粒细胞的自分泌有关。IL 具有极强的致炎活性,组织中 IL-1 越高表明组织炎症反应越严重。IL-5 促进嗜酸性粒细胞活化和延长其存活,并增强其毒性,因此 IL-5 被认为是 EHRS 的发生发展中最为关键的细胞因子。IL-13 则诱导黏附分子表达,诱导嗜酸性粒细胞从血管内迁移到黏膜。eotaxin 也可特异性趋化嗜酸性粒细胞使其大量聚集、黏附于血管内皮,并穿过血管内皮间隙。

TGF-α、β1 具有调节上皮增生,促进细胞外液生成和诱导血管生成的作用,因此 TGF 在鼻息肉的病理学过程中,参与了基底膜增厚、间质纤维化以及上皮和腺体增生等病理学改变。在鼻息肉组织中可检测出 TGF-β1 特定的 mRNA,在健康鼻黏膜则没有。鼻息肉组织中50%的嗜酸性粒细胞表达 TGF-β1 基因,有研究更是证实鼻息肉组织中嗜酸性粒细胞是 TGFmRNA 的主要来源。TGF-β1 与细胞外基质有关,因此可以设想,嗜酸性粒细胞不仅通过前述的炎症反应方式,也可通过细胞外基质发挥作用,促进鼻息肉的形成和发展。

已证明 IGF 在鼻息肉组织中呈高表达。IGF 具有调节组织细胞的生长和发育的功能,提示 IGF 在息肉形成中发挥了上皮增生和血管生成的作用。

一项对 EHRS 的研究证实了 GM-CSF、IL-3 和 IL-5 的 mRNA 在其病变组织中表达,应用原位杂交法更是发现 GM-CSFmRNA 和 IL-3mRNA 阳性细胞明显多于对照组,且与活化的嗜酸性粒细胞数呈正相关。

上述对炎症介质和细胞因子的研究,以及由此得出的结论是浅显的。在 EHRS 发生和发展的过程中,多种炎性介质和细胞因子不可能孤立运作,其间的关系模式及其机制仍然需要进一步搞清楚。但有一点可以肯定的是,上述炎性介质和细胞因子在 EHRS 息肉组织或病变组织中的表达增高,并非依赖于变态反应。表明鼻腔鼻窦黏膜在不依赖于变态反应的情况下,可以激活机体免疫系统,产生炎性介质和细胞因子诱发一系列免疫应答反应,导致以大量嗜酸性粒细胞浸润为主要特征的炎症反应,最终发生 EHRS。

二 嗜酸性粒细胞炎症与临床表现及疗效

EHRS 的典型临床形态是高度水肿的多发性息肉(图 5-36-1)。其组织病理学表现上皮固有层大量嗜酸性粒细胞浸润直接左右了 EHRS 的临床特征和治疗效果(图 5-36-2a)。另一个组织病理学特征是组织重塑(remodeling),是炎性反应持续存在导致的组织结构改变,是组织对损伤和炎性刺激的一种失控的"修复"反应,包括上皮细胞剥脱、上皮层杯状细胞和上皮下腺体增生(图 5-36-2b),以及基底膜增厚和胶原纤维沉着(图 5-36-2c)。因此组织重塑也影响着 EHRS 的治疗效果。

为了评价嗜酸性粒细胞浸润的程度,我们对 254 例慢性鼻窦炎标本在低倍镜下选择 3 个炎性细胞浸润集中的视野,然后在高倍镜格栅下计数每个低倍视野的嗜酸性粒细胞数以及其他炎性细胞总数,重复数 3 次,计算 1 个低倍视野嗜酸性粒细胞数以及其他炎性

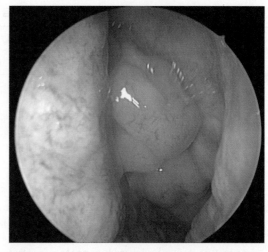

图 5-36-1 EHRS 表现典型的高度水肿的多发性息肉

细胞总数的各自平均数,进而汇总计算 3 个低倍视野嗜酸性粒细胞数及其他炎性细胞总数的各自平均数,照以下公式计算每例标本的嗜酸性粒细胞指数。

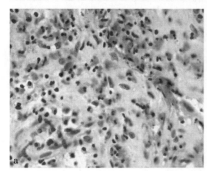
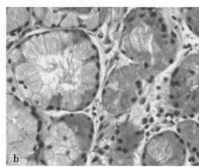
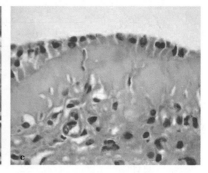

图 5-36-2 EHRS 息肉组织组织病理学特征

a. 上皮固有层大量嗜酸性粒细胞浸润;b. 上皮细胞剥脱、上皮层杯状细胞和上皮下腺体增生;
c. 基底膜增厚和胶原纤维沉着等组织重塑特征(HE×400)

嗜酸性粒细胞指数=嗜酸性粒细胞平均数/其他炎性细胞总数平均数×100%

指数为 0~25% 者为嗜酸性粒细胞炎症Ⅰ度,26%~50% 者为Ⅱ度,51%~75% 者为Ⅲ度,76%~100% 者为Ⅳ度。Ⅲ度为中度嗜酸性粒细胞炎症,Ⅳ度为重度嗜酸性粒细胞炎症。EHRS 表现为Ⅲ度或Ⅳ度嗜酸性粒细胞炎症。

我们对 139 例慢性鼻窦炎接受功能性内镜鼻窦手术后六个月的临床状态做了 VAS 评分(visual analogue scale)和 L-K 评分(Lund-Kennedy score),并分析它们与嗜酸性粒细胞炎症分度的关系(表 5-36-1、表 5-36-2)。结果显示嗜酸性粒细胞炎症分度越高,相应的 VAS 评分或 L-K 评分也越高。

表 5-36-1 术后 6 个月 EOS 与 VAS 评分

EOS 计数	VAS 评分			总计
	0~3	>3~7	>7~10	
Ⅰ	48	18	1	67
Ⅱ	33	12	1	46
Ⅲ	3	8	4	15
Ⅳ	1	6	4	11
总计	85	44	10	139

注:EOS 为嗜酸性粒细胞(下同);VAS 评分主要症状为鼻塞,鼻涕(含鼻后滴漏),头痛;次要症状为嗅觉改变

表 5-36-2　术后 6 个月 EOS 与 L-K 评分

EOS 计数	L-K 评分			总计
	0～5	6～10	11～20	
Ⅰ	42	24	1	67
Ⅱ	28	16	2	46
Ⅲ	1	7	7	15
Ⅳ	0	1	10	11
总计	71	48	20	139

注:L-K 评分内镜下轻微病变为局部或广泛轻度水肿及黏液涕;严重病变为重度水肿、多发囊泡/息肉和黏脓涕

用同样的方法对 112 例术后随访 1～4 年的分析结果也同样显示嗜酸性粒细胞炎症分度越高,VAS 评分或 L-K 评分也越高(表 5-36-3、表 5-36-4)。

表 5-36-3　术后 1～4 年 EOS 与 VAS 评分

EOS 计数	VAS 评分			总计
	0～3	>3～7	>7～10	
Ⅰ	38	16	2	56
Ⅱ	14	14	6	34
Ⅲ	0	5	7	12
Ⅳ	0	3	7	10
总计	52	38	22	112

注:VAS 评分主要症状为鼻塞、鼻涕(含鼻后滴漏)和头痛;次要症状为喷嚏、哮喘和嗅觉改变

表 5-36-4　术后 1～4 年 EOS 与 L-K 评分

EOS 计数	L-K 评分			总计
	0～5	6～10	11～20	
Ⅰ	28	18	0	46
Ⅱ	6	3	2	11
Ⅲ	0	3	3	6
Ⅳ	0	2	4	6
总计	34	26	9	69

注:L-K 评分轻微病变为局部或广泛轻度水肿及黏液涕;严重病变为重度黏膜水肿、多发囊泡/息肉和黏脓涕

可见,嗜酸性粒细胞炎症的严重程度直接反映了疾病的严重程度。以嗜酸性粒细胞炎症为特征的慢性鼻窦炎鼻息肉的临床症状比非嗜酸性粒细胞炎症的其他慢性鼻窦炎严重、迁延和顽固,术后上皮化困难,且易复发,因此 EHRS 单纯或主要依赖手术难以获得治愈。我们的研究同时显示,嗜酸性粒细胞炎症Ⅲ、Ⅳ度者在本组病例中大约占 18%(近期随访组 17.4%,远期随访组 18.7%)。

从表 5-36-5 列出 EHRS 和 non-EHRS 的主要临床表现及疗效,可以看出嗜酸性粒细胞炎症与临床表现及疗效的关系。

表 5-36-5 EHRS 和 non-EHRS 的组织病理学、临床表现及疗效的比较

组织病理学、临床表现及疗效	EHRS	non-EHRS
早期特征性症状	嗅觉减退或丧失	鼻塞、流脓性鼻涕
鼻内镜所见	双侧中鼻道、嗅裂多发性息肉,大量黏性分泌物	中鼻道息肉,脓性分泌物
CT 异常特征	早期主要位于筛窦,逐渐双侧全组鼻窦	早期主要限于上颌窦,以后可能累及全组鼻窦,可单侧和双侧
外周血液检查	嗜酸性粒细胞增高	嗜酸性粒细胞正常
是否合并哮喘	经常	很少
大环内酯类抗生素治疗	疗效差	有效
鼻息肉复发率	非常高	低
糖皮质激素治疗	非常有效	有效
组织病理学	嗜酸性粒细胞浸润,杯状细胞增生,囊性扩张腺体、基底膜增厚	中性粒细胞、淋巴细胞浸润,浆液黏液腺体增生

三 治 疗

手术仍然是首选,但不强调功能性,以彻底切除炎症病变组织为目的,包括黏膜息肉样变和息肉,有观点认为对 EHRS 应采取根治性手术,再次手术需慎重。抗炎治疗是 EHRS 的主要治疗,因此充分药物治疗贯穿整个治疗过程中,术前必须对一些伴发的疾病如变应性鼻炎、哮喘以及先天性疾病和感染等进行控制,且对术中解剖和病变的辨认以及减少出血均有良好的帮助。术后的抗炎治疗是长期的,给予充分的药物治疗直至炎症被控制或治愈。此外,合理的抑制特应性和控制环境将有助于改善炎症的严重程度(图 5-36-3)。

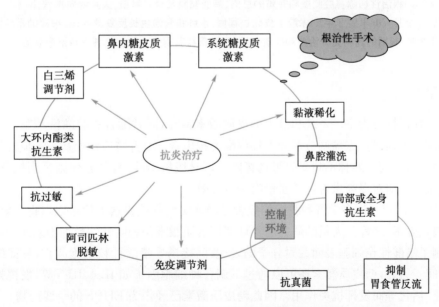

图 5-36-3 EHRS 以鼻窦根治性手术为基础的药物及环境控制治疗思路

内镜鼻窦手术

EHRS 是一种广泛黏膜疾病,术后易复发,晚近有观点建议对 EHRS 采用根治性手术。我们的经

验是彻底切除鼻腔侧壁和筛窦的病变黏膜(含息肉)及炎性骨质,从理论上铲除炎症和息肉生长的基础。同时应纠正或切除异常的骨性结构及黏膜。根治性切除带来的是大片的骨质裸露,给上皮化造成困难,因此术后的术腔护理以及适时、长期的药物充分治疗和控制环境非常重要,做到了这点,术腔有机会最终获得完全上皮化并不再复发(图 5-36-4)。

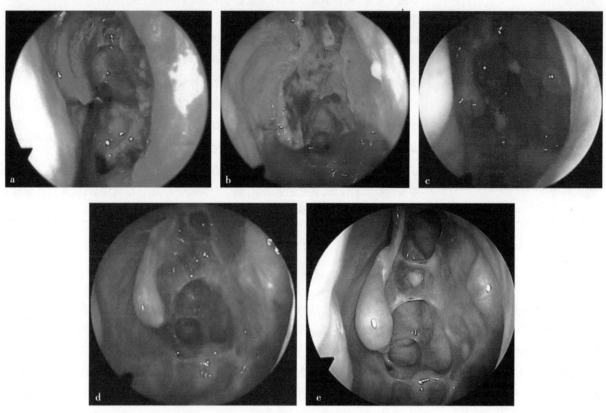

图 5-36-4　a. 根治性切除鼻腔侧壁和筛窦的息肉、病变黏膜及炎性骨质,大片骨质裸露;b(术后 2 周)、c(术后 2 个月)、d(术后 2 年). 术腔上皮化过程慢,水肿和囊泡生长反复发生;e. 细致的术腔护理以及适时、长期的药物充分治疗和控制环境,术腔最终获得完全上皮化并保持治愈状态(4 年)

充分药物治疗

充分药物治疗以抗炎为主。系统和鼻内糖皮质激素治疗,同时配合鼻腔灌洗和黏液稀化治疗。需要时针对不同的患者辅以白三烯调节剂和大环内酯类抗生素。合并特应性疾病如变应性鼻炎和哮喘者给予抗过敏治疗,合并阿司匹林不耐受者可选择阿司匹林脱敏治疗,合并真菌则适当抗真菌治疗,免疫调节剂新近被报道证明对提高患者生活质量有一定疗效。

1. 糖皮质激素治疗　许多学者和我们的经验已经证实糖皮质激素治疗可以取得良好的效果,因此有"药物鼻息肉切除术"之称。大量的研究已经证明糖皮质激素是和嗜酸性粒细胞表面的高亲和力激素位点结合,抑制了嗜酸性粒细胞表面黏附分子的表达,间接诱导嗜酸性粒细胞凋亡,从而缩短嗜酸性粒细胞的存活时间。另外,糖皮质激素还可以通过下调各种细胞因子如 IL-4、IL-5 等,发挥抑制嗜酸性粒细胞移行、趋化、活化等而发挥抗炎作用。因此糖皮质激素已经作为 EHRS 的一线药物。

临床上糖皮质激素治疗的用药方式是口服、鼻内和静脉输入 3 种方式。口服和静脉输入是系统给药方式,手术前和手术后均可采用,特别是手术后复发者则应采用。我们建议除了围手术期采用静脉输入方式对患者较为有利外,其他时间的治疗还是采用口服方式较为适宜。应该指出,系统给药是短期冲击的,即连续 1~2 周。关于系统应用糖皮质激素的剂量和疗程并无统一意见,May 等提出口服泼尼松剂量按每天 80mg、60mg、50mg、40mg、30mg、20mg、10mg、4mg 递减,每一剂量 2 天。Settipane 的方案是口服泼尼松从 50mg/d 开始，每天减 5mg，连续 10 天。上述方案的提出者明确表明这样的治疗方案不会引起全身副作用。我们的经验是口服泼尼松 30mg/d，早晨顿服，根据病情连续 1~2 周，不需逐渐减量治疗，这样的方案简单，患者容易记住，依从性好。我们对一组连续口服泼尼松的患者作了观察，治疗 1~2 周者几乎没有任何副反应，连续治疗 3~4 周者主要的副反应是食欲增强和体重增加，少数患者可能因精神兴奋而失眠，然停药后上述副反应很快消失，没有出现库欣综合征（Cushing syndrome）和肾上腺皮质轴抑制等严重副作用。因此 1~2 周的泼尼松治疗是安全的，患者也能够接受。鼻内糖皮质激素治疗是 EHRS 的基本治疗，因此是长期的。有观点认为系统用药联合鼻内用药可以增强鼻内用药的效果，因此建议两者联合治疗一个阶段，但这一阶段的时间并没有明确。鼻内糖皮质激素治疗是指使用鼻喷剂，息肉内或下鼻甲黏膜下注射糖皮质激素应当禁止。目前国内外常用的鼻内糖皮质激素喷剂是丙酸氟替卡松、糠酸莫米松和布地奈德等，已经有大量的研究证明它们的有效性（详见第 28 章）。

2. 抗白三烯治疗　　研究表明白三烯在呼吸道炎症中起到中枢调节作用，半胱氨酰白三烯（CysLTs）通过增加组织局部嗜酸性粒细胞聚集而参与炎症反应，EHRS 组织中 CysLTs 的表达明显上调。从这一点出发，拮抗 CysLTs 将有益于 EHRS 的治疗。白三烯受体拮抗剂孟鲁司特和扎鲁司特通过阻止白三烯与相应受体结合，以及 5-脂氧合酶抑制剂（齐留通）通过阻止 5-脂氧合酶合成白三烯，从而阻止白三烯的各种生物学作用，达到控制呼吸道炎症的效果。临床研究表明抗白三烯治疗可以改善 EHRS 的鼻阻塞症状和恢复嗅觉功能。2006 年新修订的全球哮喘防治倡议（Global Initiative for Asthma，GINA）指出抗白三烯治疗是作为除吸入性糖皮质激素外，唯一可单独应用的长期治疗，强调了在呼吸道炎症性疾病治疗中的地位，尤其是在成人哮喘治疗领域。2008 年 ARIA 提出抗白三烯治疗适用于变应性鼻炎的治疗，特别是合并哮喘者。因此，对于 EHRS，特别是合并变应性鼻炎、哮喘和阿司匹林耐受不良患者采用抗白三烯治疗可以取得良好的效果。然而目前尚缺乏大宗临床治疗的研究，且抗白三烯治疗对炎症介质的作用尚未进行深入的研究。

3. 大环内酯类抗生素治疗　　虽然有证据显示大环内酯类抗生素不仅通过抑菌发挥作用，还可通过下调前炎性因子表达来发挥多种免疫调节作用，但与下气道研究相比，大环内酯类抗生素治疗 CRS 的临床研究多为规模较小和开放性的（Ⅲ级），尚缺乏严密的双盲、前瞻性研究证据。目前应用该类药物治疗 EHRS 的有效性尚不明确。

关于大环内酯类抗生素的免疫调节机制已经积累了大量的研究。早年我们的体外研究提示，红霉素可能通过上调 bcl-2 相关 X 蛋白促进鼻息肉组织嗜酸性粒细胞凋亡。然晚近的体外实验表明，大环内酯类抗生素的免疫调节作用可能是由 ERK1/2 的交替活化和抑制介导，进而通过双相信号转导启动和抑制转录因子 NF-κB 的活化，最后抑制前炎性因子如 IL-8 的产生，主要减弱中性粒细胞性炎症反应。此外，大环内酯类抗生素还能抑制细菌的毒力和生物膜的形成。因此，长期低剂量大环内酯类抗生素治疗对免疫系统和炎症反应可能存在多种效应，包括：①抑制前炎性细胞因子的生成和释放；②抑制 iNOS 介导的 NO 的生成；③减少黏液的合成和分泌；④促进炎性细胞的凋亡；⑤减少核转录因子的生成；⑥抑制氯化物和水经气道黏膜分泌；⑦破坏细菌生物膜的形成。

在临床研究方面，目前最高等级的证据（Ⅰb 级）是 Wallwork 的一项前瞻性随机对照研究，该研究报道 64 例 CRSsNP 患者，给予罗红霉素 150mg/d，连续应用 3 个月，对照组给予安慰剂，结果显示治疗组 SNOT-20 评分、鼻内镜评分、糖精清除时间和灌洗液 IL-8 水平显著改善，而安慰剂组无改善。该研究同时显示，鼻腔灌洗液 IL-8 水平较高的患者对罗红霉素治疗的反应较好，而血清 IgE 水平较高或鼻涂片中有较多嗜酸性粒细胞者，则对罗红霉素治疗反应较差。上述研究结果得到 Suzuki 等研究组的支持，也与我们近期体外试验发现大环内酯类抗生素抑制 IL-8 减弱中性粒细胞性炎症反应的结果相符。Ichimura 等研究表明大环内酯类抗生素对持续性脓性分泌物（中性粒细胞性炎症）而鼻咽细菌培养阴性、无变态反应和鼻内糖皮质激素治疗疗效差的患者，通常对大环内酯类抗生素治疗反应较好，而对伴有纤毛运动困难的患者无明显疗效。对于 CRSwNP 患者，Yamada 等用克拉霉素（400mg/d，至少 3 周）治疗 20 例，鼻息肉缩小患者的 IL-8 水平下降了 5 倍，但治疗前 IL-8 水平不高者则疗效不佳。

2007 年 EPOS 文件显示，低剂量、长期使用大环内酯类抗生素治疗对不合并息肉的慢性鼻窦炎

(chronic rhinosinusitis without nasal polyps,CRSsNP)的研究证据级别为Ⅰb(推荐级别为A级)。对合并息肉的慢性鼻窦炎(CRSwNP)暂时无证据支持,但专家仍推荐使用(推荐级别D级),尤其是对近期复发者。

2008年《英国变态反应和临床免疫学会鼻窦炎和鼻息肉诊疗指南》指出,对于CRSsNP患者,主张使用低剂量、长期口服大环内酯类抗生素(推荐等级为A级),疗程约12周,认为该疗法可缓解客观症状,改善客观指标,疗效与内镜鼻窦手术相近,其作用机制可能与药物的抗炎作用有关。对于CRSwNP患者,不同组织病理类型的鼻息肉,如嗜酸性粒细胞型、感染型以及其他类型对大环内酯类抗生素的疗效完全不同。由于这些研究均为开放性(Ⅲ级),因此证据尚欠充分。

新近,Ishitoya等对EHRS进行综述时强调,CRSwNP有EHRS(嗜酸性粒细胞性炎症)和non-EHRS(中性粒细胞性炎症)两类,应用大环内酯类抗生素治疗EHRS的疗效显著低于non-EHRS。

综上所述,根据现有研究证据表明低剂量、长期口服大环内酯类抗生素对CRSsNP和部分CRSwNP(non-EHRS)有效,而对于EHRS则疗效欠佳或是证据不足,这就是《EOPS》和《英国变态反应和临床免疫学会鼻窦炎和鼻息肉诊疗指南》中对CRSsNP治疗推荐为A级,而对CRSwNP治疗推荐为D级的原因。大环内酯类抗生素治疗EHRS需深入开展随机、安慰剂对照的前瞻性试验,提高临床证据的质量,以明确大环内酯类抗生素对嗜酸性粒细胞炎症和中性粒细胞炎症的治疗反应和远期结果的影响。

4. 全身或局部抗生素治疗　慢性鼻窦炎应用全身抗生素治疗一直存在不同的意见。EHRS由于黏膜损害和多发性息肉阻碍鼻腔鼻窦的引流,合并感染多不可避免,从这一点看全身抗生素治疗对于EHRS合并感染者似乎是需要的。然而全身抗生素治疗是否可以抑制金黄色葡萄球菌从而减少肠毒素(SEs)的产生尚不得而知。近年,有研究证明手术前和手术后鼻内应用莫匹罗星后,筛窦的培养物找不到金黄色葡萄球菌。研究者认为鼻内局部应用对金黄色葡萄球菌敏感的抗生素,可能通过抑制金黄色葡萄球菌增殖而减少肠毒素(SEs)的产生,减弱超抗原(SAg)诱发的嗜酸性粒细胞炎症,从而减少鼻息肉和鼻窦炎复发。

5. 其他治疗

(1)抗过敏治疗:EHRS若合并变应性鼻炎、哮喘等Ⅰ型变态反应疾病,应该接受规范的抗过敏治疗(请见第17章和第24章)。

(2)阿司匹林脱敏治疗:EHRS可能合并阿司匹林耐受不良,临床表现为阿司匹林耐受不良三联征(aspirin intolerance triad syndrome),应用糖皮质激素和抗白三烯治疗效果不显著,甚或无效。选择阿司匹林脱敏治疗不仅可以控制哮喘症状,也能减轻鼻部病变。新近Gosepath介绍,在最初三天,每日按100mg、300mg、500mg递增口服阿司匹林,此后减量为每日100mg,维持9个月。Gosepath的临床经验表明此剂量足以维持脱敏状态,该剂量在取得疗效的同时可以防止副作用的发生(主要是消化道出血)。也有其他学者建议,阿司匹林650mg,每日2次,连续口服6个月。接受阿司匹林脱敏治疗的患者需要住院至少2天,以密切观察和防止出现严重过敏性休克。另外,阿司匹林脱敏需要长期治疗,目前局部应用赖氨酸阿司匹林的脱敏治疗正在研究中。目前,关于阿司匹林脱敏治疗的文献均是国外的资料,且主要是由临床免疫和变态反应科医师实施。至少至今,文献均报道疗效确切。国内迄今尚未见这方面的报道。

(3)抗真菌治疗:因为认为真菌激发的嗜酸性粒细胞介导的反应可能是EHRS的病理生理学机制的观点,因此抗真菌治疗一时成为学者们研究的热点。近年欧洲四国双盲安慰剂对照多中心研究表明鼻内用两性霉素B(100μg/ml)治疗116例不合并或合并鼻息肉的慢性鼻窦炎是有效的。然而,更多的临床研究并通过meta分析证明,鼻内用两性霉素B并不能改善慢性鼻窦炎的预后。因此,EHRS的抗真菌治疗需进一步探索。

(4)免疫调节剂治疗:一部分EHRS患者存在体液免疫缺陷,据报道鼻窦炎患者中17.9%存在IgG降低,16.7%存在IgA降低。通过全血细胞计数、免疫球蛋白(IgG、IgA、IgM)定量、IgG亚型分析和抗原多糖几项检查可以对患者的体液免疫能力作出初步评价,如果证实存在体液免疫缺陷,通过免疫调节剂治疗纠正免疫缺陷已经证明对提高患者生活质量有一定疗效。方法是静脉给予免疫球蛋白400mg/kg，每月1次，连续12个月。小样本实验证实，连续应用免疫球蛋白后，大部分患者可以减少抗生素剂量，急性发作的次数也明显减少，生活质量得到提高，对EHRS有辅助治疗作用。免疫调节剂治疗对于伴有体液免疫缺陷的EHRS患者的确切疗效仍然需要大样本、多中心数据进一步证实。

术后鼻腔灌洗

鼻腔灌洗至少可以达到两个目的，一是有助于清除术腔内与疾病相关的有害因素，如变应原、真菌、细菌超抗原以及各种炎症介质和细胞因子，这些因素均可能是导致嗜酸性粒细胞聚集和黏膜损害的因素；其次是鼻腔灌洗有助于改善黏液纤毛系统功能。因此，多数临床专家提倡对EHRS采取药物治疗及手术的同时，辅以鼻腔灌洗，可收到更好的治疗效果。常用的鼻腔灌洗液是生理盐水，也是最有效和最安全的灌洗液。高渗盐水可能有助于减轻黏膜水肿，但会引起患者鼻腔刺激的不适感。

参 考 文 献

1. 李源. 慢性鼻及鼻窦炎的预后及治疗. 中国医学文摘耳鼻咽喉科学,2006,3:135-136

2. 唐隽,李源. 红霉素对离体人鼻息肉组织中嗜酸性粒细胞凋亡的影响. 中华耳鼻咽喉科杂志,2002,37:127-129

3. 唐隽,李源. 红霉素干预对离体人鼻息肉嗜酸性粒细胞凋亡基因表达的影响. 中华耳鼻咽喉科杂志,2003,38:451-453

4. 顾之燕,韩子刚,刘志连. 耳鼻咽喉科变应性和免疫性疾病. 天津:天津科学技术出版社,1999:41-52

5. 董震. 慢性鼻及鼻窦炎的病理本质及对策. 中国医学文摘耳鼻咽喉科学,2006,3:137-140

6. 王旻. 鼻内镜手术后难治性鼻及鼻窦炎的综合治疗. 中国医学文摘耳鼻咽喉科学,2010,25:275-278

7. 韩德民,王彤. 大环内酯类药物治疗慢性鼻及鼻窦炎的新认识. 中国医学文摘耳鼻咽喉科学,2009,24:143-145

8. 李源,唐隽. 慢性鼻-鼻窦炎充分药物治疗.//李源. 实用鼻内镜外科学技术及应用. 北京:人民卫生出版社,2009:196-205

9. Steinke JW,Bradley D,Crouse CD,et al. Cysteinyl leukotriece expression in chronic hyperplastic sinusitis-nasal polyp-sis:importance to eosinophils and asthma. J Allergy Clin Immunol,2003,111:342-349

10. Ferguson BJ. Clarification of terminology in patients with eosinophilic and noneosinophililic hyperplastic rhinosinus-itis. J Allergy Clin Immunol,2003,112:221-222

11. Bernstein JM,Kansal R. Superantigen hypothesis for the early development of chronic hyperplastic sinusitis with mas-sive nasal polyposis. Curr Opin Otolaryngol Head Neck Surg,2005,13:39-44

12. Palmer JN,Kennedy DW. Medical management in functional endoscopic sinus surgery failures. Curr Opin Otolaryngol Head Neck Surg,2003,11:6-12

13. Wallwork B,Coman W,Mackay-Sim A,et al. Effent of clarithromycin on nuclear factor-kappa B and transforming growth factor-beta in chronic rhinosinusitis. Laryngoscope,2004,114:286-290

14. Prince ME,Lemckert RJ. Analysis of the intranasal distribution of ointment. J Otolaryngol,1997,26:357-360

15. Ponikau JU,Sherris DA,Kephart GM,et al. Features of airway remodeling and eosinophilic inflammation in chronic rhinosinusitis:Is the histopathology similar to asthma? J Allergy Clin Immunol,2003,112:877-882

16. Ishitoya J,Sakuma Y,Tsukuda M,et al. Eosinophilic Chronic Rhinosinusitis in Japan. Allergology International,2010,59:239-245

17. Meltzer EO,Hamilos DL,Hadley JA,et al. Rhinosinusitis:developing guidance for clinical trials. J Allergy Clin Immu-nol,2006,118(5 Suppl):S17-S61

18. Fokkens W,Lund V,Mullol J,et al. EP³OS 2007:European position paper on rhinosinusitis and nasal polyps 2007. A summary for otorhinolaryngologists. Rhinology,2007,45:97-101

19. Kim JW,Hong SL,Kim YK,et al. Histological and immunological features of noneosinophilic nasal polyps. Otolaryngol Head Neck Surg,2007,137:925-930

20. Zhang N,Van Zele T,Perez-Novo C,et al. Different types of T-effector cells orchestrate mucosal inflammation in chro-nic sinus disease. J Allergy Clin Immunol,2008,122:961-968

21. Cao PP,Li HB,Wang BF,et al. Distinct immunopathologic characteristics of various types of chronic rhinosinusitis in adult Chinese. J Allergy Clin Immunol,2009,124:478-84,84 e1-2

22. Bachert C, Gevaert P, Holtappels G, et al. Total and specific IgE in nasal polyps is related to local eosinophilic inflammation. J Allergy Clin Immunol, 2001, 107: 607-614

23. Gosepath J. Mediacal management after primary surgery failure and preoperative medical management. //Kountakis SE, Jacobs JB, Gosepath J. Revision Sinus Surgery. New York: Springer-Verlag, 2008: 37-45

24. Lund VJ. Maximal medical therapy for chronic rhinosinusitis. Otolaryngol Clin North Am, 2005, 38: 1301-1310

25. Gosepath J, Hoffmann F, Schäfer D, et, al. Aspirin Intolerance in patients with chronic sinusitis. ORL, 1999; 61: 146-150

26. Ramesh S, Brodsky L, Afshani E, et al. Open trial of intravenous immune serum globulin for chronic sinusitis in children. Ann Allergy Asthma Immunol, 1997, 79: 119-124

27. Pizzichini E, Leff JA, Reiss TF, et al. Montelukast reduces airway eosinophilic inflammation in asthma: a randomized, controlled trial. Eur Respir J, 1999, 14: 12-18

28. Suzuki H, Ikeda K, Honma R, et al. Prognostic factors of chronic rhinosinusitis under long-term low-dose macrolide therapy. ORL J Otorhinolaryngol Relat Spec, 2000, 62: 121-127

29. Ichimura K, Shimazaki Y, Ishibashi T, et al. Effect of new macrolide roxithromycin upon nasal polyps associated with chronic sinusitis. Auris Nasus Larynx, 1996, 23: 48-56

第37章
慢性鼻窦炎合并变应性鼻炎或哮喘

李 源 顾之燕

慢性鼻窦炎(chronic rhinosinusitis,CRS)合并变应性鼻炎(allergic rhinitis,AR)和支气管哮喘(bronchial asthma,BA),由于变态反应的参与,使发病机制更加复杂,治疗比较棘手,长期效果具有不稳定性。上述三种疾病虽然均发生在呼吸道,但传统上一直被认为是各自独立的疾病。随着组织学、免疫学及临床研究的不断深入,人们发现 CRS、AR 和 BA 不仅均发生于呼吸道,且具有相似的组织病理学和免疫学,此外,临床表现和治疗亦密切相关及相互制约。由于这三种疾病均是呼吸道免疫性或有免疫因素参与的黏膜炎症性疾病,人们逐渐形成了"上下呼吸道黏膜炎症反应一致性",以及"发生于呼吸道不同解剖部位的 CRS、AR 和 BA 实际上是一个疾病实体"的概念,即"one airway,one disease"的概念。现在把这种上下呼吸道同时发生的黏膜炎症疾病称之为系统性呼吸道黏膜病(systemic respiratory mucosal disease)。

本章阐述 CRS 合并 AR 或 BA 的流行病学、组织病理学和免疫学,AR 和 BA 在 CRS 疾病过程中的作用,以及临床表现、治疗及效果。

一 流行病学

在临床实践中,CRS 患者同时患有其他呼吸道黏膜炎症疾病并非少见,除了较常见的 AR 和 BA 外,其他的还有上气道咳嗽综合征(upper airway cough syndrome,UACS)和分泌性中耳炎(otitis media with effusion,OME)。这些呼吸道黏膜炎症疾病和 CRS 先后或同时发生,不仅可能是 CRS 的病因因素,也左右着 CRS 整个病理生理学过程,从而影响 CRS 的治疗效果。

许多研究显示变态反应和鼻窦炎共存的比率在 $25\%\sim75\%$ 之间。国外关于 CRS 患者合并 AR 的过敏原测试的研究有较多的报道,但差异较大,阳性率在 $54\%\sim94\%$ 不等。伴有鼻息肉的 CRS(CRSw-

NP)者合并 AR 的阳性率报道为 10%～54%。另有研究表明 CRSwNP 患者皮肤过敏原点刺试验阳性者达 70%和 81%，相比之下正常人群中只有 34%和 11%。我们曾总结 254 例 CRS 的资料，经过敏原特异性 IgE 检测和过敏原皮肤点刺试验明确诊断为 AR 者 53 例，为 20.8%。

CRS 合并 BA 比率远比任何一个普通人群的比率高。研究显示 BA 在普通人群的发病率是 5%～8%，CRS 是 10%～30%，而 CRS 合并 BA 则为 20%，几乎是普通人群的 3～4 倍。反过来看，在 BA 患者中有 CRS 症状的比率更多，达 85%～90%。南京市儿童医院报告，CRS 合并 BA 的比率为 19.3%，远高于非 CRS 的 3.8%，在儿童难治性 BA 中 10.4%合并 CRS。还有资料表明，CRSwNP 的 BA 比率比不伴有鼻息肉(CRSsNP)者高，前者为 20%～30%，出现哮鸣音和呼吸不畅的比率更高(分别为 31%和 42%)。有研究指出，5%～10%的迟发型哮喘与 CRSwNP 有关，在 CRSwNP 合并 BA 的患者中，先发生哮喘的约 69%，CRSwNP 通常是在 9～13 年后发生。而先发生 CRSwNP 的约 21%，哮喘则通常在 2～12 年后发生。CRSwNP 和哮喘同时发生的约 10%。Talay 等曾对过敏性和非过敏性哮喘合并 CRS 的调查显示，过敏性哮喘合并 CRS 的比例高于非过敏性哮喘，同时发现合并筛窦病变多于其他鼻窦，且尘螨和花粉过敏的比例亦和筛窦病变呈正相关。研究认为，哮喘患者 CRS 的发病率高，尤其是对尘螨和花粉过敏者，进而指出对哮喘患者早期调查 CRS 及其变应原有助于治疗。最近瑞典分析对 2008 年后的哮喘、AR 和 CRS 患者症状的流行病学研究表明，多症状哮喘在人群中的比例为 2.1%。多症状哮喘者由哮喘导致的夜间觉醒概率比少症状者高 2 倍，多症状和少症状哮喘 AR 发病率相似，但是鼻阻塞和鼻溢液发生率在多症状哮喘中比例明显较高，多症状哮喘合并 CRS 症状也比少症状者增加。这项流行病学研究显示多症状哮喘症状较严重，且以鼻阻塞和鼻溢液为症状的 AR 严重程度较重，CRS 症状更重。

二　组织病理学和免疫学

组织病理学表现

CRS 合并 AR 或 BA 者，中上鼻甲、中鼻道、嗅裂以及鼻窦黏膜呈现弥漫性水肿和多发性息肉形成，鼻窦黏膜组织光镜下主要表现是组织间质水肿、杯状细胞和黏膜下浆液腺体分泌亢进以及大量嗜酸性粒细胞浸润。除了上述特征外，病变黏膜还表现 CD4/CD8 比率升高，以及细胞外基质沉淀、基底膜断裂和上皮裸露等重塑特征。这些特征类似于呼吸道其他部位变态反应的表现，例如 AR 和 BA。在上述组织病理学表现中，嗜酸性粒细胞是最重要的炎症细胞，嗜酸性粒细胞炎症是最有意义的黏膜炎症特征。特别是 CRSwNP，与 AR 和 BA 非常相似。

免疫学特征

大量研究业已证实，CRS 特别是 CRSwNP，都是以 Th2 细胞免疫反应为特征，和变应性炎症的 Th2 细胞免疫反应是相似的。换句话说，与嗜酸性粒细胞炎症相关的细胞因子同样存在于 CRS，合并 AR 或 BA 者尤为如此。一项研究对比了 CRS 患者和对照组鼻分泌物中 15 个细胞因子发现，这 15 种细胞因子都明显升高，且 CRSwNP 鼻窦黏膜表达的细胞因子明显偏向于 Th2 细胞。例如 IL-5，CRSwNP 和对照组相比明显升高，息肉组织中 IL-5mRNA 亦明显升高。此外，IL-4、IL-13(包括 IL-13mRNA)、IL-6 和转化生长因子-β(TGF-β)等细胞因子亦均明显升高或过度表达。对合并 CRS 的哮喘样儿童的细胞因子(鼻细胞学和气管灌洗)和与有无变应性疾病相关性的研究显示，合并变应性哮喘的 CRS 儿童 IL-4 高水平和 IFN-γ、IL-12 低水平，表明是 Th2 细胞免疫机制参与，和 AR 所见相同。

呼气一氧化氮(NO)量是评估 BA 严重程度的标准生物标志物，其敏感性特别表现在疾病较轻、呼吸量测定还未显示异常的患者。有趣的是，近年的研究亦提出 NO 可用作评估 CRS 严重性的生物标志物。可见，NO 可能是 CRS 和 BA 共同的病因性危险因素。另外，CRSwNP 有较高的金黄色葡萄球菌定植率，以及针对细菌超抗原的特异性 IgE 升高均显示 CRS 的发病机制与 Th2 途径相关，后者刺激释放细胞因子 IL-4、IL-5、IL-13 和 eotaxin 等,这些细胞因子导致了以 Th2 细胞免疫反应为特征的黏膜炎症反应。而 IL-5 和 IgE 一旦超过阈值则容易合并哮喘。

三 AR 和 BA 在 CRS 疾病过程中的作用

变态反应是 CRS 的病因吗?

CRS 患者血清过敏原特异性 IgE 水平升高和皮肤点刺试验阳性,证实存在经典的 IgE 介导的变态反应,但单凭这一点还不能作为直接证据证明变态反应是 CRS 的主要病因。然而,CRS 和 AR 都是以黏膜炎症反应导致鼻和鼻窦环境改变为特征的,且越来越多证据强烈提示 CRS 和 AR 之间具有相似的病理生理学。从逻辑上推断,变态反应介导的鼻黏膜炎症可以引起或促进鼻窦黏膜持续性炎症的发生和发展,尤其是变态反应性炎症是反复发生和长期存在的。因此可以理解,AR 势必会不断影响 CRS 的进展,甚至改变 CRS 的疾病过程和临床预后。尽管如此,还不能确定 AR 和 CRS 之间是因果关系。

临床相关性

在临床上,AR 和 CRS 亦存在明显的相关性。例如 CRS 在组织病理学表现嗜酸性粒细胞炎症或者对一种以上变应原的 SIgE 阳性者,其临床症状和鼻窦 CT 表现均较为严重。变应原暴露或刺激使 CRS 恶化。此外,CRS 白介素表达增加(如 IL-13),以及切除的黏膜中表达 IL-5mRNA 的细胞数增加者,手术预后皆不佳。合并 AR 的 CRS 在功能性内镜鼻窦手术(FESS)后接受免疫治疗者手术结果好,否者则差,提示 AR 影响 CRS 的手术效果。这是因为术后接受免疫治疗降低了 AR 的黏膜炎症反应,从而提高手术效果。

BA 与 CRS 在临床上的相关性更为凸显。例如 CRS 鼻窦 CT 的严重性和血浆、痰液中的嗜酸性粒细胞数、呼气 NO 及肺功能下降呈正相关。上述相关在成人发作性哮喘(adult-onset-asthma)更为多见。90%的轻至中度 BA 表现有鼻窦 CT 异常。BA 病情轻重与 CRS 的严重程度密切相关,重度 BA 合并 CRS 的比率明显高于轻至中度者,重度 BA 的支气管炎症反应与鼻窦黏膜增厚呈正相关。从治疗角度看,以药物和手术解除鼻窦炎症和改善鼻窦功能有助于改善 BA 症状,包括白天和夜间哮喘症状,以及减少糖皮质激素用量和改善呼吸功能。例如 CRS 合并哮喘或慢性阻塞性肺炎的患者,给予充分的药物和手术治疗 CRS 后,可明显改善支气管症状和肺功能。严重的哮喘虽较少见于儿童,但已有足够的证据显示,儿童严重的哮喘与鼻窦炎密切相关,治疗 CRS,可减轻哮喘的严重性。因此 CRS 是诱发 BA 的危险因素,也是难治性 BA 的重要原因之一。反过来看,CRS 合并 BA 者,鼻息肉、嗅觉障碍和鼻阻塞远比不合并 BA 者多见且严重,鼻窦需要再次修正性手术的比例亦明显高于不合并 BA 者。

四 临床表现及检查

独特的临床表现

CRS 合并 AR 或 BA 的临床表现是独特和复杂的。除了通常表现鼻阻塞、鼻涕、面部疼痛或压迫感和嗅觉减退或丧失等症状外,还具有 AR 或 BA 的临床症状,例如间歇性或持续性发作性喷嚏、鼻眼咽痒、发作性哮喘等。

鼻窦 CT 显示双侧窦口鼻道复合体(ostiomeatal complex,OMC)和全鼻窦病变及筛窦骨质增生(图 5-37-1)。鼻内镜检查可见鼻黏膜高度水肿,以及 OMC 各结构黏膜的广泛息肉样变和多发性息肉,阻塞鼻窦及鼻腔引流,大量黏脓样分泌物滞留(图 5-37-2)。病变黏膜组织病理学表现典型的嗜酸性粒细胞炎症(图 5-37-3)。

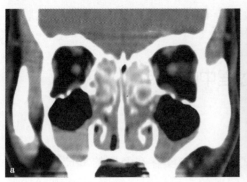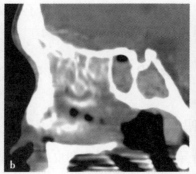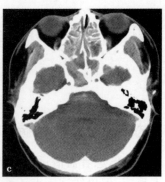

图 5-37-1　鼻窦 CT 显示双侧 OMC 和全鼻窦病变及筛窦骨质增生

a. 轴位；b. 矢状位；c. 冠状位

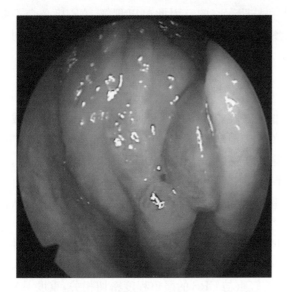

图 5-37-2　鼻内镜检查：下鼻甲黏膜水肿，中鼻
甲黏膜息肉样变，中鼻道多发性息肉

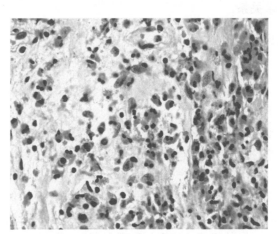

图 5-37-3　息肉组织中大量嗜酸性粒细胞
（HE×200）

　　患者多数曾经历多次手术，且术后病变迁延直至息肉复发。此外，多数患者已经明确诊断患有 AR 或 BA，且一直未能有效治疗和控制。因此对 CRS，特别是合并息肉和息肉复发者，应常规询问及了解 AR 和 BA 症状及治疗史。

物理和实验室检查

　　除了应具备上述 CRS 基本症状和 AR 或 BA 的临床症状之外，还须进行相关临床和实验室检查。例如，鼻内镜检查显示鼻腔黏膜弥漫性水肿、息肉样变和多发性息肉堵塞中鼻道嗅裂甚至整个鼻腔，鼻窦 CT 三维扫描证实双侧全组鼻窦黏膜改变，血清过敏原 SIgE 或过敏原皮肤点刺显示阳性。对 BA，尚需外周血、痰液嗜酸性粒细胞计数、呼气 NO 测定，必要时胸部摄片和肺功能检查以了解支气管和肺功能损伤状况。

五　治　疗

　　以根治性鼻窦手术为基础的综合性治疗，包括联合及规范的药物治疗、特异性免疫治疗和环境控制（图 5-37-4）。尽管手术可以改善鼻腔鼻窦环境，但联合及规范的药物治疗和环境控制是完成术腔上皮化和防止复发的关键。

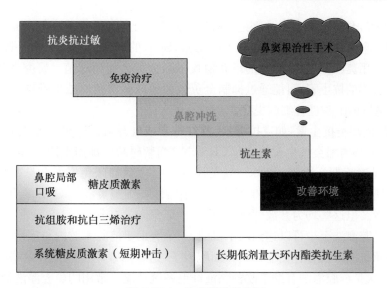

图 5-37-4 治疗策略示意图

内镜鼻窦根治性手术

宜实施根治性手术。从理论上说,彻底切除炎症黏膜及骨质,可以从根本上消除炎症和息肉生长的基础。经过实践亦证明,对广泛的黏膜病变及多发性息肉施行常规的功能性手术其实是不可能的。因此,彻底切除鼻腔外侧壁的病变黏膜、息肉及炎症骨质,彻底切除筛窦病变黏膜及气房骨质,受累的中鼻甲(多因骨质和黏膜的病变)亦应彻底切除。同时纠正或切除异常的骨性结构及黏膜。根治性切除可能遗留较广泛的骨质裸露,但正确的术腔护理以及适时、规范的充分药物治疗和环境控制,术腔能够完成上皮化。

联合及规范的药物治疗

药物治疗的关键是抗炎治疗,因此糖皮质激素是一线治疗。其中系统用糖皮质激素宜采取短期冲击,大致 2～4 周,并注意全身副作用。鼻腔局部用和经口吸入糖皮质激素是基本治疗。抗组胺 H1 受体和抗白三烯受体治疗对于 AR 和 BA 是非常需要的。另外,还需要配合抗感染、恢复黏液纤毛功能等其他药物协同治疗。

1. 抗炎治疗药物

(1)糖皮质激素:糖皮质激素和嗜酸性粒细胞表面的高亲和力激素位点结合,从而抑制嗜酸性粒细胞表面黏附分子表达,间接诱导嗜酸性粒细胞凋亡。糖皮质激素还通过下调各种细胞因子如 IL-4、IL-5 等,发挥抑制嗜酸性粒细胞移行、趋化、活化等。因此是组织学表现为嗜酸性粒细胞炎症的 CRS 的一线用药。

(2)H1 抗组胺药:是 AR 的一线治疗用药。部分第二代抗组胺药除了拮抗组胺 H1 受体外,还具有抗炎作用。新的第二代抗组胺药如左西替利嗪、地氯雷他定和非索非那定具有更重要的抗炎作用。

(3)抗白三烯调节剂:半胱氨酰白三烯(CysLTs)是 AR 和 BA 重要的炎症介质,通过增加组织局部嗜酸性粒细胞聚集而参与炎症反应,拮抗 CysLTs 或者阻止其产生可在很大程度上阻遏炎症反应。因此抗白三烯调节剂主要有两类:①白三烯受体拮抗剂:可阻止 CysLTs 与受体结合,如孟鲁司特和扎鲁司特;②5-脂氧合酶抑制剂:则是阻止 5-脂氧合酶合成 CysLTs,如齐留通。2006 年新修订 GINA(Global Initiative for Asthma)强调了抗白三烯治疗在呼吸道炎症性疾病治疗中的地位,指出抗白三烯治疗是作为除吸入性糖皮质激素外,唯一可单独应用的长期治疗,尤其是对成人 BA 的治疗。同时,2008 年 ARIA 亦正式提出抗白三烯治疗适用于 AR 的治疗,并非只在合并 BA 时使用。

2. 其他治疗药物

(1)抗生素:全身或局部抗生素治疗:CRS 合并 AR 或 BA 由于黏膜损害和多发性息肉,黏液纤毛功能降低,甚至完全丧失,合并感染多不可避免。从这一点看,全身抗生素治疗似乎是需要的。全身抗生素治疗是否可以抑制金黄色葡萄球菌从而减少肠毒素(SEs)的产生尚不得而知。近年,有研究证明手术前和手术后鼻内应用莫匹罗星后,筛窦的培养物找不到金黄色葡萄球菌。研究者认为鼻内局部应用对金黄色葡萄球菌敏感的抗生素,可能通过抑制金黄色葡萄球菌增殖而减少肠毒素(SEs)的产生,从而减弱超抗原(SAg)诱发的嗜酸性粒细胞炎症。

(2)14元环大环内酯类抗生素:如克拉霉素、罗红霉素或红霉素。这里需要强调,在2007年EPOS文件中,长期低剂量大环内酯类抗生素治疗对CRSwNP尚暂时缺乏证据支持,尽管专家仍推荐使用(推荐级别D级),尤其是对近期复发者。2008年《英国变态反应和临床免疫学会鼻窦炎和鼻息肉诊疗指南》指出,长期低剂量口服大环内酯类抗生素治疗对嗜酸性粒细胞炎症型CRS的有效性显著低于非嗜酸性粒细胞炎症型者。但这些均为开放性研究(Ⅲ级),证据尚欠充分。

(3)鼻腔灌洗:鼻腔灌洗至少可以达到两个目的,一是有助于清除术腔内与疾病相关的有害因素,如变应原、真菌、细菌超抗原以及各种炎症介质和细胞因子,这些因素均可能是导致嗜酸性粒细胞聚集和黏膜损害的因素;其次是鼻腔灌洗有助于改善黏液纤毛系统功能。常用的鼻腔灌洗液是生理盐水,也是最有效和最安全的灌洗液。高渗盐水可能有助于减轻黏膜水肿,但会引起患者鼻腔刺激的不适感。

围手术期治疗及长期治疗

1. 围手术期治疗　CRS合并AR或BA的围手术期治疗完全不同于单纯的CRS。术前治疗主要是针对AR和BA,如正处在急性发作状态,应完全控制后接受手术。BA肺功能较差者,还应积极改善其肺功能,可大大降低手术的风险。术后治疗除了帮助术腔上皮化治疗外,维持控制AR和BA在稳定期仍然是重要的。

2. 长期治疗　CRS合并AR或BA的长期治疗是非常重要的。能否良好控制AR和BA,减少或减轻其发作次数和程度,是维持CRS术后良好效果和不复发,或者延迟复发的重要措施。

由于CRS合并BA需要同时鼻腔局部用和经口吸入糖皮质激素,剂量的重叠是否会对下丘脑-垂体-肾上腺皮质(hypothalamic-pituitary -adrenal,HPA)轴功能产生损害? 美国近年对12岁及以上年龄BA儿童或青少年同时鼻腔局部用和经口吸入FP进行了研究。该项双盲随机安慰剂对照平行组研究包含两个内容,第一个是随机指派为每天2次经口吸入FP88μg或220μg26周,第二个是随机指派经口吸入FP250μg或经口吸入FP250μg/沙美特罗50μg12周。其中,患有AR者仍然按原来的剂量同时鼻腔局部用FP。结果显示口吸入FP和同时鼻腔局部用FP者、仅经口吸入沙美特罗以及仅经口吸入FP均未见影响HPA轴功能,表明AR伴BA的儿童同时鼻腔局部用和口吸入FP不会增加HPA轴功能异常的风险。这项研究对指导CRS合并BA的治疗有参考意义。

特异性免疫治疗

对于AR或者BA,在过敏原明确的情况下,根据患者症状的严重性和自身条件可以选择皮下免疫治疗或者舌下免疫治疗(详细请参阅第30和31章)。

环境控制

应尽可能远离或避免过敏原。不良的环境,例如空气污染和吸烟不仅影响术腔上皮化,而且使病变迁延,甚至复发。

六　疗效与预后因素

疗效与失败原因

由于明确的变态反应因素参与发病,CRS合并AR或BA的疗效总体来说不如单纯CRS。术后术腔反复囊泡增生、新息肉形成、纤维化等去上皮化病理改变通常是不能避免的过程,且持续较长时间(图 5-37-5)。因此术后术腔护理和术后治疗时间较长,也要求医师更细致和有耐心。

　　然而,根治性手术以及正确的围手术期治疗和术后的长期随访及对 AR 和 BA 的严格跟踪治疗可以使 CRS 获得并保持良好的结果(图 5-37-6)。但是少数患者仍然不能避免失败(图 5-37-7),原因是多方面的,主要原因是不正确的手术、术后未能规范治疗和不能坚持长期治疗。

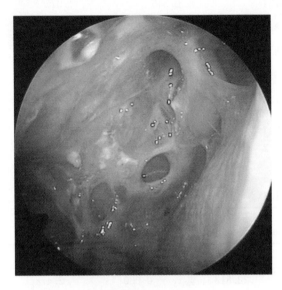

图 5-37-5　术后术腔:术腔表面反复新生囊泡;
术腔表面轻度纤维增生

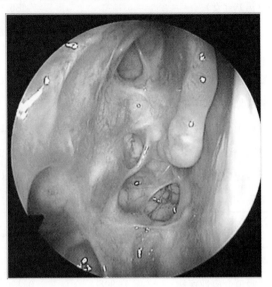

图 5-37-6　成功上皮化至今 4 年(合并 AR,曾经历 10 次
传统手术和 2 次鼻内镜手术)。内镜鼻窦根治性手术后,
规范治疗 AR 和根除吸烟环境,术腔成功上皮化

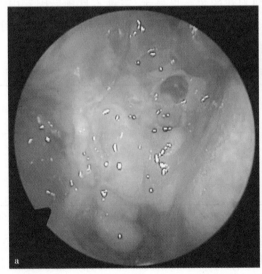

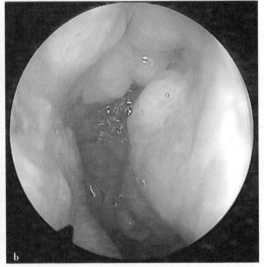

图 5-37-7　治疗不满意或失败
a. 以中鼻甲残部为中心的大面积瘢痕形成,阻塞额隐窝、筛窦和蝶窦,上颌窦多发性囊泡(未能规范治疗 AR);
b. 息肉复发,高度水肿,封闭所有气房(BA 未能控制)

影响预后的因素

　　我们对连续诊治并随访 1 年及以上的 254 例 CRS 的临床预后因素进行了 Cox 回归分析(Cox regression analysis),单变量分析表明影响疗效的预后因素是:严重程度(分型),合并呼吸道变应性疾病,筛窦骨质增生,合并息肉,多次手术史,息肉复发。进一步多因素分析则表明合并呼吸道变应性疾

病、合并息肉和多次手术史是影响疗效的预后因素(表 5-37-1、表 5-37-2)。

表 5-37-1　单变量分析(Cox regression analysis)

预后因素	治愈好转率(%)	P 值	RR
年龄		0.893	1.002
性别 (男)vs(女)	86.6 vs 87.4	0.845	1.076
分型 Ⅲ型 vs Ⅰ型	72.8 vs 98.7	0.000	0.035
Ⅱ型 vs Ⅰ型	89.6 vs 98.7	0.000	0.113
解剖变异(有)vs(无)	87.6 vs 86.4	0.777	0.900
筛骨骨质增生(有)vs(无)	64.4 vs 91.8	0.000	6.200
合并呼吸道变应性疾病(有)vs(无)	67.9 vs 92.0	0.000	5.650
合并息肉(有)vs(无)	77.9 vs 98.2	0.000	15.930
多次手术史(有)vs(无)	2.8 vs 93.6	0.000	5.490
息肉复发(有)vs(无)	52.3 vs 94.3	0.000	15.070

表 5-37-2　多因素分析(Cox regression analysis)

预后因素	B	SE	Wald	P 值	RR
合并呼吸道变应性疾病	0.908	0.190	22.813	0.000	2.478
合并息肉	1.091	0.143	57.951	0.000	2.970
多次手术史	0.985	0.156	39.774	0.000	2.678

分析上述三种不良预后因素与组织中嗜酸性粒细胞数的关系果显示,三种不良预后因素中嗜酸性粒细胞浸润Ⅲ、Ⅳ度的比例分别是:合并呼吸道变应性疾病 47.2%,合并息肉 35.7%,多次手术史 50.6%(表 5-37-3)。

表 5-37-3　预后因素与嗜酸性粒细胞计数

预后因素	嗜酸性粒细胞计数(Ⅰ~Ⅳ度)			
	Ⅰ	Ⅱ	Ⅲ	Ⅳ
合并呼吸道变应性疾病	7	21	13	12
合并息肉	32	58	32	18
多次手术史	17	23	23	18

注:三种不良预后因素中嗜酸性粒细胞数为Ⅲ、Ⅳ度的比例:呼吸道变应性疾病为 47.2%,合并息肉为 35.7%,多次手术为 50.6%

从临床上看,CRS 合并 AR 或 BA 者具备上述影响疗效的三个不良因素。从组织病理学和免疫学看,CRS 合并 AR 或 BA 者主要表现嗜酸性粒细胞炎症。因此合并 AR 或 BA 的 CRS 属于难治性 CRS 之一。

新近一项关于 CRS 合并 BA 的研究提出了这类 CRS 难治的新机制。Yoshimura 和 Moriyama 对 CRS 合并 ATA 组(阿司匹林耐受 BA)和 CRS 合并 AIA 组(阿司匹林不耐受 BA)息肉组织中的 PGD2 和 PGE2 进行检测。结果表明,前者 PGD2 浓度明显较高,后者 PGE2 浓度最低。因此提出 CRS 合并阿司匹林不耐受 BA 者之所以容易复发、顽固和难以治愈,一定程度上是因为 PGD2/PGE2 比值高。

参考文献

1. 顾之燕,韩子刚,刘志连. 鼻息肉和鼻息肉病. 天津:天津科学技术出版社,1999.41-52

2. 李源,唐隽. 慢性鼻-鼻窦炎充分药物治疗. 实用鼻内镜外科学技术及应用. 北京:人民卫生出版社,2009;196-205

3. Li Y,Zhang GH,Liu X,et al. Clinical prognostic factors of chronic rhinosinusitis after endoscopic sinus surgery. ORL,

2008,70:113-117

4. Daines SM & Orlandi RR. Inflammatory cytokines in allergy and rhinosinusitis. Curr Opin Otolaryngol Head Neck Surg,2010,18:187-190

5. Pant H,Ferguson BJ,Macardle PJ,et al. The role of allergy in rhinosinusitis. Curr Opin Otolaryngol Head Neck Surg 2009,17:232-238

6. Ahmad N,Zacharek MA. Allergic rhinitis and rhinosinusitis. Otolaryngol Clin North Am,2008,41:267-281

7. Joe SA,Kunal Thakkar. Chronic rhinosinusitis and asthma. Otolaryngol Clin North Am,2008,41:297-309

8. Pakdaman MN & Luong A. The links between chronic rhinosinusitis and asthma. Curr Opin Otolaryngol Head Neck Surg,2011,19:218-223

9. Hellings PW,Hens G. Rhinosinusitis and the lower airways. Immunol Allergy Clin North Am,2009,29:733-740

10. Pawankar R,Zernotti ME. Rhinosinusitis in children and asthma severity. Curr Opin Allergy Clin Immunol,2009,9:151-153

11. Bachert C,Claeys SE,Tomassen P. Rhinosinusitis and asthma:a link for asthma severity. Ann Allergy Asthma Immunol,2008,101:18-22

12. Talay F,Kurt B,Gurel K,et al. Paranasal computed tomography results in asthma patients:association between sinus sites and allergen types. Allergy Asthma Proc,2008,29:475-479

13. Seybt MW,McMains KC,Kountakis SE,et al. The prevalence and effect of asthma on adults with chronic rhinosinusitis. Ear Nose Throat J,2007,86:409-411

14. Glen Ellyn IL. Is rhinosinusitis a cause of asthma? Clin Rev Allergy Immunol,2006,30:153-164

15. Lötvall J,Ekerljung L,Lundbäck B,et al. Multi-symptom asthma is closely related to nasal blockage,rhinorrhea and symptoms of chronic rhinosinusitis-evidence from the West Sweden Asthma Study. Respir Res,2010,11:163

16. Yoshimura T,Moriyama H. Correlation between the prostaglandin D(2)/E(2)ratio in nasal polyps and the recalcitrant pathophysiology of chronic rhinosinusitis associated with bronchial asthma. Allergol Int,2008,57:429-436

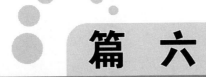

篇 六

头颈部恶性肿瘤的免疫学因素及治疗

耳鼻咽喉头颈部
变态反应病学

第 38 章
变态反应与头颈部恶性肿瘤

赵长青

恶性肿瘤是严重危害人类健康的一种常见病和多发病,病死率较高。头颈部恶性肿瘤的发生率约为 14/10 万,占全身肿瘤的 16%～40%,5 年生存率为 35%～60%。恶性肿瘤是一种复杂的与遗传相关的疾病,其遗传学改变包括原癌基因的激活和抑癌基因的失活。免疫监视(immune surveillance)学说认为机体在生长发育的过程中,其体细胞的基因会时常发生突变,有些突变可能会导致细胞恶性转化。当具有异常增殖能力的肿瘤细胞在体内形成时,它们携带着新的抗原决定簇,随着肿瘤细胞的增殖,当新的抗原达到一定数量时,就开始产生胸腺依赖性的免疫反应,像机体清除同种异体移植物那样,最终排斥肿瘤。免疫监视的作用在于识别和破坏那些在临床上尚不能识别的原位肿瘤。当肿瘤的生长超过了机体免疫监视功能的控制时,肿瘤细胞可在体内继续生长并形成肿瘤。Ⅰ型超敏反应,也称速发型超敏反应,是变应原和肥大细胞及嗜碱性粒细胞表面的 IgE 抗体结合,引起变应原与 IgE 抗体之间的桥联,最后导致这些细胞释放介质,实际上这是一个变应原 IgE 抗体反应的生物学放大效应。由于变态反应和肿瘤分属三大免疫功能中的二项,均与免疫有关。肿瘤与免疫监视有关,而变态反应则与维持内环境稳定有关。变态反应者的免疫系统与非变态反应者有所不同,故可能对肿瘤的发病及治疗产生影响。

头颈部恶性肿瘤包括源于除眼、脑、耳、甲状腺和食管外头颈部任何组织或器官的肿瘤,超过 90% 的头颈部恶性肿瘤为鳞状细胞癌(head and neck squamous cell cancer,HNSCC),成为世界上第 5 大最常见的恶性肿瘤。最近 10 年全球头颈部鳞状细胞癌的发病率明显上升,特别是在女性中。全球每年约有 645 000 例新发生的头颈部癌病例。在大多数国家,头颈部恶性肿瘤的发病率男性高于女性,且以年龄≥50 岁者多见。欧洲 2002 年的新发病例约为 100 800 例,其中 40 000 多例死亡。头颈部恶性肿瘤的发生与吸烟和酗酒密切相关,烟酒消费高的国家其发病率也高。

已经做了根治手术的 HNSCC 患者,其突出的问题是局部复发率高。头颈部恶性肿瘤手术失败后的局部复发会导致患者呼吸、言语和吞咽功能的障碍。肿瘤的复发表现在肿瘤原发部位或引流淋巴结部位的弥漫性的肿块,或由于肿瘤的播散转移出现多个皮下或某一器官的肿物。肿瘤的复发与手术的切缘是否干净、瘤体能否完全切除以及术后放射治疗的时机及剂量等多因素相关。手术切缘是否干净,有无肿瘤细胞的侵犯,不能仅依赖于光学显微镜来判断,Brachman 的研究表明抑癌基因 *p53* 的突变与头颈部恶性肿瘤的预后和复发相关。因此,可通过合成的特异性 DNA 探针进行 *p53* 突变分析来检测患者的手术切缘及淋巴结中是否含有肿瘤细胞,也就是说这种敏感的分子学分析方法可以进一步检测在光学显微镜下看似正常的切缘和淋巴结中是否存在浸润的肿瘤细胞。分子学检查结果阴性的患者也许无须辅助放射治疗。更强烈的化学治疗方法和包括基因治疗在内的一些新方法,对检查结果阳性患者的治疗更有意义。

一 变态反应性疾病与肿瘤流行病学研究

流行病学研究发现变态反应可降低患不同肿瘤的风险。特应性也可以看做是一种在基因和环境的共同作用下,引起的 Th2 淋巴细胞驱动的针对变应原的速发型变态反应。因此特应性似乎更能降低患肿瘤的危险性,其次是湿疹和花粉症。而哮喘、食物和药物过敏对患肿瘤的保护作用较弱或无明显关系。也有少数报道不能确定变态反应是否会降低患以下肿瘤的危险性,如肺癌、甲状腺癌和黑色素瘤。更有报道认为患变态反应性疾病的患者会增加患前列腺癌和膀胱癌的危险性。综上所述,变态反应与肿瘤发生之间的关系很复杂。

1960 年 Fisheman 在其研究中观察到 1185 例肿瘤患者中特应性的发病率为 3.2%,而在 294 例非肿瘤患者中特应性的发病率高达 12.1%,两者有显著差异。以后 Vena 等也报道了类似的结果。经大量横向对照研究、回顾性研究及前瞻性研究后,普遍认为变态反应可降低患以下肿瘤的危险性:①消化系统:包括食管、胃、结直肠、胰腺癌;②神经系统:神经胶质瘤;③血液系统:如急性髓细胞性白血病、儿童急性淋巴细胞性白血病、非霍奇金病;④泌尿生殖系统:子宫体癌。

20 世纪 90 年代早期,意大利一项对消化道及喉肿瘤的患者进行的完整病例对照研究,探讨变态反应和肿瘤之间的关系。研究包括组织学确诊的 598 例口腔和咽部肿瘤的患者、304 例食管癌患者、1225 例结肠癌患者、728 例直肠癌患者和 460 例喉癌患者,以及作为对照组的 4999 位来自相同医疗机构的急性非肿瘤患者。结果表明过敏性反应病史和各部位的肿瘤发病存在负相关,口腔和咽肿瘤相对危险度(比值比,OR)=0.44,食管癌 OR=0.80,结肠癌 OR=0.76,直肠癌 OR=0.54,喉癌 OR=0.33,OR 均小于 1,提示变态反应性疾病史是发生恶性肿瘤的保护性因素,而不是危险因素。

变态反应性病史与患肿瘤的风险呈负相关,可能的原因是变应原引起的机体免疫系统活动增强。有过敏症的患者提高了对致癌物或者肿瘤细胞的免疫反应,所以患肿瘤的风险相对降低。变态反应和癌症之间的相关性非常复杂,上述结果基于流行病学的资料,主要依赖于病史。今后应根据变应原体内、体外实验进行不同的变应原与不同的肿瘤之间的相关性的研究。

二 变态反应与肿瘤免疫监视

恶性肿瘤的异常生长是复杂的生理学异常的反映,这种异常是由于正常细胞的基因突变或转化病毒基因或是自身组织正常基因的异常表达所引起的。从而癌细胞表面表达一些正常细胞完全不表达或表达量很少的蛋白。这些蛋白被肿瘤宿主视为外源性异物,不仅引起 T、B 淋巴细胞对肿瘤细胞的特异性免疫应答,还使其成为天然免疫效应细胞如 NK 细胞的目标。最常见的肿瘤抗原包括肿瘤特异性抗原、肿瘤相关抗原、癌胚抗原、病毒癌基因编码的抗原以及组织特异性肿瘤抗原。

免疫监视与免疫编辑

1957 年 Burnet 提出免疫监视假说。认为当细胞基因突变时,机体免疫系统能识别这些"非己"细胞,并通过免疫系统清除。由于缺乏足够的临床证据,免疫监视假说的正确性一直受到质疑。直到近年免疫监视假说才在转基因动物模型上得到证实,并进一步演化成免疫编辑(immunoediting)假说。免疫编辑假说认为肿瘤与免疫系统处于动态平衡,可分为"清除、平衡、逃逸"三阶段。免疫监视只存在于肿瘤发生初期,特异性和非特异性免疫机制均参与清除突变的细胞。突变细胞通过 MHC Ⅰ、Ⅱ类分子递呈肿瘤抗原,被特异性免疫系统识别并清除。非特异性免疫系统识别肿瘤细胞可能与肿瘤细胞表达免疫复合物(immune complex,MIC)分子有关。如果免疫系统不能完全清除肿瘤细胞,则进入平衡阶段,此时免疫系统清除免疫原性较强的肿瘤细胞,免疫原性减弱的肿瘤细胞被保留,造就新的肿瘤细胞群体(免疫雕刻)。肿瘤细胞基因组的不稳定性导致免疫原性更弱的肿瘤细胞的克隆,最终成为优势肿瘤细胞群体。肿瘤不断突变、增殖,肿瘤细胞生长不再受免疫系统控制,继而发生免疫逃逸。

抗肿瘤免疫应答过程

当肿瘤发生后,机体可通过多种免疫效应机制发挥抗肿瘤作用。机体的抗肿瘤机制包括细胞免疫和体液免疫两个方面,它们密切联系、相互影响,涉及多种免疫效应分子和细胞。一般认为,细胞免疫在抗肿瘤免疫中起主导作用,体液免疫仅在某些情况下起协同作用。不同诱因和组织来源的肿瘤,其免疫原性有很大的差别,因此在诱导机体产生抗肿瘤免疫应答时也会有所差异。由于肿瘤并不只是单一病因的疾病,机体抗肿瘤免疫应答的产生及其强度,不仅仅取决于肿瘤的免疫原性,还会受到宿主的免疫状态和其他因素的影响。

1. 细胞免疫机制　细胞免疫是指由 T 细胞介导的,致敏 T 细胞、淋巴因子及其他辅助细胞参与共同完成的免疫,其特点是出现以细胞浸润为主的炎症反应或 T 淋巴细胞直接杀伤靶细胞的特异性细胞毒作用。

抗肿瘤细胞免疫中各种效应细胞及其可能的作用机制如下:

(1)T 细胞:T 细胞介导的免疫应答既可直接杀伤肿瘤细胞,又可活化免疫系统的其他成分,在控制具有免疫原性肿瘤细胞的生长中起重要的作用。由于 T 细胞并不具有直接识别完整抗原分子的能力,需要通过抗原提呈细胞(antigen presenting cell,APC)摄取抗原并将其处理成免疫原性多肽,以 MHC 分子-抗原肽复合物的形式表达于 APC 表面,供 T 细胞识别而激发抗原特异性免疫应答。在 T 细胞激活的过程中,需要 2 个来自胞外信号的刺激才能活化,此即 T 细胞活化的双信号作用。T 细胞激活的第一信号来自 TCR 与 MHC 分子-抗原肽复合物的特异性结合,TCR 在特异性识别 APC 所提供的抗原肽的过程中,还必须同时识别与抗原肽形成复合物的 MHC 分子,这种特性称为 MHC 限制性。由于 T 细胞在抗原识别的过程中必须同时识别抗原肽与 MHC 分子,因此称为 T 细胞的双识别。双识别仅为 T 细胞的活化提供第一信号,T 细胞活化的第二信号为协同刺激信号(costimulatory signal),是由 APC 和 T 细胞表面黏附分子之间的相互作用所提供,其中最重要的协同刺激分子为 B7/CD28。第二信号对 T 细胞的激活同样非常重要,若 TCR 在抗原识别的过程中缺乏协同刺激信号,则 T 细胞并不能激活而处于克隆无能状态。此外,活化的抗原提呈细胞所分泌的细胞因子,如 IL-2、IL-12 等,在 T 细胞激活的过程中也起了重要的作用,有学者将其称为是 T 细胞活化的第三信号。

抗原致敏的 T 细胞只能特异地杀伤、溶解带有相应抗原的肿瘤细胞,并受 MHC 类分子限制。T 细胞可分为 $CD4^+$ T 细胞和 $CD8^+$ T 细胞,在抗原识别和免疫效应中分别受到 MHC Ⅱ类分子和 MHC Ⅰ类分子的限制。

$CD4^+$ T 细胞主要是通过分泌细胞因子激活其他效应细胞和诱导炎症性反应而发挥作用。$CD4^+$ T 细胞又可分为 Th1 和 Th2 两个细胞亚群,Th1 可分泌 1L-2、IFN-γ、TNF 等细胞因子,参与细胞免疫的调节,能够激活 $CD8^+$ T 细胞、NK 细胞和巨噬细胞(Mφ),增强其杀伤能力,或促进靶细胞 MHC Ⅰ类分子的表达,提高其对细胞毒 T 淋巴细胞(cytotoxic T lymphocyte,CTL)的敏感性,在机体抗肿瘤免疫中起重要的作用。Th2 可分泌 IL-4、IL-5、IL-6、IL-10 等细胞因子,能够促进 B 细胞的增殖分化和产生抗体,主要参与体液免疫调节。另外,某些 $CD4^+$ T 细胞还具有细胞毒性,能够直接识别肿瘤细胞表面 MHC Ⅱ类分子递呈的抗原而杀伤肿瘤细胞。

$CD8^+$ T 细胞是抗肿瘤免疫的主要效应细胞。激活的 $CD8^+$ T 细胞又称 CTL,能够直接发挥细胞毒作用杀伤肿瘤细胞。杀伤过程受 MHC Ⅰ类分子的限制,具有高度特异性。其杀伤肿瘤细胞的机制有:①分泌型杀伤:通过分泌、释放效应分子如穿孔素、颗粒酶、淋巴毒素、TNF 等引起靶细胞的裂解或凋亡;②非分泌型杀伤:激活的 $CD8^+$ T 细胞表面可表达脂肪酸(FAS)配体脂肪酸合成酶(fatty acid synthetase,FASL)与肿瘤细胞表面的 FAS 分子结合,启动靶细胞的死亡信号转导途径而诱导凋亡。

(2)NK 细胞:NK 是细胞免疫中的非特异性成分,它不需要预先致敏就能直接杀伤或通过分泌细胞因子而杀伤肿瘤细胞。NK 细胞的杀伤作用无肿瘤抗原特异性和 MHC 限制性,这种独特的作用机制可使 NK 细胞处于宿主抗肿瘤免疫的第一道防线,从而作为 CTL 抗肿瘤机制强有力的补充。NK 的杀伤机制包括:①释放穿孔素、颗粒酶、NK 毒因子(NKCF)、TNF 等使靶细胞溶解破裂;②通过抗体依赖性细胞介导的细胞毒效应(ADCC)及 FAS/FASL 机制发挥抗肿瘤作用;③NK 细胞还可分泌大量的细胞因子而发挥免疫调理作用。

(3)巨噬细胞:巨噬细胞(Mφ)在机体抗肿瘤免疫中的作用不仅仅是作为递呈抗原的 APC,而且还是吞噬、溶解和杀伤肿瘤细胞的效应细胞,特别是激活的 Mφ 功能更强。

2. 体液免疫机制　体液免疫为 B 细胞介导的免疫。B 细胞受抗原刺激后活化、增殖、分化,形成浆细胞并分泌抗体,由于主要是血清或血浆中的抗体发挥免疫效应,故称体液免疫。抗肿瘤体液免疫主要是指抗肿瘤抗体所发挥的抗瘤效应,抗肿瘤抗体能够通过以下几种方式发挥作用:①激活补体系统溶解肿瘤细胞;②抗体依赖性细胞介导的细胞毒作用;③抗体的调理作用;④抗体的封闭作用;⑤抗体改变肿瘤细胞的黏附特性。在自然状态下,抗肿瘤体液免疫应答似乎与荷瘤宿主对肿瘤的免疫排斥无关。相反,在某些情况下,肿瘤特异性抗体非但不能杀伤肿瘤细胞,反而通过覆盖肿瘤细胞表面的抗原位点而干扰了特异细胞免疫应答,造成肿瘤细胞的免疫逃逸。

肿瘤细胞与机体免疫系统之间的相互作用十分复杂,它包括多种细胞及细胞因子间的相互作用与调节。20 世纪 90 年代以来,关于肿瘤免疫学研究的进展十分迅速。目前认为,许多肿瘤细胞均携带一些具有免疫原性的抗原表位,这些抗原表位可被机体的抗肿瘤免疫效应机制所识别,为抗肿瘤免疫治疗提供了靶位。但是,这些靶位本身所引起的肿瘤免疫反应却差别很大,有时能引起机体特异性抗肿瘤免疫应答,有时却引起特异性的免疫耐受。机体的免疫系统具备有效的内部调节功能,目前认为体内具有免疫调节功能的淋巴细胞主要是:调节型 T 细胞(regulatory T cells,Treg)、NK T 细胞(natural killer T cells)、γδ T 细胞等。这些具有调节功能的淋巴细胞在机体的抗肿瘤免疫中也发挥着重要的作用。

免疫监视在排除肿瘤的前身细胞中起着重要作用。正常机体的免疫系统能够识别并清除原发性肿瘤,各种淋巴细胞及其产生的细胞因子都参与了该过程,并在其中扮演了重要的角色。参与免疫监视的免疫细胞(NK T 细胞、NK、γδT 细胞、CTL、Mφ、DC)等在抗肿瘤免疫中发挥重要作用。当肿瘤的前身细胞转化为肿瘤细胞时会失去其主要组织相容性复合体(MHC)的表达,或可能表达具有免疫原性的肿瘤特异性抗原。失去 MHC 的肿瘤细胞会被固有免疫的细胞所清除;表达肿瘤特异性抗原的肿瘤细胞,则会被 T 淋巴细胞所识别,然后加以杀伤。而在变态反应时,上述细胞中的大多数会被激活。有学者证实胰腺癌患者的胰腺会上调 MHC 样分子 MIC A、MIC B,进而经 NK G20 共刺激分子激活 NK 细胞、NK T 细胞和 $CD8^+$ T 淋巴细胞 。γδT 淋巴细胞可能是免疫监视与变态反应的桥梁,它可被所表达的 MIC A 蛋白激活,作为固有免疫的效应细胞。

此外,γδT 淋巴细胞还会分泌 IFN-γ,进而中和变态反应。在变态反应性哮喘,γδT 淋巴细胞在 IgE 和嗜酸性粒细胞浸润中起着重要作用,并能识别 MIC A、B,提示 T 细胞可能将变态反应与免疫监视相连接。

三　引起肿瘤细胞破坏的免疫效应机制

多种免疫效应机制可破坏有血管分布的组织中或循环中的肿瘤细胞。抗体与补体结合可导致细胞破坏,或者发挥调理素的作用,促进巨噬细胞的吞噬,或者通过其他具有 Fc 受体的吞噬细胞而介导细胞的吞噬作用。

免疫细胞与靶细胞直接作用亦可引起靶细胞溶解,已发现有多种免疫性细胞毒性细胞。对其特点了解最清楚的溶细胞性免疫细胞是细胞毒 T 淋巴细胞(CTL)。这种 T 细胞可通过 T 细胞受体和 I 或

Ⅱ类 MHC 分子与特异的细胞表面抗原相互作用,CTL 直接接触引起的细胞溶解发生很快,从靶细胞与淋巴细胞的黏附到靶细胞开始溶解只需数分钟。CTL 除了通过 T 细胞受体与肿瘤靶细胞结合溶解靶细胞,还有其他的结合方式可引起靶细胞溶解,其中一种机制是抗体依赖细胞介导的细胞毒作用(antibody-dependent cell-mediated cytotoxicity,ADCC)。在这种细胞溶解方式中,与靶细胞结合的抗体起交联作用,然后与具有 Fc 受体的细胞溶解性细胞结合。免疫效应细胞上的 Fc 受体与靶细胞上抗体的游离 Fc 段结合,通过这种交联结合后,靶细胞便可发生溶解。血凝素介导的细胞毒作用与上述情况类似,溶解性细胞与靶细胞结合时,某种血凝素发挥交联作用,如刀豆蛋白 A 或植物血凝素制剂。

NK 细胞可溶解某些类型的培养靶细胞,而不需要预先致敏刺激。最常见 NK 细胞的靶细胞是白血病细胞株 K562。NK 细胞几乎不能杀灭新鲜的肿瘤细胞,其作为抗肿瘤效应细胞的生理机制尚不清楚。

经 IL-2 孵育而获得的淋巴细胞称为 LAK 细胞,它具有溶解多种肿瘤细胞的能力。LAK 细胞的前体是裸淋巴细胞,大多数成熟 LAK 细胞无 T 细胞或 B 细胞的标志。但是,LAK 细胞的一个亚群是 CD3$^+$,且其前体和效应细胞具有 Leu-19 的表面标志。在 4 小时铬释放试验中,LAK 细胞可溶解多种恶性细胞,而对正常细胞无作用。LAK 细胞可溶解培养的正常或恶性细胞株。LAK 细胞亦能溶解因恶性转化、培养或其他活化程序而改变的细胞。

活化的巨噬细胞亦可识别和溶解肿瘤细胞。多数淋巴细胞介导的细胞溶解,在 4 小时内即可检测到,但要检测到巨噬细胞介导的明显细胞溶解,常需要 48～72 小时。

免疫细胞分泌的许多细胞因子可对组织产生毒性作用,这种作用可以是直接的,也可以通过其他炎症过程实现。例如,肿瘤坏死因子可干扰肿瘤细胞的血液供应,干扰素-γ 可抑制一些肿瘤细胞的增殖。炎症过程中的许多趋化性因子及血管通透性因子可间接参与肿瘤破坏,在肿瘤免疫中发挥作用。

四　变态反应与肿瘤免疫治疗之间可能的关系

大多数癌症生物疗法是设法刺激机体的免疫防御机制。免疫系统在发育过程中可监视并排除"非己"的分子或病原微生物,而不与自身组织起反应。许多免疫疗法试图提高肿瘤相对于正常组织的"异己"性,或者放大宿主对肿瘤较弱的免疫反应。

近 30 多年来,肿瘤的综合治疗已经取代了单一治疗。免疫治疗是肿瘤综合治疗的重要组成部分。肿瘤细胞具有抗原性并能引起机体的免疫应答,是肿瘤免疫治疗的基础。它通过调动宿主的天然防卫机制或给予天然(或基因工程)产生的靶向性很强的物质达到抗肿瘤的效应。

非特异性主动免疫治疗

许多物质可以刺激单核-吞噬细胞系统活性,并同时能够非特异性地增强免疫功能。如微生物及其制剂,目前使用最多的是减毒的卡介苗(BCG)和短棒菌苗(CP)等,还有微小病毒、云芝多糖和香菇多糖等。卡介苗首先激活巨噬细胞,再破坏肿瘤细胞,并通过处理癌细胞抗原使淋巴细胞产生特异性免疫。短棒菌苗是巨噬细胞的佐剂,由于使用的是死的菌苗,没有潜在感染的危险。这类制剂可口服、皮下、皮内和瘤内注射使用,亦可腹腔内给药。左旋咪唑等药物可调节受抑制的免疫功能。许多中草药如人参、黄芪、灵芝和党参等可提高机体的免疫功能。

特异性主动免疫治疗

用自体肿瘤或异体同一组织学类型的肿瘤提取物,作为瘤苗免疫癌症患者构成肿瘤的特异性免疫治疗,称为特异性主动免疫治疗。局部复发性头颈鳞癌适合局部直接的基因治疗,由于 p53 蛋白调节细胞循环和凋亡,所以初期头颈肿瘤基因治疗采用了局部直接注射腺病毒载体装载的野生型 *p53* 基因。该方法经初步观察,认为具有安全耐受和抑制肿瘤生长的效果。其临床正在进行以外科常规治疗方法为对照的随机分组观察。因为基因治疗可选择性地在肿瘤细胞和组织中进行而对正常组织无损伤,所以对头颈肿瘤的局部复发和残存病灶及远处转移均有临床应用价值。

1. 细胞疫苗　20世纪初已开始应用灭活的肿瘤细胞,如自体或同种异体瘤苗的细胞滤液或粗提物进行主动免疫治疗,但效果不佳。其后应用经物理、化学或生物学方法,如加热、冷冻、放射线照射、加入神经氨酸酶或病毒等方法,处理肿瘤细胞,制成瘤苗后进行主动免疫治疗。亦可将作为佐剂的 BCG 或 BCG-多糖类物质与瘤苗联合注射。多数情况下这种疗法的效果并不肯定,但用于治疗肾脏肿瘤和黑色素瘤有一定疗效。

2. 用肿瘤相关抗原(TAA)或肿瘤特异性抗原作为疫苗　通过修饰肿瘤细胞、分离提纯膜组分及 TAA,用独特型抗体替代 TAA,人工合成多肽 TAA 以及构建表达 TAA 的重组病毒等方法,在不同水平上制备瘤苗,以增强 TAA 的免疫原性,有可能诱导出相对特异性的抗肿瘤免疫应答。人类肿瘤特异性抗原的研究也获得进展,如 MAGEI 是一种在肿瘤细胞中重新活化的胚胎基因的编码产物,该蛋白分子具有供 T 细胞识别的多种肿瘤特异性抗原表位,可有效地诱导肿瘤免疫应答。

3. 瘤细胞在基因水平上的修饰　某些化学剂,尤其是诱变剂或基因激活剂,如三氮衍生物和 5-甲基胞嘧啶等,有可能在基因水平上增强肿瘤细胞的免疫原性。如将同系的 MHC Ⅰ 类基因导入低水平表达 MHC Ⅰ 类分子的肿瘤细胞,可增强 CTL 对瘤细胞抗原的识别和对肿瘤的排斥反应。

B7 分子是最近发现的一种能增强肿瘤抗原免疫原性的细胞表面分子,它在抗原提呈细胞如 B 细胞、巨噬细胞和树突状细胞上均有表达。B7 分子是 T 细胞表面受体 CD28 和 CTLA4 的配体。CD28 表达于所有 CD4$^+$T 细胞和大多数 CD8$^+$T 细胞表面,是参与 T 细胞活化的一种关键性受体。CD28 分子的交联可使 CD4$^+$T 细胞分泌的细胞因子增加。CD28$^+$T 细胞 CD28 分子的交联同样是该细胞分化为 CTL 所必需的活化信号。因此,将 B7 基因导入肿瘤细胞可增强其免疫原性,诱导宿主有效的抗肿瘤免疫效应。

过继性细胞免疫治疗

过继性细胞免疫治疗是指通过输注自身或同种特异性或非特异性抗肿瘤免疫效应细胞,直接杀伤肿瘤细胞或纠正机体低下的细胞免疫功能来达到治疗肿瘤的目的。

1. IL-2/LAK 疗法　LAK 细胞是一类在细胞因子(主要是 IL-2)刺激下能非特异性地杀伤自身或异体肿瘤细胞的免疫效应细胞。自从 20 世纪 80 年代初 Rosenberg 等报道应用 IL-2/LAK 治疗晚期恶性肿瘤获得疗效以来,肿瘤过继免疫治疗的研究受到全世界的极大重视,并被认为是一种具有很大潜力的肿瘤生物疗法。

2. 其他肿瘤杀伤细胞　包括肿瘤衍生的激活细胞(TDAC)、肿瘤浸润淋巴细胞(TIL)、细胞毒性 T 淋巴细胞(CTL)、CD4$^+$细胞毒性 T 细胞(CD4$^+$CTL)、抗 CD3 抗体激活的杀伤细胞及 NK 细胞等。这些细胞杀瘤效应均明显优于 LAK 细胞,在抗瘤治疗中具有广阔的应用前景。

3. 导入细胞因子基因的免疫细胞过继疗法　利用基因工程技术将细胞因子导入免疫效应细胞(如 TIL),使有关的细胞因子(例如 TNF)基因随回输的 TIL 导向细胞灶,细胞因子以自分泌或旁分泌方式在局部达到较高浓度,从而协同免疫效应细胞发挥抗肿瘤作用。

细胞因子疗法

细胞因子(cytokine,CK)是指由活化的免疫细胞和某些基质细胞分泌的,介导和调节免疫、炎症反应的小分子多肽。它包括由淋巴细胞产生的淋巴因子(lymphokine)和有单核细胞产生的单核因子(monokine)等。许多细胞因子具有直接或间接的杀瘤效应,细胞因子疗法在肿瘤的免疫治疗中具有重要意义。

免疫导向疗法

将某些肿瘤的单克隆抗体(McAb)注入血管内,这种特异性的抗体就可以在体内搜索或跟踪它的目标,即相应的抗原,并与之特异性的结合引起一系列免疫反应。将化学药物、放射性核素或毒素与针对肿瘤抗原的 McAb 偶联,制成所谓"生物导弹",后者在体内可定向地集中于肿瘤灶,发挥杀瘤效应,称为免疫导向疗法。

五　变态反应与肿瘤预后

一些研究早就指出肿瘤免疫对肿瘤的预后起着重要作用。近年 Pompei 等报道在 1055 例肿瘤患者中变态反应性疾病的发病率为 8%,明显低于对照者的 16.37%,而且变态反应性疾病患者所患的肿瘤有较高的治愈率,可达到 20%,其中 50% 的患者肿瘤进展缓慢,提示与变态反应有关的免疫系统过强的反应性与肿瘤预后较佳有关。特应症与总 IgE 水平有关。Karagiannis 等采用动物模型观察到参与变态反应的 IgE 抗体能启动对抗卵巢癌的免疫反应。他们将卵巢癌小鼠外周血单个核细胞和 IgE 注射于荷瘤小鼠,观察到单个核细胞会浸润至肿瘤,并延长小鼠的存活期,提示肿瘤特异性 IgE 抗体可用于肿瘤的免疫治疗。已知在参与抗肿瘤免疫的诸多细胞和细胞因子中 IFN-γ 可能起着十分重要的作用,而产生 IFN-γ 的 $CD8^+$ T 淋巴细胞又与哮喘的严重度、气道高反应性和血嗜酸性粒细胞增多有关。

晚期肿瘤患者常可出现明显的全身免疫功能抑制,在外周静脉血中表现为各细胞亚群在构成和功能上呈现异常,表现为 $CD4^+$ T 细胞的减少和 $CD8^+$ T 细胞的增多,及 $CD4^+$ T 细胞/$CD8^+$ T 细胞比例的下降或倒置。这种变化常随着肿瘤的进展而加重,经手术切除或其他有效的治疗后,其 T 细胞亚群的比例可逐渐恢复至正常或接近正常。在肿瘤的进展期,不仅荷瘤宿主的细胞免疫功能异常,而且细胞因子的功能亦可发生失调,如 IL-2、IL-4、IL-6、IL-10 和 IFN-γ 等细胞因子的水平常发生改变。Th1 可分泌 IL-2、IFN-γ 和 TNF 等,参与细胞免疫调节,激活 $CD8^+$ T 细胞、NK 细胞和 Mφ,增强其杀伤能力,或促进靶细胞 MHC Ⅰ 类分子的表达,提高其对细胞毒 T 淋巴细胞(CTL)的敏感性,在机体抗肿瘤免疫中起重要的作用。Th2 可分泌 IL-4、IL-5、IL-6 和 IL-10 等细胞因子,促进 B 细胞的增殖、分化和产生抗体,主要参与体液免疫调节。IL-12 诱导 Th0(Th1,Th2 的前体细胞)向 Th1 方向分化。IL-4 诱导 Th0 向 Th2 方向分化。Th1 和 Th2 所分泌的细胞因子具有自身正反馈作用和相互交叉调节抑制对方扩增的作用。IL-10 和 IL-4 是抑制 Th1 应答和介导 Th2 发育的主要细胞因子。Yamarnura 和 Kharkevitch 最早发现肿瘤患者体内 Th2 型细胞因子较 Th1 型细胞因子处于优势状态。Th2 型细胞因子优势状态是肿瘤免疫逃逸的重要机制之一。从免疫学角度来看,变应性鼻炎等 Ⅰ 型变态反应是体内外环境因素作用于机体导致异常免疫反应,激发 Th2 免疫反应,抑制 Th1 免疫反应,造成 Th1 和 Th2 免疫反应失衡而引发的,以 Th2 免疫反应为主的变应性炎症反应,其主要的免疫病理学特征是组织中大量表达 Th2 细胞因子的细胞浸润。提示肿瘤与变应性鼻炎的发病机制相类似。

抑制性细胞是体内一种性质独特的细胞群体,它们通过抑制细胞免疫及体液免疫的方式来调节机体的免疫应答水平。在正常状态下,抑制性细胞的数量及活性均保持在一定的水平,从而有效地避免自身免疫性疾病的发生。但在肿瘤发生后,抑制性细胞在功能和数量上都显著增强,抑制机体对肿瘤的免疫应答,使肿瘤逃避了机体的免疫监视。现已鉴定出多种抗原特异性和非特异性的抑制性细胞,包括抑制性 T 细胞(suppressor T cell,Ts)、抑制性 NKT 和抑制性巨噬细胞。Ts 细胞包括 $CD4^+$ 和 $CD8^+$ T 细胞。肿瘤患者外周血 Ts 细胞百分比明显增高,某些肿瘤患者还可出现 $CD4^+$/$CD8^+$ 比例下降或倒置,这种变化随肿瘤的进展而愈加显著。目前认为,肿瘤细胞可通过表达或释放某些肿瘤抗原或其他可溶性物质而诱导激活 Ts 细胞。有人报道从结直肠癌、食管癌和膀胱癌患者取肿瘤组织,经免疫组化检查,显示肿瘤组织浸润的 $CD8^+$ 淋巴细胞增多与其较长的存活期相符。曾报道一例经胰、十二指肠和门静脉切除的 65 岁男性胰腺癌患者,其长期存活与针对癌的 $CD8^+$ T 淋巴细胞反应有关。此发现已被从 80 例患胰腺癌患者所获得的肿瘤样本中的研究证实。$CD4^+$ 和 $CD8^+$ 增高是肿瘤外科手术后预后良好的一个独立指标。

研究认为,在被动免疫治疗中,IgE 较传统的 IgG 更有优势:其通过高变区和低变区的受体结合各种炎症细胞,从而介导降解肿瘤细胞的凋亡,且其只需要较低的浓度。另外,在肿瘤的辅助治疗中,通过 IgE 受体区的识别、IgE-FcεR Ⅰ$^+$ 细胞或特殊细胞的募集如嗜酸性粒细胞等的细胞杀伤作用,导致肿瘤细胞的裂解,释放出的肿瘤细胞抗原可以诱发后继的变态反应从而对肿瘤细胞产生杀伤作用。有关 IgE 的研究早就指出肿瘤免疫对肿瘤预后有着重要作用,且合并变态反应性疾病患者肿瘤的治愈率也升高,提示与变态反应相关的高敏性与肿瘤预后有关。曾有报道认为肿瘤组织中 CD4$^+$ 和 CD8$^+$ T 细胞表达增高是外科手术后预后良好的一个指标。然而,变态反应和肿瘤预后的相关关系以及其对肿瘤治疗的提示依然是需要我们持续关注的热点。

六　变态反应对预防肿瘤的作用

考虑到许多致癌物是诱变或畸变产生的,有学者提出变态反应是否是由于对肿瘤的预防作用而产生的问题。既往研究认为,寄生虫能够导致膀胱癌、肝癌及结肠癌,因此变态反应可能参与肿瘤的预防。Barnes 等认为,仅在人类历史的近期,人类的预期寿命延长突破了一个点,导致人群肿瘤发生的比率增大……。变应性疾病的机制可能是选择性保护我们免受肿瘤的伤害。在现代社会,40 岁以上人群肿瘤的发生率大大增加。

一般认为,变态反应性疾病发生率的升高与现代环境三种发展进化方面相关:①化学污染物以及食品添加剂的增加;②少儿"卫生的"生存环境;③逐渐发达的运输业、移民增加以及密集人群中心的发展,导致病源负荷增加。这些方面导致人群中 Th2 细胞增生、IgE 分泌增加及变态反应表达增加。在日常生活中,IgE 的产生和变态反应症状的发生常常由于烟雾、柴油废气、杀虫剂及各种各样的工业污染物(如二噁英、多环芳烃等)等激发。卫生假说认为调节免疫系统功能的机体细胞需要在最大限度暴露于良性寄生虫和病原体中适当发展。在较卫生的环境下成长的孩子,免疫调节得不到适当发展,导致 Th2 和 Th1 反应的过度表达。在工业化环境下,现代居住方式以及人口密度增加导致病毒性呼吸道病原体感染的次数及严重程度皆有变化,提示持续高表达的 Th2 系统是适合于环境变化的。变应性症状虽然令人痛苦,在超敏反应中,甚至可能有致死性作用。然而这并不意味着常见的变应性症状都是不能适应的。按照达尔文"构成变态反应的确切机制看起来是精确、经济、有效且复杂的适应性设计,该机制可能促进变应性症状的发生"的观点,相比较抗原刺激和(或)免疫监视假说,变应性疾病发生的机制更可能与预警假说一致。变应性症状通过快速清除自然中致癌作用相关的毒素、寄生虫、细菌或真菌性变应原等,延迟或阻止某类癌前物质直接作用于组织或器官。另外,变态反应症状作为一种预警机制,提示患者避免接触环境中的某些有害物质。因此,对于肿瘤患者进行 Th2/IgE 系统评估并将变应性症状视为生理防御机制的一部分比较合适。

参 考 文 献

1. Hehlmann R. Current CML Therapy:progress and dilemma. Leukemia,2003,17:1010-1012

2. Avivi I,Robinson S,Goldstone A,et al. Clinical use of rituximab in haematological malignancies. Br J Cancer,2003,89:1389-1394

3. Engleman EG. Dendritic cell-based cancer immunotherapy. Semin Oncol,2003,30(3 Suppl 8):23-29

4. Mey U,Strehl J,Gorschlüter M,et al. Advances in the treatment of hairy-cell leukaemia. Lancet Oncol,2003,4:86-94

5. Knutson KL,Disis ML. Tumor antigen-specific T helper cells in cancer immunity and immunotherapy. Cancer Immunol Immunother,2005,54:721-728

6. Jiang H,Chess L. An integrated view of suppressor T cell subsets in immunoregulation. J Clin Invest,2004,114:1198-1208

7. Ikeda H,Chamoto K,Tsuji T,et al. The critical role of type-1 innate and acquired immunity in tumor immunotherapy. Cancer Sci,2004,95:697-703

8. Hokland M,Kuppen PJ. Natural killer cells:from "disturbing" background to central players of immune responses. Mol Immunol,2005,42:381-383

9. Finn OJ. Tumor immunology at the service of cancer immunotherapy. Curr Opin Immunol,2004,16:127-129

10. Nelson BH. IL-2,regulatory T cells,and tolerance. J Immunol,2004,172:3983-3988

11. Nagy E,Berczi I,Sehon AH,et al. Growth inhibition of murine mammary carcinoma by monoclonal IgE antibodies specific for the mammary tumor virus. Cancer Immunol Immunother,1991,34:63-69

12. Kershaw MH,Darcy PK,Trapani JA,et al. Tumor-specific IgE-mediated inhibition of human colorectal carcinoma xenograft growth. Oncol Res,1998,10:133-142

13. Jensen-Jarolim E,Achatz G,Turner MC,et al. AllergoOncology:the role of IgE-mediated allergy in cancer. Allergy,2008,63:1255-1266

14. Pompei R,Lampis G,Ingianni A,et al. Allergy and tumour outcome after primary cancer therapy. Int Arch Allergy Immunol,2004,133:174-178

15. Fukunaga A,Miyamoto M,Cho Y,et al. CD8[+] tumor-infiltrating lymphocytes together with CD4[+] tumor-infiltrating lymphocytes and dendritic cells improve the prognosis of patients with pancreatic adenocarcinoma. Pancreas,2004,28: e26-e31

第 39 章
头颈部恶性肿瘤的免疫学机制

包永星

抗肿瘤细胞免疫学机制

  T 细胞介导的抗肿瘤作用

  NK 细胞介导的抗肿瘤效应

  巨噬细胞介导的抗肿瘤效应

  其他介导抗肿瘤效应的细胞

抗瘤抗体的免疫学机制

  抗体依赖细胞介导的细胞毒作用

  （ADCC）

  补体依赖的细胞毒作用

  干扰瘤细胞的黏附作用

  形成免疫复合物

  调理作用

肿瘤逃避机体免疫攻击的机制

  肿瘤细胞缺乏激发机体免疫应答

    所必需的成分

  肿瘤细胞逃逸和免疫刺激

  肿瘤抗原诱发免疫耐受

  肿瘤细胞抗凋亡或诱导免疫细胞

    凋亡

  机体免疫功能抑制或障碍

    根据国际流行病学研究机构提供的资料,我国近年头颈部恶性肿瘤的年发病率为 15.22/10 万,占全身恶性肿瘤的 4.45%。按部位,头颈肿瘤的发病依次为喉（32.1%）、甲状腺（19.6%）、口腔（16.1%）、鼻咽（14.9%）、鼻腔鼻窦（6.6%）、大唾液腺（4.2%）、口腔（3.3%）、眼（1.52%）、下咽（1.5%）。在性别上,除甲状腺肿瘤女性(14.2%)明显多于男性(5.40%)外,其余均以男性居多。

    头颈部是多个器官集中的部位,头面部包含眼、耳、鼻、咽以及口腔和颌骨;颈部包括喉、气管、食管、唾液腺、甲状腺以及颈肌、血管、淋巴结和神经等。因此,头颈部成为多学科交叉的部位。头颈部各器官和结构紧密毗邻,且一些器官还互相交通,故一器官或结构发生恶性肿瘤,多累及毗邻器官或结构。此外,头颈部同时是胸腹和躯体血管和淋巴管交汇的部位,故某些胸腹和躯体的转移瘤可能会出现在头颈部。

    随着分子生物学和免疫学研究的进展,以及多学科相互渗透研究的不断深入,逐步揭示了与恶性肿瘤发生发展及转归相关的免疫学机制。恶性肿瘤的免疫学机制有正反两方面:一方面是机体具有严密复杂的抗肿瘤免疫效应;另一方面,肿瘤细胞也能通过多种机制逃避机体的免疫攻击。不仅于此,对于不同的个体以及在肿瘤发生和发展的不同阶段,上述正反两种机制发挥的作用还可能各异。因此,肿瘤的发生发展与转归取决于上述两方面免疫机制的综合效应。

    已经明确证实,实验性肿瘤和自发性人类肿瘤均能够刺激机体特异性抗肿瘤免疫应答。由此推断,异常生长的肿瘤细胞必有正常细胞所没有表达的蛋白质,这些蛋白质即是引起抗肿瘤免疫反应的抗原。在实验性肿瘤模型中,这些抗原显示能够诱导两种免疫反应,即细胞免疫和体液免疫。前者是主要的,后者一般认为在机体抗肿瘤机制中并不起重要作用。

一　抗肿瘤细胞免疫学机制

    参与机体抗肿瘤细胞免疫的细胞主要有 T 细胞、NK 细胞、巨噬细胞,以及树突状细胞和内皮细胞等。

T 细胞介导的抗肿瘤作用

1. CD4$^+$T 细胞介导的抗肿瘤效应　在抗原提呈细胞(antigen-presenting cell,APC)参与下,CD4$^+$T 细胞可识别瘤细胞分泌的可溶性抗原,并参与 B 细胞、巨噬细胞、自然杀伤细胞(nature killer,NK)和细胞毒性 T 淋巴细胞(cytotoxic T cell,CTL)的激活,进而发挥抗瘤作用。另外,上述活化细胞所释放的多种细胞因子也参与抗瘤效应,例如,白介素-2(interleukin-2,IL-2)可促进 CTL 的增生作用及抗瘤作用,并激活 NK 细胞;干扰素(interferon,IFN)可激活巨噬细胞、NK 细胞;IL-4、IL-5 等促进 B 细胞活化、分化和抗体的形成等。少数 CD4$^+$T 细胞属细胞毒性 T 细胞,具有 MHC Ⅱ类分子限制性的杀瘤作用。

2. CD8$^+$T 细胞介导的抗瘤效应　CD8$^+$T 细胞的杀伤活性在机体抗瘤效应中起关键作用。其可识别肿瘤细胞表面的 MHC Ⅰ类分子——肿瘤抗原肽复合物,被激活后增生分化为具有杀瘤活性的 CD8$^+$T 细胞。

一般情况下,对体内存在的少量瘤细胞,主要通过细胞毒性 T 细胞(CTL)介导的抗瘤效应清除,故在荷瘤早期、肿瘤缓解期或对手术切除后的残余瘤细胞,CTL 可发挥较重要作用。但若肿瘤增生达到一定程度并发生扩散,或至肿瘤晚期,此时多数患者可出现免疫抑制状态,以至机体免疫系统不能有效地清除肿瘤。此外,某些肿瘤浸润的淋巴细胞(tumor infilter lymphocyte,TIL)中也含有 CTL,可特异性杀伤相应瘤细胞。

3. TCRγδT 细胞介导的抗肿瘤效应　TCRγδT 细胞可分泌多种细胞因子,如 IL-2、IL-4、IL-5、IFN-γ、GM-CSF、TNF-α 等,从而发挥杀瘤或抑瘤作用。TCRγδT 细胞也可具有胞毒活性,其作用类似于 CD8$^+$T 细胞,但不受 MHC Ⅰ类分子限制,而是依赖于 Ca^{2+} 的存在。TCRγδT 细胞也是 LAK 细胞的一个重要组分。从胃癌、黑色素瘤中分离出的 TCRγδT 细胞,经 IL-2 作用后可扩增,并可用于过继细胞免疫治疗。

NK 细胞介导的抗肿瘤效应

NK 细胞无须抗原致敏即可直接杀伤敏感的肿瘤细胞,且不受 MHC 限制。NK 细胞在抗新生瘤、已形成的肿瘤及转移瘤中具有重要作用,是机体抗肿瘤的第一道防线。

NK 细胞可非特异性识别并杀伤肿瘤细胞。该作用的机制可能为:①NK 细胞和肿瘤细胞间黏附分子介导的黏附作用,使 NK 细胞和瘤细胞得以直接接触并发挥杀伤效应;②正常情况下,NK 细胞表面杀伤细胞抑制受体(killer cell inhibitory receptor,KIR)与自身细胞表面自身肽 MHC Ⅰ类分子复合物相互作用可传递抑制性信号,从而关闭 NK 细胞的杀伤机制,使自身细胞逃避 NK 细胞介导的杀伤作用。

已发现多种瘤细胞表面 MHC Ⅰ类分子表达缺陷和(或)(具有保护作用的)自身肽发生改变,从而使 NK 细胞活性的抑制性机制发生障碍。或 NK 细胞的杀伤细胞活化受体 KIR 与发生改变的瘤细胞表面的 MHC Ⅰ类分子抗原肽复合物相互作用,产生活化信号,从而对肿瘤细胞发挥杀伤作用。

NK 细胞具有较广的抗瘤谱,可杀伤同系、同种或异种瘤细胞,对淋巴瘤和白血病细胞尤为有效,但对实体瘤作用较弱。其杀伤靶细胞的机制可能是:①释放穿孔素和颗粒酶引起靶细胞坏死或凋亡;②通过 Fas/FasL 途径诱导肿瘤细胞凋亡;③释放 NK 细胞毒因子(NK cytotoxicity factor,NKCF)及肿瘤坏死因子(tumor necrosis factor,TNF)等可溶性介质,通过与瘤细胞表面相应受体结合而杀伤瘤细胞;④NK细胞表面的 FcγR 可与覆盖在瘤细胞表面的抗体 Fc 段结合,通过抗体依赖细胞介导的细胞毒(antibody-dependent cell-mediated cytotoxicity,ADCC)作用杀伤瘤细胞;⑤释放 IFN-γ、IL-1、IL-2 等细胞因子,增强或扩大其抗瘤作用。已证实,在体内具有杀瘤活性的 LAK 细胞和 TIL 中均含有 NK 细胞。

巨噬细胞介导的抗肿瘤效应

巨噬细胞（macrophages，Mφ）也是机体抗肿瘤免疫中的重要效应细胞。已经发现，肿瘤灶中浸润的巨噬细胞与肿瘤的转移率呈负相关，即肿瘤组织周围有明显巨噬细胞浸润者，肿瘤扩散转移的发生率较低，预后较好。反之，巨噬细胞浸润不显著者，则肿瘤扩散、转移率高，预后差。

巨噬细胞的抗瘤作用具有选择性，即仅杀伤瘤细胞而不杀伤正常细胞，其杀伤效应与肿瘤的抗原结构及瘤细胞增生周期无关，且可杀伤对化学治疗、放射治疗呈抗原性的肿瘤细胞。但是需要提醒的是，只有激活的巨噬细胞才可发挥抗瘤效应。

巨噬细胞抗肿瘤的机制为：①抗体依赖细胞介导的细胞毒作用（ADCC）作用；②通过非特异性膜受体直接与瘤细胞结合，发挥杀瘤效应；③通过巨噬细胞介导的胞毒（Mφ-mediated cytotoxicity，MMC）作用直接杀伤瘤细胞，即激活的巨噬细胞可分泌 TNF、蛋白水解酶、IFN 及活性氧等细胞毒性分子，直接杀瘤或抑制瘤细胞生长；④非特异性吞噬和杀伤瘤细胞；⑤巨噬细胞与致敏 T 细胞、特异性抗体和补体协同发挥抗瘤效应；⑥活化的单核/巨噬细胞可产生并释放某些单核因子（如 IL-1），直接或间接发挥杀瘤效应；⑦肿瘤抗原激活 T 细胞，后者释放特异性巨噬细胞武装因子（SMAF），激活巨噬细胞特异性杀伤肿瘤；⑧巨噬细胞的抗原提呈作用也参与 T、B 细胞的特异性杀瘤效应。

其他介导抗肿瘤效应的细胞

树突状细胞可高度表达 MHC Ⅰ、MHC Ⅱ、B7 和 ICAM-1 等免疫相关分子，参与肿瘤抗原的提呈，在体内外均具有激发针对肿瘤的初次和再次 T 细胞应答的功能。此外，内皮细胞被 TNF-α、IFN-γ 等激活后具有胞毒活性，也可杀伤某些瘤细胞。

二　抗瘤抗体的免疫学机制

荷瘤动物或肿瘤患者血清中存在能与瘤细胞反应的抗体，包括抗肿瘤相关抗原（tumor associated antiogen，TAA）和肿瘤特异性抗原（tumor special antigen，TSA）的抗体，提示机体对肿瘤存在体液免疫应答。例如在抗原提呈细胞 APC 参与和 CD4$^+$ Th 细胞辅助之下，B 细胞对肿瘤细胞分泌的可溶性抗原或瘤细胞膜抗原产生应答，并产生抗瘤抗体。

抗体依赖细胞介导的细胞毒作用（ADCC）

抗瘤细胞膜抗原的抗体可通过 ADCC 作用杀伤瘤细胞。这对防止动物肿瘤细胞的血流播散与转移具有重要意义。体内能发挥 ADCC 作用的效应细胞包括中性粒细胞、NK 细胞和巨噬细胞等，但对特定的瘤细胞通常仅其中一种效应细胞起主要作用。

补体依赖的细胞毒作用

抗瘤抗体也可通过补体依赖的细胞毒作用（complement dependent cytotoxicity，CDC）杀伤瘤细胞，但不同瘤细胞对 CDC 作用的敏感性各异，白血病细胞较敏感，肉瘤细胞不敏感。CDC 在防止癌细胞转移中具有一定作用。

干扰瘤细胞的黏附作用

某些抗瘤抗体与瘤细胞表面抗原结合后，可通过对抗原的修饰而干扰瘤细胞的黏附特性，不利于肿瘤的生长。或与瘤细胞某些蛋白质成分结合后，可阻断其生物学活性，抑制肿瘤的增生。

形成免疫复合物

抗瘤抗体与肿瘤抗原结合形成抗原-抗体复合物，其中抗体的 Fc 段可与巨噬细胞 Fc 受体结合，从而浓集抗原,有利于肿瘤抗原的提呈和 T 细胞活化。另外,抗独特型抗体的"内影像"组分具有模拟肿瘤抗原的作用,在诱导、维持抗瘤免疫效应中具有一定作用。

调理作用

抗瘤抗体还可通过调理作用促进巨噬细胞对肿瘤细胞的吞噬。

尽管抗瘤抗体具有如上的效应,但一般认为,体液免疫在机体抗肿瘤机制中并不起主要作用。

三 肿瘤逃避机体免疫攻击的机制

肿瘤逃避机体免疫攻击的机制十分复杂。主要表现在肿瘤细胞缺乏激发机体免疫应答所必需的成分、肿瘤细胞逃逸和免疫刺激、肿瘤抗原诱发免疫耐受,以及肿瘤细胞抗凋亡或诱导免疫细胞凋亡和机体免疫功能抑制或障碍。

肿瘤细胞缺乏激发机体免疫应答所必需的成分

1. 肿瘤抗原的免疫原性弱或抗原调变 多数瘤细胞仅表达低水平的 TSA 或 TAA,且其免疫原性很弱,故肿瘤生长早期不足以刺激机体产生足够强度的免疫应答。另外,宿主对肿瘤抗原的免疫应答可能导致肿瘤细胞表面抗原减少或丢失,使肿瘤细胞不易被宿主免疫系统识别,得以逃避免疫攻击。这种现象称为"抗原调变"(antigen modulation)。

2. MHC 抗原表达异常 某些肿瘤细胞表面 MHC Ⅰ类抗原表达降低或缺失,使 CTL 不能识别瘤细胞表面的抗原,以至瘤细胞得以逃避宿主的免疫攻击。人类许多肿瘤细胞系均发现 HLA 抗原表达降低。临床观察也显示,HLA-Ⅰ类抗原表达减少或缺失的肿瘤患者转移率较高,且预后较差。MHC Ⅱ类抗原可能是某些组织细胞分化早期的表面标志,其异常表达反映肿瘤细胞处于去分化状态,可使其逃避 T 细胞的识别。

3. 肿瘤细胞表面"抗原覆盖"或被封闭 "抗原覆盖"是指肿瘤细胞表面抗原可能被某些物质覆盖。例如肿瘤细胞可表达高水平唾液黏多糖或表达肿瘤激活的凝聚系统,该两种成分均可覆盖肿瘤抗原,从而干扰宿主淋巴细胞对瘤细胞的识别和杀伤作用。

另外,血清中存在的封闭因子(blocking factor)可封闭瘤细胞表面的抗原决定簇或效应细胞的抗原识别受体,从而使癌细胞逃脱效应细胞的识别,免遭致敏淋巴细胞攻击。封闭因子的本质可能为:①封闭抗体(blocking antibody):可附于肿瘤细胞表面,遮盖肿瘤抗原;②可溶性肿瘤抗原:可封闭效应细胞的抗原识别受体;③肿瘤抗原-抗体复合物:可通过其抗原成分与效应细胞抗原识别受体结合而封闭肿瘤细胞,也可通过抗体与瘤细胞表面抗原结合而封闭肿瘤细胞。

4. 肿瘤抗原的加工和提呈障碍 人类小细胞肺癌细胞不能将 MHC Ⅰ类分子从胞质内质网转移至细胞表面,且这些瘤细胞内低分子质量多肽(low molecular-weight polypeptide,LMP)LMP-1、LMP-2,以及抗原处理相关转运蛋白(transporters associated with antigen processing,TAP)TAP-1、TAP-2 的 mRNA 表达也较低,提示其抗原加工、提呈发生障碍,这可能是肿瘤逃避免疫监视的机制之一。另外,已发现人类多种肿瘤如宫颈癌、大肠癌、乳腺癌细胞内 TAP-1 表达减少。

5. 协同刺激分子及黏附分子表达下降 在 T/B 细胞特异性识别和激活过程中,B7 及 CD28/细胞毒性 T 淋巴细胞抗原(cytotoxicity T lymphocyte antigen,CTLA-4)等协同刺激分子发挥重要作用。某些肿瘤细胞可表达 MHC Ⅰ类抗原,但由于缺乏协同刺激分子 B7-1,故不能诱导机体产生有效的抗瘤免疫应答。此外,肿瘤细胞表面的其他协同刺激分子(如 ICAM-1、IFA-3、VCAM-1 等)也可表达异常,从而使肿瘤细胞逃避 T 细胞的免疫监视。

肿瘤细胞逃逸和免疫刺激

肿瘤生长早期,瘤细胞量少,不足以刺激机体免疫系统产生足够强的应答。肿瘤生长至一定程度并形成瘤细胞集团后,肿瘤抗原的编码基因可能发生突变,从而干扰或逃避机体的免疫识别,这种现象称为肿瘤细胞逃逸(sneaking through)。

也有人认为,少量肿瘤细胞非但不能引起宿主足够的免疫应答,反而可能刺激瘤细胞不断生长,这种现象称免疫刺激(immunostimulation)。

肿瘤抗原诱发免疫耐受

肿瘤细胞在宿主内长期存在和不断增长的过程中,其肿瘤抗原可作用于处在不同分化阶段的特异性淋巴细胞,其中处于幼稚阶段的淋巴细胞接触肿瘤抗原后即可被诱发免疫耐受。小鼠乳腺癌病毒诱发的肿瘤即是一个典型的例子,新生期感染过该病毒的鼠,至成年期再感染这种病毒时易诱发乳腺癌。若将该肿瘤移植给新生期未经感染过的同系小鼠,则可诱发宿主产生较强的抗瘤免疫应答。

肿瘤细胞抗凋亡或诱导免疫细胞凋亡

近年发现,多种瘤细胞如肝癌、肺癌、乳腺癌、胃肠道肿瘤等高表达 FasL。在机体抗瘤免疫应答过程中,活化的肿瘤特异性 T 细胞 Fas 表达增高。因此,瘤细胞可通过 FasL-Fas 途径介导肿瘤特异性 T 细胞凋亡。另一方面,瘤细胞内某些 Fas 信号转导分子可发生获得性缺陷,从而抵制 FasL 介导的细胞凋亡,并逃避免疫攻击。

机体免疫功能抑制或障碍

机体免疫系统的发育或功能状态不良,将有利于恶性肿瘤的发生和发展。同时,恶性肿瘤亦可直接或间接抑制机体免疫功能。

1. 机体免疫系统功能障碍　动物新生期切除胸腺或应用化学治疗药物、放射线、肾上腺皮质激素、抗淋巴细胞球蛋白处理等均可抑制机体的免疫状态,从而使病毒诱癌和肿瘤异种移植获得成功。另外,先天性免疫缺陷、后天获得性免疫缺陷如 HIV 感染或长期应用免疫抑制药物的个体,其肿瘤发病率较高。

2. 恶性肿瘤抑制机体免疫功能　恶性肿瘤可直接侵犯免疫器官,也可释放免疫抑制因子或激活体内的抑制性细胞。临床发现,恶性肿瘤患者(尤其肿瘤晚期)的免疫功能普遍低下,但给予手术或其他抗瘤治疗使病情缓解后,可不同程度地恢复机体免疫功能。

参 考 文 献

1. 刘文清,陈志仁,李静,等. Cyclin D1 和 p16 蛋白在鼻咽低分化鳞癌表达与预后的关系. 广东医学,2001,22:1008-1097
2. 郭贵龙,姚榛祥. P27 在甲状腺滤泡状肿瘤中表达及意义. 中国普外基础与临床杂志,2001,8:324-351
3. 王琪,韩德民,王文革,等. 腺病毒介导 p53 基因对喉癌细胞生长的抑制作用. 中华肿瘤杂志,2002,20:418-421
4. 深圳市赛百诺基因技术有限公司. 重组人 p53 腺病毒制品治疗肿瘤研究进展. 癌症进展杂志,2004,2(增刊):56-63
5. Lai JP,Tong CL,Hong C,et al. Association between high initial tissue levels of cyclin Dl and recurrence of nasopharyngeal carcinoma. Laryngoscope,2002,112:402-408
6. Ruiu A,Antinolo G,Macross I,et al. Novel technique for scanning of codon 634 of the RET protooncogene with fluorescence resonance energy transfer and real-time PCR in patients with medullary thyroid carcinoma. Clin Chem,2001,47:1939-1344
7. U chino S,Noguchi S,A dachi M,et al. Noral point mutation and allele loss at the RET locus in sporadic medullary thyroid carcinoma. Jpn J Cancer Res,1998,89:411-413
8. Eng C. Ret proto-oncogene in the development of human cancer. J Clin Oncol,1999,17:380
9. Tallini G,Santoro M,Helie M,et al. Ret/PTC oncogene activation defines a subset of papillary thyroid carcinoma lacking eridence of progression to poorly differentiated or undifferentiated tumor pheno types. Clin Cancer Res,1998,4:287-289
10. Khoo ML,Ezzat S,Freeman JL,et al. Cyclin Dl protein expression predicts metastatic behavior in thyroidpapillary mi-

crocaicinomas but is not associated with gene amplification. J Clin Endocrinol Metab,2002,87:1810-1813

11. Ioyd RV,Erickson LA,Jin L,et al. p 27kip1:a multifunctional cyclin dependent kinase inhibitor with prognostic significance in human cancers. Am J Pathol,1999,154:313-323

12. Akeuchi Y,Daa T,Kashima K,et al. Mutations of p53 in thyroid carcinoma with an insular component. Thyroid,1999,9:377-381

13. Yang T,Namba H,Hara T,et al. p53 induced by ionizing radiation mediates DNA end-jointing activity,but not apoptosis of thyroid cells. Oncogene,1997,14:1511-1519

14. Folkman J. Seminars in Medicine of Beth Israel Hospital. clinical applications of research in angiogenesis. N Engl J Med,1995,333:1757

15. Lukits J,Timar J,Juhasz A,et al. Progression difference between cancers of the larynx and hypopharynx is not due to tumor size and vascularization. Otolaryngol Head Neck Surg,2001,125:18-22

16. Wakisaka N,Wen QH,Yoshizaki T,et al. Association of vascular endothelial growth factor expression with angiogenesis and lymph node metastasis in nasopharyngeal carcinoma. Laryngoscope,1999,109:810-814

第40章
头颈部恶性肿瘤相关标志物及临床免疫学检测

包永星

相关标志物
  癌基因
  抑癌基因
  血管内皮生长因子(VEGF)与头
    颈部肿瘤

临床免疫学检测
  鼻咽癌的免疫学检测
  鼻腔鼻窦、喉、下咽及腭扁桃体癌
    的免疫学检测
  甲状腺癌的免疫学检测

一　相关标志物

随着抗肿瘤免疫学机制研究的进展,以及近年来大量有关肿瘤生物学理论和技术的进步,特别是单克隆抗体的问世,以及肿瘤免疫检测技术的迅速发展,推动了肿瘤标志物检测在头颈部肿瘤的早期诊断、高危人群普查、疗效判断,以及预测转移、复发和标志靶向治疗等方面的进步及临床应用。

1978年,美国学者在一次肿瘤会议上首次提出肿瘤标志物。次年,肿瘤标志物在英国第七届生物学医学会议上被正式确认并开始应用于临床检测。迄今,肿瘤标志物的研究与临床应用在肿瘤学中已成为一个引人注目的新领域。肿瘤标志物是指在肿瘤患者体液或组织中存在的比健康人更高水平的一类物质,反映肿瘤的存在和生长。目前肿瘤标志物有:癌基因和抑癌基因蛋白产物、肿瘤抗原、酶和同工酶、血浆蛋白、细胞代谢产物、异位激素、胚胎性抗原、微量元素等。寻找新的肿瘤标志物以及多种标志物联合分析,可提高肿瘤标志物的临床应用价值。

癌基因

1. 细胞周期蛋白 D1 基因(*cyclin D1*)　是原癌基因。定位于染色体 *11q13* 上,长度约 *120 000*,基因跨距约 *15 000*,含有 5 个外显子,编码 295 个氨基酸构成的蛋白质,分子质量为 34 000。在细胞周期进程中,其含量受到生长因子等因素的调控,呈周期性变化,其蛋白作为细胞周期调节因子之一(在控制细胞周期 G1/S 调控点上发挥作用),对细胞周期进行正性调节,其在人类多种恶性肿瘤中过度表达,与肿瘤的发生、发展密切相关。Wang 等在头颈部鳞癌的研究中发现,*cyclin D1* 的表达与 TNM 的分期以及颈部淋巴结转移有明显正相关关系。刘文清等研究 *cyclin D1* 在鼻咽低分化鳞癌过度表达或异常表达,证明复发组明显高于无复发组,<5 年生存组明显高于>5 年生存组,但在有和无淋巴结转移以及临床分期的各期之间的过度表达差异均无统计学意义。Lai 等报道 *cyclin D1* 在鼻咽癌高表达率与年龄、性别、T 分期、N 分期等不相关。因此,*cyclin D1* 表达程度可作为头颈部肿瘤患者治疗效果和预后估计的新依据。

2. *RET* 基因　*RET* 原癌基因位于染色体 *10q11.2*，共 21 个外显子，编码一种属于酪氨酸激酶受体超家族的跨膜蛋白，其结构与胰岛素受体、表皮生长因子受体等类似。*RET* 基因是与甲状腺癌有着独特关系的原癌基因。*RET* 基因的胚系突变，尤其是密码子 634 的突变可引起多发性内分泌腺瘤综合征Ⅱa 和家族性甲状腺髓样癌。这些点突变的检测有助于对甲状腺髓样癌的诊断。近年来研究发现在甲状腺乳头状癌中，存在一种 *RET/PTC* 癌基因，与甲状腺乳头状癌的发生、发展有密切的关系。在 Tallini 等研究发现非瘤性甲状腺滤泡细胞、甲状腺滤泡状腺瘤及腺癌、低分化及未分化的甲状腺癌中 *RET/PTC* 均为阴性，而在甲状腺 C 细胞中为阳性，在甲状腺乳头状腺癌中阳性表达为 40.3%，且 *RET/PTC* 阳性的甲状腺乳头状腺癌没有发展为侵袭性肿瘤表型的倾向，不发展为未分化癌。因此，*RET/PTC* 可作为甲状腺乳头状腺癌诊断及预后的标志物。

3. *bcl-2* 基因　最早发现于滤泡型 B 细胞淋巴瘤染色体 14 和 18 易位煅炼点 t(14∶18)(q31-q21)。*bcl-2* 基因含有 3 个外显子，2 个内含子。易位后表达的蛋白编码不变，但表达的量可增加。*bcl-2* 基因家族主要由 *bcl-2*、*bax*、*bak*、*mcl-1* 及 *bcl-X* (*bcl-Xs/bcl-Xl*)组成，这些基因编码的蛋白具有促凋亡(*bcl-Xs*、*bax*、*bak*)或抗凋亡(*bcl-2*、*bcl-Xl*、*mcl-1*)的作用，这些促凋亡和抗凋亡蛋白的相对数量将决定细胞是否发生凋亡。在甲状腺肿瘤中，甲状腺腺瘤和分化良好的甲状腺癌中 *bcl-2* 蛋白表达接近正常，分化差及未分化甲状腺癌中无 *bcl-2* 蛋白表达或表达很弱。甲状腺髓样癌的大部分标本内含有 *bcl-2* 蛋白表达。*bcl-2* 癌基因蛋白过度表达可能对鼻咽癌发生、发展起一定作用，其蛋白异常表达可能与鼻咽癌上皮癌变有关。

抑癌基因

1. *p27* 基因　是 1994 年发现的抑癌基因，*p27* 基因 DNA 定位于染色体 *12p13* 上，它包括 2 个外显子和 2 个内含子，长 594bp，其转录的 *p27* 由 198 个氨基酸残基组成，且高度保守。它是一种新的细胞周期蛋白依赖性激酶抑制剂基因。*p27* 基因及其产物对于细胞的生长有着极其重要的调控作用，*p27* 的蛋白水平下降，相对肿瘤的间变、浸润、转移为早期事件。有研究表明正常甲状腺组织 *p27* 表达最高，甲状腺腺瘤次之，甲状腺滤泡癌最低。Khoo 等认为 *p27* 对预测甲状腺乳头状癌侵袭能力的评估有重要的意义。在垂体瘤、甲状旁腺癌、喉癌等头颈部肿瘤的瘤组织中，已有试验表明其表达水平显著低于正常组织，且喉癌的临床分期、淋巴结转移及复发均与 *p27* 的低表达有关。在人类不同肿瘤中，如乳腺癌、结肠癌、前列腺癌 P27 可作为独立的预后标志。

2. *p53* 基因　是一种广谱的抗癌基因，也是与人类多种恶性肿瘤发生发展关系最密切的基因之一。位于染色体 17 的短臂上，基因组 DNA 长约 20kb 含有 11 个外显子，10 个内含子，编码分子质量为 53 000 的核酸蛋白。分为野生型(wild type)和突变型(mutation type)。野生型在维持细胞正常生长和抑制恶性增殖过程中起主要作用。突变型则失去上述抑癌作用，且具有癌基因功能。*p53* 蛋白为转录因子，其生物学作用为细胞周期 DNA 损伤的监控点，在维持细胞正常生长和抑制恶性增殖过程中起重要的作用。周琼英等认为，*p53* 蛋白的过度表达可能与鼻咽癌发生有密切的关系，因此，P53 蛋白阳性可作为鼻咽癌诊断的参考指标。在甲状腺肿瘤中，*p53* 基因突变几乎全部发生于恶性度极高的未分化癌或低分化癌，是甲状腺恶性肿瘤发展的终末阶段。因此，P53 表达常常暗示预后不良。经过辐射的甲状腺细胞中，野生型 *p53* 的突变不导致细胞凋亡，但促进甲状腺细胞 DNA 末端连接，这种变化可能引起某些特殊反应，最终导致肿瘤的发生。20 世纪 90 年代中期，开始应用 Ad *p53* 基因治疗头颈恶性肿瘤的实验研究。研究成果显示，无论肿瘤细胞 *p53* 表型如何，导入 Ad *p53* 后，肿瘤细胞都会出现凋亡，且体内试验还可抑制裸鼠成瘤。近年来，Ad *p53* 基因联合放射治疗和化学治疗头颈恶性肿瘤显示了明显的优越性。在我国，*p53* 基因治疗已被列入肿瘤治疗临床药物。

血管内皮生长因子(VEGF)与头颈部肿瘤

人 VEGF(vascular endothelial growth factor)基因全长 14kb，由 8 个外显子和 7 个内含子组成，它

是二硫键连接的糖蛋白二聚体,由同一 N 端、但其他区域有差异的两条多肽链组成,分子质量 34～45 000。外显子进行不同的剪接产生不同的 VEGF 变异体,分别由 206、189、165 或 121 个氨基酸残基组成。不同种属的 VEGF 的 N 端氨基酸序列相似但又不完全相同。人们发现几种功能与 VEGF 相似的因子,将它们合称为 VEGF 家族,包括 VEGF、VEGF-B、VEGF-C、VEGF-D、胎盘生长因子等。VEGF 又称血管通透因子。肿瘤生长离不开血管生成,血管生成是肿瘤新血管形成的必需机制。当肿瘤生长到一定体积,就要依赖肿瘤细胞分泌的 VEGF 诱导血管生成来支持肿瘤进一步发展和转移。Lukits 等研究表明,喉鳞癌侵犯范围越广,分化越差,VEFG 表达越强,微血管计数越多。Wakisaka 等检测到伴有转移的鼻咽癌患者 VEGF 明显高于无转移患者,且 VEGF 水平与微血管密度呈正相关。甲状腺癌组织中亦现多种血管生成因子,实验表明,甲状腺癌 VEGF 的表达显著高于正常甲状腺,有转移的甲状腺癌 VEGF 的表达高于无转移的甲状腺癌。甲状腺癌的 VEGF 水平越高,复发和进展的危险越大。

VEGF 的研究为人们预测肿瘤预后和设计综合治疗措施提供了帮助,也为肿瘤的治疗启发新的思路。以 VEGF 为靶向,抑制 VEGF 的合成和分泌,或用 VEGF 单抗使 VEGF 失活。利用反义技术,用反义 VEGF RNA 或 cDNA 和其载体进行肿瘤原位注射,通过抑制 VEGF 的表达阻滞肿瘤血管的形成。以 VEGF 受体为靶向,抑制 VEGF 受体的表达,或阻断 VEGF 与受体的结合,以及通过对 VEGF 及其受体作用的各个环节的干预抑制肿瘤血管新生。抗血管生成治疗与传统化学治疗、放射治疗联合使用,可以更好地控制肿瘤的复发和转移。

二 临床免疫学检测

鼻咽癌的免疫学检测

鼻咽癌(nasopharyngeal carcinoma)的发病率在头颈部上皮源性恶性肿瘤中位居第一。鼻咽癌发病有明显的种族差异,并有易患性、地区聚集性和家族倾向性。中国鼻咽癌发病率居世界第一位,高发区集中在广东、广西、江西、福建、海南、港澳、湖南、台湾、四川、云贵等省区,其中又以广东珠江三角洲发病率最高区。

鼻咽癌 95% 以上是鳞癌,其中低分化癌占 85% 以上,高分化癌不足 10%,未分化癌大约为 5%。高中分化鳞癌常见于老年人,有研究显示其可能与 EB 病毒感染无关,而未分化癌则与 EB 病毒感染有关。

1. 免疫学病因

(1)EB 病毒(Epstein-Barr virus,EBV)感染:19 世纪初,英国病毒学家 Epstein 和 Barr 首次从 Burkitt 淋巴瘤细胞中分离到一种新病毒。之后 Henle 等进一步用血清方法证实了这是一种新的人类疱疹病毒,并命名为 Epstein-Barr 病毒。1966 年,Old 等首先用免疫扩散实验证明 EB 病毒和鼻咽癌的血清学关系。1968 年,Henle 等证明 EB 病毒是传染性单核细胞增多症的病原体。EBV 在电镜下其形态与疱疹病毒相似,为球形有包膜的双链 DNA 病毒,有 170kb。细胞外成熟的病毒颗粒直径为 150～180nm,是由 162 个子粒组成的二十面体,有一脂蛋白囊膜,囊膜内是核衣壳。

EBV 表达的特异性抗原有:①在潜伏感染时表达的抗原:即 EBV 核抗原(EB nuclear antigen,EBNA)和潜伏膜蛋白(latent membrane protein,LMP)。前者在所有 EBV 感染的 B 细胞核内均可被检测,后者是潜伏感染 B 细胞出现的膜抗原。②与病毒增殖感染相关的抗原:即 EBV 早期抗原(early antigen,EA)、EBV 衣壳抗原(viral capsid antigen,VCA)和 EBV 膜抗原(membrane antigen,MA)。EA 是病毒增殖早期诱导的非结构蛋白,它的出现是 EBV 活跃增殖的标志;VCA 是病毒增殖后期合成的结构蛋白,存在于细胞质和核内;MA 是 EBV 的中和性抗原,其中糖蛋白 gp$^{320/220}$ 能诱导生成中和性抗体。

我国华南地区的大规模血清学调查表明,EBV 的 VCA-IgA 和 EA-IgA 的抗体反应,对鼻咽癌的高危人群筛选、临床诊断和疗效判断均有重要意义。近年来应用分子杂交和聚合酶链式反应(polymerase chain reaction,PCR)等技术进行 EBV 检测,证实鼻咽癌活检组织中含有 EB 病毒 DNA 和 EB 病毒潜伏基因 EBERs,这些更进一步说明了 EBV 在鼻咽癌发展中的作用。

(2)遗传因素:鼻咽癌发病有明显的种族差异,提示可能与血缘或遗传有关。文献报道高发家族外周血淋巴细胞染色体畸变可能与鼻咽癌遗传易患性有关。

(3)癌基因和抑癌基因:到目前为止,发现的癌基因有很多,其中以 *ras* 家族、*myc* 家族、*sis* 家族、*src* 家族、*myb* 家族等有较广阔的肿瘤谱。在鼻咽癌研究方面较多的是 *ras* 和 *myc* 基因。研究结果表明,人类鼻咽癌基因与 *Ha-ras* 基因和 *c-myc* 基因有同源性。*Ha-ras* 基因是鼻咽癌的激活基因之一,为点突变,位于 *Ha-ras* 基因第 12 密码子上。鼻咽癌与抑癌基因 *Rb*、*p53*、*p16* 和 *p21* 的关联已有报道,其中以 *p53* 最为深入和详尽,但 *p53* 基因突变是否为鼻咽癌发生所必需仍未确定。

2. 免疫学检测

(1)EBV 免疫学检测:包括 EBV 血清学检测、EBV-DNA 酶特异性抗体检测和 EBV 基因及其表达产物检测等。但上述检测结果只能作为鼻咽癌的辅助诊断,不能作为其确诊手段。

1)EBV 血清学检测:主要针对 EBV 感染人群后表达出的 5 种抗原:VCA,EA,EBNA,MA,淋巴细胞发现膜性抗原(lymphocyte detected membrane antigen,LYDMA)。临床常用的有 2 种:①EBV-VCA 抗体检测:有 IgA 与 IgG 两种。其中 IgG 抗体普遍存在于各种人群的血清中,IgA 则多见于鼻咽癌患者血清中。因此,鼻咽癌筛查主要应用 IgA 检测。检测方法有免疫荧光法、间接免疫酶法、免疫放射自显影法三种。其中间接免疫酶法简便可靠,免疫放射自显影法较前两者敏感性高,但其操作较烦琐,所需实验条件较多,不易推广。国内外许多学者将间接免疫酶 VCA-IgA 抗体检测技术应用到鼻咽癌临床诊断和大规模人群普查中,收到较好的早期发现、早期诊断鼻咽癌的效果。但 VCA-IgA 血清学检查只能作为一种鼻咽癌血清学辅助诊断方法,因为其有 7%～10% 的假阴性与较高的假阳性。②EBV-EA 抗体检测:与 VCA 抗体相比,EA 抗体特异性很高,罕见于正常人,且随病情进展而滴度升高。但该抗体阳性率较低,其 IgG、IgA 抗体阳性率仅分别为 75.67%、26.7%,故 EA 抗体常作为初筛后的进一步检查,或与 VCA 抗体同时检测,以提高 EB 病毒血清学诊断水平。最初,EA 抗体检测主要集中在其 IgA 抗体,其检测方法也主要是间接免疫荧光法或间接免疫酶法,但近年来对 EA/IgG 检测以及 EA 抗体的 ELISA 检测方法日益重视,认为 ELISA 法检测 EA/IgG 的特异性与敏感性可分别达到 97.7%、89.2%,与 VCA/IgA 免疫酶法合用可显著提高鼻咽癌筛查的有效性。

2)EBV-DNA 酶特异性抗体检测:是较敏感、特异的血清学诊断方法,有助于鼻咽癌的诊断、预后估计及疗效监测等。94% 鼻咽癌患者血清中存在高滴度的抗 EBV-DNA 酶抗体(IgG 抗体),且鼻咽癌、其他癌、正常人群三者之间 EBV-DNA 酶抗体水平有显著性差异。该抗体与 VCA-IgA 抗体滴度呈平行关系,可以补充 VCA-IgA 的不足,两种方法联合使用可降低鼻咽癌漏诊率。

3)EBV-EBNA 检测:抗补体免疫酶法检测鼻咽脱落细胞、细针穿刺物涂片、活检组织中 EBV-EBNA,其阳性率可达 93.4%～100%,与组织学诊断相符率达 88%～92.67%。该法简单,特异性和敏感性高,有助于鼻咽癌的临床诊断与颈淋巴结转移癌、其他癌瘤、非癌瘤的鉴别诊断,与 VCA-IgA 检测合用可互补,与 EBV-DNA 一致性很强,或可取代 EBV-DNA 测定。近年来许多国内外学者对鼻咽癌患者 EBNA 血清学检测进行了分析研究,国内专家研究结果显示了单用 ELISA 法检测鼻咽癌患者血清 EBNA-1/IgA 的阳性率、特异性分别为 85%、86%,而 EBNA-1/IgG 的阳性率与特异性分别为 83%、86%。

4)EBV-Zebra/IgG 抗体检测:鼻咽癌组 EBV-Zebra/IgG 抗体阳性率(ELISA 法检测)为 90.9%,明显高于其他各对照组($P<0.01$)。在鼻咽癌病理确诊前 3.5 年 Zebra/IgG 已表现阳性,且其水平随鼻咽癌病情变化而消长。自然人群、单阳人群、高危人群其阳性预测值分别为 3.3%、3.8% 和 23.1%,可作为鼻咽癌的辅助诊断及其高危人群的筛查手段。Wei-min 等认为单用 ELISA 法检测鼻咽癌患者 ZEBRA/IgG 的敏感度为 79%,特异度为 80%。

5)EBV 基因及其表达产物检测:检测 EBNA-1 及其 mRNA、LMP-1 及其 mRNA、LMP-2A 及其 mRNA、LMP-2B 及其 mRNA、两个小 RNA(EBERs)等。利用 EBV 基因、基因表达产物去检测鼻咽癌及其高危人群,已取得不少成果。主要有:①EB 病毒 DNA:鼻咽癌活检组织中含有 EB 病毒 DNA,从正常上皮→中度异型改变→重度异型改变→癌,EB 病毒 DNA 阳性细胞数及其阳性程度越来越高,而 EB 病毒 DNA 并不存在于正常鼻咽组织和慢性炎症组织中。因此,EB 病毒 DNA 表达及其强度可作为鼻咽癌及其高危人群的筛查指标。②EB 病毒潜伏基因 *EBERs*:*EBERs* 在鼻咽癌全部表达阳性,在癌前病变部分表达阳性,在常或单纯性增生组织中均为阴性。因此,鼻咽组织中 EB 病毒 EBERs 表达状况也可作为鼻咽癌及其高危人群筛查指标。③其他:几乎所有鼻咽癌组织均表达 LMP-2A、mRNA、EBNA-1。

(2)鳞状细胞癌抗癌抗原检测:鳞状细胞癌抗原(squamous cell carcinoma antigen,SCCA)由 Kato 于 1977 年首先报道。SCCA 是一种分子质量为 48 000 的糖蛋白,是从子宫颈鳞状细胞癌组织中分离出来的,属于肿瘤相关抗原 TA-4 的亚段,存在于鳞状细胞癌的胞质内。SCCA 是一种特异性很好的鳞癌肿瘤标志物,也是最早用于诊断鳞癌的肿瘤标志物,子宫颈癌、肺癌、头颈部癌患者血清中 SCCA 升高。其浓度随临床分期的加重而增高,三期头颈部癌阳性率为 40%,四期时阳性率增至 60%。子宫颈癌的阳性率较高,可达 80%,肺鳞癌阳性率约为 46.5%,食管癌约为 31.3%。临床上还用于监测这些肿瘤的疗效、复发、转移以及预后评价。

(3)肿瘤相关物质检测:见下面"鼻腔鼻窦、喉、下咽及腭扁桃体癌的免疫学检测"。

鼻腔鼻窦、喉、下咽及腭扁桃体癌的免疫学检测

在头颈部恶性肿瘤中,鼻腔鼻窦癌(carcinoma of the nasal cavity and paranasal sinus)约占 3%;喉癌(carcinoma of the larynx)则居头颈部原发于上皮恶性肿瘤的第二位(第一位是鼻咽癌);下咽癌(hypopharyngeal carcinoma)较为少见,占头颈部恶性肿瘤的 0.8%~1.5%;腭扁桃体癌(carcinoma of the tonsilla palatina)则占 3%~10%。在上述鼻腔鼻窦、喉、下咽及腭扁桃体癌中,95% 以上是鳞状细胞癌(SCC)。

以下就目前所掌握的关于鼻腔鼻窦、喉、下咽和腭扁桃体癌免疫学检测的资料作一介绍。

1. 鳞状细胞癌抗原(SCCA)检测　见上述"鼻咽癌免疫学病因及检测"。

2. 肿瘤相关物质联合检测　糖类物质可构成糖脂、糖蛋白、寡聚糖等广泛分布于细胞内外和各种体液中,在细胞发生癌变时,其代谢紊乱可引起体液中含量升高,是国际公认的肿瘤标志物。氨基酸及其代谢产物也由于其瘤种特异性小而适用于普查筛选。长期研究发现,在这几种小分子的肿瘤标志物中,选定几种标志物组合在一起,称为肿瘤相关物质,如 TSGF(tumor supplied group of factor),成为一种新型的肿瘤标志物。在肿瘤早期血清中 TSGF 含量即会明显升高,这一特性使其成为广谱恶性肿瘤早期辅助诊断的理想指标。陈巧伦报道,TSGF 在喉癌、鼻咽癌、甲状腺癌、腮腺癌和口腔鳞癌的阳性率分别为 56.25%、61.29%、68.75%、82.35%、50.60%。

3. 基质金属蛋白酶(matrix metallo-proteinases,MMPs)检测　明胶酶(gelatinase,GL),又称Ⅳ型胶原酶,是基质金属蛋白酶中最重要的成员,包括分子质量为 72 000 的 MMP-2 和分子质量为 92 000 的 MMP-9,能够有效降解基底膜(basement membrane,BM)的主要成分——Ⅳ型胶原,同时也能降解 BM 的其他成分,是肿瘤局部侵袭和转移的分子生物学机制。

喉和咽部的鳞状细胞癌(HNSCC)最具特征的临床特点是具有较强的侵袭邻近组织和局部转移的能力。在这些肿瘤中,MMP-2 和 MMP-9 多表现活性增高及过度表达。因此,MMPs 检测可预示肿瘤的局部侵袭和转移,也提示治疗效果和预后。

4. EBV 检测　国金德等均应用杂交技术检测 56 例喉鳞癌标本,以及喉癌组织中抗细胞凋亡基因 *bcl-2* 和抑癌基因 *p53* 的表达,发现喉黏膜上皮细胞癌变与 EBV 感染有关,且 EBV 感染指数与宿主细胞的分化状态和增殖活性相互关联,并初步阐明 EB 病毒在喉癌发生及其与 *bcl-2* 基因和 *p53* 基因协同作用的机制。因此,在喉癌高发区高危人群应用 EBV 血清学检测进行普查,继之对滴度高于正常水平的人群密切随访,将有助于早期预防、早期发现和早期治疗。

甲状腺癌的免疫学检测

甲状腺癌(carcinoma of the thyroid)大约占全身癌症的 1%,在地方性结节性甲状腺肿流行区,甲状

腺癌发病率较高。女性发病率是男性的 2～3 倍。各种病理类型的甲状腺癌年龄分布亦异,乳头状癌 (papillary carcinoma of the thyroid)分布最广,可发生于 10 岁以下儿童至百岁老人,滤泡状癌(follicular carcinoma of the thyroid)多见于 20～100 岁,髓样癌(medullary carcinoma of the thyroid)多见于 40～80 岁,未分化癌(undifferentiated carcinoma)多见于 40～90 岁。

甲状腺癌的发生与生长为一个复杂的生物过程,目前知道受不同癌基因影响。*ras* 家族和 *myc* 家族的异常表达均能在各种甲状腺肿瘤中发现,但致病机制目前尚未阐明。

甲状腺发生病变时,常规检测甲状腺功能的项目有:三碘甲状腺原氨酸(%),甲状腺素(T_4),游离三碘甲状腺原氨酸(FT_3),游离甲状腺素(FT_4),甲状腺素摄取量(TBK),促甲状腺素(TSH),甲状腺球蛋白(Tg),抗甲状腺球蛋白抗体(anti-TG)等。然而对于甲状腺癌,检测血清降钙素(calcitonin,CT)及促甲状腺激素(TSH)具有一定意义。

1. 降钙素检测 降钙素(CT)是甲状腺滤泡旁细胞合成和分泌的一种单链多肽激素,由 32 个氨基酸组成。血清降钙素测定可作为有无肿瘤残余或复发的标志物,尤其是对于髓样癌。对疗效及有无复发判定有重要参考价值。另一意义是,降钙素检测可用于患者家属检查,以监测家族易患性,对早期诊断有帮助。

2. 促甲状腺激素(TSH)检测 TSH 是由腺垂体嗜碱性粒细胞分泌的糖蛋白,由 α 和 β 两个亚单位组成,分子质量为 28 000。α 亚单位含 96 个氨基酸,与 LH、FSH 和 HCG 的亚单位结构相同,称为共同亚单位。β 亚单位含 110 个氨基酸,它决定着 TSH 的生物学和免疫学特性。健康人每天分泌 TSH 约 165mU,半衰期约 1 小时。TSH 能促使甲状腺细胞增生,促进甲状腺合成和甲状腺激素分泌,而甲状腺激素分泌增加又能反馈抑制 TSH 的分泌。另外,下丘脑前部的神经分泌细胞能释放一种促甲状腺素释放激素(TRH),它能促使垂体前叶合成和释放 TSH,这一调节系统即下丘脑-垂体-甲状腺轴。甲状腺功能减退,TSH 升高。新生儿出生后,TSH 即迅速升高。分泌 TSH 的垂体瘤患者血清 TSH 升高。检测 TSH 是甲状腺癌术后或放射治疗后采用甲状腺素抑制治疗的监测指标。

参 考 文 献

1. 刘文清,陈志仁,李静,等. Cyclin D1 和 p16 蛋白在鼻咽低分化鳞癌表达与预后的关系. 广东医学,2001,22:1008-1097

2. 郭贵龙,姚榛祥. P 27 在甲状腺滤泡状肿瘤中表达及意义. 中国普外基础与临床杂志,2001,8:324-325

3. 王琪,韩德民,王文革,等. 腺病毒介导 p53 基因对喉癌细胞生长的抑制作用. 中华肿瘤杂志,2002,20:418-421

4. 深圳市赛百诺基因技术有限公司. 重组人 p53 腺病毒制品治疗肿瘤研究进展. 癌症进展杂志,2004,2(增刊):56-63

5. Lai JP,Tong CL,Hong C,et al. Association between high initial tissue levels of cyclin D1 and recurrence of nasopharyngeal carcinoma. Laryngoscope,2002,112:402-408

6. Ruiu A,Antinolo G,Macross I,et al. Novel technique for scanning of codon 634 of the RET protooncogene with fluorescence resonance energy transfer and real time PCR in patients with medullary thyroid carcinoma. Clin Chem,2001,47:1939-1944

7. Uchino S,Noguchi S,Adachi M,et al. Noral point mutation and allele loss at the RET locus in sporadic medullary thyroid carcinoma. Jpn J Cancer Res,1998,89:411-413

8. Eng C. Ret proto oncogene in the development of human cancer. J Clin Oncol,1999,17:380-393

9. Tallini G,Santoro M,Helie M,et al. Ret/PTC oncogene activation defines a subset of papillary thyroid carcinoma lackin evidence of progression to poorly differentiated or undifferentiated tumor pheno types. Clin Cancer Res,1998,4:287-289

10. Khoo ML,Ezzat S,Freeman JL,et al. Cyclin D1 protein expression predicts metastatic behavior in thyroidpapillary microcaicinomas but is not associated with gene amplification. J Clin Endocrinol Metab,2002,V87:1810-1813

11. Ioyd RV,Erickson LA,Jin L,et al. p 27kip1:a multifunctional cyclin dependent kinase inhibitor with prognostic significance in human cancers. Am J Pathol,1999,154:313-323

12. Akeuchi Y,Daa T,Kashima K,et al. Mutations of p53 in thyroid carcinoma with an insular component. Thyroid,1999,9:377-381

13. Yang T,Namba H,Hara T,et al. p53 induced by ionizing radiation mediates DNA end jointing activity,but not apoptosis of thyroid cells. Oncogene,1997,14:1511-1519

14. Folkman J. Seminars in Medicine of Beth Israel Hospital. clinical applications of research in angiogenesis. N Engl J Med,1995,333:1757

15. Lukits J,Timar J,Juhasz A,et al. Progression difference between cancers of the larynx and hypopharynx is not due to tumor size and vascularization. Otolaryngol Head Neck Surg,2001,125:18-22

16. Wakisaka N,Wen QH,Yoshizaki T,et al. Association of vascular endothelial growth factor expression with angiogenesis and lymph node metastasis in nasopharyngeal carcinoma. Laryngoscope,1999,109:810-814

第 41 章
头颈部恶性肿瘤的免疫学治疗

包永星

肿瘤特异性主动免疫治疗
　细胞疫苗
　分子疫苗
　基因工程疫苗
基于抗体的靶向治疗
　抗瘤抗体介导的靶向疗法
　抗体在骨髓净化中的应用
　免疫脂质体在肿瘤治疗中的应用
　胞内抗体或抗体基因治疗
细胞因子治疗
　外源性细胞因子治疗
　细胞因子导向疗法
　细胞因子基因治疗

过继性细胞免疫治疗
　淋巴因子激活的杀伤细胞
　肿瘤浸润淋巴细胞
　其他细胞过继免疫治疗方法
　导入细胞因子基因的细胞过继免
　　疫治疗
肿瘤基因治疗
　免疫分子基因治疗
　与癌基因有关的基因治疗
　与抗肿瘤化学治疗药物相关的转
　　基因治疗
　其他抗瘤基因治疗

　　传统的恶性肿瘤治疗主要模式有三：手术、放射治疗和化学治疗。在对肿瘤免疫学本质以及肿瘤发生发展及转归相关的免疫学机制认识的基础上，逐渐开拓了肿瘤免疫治疗的新思路和新技术。当今，以肿瘤免疫治疗为基础的现代肿瘤生物治疗作为肿瘤治疗的第四种模式，已经越来越受到科学家和医师的高度关注。然而，肿瘤免疫学治疗的发展需要依赖于分子生物学研究的进步，最终发展是新兴的基因治疗。

　　恶性肿瘤治疗的第四种模式是指利用现代生物技术及其产品，通过调节机体抗肿瘤各环节如免疫系统、神经内分泌系统、癌基因与抑癌基因、血管生成、精神因素等的平衡，达到控制肿瘤，或者减轻手术、放射治疗和化学治疗等治疗副作用的目的。然而应该提示的是，目前肿瘤生物治疗的概念还比较模糊，如靶向药物治疗和基因治疗也常被归类于肿瘤生物治疗。分子靶向治疗是一种全新的肿瘤治疗模式，它能够较为特异性地阻断肿瘤细胞生长中起关键作用的信号转导通路，从而达到治疗肿瘤的目的。分子靶向治疗最大的特点是能"分清敌友"，在杀死肿瘤细胞的同时，对正常细胞的影响非常小，患者耐受性和生活质量都得到提高。表皮生长因子受体(epithelial growth factor receptor，EGFR)在 95％～100％的头颈部肿瘤中过度表达，该受体的过度表达与疾病的预后密切相关，已成为头颈部肿瘤靶向治疗的重要靶点。

　　当今，肿瘤生物治疗虽然已成为抗肿瘤综合治疗的一个重要组成部分，然而目前，由于理论和技术方法的限制，肿瘤生物治疗在临床上仍仅被视为一种辅助疗法，尚不能取代传统的抗瘤治疗。其对提高化学治疗、放射治疗的敏感性，以及减少肿瘤的复发和转移的作用是明确肯定的。

本节主要介绍肿瘤特异性主动免疫治疗、基于抗体的靶向治疗、细胞因子治疗、过继性细胞免疫治疗、肿瘤基因治疗。

一　肿瘤特异性主动免疫治疗

肿瘤特异性主动免疫治疗(specific active immunotherapy,SAIT)是指应用经处理的自体肿瘤、或培养的肿瘤细胞、或异体肿瘤制成的疫苗、或基因工程疫苗进行免疫接种的方法。可激发或增强患者的特异性抗瘤免疫应答,阻止肿瘤生长、扩散和复发。用以治疗的疫苗有细胞疫苗、分子疫苗和基因工程疫苗三种。

细胞疫苗

包括基因修饰的肿瘤细胞疫苗和肿瘤抗原肽或基因修饰的抗原提呈细胞疫苗。

1. 基因修饰的肿瘤细胞疫苗　应用瘤细胞制备肿瘤疫苗,并通过基因修饰改变其遗传背景,降低其致瘤性,提高其免疫原性。此类疫苗所修饰的免疫相关基因包括 MHC 分子、协同刺激分子、细胞因子及其受体、黏附分子以及肿瘤抗原等的编码基因。

2. 肿瘤抗原肽或基因修饰的抗原提呈细胞疫苗　应用肿瘤抗原(肽)刺激抗原提呈细胞(APC),然后将肿瘤抗原 mRNA 导入 APC 制成疫苗,或将肿瘤抗原 cDNA 转染 APC 制成疫苗。亦可将瘤细胞与树突状细胞(DC)在体外融合,形成 DC-瘤细胞嵌合体,回输体内。近年,正在尝试用多种肿瘤抗原表位混合刺激 DC,或用灭活的瘤苗直接刺激 DC。

分子疫苗

1. 病毒疫苗　某些血液性及实体肿瘤的发生与病毒感染有关,如肝细胞肝癌与乙肝病毒感染有关,子宫颈癌、口腔癌与乳头瘤病毒感染有关,鼻咽癌及 B 细胞淋巴瘤与 EB 病毒感染有关等。将这些与肿瘤发生相关的病毒制成疫苗。

2. 重组病毒疫苗　与病毒感染相关的肿瘤,在肿瘤细胞表面可表达相应的病毒抗原,后者具有增强肿瘤抗原免疫原性的作用。因此,制备肿瘤抗原肽与灭活的相关病毒的重组疫苗,接种后可增强机体对抗肿瘤抗原的免疫应答。已选用的肿瘤抗原有:黑色素瘤的 GP97,癌胚抗原 CEA,$p53$ 基因突变型、$p185$(neu 癌基因)及腺癌的 Muc-1 核心等。已选用的病毒包括:SV-40,痘苗病毒,腺病毒,NY 病毒,AL 病毒等。目前,上述重组病毒疫苗已用于动物肿瘤模型的治疗。

3. 癌基因产物的分子疫苗　某些肿瘤抗原属于癌基因点突变或易位而产生的蛋白产物,或是由于基因扩增(如 HER-2/neu)而致正常蛋白过量表达。这些癌基因产物的氨基酸序列或空间构象已发生改变,或隐蔽的蛋白质分子被暴露,具有较强的免疫原性,成为机体免疫系统的有效靶目标。应用癌基因疫苗免疫动物,可激发机体产生较强的特异性抗瘤免疫应答,从而延缓癌症进程,或增强其他抗瘤治疗的效应。

4. 抗独特型抗体疫苗　某些抗独特型抗体为抗原的内影像,可模拟抗原而成为疫苗。起内影像作用的抗原决定簇具有较强免疫原性,故无须预先分离或鉴别肿瘤抗原,可直接应用抗肿瘤抗原的抗体作为免疫原,即可制备抗独特型抗体疫苗。最新进展表明,对抗独特型抗体结构进行改造,并与细胞因子基因重组成融合蛋白,可望进一步提高其抗瘤效应。

5. 热激蛋白-肽复合物肿瘤疫苗　热激蛋白(hot shock protien,HSP)可作为载体与肿瘤抗原结合,从而诱导机体产生特异性抗瘤免疫应答。HSP 具有"伴侣抗原肽(chaperone antigenic peptide)"作用,从肿瘤组织中提取的 HSP 可结合不同抗原多肽,形成多种 HSP-肽复合物。将这种复合物作为疫苗给机体接种,可望激活多个 CTL 克隆,从而产生较强的杀瘤效应。另外,应用从肿瘤组织中提取的 HSP-肽复合物进行自体免疫,可破坏原有的免疫耐受,从而清除残存瘤组织,达到根除肿瘤的目的。

6. 人工合成的肿瘤多肽疫苗　借助人工合成的 TAA 多肽,或构建表达 TAA 的重组病毒,可制备

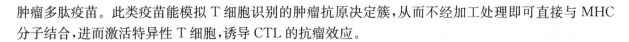

肿瘤多肽疫苗。此类疫苗能模拟 T 细胞识别的肿瘤抗原决定簇,从而不经加工处理即可直接与 MHC 分子结合,进而激活特异性 T 细胞,诱导 CTL 的抗瘤效应。

基因工程疫苗

将外源基因(包括肿瘤抗原、抗原肽、MHC 抗原、协同刺激分子、细胞因子、细胞因子受体等的基因)靶向导入肿瘤细胞内,可制成基因工程疫苗。或将上述分子与灭活病毒(如 SV40、痘苗病毒、腺病毒等)制成重组病毒疫苗。

这些基因工程疫苗均可直接或间接增强肿瘤细胞的免疫原性,刺激机体产生有效的抗肿瘤免疫应答,或降低肿瘤细胞的恶性程度。亦可将相关基因转入抗原提呈细胞(APC)进行主动免疫治疗,此即上述的经基因修饰的细胞疫苗。

在研制上述基因工程疫苗的基础上,近年来还开展了肿瘤核酸疫苗的研究。以编码肿瘤抗原或相关分子的 DNA(或 RNA)质粒直接肌内注射,可诱发机体产生有效的抗瘤免疫应答,此亦称裸 DNA 疫苗。目前认为肿瘤核酸疫苗可能具有良好的临床应用前景。

二　基于抗体的靶向治疗

头颈部鳞癌靶向治疗领域,针对表皮生长因子受体(EGFR)、血管内皮生长因子(VEGF)及其受体(VEGFR)通路的靶向治疗是研究的热点。

西妥昔单抗为针对 EGFR 的单克隆抗体。在 2007 年,首次报道了 EXTREME 研究及其最新结果。即在顺铂＋5-Fu(PF)标准诱导化学治疗方案的基础上加用西妥昔单抗,治疗复发转移性头颈部鳞癌,患者首次呈现生存期获益。尼妥珠单抗为人源化 EGFR 单抗,其治疗头颈部鳞癌的初步结果令人鼓舞。但是,EGFR 酪氨酸激酶抑制剂(TKI)吉非替尼、拉帕替尼及凡德他尼联合放化疗的研究结果却不尽如人意,表明 EGFR-TKI 联合放化学治疗治疗头颈部鳞癌显然逊于单抗联合放射治疗和化学治疗。来自印度的多中心随机对照 Ⅱ/Ⅲ 期临床研究显示,尼妥珠单抗同期放射治疗和化学治疗头颈部鳞癌,经 30 个月随访,患者死亡风险降低 85％。在放射治疗基础上联合尼妥珠单抗,患者死亡风险降低 35％。采用上述两种方案,患者点生存率 OS 和无病生存率 PFS 均较对照组明显延长。

针对 VEGF/VEGFR 通路的靶向治疗药物已经受到关注,两项贝伐单抗 Ⅱ 期临床研究初步结果显示,抗 VEGF 单克隆抗体贝伐单抗与 TCF 方案联合诱导化学治疗,以及与顺铂联合同期放射治疗,治疗局部晚期头颈部鳞癌的近期疗效明显,1～1.5 年无病生存率 PFS 和总生存率 OS 均≥80％。但严重黏膜炎和食管炎毒性反应发生率增加,3/4 度毒性反应发生率达 74％。肿瘤特异性或相关抗原、独特型决定簇、某些细胞因子受体、肿瘤多药耐药分子、激素及某些癌基因产物等,均可作为肿瘤特异性或相关靶分子。针对这些靶分子的抗体是药物、毒素、放射性核素、酶或其他效应分子的良好载体,可用于疾病的导向治疗。

抗瘤抗体介导的靶向疗法

1. 抗体-药物偶合物导向治疗　特异性 McAb 可与多种抗瘤化学药物交联。在体内外实验中,这类偶联物对某些肿瘤具有一定的抗癌效应。

2. 免疫毒素(immunotoxin)导向治疗　McAb 与毒素交联而成的偶联物称为免疫毒素,可发挥特异性杀伤肿瘤细胞效应。目前常选用的毒素包括蓖麻毒素(ricin)、红豆毒素(abrin)、假单胞菌外毒素(pseudomonas exotoxin)、白树素(gelonin)、肥皂草素(saponin)、白喉毒素(diphtheria toxin)、天花粉和商陆抗病毒蛋白(pokeweed antiviral protein)等。

3. 抗体-核素偶联物导向治疗　其原理与免疫毒素相似,但发挥杀瘤作用的是核素。可选用的放射性核素有 ^{131}I、^{125}I、^{90}Y、^{212}Bi 等,尤以 ^{131}I 最为常用;所选择的抗体为抗 CEA、AFP、铁蛋白、EGFR 抗体及抗独特型抗体等。

4. 双功能抗体导向治疗 双功能抗体具有两个不同特异性的 Fab 段,可分别结合瘤细胞-效应细胞或瘤细胞-效应分子,使效应细胞或效应分子靶向性集中于肿瘤灶。

5. 抗体-超抗原偶联物或其融合蛋白导向治疗 以单抗作为导向分子,借助超抗原具有强的激活 T 细胞能力,主要通过产生大量细胞因子而发挥强有力的杀瘤效应。

6. 抗体导向酶解前药治疗(antibody directed enzyme prodrug therapy,ADEPT) 所谓前药(prodrug)是指该药原形并无治疗活性或活性较低,须在体内经过代谢,转化为活性型才显示药效。将 McAb 与特定的前药活化酶交联,借助抗体将酶带到靶部位,同时给予经化学修饰的前药,后者在靶部位被活化为具有细胞毒性的药物。该疗法可增强药物的选择性杀伤作用,而降低全身毒性。

7. 以血管为靶的抗体导向治疗 恶性肿瘤的发生、发展和转移与肿瘤的新生血管形成密切相关。通过抑制与新生血管形成有关的分子(如血管生成素),或阻断促血管内皮细胞生长的分子(如成纤维细胞生长因子、VEGF 等),均可抑制某些肿瘤的生长和转移。近年来,应用单克隆抗体(如抗 bFGF 和抗 VEGF 抗体)封闭 VEGF,已取得明显抑瘤效应。

8. 放射免疫导向手术(radioimmunoguided surgery,RIGS)治疗 这是由放射免疫显像衍生而来的疗法。术中以手握式 γ 探测仪检测放射性以判断肿瘤浸润及转移范围,从而指导手术清除肿瘤灶。在手术视野中用放射计数探头代替体外用 γ 射线照相机检出含核素的病灶。其优点是:①术中可发现某些目测或触诊不能确定的转移或隐性癌灶,有利于准确而彻底地切除之;②有利于术中即时判断肿瘤发展的临床期,以便决定手术方案。

抗体在骨髓净化中的应用

骨髓移植是治疗白血病、淋巴瘤的有效手段,对癌症患者进行化学治疗或放射治疗所致的骨髓造血功能受损,亦可通过骨髓移植重建造血系统。但是,异基因骨髓移植常发生移植物抗宿主病(GVHD),而自体骨髓移植则可能由于移植物中残留的白血病细胞而引起复发。在体外应用抗 T 细胞抗体清除供者骨髓中的 T 细胞,有可能防止 GVHD 的发生。应用抗细胞表面分化抗原的抗体或抗白血病细胞的独特型抗体,可清除自体骨髓移植物中残存的瘤细胞,从而防止白血病复发。其方法可以是抗体加补体,或抗体-毒素偶联物及其融合蛋白,也可应用包被抗体的免疫磁性微球进行净化处理。

免疫脂质体在肿瘤治疗中的应用

用类似于胞膜的双性磷脂制成脂质微粒,后者包裹细胞毒性物质即为脂质体(liposome)。脂质体与特异性抗体偶联,即成为免疫脂质体(immunoliposome)。免疫脂质体可借助抗瘤抗体的导向性与瘤细胞表面抗原或受体结合,经吞噬或吞饮入瘤细胞内,释放出包封的药物杀伤细胞。免疫脂质体具有特异性高、药物载量大和杀瘤效应强等优点。

胞内抗体或抗体基因治疗

胞内抗体(intracellular Ab)是指在细胞内合成针对胞内组分的抗体,亦称为内抗体。若在胞内表达可特意识别与肿瘤发生有关的癌基因编码产物或端粒酶的作用,从而达到治疗肿瘤的目的。该疗法亦称抗体基因治疗。

三 细胞因子治疗

外源性细胞因子治疗

将具有抗瘤活性的细胞因子通过一定途径直接注入荷瘤机体,可取得一定的抗瘤效果。目前临床上已应用 IL-2、CSF、IFN、TNF-α 等治疗肿瘤。

细胞因子导向疗法

细胞因子与毒素、放射性核素或化学治疗药物偶联后制成生物导弹可定向聚集于表达有细胞因子受体的肿瘤细胞,从而发挥有效的杀瘤作用。

细胞因子基因治疗

将细胞因子基因直接导入肿瘤细胞中,使肿瘤细胞自行分泌细胞因子,以发挥杀瘤效应。目前已将IL-2、IL-4、IL-6、IL-7、IFN-γ、TNF-α、GM-CSF 和 G-CSF 等基因转移至肿瘤细胞中,表达细胞因子的肿瘤细胞可促进机体的抗肿瘤免疫效应。其机制为:增强肿瘤抗原的免疫原性,诱导肿瘤细胞表达某些黏附分子或 MHC 分子,促进肿瘤特异性效应细胞的识别和激活。另外,亦可在体外将细胞因子基因导入免疫效应细胞,过继输注后可增强机体的免疫效应。

四 过继性细胞免疫治疗

过继性细胞免疫治疗(adoptive cellular immunotherapy,ACI)是指向肿瘤患者转输具有抗肿瘤活性的免疫细胞,直接杀伤肿瘤,或激发机体抗瘤免疫效应,从而达到治疗肿瘤的目的。该疗法可单独用于治疗肿瘤患者,但更适宜作为手术、放射治疗和化学治疗后的辅助疗法,以提高疗效和改善患者的生存质量。

迄今,NK 细胞、CTL、TIL 和 LAK 细胞的过继治疗已在临床上得到应用。

淋巴因子激活的杀伤细胞(LAK)

转输 LAK 细胞是目前国内外临床上应用最为广泛的肿瘤过继免疫疗法。其与手术、化学治疗或放射治疗联合应用,或作为上述疗法后的辅助疗法,有助于清除术后残留的瘤细胞,并改善晚期肿瘤患者生存质量。

肿瘤浸润淋巴细胞(TIL)

TIL 是由肿瘤灶分离出的浸润的淋巴细胞,经体外扩增培养后转输给同一肿瘤患者,可显示比LAK 细胞更强的杀瘤效应。

其他细胞过继免疫治疗方法

转输 NK 细胞、巨噬细胞和 CTL 也取得一定抗瘤效应,尤其是 CD3$^+$NK 细胞具有比 LAK 细胞和TIL 更强的体外扩增能力和体内外抗瘤效应。

导入细胞因子基因的细胞过继免疫治疗

多种细胞因子(如 IL-2、TNF、IFN、CSF 等)可显著抑制肿瘤生长,但全身大剂量应用这些细胞因子常产生严重的毒副作用,从而影响其疗效。人们尝试将细胞因子基因导入效应细胞中表达,然后进行过继治疗,有可能使效应细胞聚集在肿瘤灶局部并高水平表达导入的细胞因子,直接或间接发挥杀瘤效应,从而减轻细胞因子的全身毒性反应。

五 肿瘤基因治疗

基因治疗的原理是应用正常或野生型基因纠正或置换致病基因,或导入有治疗价值的其他基因,从而诱发机体产生有效的抗肿瘤免疫应答、增强对肿瘤的特异性识别、抑制和阻断肿瘤相关基因的异常表达或增强肿瘤细胞对药物的敏感性。导入的外源基因主要包括某些免疫分子(如细胞因子、MHC、协同刺激分子)编码基因、抗癌基因、反义核苷酸、肿瘤药物相关基因及病毒基因等。

免疫分子基因治疗

可增强肿瘤抗原的免疫原性或免疫效应细胞的杀瘤活性。

与癌基因有关的基因治疗

1. 与抑癌基因有关的基因治疗　抑癌基因的改变在肿瘤发生、发展中起重要作用,人类多数肿瘤均存在抑癌基因的改变。将野生型抑癌基因导入瘤细胞或非瘤细胞,其表达产物通过复杂的机制可抑制肿瘤恶性生长,甚至诱导癌细胞转化为正常细胞。目前在基因治疗中研究较多的抑癌基因是 $p53$、rb、$wt-I$ 和 $p16$ 等。基因治疗代表未来肿瘤防治方向,我国已先后批准重组人抑癌基因 $p53$ 腺病毒注射液(今又生)治疗晚期鼻咽癌和头颈部鳞癌。目前,重组人 5 型腺病毒(H101)治疗难治性晚期鼻咽癌已受到世界关注。

2. 与癌基因有关的基因治疗　根据碱基配对原则,人工合成针对特定 DNA 或 RNA 片段的小分子核苷酸序列(即反义寡核苷酸),后者通过与相应片段的互补性结合,可选择性抑制目的基因的翻译或转录过程。针对参与肿瘤发病的关键性基因合成反义寡核苷酸,即可能用于抑制该基因表达,从而逆转肿瘤的恶性特征。在肿瘤基因治疗中,癌基因常成为反义寡核苷酸技术的靶基因。与位于胞核内的 DNA 相比,针对(癌基因)mRNA(位于胞质中)的反义寡核苷酸更容易与其靶序列结合而发挥作用,已成为当今的研究热点。

与抗肿瘤化学治疗药物相关的转基因治疗

1. 肿瘤药物增敏基因治疗　肿瘤药物增敏基因是指该基因导入瘤细胞后,可提高瘤细胞对药物的敏感性。如将钙调素(calmodulin)基因转入癌细胞,可提高癌细胞对长春新碱类的通透性,增强对该药的敏感性,产生较强的胞毒作用。

2. 肿瘤耐药基因治疗　肿瘤耐药基因是指该基因在细胞表达后,可使细胞对毒性药物不敏感。目前研究的耐药基因包括多药耐受基因(multidrug resistance gene,mdr)、二氢叶酸脱氢酶(DHFR)基因及 06 甲基鸟嘌呤-DNA 甲基转移酶(MGMT)基因等,它们均可增强骨髓细胞对抗瘤药物的耐受性。将耐药基因导入造血干细胞,可保护正常干细胞在大剂量化学治疗时免受药物杀伤,从而保证化学治疗的安全性。

3. 肿瘤药物敏感基因治疗　药物敏感基因(drug sensitivity gene)或自杀基因(suicide gene)一般是某种外源性酶解前药基因,该基因导入细胞后,所表达的编码产物可使无毒的前药成分酶解成对细胞有毒性的物质。这类基因包括单纯疱疹病毒胸苷激酶(HSV-TK)基因等。外源性酶解前药基因导入瘤细胞并表达相应产物后,可在肿瘤灶局部将无毒的前药成分酶解为毒性物质,从而显示有效的杀瘤效应。由于前药对正常细胞无毒性,故该疗法可明显提高化学治疗药物杀瘤作用的选择性。

其他抗瘤基因治疗

近年来,多种其他基因也被成功地用于转基因抗瘤治疗的实验研究,例如应用血管生成因子(VEDF)反义寡核苷酸可显著抑制某些人类肿瘤细胞株产生血管生成因子,通过抑制肿瘤新生血管形成而达到抑制肿瘤的生长与转移。再如将凋亡相关基因(如 Fas 基因或 ICE 基因)导入肿瘤细胞,可诱导肿瘤细胞发生凋亡。还有,将抗凋亡基因导入免疫效应细胞,以增强其杀瘤效应,等等。

参 考 文 献

1. Barratt-Boyes SM,Zimmer MI,Harshyne LA,et al. Maturation and trafficking of monocyte-derived dendritic cells in monkeys:Implications for dendritic cell-based vaccines. J Immunonl,2000,164:2487-2495

2. Boczkowski D,Nair SK,Nam JH,et al. Induction of tumor immunity and cytotoxic T lymphocyte responses using den-

dritic cells transfected with messenger RNA amplified from tumor cells. Cancer Res,2000,60:1028-1034

3. Grabbe S,Kampgen E,Schuler G,et al. Dendritic cells:multi-lineal and multi-functional. Immunol Today,2000,21:431-433

4. Josien R,Li HL,Ingulli E,et al. TRANCE,a tumor necrosis factor family member,enhances the longevity and adjuvant properties of dendrtic cells in vivo. J Exp Med,2000,191:495-501

5. Martinet O,Ermekova V,Qiao JQ,et al. Immunomodulatory gene therapy with interleukin 12 and 4-1BB ligand:long-term remission of liber metastases in a mouse model. J Natl Cancer Inst,2000,92:931-936

6. Mazzolini G,Qian C,Narvaiza I,et al. adenoviral gene transfer of interleukin 12 into tumors synergizes with adoptive T cell therapy both at the induction and effector level. Human Gene Ther,2000,11:113-125

7. Miller PW,Sharma S,Stolina M,et al. Intratumoral administration of adenoviral interleukin 7 gene-modified dendritic cells augments specific antitumor immunity and achieves tumor readication. Hum Gene Ther,2000,11:53-65

8. Nakamure S,Otani T,Ijiri Y,et al. IFN a dependent and independent mechanisms in adverse effects caused by concomitant anministration of IL-18 and IL-12. J Immunol,2000,164:3330-3336

篇 七

耳部疾病的变态反应和免疫学因素

耳鼻咽喉头颈部
变态反应病学

第 42 章
耳部湿疹

赖 维 赵邲兰

<table>
<tr><td>**病因及发病机制**</td><td>**临床表现、鉴别诊断及治疗**</td></tr>
<tr><td>病因:内在和外在因素</td><td>临床表现</td></tr>
<tr><td>发病机制:迟发型超敏反应</td><td>诊断和鉴别诊断</td></tr>
<tr><td></td><td>治疗</td></tr>
</table>

湿疹(eczema)是由多种内外因素引起的一种具有明显渗出倾向的皮肤炎症,皮疹呈多样性,瘙痒剧烈,容易复发。湿疹是以形态学描述来命名的一种皮肤病,包括了各种"皮炎"和"湿疹",比较笼统,随着一些疾病病因的逐渐清楚,这些疾病就从以往笼统称之的"湿疹"中分离出来,例如特应性皮炎、接触性皮炎等。耳部湿疹(ear eczema)属于局限性湿疹的一种,指发生于耳部的由物理或化学刺激、微生物感染、药物、金属等诱因引发的以湿疹为皮损表现的耳部皮肤炎症反应。

一 病因及发病机制

病因:内在和外在因素

湿疹的病因复杂,既有内在的因素,又有外在的因素。内因即是所谓的"湿疹素质"(非特应性个体),同时还有某些系统性疾病(如慢性消化道疾病等)、感染、精神紧张、情绪变化等因素。外因包括生活和工作环境的各种刺激因素,例如紫外线、冷、干燥、搔抓、摩擦、各种化学物品及人造纤维、动物皮毛、某些植物和气候条件等。

发病机制:迟发型超敏反应

湿疹是由上述内外因素共同引起的一种迟发型超敏反应,其具体发病机制仍未完全阐明。

1. 发病的基本免疫反应过程

(1)抗原呈递:朗格汉斯细胞(Langerhans cell, LC)及炎症性树突状表皮细胞(inflammatory dendritic epidermal cells, IDEC)在湿疹发生时 FcεR I 表达增加,俘获通过受损皮肤屏障侵入的变应原,经过加工处理后,一方面递呈给皮肤 T 细胞,另一方面迁移到淋巴结,激活初始 T 细胞。

(2)T 细胞活化:①Th1 细胞活化:炎症性树突状表皮细胞游走到炎症局部表皮,将变应原递呈给 T 细胞,分泌 Th1 型细胞因子 IFN-γ 和 IL-2 等,诱导 Th0 向 Th1 分化,在 Th0 向 Th1 分化的过程中,Th1 特异性核转录因子 T-bet 起着决定性的作用。研究发现,IL-12R 信号通过信号转导转录激活因子 4(signal transducer and activator of transcription 4, STAT4)途径促进 T-bet 表达。②Th2 细胞活化:被活化的初始 T 细胞,在 IL-4 的作用下诱导 Th0 向 Th2 分化,并表达 Th2 型细胞因子 IL-4、IL-5 和

IL-13 等,在 Th0 向 Th2 分化过程中,Th2 特异性核转录因子 GATA-3 起着决定性的作用。GATA 是基因启动子中的一段保守序列,其核心碱基序列为 GATA,因而得名。GATA-3 可识别 GATA 序列的转录调节蛋白,受 IL-4R 信号调控,并被 NF-κB 信号放大。

(3)IgE 的产生:变应原特异性 CD4$^+$T 细胞与 B 细胞相互作用,在 IL-4 和 CD40L 的作用下,B 细胞经历了体细胞高度突变(somatic hypermutation)和抗体类别转换(class switching),转变为产生变应原特异性 IgE 的浆细胞。

2. 参与发病的其他机制　近年来研究发现,辅助性 T 细胞、皮肤屏障缺陷、病原微生物定植、基因多态性或变异、某些新发现的炎症介质也参与皮肤湿疹的免疫学发病机制。

(1)CD4$^+$CD25$^+$交头蛋白 3$^+$调节性 T 细胞(CD4$^+$CD25$^+$FoxP3$^+$Treg 细胞):该细胞是指表达 FoxP3 的 CD4$^+$CD25$^+$抑制性 Treg 细胞。研究发现,在超抗原葡萄球菌肠毒素 B(staphylococcal enterotoxin B,SEB)的刺激下,表达 FoxP3 的 CD4$^+$CD25$^+$抑制性 Treg 细胞失去其正常的免疫抑制作用,功能性 T 淋巴细胞被异常激活,提示 Treg 细胞参与金黄色葡萄球菌(staphylococcus aureus,S. aureus)感染/定植引起的皮肤湿疹免疫反应机制。研究发现妇女穿耳洞、戴耳环因镍过敏引起的耳垂皮炎部位皮损,镍斑贴部位皮肤中 Treg 细胞缺如、Treg1 细胞(Ⅰ型调节性 T 细胞)及其抑制性细胞因子 IL-10 表达增加。此外,研究还发现湿疹患者外周血中 Treg 细胞数量增多。这些研究说明湿疹患者 CD4$^+$CD25$^+$FoxP3$^+$Treg 细胞归巢能力丧失,无法正常到达靶皮肤发挥抑制作用,导致功能性 T 淋巴细胞异常激活和皮肤炎症反应。

(2)皮肤屏障缺陷:皮肤屏障缺陷在湿疹发病中的作用及机制是近年来湿疹研究的热点之一。摩擦、搔抓、掏耳等物理刺激,治疗耳部疾病的药物中所含的新霉素、苯佐卡因、防腐剂等化学刺激以及细菌或真菌感染等因素,均可破坏耳部皮肤屏障,引发耳部湿疹。皮肤屏障缺陷程度的主要评估指标是经皮失水值(trans-epidermis water loss,TEWL),TEWL 值的高低与皮肤屏障缺损严重程度及特应性皮炎评分指数(scoring AD index,SCORAD 指数)评估出的婴儿湿疹(特应性皮炎)严重性相关。因此使用各种方法如保湿剂、保护膜、免疫调节剂等提高角质层水合度和降低 TEWL 值,以修复湿疹患者的皮肤屏障,可以减轻湿疹病情严重程度及降低复发率。

丝聚合蛋白(filaggrin,FLG)是皮肤屏障的重要组成成分,是由角质形成细胞分泌的一种蛋白分子。FLG 在角质形成细胞向角质层分化过程中,由颗粒层被释放至细胞间隙,其逐渐降解形成的各种氨基酸和降解产物,是天然保湿因子(natural moisturizing factor,NMF)中的重要组成部分,对维持正常皮肤屏障功能有重要作用。湿疹患者皮肤的 FLG 表达减少,NMF 含量降低,表皮保水能力、皮肤弹性及机械性能降低,屏障功能减退,为各种微生物及抗原进入体内提供了入口及途径。Oyoshi 等在 FLG 缺失的小鼠模型中观察到皮肤出现湿疹样改变的同时,可检测到表皮 IL-17 表达增加、血清 IgE 升高,说明皮肤屏障缺损和 IL-17 表达异常参与了湿疹免疫反应过程。

(3)病原微生物定植:耳部湿疹与中耳炎关系密切,感染病原体产生的抗原或代谢产物可导致皮肤屏障缺陷、表皮免疫反应异常,进而引发耳部湿疹。反之,湿疹体质的患者由于固有免疫异常、抗原肽水平低下、Toll 样受体表达缺陷等原因,容易被病原微生物定植,导致外耳道感染和中耳炎的发病概率也会大大增加。目前比较公认的与湿疹发病关系密切的病原微生物是金黄色葡萄球菌(S. aureus)。耳部湿疹患者的皮损区及其邻近外观尚正常的皮肤表面 pH 升高,环境由弱酸性转变为碱性,该 pH 环境既有利于 S. aureus 的定植及生长,又会抑制皮肤抗微生物肽(antimicrobial peptides,AMPs)表达,降低皮肤对外界微生物的抵抗能力,增加 S. aureus 感染概率。定植于皮肤表面的 S. aureus 通过产生超抗原,诱导 T 淋巴细胞表皮浸润、IgE 产生及嗜碱性粒细胞释放组胺,引起持续的皮肤免疫炎症及湿疹样变。新近的研究发现,除了超抗原,S. aureus 产生的胞壁酸(lipoteichoic acid,LTA)也与湿疹发病有关。Travers 等在体外试验发现,湿疹皮损中的 LTA 含量足以诱导包括表皮细胞在内的多种细胞表达细胞因子,引起免疫炎症反应。

(4)IL-31 及 IL-17 释放:IL-31 是一种近年新发现的与湿疹发病机制密切相关的炎症介质。Dillon 等在过表达 IL-31 的转基因小鼠中,检测到高表达的血清 IgE,并观察到小鼠皮肤出现瘙痒性炎症改变。

Bilsborought 等用湿疹患者皮损处的皮肤活检标本检测发现,上调的 IL-31 由表皮淋巴细胞抗原阳性的皮肤归巢 T 细胞产生。

IL-17 是另一种新发现的与湿疹发病机制密切相关的炎症介质。活体研究发现 IL-17 在湿疹皮损中表达升高,急性期皮损较慢性期皮损更为明显。以葡萄球菌肠毒素 B 为抗原,在湿疹患者皮肤进行斑贴试验,发现 SEB 可增强 IL-17 的分泌。IL-17 表达改变不仅表现在湿疹皮肤中,在湿疹小鼠模型的呼吸道中也检测到升高的 IL-17。体外研究发现,在分离培养的角质细胞中诱导 IL-17 合成,可上调抗微生物肽 HBD-2、IL-4 及 IL-13 的表达。因而可以推测 IL-17 在湿疹发病机制中的免疫反应作用是:在湿疹急性期,皮损区分泌 IL-17 的 T 淋巴细胞浸润,受葡萄球菌抗原刺激后分泌 IL-17,继而诱导抗微生物肽 HBD-2 产生,发挥抵抗微生物感染作用。同时作为负反馈调节,Th2 细胞因子 IL-4 可抑制 IL-17 的生物学作用。除了 HBD-2 可刺激上调 IL-17 外,前面提到的丝聚合蛋白缺失也会引起表皮 IL-17 表达增加、血清 IgE 升高和皮肤出现湿疹样改变。

(5)基因多态性或变异:近年成为研究热点的是丝聚合蛋白基因突变。前面已经提及,FLG 是皮肤屏障的重要组成成分,然而 FLG 参与湿疹发病的另一个重要机制是基因突变。研究发现约 20% 的特应性皮炎(即所谓的遗传过敏性湿疹)患者存在位于染色体 1q21FLG 基因的无义突变,已发现 20 余种突变形式。存在 FLG 基因突变的人群,患特应性皮炎的概率是非突变人群的 3 倍。在轻、中度湿疹的儿童中,23.2% 带有 FLG 基因的无义突变,高于对照组的 11.8%,且该现象与隐性遗传有关。近年来 Howell 等在体外试验发现,IL-4 和 IL-13 可抑制角质形成细胞 FLG 基因表达,提示部分特应性皮炎的 FLG 表达可被炎症介质调控。

另外,研究发现一些炎症介质基因多态性与包括湿疹在内的炎症性皮肤病的发病密切相关。Sonkoly 等在炎症性皮肤病患者(包括湿疹)的正常皮肤及皮损中均检测到 4 倍升高的 IL-31mRNA,说明 IL-31 基因转录增高。进一步以非特应性湿疹(nonatopic eczema,NAE)患者为对象的研究发现,IL-31 基因的共有亚型——A 单体型与该类湿疹患者的发病紧密相关。研究还证实,IL-18 单核基因多态性与湿疹病情的严重程度有关,寡聚核苷结合域包含蛋白 1(nucleotide-binding oligomerization domain,NOD1)多态性及表型与湿疹发病也有关系。

(6)其他环境因素:食物不耐受诱发和加重湿疹的现象最近几年被许多学者所关注。2011 年的一项研究发现,敏感食物诱发的血清 IgE 升高与湿疹(尤其是婴儿湿疹)的发病密切相关。

二 临床表现、鉴别诊断及治疗

皮肤湿疹根据病程和临床特点可分为急性、亚急性和慢性。根据病变范围分为局限性和泛发性两大类。局限性是指仅发生在特定部位的湿疹,以发病部位命名。耳部是湿疹常见的发病部位,它可以是仅局限于耳部的湿疹,也可以是泛发性湿疹的其中一个发病部位。耳部湿疹的病因多以摩擦、搔抓、掏耳等物理刺激引发的皮损或感染为主,后者可由外耳道的真菌感染或定植刺激引起,也可继发于中耳炎的感染性湿疹。此外,治疗耳部疾病的药物中所含的新霉素、苯佐卡因、防腐剂可引起接触性湿疹,穿耳洞、戴耳环所引起的耳垂皮炎常因镍过敏所致。

临床表现

耳部湿疹发生于外耳道、耳轮及耳后皱襞处,以外耳道最常见,皮疹呈多形性,通常为双侧对称分布。急性期表现为红斑基础上出现针头到粟粒大小丘疹、丘疱疹,严重时可出现小水疱,境界不清楚。常因搔抓形成点状糜烂面,有明显浆液性渗出。急性期湿疹炎症减轻后,皮疹呈暗红色,轻度浸润,出现少量鳞屑,此时湿疹则进入亚急性期。若急性、亚急性湿疹经久不愈,或一开始致病因素的刺激轻微但反复持续,湿疹可呈慢性化表现。具体表现为耳部皮肤有暗红斑、浸润较明显,上有丘疹、抓痕和鳞屑,以及局部皮肤肥厚、表面粗糙、有不同程度的苔藓样变、色素沉着或色素减退。由于耳部为脂溢部位,有时病灶可呈脂溢性。发生于外耳道者可能最终引起外耳道狭窄。因剧烈瘙痒而搔抓或热水烫洗可加重皮损。如继发感染则形成脓疱、脓液、脓痂,伴局部淋巴结肿大,甚至出现发热等全身症状。如合并单纯疱疹病毒感染,可形成疱疹性湿疹。

组织病理学:急性湿疹表现为表皮内海绵形成,真皮浅层毛细血管扩张,管周淋巴细胞浸润,可有少数中性粒细胞及嗜酸性粒细胞。亚急性和慢性湿疹表现为角化过度和角化不全,棘层肥厚明显,真皮浅层毛细血管壁增厚,胶原纤维变粗。

诊断和鉴别诊断

1. 诊断　耳部湿疹的诊断并不困难。主要根据病史、临床表现,必要时辅以实验室检查结果。剧烈瘙痒、皮疹呈多形性、对称分布。急性期以红斑、丘疹、丘疱疹为主,有渗出倾向。慢性期浸润肥厚、呈苔藓样变特征。病程不规则,常迁延和反复发作。组织病理学检查有一定的参考价值。

2. 应与下列疾病鉴别

(1)接触性皮炎:急性耳部湿疹应与耳部接触性皮炎鉴别。接触性皮炎是皮肤或黏膜接触刺激物或致敏原后接触部位发生急性或慢性炎症。患者通常有明确的接触史,常见的致病接触物有毛虫、生漆、杀虫剂、铬酸盐、镍、可卡因、对苯二胺、松脂精、香料、环氧树脂、苯佐卡因、磺胺等,耳部接触物须注意眼镜架(常为金属镍过敏)、耳环,近年来还有手机、耳机等接触过敏的报道。病变局限于接触部位,皮疹形态单一,多为红斑,其上有丘疹、丘疱疹,境界清楚,严重时可出现大疱。接触性皮炎病程短,去除病因后多易治愈。

(2)感染性湿疹样皮炎:感染性湿疹样皮炎属于自身敏感性皮炎的特殊类型,与湿疹较难鉴别。常见于有较多分泌物的慢性化脓性中耳炎、耳部溃疡、窦道开口的周围皮肤,发病与分泌物及其中的细菌毒素的刺激或不适当的外用治疗、过度搔抓等混合因素有关。初始是在原发病灶的周围皮肤出现潮红,继之出现丘疹、水疱、糜烂。瘙痒剧烈。局部淋巴结可肿大、压痛。清洁创面,排除化学刺激及控制感染,病情较快好转。

(3)慢性单纯性苔藓:耳部慢性湿疹须与慢性单纯性苔藓鉴别。慢性单纯性苔藓多好发于颈项、肘膝关节伸侧、腰骶部,耳部偶有累及。病因主要为神经精神因素,病变部位多先有痒感,搔抓后出现皮损。典型皮疹为多角形扁平丘疹,密集成片,呈苔藓样变,边缘见扁平发亮丘疹,无局部渗出病史及倾向。病程慢性,可反复发作。

治疗

1. 首先为避免各种可能的致病因素,如局部接触的变应原。发病期间避免食用辛辣食物及饮酒,避免过度洗烫及搔抓。

2. 内服药物治疗目的在于抗炎、止痒。可予抗组胺药、镇静安定剂等;急性期可用非特异性抗过敏药物如静脉注射钙剂、维生素C、硫代硫酸钠。有严重的继发感染时可加用敏感的抗生素。一般不宜系统使用糖皮质激素,因湿疹有反复发作倾向,长期使用激素可致不良反应增加,停用后很快复发,部分患者激素使用不当如滥用、突然停用可导致湿疹病情迅速加重,引起泛发性湿疹或继发性红皮病。

3. 外用药物应遵循皮肤科外用药物使用原则。急性期无渗液或渗出不多可予氧化锌油,渗出多者可给予3%硼酸溶剂冷湿敷,或用起干燥作用的 domoboro 滴耳液;渗出减少后可给予含糖皮质激素的滴耳液、霜剂或油剂;亚急性期可给予含糖皮质激素的滴耳液或乳剂;慢性期可选用糖皮质激素软膏、硬膏、涂膜剂。顽固性病灶可用糖皮质激素皮损内注射。局部感染或由有感染倾向可加用抗生素或含有抗菌成分上述制剂。

4. 中医中药治疗也有一定效果。急性湿疹以清热利湿为主;亚急性湿疹以健脾利湿为主,佐以清热;慢性湿疹以养血祛风为主,佐以清热利湿。

参 考 文 献

1. 吴忠,李宏. 特应性皮炎的免疫学发病机制. 中华临床免疫和变态反应杂志,2008,2:291-295

2. Donald YM,Boguniewicz LM,Howel MD,et al. New insights into atopic dermatitis. Clin Invest,2004,113:651

3. Mullen AC, High FA, Hutchins AS, et al. Role of T-bet in commitment of Th1 cells before IL-12-dependent selection. Science,2001,292:1907-1910

4. Seki N,Miyazaki M,Suzuki W,et al. IL-4-induced GATA-3 expression is a time-restricted instruction switch for Th2 cell differentiation. J Immunol,2004,172:6158-6166

5. Cork MJ,Danby SG,Vasilopoulos Y,et al. Epidermal barrier dysfunction in atopic dermatitis. J Invest Dermatol,2009, 129:1892-1908

6. Gupta J,Grube E,Ericksen MB,et al. Intrinsically defective skin barrier function in children with atopic dermatitis correlates with disease severity. J Allergy Clin Immunol,2008,121:725-730. e2

7. Jens-Michael Jensen, Stephan Pfeiffer, Magdalena Witt, et al. Different effects of pimecrolimus and betamethasone on the skin barrier in patients with atopic dermatitis. J Allergy Clin Immunol,2009,123:1124-1133

8. Leung DY,Boguniewicz M,Howell MD,et al. Insights into atopic dermatitis. J Clin Invest,2004,113:651-657

9. Gunawan H, Takai T, Ikeda S, et al. Protease activity of allergenicpollen of cedar, cypress, juniper, birch and ragweed. Allergol Int,2008,57:83-91

10. Jeong SK,Kim HJ,Youm JK,et al. Mite and cockroach allergens activate protease-activated receptor 2 and delay epidermal permeability barrier recovery. J Invest Dermatol,2008,128:1930-1939

11. Dillon SR,Sprecher C,Hammond A,et al. Interleukin 31,a cytokine produced by activated T cells,induces dermatitis in mice. Nat Immunol,2004,5:752-760

12. Bilsborough J,Leung DY,Maurer M,et al. IL-31 is associated with cutaneous lymphocyte antigen-positive skin homing T cells in patients with atopic dermatitis. J Allergy Clin Immunol,2006,117:418-425

13. Sonkoly E,Muller A,Lauerma AI,et al. IL-31:a new link between T cells and pruritus in atopic skin inflammation. J Allergy Clin Immunol,2006,117:411-417

14. Schulz F,Marenholz I,Fölster-Holst R,et al. A common haplotype of the IL-31 gene influencing gene expression is associated with nonatopic eczema. J Allergy Clin Immunol,2007,120:1097-1102

15. Brown SJ,Relton CL,Liao H,et al. Filaggrin null mutations and childhood atopic eczema:a population-based case-control study. J Allergy Clin Immunol,2008,121:940-946. e3

16. Howell MD,Kim BE,Gao P,et al. Cytokine modulation of atopic dermatitis filaggrin skin expression. J Allergy Clin Immunol,2009,124(3 Suppl 2):R7-R12

17. Novak N,Kruse S,Potreck J,et al. Single nucleotide polymorphisms of the IL18 gene are associated with atopic eczema. J Allergy Clin Immunol,2005,115:828-833

18. Weidinger S,Klopp N,Rummler L,et al. Association of NOD1 polymorphisms with atopic eczema and related phenotypes. J Allergy Clin Immunol,2005,116:177-184

19. Zeller S,Rhyner C,Meyer N,et al. Exploring the repertoire of IgE-binding self-antigens associated with atopic eczema. J Allergy Clin Immunol,2009,124:278-285,285. e1-7

20. Filipiak-Pittroff B,Schnopp C,Berdel D,et al. and GINIplus and LISAplus study groups. Predictive value of food sensitization and filaggrin mutations in children with eczema. J Allergy Clin Immunol,2011,128:1235-1241. e5

21. Ong PY,Leung DY. The infectious aspects of atopic dermatitis. Immunol Allergy Clin North Am,2010,30:309-321

22. De Benedetto A,Agnihothri R,McGirt LY,et al. Atopic dermatitis:a disease caused by innate immune defects? J Inv Dermatol,2009,129:14-30

23. Travers JB,Kozman A,Mousdicas N,et al. Infected atopic dermatitis lesions contain pharmacologic amounts of lipoteichoic acid. J Allergy Clin Immunol,2010,125:146-152

24. Verhagen J,Akdis M,Traidl-Hoffmann C,et al. Absence of T-regulatory cell expression and function in atopic dermatitis skin. J Allergy Clin Immunol,2006,117:176-183

25. Hijen DJ,Haeck I,van Kraats AA,et al. Cyclosporin A reduces CD4$^+$ CD25$^+$ regulatory T-cell numbers in patients with atopic dermatitis. J Allergy Clin Immunol,2009,124:856-858

26. Cardona ID,Goleva E,Ou LS,et al. Staphylococcal enterotoxin B inhibits regulatory T cells by inducing glucocorticoid-induced TNF receptor-related protein ligand on monocytes. J Allergy Clin Immunol,2006,117:688-695

27. Toda M,Leung DY,Molet S,et al. Polarized in vivo expression of IL-11 and IL-17 between acute and chronicskin le-

sions. J Allergy Clin Immunol,2003,111:875-881

28. Eyerich K,Pennino D,Scarponi C,et al. IL-17 in atopic eczema:linking allergen-specific adaptive and microbial-triggered innate immune response. J Allergy Clin Immunol,2009,123:59-66

29. He R,Kim HY,Yoon J,et al. Exaggerated IL-17 response to epicutaneous sensitization mediates airway inflammation in the absence of IL-4 and IL-13. J Allergy Clin Immunol,2009,124:761-770

30. Oyoshi MK,Murphy GF,Geha RS. Filaggrin-deficient mice exhibit TH17-dominated skin inflammation and permissiveness to epicutaneous sensitization with protein antigen. J Allergy Clin Immunol,2009,124:485-493

31. Bershad SV. In the clinic. Atopic dermatitis(eczema). Ann Intern Med,2011,155:ITC51-15

第 43 章
分泌性中耳炎的免疫学因素及治疗

顾之燕　李永新

在耳科最常见的与免疫学相关的疾病就是渗出性中耳炎(otitis media with effusion,OME),又称分泌性中耳炎,是儿童常见的致聋原因之一。OME 的临床特征是鼓室积液,然而没有急性感染的体征和症状,治疗不当或长期得不到有效的治疗可导致胶耳,甚至鼓室硬化症。本病至今尚无良好的早期诊断方法。英国学龄儿童每学期进行 1 次声导抗检测,在 2 次声导抗不正常(约占 1%)的学童中,进一步的耳部和听力检查发现 1% 已发展为胶耳。

OME 按病程长短分为急性和慢性 2 种临床类型,慢性 OME 是因急性 OME 未得到及时及恰当的治疗,或反复发作、迁延转化而来。但急性 OME 经过多久才能转化为慢性 OME 尚不清楚,目前一般规定,发病 8 周以内为急性 OME,超过 8 周则为慢性 OME。有观点认为,应该在急性和慢性之间分出亚急性型,即发病 3 周以内为急性、3 周至 3 个月之内为亚急性,超过 3 个月则为慢性。无论临床上如何分型,急性和慢性的临床表现是相似的,治疗上更是有连续性。

目前,距 OME 病因学的深入了解还相距甚远,理想的诊断和治疗方法也在继续探索之中。

一　流 行 病 学

在美国,每年大约有 1000 万儿童接受 OME 治疗,因此促进了美国最常见的鼓膜切开术和鼓室置管术的开展。OME 可能造成 20dB 或以上的听阈提高,因此是导致儿童听力减退的一种重要疾病。国外统计显示 1 岁以前的儿童 50% 发生过 OME,到 2 岁时增加到 60%,多数能够在 3 个月内自愈,但仍有 30%～40% 的患儿出现复发。20 世纪 90 年代有较多的 OME 流行病学研究,由于各国的研究方法不同,或研究人群的年龄不同,儿童 OME 的患病率在不同国家或地区有一定差异。英国的一项资料(Williamson)对 5～8 岁学龄儿童的检测显示,OME 在 5 岁儿童组中更常见,每年发病率为 17%,而 8

岁组是 6%。同时对患儿进行检查发现双侧发病的极多见,在 6~12 个月的患儿中双侧发病约为 76%,21~24 个月的患儿中为 30%。来自新西兰的研究(Schilder)表明 1004 名 5~8 岁新西兰儿童的患病率为 9.5%。沙特阿拉伯 4124 名 1~8 岁儿童的调查资料(El-Sayed)显示患病率为 13.8%。希腊的研究(Apostolopoulos)结果是 5121 名 6~12 岁儿童的患病率是 6.5%。近年一份来自土耳其的研究(Okur)显示 912 名 6~8 岁儿童的患病率为 10.4%;新近意大利的研究(Martines)显示 310 名 5~6 岁儿童的患病率为 12.9%,2132 名 5~14 岁儿童的患病率为 6.8%,研究发现 2 岁和 5 岁是儿童期的两个发病高峰期,6 岁以后发病率逐渐下降,研究者认为可能与咽鼓管结构功能逐渐发育完善、自身免疫力不断提高有关。目前我国尚缺乏 OME 详细、准确的流行病学调查研究。

下列情况可能成为儿童患 OME 的危险因素,包括:①人工喂养的婴幼儿;②被动吸烟暴露和接触(父母有吸烟习惯);③呼吸道变态反应性疾病,特别是变应性鼻部疾病;④社会经济地位低下的儿童;⑤小儿进入日间托儿护理中心;⑥冬季发病高于夏季;⑦遗传因素:如同胞中有人患 OME,则患病危险性升高;⑧若在 1 岁以内患有 OME,则以后该病复发的危险性增高;⑨原发性免疫缺陷病和原发或继发性纤毛运动障碍的儿童;⑩Down 综合征或颅面骨发育异常。

此外,OME 多见于男童,腭裂患儿可导致慢性 OME 的发病,种族因素也可能增加 OME 患病概率,美国土著民族和因纽特人的患病率最高。

二　OME 发病与变态反应

对复发性或者慢性 OME 患者进行评估时,多种因素均与免疫学相关,且参与 OME 的发病,最令人关注的是变态反应。然而,目前对于变应性疾病是否是 OME 发病机制之一尚有争议,许多研究者认为在 OME 发病过程中,变应性疾病起着重要作用,至少是原因之一,也可能是促发因素之一。相反的观点是认为尚未发现令人信服的证据可以证明变态反应导致了 OME 的发生。

OME 与 I 型变态反应

早在 20 世纪 50 年代,Shambaugh 即提出本病与变应性鼻炎(allergic rhinitis,AR)相关,AR 合并 OME 占 20%~90%,明显高于对照组。其实此前,国内张庆松教授也曾指出 AR 患者 OME 患病率高于对照组,且 OME 患者中 AR 患病率也高于健康对照组。1992 年 Mogi 重申 Shambaugh 和张庆松的观点,指出他的一组 222 例 OME 中合并 AR 占 42%,259 例 AR 中合并 OME 者占 35%。此后,Bernstein 等对 200 例随机的 OME 患儿进行了回顾性分析,这些患儿至少接受过一次鼓膜切开及鼓室置管术,通过病史询问和体格检查,发现 23% 患儿属于特应性。

一些研究采用组胺和变应原进行双盲、安慰剂对照的鼻激发试验,以及对变应性患儿的研究和对 OME 的随机研究,均支持变应性疾病作为诱发因素参与了 OME 的发病。例如 Kraemer 等对接受鼓膜切开术治疗的患儿进行了发生 OME 危险因素的研究,与不同年龄组对照比较,显示特应性是发病的危险因素之一。他们应用声导抗测试在儿科变态反应门诊 488 例初诊患儿中,证实 49% 存在中耳功能障碍。Berman 等的一项前瞻性研究证实患变应性疾病的儿童中,出现 OME 并传导性听力障碍的发生率非常高,在随后的 6 个月的随访过程中,有半数患儿发展为 OME 或急性中耳炎。日本的一份资料显示,一项对 605 例患有 AR 患儿的评估性研究表明 21% 的 AR 合并 OME,另一项是 259 例诊断为 OME 的患儿中有 50% 合并 AR。

新近,Martine 等对 300 例 5~6 岁学童进行皮肤点刺试验,分为两组,特应性组(G1)和非特应性组(G2),结果是 OME 流行率为 12.9%,G1 组为 42.85%,G2 组为 6.3%,双侧发病为 70%,B 型鼓室图 48 耳(70.59%),G1 组明显高于 G2 组,鼓室图峰压值和咽鼓室容积 2 组均有明显差异,但 2 组纯音测听无差异。

然而,Yamashita 等应用卵清蛋白致敏豚鼠进行了鼻黏膜激发试验,中耳部位并未能发现有组织学改变,不支持 I 型速发型超敏反应与中耳渗出液相关的学说。

OME 中耳积液 IgE 中的意义

许多对中耳积液的免疫球蛋白检测研究显示,积液中检出的最重要的免疫球蛋白是分泌性 IgA,虽然也在一些患者中耳积液中检出 IgE 水平升高,但大多数积液中并未能证实中耳积液中 IgE 水平比血清中者升高。虽然可以在积液中检出变应原特异性 IgE,但这些特异性 IgE 水平与血清中者相同。其实要从这些数据上获得确切的解释是不太可能的,从大体上看,似乎对大多数患者而言,不支持大多数病例中耳是休克组织的观点。但也有例外,有报道发现在个别病例的积液中存在针对豚草、交链孢霉(alternaria)和尘螨的 IgE 抗体,但不存在于血清中。Khan 等将 16 例儿童 OME 和 32 例健康儿童进行比较,研究检测了 IgE、IgM、IgA 的水平,发现 10 例 OME 患者中 7 例出现常见吸入物特异性 IgE 水平升高,32 例对照病例中仅 4 例出现类似情况,该研究关于特异性 IgE 水平升高的结论可能只能算作是"无辜旁观者(innocent bystander)",然而从另一方面讲,也可能是变态反应素质在 OME 中的重要性提供了部分支持。近年 Chantzi 等的研究指出,IgE 致敏和变应性呼吸道症状是发展为 OME 的独立危险因素。

OME 与中耳黏膜的免疫应答

1996 年 Hurst 等提出了有关变态反应与 OME 相关的最具体的证据,对 89 例需要进行鼓膜切开术和鼓室置管术的 OME 患者,采用了 RAST、血清 IgE 水平检测以及变应原皮肤试验进行研究,皮肤试验结果证明 97% 的 OME 患者存在特应性疾病,并发现渗出液中嗜酸性粒细胞阳离子蛋白(eosinophil cationic protein,ECP)和嗜酸性粒细胞水平明显升高,提示中耳发生了变应性疾病。Monaka 等和 Sacre Hazouri 研究着眼于 OME 与变应性疾病如变应性鼻炎、哮喘、鼻窦炎、鼻咽部淋巴组织增生、睡眠呼吸暂停低通气综合征和鼻息肉等的相关性,并在部分患者中耳渗液和血清中查到 IL-5 和嗜酸性粒细胞亲和素(eotaxin),他们还发现中耳渗出液并非漏出液,因此渗出液中的 IgE 是分泌出来的,同时也可以在大多数伴有慢性渗出液的特应性患者的耳部检测到类胰蛋白酶——肥大细胞活化标志物。上述研究支持如下的假说:中耳黏膜能够发生免疫应答,且发生在大多数 OME 患者中耳内的炎症本质上是变应性炎症反应。

变态反应看起来在中耳积液的发生过程中起到了更加重要的促发作用。一个可能的机制是:变应性鼻炎患者肥大细胞和嗜酸性粒细胞释放化学介质,从而造成咽鼓管炎症并发生咽鼓管阻塞。随着儿童年龄的增长,咽鼓管形状发生改变,腭帆张肌的活动能力也逐渐改善,中耳渗出液发生率明显逐渐减少,而变应性鼻炎的发生率则是随着年龄的增长而逐渐增多。因此提示,腭帆张肌和年龄因素至少在中耳积液的发生发展中可能比变态反应因素更为重要。

OME 与食物变态反应

食物变态反应是否在 OME 的发病中具有重要作用是另一个有争论的问题。早在 1982 年,Bernstein 应用 ELISA 法对 2 岁以内具有中耳炎倾向的儿童血清和中耳内进行了 IgG 和 IgE 抗体检测,并与年龄相应的对照组进行比较,发现具有中耳炎倾向的儿童的血清和中耳内,牛奶、小麦和蛋清的 IgG 抗体明显升高,但 IgE 水平在两组中并无显著性差异。继后,Nsouli 通过对 104 例儿童的研究评估食物变态反应在复发性 OME 中可能产生一定的作用,这些儿童并没有食物过敏的既往史,以皮肤点刺试验、RAST 和开放性食物激发试验评估是否存在食物过敏反应,通过体格检查、鼓室测量和听力测试评估中耳渗出情况,结果是 78% 儿童食物变应原皮肤试验呈阳性反应,通过 16 周对可疑致敏食物逐一排除,再进行开放性激发试验,当将确定为诱因食物在饮食中排除后,86% 患儿的中耳渗液情况得到了改善。进行开放性食物激发试验后,94% 患儿再次出现中耳渗出液。遗憾的是,这项研究未采用对照和双盲法,其结果受到一定的质疑。因此目前尚未有令人信服的证据表明针对食物发生的高敏感性在 OME 病因学中起着某些肯定的作用。

OME 与 IgG 免疫复合物

因为中耳具有独立的免疫防御系统,提示慢性 OME 可能是一种由抗体介导的免疫复合物疾病,即Ⅲ型变态反应,抗原可能存在于腺样体或鼻咽部淋巴组织内。应用抗 C3 固相 ELISA 法可以在中耳渗出液中检出免疫复合物。1997 年 Ueyama 等发现肺炎链球菌性中耳炎后出现的持续性中耳渗出液,并认为在鼓室腔内形成的免疫复合物对中耳渗出液的形成和持续具有重要的作用。但一些研究对免疫复合物在患耳渗出液的发生过程中是否具有重要作用仍然存在争议。因此目前尚未有令人信服的证据表明形成的 IgG 免疫复合物在 OME 病因学中起着某些肯定的作用。

OME 中耳积液的炎性介质和细胞因子

通过对中耳积液检测炎性介质和细胞因子的角度探讨 OME 与免疫反应关系的研究显示,Ⅲ、Ⅳ型变态反应也参与 OME 的发病。以免疫组化法检测出主要的细胞因子是 IL-1、IL-2、IL-6、GM-CSF、TNF、IFN-γ 等,但不同作者所检出的结果不同,甚至相互矛盾。Takeuchi 等以反转录 PCR 技术在儿童和成人两组 OME 患者中,检出 IL-8 mRNA 表达率为 75%,并无差异,可能是中耳积液中主要的细胞因子,并发现 IL-8 水平与 TNF-α 等相关。

OME 与原发性或继发性免疫缺陷病

急性和慢性化脓性中耳炎通常情况下是原发性或继发性免疫缺陷病的组成部分,对于免疫缺陷症患者,中耳是容易天发生感染的部位之一。在各种原发性免疫缺陷性疾病中,中耳炎更常见于体液免疫缺陷或者 B 细胞免疫性疾病的患者,例如 X 染色体相关性低丙种球蛋白血症、共同变异的免疫缺陷以及选择性 IgA 缺乏。倘若无法产生抗肺炎链球菌多糖抗原的抗体,或者相关的 IgG2 亚型抗体缺乏,则通常会与童年期复发性中耳炎相关联。

OME 与细菌抗原免疫反应

过去一直认为 OME 是一种无菌性炎症。自 1958 年 Senturia 等在 40% 的中耳渗出液标本中检出致病菌以来,各家对致病菌的检出率为 22%～52%。常见的致病菌为流感嗜血杆菌(*H. influenzae*)和肺炎链球菌(*S. pneumoniae*),其次是 β-溶血性链球菌(*β-haemolytic streptococcus*)(GU)、金黄色葡萄球菌(*S. aureus*)和卡他布蓝汉球菌(*Branhamella*)等。值得注意的是,这些检出菌种和急性化脓性中耳炎的致病菌种是基本相同的。细菌的内毒素在发病机制中,特别是在病变迁延为慢性的过程中可能具有一定的作用。此外,急性化脓性中耳炎治疗不彻底、滥用抗生素和细菌耐药性等也可能与 OME 发生发展有关。

最近应用 PCR 等现代检测技术发现,慢性 OME 的中耳渗出液中还可检出如流感病毒(influenza virus)、呼吸道合胞病毒(respiratory syncytial virus)、腺病毒(adenovirus)等。此外尚有沙眼衣原体(chlamydia trachomatis)检出的个别报告。因此,病毒也可能是 OME 的主要致病微生物。

应该引起注意的是,Hiroyuki 等在慢性 OME 患儿的中耳渗液中检测到抗 *H. influenzae*、抗 *S. pneumoniae*、抗 *S. pyogenes*、抗 *S. sanguis*、抗 *S. mitis*、抗 *S. salivarius*、抗 *S. sanguis* 等的细菌特异性抗体。Stenfors 等应用免疫技术发现,OME 患儿中耳渗出液中和慢性化脓性中耳炎患儿中耳分泌物中,细菌受调理素的作用存在显著差别,前者的细菌很少由 IgG 和 C3 包被,清除致病菌应采用依赖于 IgG 和补体以外的其他因素,可能为溶菌酶和备解素等。这些研究说明,致病性细菌或细菌成分的局部免疫功能与 OME 的发病也有相关性,上述研究结果似乎可以提出这样一个假说:细菌感染及其随之引起的免疫反应致使儿童 OME 病程延长。

OME 与腺样体免疫

OME 患者的腺样体功能异常引起的咽鼓管功能障碍也被认为是 OME 发病的重要因素。van

Nieuwkerk 等从腺样体中纯化出树突状细胞,发现 OME 患儿与正常儿童和成人相比,OKT6 和 RFD⁺树突状细胞水平相对较高,认为儿童腺样体内树突状细胞的存在可能与 OME 的发病有部分相关。但也有学者持不同观点,对患腺样体肥大和 OME 的 17 例患儿和仅患腺样体肥大的 18 例儿童的免疫微环境进行对比,2 组并无不同,认为 OME 的发病与腺样体肥大无关。对 OME 和中耳正常儿童切除的肥大的腺样体标本中的肥大细胞进行计数,发现 OME 患儿腺样体中肥大细胞数目明显多于中耳正常儿童,认为肥大细胞释放的炎性介质和细胞因子导致咽鼓管病理学改变,从而产生中耳积液,而非肥大的腺样体阻塞咽鼓管而发病。因此腺样体的免疫功能是否参与了 OME 的发病,以及如何参与还是一个尚未解决的问题。另一个更需要研究的问题是,腺样体是否真的具有抵御入侵的微生物和抗原的免疫功能还不得而知。

三 常规和相关免疫学诊断

常规诊断依据

OME 具有典型的临床症状和鼓膜特征。临床症状主要是听力下降、耳闷堵感,甚至耳痛和耳鸣。但儿童多不能表达这些症状,主要依靠家长细心观察,婴幼儿由于耳痛、耳闷可能表现为哭闹、抓耳朵、不让碰耳朵等,另外家长可能会发现患儿对声音反应差。OME 的鼓膜是完整的,急性期鼓膜松弛部充血,紧张部呈现由鼓膜边缘向中心放射状的血管充盈,锤骨柄处明显。也可表现为全鼓膜轻度充血,鼓膜紧张部或全鼓膜呈现出不同程度的内陷,表现为光锥缩短、变形或消失,锤骨柄及锤骨短突向鼓膜外凸出,并向后上方移位。鼓室积液时,鼓膜颜色变暗,呈淡黄色或橘黄色,慢性或反复发作可呈乳白色或淡灰色,透明度下降。当积液未完全充满整个鼓室腔时,透过鼓膜可见"气-液平面"或气泡,当积液较多时,鼓膜向外膨隆。

声导抗检查通常是诊断 OME 的依据,纯音测听检查可明确传导性听力障碍及程度。对于成人,声导抗测试常采用 226Hz 探测音,但是对于婴儿,由于其听觉解剖系统发育尚未完善,226Hz 探测音测试得出的鼓室图常常表现为有切迹的不规则图形,同时声发射减弱或消失,使得无法判断中耳功能。目前对于 6~12 个月以下的患儿,临床上常采用高频探测音进行声导抗测试,如 660Hz、678Hz、1kHz。OME 鼓室图多呈现"B"型,即"平坦型",或"C"型,即"负压型",平坦型鼓室图反映了鼓室积液使中耳传声系统劲度增加,负压型鼓室图反映了咽鼓管功能不良。Martines 的研究显示呈现"B"型鼓室图的患儿占 70.59%。OME 患耳声发射的表现是同侧消失,对侧减弱或消失,健耳则同侧声发射正常,对侧声反射消失。纯音测听骨导听阈基本正常,气导听阈提高,以低频听力下降为主,平均为 23dB,但有的患者听阈可无明显下降,有的却听力下降较重,有的患者表现为混合性聋,可能是由于中耳积液中的微生物或毒素通过窗膜进入内耳损伤毛细胞。对于幼儿或较小儿童通常不进行纯音测听检查。

相关免疫学诊断

当慢性 OME 伴有变应性疾病的相关症状和体征时,需要进行标准的变应性评估,如鼻分泌物涂片检查嗜酸性粒细胞、末梢血嗜酸性粒细胞计数,以及特异性吸入物和食入物变应原的皮肤点刺试验均具有诊断参考价值。

四 常规和相关免疫学治疗

OME 是免疫性和非免疫性交织在一起以及感染和感染免疫交织在一起的复杂疾病,迄今尚缺乏大宗双盲安慰剂对照的治疗效果荟萃分析。但有一点是肯定的,即早期治疗和正确的治疗预后一般是良好的。随着儿童的成长,OME 患病率也趋于降低,直到这些患儿长大而不再患此病。后遗症如胶耳、鼓室硬化症、中耳乳突胆脂瘤等并不多见。

常规治疗

原则是清除中耳积液、控制感染、改善中耳通气、引流,以及治疗相关疾病。

1. 药物治疗

(1)抗生素:急性 OME 可选用青霉素类、红霉素和头孢类药物等口服。

(2)鼻内用减充血剂:以保持鼻腔通畅,也有助于改善咽鼓管功能。咽鼓管吹张(可采用捏鼻鼓气法、波氏球法或导管法)。成人可经导管向咽鼓管咽口吹入泼尼松龙(prednisolone)1ml,隔日 1 次,共3~6 次。

2. 手术治疗

(1)鼓膜穿刺:抽出积液。必要时可重复穿刺,亦可于抽液后注入糖皮质激素或 α-糜蛋白酶等药物。

(2)鼓膜切开:液体较黏稠、鼓膜穿刺不能将其抽出或抽尽者,或虽经反复穿刺,积液又迅速生成和积聚者,宜作鼓膜切开。小儿与其在全麻下作鼓膜穿刺,不如进行鼓膜切开。

(3)鼓膜切开+置管:病情迁延长期不愈,或反复发作者,可于鼓膜切开并将积液充分吸尽后,在切口处放置一通气管,以利中耳积液引流和改善中耳通气,同时促进咽鼓管功能修复。通气管的留置时间因病情而异,通常为 6~8 周,长者可 1~2 年,一般不超过 3 年。咽鼓管功能恢复后,通气管大多可自行脱出。有用激光在鼓膜前下方造孔替代留置通气管,但此孔短期内多会自行愈合。

与免疫学相关的治疗

1. 针对 OME 的治疗

(1)口服糖皮质激素:是针对 OME 的主要免疫学治疗,但其治疗作用还不十分清楚。Berman 等进行了一项治疗比较研究,将患者分为三组,即单独应用糖皮质激素、糖皮质激素联合抗生素以及安慰剂,结果显示,在有效清除积液方面,联合用药优于单独用药,安慰剂效果最差。此项研究提出的治疗方案是,口服泼尼松每天每公斤体重 1mg,分为两次服用,连续 7 天,同时给予抗生素。另一项对年幼 OME 的治疗研究却显示,单独应用糖皮质激素治疗无效,联合抗生素治疗者有效。然而另有一些文献则显示,部分患者短期单独口服糖皮质激素治疗,或联合抗生素治疗都是有利的。

(2)鼻内糖皮质激素:目前不支持鼻内糖皮质激素治疗 OME,Shapiro 等报道仅 30% 有效,认为其作用主要是促进咽鼓管功能障碍的快速改善,而非主要作用于 OME 的免疫学因素。

(3)腺样体和扁桃体切除:由于腺样体和扁桃体的免疫对 OME 的作用目前还没有统一的认识,因此切除效果也没有一致的结论。但 Stewart 等和 Maw 的研究结果很值得回味,他们认为对于患有扁桃体炎和腺样体肥大的 OME 患儿,采取腺样体和扁桃体切除术并不比单独切除腺样体有更大的收益。

2. 针对变应性疾病的治疗 对于明确伴有变应性疾病的 OME,例如变应性鼻炎,针对变应性鼻炎的免疫治疗十分重要,治疗作用和疗效也是明确的。变应性疾病的控制必有助于 OME 的治愈。

参 考 文 献

1. 顾之燕. 耳免疫学的几个问题. 中华医学杂志,1996,78:179-181

2. 黄选兆,汪吉宝,孔维佳,等. 实用耳鼻咽喉头颈外科. 第 2 版. 北京:人民卫生出版社,2008:849-5511

3. 迟放鲁. 中耳炎和胆脂瘤的分型及处理原则. 中华耳鼻咽喉头颈外科杂志,2007,42:544

4. Schilder G,Zielhuis GA,Van Den Broek P,et al. The otological profile of a cohort of Dutch 7. 5-8-year-olds. Clin Otolaryngol,1993,18:48-54

5. El-Sayed Y,Zakzouk S. Point prevalence of type B tympanogramin Riyadh. Int J Pediatr Otorhinolaryngol,1995,31:53-61

6. Apostolopoulos K,Xenelis J,Tzagaroulakis A,et al. The point prevalence of otitis media with effusion among school children in Greece. Int J Pediatr Otorhinolaryngol,1998,44:207-214

7. Okur E,Yildirim I,Kilic MA,et al. Prevalence of otitis media with effusion among primary school children in Kahramanmaras,in Turkey. Int J Pediatr Otorhinolaryngol,2004,68:557-662

8. Martines F,Bentivegna D,DiPiazza F,et al. The point prevalence of otitis media with effusion among primary school

children in Western children. Eur Arch Otorhinolaryngol,2010,267:709-714

9. Zielhuis GA,Rach GH,Den Bosch V,et al. The prevalence of otitis media with effusion:a critical review of the litera-ture. Clin Otolaryngol,1990,15:283-288

10. Paradise JL,Rockette HE,Colborn DK,et al. Otitis media in 2253 Pittsburgh-area infants:prevalence and risk factors during the first two years of life. Pediatrics,1997,99:318-333

11. Berger G,ophir D. Possible role od adenoid mast cells in the pathogenesis of secretory otitis media. Ann Otol Rhinol Laryngol,1994,103:632-636

12. Bernstein JM. The role of IgE-mediated hypersensitity in the development of otitis media with effusion:a re-view. Otolaryngol Head Neck Surg,1993,109:611-618

13. Forsgren J,Rynnel-Dagoo B,Christensson B,et al. In situ analysis of the immune microenviroment of the adenoid in children with and without secretory otitis media. Ann Otol Rhinol Laryngol,1995,104:189-194

14. Hurst DS. The role of allergy in otitis medis with effusion. Otolaryngol Clin North Am,2011,43:637-654

15. Lack G,Caulfield H,Penagos M,et al. The link between otitis media with effusion and allergy:a potential role for in-tranasal corticosteroid. Pediatr Allergy Immunol,2011,22:258-266

16. Sacre Hazouri JA. Allergy rhinitis,Coexistent diseases and complications,A review and analysis. Rev Alerg Mex,2006,53:9-29

17. Martines F,Martines E,Sciacea V,et al. Otitis media with effusion with or without atopy:audiological finding on pri-mary schoolchildren. Am J Otolaryngol,2011,32:601-606

18. Smimova MG,Birchall JP,Pearson JP,et al. The immunoregulatory and allergy-associated cytokines in the otitis media with effusion. Mediators inflamm,2004,13:75-88

19. Monaka M,Fukumoto A,Ozu C,et al. IL-5 and eotaxin level in middle ear effusion and blood from asthmatics with oti-tis media with effusion. Acta Otolaryngol,2003,123:383-387

20. Parietti-Winkler C,Baumann C,Gallet P,et al. Otitis media with effusion as a marker of the inflammatory process as-sociated to nasal polyposis. Rhinilogy,2009,47:396-399

21. Chantzi FM,Kafetzis DA,Bairamis T,et al. IgE sensitization,respiratory allergy symptoms,and heritability independ-ently increase the risk of otitis media with effrsion. Allergy,2006,61:332-336

22. Ohasho T,Nakal Y. Current concepts of mucociliary dysfunction in otitis media with effusion. Acta Otolaryngol,1991 (Suppl 468):149:161

23. Hurst D,Amin K,Seveus L,et al. Evidence of mast cell activity in the middle ears of children with otitis media with effusion. Laryngocscope,1999,109:471-477

24. Nsouli T,Ninde RE. Role of food allergy in serous otitis media,Ann Allergy,1994,73:215-219

25. Stewart I. Evaluation of factor affecting outcome of surgery for otitis media with effusion in clinical practice. Int J Ped-iatr Otorhinolaryngol,1991,40(Suppl 1):243-245

26. Maw A. Chronic otitis media with effusion and adenotonsillectomy:a prospective randomized controlled study. Int J Pediatr Otorhinolaryngol,1983,6:239-245

27. Hurst D. Association of otitis media with effusion and allergy as demonstrated by intradermal skin testing and eosino-phil cationic protein levels in both middle ear effusion and mucosal biopsies. Laryngodscope,1996,106(9 Pt 1):1128-1137

28. Hurst D,Weekley M,Ramanarayanan M,et al. Evidence of possible localized specific immunoglobutiin middle ear fluid as demonstrated by ELISA testing. Otolaryngol Head Neck Surg,1999,121:224-230

29. Schwartz R,Schwartz D,Grundfast K,et al. Intransal beclomethasone in the treatment of middld ear effusion:a pikot study. Ann Allergy,1980,45:284-287

30. Berman S. Otitis media in children. N Engl J Med,1995,332:1560-1565

31. Tomonaga K,Kurono Y,Mogi G,et al. Therole of masal allergy in otitis mmeda weth effusion:a clinica study. Acta Otolaryngol,1988,(Suppl 458):41-47

32. Ohashi Y,Nakai Y. Current concepts of mucociliary dysfunction in otitis media with effusion. Acta Otolaryngol,1991 (Suppl 486):149-161

33. Snow JH Jr. Progressin in the prevention of otitis media through immunization. Otol Neurotal,2002,23:1-2

34. Bernstein JM. The role of IgE-mediated hypersensitivity in the development of otitis media with effusion: a review. Otolaryngol Head Neck Surg,1993,109:611-620

35. Cengel S,Akyol MU. The role of topical masal steroids in the treatment of children with otitis media with effusion and/or adenoid hypertrophy. Int J Pediatr Otorhinolaryngol,2006,70:639-645

36. Hurst DS. Efficacy of allergy immunotherapy as a treatment for patients with chronic otitis media with effuaion. Int J Pediatr Otorhinolaryngol,2008,72:1215-1223

37. Luong A,Roland PS. The link Between allergic rhinitis and chronic otitis media with effusion in atopic patients. Otolaryngol Clin North Am,2008,41:311-323

38. Pelikan Z. Role of nasal allergy in chronic secretory otitis media. Curr Allergy Asthma Rep,2009,9:107-113

第 44 章
中耳乳突胆脂瘤的免疫学机制

李永奇　夏　寅

中耳乳突胆脂瘤是临床上常见的耳部疾病之一。具有慢性进行性、破坏性和难治性等特点。由于病变具有侵袭性，常常破坏听小骨，引起不同程度的听力障碍，而且还可引起各种颅内、外并发症，如眩晕、面神经瘫痪、脑脓肿等。严重者可能导致死亡。"胆脂瘤"的概念于 1838 年由德国生理学家 Johannes Mfieller 首次提出，此后关于中耳乳突胆脂瘤的报道越来越多。

中耳乳突胆脂瘤的组织病理学特征是中耳乳突内存在高度增殖的角化鳞状上皮和邻近骨质的吸收、破坏。显微光镜下的胆脂瘤呈一种复层鳞状上皮，由基底层、棘层、颗粒层和角质层组成，后者占95%，从基底层到角质层是角质细胞增殖、分化、移动和脱落的过程，并处于过度增殖状态，这与正常皮肤表皮增殖完全不同。

非常遗憾的是，尽管历经百余年的研究，但迄今为止，中耳乳突胆脂瘤的发病机制仍存在诸多不明确的问题。仅关于胆脂瘤形成这一问题，目前就有多种假说，例如先天性胚胎上皮残留学说、袋装内陷学说、上皮移行学说和基质细胞增殖学说等。随着 20 世纪末各种免疫学技术的不断发展并应用于中耳乳突胆脂瘤病因机制的研究，免疫学因素在中耳胆脂瘤发生、发展中的作用越来越受到各国学者的重视。目前已有较多的证据支持中耳乳突胆脂瘤的发生和发展是机体防御慢性炎症反应所引起的一系列免疫应答反应的结果，表现为中耳腔内存在高度增殖的角化鳞状上皮、程序性角质细胞凋亡、腔内角化碎屑堆积和继之的周围骨质破坏。

最近，Welkoborsky HJ 从免疫学角度对中耳乳突胆脂瘤的发病机制作了如下表述：首先是咽鼓管功能障碍引起局部内陷袋形成，继之局部感染导致黏膜自洁功能障碍，使细胞碎片和角化细胞在内陷袋中逐渐积聚，后者进而引起多种免疫细胞（包含朗格汉斯细胞、T 淋巴细胞和巨噬细胞）迁徙，导致上皮细胞的增殖、角化和成熟循环失衡，以及细胞凋亡延长，上述病理改变均导致自洁功能进一步紊乱。此外，炎症刺激在引起上皮增殖的同时，还引起组织溶解酶和细胞因子的分泌增加，加之，内陷袋中的细菌产生的一些抗原，也继而活化各种不同的组织溶解酶和细胞因子，如 ICAM、RANKL、IL-1、IL-2、IL-6、

MMP-2 和 MMP-9 等,这些酶及细胞因子刺激和活化破骨细胞,引起细胞外骨基质退化和增殖,使疾病侵袭进展(图 7-44-1)。

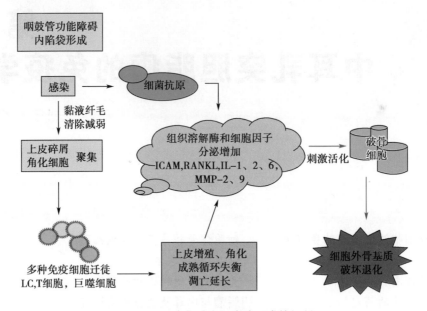

图 7-44-1 中耳乳突胆脂瘤形成的机制

本文从胆脂瘤上皮细胞过度增殖、骨质破坏吸收机制、细胞凋亡基因和信号转导的调控,以及胆脂瘤与中耳和全身炎症反应的关系等方面阐述中耳乳突胆脂瘤的免疫学机制。

一 胆脂瘤上皮细胞过度增殖的免疫学机制

细胞增殖在中耳胆脂瘤形成的过程中起着重要作用。近 20 年来,通过对细胞增殖标志物及细胞生长因子等在中耳胆脂瘤上皮的研究从免疫学的角度进一步证实其具有过度增殖的特性。然而需要指出,中耳胆脂瘤上皮细胞的过度增殖与恶性肿瘤不同。中耳胆脂瘤的增殖并不是无限制的,其细胞仍具有正常凋亡的能力,这与肿瘤细胞的增殖有着本质的区别。在某些基因、蛋白或细胞因子等调控下,胆脂瘤上皮细胞的凋亡能力会显著增强,并导致了上皮细胞的异常增殖被增强的细胞凋亡所抑制。国内有学者应用免疫组化染色、链球菌抗生物素蛋白-生物素复合物(strept avidin-biotin complex,SABC)技术及 DNA 末端转移酶介导的 dUTP 缺口末端标记法(TdT-mediated biotinylated-dUTP nick-end labe-ling,TUNEL),对 20 例胆脂瘤上皮组织及 10 例正常外耳道皮肤组织样本进行研究发现,尽管胆脂瘤上皮和正常外耳道上皮中凋亡细胞均出现于颗粒层和棘细胞层,但前者的凋亡率明显高于后者,说明胆脂瘤上皮具有很强的增生能力,也同样具有很强的凋亡能力。另外,从染色体水平来看,胆脂瘤也无明显的染色体变异,无恶变倾向。

细胞增殖标志物的研究

反映细胞增殖状态的度量指标如细胞角蛋白、细胞增生核抗原 67 和增殖细胞核抗原等,在胆脂瘤上皮中的表达均显著增加。

1. 细胞角蛋白 细胞角蛋白(cytokeranins,CK)是一类由细胞角蛋白基因编码的水溶性聚合多肽,分布于大多数上皮和间皮细胞源性的细胞中,是上皮分化、增殖的重要标志物。CK 的表达与上皮细胞的紊乱、上皮增殖性疾病和肿瘤相关。在胆脂瘤上皮活跃增殖中,CK5、CK6 是基底细胞增殖的标志,CK13 是上皮分化的标志,CK16 是上皮增殖的标志。早有研究发现胆脂瘤上皮有 CK16 和 CK13 的表达,而外耳道上皮仅有 CK13 表达。CK16 的表达主要位于邻近外耳道的胆脂瘤复层上皮、外耳道复层上皮和鼓膜,而 CK13 的表达则位于胆脂瘤的基底层。利用凝胶电泳技术也证实 CK13、CK16 存在于中耳胆脂瘤上皮。免疫组化方法亦证明 CK16 表达于胆脂瘤上皮的基底上层细胞,且在胆脂瘤上皮厚的区域明显强于上皮薄的区域,而 CK13 只出现在没有 CK16 表达区域的基底细胞层。利用三种中耳胆脂瘤动物模型(外耳道结扎组、袋状内陷组、炎症组)研究 CK 在胆脂瘤形成中的作用,发现 CK1、CK5、CK6、CK10 在外耳道结扎组表达增强,而作为细胞增殖标志的 CK13、CK16 则在袋状内陷组表达增强,同时还显示 CK5、CK6、CK13、CK16 的表达增强与胆脂瘤的进程相关。上述研究结果说明 CK 的表达与胆脂瘤上皮的增殖、迁移有密切的关系。

2. 细胞增生核抗原 67　细胞增生核抗原 67(cell proliferation associated nuclear antigen,Ki-67)是一种与细胞密切相关的核抗原。用免疫组化方法观察 Ki67 的抗原表达已经证实其存在于细胞周期的 G1 后期、S 期、G2 期、M 期,而不存在于静止期的 G0 细胞,其功能与染色质和细胞有丝分裂有关。

Kuczkowski 等通过 51 例胆脂瘤及 6 例正常皮肤进行免疫组化及聚合酶链反应(PCR)等方法,发现 Ki67 在中耳胆脂瘤中有高表达。

针对 Ki67 抗原决定簇的单克隆抗体 MIB1 是目前最好的细胞增殖标记。有研究采用单克隆抗体 MIB1 免疫染色,对比观察了胆脂瘤和正常外耳道皮肤上皮细胞,结果发现正常外耳道皮肤标本的 MIB1 阳性增殖细胞主要见于基底层,图像分析表明其平均 MIB1 积分(MIB1 阳性细胞数与总细胞数的比值)是 7.6%±2.2%;而在中耳胆脂瘤标本则均在上皮基底细胞层角朊细胞中显示细胞增殖标志物的阳性免疫活性,其 MIB1 积分是 17.4%±8.9%,且在增殖上皮区表现出不均匀性,是正常外耳道上皮的 2.3 倍。MIB1 阳性细胞不仅出现于中耳胆脂瘤上皮的基底层,在基底层以上的细胞层也存在,证实中耳胆脂瘤是一种过度增殖性疾病。

3. 增殖细胞核抗原　增殖细胞核抗原(proliferating cells nuclear antigen,PCNA)是出现于细胞周期 G1～S 期的细胞核中的蛋白质,参与细胞核 DNA 合成与细胞增殖,可用于评价细胞的增殖能力。研究发现,胆脂瘤组织中 PCNA 阳性细胞数显著高于正常皮肤。应用抗 PCNA 抗体的免疫组化方法观察外耳道骨部皮肤和胆脂瘤表皮 PCNA 染色差异性,以及胆脂瘤表皮下炎性细胞浸润对 PCNA 染色的影响,结果显示在胆脂瘤上皮中,不但在基底细胞层和基底上细胞层,而且更靠近表面的细胞层,均发现高水平的 PCNA 染色,炎症越重,阳性细胞的位置也越靠上,且纤维细胞增殖越活跃,PCNA 阳性率越高。表明上皮下炎性细胞浸润严重的区域,细胞增殖能力越高。这种微环境差异可能明显影响胆脂瘤上皮的增殖能力。

细胞生长因子的研究

通过对胆脂瘤的组织病理学研究发现,胆脂瘤的增殖是血管生成依赖性的,与微血管供养作用的内皮细胞分泌的多种促生长因子有关。其中肝细胞生长因子、血管内皮生长因子和角质细胞生长因子在诱导血管形成中有很重要的作用。

1. 肝细胞生长因子(hepatcyte growth factor,HGF)　HGF 阳性产物定位于细胞的胞质,胞核无着色。健康人外耳道皮肤上皮层中,HGF 阳性表达主要位于基底层的棘细胞、颗粒细胞层中,密度低,淡棕色。而在胆脂瘤上皮中 HGF 表达位于上皮全层,胆脂瘤上皮下的淋巴细胞、间质中的纤维细胞和血管内皮细胞亦有阳性表达,表达密度高,呈棕色强阳性。近年国内有研究采用免疫组化 SP 法检测 34 例中耳胆脂瘤标本的 HGF 表达,结果显示 HGF 主要表达于胆脂瘤上皮层和上皮下基质细胞。在正常外耳道皮肤中仅表达于上皮基底层。胆脂瘤基质周围微血管计数均数高于正常外耳道皮肤,提示 HGF 诱导的新生血管形成可能是中耳胆脂瘤侵蚀性行为的主要原因之一。

2. 血管内皮生长因子(vascular endothelial growth factor,VEGF)　VEGF 阳性产物也定位于细胞的胞质,胞核无着色。健康人外耳道皮肤上皮下和血管基底膜可见 VEGF 弱阳性表达,而在胆脂瘤上皮基底部和超过基底部胆脂瘤角质细胞中,VEGF 表达呈强阳性。在内皮细胞和邻近的炎性上皮下结缔组织基质细胞中 VEGF 染色强度增加。大量免疫浸润细胞、假单核细胞、巨噬细胞和肥大细胞的胞质内可见抗 VEGF 抗体的弱阳性表达。

3. 角质细胞生长因子(keratinocyte growth factor,KGF)　KGF 为中胚层细胞衍生的旁分泌生长因子,其可特异性地刺激上皮细胞增生。KGF 在胆脂瘤上皮中呈强阳性表达,且从基底层向角质层染色有逐渐增强的趋势,间质中可见散在的阳性细胞。在正常外耳道皮肤标本,KGF 主要表现为间质中稀疏不均的弱阳性表达,在上皮细胞则不表达。胆脂瘤上皮和正常外耳道皮肤的 KGF 阳性表达率之间差异有显著性意义,且在胆脂瘤上皮中 KGF 与 Ki67 表达呈正相关。

4. 表皮生长因子 早年已通过对表皮生长因子受体(EGFR)的研究发现,表皮生长因子受体在胆脂瘤中亦有异常表达,表明了胆脂瘤上皮的高度增殖性。

5. 炎症调节因子及细胞间通信分子 近年来对炎症调节因子及细胞间通信分子的研究也提供了一些有关胆脂瘤生长的免疫因素的资料。细胞分裂素及细胞黏附分子在白细胞通过末梢血管及组织的游走过程中起中心作用,并可导致淋巴细胞和角质细胞的增殖。有研究表明细胞间黏附分子-1(intercellular adhesion molecule-1,ICAM-1)和内皮细胞起源的白细胞黏附分子-1(endothelial derived leukocyte adhesion molecule-1,ELAM-1)在胆脂瘤周边基质的内皮细胞呈明显表达,ICAM-1 在胆脂瘤基质底层的表达提示在胆脂瘤的上皮-基质连接处可能是免疫反应源,干扰素-γ 受体(IFN-γR)在胆脂瘤基质的底层表达,表皮生长因子受体(EGFR)在胆脂瘤基质的所有层表达,胆脂瘤周边基质中可测到 T 细胞和 B 细胞,这些均提示胆脂瘤上皮细胞处于激活状态,它们的增殖受细胞分裂素及细胞黏附分子调节。有研究表明多种细胞分裂素(如 IL-1α、TGF-α、KGF)参与了这些物质的积聚性表达,和正常外耳道皮肤相比,中耳胆脂瘤上皮中 cdk2 和 cdk4 的表达明显增加,而且在有严重炎症的上皮下,这种趋势更加明显,推测该处的炎症刺激可导致炎症细胞加速表达 IL-1α、KGF,而这些细胞分裂素又提高上皮细胞对 cdk2 和 cdk4 的表达,细胞易通过 G1-S 的限制,导致细胞增殖加速。

二 骨质破坏的免疫学机制

目前认为,中耳乳突胆脂瘤引起骨质破坏除了主要与局部压迫、破骨细胞浸润密切相关外,炎性细胞因子和多种酶引起的免疫学反应在骨质破坏机制中亦发挥重要的作用。

胆脂瘤上皮的堆积一方面对周围骨质产生压迫,同时胆脂瘤基质及基质下方的炎性肉芽组织还可产生多种酶如溶酶体酶、胶原酶等,以及前列腺素和细胞因子等,可引起周围骨质脱钙和骨壁破坏,同时,胆脂瘤也在不断地向周围扩大。胆脂瘤基质是胆脂瘤外周部分,由肉芽组织、炎症侵犯的上皮下结缔组织组成,含有淋巴细胞、组织细胞、血浆细胞和少数的中性粒细胞,有时在胆脂瘤基质和邻近的骨质之间可以见到破骨细胞。有学者通过电镜观察胆脂瘤周围的破坏骨片,发现在破坏的听小骨骨小梁的表面有活性破骨细胞存在,并见大量波纹状蓝染的骨质黏合线,提示破骨细胞参与了骨质破坏。

上述骨质破坏的免疫学机制并非相互独立,而是彼此联系、相互影响。如细胞因子不但能激活破骨细胞活性,还能激活炎性细胞和上皮细胞释放一系列生物酶,引起骨组织脱钙,骨基质、骨蛋白的溶解,最终导致骨吸收。

组织酶学

已经证实胆脂瘤组织中含有诸多酶类,例如碳酸酐酶(carbonic anhydrase)、胶原酶(collagenase)、溶酶体酶类(lysosomal enzymes)、非溶酶体酶类(non-lysosomal enzymes)、基质金属蛋白酶(matrix metalloprteinasea,MMPs)和纤溶酶(plasmin)等多种酶类。这些酶类在中耳乳突胆脂瘤组织过度增殖、凋亡和骨质破坏的机制中可能发挥着重要作用。

按照它们在发病机制中的作用,这些酶分为参与脱矿物质的酶和参与基质降解的酶两类。参与脱矿物质的酶有碳酸酐酶和透明质酸酶等,它们在中耳乳突胆脂瘤致骨质吸收破坏的脱矿物质阶段发挥作用,碳酸酐酶参与氢离子的形成,大量氢离子的产生改变了胆脂瘤组织的 pH,不仅直接参与骨质矿物质的溶解过程,而且为溶酶体酶破坏胶原作用提供了合适的酸性环境。参与基质降解的酶比较多,其中胶原酶是有机基质降解的主要因素,它主要是由成纤维细胞产生,巨噬细胞和成骨细胞也能产生胶原酶。胶原酶的产生可受多种细胞因子和其他一些因素的影响。

基质金属蛋白酶(metrix metalloproteinases,MMPs)是一类能有效降解细胞外基质的锌离子依赖型蛋白质家族,在正常的生命过程中,它们参与结缔组织包括骨组织的重建。其基因表达和活性的异常在牙周病、肿瘤浸润及转移、骨代谢和器官硬化性疾病的发生发展中起重要作用。20世纪90年代即有对人类胆脂瘤组织中MMPs家族表达的研究,发现MMP-2、MMP-9、MMP-3在胆脂瘤上皮的基底和基底上细胞层有表达,MMP-8在上皮和肉芽组织中也有稀疏分布。21世纪初的研究显示MMP-1在胆脂瘤上皮的角质层到基底层均有较高的表达,且明显高于外耳道上皮。之后在胆脂瘤周围骨组织结构变化的研究中发现,胆脂瘤上皮附近的乳突骨组织的骨膜连续性中断、骨小梁紊乱,以及骨组织内存在MMP-2、MMP-9的表达,并与胆脂瘤组织中MMP-2、MMP-9表达密切相关。由此可见,MMPs家族平衡紊乱导致的蛋白水解在中耳乳突胆脂瘤致骨吸收及细胞增殖的发病机制中起重要作用。MMPs的活性可受到许多因素的调控,如酶基因表达水平、酶原激活水平以及酶活性抑制和炎性介质等。进一步研究其调控机制,有助于了解胆脂瘤发病的免疫学机制,并进而为胆脂瘤的防治寻找新的途径。目前,一些MMPs抑制剂类药物已经处于临床药物试验阶段。另外,MMPs/TIMPs作为预测胆脂瘤骨浸润能力的指标及其在DNA、mRNA、表达蛋白等各水平检测的意义、敏感性、应用价值,以及TIMPs作为基因治疗武器等,能否在胆脂瘤组织中发挥作用,均具有巨大的研究前景。

除上述酶类之外,目前已有一些研究表明胆脂瘤组织中溶酶体水解酶、组织蛋白酶B(cathepsin B)、酸性磷酸酶(acid phosphatase)、亮氨酰氨基肽酶(leucine aminopeptidase)和溶菌酶等的水平均较正常皮肤明显增高。酸性磷酸酶是破骨细胞的一种特异性酶。组织蛋白酶B在酸性介质中降解胶原,通过胞饮作用被摄入细胞内,在胆脂瘤病理条件下,胶原迅速降解。亮氨酰氨基肽酶在胆脂瘤周围的结缔组织中有很强的水解活性。而溶菌酶作为吞噬酶的一种,是与某些细菌细胞壁黏多糖成分聚合作用相关的溶酶体酶,主要存在于单核细胞和粒细胞的特殊颗粒中。

细胞因子

目前已经报道证实与中耳乳突胆脂瘤相关的细胞因子主要有IL-1、IL-2、IL-6、IL-8、IL-9、TNF-α和TGF-β等。其中IL-1、IL-6和TNF-α目前已有较深的了解。

1. IL-1 主要存在于正常及变性的上皮细胞内,作为上皮细胞的自分泌生长因子刺激上皮细胞增生,促使骨质降解,是已知的引起骨质降解最有效的诱导因素之一。它有两种分子类型,IL-1α能诱导未分化的成骨细胞,IL-1β具有破骨细胞激活因子的活性,主要协同破骨细胞对骨质的吸收及胶原的降解。IL-1定位于胆脂瘤上皮及基质,同时胆脂瘤邻近的单核细胞、骨细胞、角化的上皮细胞亦表达明显,虽然正常的外耳道皮肤亦有表达,但胆脂瘤上皮的表达明显高于正常皮肤。另外,胆脂瘤上皮细胞还能产生和分泌IL-1,在胆脂瘤组织内形成自分泌环路,作用于未成熟的上皮细胞,使其增生、角化。Massuda和Oliveira研究表明,中耳乳突胆脂瘤基底细胞层均出现IL-1 mRNA的强表达,而胆脂瘤组织提取物中IL-2和IL-6也均高于正常外耳道皮肤,呈强表达。

2. 肿瘤坏死因子α(TNF-α) 是一类能直接造成肿瘤细胞死亡的细胞因子。炎症刺激上皮细胞分泌TNF-α,进而刺激肉芽组织形成,随之局部浸润增多的多种炎性细胞(如巨噬细胞、单核细胞等),也进一步致TNF-α水平再提高,如此正反馈形成恶性循环。20世纪90年代初首次证实TNF-α存在于中耳乳突胆脂瘤上皮中,主要分布在胆脂瘤上皮基底层及基底层以上的各层细胞中。之后的研究显示TNF-α定位于胆脂瘤上皮及上皮下肉芽组织,中耳的上皮细胞因炎症活化也具有产生TNF-α的能力。且结合临床的研究表明,TNF-α在广泛的胆脂瘤中含量比局限的胆脂瘤显著增高。事实上,中耳乳突胆脂瘤组织中的TNF-α和酸性磷酸酶、溶酶体酶等的含量均明显高于正常外耳道皮肤。

3. IL-6 是一种重要的免疫细胞因子和炎性细胞因子,同IL-1和TNF-α密切相关,可刺激骨髓粒细胞、巨噬细胞集落形成,继续刺激它们进一步形成破骨细胞的前体细胞,通过刺激破骨细胞的前体细胞的形成和分化,激发破骨细胞的活性,促进骨质吸收,导致骨质破坏。在中耳乳突胆脂瘤,IL-6主要位于胆脂瘤的上皮和上皮下基质,其在胆脂瘤上皮、基质及外耳道皮肤的阳性率分别为100%、100%和25%,表明IL-6在中耳乳突胆脂瘤中的表达明显高于外耳道皮肤。而且发现,IL-6在中耳乳突胆脂瘤的表达与听骨链的破坏关系极为显著。

IL-1、IL-6 等和 TNF-α 相互影响、相互作用，共同介导中耳乳突胆脂瘤的骨质破坏。然而，由于细胞因子网络免疫调节的复杂性，很难确切说明具体每一种细胞因子在胆脂瘤发病机制中的作用，因此需要更为深入的研究。

三　细胞凋亡和信号转导的调控

高度增殖的胆脂瘤上皮中，已有越来越多的证据表明其基质中同时存在细胞凋亡现象。如 Ergun 等利用 TUNEL 技术和免疫组化技术检测了凋亡细胞在正常外耳道皮肤、中耳乳突胆脂瘤和中耳鳞状细胞癌中的表达，发现凋亡细胞主要存在于中耳乳突胆脂瘤和中耳鳞状细胞癌中，且中耳乳突胆脂瘤上皮细胞的凋亡现象比中耳鳞状细胞癌更为显著。胆脂瘤细胞的凋亡指数最高，中耳鳞状细胞癌居次，正常外耳道皮肤最低。现在已经证明多种凋亡相关基因以及信号转导径路和调控因子参与了胆脂瘤细胞的凋亡机制。

凋亡相关基因

细胞凋亡受基因控制，但癌基因是否参与中耳乳突胆脂瘤的形成尚无定论。目前已经检测到可能与中耳乳突胆脂瘤有关的癌基因主要有 C-myc、C-jun、RAS 蛋白等，有关的抑癌基因有 *p53*、*p15*、*p16*、*p27*，凋亡抑制蛋白有 survivin 和 *bcl-2* 等。

1. 癌基因

(1)*C-myc*：在细胞增殖和凋亡调控中是一个重要的相关基因，具有诱导增殖和凋亡双重作用的基因。它的产物为转录因子，是细胞生长的正性调控物，促进细胞周期进展，尤其驱动细胞从 G1 期进入 S 期。研究表明 *C-myc* 在胆脂瘤上皮的基底层和其他层细胞的胞核均有表达，且表达强度高于正常外耳道上皮，说明 *C-myc* 在中耳乳突胆脂瘤上皮细胞增殖和凋亡调控中有重要作用。

(2)*C-jun* 基因：为编码转录活化因子，参与基因表达的调控。胆脂瘤上皮细胞的基底细胞层和棘细胞层有 *C-jun* 的表达，而正常上皮只有基底细胞层有表达，提示 *C-jun* 参与胆脂瘤上皮的增殖与分化。

(3)*RAS* 蛋白：由原癌基因 *RAS* 基因编码，是细胞生长分化信号传递通路上的分子开关蛋白，采用免疫组化方法发现胆脂瘤上皮各层角质细胞均有 *RAS* 蛋白的表达，正常外耳道皮肤则无表达，提示 *RAS* 基因参与胆脂瘤上皮的增殖与分化。

2. 抑癌基因

(1)*p53*：是一种抑制细胞生长和促进细胞凋亡的基因，在细胞凋亡、细胞周期控制分化、角化细胞增殖和新生物形成过程中起基础作用。有研究证实 *p53* 在胆脂瘤上皮中有高表达，然而也有研究结果显示在胆脂瘤和外耳道皮肤中 *p53* 的表达极微量甚至无表达。还有研究表明，在中耳乳突胆脂瘤组织中 *C-jun* 和 *p53* 均高表达，并认为 *p53* 抑制转录因子如 *C-jun*、*C-fos* 基因的细胞增殖功能可发挥细胞增殖负调节功能从而介导凋亡。Huisman 等的研究很有意思，该研究显示在胆脂瘤上皮中，细胞增殖的标志物 Ki-67 有表达，同时 *p53* 的表达亦增强，但两者之间无相关性。提示在胆脂瘤上皮形成中，既有 Ki-67 标志的细胞增殖，又有 *p53* 诱导上皮细胞增殖停滞在 G1 期或程序细胞死亡导致的细胞凋亡。

(2)*p27*：是一种新的抑癌蛋白，是一种广谱的细胞周期蛋白依赖性激酶(cyclin-dependent kinase，CDK)的抑制因子(cyclin-dependent kinase inhibitor，CDKI)。有研究采用免疫组化方法证明 *p27* 在胆脂瘤上皮中高表达，且主要表达在上皮细胞的胞核，在棘层、颗粒层及基底旁层中有散在表达。研究还证实胆脂瘤上皮细胞的凋亡明显高于耳后皮肤，而且都在基底层以上，基底层中没有发现，这和 *p27* 在胆脂瘤上皮中的表达部位相一致。因此认为 *p27* 在胆脂瘤上皮中的高表达，诱导上皮细胞凋亡，促使细胞碎屑堆积，导致胆脂瘤形成。但相反的研究结果是发现 *p27* 在胆脂瘤上皮中的表达明显低于外耳道皮肤，该研究认为 *p27* 在胆脂瘤上皮中的表达降低，使胆脂瘤上皮细胞顺利地从 G1 期进入 S 期，导致

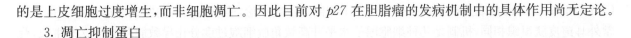

的是上皮细胞过度增生,而非细胞凋亡。因此目前对 *p27* 在胆脂瘤的发病机制中的具体作用尚无定论。

3. 凋亡抑制蛋白

(1)survivin 蛋白:是凋亡抑制蛋白家族(inhibitor of apoptosis,IAP)的一个新成员,具有抗细胞凋亡作用,是迄今发现最强的凋亡抑制蛋白,它是经效应细胞蛋白酶受体 cDNA 在人类基因组库的杂交筛选中分离出来的。survivin 位于染色体的 17q25,长度范围为 75~130kb,由 1.9kb 的 mRNA 转录和编码,是含 142 个氨基酸的蛋白。survivin 蛋白属于一类防止细胞自我破坏(即凋亡)的蛋白质,主要通过抑制凋亡酶的作用来阻碍其把细胞送上自杀的道路。

(2)*bcl-2* 和 *bax* 基因:也是受到高度关注的细胞凋亡调控基因。*bcl-2* 抑制细胞凋亡,*bax* 促进细胞凋亡。*bcl-2/bax* 两蛋白的比值是决定细胞接受刺激信号后凋亡抑制作用强弱的关键因素。

不同患者的胆脂瘤标本中 survivin 及 *bcl-2* 的表达范围基本一致,即在基底层的表达范围较基底上层为广,从基底层至基底上层表达都呈现减低趋势,而且两者在胆脂瘤标本的表达水平都明显高于皮肤对照,同一胆脂瘤标本中,survivin 表达指数与 *bcl-2* 表达指数之间有显著的相关性。凋亡抑制蛋白 survivin 和 *bcl-2* 在中耳乳突胆脂瘤的异常表达,说明在胆脂瘤上皮增殖的同时,伴有 survivin 和 *bcl-2* 的产生,且细胞增生程度加重,提示 survivin 和 *bcl-2* 可能参与了胆脂瘤上皮的凋亡调控过程。减少 survivin 和 *bcl-2* 的产生可能会有效减少中耳乳突胆脂瘤的增殖。

细胞信号转导径路和调控因子

1. caspase　caspase 家族属于半胱氨酸基天冬氨酸基-特异性蛋白水解酶,目前认为 caspase 是一切凋亡信号转导的共同通路,各种 caspase 被层层激活,最终引发细胞凋亡。

(1)caspase-3:是 Fas 介导细胞凋亡蛋白酶级联反应中的核心蛋白酶,抑制 caspase-3 酶活性或拮抗 caspase-3 功能可抑制 Fas 介导的细胞凋亡,说明 caspase-3 对 Fas 介导的细胞凋亡是必需的。近年国内有研究表明 caspase-3 在胆脂瘤中的表达显著高于正常上皮,并与凋亡呈正相关,该研究还发现胆脂瘤上皮中 XIAP 表达与 caspase-3 表达及凋亡均呈负相关。

(2)caspase-8:在胆脂瘤上皮各层细胞中也均有强表达,而正常外耳道皮肤表达较弱,提示其可能参与了中耳胆脂瘤上皮细胞的过度凋亡及增殖的调控。

2. Fas　又称 APO-1 或 CD95,是分子质量为 44 000 的凋亡受体,属于神经生长因子(NGF)/肿瘤坏死因子(TNF)受体超家族成员,广泛存在于多种组织细胞。Fas 通过两种方式与 JNK/SAPK 通路相互作用,启动细胞凋亡发生。一是通过一个新的结合器 Daxx 与 Fas 的死亡结构域 DD 结合,并通过一个应激 JNK 的上游激酶 SEK-1 活化 JNK;二是通过 caspase-8 分裂出来的 P21 活化激酶-2(PAK-2)来活化 JNK/SAPK 通路。Fas 启动的细胞凋亡与线粒体通透性改变有关,Fas 介导的细胞凋亡通常是由 Fas 受体和 Fas 配体来调节的。

对 10 例中耳手术中取得的胆脂瘤和耳后皮肤进行研究,采用 TUNEL 染色技术和基因组 DNA 琼脂糖凝胶电泳检测细胞凋亡,用免疫组化方法检测 Fas/APO-1 蛋白的表达,结果发现 TUNEL 染色在 9 例胆脂瘤上皮的基底层以上有较多的阳性细胞核,而在耳后皮肤仅有少数阳性细胞出现在颗粒层,免疫印迹分析和免疫组化发现 Fas/APO-1 蛋白在 8 例胆脂瘤上皮表达阳性。Fas/APO-1 蛋白表达部位与 TUNEL 阳性细胞分布基本一致。

3. 蛋白激酶 C(protein kinase,PKC)　是一族组织相近、磷脂依赖、甘油二酯活化的同工酶,在多种细胞传导通路中发挥关键作用。PKC 广泛参与细胞信号转导、癌基因活化、蛋白质磷酸化和细胞对生长因子应答等多种生理、生化及病理过程。PKC 作为基因转录调节剂,调节许多转录因子的活性。PKC 持续活化或超表达可导致细胞增殖和形态学方面的改变。

蛋白激酶 C-δ(PKCδ)和蛋白激酶 C-η(PKCη)被认为在分化信号转导过程中起关键作用;细胞角蛋白 1(CK1)和细胞角蛋白 10(CK10)是构成细胞支架的基本蛋白。1999 年 Miyazaki 等用免疫组化染色技术,比较胆脂瘤上皮和正常外耳道皮肤中的 PKCδ、PKCη、CK1、CK10 和 involucrin 的表达情况,发现胆脂瘤上皮和正常外耳道皮肤的 PKCδ、PKCη 表达模式未见明显差异,主要表达于棘层和粒层,CK1、

CK10 和 involucrin 的表达模式也几乎与此完全相同。由此结论,胆脂瘤表皮角朊细胞的最终分化与正常外耳道皮肤组织相同,机制是几种细胞因子水平升高致角朊细胞过度分化导致胆脂瘤上皮的生长,受控于最终分化和凋亡。

4. 其他调控因子　Toll 样受体 2(TLR-2)是一种跨膜受体,在病原体感染机体中可发挥天然免疫作用,并通过其胞内信号转导而连接获得性免疫。基质金属蛋白酶 9(MMP-9)是一种可降解细胞外基质的内肽酶,其作用底物为 I、III、IV、V 型胶原以及明胶等。近年来研究发现,相对于正常外耳道上皮,中耳的胆脂瘤上皮中 TLR-2 和 MMP-9 均为高表达。其他如 NF-κBp65 蛋白在中耳胆脂瘤上皮组织中阳性表达率为 63.3%,明显高于正常外耳道皮肤组的 20.0%。

DNA 和染色体异常

新近有研究报道胆脂瘤细胞中的 human microRNA-21(hsa-miR-21)比正常外耳道上皮细胞长 4.4 folder,且 hsa-miR-21 的下游目标 PTEN 和程序性死亡因子 4 在大部分胆脂瘤组织中显著减少。其实之前的体外培养研究已经发现,增殖活动活跃的胆脂瘤存在染色体的不稳定性,特别是 7 号染色体三倍体的出现,研究采用 PC10 单克隆抗体免疫组化检查增殖期细胞核抗原(PCNA)以及以特异性-α 卫星 DNA 为探针进行染色体荧光原位杂交观察 7 号染色体,结果证实 7 号染色体三倍体与高 PCNA 指数有显著相关性。

其他关于细胞凋亡的研究

1. 端粒(telomer)和端粒酶(telomerase)　端粒是真核细胞线性染色体末端富含 G 的简单重复结构。正常情况下,细胞每分裂一次,将损失端粒 DNA30~150bp,使端粒逐渐缩短。当端粒缩短至一定长度时,细胞即生长停滞、衰老,直至死亡。端粒酶是一种特殊的逆转录酶,能合成端粒 DNA 添加到染色体末端,防止 DNA 复制造成端粒缩短,以维持染色体长度稳定性。端粒酶与细胞衰老、永生及肿瘤的发生密切关系。近年有研究用 TUNEL 技术检测胆脂瘤和鳞癌组织的端粒酶活性及端粒的长度,发现鳞癌组织中,端粒酶的活性为 66%,而在胆脂瘤组织中仅为 3.4%,但是尽管端粒酶活性在两者之间有很大差异,端粒的长度相似。实验发现胆脂瘤上皮的细胞凋亡率为 30%,而鳞癌组织细胞凋亡率仅为 3%,两者存在显著性差异。胆脂瘤上皮中低端粒酶活性与高细胞凋亡相对应,说明端粒酶的激活在胆脂瘤形成中不起重要作用,相反,端粒酶活性的缺失可诱导细胞凋亡,限制胆脂瘤上皮的增殖能力。

2. 半乳糖凝集素(galectin)　即 β-半乳糖苷结合蛋白,有 16 种亚型,在细胞凋亡和对各个组织内的细胞黏附水平起显著的调节作用。应用免疫组化法对 70 例胆脂瘤标本检测均发现 galectin-1 表达显著。

3. 热激蛋白(heat shock protein,HSP)　免疫组化研究发现 HSP60 和 HSP70 出现在胆脂瘤各层角质细胞的胞质中,HSP70 在角质细胞的胞核中也有表达。而在正常的外耳道皮肤中一般检测不到 HSPs。HSP70 可以稳定 p53 蛋白从而延长 p53 的作用。用 TUNEL 方法检测胆脂瘤上皮(CE)、正常的外耳道皮肤(NAMS)和胆脂瘤患者的外耳道皮肤(CAMS)的细胞凋亡时发现,NAMS 和 CAMS 中凋亡细胞位于上皮最外层,数量较少,而 CE 中,凋亡细胞分布在颗粒层、棘层,数量较多,进一步说明 CE 中棘层细胞已开始凋亡,且细胞凋亡增强。

四　胆脂瘤与中耳及全身免疫反应

胆脂瘤的免疫反应可以认为是针对隐匿在胆脂瘤囊中的细菌和其他病原体的蛋白质的。在对胆脂瘤组织的培养中,已经证实同时有需氧菌和厌氧菌存在。机体首先启动天然免疫机制,通过补体系统和巨噬细胞等来清除这些微生物和抗原物质。但当不能完全清除病变时,则会进一步启动特异性免疫系统。此时细胞介导的免疫系统被激活,胆脂瘤的基质中有以 T 淋巴细胞为主的多个免疫细胞浸润,后者可分泌 sIgA 及多种生物因子如 IL-1、IL-6、IL-8 及 TNF-α,从而引起结缔组织破坏和骨质吸收等破

坏性病变。目前已报道与局部和全身免疫反应密切相关的因素有人 β 防御素和朗格汉斯细胞（Langer-
hans cell，LC）。

中耳乳突胆脂瘤与人 β 防御素

人 β 防御素 2（human defensin-beta2，HDB-2）是细菌和前炎性因子刺激下合成表达的抗菌肽，主要分布在感染后的皮肤和黏膜组织中，构成机体抵御微生物的第一道化学屏障，近年来的研究表明其在中耳乳突胆脂瘤的形成和发展的免疫学机制中起一定作用。

已经有通过免疫组织化学技术和 RT-PCR 法检测证实了人类中耳胆脂瘤中 HDB-2 表达高于外耳道皮肤的报道，而 HDB-1 在胆脂瘤与外耳道皮肤中的表达基本相同，指出 β 防御素在中耳乳突胆脂瘤的慢性炎症状态中有重要作用。另一个用 RT-PCR 和 Western blot 法检测胆脂瘤组织中 HDB-2 和 HDB-3 的 RNAs 和蛋白的研究得出了相似的结果，即胆脂瘤上皮的上颗粒层和棘细胞层均表达 HDB-2 和 HDB-3，而正常的外耳道上皮各层均未见表达。HDB-2 和 HDB-3 的增强表达提示胆脂瘤作为中耳角化细胞的慢性炎症状态，可引起机体的免疫应答。

胆脂瘤上皮和皮肤表皮具有相似的结构和功能，HDB-2 在胆脂瘤上皮中的表达及作用值得重视。近年国内有研究采用免疫组织化学观察 21 例中耳乳突胆脂瘤上皮和 10 例外耳道正常皮肤表皮中 HDB-2 的表达及 H 朗格汉斯细胞（LC）的密度，结果表明胆脂瘤上皮中的 HDB-2 的表达水平及 LC 密度较外耳道皮肤表皮增高，且胆脂瘤上皮中 HDB-2 表达与上皮内 LC 的密度存在正相关。胆脂瘤上皮中 HDB-2 可能是 LC 重要的趋化因子，在连接特异与非特异性免疫中扮演一定角色。胆脂瘤上皮中 HDB-2 表达的明显上调，可能与胆脂瘤组织中细胞因子，隐匿在胆脂瘤中细菌、内毒素等的持续刺激有关。由于 HDB-2 具有天然的抗菌功能，在与病菌感染关系密切的胆脂瘤病变中表达增高，对维持局部抗菌环境具有重要意义。

中耳乳突胆脂瘤中的 Langerhans 细胞

Langerhans 细胞（LC）为抗原提呈细胞（antigen presenting cell，APC），是免疫活性细胞之一（图 7-44-2）。LC 胞质中有特殊的 Birbeck 颗粒，呈棒状或网球拍状，功能尚不明确。LC 外膜有突起，细胞表面有多种免疫标志，对 LC 的鉴定和免疫功能有一定的意义。LC 表面有 MHC Ⅱ 级分子表达，实验证明小鼠中只有 Ⅰa 阳性细胞才有辅助 T 淋巴细胞的分化、增殖功能，如以 Ⅰa 抗体处理则使此功能消失。LC 上有 CD4、CD8 等抗原表达，它们在抗原提呈过程中也起到一些作用。

LC 表面有镁依赖性三磷酸腺苷酶（Mg-AT-Pase），细胞内存在 S-100 角蛋白，功能尚未知晓。在中耳乳突胆脂瘤以及与其相邻的含有炎性细胞浸润的黏膜中可检出 Mg-ATPase 阳性并带有树突状突起的典型的 LC 体（图 7-44-3），而健康的鼓膜中几乎

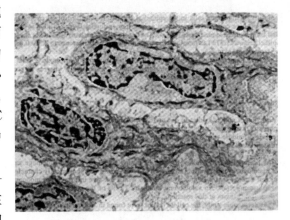

图 7-44-2　胆脂瘤上皮中的 Langerhans 细胞
（透射电镜）

看不到 LC，外耳道和耳后皮肤也与身体其他部位的皮肤一样可见 LC。中耳乳突胆脂瘤上皮中 LC 数目较正常外耳道皮肤明显增多。CD1 阳性细胞在有上皮组织的胆脂瘤标本中，可见 CD1 阳性树突状 LC 细胞，按两种方式分布，聚集成团的 CD1 阳性细胞充满整个上皮，从基底层直达顶层，各个细胞借它们的丝状树枝状突起彼此相连（图 7-44-4）。在这些聚集的细胞之外，还可见到散在的 CD1 阳性 DC，位于上皮的基底层以上，这些细胞的树突状突起明显较聚集的细胞团中者少。在炎症严重的情况下，胆脂瘤的基质中也可见 CD1 阳性 DC 位于近上皮处，这些细胞多数集中在上皮组织的 CD1 阳性细胞团边缘。胆脂瘤中见不到脱落的 CD1 阳性细胞。T 淋巴细胞在胆脂瘤的上皮中，CD5 阳性细胞仅见于基底

层,连续切片显示它们主要集结于 CD1 阳性 DC 聚集成团的区域。孤立的 CD8 阳性细胞也主要见于上皮中 CD1 阳性细胞聚集成团的区域,其下的基质中可见沿鳞状上皮分布的 CD8 和 CD4 阳性淋巴细胞形成的混合集落,其中 2 种淋巴细胞的数量大致相等。在距离上皮稍远处,CD8 较 CD4 阳性细胞数量为多。胆脂瘤中 CD3 和 CD68 表达明显高于外耳道皮肤。

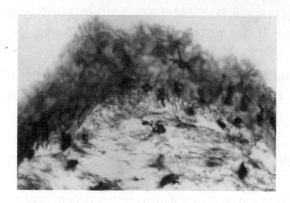

图 7-44-3 胆脂瘤上皮中的 Langerhans 细胞
（Mg-ATP 染色 ×400）

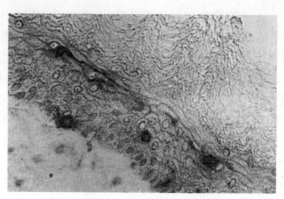

图 7-44-4 胆脂瘤上皮中散在的 CD1 阳性 Langerhans
细胞,树枝状突起较短（免疫组化×400）

中耳乳突胆脂瘤与嗜酸性胶体和黏膜免疫共享

嗜酸性胶体是皮肤苔藓样组织反应（lichenoid tissue reation,LTR）的特征表现,LTR 是移植物抗宿主反应和红斑狼疮常见的组织学表现。嗜酸性胶体的出现是由上皮细胞的细胞毒性免疫应答产生的,说明上皮基底细胞的损害。有研究已经证实在部分胆脂瘤标本的上皮中存在嗜酸性胶体（图 7-44-5、图 7-44-6）,且电镜下胆脂瘤基底层角化细胞、细胞器退行性变和胞桥小体消失等超微结构改变也见于LTR,由此表明细胞介导的免疫应答也参与了胆脂瘤的发病机制。

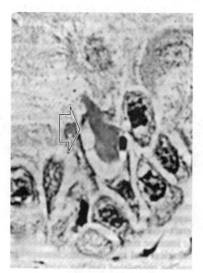

图 7-44-5 胆脂瘤上皮细胞层中的嗜酸性胶体
（空箭头）（透射电镜 ×1000）

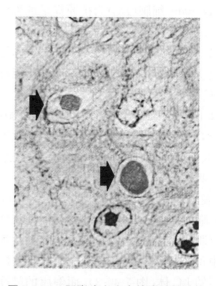

图 7-44-6 胆脂瘤上皮中的嗜酸性胶体
（黑色箭头）（透射电镜 ×1000）

中耳黏膜是全身黏膜防御系统的一部分,它不仅具有强大的天然免疫系统,还可通过特异抗原刺激诱导产生细胞免疫和体液免疫。一个部位黏膜如鼻腔黏膜被抗原刺激激活鼻相关淋巴滤泡的淋巴细胞,激活的淋巴细胞可通过淋巴循环或血液循环进入其他部位的黏膜产生免疫反应,这就是所谓的黏膜免疫共享（common mucosal immune system,CMIS）的概念。在动物实验中,用不可分型流感嗜血杆菌（nontypeable haemophil usinfluenzae,NTHi）分离的外膜蛋白（outer membrane protein,OMP）接种鼻黏膜后,鼻咽黏膜OMP特定IgA及其形成细胞明显增多,NTHi清除率也提高。近年,用NTHi外膜蛋白中的P6蛋白结合霍乱毒素鼻内接种,在动物实验中证明是一种比较有效的预防中耳炎的免疫接种手段。HBD2和BPI是存在于人体的天然抗菌蛋白(肽),其对中耳炎的潜在治疗作用正在引起人们的兴趣。

参 考 文 献

1. 顾之燕,韩子刚,刘志连.耳鼻咽喉科变态反应和免疫性疾病.天津:天津科学技术出版社,1999:125-133

2. 潘松林,龚树生.中耳胆脂瘤发病机制研究进展.听力学及言语疾病杂志,2008,16:338-340

3. 方练,林刃舆.角化细胞生长因子在中耳胆脂瘤的表达及意义.中国耳鼻咽喉头颈外科,2010,17:37-39

4. 余其林,金康业.中耳胆脂瘤上皮细胞增生与凋亡状态的研究.临床耳鼻咽喉科杂志,2001,15:450

5. 崔永华,潘宏光,高起学.中耳胆脂瘤上皮细胞DNA的特征.临床耳鼻咽喉科杂志,2001,15:62

6. 王辉兵,徐志文,唐安洲.胆脂瘤型中耳炎骨质破坏机制的组织酶学研究.耳鼻咽喉-头颈外科,2002,9:62

7. 李冬,龚树生,黄芳,等.中耳胆脂瘤研究进展及其与凋亡抑制蛋白survivin和Bcl-2的关系.临床耳鼻咽喉头颈外科杂志,2007,21:39-41

8. 徐洁,王冰,李朝军,等.Caspase-8在中耳胆脂瘤上皮中的表达及意义.中华耳科学杂志,2010,8:203-206

9. 吴淑献,沈志忠.TLR-2、MMP-与胆脂瘤型中耳炎的关系.医学综述,2010,16:1012-1014

10. 楼文蓉,郑明秀.β防御素2在中耳胆脂瘤上皮中的表达及意义.医学综述,2009,15:499-501

11. 任晓勇,崔鹏程,陈文弦,等.人类β防御素2在中耳胆脂瘤上皮中的表达及意义.临床耳鼻咽喉科杂志 2005,19:313-315

12. 顾之燕.中耳乳突胆脂瘤形成和发展的免疫学机制.临床耳鼻咽喉科杂志,2004,18:193-196

13. Bujia J,Schilling V,Holly A,et al. Hyperproliferation-associated keratin expression in human middle ear cholesteatoma. Acta Otolaryngol,1993,113:364-368

14. Sasaki H,Huang CC. Expression of cytokeratins 13 and 16 in middle ear cholesteatoma. Otolaryngol Head Neck Surg,1994,110:310-317

15. Kim HJ,Tinling SP,Chole EA,et al. Increased proliferation and migration of epithelium in advancing experimental cholesteatomas. Otol Neurotol,2002,23:840-844

16. Kim HJ,Tinling SP,Chole EA,et al. Expression patterns of cytokeratins in cholesteatomas:evidence of increased migration and proliferation. J Korean Med Sci,2002,17:381-388

17. Kuczkowski J,Pawelczyk T,Bakowska A,et al. Expression patterns of Ki67 and telomerase activity in middle ear cholesteatoma. Otol Neurotol,2007,28:204-247

18. Sudhoff H,Bujía J,Fisseler-Eckhoff A,et al. Expression of a cell-cycle-associated nuclear antigen(MIB 1)in cholesteatoma and auditory meatal skin. Laryngoscope,1995,105:1227-1231

19. Nelson AR,Fingleton B,Rothenberg ML,et al. Matrix metalloproteinase:biologic activity and clinical implication. Clin Oncol,2000,18:1135-1149

20. Banerjee AR,Jones JL,Birchall JP,et al. Localization of matrix metalloproteinase 1 in cholesteatoma and deep metal skin. Otol Neurotol,2001,22:579-581

21. Cimamon U,Kronrnberg J,Benayhu D. Structural changes and protein expression in the mastoid bone adjacent to cholesteatoma. Laryngoscope,2000,100:1198-1203

22. Akimoto R,Pawankar R,Yagi T,et al. Acquired and congenital cholesteatoma:determination of tumor necrosis factor-alpha,intercellular adhesion molecule-1,interleukin-1-alpha and lymphocyte functional antigen-1 in the inflammatory process. ORL J Otorhinolaryngol Relate Spec,2000,62:257-265

23. Massudate T,Oliveira JA. A new experimental model of acquired cholesteatoma. Laryngoscope,2005,115:481-485

24. Vitale RF,Riberiro FA. The role of tumor necrosis factor 2 alpha(TNF 2 alpha)in bone resorption present in middle ear cholesteatoma. Braz J Otorhinolaryngol,2007,73:117-122

25. Huisman MA,Heer ED,Grote JJ,et al. Cholesteatoma epithelium is characterized by increased expression Ki-67,p53 and p21,with minimal apoptosis. Acta Otolaryngol,2003,123:377-382

26. Motamed M,Power D,Kendall C,et al. p53 expression and keratinocyte hyperoliferation in middle ear cholesteatoma. Clin Otolaryngology. 2002,27:505-510

27. Chae SW,Song JJ,Suh HK,et al. Expression patterns of P27kip1 and Ki-67 in cholesteatoma epithelium. Laryngoscope,2000, 110:189-191

28. Yildirin A,Bayazit MD,Metin Karakok MD,et al. Cycline-dependuent kinase inhibitor,p27(KIP1),is associated with cholesteatoma. Laryngoscope,2001,111:1037-1041

29. Park HJ,Park K. Expression of Fas/APO-1 and apoptosis of keratinocytes in human cholesteatoma. Laryngoscope, 1999,109:613-616

30. Myers EN,Park K,Chun YM,et al. Signal transdution pathway in human middle ear cholesteatoma. Otolaryngol Head Neck Surg,1999,120:899-904

31. 52. Lavezzi A,Mantovani M,Cazzullo A,et al. Significance of trisomy 7 related to PCNA index in cholesteatoma. Am J Otol,1998,18:109-112

32. Simon P,Decaestecker C,Choufani G,et al. The levels of retinoid RAR beta receptors correlate with galectin-1、-3、 and-8 expression in human cholesteatomas. Hear Res,2001,156:1-9

33. Park K,Moon SK,Choung YH,et al. Expression of beta-defensins in human middle ear cholesteatoma. Acta Otolaryn-gol,2003,123:236-40

34. Song JJ,Chae SW,Woo JS,et al. Differential expression of human beta defensin 2 and human beta defensin 3 in human middle ear cholesteatoma. Ann Otol Rhinol Laryngol,2007,116:235-240

35. Hussein MR,Sayed RH,Abu-Dief EE,et al. Immune cell profile in invasive cholesteatomas:preliminary findings. Exp Mol Pathol,2010,88:316-323

36. Hotomi M,Yamanaka N,Shimada J et al. Intranasal immunization with recombinant outer membrane protein P6 in-duces specific immune responses against nontypeable Haemophilus influenzae. J Pediatr Otorhinolaryngol,2002,65: 109-116

37. Nell MJ,Grote JJ. Efficacy of bactericidal/ permeability increasing protein in experimental otitis media with effusion in rats:a new therapy for mucosal infections. J Lab Clin Med,2001,137:303-309

38. Nell MJ,Albers-Op't Hof BM,Koerten HK,et al. Inhibition of endotoxin effects on cultured human middle ear epithe-lium by bactericidal permeability increasing protein. Am J Otol,2000,21:625-630

39. Welkoborsky HJ. Current concepts of the pathogenesis of acquired middle ear cholesteatoma. Laryngorhinootologie, 2011,90:38-48

第 45 章
同种异体移植鼓室成形术的中耳免疫应答

安云芳　赵长青

中耳黏膜具有免疫功能,此种免疫功能其反应不依赖血清免疫球蛋白,而主要表现在黏膜局部,因此称之为黏膜免疫(mucosal immune)或分泌性免疫(secretory immune),是黏膜免疫系统的一部分。

所谓的黏膜免疫系统(mucosal immune system,MIS)是指机体与外界相通的腔道黏膜表面的免疫。黏膜是吸收、消化和交换营养物质的场所,面积巨大,呼吸道、消化道、泌尿生殖道、眼结膜、中耳、内耳以及外分泌腺导管都覆盖着黏膜,其总面积超过 400m² 。黏膜表面分隔内外环境,是防御系统的第一线,它所面对的外部环境病原体非常丰富,每时每刻都要接触大量的抗原,其中绝大多数抗原是无害的,如食物和共生菌;但也有少数是有害的病原体,从病毒到寄生虫都可能通过黏膜侵袭人体,黏膜具有强有力的物理、化学以及免疫清除外源性毒物或致病微生物的精密机制,是执行局部特异性免疫功能的主要场所,黏膜免疫系统担负着"哨兵"的责任,通过区分无害与有害以决定是产生免疫耐受还是免疫反应。

一　中耳黏膜免疫系统的结构和细胞组成

黏膜免疫系统的物质基础是黏膜下大量的淋巴组织,健康成年人体内 80% 的淋巴细胞是黏膜局部淋巴细胞,这些细胞位于黏膜层内以及黏膜下的固有层内,它们共同构成黏膜相关淋巴组织。

根据形态和功能,人体的黏膜免疫系统可分为两个部位:黏膜诱导部位和黏膜效应部位,前者主要是免疫细胞活化诱导部位,包括扁桃体、盲肠、肠、支气管、生殖道和乳腺等相关淋巴组织以及分布在黏膜系统各处的淋巴滤泡,后者则是指分散分布于各个黏膜系统、起免疫反应的效应细胞,主要是淋巴样细胞,例如 T 细胞、B 细胞和浆细胞,它们分布在黏膜组织、上皮细胞或者疏松结缔组织间隙,而且在不同的部位各自的数量也有很大的差异。另外,还有一些非淋巴样细胞,例如中性粒细胞、嗜酸性粒细胞、嗜碱性粒细胞和肥大细胞,除此之外单核细胞和树突状细胞(dendritic cell,DC)也在黏膜免疫反应中起着重要的作用。黏膜诱导部位是黏膜捕捉抗原和产生免疫效应细胞与免疫记忆细胞的主要场所,产生的免疫效应细胞和免疫记忆细胞游走并定居到较远的黏膜组织和腺体,构成了黏膜效应部位,两者均受淋巴细胞归巢机制的调控。

黏膜诱导部位

黏膜诱导部位又称集合黏膜相关淋巴组织(organized lymphoid tissue,OLT),由单个或多个有结构的淋巴小结(淋巴滤泡)聚集成的黏膜相关淋巴组织(mucosa-lymphoid tissue,MALT)组成,包括肠道相关淋巴组织(gut associated lymphoid tissue,GALT)、支气管相关淋巴组织(bronchus associated lymphoid tissue,BALT)、鼻相关淋巴组织(nasal associated lymphoid tissue,NALT)和咽鼓管相关淋巴组织(eustachian tube associated lymphoid tissue,TALT)等。中耳 sIgA 的生成与 BALT、NALT 及 TALT 有关。在 BALT 内存在着特异性的免疫细胞(M 细胞),具有摄取抗原,并转运至中耳上皮下类淋巴滤泡组织,刺激 B 细胞转化成浆细胞,生成特异性抗体移至中耳黏膜表面的作用。

1. BALT 的结构 气管壁有类似回肠集合淋巴结的淋巴组织集结,特别是在气管的分叉处最多,称作支气管相关淋巴组织,其淋巴小结表面上皮中有一种特殊抗原捕捉细胞——M 细胞,或称之为微皱褶细胞(micro fold cell),M 细胞将抗原转运给上皮下的淋巴细胞。猪气管内免疫可导致气管黏膜下产生大量 IgA。呼吸道黏膜下腺体相关淋巴细胞主要与局部抗体的生成有关,黏膜上皮内的淋巴细胞则参与免疫清除作用。经过相同剂量抗原的刺激,呼吸道途径要比消化道途径能更强地诱导其他黏膜部位的免疫反应(特别是生殖道黏膜免疫反应)及系统免疫反应,原因可能是 BALT 要比回肠集合淋巴结能更有效地播散免疫细胞至其他黏膜部位,因此呼吸道免疫在黏膜免疫中占重要地位。

2. NALT 的结构 NALT 由鼻腔至咽部的黏膜内特殊的淋巴样组织结构所组成,在人体称其为 Waldeyer 环,由鼻咽扁桃体、双侧咽淋巴环、双侧咽鼓管、双侧腭扁桃体以及舌扁桃体共同组成(Kuper 等,1992),分别由含 T、B 细胞,树突状细胞以及包括 M 细胞的隐窝吸收上皮细胞组成,并覆盖着特异的上皮,是黏膜免疫的诱导部位。这层上皮由平行于基底膜、带有卵圆形细胞核的立方型纤毛细胞所组成,杯状细胞很少,偶尔也有微绒毛细胞。在上皮细胞间有以多微皱褶为特点的 M 细胞的存在,一般认为 M 细胞的主要功能是转运抗原,其与活化的淋巴细胞紧密接触,但在大量活化淋巴细胞的定居区域 M 细胞数量明显增多,可见 M 细胞的功能不仅是将抗原被动转运至下层淋巴细胞,还会导致淋巴细胞的激活。

啮齿类动物的 NALT 是人类的 Waldeyer 环的对应组织,是上呼吸道中唯一结构完善的黏膜相关淋巴组织,在上呼吸道的局部免疫反应中具有重要作用,是鼻腔免疫后诱导产生抗原特异性免疫反应的部位。小鼠没有扁桃体,其 NALT 是位于鼻腔腹侧面的无包膜双侧条状淋巴组织,是包含淋巴组织和巨噬细胞的疏松网状结构,由 T、B 细胞区,淋巴滤泡和滤泡间区构成。其表面覆盖由呼吸道上皮分化而来的特异性无绒毛细胞和绒毛较少的细胞,呈立方形,卵圆形细胞核长轴平行于基底膜。基底膜不完整,上皮间有淋巴细胞和巨噬细胞浸润。

NALT 诱导的免疫反应因抗原的成分、性质、剂量、免疫次数以及上皮的完整性而有所不同。可溶性抗原很容易穿过鼻黏膜上皮而与上皮间和黏膜下的淋巴细胞及树突状细胞相接触,因此如果抗原过量则会导致抗原物质直接到达锁骨后淋巴结。而颗粒性抗原很容易被鼻黏膜的微绒毛系统清除,但颗粒性抗原一旦与上皮接触,则易被黏膜上皮中的 M 细胞或柱状上皮细胞所摄取,再经 NALT 优先引流至锁骨后淋巴结。可溶性和颗粒性抗原均需通过 NALT 诱导产生免疫反应。

黏膜诱导部位的免疫细胞

1. M 细胞 存在于集合淋巴结组织中,上皮细胞的形状与普通吸收上皮细胞有很大不同,其游离面没有与吸收功能相关的纹状缘，只有一些微小的皱褶和短小的微绒毛，称膜细胞或微皱褶细胞。M细胞是覆盖在黏膜表面的滤泡相关上皮组织(follicle-associated epithelium，FAE)中十分重要的细胞，也是 MALT 区别于其他全身淋巴组织的一个非常重要的特征。

M 细胞基底面质膜内陷成一较大的穹隆凹腔，其内装有 B、T 细胞及少数巨噬细胞、树突状细胞等。M 细胞广泛存在于支气管的 BALT、扁桃体和肠全段淋巴滤泡圆顶区之上。在远段结肠及直肠黏膜内M 细胞的分布丰富，而绒毛、结肠表面上皮及结肠隐窝内无 M 细胞。M 细胞出现于肠形态发生的相对早期，与初级淋巴滤泡的出现平行。能够摄取可溶性蛋白质，甚至细菌和病毒颗粒，如艾滋病病毒和轮状病毒以及大肠埃希菌和霍乱弧菌等都是经过 M 细胞侵入机体。M 细胞主要是摄取和传递抗原物质，其主要功能是摄取并转运抗原至其下组织，尤其是颗粒性抗原。它将大分子颗粒和微生物直接转运至黏膜淋巴滤泡的特殊微环境，启动了分泌性免疫反应的第一步，而 M 细胞和黏膜下的树突状细胞及巨噬细胞网络对经由 M 细胞传递过来的抗原进行进一步的加工、处理、呈递，以及抗原的储存等一系列过程，最后诱导和产生了黏膜免疫反应。

2. 上皮细胞　　上皮细胞在黏膜表面调节宿主天然和获得性免疫系统中具有重要作用，其功能主要有：

(1)产生大量黏膜免疫调节细胞因子，包括 TGF-β、IL-1、IL-6、IL-7、IL-8 和 MIP-1β，其中 IL-7 可刺激 γσIEL(上皮内淋巴细胞)增殖，TGF-β 正调节 IEL 的 αEβ7 的表达。

(2)表达几种细胞因子受体，研究表明上皮细胞对 TGF-β 的反应性在其受损重建中起主要作用。

(3)肠道杯状细胞可生成三叶状蛋白，通过聚合黏性糖蛋白来保护上皮细胞免受外部损害，从而加强宿主防御。

(4)上皮细胞可从基底面摄取 sIgA 免疫复合物，将其经细胞转运作用到达顶端表面进入肠腔中。

(5)抗原摄取、加工与呈递功能。肠上皮细胞(IEC)可以摄取肠腔中的抗原，对其进行加工后提呈给致敏的 T 细胞。IEC 表达 MHC-1b 和 MHC Ⅱ类分子，且 MHC 分子的表达受淋巴细胞来源的一些细胞因子如 IL-1、IL-4、IL-6、IL-13、IFN-γ 和 TNF-α 的影响，这就间接表明了黏膜上皮与淋巴细胞之间存在着"对话"，即上皮细胞可呈递抗原给淋巴细胞，主要是可溶性肽抗原。在正常状态下，肠上皮细胞与 T 细胞相互作用导致无能细胞的产生，这对肠腔的有害免疫反应具有潜在的保护作用(Mayer，1998)。在肠上皮细胞与 T 细胞相互作用中，上皮细胞优先刺激 CD8+ 致敏 T 细胞。

(6)消化吸收营养物质等功能。

3. 巨噬细胞　　组织中的巨噬细胞(Mφ)是循环中的单核细胞迁入组织分化而来，体积较大，形状不规则，常伸出短而钝的突起，包围细菌和异物，进而摄入胞质内形成吞饮小泡或吞噬体，与初级溶酶体结合后形成次级溶酶体被溶酶体酶消化吸收。具有趋化性的定向运动和吞噬作用，具有抗感染、抗肿瘤和免疫调节的重要功能，所以吞噬细胞被誉为"人类的健康卫士"。

4. 树突状细胞　　消化道黏膜上皮、黏膜固有层及相关淋巴组织中均分布有树突状细胞，树突状细胞由骨髓 CD34+ 前体细胞分化而来，或由循环中的单核细胞接受了适合的细胞因子信号之后转变而来。树突状细胞具有加工和呈递外来抗原，初始化静息 T 细胞的功能，是黏膜免疫系统主要的守卫者，它可以诱导机体对可溶性蛋白抗原或非侵袭性微生物产生 T 细胞耐受，而对有害抗原分泌细胞因子或其他炎性介质发生免疫反应，树突状细胞可能是目前已知的最强的抗原提呈细胞。近年来的研究显示，树突状细胞的功能受局部巨噬细胞、细胞因子及内毒素的影响和调节。最近有学者就益生菌对树突状细胞的作用进行研究，用从小鼠骨髓中分离的树突状细胞与不同量的放射致死的黏杆菌共同培养，测定其共同培养物中 IL-6、IL-10、IL-12 和 IFN-α 的量。结果发现，不同黏杆菌株诱导产生 IL-12 和 IFN-α 的能力不同，而产生 IL-10、IL-6 的能力差别较小。所有黏杆菌都能上调树突状细胞表面的 MHC Ⅱ类分子和 B7-2(CD86)，后者代表 DC 的成熟。能产生 IL-12 的黏杆菌的上调作用更强。这提示肠道树突状细胞控制 Th1/Th2/Th3 平衡的能力，可能由肠道菌群，甚至益生菌所调节。

中耳黏膜层、黏膜下层和固有层均有丰富的树突状细胞和浆细胞，可摄取抗原物质，携带抗原信息转入中耳上皮细胞层内。浆细胞可局部生成免疫球蛋白，发挥体液免疫作用。在上皮细胞间的淋巴细胞均带有 T 细胞的标记。这些淋巴细胞具有抗体依赖性细胞介导的细胞毒作用（ADCC），能够特异性地杀伤细胞膜。此外，中耳黏膜内的杯状细胞分泌的黏液和浆液与纤毛细胞共同构成黏液纤毛转运系统（mucociliary transportation system），对维持中耳的正常免疫功能极为重要。动物实验证明，损害黏液纤毛转运系统，可导致中耳黏膜免疫功能的紊乱。

黏膜效应部位

黏膜相关淋巴样组织（MALT）首次接触抗原后，黏膜淋巴细胞离开感应部位，回到黏膜效应组织。黏膜免疫应答的效应部位包括胃肠固有层区域内的淋巴样细胞、上呼吸道和生殖道以及分泌组织，如乳腺、唾液腺和泪腺。已经证实在肠黏膜的特定区域内存在两种具有不同功能的淋巴细胞，分别称为上皮间淋巴细胞（interepithelial lymphocyte，IEL）和固有层淋巴细胞（lamina propia lymphocyte，LPL）。另外，固有层内还含有浆细胞、巨噬细胞、中性粒细胞、嗜酸性粒细胞及肥大细胞等，这些细胞参与黏膜免疫应答，为黏膜效应细胞。

从诱导部位到效应部位的归巢

淋巴细胞在从诱导部位到效应部位归巢的过程中逐步分化成熟。大多数淋巴细胞最终归巢到诱导部位的黏膜固有层或上皮内，少数归巢到其他黏膜部位及一些外分泌腺。

二　中耳黏膜免疫系统的功能特点

黏膜免疫应答过程

免疫应答是一个在遗传基因调控下有多种免疫细胞（如 T 细胞、B 细胞、K 细胞、NK 细胞）和免疫分子（如免疫球蛋白、补体系统、细胞因子、黏附因子等）参与的相当复杂的过程。当病毒、细菌和原虫等颗粒物质或可溶性蛋白质接触黏膜淋巴组织的 M 细胞时，抗原与 M 细胞表面尚未明确的部位结合后被摄入 M 细胞形成吞饮泡，吞饮泡转送至细胞内，未经降解的抗原释放至上皮深区淋巴组织，由抗原提呈细胞提呈抗原，使黏膜相关淋巴组织内的 B 细胞和 T 细胞致敏。致敏的 B 细胞、T 细胞通过淋巴导管系统离开黏膜相关淋巴组织，随后通过胸导管进入血液循环，进而到达消化道和呼吸道等处的黏膜固有层和腺体。黏膜固有层是一个重要的黏膜效应部位，B 细胞在固有层定居下来，并在抗原、T 细胞和细胞因子的刺激下增殖成为成熟的 IgA 浆细胞。IgA 在浆细胞内产生，由 J 链（含胱氨酸较多的酸性蛋白）连接成双聚体分泌出来。当 IgA 通过黏膜或上皮细胞的细胞膜向外分泌时，与上皮细胞产生的分泌片连接成完整的 sIgA，释放到分泌液中，与上皮细胞紧密结合在一起，分布在黏膜或细胞膜表面发挥免疫作用。

黏膜免疫系统在免疫应答中的主要功能有：①能阻挡抗原物质通过黏膜进入体内，以保护全身性免疫系统免受不良抗原的有害刺激；②有一类黏膜结合的免疫球蛋白，即分泌型 IgA（sIgA）；③有一类能调节全身性免疫应答的 T 细胞；④有黏膜定向的细胞运输系统，使在黏膜滤泡中诱发的细胞迁移至广泛的黏膜上皮下淋巴组织。

sIgA 抗体介导的黏膜免疫保护

1. sIgA 的黏膜免疫保护作用　非常自显放射摄影技术（autoradiography）和组织化学分析表明，中耳黏膜上皮细胞的 sIgA 和溶菌酶参与局部免疫机制。乳铁蛋白（lactoferrin，LF）和干扰素在中和毒素和中和病毒中发挥主要作用。选用出生后 6～10 个月的健康成熟豚鼠和出生 1 个月以内的发育期豚鼠进行研究，观察中耳黏膜 IgG、IgG2、IgA、IgM、分泌片（SC）和乳铁蛋白水平，结果发现，抗原激发后，中耳黏膜内各类免疫球蛋白生成细胞大量聚集，证明正常中耳黏膜具有免疫防御功能。

黏膜抵御感染的功能主要依赖于 sIgA 的免疫屏障作用，由于外分泌液中 sIgA 水平高，又不易被一般蛋白酶破坏,故成为抗感染和抗过敏的一道主要免疫"屏障"。据研究,人每天分泌 sIgA 的量为30～100mg/kg,超过其他免疫球蛋白的量,大量的 sIgA 负责保护广泛与外界接触的黏膜表面。在黏膜应答的高峰期,sIgA 的分泌量相当惊人。它们在局部参与各种抗原的降解及排泄,而且不引起任何病理效应,这种功能称为免疫清除(immune exclusion)作用。免疫清除作用在无害地清除病原微生物、过敏原和致癌物等方面具有重要的作用。在选择性 sIgA 缺乏者,机体循环免疫复合物水平比健康人显著增高,易患消化道和呼吸道感染,过敏症和恶性肿瘤的发病率也明显增高。

sIgA 是如何通过中耳固有层,弥散入基膜达到中耳上皮基底部的呢? 许多研究证明,sIgA 的形成主要局限在黏膜区域,而不是由血浆中含量甚微的 IgA 渗透出来的。IgA 可分为血清型和分泌型(sIgA),两型 IgA 的产生部位及体内分布均不相同。血清型主要由骨髓产生,直接释放入血液循环;分泌型主要产生于黏膜,连接上一个 SC 分子后转运到黏膜腔。二聚体的 IgA 从浆细胞分泌出以后,在上皮细胞的嗜碱性侧以共价键的形式与分泌组分(secretory component,SC),一种上皮细胞基底膜上的转膜蛋白)连接形成复合物,上皮细胞以内化的方式将 IgA-SC 摄入胞内形成吞饮小泡,转运至细胞的顶端,并将 IgA-SC 复合物以胞吐方式释放入黏膜腔。释放过程中 SC 分子被截去一小段,其余部分成为分泌型 IgA 的分子成分,此时的二聚体复合物 IgA-J-SC 即为 sIgA。在某些动物,这种转运过程也发生在肝内,结果使 sIgA 随胆汁排入肠道。但在人类的肝细胞表面未发现 SC 分子,只能通过其他的摄取机制进行补偿,例如 IgA 可经由 Fc 受体和唾液糖蛋白受体被肝细胞内化。经肝脏转运的 IgA 的活性和代谢都有重要意义,因为 IgA 不激活补体的经典途径,可以通过非炎症方式清除循环中的抗原,再通过肝脏进行处理并将 sIgA 转运至肠黏膜。研究表明,sIgA 通过黏膜和腺上皮转运,需要有 SC 的存在,SC 作为 sIgA 转运的特异受体,并能增强 sIgA 对蛋白水解酶的抵抗力,SC 缺乏者常伴有 sIgA 的缺乏,易罹患反复感染。

外分泌物中的 sIgA 多呈二聚体或四聚体形式,有四个或八个抗原结合位点,因而较单聚体有着较大的亲和能力。多聚体 IgA 较单聚体 IgA 能更有效地中和病毒。它的多价也使多聚体较单聚体能更好地黏附细菌。与血清中 IgG 不同的是,sIgA 不激活炎症反应和细胞毒反应,而是与肠腔中形形色色的抗原连接,干扰它们的摄入和随后对黏膜的损伤。有研究表明,sIgA 也能与进入固有层的抗原结合,通过 SC 内饮复合物并把它们排入肠腔,也有体外实验研究(如病毒的中和作用)发现,免疫复合物也能在细胞内形成,以帮助清除胞内的抗原。由于缺乏形成炎症的功能,许多抗原不能激起强烈的免疫反应而变得无害。

sIgA 的黏膜表面保护作用与它独特的结构密切相关。sIgA 为多聚体,它能和病毒、细菌、寄生虫及它们的毒素交叉连接形成一个大分子的复合物,一方面能防止微生物的毒素等小分子的致病因子以扩散或渗透的方式穿越黏膜屏障,另一方面则能阻止大分子的致病因子和上皮细胞的受体结合,而且还能协同和增强黏膜分泌液中很多具有抑菌或杀菌活性的蛋白质或多肽,从而封闭它们黏附到黏膜上皮细胞,并进一步入侵机体的致病途径。

2. sIgA 的黏膜免疫保护作用的机制

(1)阻抑黏附:sIgA 可阻止病原微生物黏附于黏膜上皮细胞表面,其作用可能是:①sIgA 使病原微生物发生凝集,丧失活动能力而不能黏附于黏膜上皮细胞;②sIgA 与微生物结合后,阻断了微生物表面的特异结合点,因而丧失黏附能力;③sIgA 与病原微生物抗原结合成复合物,刺激消化道和呼吸道等黏膜的杯状细胞分泌大量黏液,"冲洗"黏膜上皮,妨碍微生物黏附。

(2)免疫排除作用:sIgA 对由食物摄入或空气吸入的某些抗原物质具有封闭作用,使这些抗原游离于分泌物,便于排除,或使抗原物质局限于黏膜表面,不致进入机体,从而避免某些超敏反应的发生。

(3)溶解细菌:不论血清型 IgA 还是 sIgA 均无直接杀菌作用,但可与溶菌酶和补体共同作用,引起细菌溶解。

(4)中和病毒:存在于黏膜局部的特异性 sIgA 不需要补体参与,即能够中和消化道和呼吸道等部位的病毒,使其不能吸附于易感细胞上。抗大肠埃希菌肠毒素的 sIgA 能中和相应肠毒素的毒性作用。

除 sIgA 外,其他类型的 Ig 在膜系统免疫中也起作用。黏膜中产生 IgM 的 B 细胞所分泌的 IgM 也可通过 SC 介导的转运机制释放入黏膜腔,在选择性 IgA 缺陷的个体,这种分泌性 IgM 可替代 sIgA 产生适当的黏膜免疫效应;黏膜组织还可合成 IgG 和 IgE。但这些非 IgA 类抗体在清除抗原时容易激活补体产生病理效应。

三　中耳黏膜的免疫反应

中耳黏膜的免疫反应主要表现在中耳黏膜发生病变时其补体系统、细胞免疫和体液免疫有所改变,这些改变证实了中耳病变时,这几种免疫反应在中耳黏膜病变时的作用,以及它们与病损之间的关系。

1. 补体系统(complement system)　如分泌性中耳炎的渗出液中存在着蛋白酶复合物,能激活补体 C2,这一激活并不需要依赖细菌毒素和免疫复合物。在正常情况下,血清中的 α1-抗胰蛋白酶、α1-抗糜蛋白酶、α_2-巨球蛋白以及抗白细胞蛋白酶(是一种低分子量蛋白抑制剂)能抑制其活性,维持中耳黏膜正常生理功能。通过交叉免疫电泳法研究,中耳液内酶含量均高于血清,C2 含量低于血清含量。因此,有可能粒细胞蛋白酶类通过激活补体形成一种复合物,沉积于中耳黏膜表面,造成病理损伤。

补体系统的成分异常,多见于反复发生中耳感染的儿童,成人急性中耳炎时则在正常范围内。分泌性中耳炎的渗液内补体水平下降,尤以 C1 最为明显,并可检出免疫复合物。因此,有理由提出,分泌性中耳炎很可能是一种Ⅲ型变态反应,属免疫复合物疾病,免疫复合物可沉积在黏膜血管壁,激活补体,引起介质释放,巨噬细胞吞噬免疫复合物可释放溶酶体酶,引起细胞损伤,补体系统还可以激活凝血系统,造成血栓。实验证明,将免疫复合物注入中耳腔内,4 小时后中耳黏膜增厚、出血和发生中性粒细胞浸润。

对中耳黏膜和补体系统的研究结果各家不一致,甚至相互矛盾,但就目前一些资料来看,分泌性中耳炎属Ⅲ型变态免疫反应是值得考虑的。

2. 细胞介导的免疫(cell-mediated immunity,CMI)与体液免疫(humoral immunity)　已注意到中耳感染、分泌性中耳炎和鼓室硬化时,中耳黏膜的细胞和体液免疫状态发生显著变化。已经证实,中耳黏膜和固有层以及中耳液内存在着 T 细胞、B 细胞和巨噬细胞。T 细胞可产生巨噬细胞抑制因子(MIF)和巨噬细胞激活因子(MAP)。特异性抗原物质刺激中耳黏膜致敏小淋巴细胞后可活化巨噬细胞,这一物质称为特异性巨噬细胞武装因子(specific macrophage-arming factor,SMAF)。

四　鼓膜和听骨链移植的免疫反应

20 世纪 60 年代以来,听力重建术中的自体和同种异体移植物在临床上已获得成功,从而为听力重建术中的使用材料开辟了新的来源,提高了疗效,为听力重建术提供了多种材料。但由于同种异体间的组织抗原性不同,因此,同种异体材料在移植于中耳后是否发生免疫反应成为耳科学界关注的问题。虽然一段时间内同种异体鼓室成形术的临床研究和基础研究文献报道较少,但并没有摒弃不用,目前国外不少耳科研究所仍设有骨库,贮存着不同类型的同种异体移植物材料,以备用做临床手术和科学研究之用。

听力重建材料的种类

应用自体或异体移植物行听力重建材料大体上可分为四种,即自身移植物(transplant autologous)、同种异体移植物(transplant allogenic)、异体同基因型移植物(transplant isogenic)和异种移植物(heterotransplant)。自体移植物系同一个体不同部位的移植,在听力重建术中以自体听骨、耳廓软骨、颞筋膜、软骨膜及外耳道皮瓣等作为移植物。由于受体能识别移植物抗原是自身的,故不会产生免疫排斥反应,因此,移植物多能长期存活。缺点是材料来源有限,对机体造成额外创伤,增加患者免疫性病理反应,在慢性中耳炎的听力改善方面的效果不好。同基因型移植系在相同基因型的不同个体之间的移植,如单卵双生或纯种动物之间的移植,由于供体组织相容性抗原与受体的抗原完全相同,故这类移植在遗传免疫学上和自体移植相同,不存在免疫排斥反应,但这种移植在听力重建术中的机会甚少。异种移植为不同种属之间的移植,由于供体组织相容性抗原与受体之间的抗原性完全不同,为此引起强烈的免疫反应。此种移植目前尚处于实验阶段。同种异体移植系同一种属、但非纯种或非单卵双生间的移植。听力重建术中的同种移植主要属于这一类。

鼓膜修补的移植组织主要有下述两类:①自体组织:中胚层组织。其主要特点是代谢率低、抗感染力强,成活率高(≥90％),能演变成满意的鼓膜。自体中胚层组织一般从手术野附近切取,取材操作简单。常用的有颞肌筋膜、乳突部骨膜和耳屏软骨膜、颞肌筋膜和乳突骨膜较为理想,因为取材方便,大小不受限制,适于各种类型的鼓膜成形术。而耳屏软骨膜则取材大小受限,有术后耳屏缩小变形之弊,并有并发铜绿假单胞菌性耳廓软骨膜炎之虑。②同种异体组织:主要优点是可直接从储藏库中获取,不需因取材做额外切口,缩短手术时间。常用的同种异体组织有硬脑膜、筋膜、软骨膜、静脉、心包膜、巩膜以及鼓膜等,其中以同种异体鼓膜的应用最多。同种异体鼓膜的优点在于成活后能保持鼓膜的锥形状态,具有较好的传音功能。如有听骨链缺损时,可连同听骨一起移植。

现常用的重建材料分为有机体和无机体。理想的听骨链重建材料应满足下列要求:①无残留抗原,不易被吸收;②生物相容性好,不引起炎性和和毒性反应;③易于加工雕形,以利于建立牢固的连接。

同种异体移植物

根据我们的经验,同种异体筋膜及听骨、自体筋膜及听骨的移植效果无明显差别,因此在无适当的自体材料时,可采用异体筋膜及听骨。这种材料一般于身体健康的其他患者耳部手术时,将其失去作用的听骨链或多余的筋膜取下,也可在适当的新鲜尸体中取下上述材料,然后将其浸泡于 75％乙醇中,贮藏于冰箱中 1～2 星期或置于低温冰箱中冷冻 4 天备用。上述措施的目的是破坏异体组织的抗原性,以防移植后发生排斥反应。使用时,从乙醇中取出的筋膜或听骨必须在生理盐水中浸泡 0.5～1 小时,浸泡液应反复更换。有炎症或周围有胆脂瘤的听骨不应使用。

同种异体鼓膜和听骨链一般从颅外伤死后 12 小时内从颞骨采取,要除外病毒性肝炎或其他传染性疾病。移植物切取的方法是在无菌操作下,先经外耳道在距鼓环 0.5cm 的外耳道皮肤上做一与鼓环平行的环形切口,切透皮肤及骨膜,然后从骨面将切口内段的圆状皮骨膜瓣分离至鼓环,再将鼓膜边缘完整地从鼓沟分离,掀起鼓膜,剪断鼓索神经,继则在颞骨岩部弓状隆起稍外侧鼓室盖处,用电钻将骨质磨薄如纸后,用小刀挑开上鼓室再用电钻磨去骨壁,扩大视野,从上向下依次剪断各韧带、鼓膜张肌和镫骨肌腱等,于分离镫骨底板的四周联系后,将鼓膜连同听骨链小心、完整地从鼓室盖处取出。将标本放入 95％乙醇固定和保存,置冰箱中 2 星期后,如细菌培养阴性即可使用。保存期间应定期作细菌培养。使用前可将鼓膜及其周围的环形皮肤骨膜瓣的上皮层剥离干净,并应将标本在生理盐水中洗涤 0.5 小时,然后浸于清洁的生理盐水中备用。鼓膜和听骨链可分别或作为一个整体使用。

鼓膜修补术及鼓室成形术采用移植组织的发展,自从 1952 年开展鼓膜修补术及鼓室成形术以来,在移植组织的选择及手术方法的改进方面,已有显著的发展。移植材料的进展是自体外胚层组织→自体中胚层组织→同种异体中胚层组织加处理→同种异体或异种全鼓膜(或带听骨)加处理。Marquet(1968)认为移植组织并非完全形成新鼓膜,只起到暂时的支架作用,促使残余鼓膜的鳞状上皮及黏膜沿其表面再生。增生很快的鳞状上皮迅速将血液输入移植组织中,此时亦可借组织液灌注存活。所以移植片中的结缔组织,暂时代替鼓膜已丧失的纤维成分,在愈合过程中,很快产生自体的纤维细胞浸润及新胶原沉积。

同种异体移植组织的保存目的一是有库存材料,便于随时取用;二是灭菌、灭免疫活性,使移植之后,不易发生感染及排斥现象。保存方法可分为物理方法及化学方法。物理方法如冷藏、深冻、加热、脱水、干燥、真空密封及射线照射等。心瓣膜及角膜多用冷冻法保存。化学方法用 70％乙醇、4％甲醛液(缓冲至 pH 5.6)、戊二醛液、硫柳汞、Cialit 溶液及抗生素液等,化学方法简便易行,现多采用之。对保存液的要求为:①可保留组织的结构;②有灭菌作用;③对组织中的免疫球蛋白有灭活作用;④保存液不含耳毒剂。

各种同种异体组织常用的保存液：①Ringer 液：内含青霉素 500U/ml 及链霉素 0.5mg/ml，置冰箱内（0～10℃），每星期进行细菌培养 1 次，青霉素易失效，每星期应加入 1 次。用以保存静脉、脐带动脉、心包膜及腹膜。②硫柳汞液 1：4000：加 1：3000 硼砂液。用以保存软骨。③70％乙醇：用以保存静脉、硬脑膜或听骨（至少保存一星期才可用于手术）；巩膜用 90％乙醇保存。④4％甲醛液：用醋酸钠-醋酸缓冲至 pH 5.6，置冰箱中（2～4℃），用以保存硬脑膜、鼓膜及听骨，保存液每 2 个月更换 1 次。⑤Cialit溶液 1：5000：用以保存静脉、颞肌筋膜、鼓膜及听骨，此溶液为一种有机汞化合物，全称 2-乙汞巯基-苯并噁唑-5-三羧酸钠（2-ethyl mecury mercapto-benzo oxazole amic acid sodium）。具有较强的抑制细菌及抗真菌作用。致病性葡萄球菌经此药液处理后，15 分钟即被消灭。此外，Cialit 溶液对蛋白质中的硫氢基（sulfhydryl group）有特殊的亲和力，对其有牢固的结合。实验证明鼓膜含有大量脯氨酸（proline）及甘氨酸（glycine），用 1：5000 的 Cialit 溶液保存后，不溶解的蛋白质部分，脯氨酸为 96.8％，甘氨酸为 91.4％，致使抗原-抗体反应显著减低。Cialit 溶液的毒性很低，用此浓度注射于皮内，仅发生轻度水肿及变黑色，并无坏死或其他改变。

用此液保存鼓膜及听骨 12 个月以上者，经扫描电镜观察，仅发现鼓膜及听骨的上皮脱落，使鼓膜的纤维组织暴露，听骨链的骨膜及血管保存良好，所以不致改变其基本组织结构，亦无自溶现象。根据 Betow（1982）20 年的应用经验，认为 Cialit 溶液及甲醛液为鼓膜及听骨的最佳保存液。乙醇及甲醛可改变蛋白质的分子结构，而 Cialit 溶液无此作用。乙醇可使蛋白质凝固，甲醛为一种非凝固的固定剂，不使蛋白质失去水分；所以用乙醇保存后，鼓膜收缩、变硬；用甲醛液保存者，虽有硬化作用，但收缩作用少。再用 Cialit 溶液保存后，又使鼓膜柔韧，数星期之后，鼓膜上皮可自然松脱。因此，多主张采用多种药液保存法，尸检时取出颞骨后，即置于 4％甲醛液中（pH 5.6），每日更换液体 1 次，连换 3 天，以后每星期检查其 pH，如有改变，应更换液体。固定 2 星期后，进行解剖及冲洗，然后将移植标本浸泡于 1：5000 的 Cialit 溶液中，置于冰箱中<1～2℃备用。一般超过 4 天才可进行移植，用之过早，易引起排斥反应。用此法可以保存 1 年之久，超期者不宜采用。目前采用联合保存法：先用 Cialit 溶液保存，手术前 1 天将移植物改浸于 4％甲醛液中，如此可使移植组织稍变硬，使听骨关节更有弹性而较坚实，有利于手术操作。

同种异体鼓膜移植

1964 年 Chalat 在美洲首次成功采用同种异体鼓膜移植材料，此后，在欧洲相继报道了同种鼓膜-锤骨移植成功。后又出现了不少报道声称，大量观察表明，经处理的同种异体鼓膜移植后绝大多数能被受体的中耳很好耐受，移植物成功率高；大多数同种异体鼓膜移植后在移植物的外面由受体的鳞状上皮覆盖，内面由受体的中耳黏膜衬里。组织学和超微结构的研究表明，只要当移植物的外面覆盖鳞状上皮，内面覆盖受体的中耳黏膜时，不仅移植物的胶原蹼管和神经长入，即使在 3 年半后，新生的纤维细胞、血管和结缔组织仍存在。开始时，移植物只作为无功能的支持材料，以后在其边缘出现新生的结缔组织。

用直接免疫荧光素标记抗体检测法和间接免疫荧光素标记抗体检测法研究，发现移植的鼓膜的周围有许多 T 淋巴细胞浸润，但未发现 B 细胞或抗体沉积。

同种异体听骨移植

经有关动物实验及临床研究，同种异体听骨移植后，外周血中测到特异性抗体和致敏的 T 淋巴细胞，但未发现 B 细胞，而中耳又不是特殊的免疫部位。因此耳科界一致有如下认识：

1. 中耳的血液供应和淋巴管分布少。

2. 移植物小，以致移植物与受体组织间接触少，释放的抗原量少，不足以引起中耳强烈的免疫反应。

3. 经处理后的移植物免疫原性很低，因而产生了特异性的免疫耐受性。

关于同种鼓膜及听骨移植问题，目前意见尚未统一。1977 年 Feenstra 认为，同种骨、软骨和软组织，包括鼓膜、硬脑膜、角膜、筋膜、骨膜和软骨膜等，移植后将经历三种命运：①移植物很快被吸收；②宿主把移植物当做异物，边缘被吸收；③移植物逐渐被宿主组织代替。

但大量的实验和临床观察发现，经处理的同种异体鼓膜和听骨移植于中耳，数月至数年后组织结构并无明显改变，用支架组织移植解释，这个问题值得进一步研究。

由于贮存技术和方法的不够完善，妨碍了中耳同种异体移植术的大力开展，Marquet 的全部鼓室成形术均采用同种异体移植术；Wehrs 约 90％采用此术式，据报道均有良好的听力效果，以后相继文献中有 3000 余例手术成功的报道。然而，有些学者并不能重复出 Marquet 和 Wehrs 的手术成功率，国内魏能润等于 1973 年报道 15 例，移植材料取自成人和死婴，贮存方法主要是 70％乙醇，其中鼓膜成形术 5 耳，鼓室成形术 10 耳，移植物成活 9 耳，部分成活 2 耳，感染脱落 1 耳，鼓膜穿孔 3 耳，其中 1 耳术后 40 天以颞筋膜内植法再次修补时，患者有疼痛感，说明感觉神经已长入残留的鼓膜中。

五　中耳同种异体移植的应用和优点

与自体鼓膜和听骨链移植相比，中耳同种异体移植有如下的应用和优点。

1. 自体鼓室成形术失败后，行同种异体移植鼓室成形术可充分去除中耳不可逆病变和残余鼓膜，从而提供再次手术成功的机会。

2. 锤骨缺如时，同种异体鼓膜和锤骨移植在重建听骨链方面比用自体筋膜、静脉、软骨或人工合成听骨移植物（塑料制品赝复物、生物陶瓷赝复物）效果好得多。

3. 中耳和乳突有活动病变，术前不能达到干耳时，同种异体移植由于可充分地清除病变组织，术后随访 4 年，胆脂瘤的复发或残留率仅 3％。

4. 同种异体鼓膜行鼓膜修补术，如发生鼓膜穿孔，还可以再有同种异体移植物修补，但不要使用同一供者的组织。

5. 同种异体鼓室成形术更适合于中、重度先天性外耳道闭锁、中耳畸形的患者，可一期完成鼓膜修补术和听骨链重建术，也适用于乳突根治术后的鼓室成形术。

6. 本术式也适用于 16 岁以下的少年和儿童，Hamans 等报道同样取得良好的解剖和功能的成功率。

六　引起同种异体移植排斥反应的抗原

移植排斥反应本质上属于特异性免疫应答。同种异型抗原是激发宿主产生移植排斥反应的主要因素，引起移植排斥反应的抗原称为移植抗原或组织相容性抗原。同一种属不同个体间，凡是由等位基因差异而形成的多态性产物，即为同种异型抗原，均有可能作为组织相容性抗原而介导排斥反应。目前已知，哺乳动物体内有 40 多个基因座位编码组织相容性抗原，其中能引起强烈排斥反应者称为主要组织相容性复合物（major histocompatibility complex，MHC）抗原；引起较弱排斥反应者称为次要组织相容性抗原（minor histocompatibility antigen，mHA）。HLA 抗原是最重要的人类主要组织相容性抗原，本质上，供、受者间 HLA 型别差异是发生急性移植排斥反应的主要原因。大量实验研究和临床资料证明，即使供、受者间主要组织相容性抗原完全相同，也可能发生排斥反应，但其程度较轻，速度较慢，从而提示还存在其他可诱导排斥反应的抗原。此类抗原即次要组织相容性抗原，主要包括与性别相关的mHA 和由常染色体编码的 mHA，其他组织相容性抗原包括血型抗原和组织特异性抗原。

七　移植排斥反应的效应机制

移植物的细胞免疫应答效应

在同种异体移植所致排斥反应中，尤其是急性排斥反应早期，病变组织常见以单个核细胞（主要是

T 细胞)为主的细胞浸润,T 细胞是识别同种异体抗原和介导移植排斥反应的关键细胞,表明 T 细胞介导的细胞免疫在此反应中起主要作用。Avrion Mitchison 于 20 世纪 50 年代初在被动转移实验中发现,T 细胞(而非抗体)是介导同种异体排斥反应的关键细胞。CD4⁺T 细胞和 CD8⁺T 细胞均参与移植排斥反应,但以 CD4⁺T 细胞的作用更为重要,其实验依据为:①给裸鼠注射 CD4⁺T 细胞可致急性皮肤移植排斥反应,而单独注射未致敏 CD8⁺T 细胞则无此作用;若给裸鼠同时注入未致敏 CD8⁺T 细胞和少量 CD4⁺T 细胞,或单独注射已致敏 CD8⁺细胞(取发生自身排斥反应的个体),则可致急性皮肤移植排斥反应。②去除 CD8⁺T 细胞,对移植物存活无明显影响;应用单抗去除 CD4⁺T 细胞,可使移植物存活延长至 15~30 天;联合去除 CD4⁺ 和 CD8⁺T 细胞,移植物存活可延长 60 天。

T 细胞参与同种异体移植排斥反应的机制为:受者 CD4⁺T 细胞(尤其是 Th1 细胞)通过直接或间接途径识别移植抗原并被激活;活化的 T 细胞释放多种炎性细胞因子(如 IFN-γ、IL-2 等),一方面引起延缓型超敏反应性炎症,另一方面可活化 CD8⁺CTL,产生细胞毒效应。

移植物的体液免疫应答效应

体液免疫应答如前所述,移植抗原特异性 CD4⁺T 辅助细胞被激活后,可辅助 B 细胞分化为浆细胞,后者分泌针对同种异体异型抗原的特异性抗体。抗体可发挥调理作用、免疫黏附、ADCC 和 CDC 作用等,通过固定补体、损伤血管内皮细胞、介导凝血、血小板聚集、溶解移植物细胞和释放促炎性介质等,参与排斥反应的发生。一般而言,除超急性排斥反应外,抗体在移植排斥反应中不起重要作用。

NK 细胞参与排斥反应的效应

除上述特异性细胞免疫应答外,NK 细胞也可参与排斥反应。正常情况下,人 NK 细胞表面的杀伤细胞抑制性受体可识别并结合自身组织细胞表面的自身 MHC Ⅰ类分子或自身抗原肽,产生并传入负调节信号,从而抑制 NK 细胞的杀伤活性。同种器官移植后,受者 NK 细胞的杀伤细胞抑制性受体不能识别移植物细胞表面的同种异型 MHC 分子,从而被激活,并参与排斥反应发生。此外,活化 T 细胞所产生的多种细胞因子可激活 NK 细胞,增强其胞毒作用,参与对移植物的排斥。

细胞因子参与排斥

细胞因子是介导移植排斥反应的重要效应机制。

1. 细胞因子的作用机制　多种细胞因子参与移植排斥反应发生:①IL-2 乃激活同种反应性 T 细胞所必需;②IFN-α 可诱导 MHC 分子表达、增强 APC 活性和激活 NK 细胞及巨噬细胞,参与并增强排斥反应;③活化的巨噬细胞所分泌的 TNF-α 是导致移植物损害的重要介质;④某些趋化性细胞因子可介导特定效应性 T 细胞聚集于移植物,并参与排斥反应发生。

2. 细胞因子基因多态性　某些细胞因子表达水平受遗传控制。例如,由于 IL-10 基因启动子序列多态性不同,个体间 IL-10 表达水平可能相差 10 余倍。因此,遗传背景可直接影响移植排斥反应的发生及其强度。已发现,高表达 TNF-α 的受者,其肝、肾和心脏移植发生急性排斥反应较强;高表达 TGF-3 的受者,易发生慢性排斥反应。通过检测细胞因子的遗传多态性,可能为制订排斥反应的防治方案提供线索。

排斥反应的特殊情况

机体某些解剖部位易于接受同种乃至异种组织器官移植,而不发生或仅发生轻微排斥反应,这些部位称为免疫豁免区(immunologically privileged site),包括角膜、眼前房、软骨、脑、胎盘滋养层和内分泌腺等。存在免疫豁免区的机制可能为:①这些部位(如角膜)缺少输入血管和淋巴管,故血液循环中的淋巴细胞难以到达豁免区局部,亦不能接触移植物抗原,从而不易发生免疫排斥反应;②体内存在特殊的屏障,如血-脑屏障能阻止抗体和免疫活性细胞进入脑组织与之接触,故脑内组织移植易于成功;③某些组织,如软骨组织的免疫原性较弱,故软骨移植一般不易引起排斥反应。令人感兴趣的是,近来发现胸腺也是一个免疫豁免器官,在胸腺中进行异基因胰岛移植不易被排斥。近年发现,所谓"免疫豁免"可能与凋亡有关。据文献报道,某些免疫豁免区组织细胞高表达 FasL。移植后即使受者免疫细胞(指 T 细胞)突破组织结构屏障而进入豁免区,使识别同种异体组织抗原的特异性 T 细胞被激活,但由于激活的 T 细胞高表达 Fas,故可能通过 Fas/FasL 途径使之发生凋亡,导致对移植物的免疫耐受。

　　总之,由于同种异体鼓膜及听骨移植的免疫反应相对较轻,一般均能被受体接受并发挥正常的生理功能,可以预料随着同种异体移植生物学研究的进展,中耳移植将会出现新的突破性进展。

参 考 文 献

1. 魏能润,李伟,卫丹. 同种异体鼓膜听骨链移植术. 中华耳鼻咽喉科杂志,1983,18:148-151

2. 顾之燕,韩子刚,刘志连. 耳鼻咽喉科变应性和免疫性疾病. 天津:天津科学技术出版社,1999:134-141

3. Ryan AF. Immune-mediated hearing loss:basic mechanisms and options for therapy. Acta Otolaryngol,2002,(Suppl 548):38-43

4. Bloom PD. Mucosal immune responses to intestinal bacterial pathogens. Semin Gastrointest Dis,1996,7:151-166

5. Brandtzaeg P,Farstad IN,Haraldsen G. Regional specialization in the mucosal immune system:primed cells do not always home along the same track. Immunol Today,1999,20:267-277

6. Kuper CF. The role of nasopharyngeal lymphoid tissue. Immunol Today,1992,13:219-224

7. Mestecky J,McGhee JR. Immunoglobulin A(IgA):molecular and cellular interactions involved in IgA biosynthesis and immune response. Adv Immunol,1987,40:153-245

8. Christensen HR,Frøkiaer H,Pestka JJ. Lactobacilli differentially modulate expression of cytokines and maturation surface markers in murine dendritic cells. J Immunol,2002,168:171-178

9. Hamans EP,Govaerts PJ,Somers T,et al. Allograft tympanoplasty type 1 in the childhood population. Ann Otol Rhinol Laryngol,1996,105:871-876

10. Somers T,Schatteman I,Offeciers FE. Allograft tympanoplasty. Acta Otorhinolaryngol Belg,2004,58:87-96

第 46 章
耳硬化症病因学:一个主要与麻疹病毒感染性免疫相关的疾病?

顾之燕

耳硬化症是一种主要原发于耳囊(otic capsule)的疾病,其病理学特点是阶段性骨实质吸收,并取代以骨松质,这一过程解释了为什么也会用"耳海绵化症"这个词命名疾病的进展期,新出现的骨质密度较高,呈蜂窝状,且血管丰富。最常出现的病变部位是卵圆窗处,导致听力减退、耳鸣和眩晕等症状,症状的出现取决于耳硬化病变出现的部位。据西方白种人统计在传导性耳聋中,耳硬化症聋占 18%~22%,70%~80% 的患者为双侧发病,姜泗长报道国人耳硬化症 400 例,年龄最小 3 岁,最大 49 岁,11~46 岁者占 94%。本病最终诊断要靠组织学。

组织学耳硬化症是指显微镜下看到异常的耳囊,但没有临床症状;如合并有临床症状,则称为临床耳硬化症。组织学耳硬化症的发病率约为临床耳硬化症的 10 倍。在高加索人(耳硬化症高发种族)中组织学耳硬化症约占全人口的 10%,在亚洲和黑人中组织学耳硬化症分别为全人口的 5% 和 1%,亚洲国家临床耳硬化症的发生率极低,黑人中几乎为 0。如耳硬化病灶发生于镫骨底板,则导致传导性聋,称之为镫骨性耳硬化症;如耳硬化病变出现在耳蜗甚至侵及内耳道,临床表现为感音神经性聋,则称之为耳蜗性耳硬化症;既有镫骨病灶也有内耳病灶则表现为混合性聋。

耳硬化症是最常见的引起后天性获得性听力减退的疾病之一,耳硬化症被认为是一种受多因素影响的疾病,病因包括遗传因素和环境因素两个方面,环境因素主要包括麻疹病毒局部感染及其导致的麻疹病毒相关性感染性免疫性疾病、自身免疫性疾病、内分泌因素等。这些因素在耳硬化症发病机制中的作用及此疾病与炎症反应的关系是耳硬化症目前研究的重点。虽已有大量研究存在,并有大量研究在进行中,很多致病因子和学说正在不断地被提出,但耳硬化症的发生、发展机制仍未完全阐明。

鉴于耳硬化症病变为炎症反应,按照姜泗长教授的名言,一切慢性炎症反应都是细胞和体液介导的免疫机制的表达,耳硬化症的炎症性反应也与免疫反应有相关性。近年来关注耳硬化症与免疫学相关的研究逐渐增多,研究结果显示耳硬化症患者存在某些免疫调控参数的改变,部分患者病因和发病机制可能是有免疫反应存在。

一 耳硬化症的遗传因素

在某一特定家族中耳硬化症的发病率高于普通人群,提示此病与遗传因素相关。

遗传类型

目前大量文献认为耳硬化症是常染色体不完全显性遗传,是最有可能的遗传类型。1922 年 Albrecht 首先提出常染色体显性遗传;但 1925 年 Bauer 等通过 94 个耳硬化症家系研究认为是常染色体隐性遗传,外显率为 40%;Causse 等及其他一些研究支持外显率为 40% 的常染色体显性遗传的观点。但不少文献强调本病患者中有 50%～70% 有阳性家族史,其余没有家族史的患者被称为偶发病例。Bon Arab 等研究了 193 个北突尼斯的家系,发现只有 13% 病例有阳性家族史并认为是常染色体完全显性遗传。但常染色体显性遗传并不能解释所有的耳硬化症病例,因此也有学者推测为常染色体显性和 X 染色体遗传并存。遗传规律有待继续探讨。

耳硬化症的基因

遗传学研究至少有 9 个染色体位点可以作为耳硬化症的候选基因。McKenna 等于 1998 年提出临床耳硬化症与 I 型胶原蛋白 *COLIAl* 基因(*17q21. 31-q21. 32*)、*OTSC1*(*15q25-q26*)之间的关联,此后相继有其他染色体位点如 *OTSC2*(*7q34-q36*)、*OTSC3*(*6q21. 3-22. 3*)、*OTSC4*(*16q22. 1-23. 1*)、*OTSC5*(*3q22-24*)、*OTSC6*(位点已向人类基因组机构命名委员会报告,但还没有这个位点的细节报道)、*OTSC7*(*6q13-16. 1*)、*OTSC8*(*9q13. 1-9q21*)报道,这些染色体位点可以作为耳硬化症的候选基因。但这些位点有的已被排除如 *OTSC1*、*OTSC2* 和 *OTSC3*。*COLIAl* 在发病机制中是非常好起作用的连锁基因。

二 耳硬化症是与麻疹病毒感染相关的免疫性疾病

近年来关注与免疫学相关的研究逐渐增多,研究的结果显示耳硬化症患者存在某些免疫参数的改变,病因和发病机制可能是免疫反应。耳硬化症病灶的组织学、免疫组化学和 PCR 研究以及电镜观察显示耳囊的慢性炎症反应,现已认为是炎症性组织反应性疾病伴有多种免疫活性细胞的浸润和介质、细胞因子等的释放。

最初 McKenna 等于 1986 年报道两个耳硬化组织中观察到类似病毒核衣壳的丝状结构,首先提出了耳硬化症的病毒病因学假说。1 年后 Arnold 等在活跃的耳硬化组织中发现了高度集中的病毒 IgG 抗体,并发现了流行性腮腺炎病毒、麻疹病毒、风疹病毒的 IgA、IgG 和 IgM 抗体,因此认为麻疹病毒、风疹病毒、流行性腮腺炎病毒感染导致的耳囊血管炎反应是耳硬化症的病毒学病因。其另一项研究显示骨质的吸收,并为骨松质所替代的过程也是炎症反应的一个阶段。耳硬化镫骨底板中 80% 的淋巴细胞为 T 淋巴细胞。

Niedermeyer 等于 1994 年应用 RT-PCR 技术从大约一半的临床耳硬化症的镫骨底板中检测到风疹病毒序列,从分子水平上支持了之前的免疫组化的结果。同年 McKenna 等从耳硬化症患者固定并脱钙的颞骨中检测到麻疹病毒基因组。

1995 年 Niedermeyer 等的研究在镫骨病变中检测到麻疹 RNA 序列,并发现外淋巴中麻疹病毒抗体水平高于血清中的结果,说明耳硬化症也有内耳的炎症反应。此作者还指出自从德国开始接种麻疹疫苗,耳硬化症的发病率开始下降,且诊断并接受手术的患者平均年龄上升到 54 岁。根据接种麻疹疫苗及耳硬化症发病率之间的相关性,表明麻疹病毒感染与耳硬化症之间的因果关系。

Arnold 等在 14 例手术切除的镫骨碎片中 13 例检测出麻疹病毒序列,而同一患者其他组织均为阴性,6 例可在外淋巴中检测出麻疹病毒 IgG 抗体,支持耳硬化症是一种与麻疹病毒有关的疾病,麻疹病毒抗体激发了内耳的免疫反应,证实了耳硬化症有内耳的炎症反应。Karosi 检测 248 个镫骨底板,其中镫骨固定组 93 例为活动性耳硬化症,67 例为非活动性耳硬化症,88 例为非耳硬化症镫骨固定,发现麻疹病毒仅见于耳硬化症性镫骨底板。

最新的全球文献中,支持耳硬化症的麻疹病毒病因学假说的文献增多,2007 年 Niedermeyer 等应用 RT-PCR 技术在耳硬化症患者的中耳黏膜的破骨细胞、成骨细胞、软骨细胞和上皮细胞中定位了麻疹病毒的基因序列。耳硬化症病灶的病毒基因分型为 A 型,这种基因型 1960 年前后曾在欧洲流行,证实了麻疹病毒感染和耳硬化症之间的联系。Arnold 等指出耳硬化症溶骨期于电镜下见副黏病毒结构。由于耳硬化症病变中可见麻疹病毒相关序列,耳硬化症病灶密切相关于外淋巴腔,报道 19 例耳硬化症均在外淋巴腔中查到麻疹病毒特异性抗体,血清中 IgG 抗体水平也有增高,由于外淋巴腔中的麻疹病毒抗原对内淋巴囊可激发免疫系统,产生麻疹病毒相关性内耳炎症及感音性聋,此发现支持麻疹病毒作为耳硬化症病因的学说,并可引起内耳炎症反应。但 Corti 器结构无异常。

尽管有如此多的研究证据,麻疹病毒病因学仍然存在未解决的问题和争议。1992 年 Roald 等报道了一系列病毒包括腺病毒、A 型和 B 型流感病毒、1 型和 3 型副流感病毒、麻疹病毒、呼吸道合胞体病毒以及 EB 病毒的检测,并没有从 24 个耳硬化手术患者的镫骨样本中分离出来。也有学者的研究证实麻疹病毒存在于人类的正常组织中。由于麻疹病毒理论存在局限性,Shea 认为如果麻疹病毒是耳硬化症的病因,那么麻疹疫苗的接种将能消除耳硬化症引起的听力损失和手术后仍有症状的加重,但实际上并没有达到这个目的。

2000 年 Grayeli 等试图从 35 个耳硬化症患者的镫骨病理标本中通过不同的敏感方法检测麻疹病毒的存在,结果没有任何一个骨标本中发现麻疹病毒的存在。此后应用分子生物学方法检测麻疹病毒的文献增多,麻疹病毒检测阳性率虽有提高,但并非全部标本均为阳性。麻疹病毒特异性 PCR 产物阳性率最高可达 64%～75%,最低仅为 30%。并仍有阴性小样本病例报道,Gantumur 等通过 RT-PCR 扩增 4 例新鲜冷冻镫骨足板的麻疹病毒核蛋白 RNA,结果 4 例均未产生预想的 RT-PCR 产物。

上述的研究结果虽是较初步的,且也有检测阴性的报道,但已显示出麻疹病毒在耳硬化症发病中的重要性,可以初步认为耳硬化症是颞骨麻疹相关性炎症性免疫性骨溶解病变。

三　自身免疫病与耳硬化症的关系

自身免疫病被认为是耳硬化症的一个可能发病因素,但报道的资料仍存在争议,Yoo 等首次提出自身免疫的理论,他们认为耳硬化症患者有耳部病灶,血清中有较高水平的针对 II 型胶原的抗体,同时认为可能是由于对耳囊胚胎软骨残留物的自身免疫反应。这一理论在其他研究中也有一致的结果,证实自身免疫与耳硬化症病因学有关,特别是病程较长者。但 Sorensen 等研究结果发现耳硬化症患者血清中 II 型胶原水平与对照组并无差别,在动物模型中关于免疫因素导致耳囊部骨硬化样病灶的结果是相互矛盾的。

耳硬化症与人类白细胞抗原系统的论据也是存在矛盾的,Menger 等从多方面发表了一篇综述,依据大量的文献认为 HLA 抗原与耳硬化症有关联,然而其他研究与他们的研究不一致。

四　其他因素与耳硬化症

其他因素与耳硬化症的关联尚有内分泌因素,许多学者报道了 30%～60% 的耳硬化症女性患者在至少一次妊娠之后出现听力损失或原有听力损失加重。1951 年 Pearson 建议把终止妊娠和不妊娠作为治疗手段用于病情进展的患者。耳硬化症女性多见,尤其是生育年龄的女性。口服避孕药并没有导致更多的女性罹患耳硬化症,最近的一个研究表明生育孩子的女性患者对听力并没有明显不利的影响。

此外,也有少数学者认为骨重塑是耳硬化症的病因,并与结缔组织病相关。

五 结 语

1. 尽管有大量的研究和文献综述展示了耳硬化症的病因理论，但没有一个是被所有学者完全接受的，其致病机制仍存在争议，但遗传和环境因素共同起作用是肯定的。

2. 遗传因素在耳硬化症中起到重要作用，但正确的遗传模式仍未知。

3. 耳囊局部麻疹病毒感染及其引起的麻疹病毒感染后的免疫反应已被认为是耳硬化症的可能病因之一，从耳硬化病灶中分离到麻疹病毒基因，证实麻疹病毒与耳硬化症发病机制相关。

4. Ⅱ型胶原自身免疫反应学说是一个存在较多争议的病因，尚缺乏成功的耳海绵化骨和耳硬化骨的成功的动物造模。

总之耳硬化症的病因和发病机制仍不完全清楚，在遗传基础上麻疹病毒感染及感染性免疫性反应是最有可能的病因学说。

参 考 文 献

1. 顾之燕. 耳科学领域中的免疫学(Ⅱ中耳和外耳免疫性疾病). 中华耳鼻咽喉科杂志, 2004, 39: 312-315

2. Markou K, Goudokos J. An overview of etiolgy of sclerosis. Eur Arch Otorhinolaryngol, 2009, 266: 25-35

3. McKenna M, Kristiansen AG, Bartley ML, et al. Association of COLIAl and otosclerosis: evidence for a shared genetic etiology with mild osteogenesis imperfecta. Am J Otol, 1998, 19: 4-610

4. Chen W, Campbell CA, Green GE, et al. Linkage of otosclerosia to a third locus(*OTSC3*) in human chromosome 6p21. 3-22. 3. J Med Genet, 2002, 39: 473-477

5. Grayeli AB, Palmer P, Tran BA Huy P, et al. No evidence of measles virus in stapes samples from patients with otosclerosis. J Clin Microbiol, 2000, 38: 2655-2660

6. Karosi Y, Konya J, Petko M, et al. Two subgroups of stapes Wxation: otosclerosis and psuudo-otosclerosis. Laryngoscope, 2005, 115: 1968-1173

7. Karosi T, Konya J, Szabo LZ, et al. Measles virus prevalence in otosclerotic stapes footplate samples. Otol Neurotol, 2004, 25: 451-456

8. Karosi T, Jokay I, Konya J, et al. Detection of osteoprotegerin and TNF-alpha mRNA in ankytotic staper footplates in connection with measles virus positivity. Laryngoscope, 2006, 116: 1427-1433

9. Karosi T, Jokay I, Konya J, et al. Activated osteoclasts with CD51/61 expression in otosclerosis. Laryngoscope, 2006, 116: 1478-1484

10. Niedermeyer HP, Gantumur T, Neubert WJ, et al. Measles virus and otosclerosis. Adv Otorhinolaryngel, 2007, 65: 86-92

11. Lolov SR, Edrev GE, Kyurkchiev SD, et al. Elevated autoantibodies in sera from otosclerotic patients are related to the disease duration. Acta Otolaryngol, 1998, 118: 375-380

12. Too TJ, Tomoda K, Stuart JM, et al. Type collagen-induced autoimmune otospongiosis: a preliminary report. Ann Otol Rhinol Laryngol, 1983, 92(2 Pt1): 103-108

13. Niedermeyer HP, Arnold W. Otosclerosis: a measles virus associated inflammatory disease. Acta Otolaryngol, 1995, 115: 300-303

14. Arnold W, Niedermeyer HP, Lehm N, et al. Measles virus in otosclerosis and the specific immune response of the inner ear. Acta Otilaryngol, 1996, 116: 705-709

15. Niedermeyer HP, Arnold W. Otosclerosis and measles virus association or causation? ORL J Otorhinolaryngol Relat Spec, 2008, 70: 63-69

16. Karosi T, Szekanecz Z, Sziklai I. Otosclerosis: an autoimmunue disease? 2009, Mar 24[Epubaheal of print]

第 47 章
鼓室硬化病因和病理的免疫学因素

杨 军

鼓室硬化(tympanosclerosis)亦称鼓室玻璃变性,是指中耳经历了长期慢性炎症后,在愈合过程中所遗留的中耳结缔组织退行性变。von Troltsch 在 1869 年首次描述这种病变为中耳黏膜最深层纤维组织的硬化,在鼓膜和鼓室黏膜的上皮下形成斑块状胶原组织沉积。发生在鼓膜者为钙化斑,发生在鼓室黏膜者,黏膜变成乳皮样物质,被覆在听骨表面和卵圆窗及圆窗周围,与骨质黏着,好像覆盖了一层包膜。累及上鼓室者较重,累及下鼓室者较轻。听骨及肌腱最易受累。

1955 年,Zöllner 详细描述了其临床症状,提议将这种病变作为一种单独的疾病,并命名为 tympa-nosclerosis。随着鼓室成形术、镫骨手术的广泛开展和手术显微镜的普遍应用,鼓室硬化已经被耳科医师广泛认识。尽管鼓室硬化是一种单独的疾病,但由于是和慢性中耳炎同时存在或成为其结果,因此2002 年被归入中耳炎后遗症范畴。

鼓室硬化的发病率各家报道差异较大,国外在 9%～38% 之间,国内在 3.7%～11.7% 之间。儿童和成人均可发病,但 10～30 岁发病率较高,女性多于男性。是引起传导性聋的重要原因之一。

鼓室硬化的病因

鼓室硬化的病因虽然比较复杂,但主要病因是急性坏死性中耳炎和慢性中耳炎,尤其是慢性中耳炎。其次的病因是鼓膜切开置管术。

1. 慢性中耳炎 在慢性中耳炎中,鼓室硬化的发生率为 20%～43%。1993 年,Bhaya 等总结 196 例(319 耳)中耳炎,发现鼓室硬化发生率为 14.1%(45/319),大部分为 40 岁以上患者(86.7%),男女比例为 1.6∶1。1999 年,Asiri 等报道鼓室硬化在慢性化脓性中耳炎的发生率为 11.6%(90/775),其中85.6%(77/90)为干耳。2010 年,Ho 等报道在慢性中耳疾病中存在鼓室硬化的概率为 5.5%,其中慢性中耳炎是最为常见的病因,占 94.1%。

2. 鼓膜切开置管术 鼓室硬化又是鼓膜切开置管术后常见的并发症,Kaleioglu 等对 366 鼓膜切开置管术耳的分析发现,74 耳(20.2%)具有鼓室硬化病变。Friedman 等对 81 例双耳鼓膜切开置管术儿童和 131 例未行耳科手术者进行随访对比观察,发现双耳鼓膜切开置管术儿童的鼓室硬化发生率为35%(21/81),而对照者仅 11.4%(15/131),且在再次行鼓膜切开置管术的儿童中,鼓室硬化发生率更高。2010 年,Browning 等综合分析既往 10 个临床研究共 1728 例分泌性中耳炎儿童,结果显示鼓膜置管后鼓室硬化的发生率为 1/3。鼓膜切开置管术引发致鼓室硬化可能与下列因素有关:①机械性损伤和鼓膜固有层的血管化作用可能在鼓室硬化的形成中起重要作用,鼓膜通气管置入前的吸引器抽吸作用更易导致鼓室硬化的发生;②虽然随着年龄的增长,分泌性中耳炎的发病率逐渐降低,但是鼓膜切开置管术的后遗症(鼓室硬化、严重的鼓膜萎缩内陷、听力下降、继发性胆脂瘤、永久性鼓膜穿孔)却逐渐增加;③鼓膜切开置管术后,鼓室硬化的男女发病率之比为 2.29∶1;④鼓膜通气管留置的时间是最主要因素,时间越长,发病率越高,而鼓膜通气管的大小对发病率影响则不大。

鼓室硬化的病理学特征

鼓室硬化多发生在中耳黏膜及鼓膜,位于鼓室内的韧带、肌腱亦可硬化、骨化。听骨链可被硬化病灶包绕,甚至包埋。硬化病变一般多见于上鼓室,前庭窗区和听骨周围。较少侵及下鼓室、蜗窗及咽鼓管鼓口,或仅当病变甚为广泛时才始受累。新近的研究发现在中耳腔内,鼓室硬化多见于槌骨(79.8%),但多处出现硬化组织的病例超过半数(51.2%)。

1. 光镜下特征　表现为黏膜上皮下结缔组织内和鼓膜固有层包括黏膜下结缔组织层、上皮下结缔组织层、外放射状胶原纤维层和内环状胶原纤维层中,结缔组织透明变性,或称玻璃样变性,多数伴有钙质沉着,少数可发生新骨形成。

胶原组织退变、增生可能是因炎症大量破坏黏膜纤毛和腺体,渗出物质不能排出。增厚的胶原纤维融合、机化、玻璃变性,细胞成分和毛细血管消失,最终形成均匀一致的葱头皮样白色斑块——硬化斑块。

2. 手术显微镜下特征　硬化斑块组织表现为 2 种特征:①软乳酪样壳片,与骨质粘着不重,像洋葱皮样可以剥下;②坚实白色硬块,与骨粘着紧密,很难剥除,去除后不久再产生。组织显微镜下,斑块为玻璃样变胶原组织,无细胞及血管,覆盖以很薄的扁平上皮。电镜超微结构显示细胞外间隙胶原纤维增生、退行性变和钙质沉着。

对硬化斑块进行生化分析发现其主要成分为磷酸钙盐。

3. 临床病理类型　临床上鼓室硬化一般被分为 2 种类型:①病变只限于黏膜或黏骨膜内,黏膜的上皮层、骨膜和骨组织未遭破坏,称硬化性黏膜炎或硬化性黏骨膜炎。这种硬化组织容易被剥除,可遗留完整的骨膜或骨面。此型较多见。②病变进一步侵犯骨质表层,称为破骨性黏骨膜炎。此种硬化组织较难剥除,易损伤周围组织,故手术须特别细致。此型少见。

鼓室硬化形成机制中的免疫学因素

迄今确切机制还不十分明了。鼓膜、鼓室外伤(包括医源性损伤)引起的自身免疫性损伤是很早就提出的观点,但一直缺乏直接确切的证据。进入 21 世纪以来,已经有许多证据证明鼓室硬化形成过程中存在炎症反应和免疫反应。

1. 炎症细胞、细胞因子与介质参与　研究发现,中耳炎时,巨噬细胞首先浸润中耳,然后是 B 细胞、T 细胞,以及 IL-6 mRNA,它们在感染后 1 小时后即出现,显示了鼓室硬化形成的炎症反应。进一步研究表明,除了 IL-6 外,还有其他炎症细胞因子、炎症介质和酶类参与鼓室硬化形成的炎症反应,例如碱性成纤维细胞生长因子(basic fibroblast growing factor,bFGF)、IL-1、6、8,肿瘤坏死因子(tumor necrosis factor,TNF)、转化生长因子-β(transforming growth factor,TGF-β)以及诱生型一氧化氮合酶(inducible nitric oxide synthase,iNOS)、基质金属蛋白酶(matrix metalloproteinases,MMPs)和组织基质金属蛋白酶抑制剂(tissue inhibitor of matrix metalloproteinases,TIMPs)系统等。在病理状态下,在各种细胞因子、炎症介质和酶的刺激作用下,首先表现中耳黏膜极度的增生,其次巨噬细胞分化成为破骨细胞,进而参与骨的重塑。巨噬细胞和细胞因子及介质出现在巨噬细胞分化为破骨细胞过程中的不同阶段。

2. 遗传因素　早在 20 世纪末,就有学者提出某些人类白细胞抗原(human leucocyte antigen,HLA)作为介质可能在鼓室硬化的发病机制中起作用,因为在检测鼓室硬化患者血浆中的抗原时,发现 HLA-B35 和 DR3 明显高于正常对照组。这一发现提示鼓室硬化形成可能与遗传因素有关,这可以解释为什么鼓室硬化仅发生于一部分的长期慢性中耳炎患者,即使合并鼓膜穿孔或鼓膜切开置管。新近对 Toll 样受体 4(Toll-like receptor 4,TLR4)基因多态性的研究提示,TLR4 反应途径可能在鼓室硬化形成中发挥作用,然这仅是一个初步评估。基因遗传差异性等分子机制是否真正参与鼓室硬化发病,尚待深入研究和更多的证据来证明。

3. 动脉粥样硬化　一些鼓室硬化和动脉粥样硬化的临床研究发现两者具有相关性,且两者亦表现相同的病理学特征,因此推测鼓室硬化的钙化过程与动脉粥样硬化类似,在这些过程中有 T 细胞、纤维细胞、巨噬细胞及 IL-2 受体的增加,其中的机制还未明了。

4. 骨形成蛋白　骨形成蛋白(bone morphogenetic protein,BMP)是骨生长的促进因子,是近年国内研究关注的热点。薛涛等对中耳炎患者中耳黏膜组织 BMP 的表达进行观察,并对 BMP 在不同区域中耳黏膜的表达进行半定量分析,发现 BMP 在中耳炎患者中耳黏膜的表达明显增强,在中耳肉芽中,其阳性细胞呈层状排列,在肉芽组织表面如果存在较高水平的 BMP,局部的成骨作用就明显增强,这可能与临床中所见的中耳肉芽组织周围多有骨质破坏、从而诱导新骨形成有关。刘翔等发现在鼓室硬化患者中,BMP2 在黏膜层和黏膜下层的表达均为阳性,且在鼓室硬化灶周围有巨噬细胞以及 BMP2 阳性细胞和 CD68 阳性细胞。因此,巨噬细胞分泌的 BMP 作为骨生长的促进因子,与上述所述及的细胞因子如碱性成纤维细胞生长因子、IL-1、6、8 和 TNF 等一起,并在大量浆细胞、肥大细胞浸润的局部免疫反应参与下,在中耳黏膜的极度增生,特别是局部钙化、骨化的过程中发挥作用。

5. 骨桥　有学者提出,巨噬细胞分泌的另一种介质——骨桥(osteopontin)作为介导因子,在鼓室硬化的发生发展过程中可能发挥作用,他们在炎症的中耳黏膜中发现其表达增强。

6. 一氧化氮(NO)、氧自由基和过氧化氢酶　鼓室硬化的炎症反应中还涉及 NO、氧自由基和过氧化氢酶等因素。Karlidag 等对 65 例行鼓膜修补术或鼓膜修补术并乳突探查术的患者术前取静脉血样,检测 NO 和丙二醛的水平。手术过程中取中耳黏膜和鼓膜少量组织,据此将患者分为 2 组,鼓膜或中耳黏膜或听骨链附近或乳突部位有硬化斑块者为 1 组,其余者为 2 组。结果表明 1 组血清 NO 和丙二醛活动水平高于 2 组,同时,1 组红细胞过氧化氢酶活性水平显著高于 2 组,因此他们认为,鼓室硬化的发生与 NO、氧自由基、过氧化氢酶密切相关,在慢性化脓性中耳炎发展为鼓室硬化的过程中有一定作用。

7. 血清纤维连接蛋白　有研究表明血清纤维连接蛋白(fibronectine)可能可以作为鼓室硬化发展及恶化的标志物,但其在鼓室硬化的炎症反应中的作用尚不清楚。

临床表现和诊断

1. 症状及检查　大多数鼓室硬化患者有慢性中耳炎或反复发作的急性中耳炎病史,多表现为进行性的听力减退,病程大多较长,达数年、十余年或数十年不等,可伴有耳鸣等症状,有些患者也可无明显症状,仅在手术中发现。

检查应全面仔细。包括:①鼓膜:鼓膜大多有中央性穿孔,大小不等;鼓室内一般均干燥。少数有边缘性穿孔,有脓、肉芽或胆脂瘤。有些鼓膜则完整无缺。在完整的或残留的鼓膜上,可见程度不等的混浊,增厚,或有萎缩性瘢痕,并有大小不等、形状不一的钙斑。②听力检查:纯音听力曲线呈传导性或混合性耳聋,语频区气导损失为 35～65dB,气、骨导差距较大,多在 35～55dB 之间。影响听力的骨膜钙斑可使鼓膜或听骨链同时也变得僵硬,故低频听力首先下降,另一方面,硬化组织又可使中耳质量增加,致使高频听力亦受损,故气导听力曲线多呈平坦型。鼓膜上的萎缩性瘢痕虽可降低质量,缩小鼓膜的有效振动面积,但其影响范围极小,不损害对蜗窗的保护功能。鼓膜穿孔贴补试验示听力无提高。③声导抗测试:鼓膜完整者可做声导抗测试,声导抗图为 B 型或 As 型;声反射消失。④咽鼓管功能试验:咽鼓管通气功能大多良好。⑤颞骨 CT 扫描:乳突多为板障型或硬化型。鼓室及听骨周围可见斑块状阴影,硬化组织可延及鼓窦入口和鼓窦,骨质无破坏。

2. 诊断及鉴别诊断　遇有下列情况者,应疑为本病:①缓慢进行性传导性或混合性聋;②过去有耳内慢性流脓史,或反复发作的急性中耳炎病史;③有慢性分泌性中耳炎病史,曾接受或未曾接受过置管术;④鼓膜完整或有干性穿孔;⑤鼓膜混浊,增厚,有钙斑或萎缩性瘢痕;⑥气导听力损失程度与穿孔大小不一致;⑦穿孔贴补试验阴性。

颞骨 CT 扫描有助诊断。

然而,本病的最终诊断仍待手术探查和病理学检查的结果。

本病需与耳硬化症和粘连性中耳炎鉴别:①耳硬化症:分为镫骨性耳硬化症和耳蜗性耳硬化症。前者的临床表现和颞骨 CT 特点与鼓室硬化有相似之处。鉴别要点是前者多有家族史、一般无中耳炎病史、鼓膜正常或有 Schwartz 征,以及鼓室内一般无硬化斑块,且乳突气化良好。②粘连性中耳炎:和鼓室硬化均是中耳炎迁延过久导致的不可逆性后遗症,两者的病史及临床表现极为相似。鉴别要点是以中耳乳突内纤维组织增生或瘢痕形成为主者为粘连性中耳炎,而以透明样变性、钙化为主甚至出现骨化者则为鼓室硬化。然而由于鼓室硬化斑块在出现钙化或骨化后,在高分辨率 CT 上才可明确诊断,在未钙化或骨化之前,则高分辨率 CT 很难区分。因此,与粘连性中耳炎的鉴别主要还是要在手术探查中和病理学检查后才能区分。

治疗

确切地说,对于鼓室硬化目前还没有明确有效的治疗方法。手术治疗是首选,其他如在鼓膜通气管上涂抹抗氧化剂治疗(维生素 E)、通过增强局部抗体激活补体系统治疗中耳炎症反应和使用钙通道阻断剂防止硬化,以及选择佩戴助听器等多尚缺乏明确的疗效或者是无奈的选择。

1. 鼓室探查术与听骨链重建　是鼓室硬化目前主要的治疗措施。手术的目的是清除影响听力的硬化组织,恢复或重建传音结构,以增进听力。但应注意,病变常在术后复发,从而导致听力下降。此外,手术治疗有引起医源性感音神经性听力下降的风险。因此,为达到提高听力的目的,鼓室硬化的镫骨手术必须遵循以下原则:显微镜下用细针完整清除病灶,避免医源性疾病发生,重建含气鼓室和传音结构。其中清除病灶是基础,避免医源性疾病发生是条件,重建含气鼓室和传音结构是目的,三者缺一不可。

(1)鼓室内硬化组织的处理:手术显微镜下,硬化灶为隆起的致密斑块,灰白色,表面光滑,有光泽,触之如软骨。斑块有如葱头,用直角针或微型剥离器可一层一层地将其剥离,不易出血。硬化组织剥去后,大多可露出光滑的骨面。有时深层可见骨化组织或钙化斑。在剥离硬化组织时注意:①剥离时动作宜轻巧,忌施暴力,特别是在清理听骨链周围的病变时,须避免由于手术操作而引起的内耳损伤;②对传音结构无明显影响的硬化组织可加以保留,以免创面过大,导致粘连。

(2)听骨链重建:硬化组织清除后,可根据听骨链的存留情况及其活动度,按鼓室成形术的基本原则进行处理。听骨链完整,且活动度基本正常者,可在关节松动后,于锤砧骨间放置硅橡胶薄膜隔离之。关节虽已松动,而锤骨前韧带硬化或骨化、锤骨头仍固定者,可在游离并取出砧骨后,剪断锤骨颈,取出锤骨头,用自体或异体砧骨或人工陶瓷赝复物桥接镫骨头和锤骨柄。砧镫关节断离,而锤骨正常者,亦可作锤骨桥接。听骨链重建中的关键步骤是对镫骨的处理。对引起镫骨固定的足板周围硬化组织,须特别小心谨慎地加以剔除。硬化组织清除后,镫骨活动恢复正常者,做 I 型鼓室成形术。听骨链不连续,但镫骨底板活动者,视具体情况行 II 型或 III 型鼓室成形术。镫骨仍固定者,倘若鼓膜同时存在穿孔,须先做鼓膜成形术,待二期作镫骨手术。二期手术一般于 3～6 个月以后施行,对固定的镫骨行足板切除或开窗术,足板太厚者,行足板钻孔术。并根据砧骨和锤骨的情况,以自体或异体材料重建听骨链。如若镫骨周围存在广泛的硬化组织,清理十分困难,或足板过厚,勉强钻孔可能损伤内耳,或全鼓室受硬化组织广泛侵犯,暴露听骨链困难时,宜做半规管开窗术。

(3)鼓膜硬化灶处理:无论鼓膜完整与否,鼓膜上的硬化斑一般可不予处理。位于鼓环或锤骨柄周围影响鼓膜活动的硬化斑,可切除相应部位的骨膜表皮层,然后取出硬化斑。

2. 其他治疗

(1)佩戴助听器:因各种原因而不能手术者。

(2)抗氧化剂治疗:由于鼓室硬化是鼓膜切开置管术后最常见的并发症,对此有观点(Uneri 等)认为可能与鼓膜切开后活性氧簇增多有关。维生素 E 作为一种抗氧化剂能够清除各种活性氧簇,学者们已经证实经维生素 E 涂抹的鼓膜通气管能够减少鼓膜切开置管术后活性氧簇的数目,从而减少鼓室硬化的发生。

（3）有建议通过增强局部抗体激活补体系统的免疫方法，治疗中耳炎症反应。另外，有学者（Selcuk等）提出，钙通道阻断剂在预防鼓室硬化过程中有一定的作用。

参 考 文 献

1. 黄选兆，汪吉宝.实用耳鼻咽喉科学.北京：人民卫生出版社，1998：860-862

2. 李琰，谢南屏，万良财.鼓室注射金黄色葡萄球菌致豚鼠鼓室硬化模型的建立.南方医科大学学报，2007，27：1784-1786

3. da Costa SS，Paparella MM，Schachern PA，et al. Temporalbone histopathology in chronically infected ears with intact and perforated tympanic membranes. Laryngoscope，1992，102：1229-1236

4. Bhaya MH，Schachem PA，Morizono T，et al. Pathogenesis of tympanoselerosis. Otolaryngol Head Neck Surg，1993，109：413-420

5. Asiri S，Hasham A，al Anazy F，et al. Tympanosclerosis：review of literature and incidence among patients with middle ear infection. J Laryngol Otol，1999，113：1076-1080

6. Ho KY，Tsai SM，Chai CY，et，al. Clinical analysis of intratympanic tympanosclerosis：etiology，ossicular chain findings，and hearing results of surgery. Acta Otolaryngol，2010，130：370-374

7. Kalcioglu MT，Cokkeser Y，Kizilay A，et al. Follow-up of 366 ears after tympanostomy tube insertion：why is it draining? Otolaryngol Head Neck Surg，2003，128：560-564

8. Friedman EM，Sprecher RC，Simon S，et al. Quantitant and prevalence of tympan osclerosis in a pediatric otolaryngology clinic. Int J Pediatr Otorhinolaryngol，2001，60：205-211

9. Browning GG，Rovers MM，Williamson I，et al. Grommets（ventilation tubes）for hearing loss associated with otitis media with effusion in children. Cochrane Database Syst Rev，2010，6：CD001801

10. Wielinga EW，Peters TA，Tonnaer EL，et al. Middle ear effusions and structure of the tympan ic membrane. Laryngoscope，2001，111：90-95

11. Daly KA，Hunter LL，Levine SC，et al. Relationships between otitis media sequelae and age. Laryngoscope，1998，108：1306-1310

12. Koe A，Uneri C. Sex distribution in children with tympan osclemsis after insertion of a tympan ostomy tube. Eur Arch Otorhinolaryngol，2001，258：16-19

13. Dingle AF，Flood LM，Kumar BU，et al. Tympanosclerasis and minigrommets：the relevan ce of grommet design. J Laryngol Otol，1995，109：922-925

14. Dursun G，Acar A，Turgay M，et al. Human leucocyte antigens in tympanosclerosis. Clin Otolaryngol Allied Sci，1997，22：62-64

15. de Carvalho Leal M，Ferreira Bento R，da Silva Caldas Neto S，et al. Influence of hypercalcemia in the formation of tympan osclerosis in rats. Otol Neurotol，2006，27：27-32

16. Ozer E，Bayazit YA，Kara C，et al. Komer s septum（peosquamosal lamina）and chronic ear disease. Surg Radiol Anat，2004，26：118-121

17. Forseni FM，Huherantz M. Possible inflammatory mediators in tympanosclerosis development. Int J Pediatr Otorhinolaryngol，2002，63：149-154

18. Karlidag T，Ilhan N，Kaygusuz I，et al. Comparison of free radicals and an tioxidant enzymes in chronic otitis media with and without tympanosclerosis. Laryngoscope，2004，114：85-89

19. Makiishl-Shimobayashi C，Tsujimura T，Sugihara A，et al. Expression of osteopontin by exudate macrophages in inflammatory tissues of the middle ear：a possible association with development of tympanosclerosis. Hear Res，2001，153：100-107

20. Pirodda A，Ferri GG，Bruzzi C，et al. Possible relationship between tympanosclerosis and atherosclerosis. Acta Otolaryngol，2004，124：574-576

21. Ciek D，Vayisoğlu Y，Grr K，et al. Is there any relation between coronary atherosclerosis and tympanosclerosis? Anadolu Kardiyol Derg，2010，10：121-125

22. Dursun HC，Etem EO，Kaygusuz I，et al. Evaluation of the polymorphism in the Toll-like receptor 4（TLR4）genes of tympanosclerosis patients. Auris Nasus Larynx，2010，37：29-32

23. Grr K,Grroğlu Oztrk O,Polat G,et al. Evaluation of plasma fibronectine level as a probable indicator for tympanosclerosis. J Laryngol Otol,2008,122:343-346

24. Uneri C,Sari M,Akboga J,et al. Vitamin e-coated tympanostomy tube insertion decreases the quantity of free radicals in tympanic membrane. Laryngoscope,2006,116:140-143

25. Selcuk A,Akdogan O,Ozcan I,et al. Topical application of calcium channel blockers to reduce the progression of experimentally induced myringosclerosis and tympanosclerosis. Laryngoscope. 2008,118:697-705

26. Bayazit YA,Ozer E,Kara C,et al. An analysis of the single. Stage tympanoplasty with over-underlay grafting in tympan osclerosis. Otol Neurotol,2004,25:211-214

27. Gates GA,Klein JO,Lim DJ,et al. Recent advanced in otitis media. 1. Definitions,terminology,and clssification of otitis msdia. Ann Otol Rhinol Laryngol,2002(Suppl188):8-18

第 48 章
Bell 麻痹的免疫学因素及治疗

杨　军　夏　寅　顾之燕

Bell 麻痹(Bell palsy)亦称特发性面神经麻痹(idiopathic facial nerve paralysis,IFNP)。临床上定义为是一种原因不明的、不伴有其他体征或症状的单侧、急性周围性面神经麻痹。临床表现为颜面部表情肌群的运动功能障碍和伴进行性加重。

文献报道国内外以及不同地区之间,Bell 麻痹的发病率报道差异较大,在 11.5/10 万～40.2/10 万人之间,可能与种族、环境、气候、地理等差异有关。欧美流行病学调查资料显示年发病率为 20/10 万人。女性发病率略高于男性(1.2∶1),尤以生育期女性发病率较高。虽然所有年龄段均可发病,然高发年龄在 15 岁～45 岁,平均年龄为 40～44 岁,小于 15 岁或者大于 60 岁者少见。Bell 麻痹通常为单侧发病,左右两侧发病率相同,仅有 1％为双侧同时发病。据国外近年资料 Bell 麻痹复发率为 8％。糖尿病、妊娠妇女为高发人群,糖尿病患者出现 Bell 麻痹的危险性是健康人的 4.5 倍,妊娠女性 Bell 麻痹的危险性是同年龄段非妊娠女性的 3.3 倍。

迄今资料中甚少有 Bell 麻痹准确的组织病理学记载,一般认为表现是面神经及其周围组织炎症反应,充血肿胀一般持续 1～2 个月,然后逐渐消退。从术中观察到,神经充血、水肿,鞘膜被切开后神经纤维即膨出,膨出的程度可较正常者直径粗 2～3 倍,同时少量液体溢出,重者液体为血性,神经内可见细小纵行的出血纹及出血性梗死,神经变性反应一般在起病后 14 天达到顶峰。病变部位可位于面神经全段,据 1972 年 Fish 及 Esslen 报告,94％的病变部位在面神经管入口处附近,1974 年 House 等的 100 例面神经减压术发现,病变部位位于乳突段和鼓室段分别占 40％,15％位于迷路段及内耳道段,最少见的是位于膝神经节,占 5％。可见 Bell 麻痹的发病部位多位于茎乳孔至鼓索神经或镫骨肌支之间的面神经主干。

虽然在对 Bell 麻痹进行临床定义的时候,称其原因不明,除面神经麻痹外不伴有其他症状和体征的单发性、周围性、急性面神经麻痹,有学者报道并非全部为单发性,Adcal 等报道通过对 1048 例 Bell 麻痹临床复习、流行病学和实验室资料,并有文献复习发现其中并有多神经受损,如第 Ⅴ、Ⅹ 对脑神经功能障碍,也有学者报道本病常合并前庭-耳蜗神经炎。数十年来一直有明显的倾向观点认为是病毒感染,其次是因受凉、吹风引起的面神经营养血管痉挛。目前广泛接受的病因是病毒局部感染、肿瘤、免疫病或药物等,Liu 等通过临床观察认为 Bell 麻痹病因并不偏爱病毒感染的学说,他们的研究结论为虽然大多数 Bell 麻痹患者血常规检查示淋巴细胞增高,但有些患者淋巴细胞并不高,而是中性粒细胞增多,抗生素治疗有不同程度的症状改善,似乎病因是细菌感染。Kawagu 等提出除了感染、损伤、手术、糖尿病的病因外,由于患者面神经活检标本中可分离出单纯风疹病毒和从鼓索神经中可检出免疫复合物,以及血清中某些免疫球蛋白水平升高,故有观点认为 Bell 麻痹可能是病毒感染引起的自身免疫学疾病。Adour 等研究的结论为本病是由于神经炎和脱髓鞘引起,而不是缺血性压迫,脑脊液分析支持中枢神经系统疾病继发的周围性脑神经表现。另外,因为发现少数患者有家族史,所以又有遗传因素可能参与 Bell 麻痹发病之说。

一 发病中的免疫学和病毒学因素

I 型变态反应

关于 Bell 麻痹的发病与免疫学的关系,最早是在 20 世纪 70 年代,当时 Mcgovern 等提出 Bell 麻痹是 I 型变态反应,该观点建立在下述的动物实验基础上:先用马血清致敏狗,进而再以马血清注入狗的面神经管内以激发,结果发现致敏狗发生面瘫,且证实面神经血管周围有肥大细胞脱颗粒现象和组胺释放,以及血管通透性增加、面神经及其周围组织水肿等免疫效应,进而再给少数面瘫狗静脉滴注肥大细胞稳定剂后,不仅有效地减轻了面瘫程度,且组织病理学改变也同时减轻。有趣的是,上述致敏狗的面神经组织病理学改变相似于人类 Bell 麻痹颞骨组织所见的组织病理学特征。因此学者们据此认为 Bell 麻痹属 I 型变态反应性疾病,并提出发病机制是伴随补体结合的抗原-抗体反应。然而遗憾的是,该实验还没有进一步揭示 IgE 介导的证据。而且,静脉滴注肥大细胞稳定剂的面瘫狗数例不多,并缺乏对照,以此作为肥大细胞稳定剂有效的证据尚显逊色。

细胞和体液免疫应答

近年,细胞免疫应答和体液免疫应答更是被认为在 Bell 麻痹发生发展中起关键作用。随着现代免疫学进展,免疫功能异常在 Bell 麻痹发病机制中的作用取得一些进展,但总体上研究成果不大。相比之下,细胞免疫与 Bell 麻痹关系的研究比之体液免疫相对较多。20 世纪 80 年代初已经发现 Bell 麻痹患者早期末梢血 T 细胞数目减少,尽管有的报道是辅助性 T 细胞(Th)减少,有的报道是抑制性 T 细胞(Ts)减少。由于 Th 减少被推测可能与病毒感染有关,因此认为病毒感染引起的感染免疫也可能是 Bell 麻痹的免疫学病因,更何况有学者在患者血清中检出抗单纯疱疹病毒抗体。但 T 细胞数目的多少与面瘫程度不成比例,也不能预示其预后。

20 世纪 80 年代末 Jonsson 等发现,Bell 麻痹急性期(发病≤2 周)外周血总 T 细胞及 Th 降低,Ts 则无变化,而恢复期(病后 19～81 天)总 T、Th 和 Ts 则与正常对照无显著性差异,由此推断 Bell 麻痹急性期可能存在一过性细胞免疫缺陷,并认为这种缺陷可能是病毒感染如 I 型单纯疱疹病毒(HSV-1)、巨细胞病毒、EB 病毒等引起的细胞介导的免疫反应。Murakami 等认为当人体感染 HSV-1 后,病毒潜伏在膝状神经节,当特定的条件导致病毒复活时,机体针对病毒抗原发生免疫反应而引发面神经炎,导致面神经受压,进而麻痹。

近年,Tekgul 等对 17 例 Bell 麻痹儿童的研究发现,轻微面瘫者外周血中仅 CD19 减少,严重面瘫者则 CD4 和 CD19 均减少。进一步研究发现,对接种过 HSV-1 导致面瘫并完全恢复后 8 周的小鼠,一组腹腔注射 CD4 抗体,另一组则注射 CD8 抗体,通过减少特定的 T 细胞亚群比较两组面瘫复发的比例,结果是注射 CD4 抗体组 42％复发,注射 CD8 抗体组 13％复发。新近国内学者通过制作外伤性周围性面瘫小鼠模型,利用流式细胞术研究模型小鼠 CD69 表达,结果显示术后 3 天模型组及手术对照组小鼠颈部引流淋巴结 CD3$^+$T 细胞上出现 CD69 表达上调,提示在外伤、神经损伤的联合作用下面神经损伤急性期 T 细胞被活化。上述研究从不同角度表明 T 细胞介导的免疫机制参与了至少在急性期的面神经损伤机制。

现代免疫学概念认为,Th4 和 Ts8 之间相互诱导和相互制约形成的 T 细胞网络,对调控和维持免疫稳定甚为重要,当 T4 和 T8 的数量或功能异常时,T 细胞调控网络将失去平衡导致机体发病。目前已经有不少证据提示 Bell 麻痹存在细胞免疫功能异常,特别是在急性期。

最早注意到 Bell 麻痹与体液免疫的关系是日本学者中村正二,他首先发现 Bell 麻痹的免疫球蛋白变化。他对 30 例 Bell 麻痹的血清检测显示,7 例 IgG、9 例 IgA 和 9 例 IgM 增高。以后 Aveil 等则发现在发病最初的 2 个月内,血清 IgG、IgM 滴度明显增高,且发现和免疫球蛋白产生有关的 B 淋巴细胞数目也高于正常对照组。国内对 Bell 麻痹血清免疫球蛋白检测的研究较多,研究结果基本相同,即 IgG、IgA、IgM 均有不同程度升高。因此可以推断,Bell 麻痹与血清免疫球蛋白异常增高、特别是 IgG 增高有关。

除了 T 细胞亚群及血清免疫球蛋白异常外,研究者们还注意到 Bell 麻痹患者血清中补体的变化。中村正二的研究显示部分患者 C3 增高,然而部分患者在病程早期 C3 却降低。蒋定国等的研究结果是个别患者 C3 或 C4 增高,但也有个别患者 C3 或 C4 降低。应该指出的是,一些研究的结果则是显示补体并无变化,例如 Aveilh、Vedelcr 等的研究均显示 Bell 麻痹患者补体 C3、C4 水平和健康对照无明显差异。柳忠兰等的研究显示 Bell 麻痹患者总补体 CH50 亦与正常对照无差别。理论上认为,补体以活性前体存在于血清中,其特点是不因免疫反应而数量增加,然被激活后参与免疫反应时,可因补体消耗导致数量减少。因此,上述研究还不能阐明补体在 Bell 麻痹发病机制中的作用。

关于干扰素(IFN)在 Bell 麻痹发病中的作用也被注意到,有研究发现,Bell 麻痹急性期总 IFN 水平明显高于正常对照组,但和免疫反应关系最为密切的 IFN-γ 在急性期和恢复期却差别不大,且均和对照组无显著差别。

以上研究提示,Bell 麻痹的发病机制中有细胞免疫和体液免疫参与,补体和干扰素可能除了发挥自身的防御功能外,也参与了 Bell 麻痹的免疫机制,免疫损伤机制可能是Ⅲ和Ⅳ型变态反应的混合类型,临床上 Bell 麻痹的自限性提示可能与免疫调节作用有关。尽管基本一致的观点认为 Bell 麻痹是病毒感染导致的免疫炎症反应,然而,细胞免疫功能异常和血清免疫球蛋白异常增高的确切机制尚未阐明,它们是病毒感染所致,还是其他免疫机制导致,尚缺乏深层的证据。

病毒感染免疫

1. 与病毒相关的炎症反应或免疫反应 自 20 世纪 80 年代,病毒被认为是 Bell 麻痹的病因,主要见于带状疱疹或单纯疱疹病毒。因而有观点认为至少有部分 Bell 麻痹是在病毒感染的基础上,面神经发生炎症反应或免疫反应,继而引起神经脱髓鞘改变。根据部分 Bell 麻痹患者有反复发作趋向和有病毒感染前驱症状等自身免疫性疾病的常见特点,学者们认为 Bell 麻痹是自身免疫反应所致。此外,由于吉兰-巴雷综合征常见面神经同时受累,因此推测如同吉兰-巴雷综合征一样,Bell 麻痹可能是一种病毒介导的自身免疫性多发性神经炎,继后的研究经仔细观察发现,所有 Bell 麻痹确实表现多个神经功能异常。另外,从临床的角度看,部分患者在受凉和疲劳后发病以及糖尿病患者和妊娠女性发病率高,亦提示一过性免疫缺陷可能是 Bell 麻痹的本质性病因。

2. 病毒感染 21 世纪初,病毒病因和病毒感染免疫病因有了较多的观察,甚至病毒病因的研究、抗病毒药物和病毒疫苗的研究超过了免疫机制的研究,Kawaguchi 等为了确定单纯疱疹病毒(HSV-1)和水痘-带状疱疹病毒(VZV)是 Bell 麻痹的主要原因以及抗病毒药物治疗是否有效,采取随机、多中心对照研究。150 例 Bell 麻痹患者,随机进入泼尼松龙组和泼尼松龙-抗病毒药物(valacy)组全部患者检查两种病毒。两种病毒阳性率分别为 15.3% 和 14.7%,两种病毒共同存在占 4.0%,两治疗组恢复率无明显差异,结论泼尼松龙-抗病毒药物组并不优于泼尼松龙组。

Khine 等研究单纯疱疹病毒-1(HSV-1)感染和儿童 Bell 麻痹的相关性,42 例可疑患儿中 33 例有阳性 HSV-1(应用酶联免疫测定法);对照组 41 例中 16 例 HSV 阳性($P=0.0003$)。应用 PCR 反应检测 47 例可疑患儿中 10 例阳性反应,应用同一检测法 45 例对照组中 4 例阳性($P=0.08$),本测定显示儿童 Bell 麻痹与 HSV-1 有相关性。

二　免疫学角度的治疗及预后

从 Bell 麻痹与免疫学相关的发病机制出发,首选是糖皮质激素治疗。然有研究表明糖皮质激素联合抗病毒物治疗(阿昔洛韦),面神经完全恢复的概率高于单纯糖皮质激素治疗。发病在 2 周内,神经电图描记法显示面神经功能损失>90%的完全性面瘫者,可选择面神经减压手术。其他治疗包括减轻眼睑闭合不全及泪液分泌减少带来的眼部症状的眼部治疗,如滴用眼药水、人工眼液和涂眼药膏等,若面瘫不能恢复者为预防暴露性角膜炎,可行睑缘缝合术。此外,高压氧治疗有助于血清中氧含量增加、改善组织微循环,从而纠正神经的缺血、缺氧,减缓神经变性。物理治疗如局部热敷、按摩、功能训练,以及短波透热或红外线照射理疗和针刺、电针疗法均可能对促进神经炎症消退、防止肌肉萎缩、促进肌肉运动功能恢复有帮助,但急性期不宜采用针刺、电针疗法。

糖皮质激素治疗的策略

根据不完全性面瘫和完全性面瘫,采取不同的糖皮质激素治疗策略(图 7-48-1)。

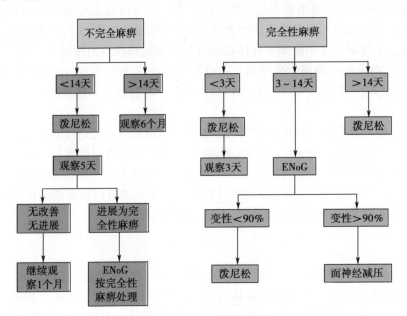

图 7-48-1　Bell 麻痹糖皮质激素治疗策略

1. 不完全性面瘫　发病短于 14 天者,首选泼尼松治疗,然后观察 5 天,如若无改善亦无进展,则继续观察 1 个月,倘若发展为完全面瘫,则按完全面瘫处理。发病超过 14 天者,则建议随访观察 6 个月。

2. 完全性面瘫　发病小于 3 天者,泼尼松 80mg/d,连续应用 7 天后逐渐减量,然后观察 3 天。发病在 3～14 天之间者,面神经电图检查如变性<90%,仍先行泼尼松治疗,每日行面神经电图检查观察至 14 天,倘若变性继续发展达到>90%,则应选择面神经减压手术。发病 14 天以上者,则应随访观察 6 个月。

糖皮质激素治疗的剂量及效果

泼尼松作为糖皮质激素药物的典型代表,可减轻面神经及其周围组织的炎症,消除面神经的水肿,减轻骨管对面神经的压迫,给面神经功能恢复创造条件。目前,大多数学者建议使用泼尼松冲击治疗,常规使用剂量为每日 1mg/kg,最大剂量不超过 80mg,连续应用 4 天后逐渐减量,总疗程为 10 天。若严重面瘫,剂量为每日 1mg/kg,连续应用 7～10 天,而后在 7～10 天内逐渐减量至停用。消化道溃疡、活动性结核、精神病、癫痫、重症高血压、糖尿病、骨质疏松、妊娠、角膜溃疡、广泛疱疹、真菌感染、耐药菌感染者应禁用。一项随机、双盲和对照研究虽然显示口服泼尼松和安慰剂在面神经恢复时间上并没有差别,但是口服泼尼松者面神经恢复等级明显好于对照者,因此推荐 House-Brackman 分级为Ⅴ～Ⅵ者从发病即服用泼尼松,认为有助于降低发生去神经支配的概率及随后出现的面肌痉挛。糖尿病患者若发生 Bell 麻痹,服用泼尼松的面瘫治愈率为 97%,而不用泼尼松治疗者仅 58%可恢复。一项 meta 分析发现,在面瘫发生的 7 天内,经过糖皮质激素治疗的患者相比安慰剂组,其完全恢复的可能性增加 17%。

规范糖皮质激素治疗 2 个月,若面神经肌电图无好转或无恢复迹象,神经电图显示有失神经支配的患者,应行面神经减压术。

预后

Bell 麻痹的预后通常是较好的。有学者观察没有药物及手术干预的 1000 多例 Bell 麻痹患者,以探索其自然病程,结果表明 85% 在发病后 1 个月内可完全恢复,余 15% 者则在起病后 3 个月后开始恢复面部功能,这部分患者的神经内膜管可能有破坏,恢复后可能遗留后遗症,如面肌功能不能完全恢复、面肌活动时有联动运动等。面瘫恢复所需的时间越长,遗留后遗症的可能性越大。不完全面瘫者有 95% 可完全恢复,不伴有任何后遗症。预后不理想者多为高龄患者,或完全性面瘫同时伴听觉过敏、平衡觉异常等的患者。

参 考 文 献

1. 刘稳,高志强.贝尔面瘫.//迟放鲁.面神经疾病.上海:上海科学技术出版社,2007:226-243
2. 全世明,高志强,葛平江,等.小鼠面神经损伤急性期 T 细胞 CD69 表达的研究.中华耳科学杂志,2007,5:89-93
3. 熊中兰,高丽娜.面神经炎患者血清免疫球蛋白检测分析.实用医院临床杂志,2004,1:48
4. 牛淑清,丁书源.98 例面神经炎血清中免疫指标的变化.中风与神经疾病杂志,1994,11:246
5. 柳忠兰,刘子勇.面神经炎的临床和免疫学研究.中华神经精神科杂志,1990,23:175-177
6. 刘稳,高志强.单纯疱疹病毒 1 型与 Bell 麻痹.国外医学耳鼻咽喉科学分册,2005,3:144-157
7. 李爱丽,王彦红.Bell 氏麻痹的临床和免疫学检测.白求恩医科大学学报,1999,2:181
8. 韩维举.贝尔面瘫的诊断和治疗进展.中华临床医师杂志(电子版),2009,3:14-20
9. 史文峰.贝尔麻痹的病因学说和治疗方法回顾.中国医药指南,2008,6:3-5
10. 陈伟良,杨朝晖,黄志权,等.阿昔洛韦联合泼尼松治疗 46 例贝尔面瘫的疗效评价.上海口腔医学,2005,14:590-592
11. 蒋定国,周善仁,陈伟贤,等.偏头痛和面神经炎患者血清循环免疫复合物的研究.江苏医学杂志,1988,2:69-70
12. 柳耀泉,刘顺卿,高岱清,等.Bell 氏麻痹患者外周血 T 淋巴细胞亚群的初步研究.中国厂矿医学,1998,2:96-97
13. 黄选兆、汪吉宝、孔维佳.实用耳鼻咽喉头颈科学.第 2 版.北京:人民卫生出版社,2008:947-948
14. Ramsey MJ,DerSimonian R,Holtel MR,et al. Corticosteroid treatment for idiopathic facial nerve paralysis:a meta-nalysis. Laryngoscope,2000,110:335-341
15. Tiemstra JD,Khatkhate N. Bell's Palsy:diagnosis and Management. Am Fam Physician,2007,76:997-1002
16. Jones KJ,Serpe CJ,Byram SC,et al. Role of the immune system in the maintenance of mouse facial motoneuron viability after nerve injury. Brain Behav Immun,2005,19:12-19
17. Adour KK,Diamond C. Decompression of the facial nerve in Bell's palsy:a historical review. Otolaryngol Head Neck Surg,1982,90:453-460
18. McGovern FH,Konigsmark BW,Sydnor JB,et al. An immunological concept for Bell's palsy:experimental study. Laryngoscope,1972,82:1594-1601
19. Jonason L,Alm G,Thomander L,et al. Elevated serum interferon levels in patients with Bell palsy. Arch Otolarygol Head Neck Surg,1989,115:3722
20. Kisaki H,Hato N,Mizobuchi M,et al. Role of T-lymphocyte subsets in facial nerve paralysis owing to the reactivation of herpes simplex virus type 1. Acta Otolaryngol,2005,125:316-321
21. Tekgul H,Polat M,Serdaroğlu G,et al. Lymphocyte subsets in Bell's palsy:immune pathogenesis and outcome prediction. Pediatr Neurol,2004,31:258-260
22. Murakami S,Mizobuchi M,Nakashiro Y,et al. Bell palsy and herpes simplex virus:identification of viral DNA in endoneurial fluid and muscle. Ann Intern Med,1996,124:27-30
23. Stjernquist-Desatnik A,Skoog E,Aurelius E. Detection of herpes simplex and varicella-zoster viruses in patients with Bell's palsy by the polymerase chain reaction technique. Ann Otol Rhinol Laryngol,2006,115:306-311
24. Donald H,Gilden MD. Bell's Palsy,N Engl J Med,2004,351:1323-1331
25. Ramsey MJ,DerSimonian R,Holtel MR,et al. Corticosteroid treatment for idiopathic facial nerve paralysis:a meta-

analysis. Laryngoscope,2000,110:335-341

26. Lazarini PR,Vianna MF,Alcantara MP,et al. Herpes simplex virus in the saliva of peripheral Bell's palsy patients. Braz J Otorhinolaryngol,2006,72:7-11

27. Hato N,Matsumoto S,Kisaki H,et al. Efficacy of early treatment of Bell's palsy with oral acyclovir and prednisolone. Otol Neurotol,2003,24:948-951

28. Aveil A. Peripheral blood and B lymphocyte subpopulations in Bell palay. Ann Otol Rhinol Larrygol,1983,92:187

29. Khine H,Mayers M,Avner JR,et al. Association between herpes simplex virus-1 infection and idiopathic unilateral facial paralysis in children and adolescents. Pediatr Infect Dis,2008,27:468-469

30. Liu J,Li Y. Yuan X,et al. Bell's palsy may have relations to bactieral infection. Med Hypotheses,2009,72:167-170

31. Adour KK. Cranial polyneuritis and Bell's palsy,Arch Otolaryngol,1976,102:262-264

32. Adour KK,Byl FM,Hilsinger RLJr,et al. The true nature of Bell's palsy:analysis of 1000 consecutive patient. Laryngoscope,1978,88:787-801

第 49 章
自身免疫性感音神经性聋

瞿所强

自身免疫性感音神经性聋（autoimmune sensorineural hearing loss，ASNHL）是指由免疫功能异常或与免疫功能异常有关的耳蜗、前庭功能障碍引起的疾病，由于机体产生了抗内耳组织抗体或内耳组织的抗原发生了改变而造成耳蜗感觉及神经结构的变化，而导致感音神经性聋。

1979 年美国学者 McCabe 首次提出了自身免疫性感音神经性聋，1984 年 McCabe 观察到此病可累及前庭，又称为自身免疫性内耳病（autoimmune inner ear disease，AIED）。但是，因该病不仅损伤耳蜗，而且损伤蜗后，因此目前认为称为自身免疫性感音神经性听力减退或自身免疫性感音神经性聋为妥。

ASNHL 不仅是内耳的抗原或抗体变化所致，一些全身自身免疫病也可导致内耳的损害，如 Wegener 肉芽肿、结节性多动脉炎、系统性红斑狼疮、干燥综合征（Sjogren 综合征）、类肉瘤等。近 30 年来，该病在世界范围内有陆续报道，我国也有陆续报道。但是其流行病学特点并不清楚，其发病机制尚不明确，临床诊断还十分困难，有效的临床治疗方法亦不完善。

关于 ASNHL，文献上有许多不同的名称，其中常用的有免疫介导性内耳病（immune-mediated inner ear disease，IMIDE）、免疫性内耳病（immune inner ear disease/disorder，IIED）、自身免疫性内耳病（autoimmune inner ear disease，AIIED）、免疫介导性感音神经性聋（immune-mediated sensorineural hearing loss，IMSNHL）、激素敏感性感音神经性聋（steroid-responsive sensorineural hearing loss，SRSNHL）等名称。命名上的多样化反映了对该病的认识上不同。目前多采用自身免疫性感音神经性聋这一名称。

一 发病机制

内耳的特殊结构

1. 内耳血管纹 内耳血管纹血管结构类似肾小球毛细血管和脑脉络丛,至此血流变缓。一些形成免疫复合物的疾病如红斑狼疮、风湿性关节炎、慢性全身感染性疾病由于血流动力学原因,抗原-抗体复合物可非特异性沉积在血管纹,引起内耳免疫病理改变、血管纹萎缩和一些内耳代谢性损伤。

2. 内淋巴囊(图7-49-1~图7-49-3) 内淋巴囊的毛细血管为有孔毛细血管,可能有滤过功能,体循环中的抗体可循此途径入内耳。研究显示内淋巴囊内含有淋巴细胞和巨噬细胞,其周围与多种免疫细胞如巨噬细胞、T淋巴细胞和IgG、IgM、IgA免疫球蛋白结合细胞,提示该部位在内耳局部免疫方面起着重要作用。外淋巴中的抗体如IgG大部分直接来自内淋巴囊,内耳免疫应答是其保护机制一部分,正常是保护作用,但如果免疫应答过于强烈,则可损伤内耳,产生内耳自身免疫性疾病。

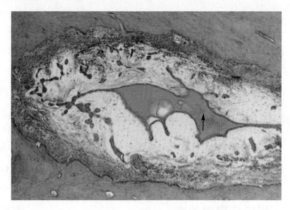

图7-49-1 箭头所示是正常内淋巴囊腔(HE×200)

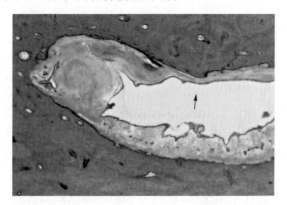

图7-49-2 箭头所示是扩大的内淋巴囊腔(HE×200)

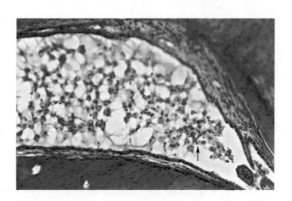

图7-49-3 内淋巴囊腔内炎性细胞浸润
(箭头)(HE×200)

内耳的组织抗原

在自身免疫性感音神经性聋的发病过程中,受累的组织均来源于外胚层或内胚层,该组织可被中胚层来源的免疫系统视为异物,可与特异性免疫细胞接触而启动免疫应答。在外伤、手术情况下,血-迷路屏障破坏、内耳隐蔽抗原与免疫细胞接触,被视为"异己",启动免疫应答。在物理、化学或生物学因素作用下,会改变内耳组织抗原决定簇,使之成为"异己"物质,亦可启动免疫应答反应。动物实验发现,用同种或异种动物内耳组织抗原免疫动物,可导致自身免疫性内耳损伤。临床上从自身免疫性聋患者血清中可检测到抗内耳组织特异性抗体,从临床和实验均证实内耳组织抗原的存在。

自身免疫性聋自身抗原的确定是该病确实存在的最有力证据,但是由于各种原因,尚未确定免疫系统攻击的内耳特异性抗原。近年来实验研究显示有些内耳自身抗原在自身免疫性聋发病中起作用。

1. 68 000蛋白、热激蛋白70(HSP70)和KHRI-3蛋白 Harris等在1990年发现在快速进行性感音神经性聋患者和自身免疫性感音神经性聋动物模型的血清中,有些抗体成分能与牛内耳组织提取物中 68 000 的抗原特异性结合,提示 68 000 的内耳抗原在自身免疫性感音神经性聋发病中可能起重要作用。Bloch 等将牛肾提取物纯化得到 68 000 蛋白,并用高压液相层析初步分析了 68 000 蛋白的多肽片段,发现其中一个包含 22 个氨基酸的多肽段序列与人类 HSP70 序列即从氨基酸 424 到氨基酸 445 是一致的,用 Western blot 发现抗 HSP70 单克隆抗体能与已纯化的 68 000 蛋白发生免疫反应,以上结果提示 68 000 蛋白并不是 HSP70。这个与许多自身免疫疾病有关的热激蛋白引起了学者极大的兴趣。但是至今还不清楚抗 HSP70 抗体在自身免疫性感音神经性聋的发病中是主要的病因还是一种从属现象,HSP70 与自身免疫性感音神经性聋的确切关系有待进一步阐明。Disher 等研究认为 68 000 蛋白并不是 HSP70,68 000 蛋白和螺旋器上支持细胞紧密连接,而内耳的任何部位都没有见到 HSP70,当患者血清与牛 HSP70 最大限度反应后还可以与 68 000 蛋白反应。Boulassel 也认为 68 000 蛋白不是HSP70。Trune 等报道用小牛 HSP70 接种实验组小鼠后产生了明显升高的抗 HSP70 抗体,但 HSP70抗体并没有造成听觉系统损伤或免疫异常。

2. Raf-1　Raf-1 蛋白是 Raf-1 蛋白家族 3 个成员(Raf-1、A-Raf 和 B-Raf)之一。Raf 蛋白是丝氨酸-苏氨酸特异性蛋白激酶,在细胞膜与细胞核间进行信号转导。Raf 蛋白在物种间保持高度保守。Raf蛋白家族具有同源性,有 3 个保守区域(CR),N 端的 CR1 和 CR2 在调节 Raf-1 的活性上起关键作用,CR3 主要是蛋白激酶所在区域,C 端主要发挥催化作用。Raf-1 蛋白是一种非组织特异性蛋白,在激酶链条中起作用,可以调节细胞的增生、分化和生长。有学者通过实验结果推测 Raf-1 蛋白就是 28 000 蛋白,同时也是部分自身免疫性感音神经性聋患者的自身抗原。研究发现 28 000 蛋白只出现在内耳的膜性部分,即在基底膜、螺旋器、血管纹、螺旋韧带和前庭上皮细胞,而不出现在内耳神经部分中,即螺旋神经节、蜗轴中的耳蜗神经和前庭神经,以及面神经和脑组织中。还有报道梅尼埃病和部分自身免疫性感音神经性聋患者血清中有抗 Raf-1 蛋白的抗体,但是目前并不清楚 Raf-1 蛋白抗体增高在自身免疫性感音神经性聋发病中的作用意义。

3. 胶原　已经动物实验证实胶原特异性抗体在许多内耳疾病发病中起重要作用。有学者报道 Ⅱ型胶原诱导的动物自身免疫性内耳病有着和人类自身免疫性感音神经性聋相似的组织学和免疫学改变,动物实验见螺旋神经节细胞减少,螺旋器萎缩,耳蜗和血管纹的动脉炎及内淋巴囊水肿和内淋巴管的上皮萎缩。另外,在许多动物的外耳道、球囊和椭圆囊显示有海绵样改变。在许多实验动物中同时存在耳聋和前庭功能障碍。很多学者做了一些相似的实验证实在许多动物都可诱导感音神经性聋和前庭功能障碍。将抗 CB11 肽的单克隆直接注射到耳蜗可产生内淋巴水肿,表明内淋巴水肿的出现和 CB11单克隆抗体(MAbs)诱导耳蜗的免疫反应有关,同样向内耳注射 CB11MAbs 产物亦能提高动物听阈。但是目前关于 Ⅱ 型胶原在自身免疫性感音神经性聋损伤中所起作用存在争议,尚需加大实验力度以确定其致病作用。

4. 髓鞘零蛋白(P0)　P0 蛋白表达在外周神经系统的施万细胞,并不存在于哺乳动物的中枢神经系统。在内耳中主要在螺旋器和螺旋神经节。P0 蛋白占外周髓鞘蛋白的 50%~60%,具有嗜同种抗体的特性,在髓鞘的紧密连接中起重要作用。P0 蛋白是一超家族的细胞黏附性免疫球蛋白分子,其氨基酸序列很少有种间变异。P0 蛋白基因突变位于 1q21-23 染色体上,突变可导致 Charcot-Marie-Tooth病 1B 型,有报道此病与耳聋有关。有学者将 30 000 蛋白进行 Edman 降解得到 9 个与 P0 蛋白相一致的肽段,患者血清还可与抗 P0 蛋白单克隆抗体发生反应,研究结果表明 30 000 蛋白可能就是 P0 蛋白。有学者用 P0 蛋白诱导免疫鼠,结果见 25%P0 蛋白免疫过的鼠有耳聋。ABR 的 Ⅰ、Ⅲ、Ⅴ波潜伏期延迟,听阈升高,其损伤部位在蜗神经和螺旋神经节,蜗神经区域有炎细胞浸润,螺旋神经节细胞数明显减少。但是有学者用纯化的猪的 P0 蛋白免疫豚鼠,并没有引起听力改变,考虑抗 P0 蛋白抗体在自身免疫性感音神经性聋的发病中并不起到主要作用,可能还与感染等因素有关系。

5. 钙黏蛋白 S-100　钙黏蛋白 S-100 是一种分子质量为 21 000 的酸性蛋白,它包括 S-100α 和 S-100β 两个亚型。钙黏蛋白 S-100 在大脑的星形细胞,视网膜的苗勒细胞(Muller cell)以及内耳的血管纹、螺旋神经节细胞、螺旋器和壶腹嵴中均有表达。S-100α 主要位于内耳前庭部分的感觉上皮,这种分布可解释淋巴细胞特异性滤过到前庭阶而不是鼓阶。S-100β 诱导的模型动物出现的表现和伏格特-小柳-原田(Vogt-Koyanagi-Harada,VKH)病类似,伴有耳蜗和前庭功能紊乱。有学者将 S-100β 特异性的 T 淋巴细胞被动转移到 Lewis 鼠体内成功地建立了实验性自身免疫性脑脊髓炎模型,同时动物内耳出现了严重的迷路炎,其组织病理学变化和听力损失的电生理学变化一致,有理由认为 S-100β 可能是自身免疫性感音神经性聋的又一个自身抗原,或是和中枢神经系统特异性自身免疫疾病共有的自身抗原。

6. 层粘连蛋白(laminin)　层粘连蛋白广泛分布于内耳的螺旋神经节和神经纤维周围,血管纹的毛细管和内淋巴囊上皮下区域。有些内耳疾病患者对鼠层粘连蛋白抗体有一定反应,但是与人层粘连蛋白不起反应,因为人层粘连蛋白缺乏 Gal-α 的 1-3Gal 抗原决定簇,这些说明此抗体针对的是长期存在炎症反应的碳水化合物结构,因此相应的内耳疾病可能存在一个慢性感染过程。

7. β-肌动蛋白　β-肌动蛋白是一种高度保守的动力细胞骨架蛋白,它由一条包含约 375 个氨基酸的多肽链组成,分子质量 42 000,它是构成细胞骨架中非肌肉细胞的含量最多的一种,非肌肉细胞主要包括两种不同的胞质同源的肌动蛋白,β-肌动蛋白和 γ-肌动蛋白。在内耳 β-肌动蛋白位于支持细胞、血管纹、螺旋神经节和感觉细胞,感觉细胞可将机械能转化为电化学信号,通过神经纤维传导到大脑。毛细胞顶上静纤毛的偏移可将接收的刺激进行机械和电的转换。由于 β-肌动蛋白纤维构成静纤毛的主要成分,因此 β-肌动蛋白可改变毛细胞受体器官的微机械特性,从而使细胞受损最终导致耳聋。抗 β-肌动蛋白抗体和其他自身抗体一起改变机体的免疫反应,增加患者听力受损。但是现在并不清楚这些抗体是否引起耳蜗前庭紊乱。众所周知,所有真核生物和原核生物细胞都有 β-肌动蛋白,而且 β-肌动蛋白在人类和病原体中高度保守,因而机体为了抵抗感染细菌的 β-肌动蛋白而形成的抗体可以识别人类的 β-肌动蛋白,从而导致自身免疫反应。这些抗 β-肌动蛋白抗体能够识别身体内其他非肌肉细胞的 β-肌动蛋白,可显著影响耳蜗细胞致其损伤。β-肌动蛋白的异常表达会破坏毛细胞的完整性,使毛细胞不能将机械刺激转化为电化学信号而导致耳聋,在小鼠和豚鼠的实验中已证实了 β-肌动蛋白的肌丝与耳聋有关。

8. β-微管蛋白　β-微管蛋白是内耳螺旋器中感觉和支持细胞的重要结构,它的功能主要是形成细胞极性,保持细胞形状,提供结构支持,与细胞结构和动力学有关,而动力学特性由微管蛋白的生物化学成分决定。从豚鼠内耳膜迷路和内耳组织的神经部分中提取的 52 000 蛋白经微序列分析证实是 β-微管蛋白。用豚鼠的 cDNA 库和梅尼埃病患者血清筛选 cDNA 库得出一段 β-微管蛋白 DNA 序列。用 ELISA 监测梅尼埃病患者血清中抗微管蛋白抗体水平升高,另外在慢性脱髓鞘多发性神经病综合征患者血清中抗微管蛋白抗体水平也升高。有学者用组化方法检测正常豚鼠和 β-微管蛋白免疫豚鼠中 β-微管蛋白的表达,发现 β-微管蛋白分布在豚鼠内耳的大部分结构中,包括血管纹、螺旋神经节、耳蜗神经纤维、螺旋韧带、半规管、内淋巴囊和内淋巴管等。用 β-微管蛋白激发内耳可改变 β-微管蛋白在内耳的分布,而且还能使螺旋神经节退化,这些结果都支持 β-微管蛋白是自身免疫性感音神经性聋的一个自身抗原。

9. 抗原特异性淋巴细胞　淋巴细胞可能改变了识别能力,误认为异己,产生免疫应答。即使内耳组织结构正常,由于各种因素刺激或影响,体内可能已产生了抗膜迷路蛋白抗体。旁路活化 T 细胞也起作用,有些外源性抗原与自身抗原决定簇结构相同或相似,前者的相应抗体与自身抗原反应造成组织损伤。其发生过程可能是 Th 细胞是较易形成自身耐受性的,在此情况下,B 细胞虽然有对内耳组织抗原决定簇产生相应抗体的潜能,但由于没有 Th 细胞的协助,不能产生抗体,能识别其他微生物抗原决定簇的 Th 细胞可与 B 细胞协作,导致 B 细胞的活化,产生针对内耳组织的自身抗体,已有实验证实。另外,T3 细胞功能不足而 B 细胞反应过度可导致机体产生自身抗体。

遗传基因

随着分子生物学技术的发展,自身免疫性感音神经性聋基因研究也取得一定成果。1994 年,Robertson 等利用减数杂交和分级筛查法建立人类胎儿耳蜗 cDNA 文库时,发现了新的耳蜗基因——COCH 基因。应用 Northern 印迹杂交、原位杂交、免疫组化法发现 COCH mRNA 仅在人类耳蜗和前庭组织中高表达。COCH 编码分泌性蛋白 cochlin,蛋白质分析显示 cochlin 占牛内耳总蛋白的 70%,是维持内耳功能的重要蛋白之一。1996 年 Manolis 等定位了 DFNA9 位点,COCH 基因在染色体上的定位与 DFNA9 的定位区域有重叠,是人类 DFNA9 的候选基因。2006 年,Robertson 等应用 cochlin 抗体观察耳蜗和前庭迷路 cochlin 分布,探讨 cochlin 的功能及 DFNA9 的确切病理机制。研究表明 cochlin 与 DFNA9 颞骨组织病理学的嗜酸性物质沉积密切相关。学者们认为 cochlin 是自身免疫性感音性聋体液免疫和细胞免疫共同介导的靶抗原,自身免疫性感音性聋患者血清中抗 cochlin 免疫球蛋白水平升高。因此,Robertson 提出自身免疫性聋的发病机制与常染色体显性遗传(DFNA9)有关。但是,国内收集 22 例自身免疫性感音神经性聋患者进行 COCH 基因全序列突变检测,均未见 COCH 突变和多态。分析原因可能是与样本量少有关。迄今为止,自身免疫性感音性聋的遗传信息较少,通过对自身免疫性感音性聋相关基因和易感基因研究,对自身免疫性感音性聋的预防和治疗均有指导意义。

二 组织病理学改变

由于内耳不能行组织活检,不能提供自身免疫性内耳病损的确切病理学改变。因此,自身免疫性感音神经性聋的组织病理学改变只能通过动物实验来提供病理学改变的证据。近十几年来,通过动物造模实验获得的组织病理学资料可归纳如下。

火棉胶切片光学显微镜观察

动物造模后,火棉胶切片,HE 染色光学显微镜下主要病理变化是内淋巴囊囊壁增厚,囊腔内有大量炎性细胞浸润和蛋白性渗出,有的动物在中阶、鼓阶可见蛋白性渗出物(图 7-49-4~图 7-49-6)。还有的动物内耳切片见血管纹萎缩和螺旋神经节细胞减少,耳蜗动脉周围炎等病理性改变。

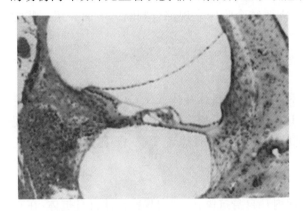

图 7-49-4 正常耳蜗切片(HE×200)

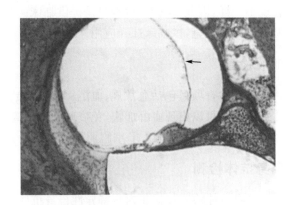

图 7-49-5 耳蜗膜迷路高度水肿
(箭头指示为前庭膜)(HE×200)

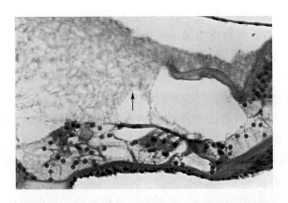

图 7-49-6 耳蜗中阶纤维素样渗出(箭头指示为中阶渗出纤维素)(HE×200)

透射电镜观察

主要改变为：内毛细胞皮板下区线粒体变形，外毛细胞空化，核下区线粒体减少。内、外毛细胞下部神经末梢线粒体减少并有空化，骨螺旋板内神经纤维内线粒体髓样变，神经纤维髓鞘变性，节细胞脱髓鞘，线粒体空化。

内耳组织化学、免疫组织化学观察

有学者在制作动物造模成功后，用组织化学和免疫组织化学来研究内耳病变。见毛细胞底部、节内螺束及髓道神经纤维乙酰胆碱酯酶（AChE）棕色颗粒明显减少，活性下降。而在内外毛细胞内深染色颗粒明显减少，示琥珀酸脱氢酶活性下降，提示在自身免疫性聋的动物其内耳有酶活性改变，也就是说内耳能量代谢有障碍。用免疫组织化学 ABC 法显示动物内耳抗原-抗体阳性反应部位表现在耳蜗螺旋韧带和血管纹、基底膜、内外毛细胞、螺旋神经节细胞，从强到弱排列次序：最强为螺旋韧带、血管纹、内外毛细胞，中度阳性反应是螺旋神经节细胞，其次是神经组织。免疫组织化学结果表明内耳组织中有抗原-抗体反应存在，由于此反应造成了内耳组织的病理改变，而导致自身免疫性感音性聋。另外，在自身免疫性感音性聋动物造模中，在前庭也见到异形耳石增多的病理改变，提示自身免疫性感音性聋病变中可能累及前庭功能，引起前庭功能障碍，会出现眩晕症状。

三 实验室检查

自身免疫性感音神经性聋的发病机制复杂，目前无特异性检查可明确其诊断，且在不同的发病期其表现不一样，因此，实验室检查只是提供临床医师参考，需要结合临床表现综合判断。下面介绍一些常见的实验室检查，供临床选择应用。

血液检查

血液检查项目包括血常规、血沉、免疫球蛋白、循环免疫复合物、总补体、C3、C4。自身免疫性感音性聋的患者可以出现血沉加快，免疫球蛋白增高，IgG、IgA、IgM 均可增高，以 IgM 最明显，循环免疫复合物可增高，C4 可降低。T 细胞亚群检测显示自身免疫性感音神经性聋患者 T4：T8 比值可能降低。

自身抗体检测

自身抗体检测包括非内耳特异性自身抗体和特异性内耳自身抗体：①非内耳特异性自身抗体：在有条件的医院才能做非内耳特异性自身抗体检测，包括抗核抗体、抗线粒体抗体、抗 DNA 抗体等，有些患者上述抗体在发病时可能阳性；②内耳特异性自身抗体：在自身免疫性感音神经性聋患者或动物模型的血清中，可检测到抗内耳组织成分的一些特异性抗体。检测抗内耳组织抗体具体操作如下，用胎儿或动物的颞骨切片作抗原，将待测患者血清作为第一抗体滴加在切片上，再与生物素标记的兔抗人的 IgG 作为二抗孵育，冲洗后与 ABC 复合物反应，最后用 DAB 显色，终产物应为棕黄色，阳性反应部位可以在基底膜、螺旋器、螺旋韧带、螺旋神经节等部位，要根据不同病变部位来判断病情。

检测抗膜迷路蛋白抗体水平可用酶联免疫吸附法（ELISA 法）。该法只用于检测自身免疫性感音神经性聋患者的抗胶原蛋白水平，不能用于筛选抗内耳组织特异性抗体。通过用 HRP 标记抗人 IgG 孵育、底物反应、终止反应并测光密度，测 490nm 波长下（A）值。各实验室选一组健康人测定其正常值范围，（A）值显著增高者提示存在自身免疫反应的可能。虽然 ELISA 法可以进行较为精确的定量测试，但是需要纯化抗原，现在实验室用得较少。

免疫转印法在抗原抗体均未知的情况下，可提供抗原相对分子量的信息，因此在筛选器官特异性抗原或检测特异性抗体方面该法具有较大的优越性。免疫转印法的原理是利用电压高电流的直流电场使凝胶电泳分离的区带转移到特定的固相纸膜上产生印迹，然后再用各种检测方法对这些印迹进行分析鉴定,从而在众多的分离区带中检出所需的某一组分或某一片段,该方法被称为电转移印迹或转移电泳。当用特异性抗体鉴定上述分离带中的某一组分时,便称为免疫转印。将一组混合抗原进行电转移印迹,然后用于筛选免疫性疾病患者体内的抗原某一组分抗体,可为疾病的诊断提供较多信息。免疫转印法的主要步骤是先凝胶电泳、电转移、再免疫识别,通过此法已发现了抗相对分子质量 68 000,32 000,46 000,55 000,58 000 和 218 000 的抗体。在临床上,凡是可检出上述任何抗体之一者均可提示内耳免疫反应可能。但是否某些条带与病情及其预后有相关性,需要临床和实验室进一步确定,不可盲从下结论。

细胞免疫学检查

细胞免疫学检查可以用膜迷路组织提取物作为抗原,进行特异的淋巴细胞移动抑制试验和淋巴细胞转化试验检测,在部分自身免疫性聋患者可以阳性。

听力学检查

自身免疫性感音神经性聋患者纯音测听,听力图可有平坦型、低频型、高频陡降型等。通常声导抗测试中耳功能正常。耳蜗病变为主的患者耳蜗电图示有重振现象,蜗后病变为主特别是耳蜗神经有病变的患者耳声发射正常,但是可能引不出听性脑干反应。因此,听力学检查对判断损伤部位尤为重要。

影像学检查

对自身免疫性感音神经性聋蜗后性听力损失的患者,为了排除桥小脑角占位病变,在临床上要做内耳道断层、头颅 CT 和 MRI 检查,通过影像学检查可排除颅内的占位病变,避免误诊和漏诊。

四 诊断、临床分型及治疗

诊断

ASNHL 的诊断主要依靠病史,结合听力学检查及实验室检查。由于临床医师对自身免疫性感音神经性聋的诊断还缺乏足够的认识而易出现漏诊,并且 ASNHL 会与一些原因不明的感音神经性聋难以鉴别,主要是缺乏高度特异性和灵敏性的实验室检查方法和手段,使得诊断较为困难。归纳起来,ASNHL 的临床表现主要是进行性听力减退,可以是耳蜗性,也可以是蜗后性,可为单耳,但多半为双耳,双耳可同时或先后发病,多半患者伴有耳鸣,少数患者可出现面瘫,本病亦可伴有眩晕,间歇期仍有共济失调,或伴有其他自身免疫性疾病。ASNHL 的病程较长,可持续数周或数月、数年。

ASNHL 的诊断标准尚不统一,临床上主要是根据病史、临床表现、病程和实验室检查,综合考虑作出诊断。十几年前,中华医学会耳鼻咽喉科分会和中华耳鼻咽喉科杂志编委会曾联合召开过全国自身免疫性内耳病研讨会,会上认为通过临床实践,发现 McCabe 和其他学者提出的诊断标准虽可作为参考,但是并不完善,经会议广泛讨论后提出了诊断参考标准,此标准现仍是商榷稿,需要通过临床实践不断补充、修改,使之完善。有下属几条:进行性、波动性、双耳或单耳的感音神经性聋,听力检查结果可为耳蜗性、蜗后性或混合性;可伴有耳鸣、眩晕;病程为数周、数月,也可能是数年,但不包括突聋;除外噪声性聋、药物中度性聋、外伤性聋、遗传性聋、早老的老年性聋、桥小脑角占位疾病和多发性硬化;血清免疫学参数的改变,要综合判断,检查项目包括组织的非特异性抗体、抗内耳组织的特异性抗体、淋巴细胞亚群、白细胞移动抑制试验、淋巴细胞转化试验等。这些检查对诊断只有参考价值。血清免疫球蛋白、血沉、类风湿因子、循环免疫复合物等的检测也有一定参考价值,但是强调综合判断;伴有其他免疫性疾病,如关节炎、血管炎、慢性淋巴细胞性甲状腺炎、肾小球肾炎等;可疑病例可行试验治疗,一定剂量类固醇药物和免疫抑制剂应用 3 周应有一定疗效。

临床分型

ASNHL 的病变机制目前并不十分清楚,国内、外的临床分型亦无统一的标准。通过临床观察和实践经验,如下的临床分型可供临床医师参考,有待以后进一步完善和统一。

1. 局限性 ASNHL 局限性自身免疫性感音神经性聋是指因耳蜗或蜗后的自身免疫性损伤所导致的听力减退,但是不伴有其他组织器官的自身免疫损伤。依据损伤部位又可分成以下亚型:①耳蜗型:只局限于耳蜗的自身免疫性病变所引起的听力障碍;②蜗后型:此种类型仅发生蜗后部位的自身免疫病变所引起的听力障碍,而耳蜗功能正常;③耳蜗-蜗后混合型:同时出现耳蜗和蜗后的自身免疫病变所致听力障碍。但是在临床上分型是很困难的,病变并不十分明确在某一部位,因此要十分慎重考虑。

2. 全身性 ASNHL 此种类型是指除了有自身免疫性感音神经性聋外还伴发全身任何器官和组织的系统性自身免疫性疾病,这些系统性自身免疫性疾病包括结节性多动脉炎、Cogan 综合征、Wegener 肉芽肿、Behcet 综合征、复发性多软骨炎、系统性红斑狼疮、类风湿关节炎、干燥综合征及类肉瘤等。

治疗

由于 ASNHL 无明确诊断依据和标准,在治疗方面对激素和免疫抑制剂的选择及合理使用也无成熟的方法,治疗原则存在争议,许多病例治疗效果亦不理想,没有 McCabe 报道的治疗效果那么好。此病作为一个疾病实体至今已臻 30 年,在治疗方面并无明显进展,仍然是高剂量、长期类固醇药物治疗为首选,目前治疗的基本药物是糖皮质激素和环磷酰胺等免疫抑制剂。

1. McCabe 推荐的方案

(1)试验性治疗:由于缺乏有关 ASNHL 满意的实验室检查,故试验性治疗同时也是良好的诊断方法。其具体方法是环磷酰胺 60mg,每 12 小时 1 次,泼尼松龙 30mg,隔日 1 次,共用 3 周,作为试验治疗。如果症状改善(注意 3 个频率平均改善 15dB,言语辨别率提高 20%以上),便可行全量治疗。

(2)全量性治疗:环磷酰胺和泼尼松量同上治疗 3 个月,然后停环磷酰胺,继用泼尼松龙治疗 2 周,如听力稳定或有改善,泼尼松龙可减量并用 2 周以上。如果听力又下降,应重新开始全量治疗至少 3 个月。如需要足量的治疗可重复进行,直到病情稳定。

用泼尼松治疗前应排除消化性溃疡、糖尿病、高血压、青光眼和妊娠等,治疗前应查血、尿常规,血糖,尿糖治疗期间也应每周复查 1 次,根据情况调整用药,若中性粒细胞低于 $4.0×10^9$/L,应及时停用环磷酰胺。

2. 血浆去除法(PMP)或淋巴细胞血浆去除法(LPMP) 对于激素、免疫抑制剂治疗缺乏疗效,以及为避免长期用药而导致毒副作用,可考虑应用血浆去除法或淋巴细胞去除法。PMP 的原理是通过血浆置换去除循环中的自身抗体、抗原物质、免疫复合物、补体等,阻断自身体液免疫反应,如果同时排除致敏淋巴细胞阻断自身细胞免疫反应,从而达到治疗目的时,就称为 LPMP。

由于 ASNHL 的内耳损害作用与内耳组织成为自身抗原、自身抗体的产生,细胞免疫因素的介导及Ⅱ型超敏反应有关,在理论上似乎符合 PMP、LPMP 的适应证,在实际应用中已取得一定疗效。但由于 PMP 价格昂贵,使 PMP 在使用中受到一些限制,加之自身免疫性聋缺乏明确的、反映疗效的血清学标志物,现在少有人做此种治疗。

3. 其他治疗方法 有学者报道先用糖皮质激素,若无效可加用环磷酰胺。具体方法是泼尼松 20mg,每日 4 次,共 10 天,若有效减量 10mg,隔日一次,共 4~6 个月。若无效改用地塞米松 15mg,静脉注射每日 1 次共 2~6 个月,再减量为 2~4mg,每日一次,2 个月。共服药 6~24 个月。环磷酰胺 2~5mg/kg,静脉注射共 4 周。

还有学者报道应用小剂量甲氨蝶呤(methotrexate,MTX)治疗自身免疫性聋,方法是在第 1 周口服甲氨蝶呤 7.5mg,逐周增加,可达到每周 15mg 的量。MTX 毒性小,无服类固醇药的禁忌证。

中药雷公藤总苷也可试用,具体方法是每日 3 次,每次 10mg。与类固醇类药物联合应用效果较好。但是中药雷公藤主要对肝肾损害大,因此,不能作为首选药物。中药"骨参舒耳片"有优势,对患者有一定效果,且无副作用,可以在临床上试用。

参 考 文 献

1. 顾之燕,韩子刚,刘志连. 耳鼻咽喉科变应性和免疫性疾病. 天津:天津科学技术出版社,1999:142-150

2. 顾瑞,邹静,于黎明,等. 自身免疫性感音神经性听力减退的测听结果. 中华耳鼻咽喉科杂志,1995,30:20-23

3. 翟所强,邹静,王沛英,等. 自身免疫性内耳病抗内耳组织相关抗体检测及临床观察. 中华耳鼻咽喉科杂志,1993,26:363-365

4. 闫艾慧,田颖,姜学钧. Caspase-3 在 Ⅱ 型胶原所致大鼠自身免疫性内耳病的表达. 解剖科学进展,2007,13:104-106

5. 林熹,程庆,汪吉宝,等. 纯化内耳 P0 蛋白诱发实验性自身免疫性内耳病动物模型. 临床耳鼻咽喉头颈外科杂志,2007,16:752-756

6. 董雪蕾,董明敏,朱丽雅,等. 自身免疫性内耳病患者血清 Ig、C3 与抗内耳组织抗体的关系. 河南医科大学学报,1995,4:338-339

7. 龚树生. 自身免疫性感音神经性聋. 听力与耳聋基础和临床现代进展. 长沙:湖南科学技术出版社,2007:171-182

8. Harris JP,Weisiman MH,Derebery JM,et al. treatment of corticosteroid-responsive autoimmune inner ear disease with methotrexate:a randomized controlled trial. JAMA,2003,290:1875-83

9. Matteson EL,Fabry DA,Strome SE,et al. Autoimmune inner ear disease:diagnostic and therapeutic approaches in a multidisciplinary setting. J Am Acad Audiol,2003,14:225-230

10. Gupta R,Sataloff BT. Noise-induced autoimmune sensorineural hearing loss. Ann Otol Rhinol Laryngol,2003,112:569-573

11. Solares CA,Hughes GB,Tuohy VK,et al. Autoimmune sensorineural hearing loss:an immunologic perspective. J Neuroimmunol,2003,138:1-7

12. Mathews J,Rao S,Kumar BN,et al. Autoimmune sensorineural hearing loss:is it still a clinical diagnosis? J Laryngol Otol,2003,117:212-214

13. Mazlumzadeh M,Lowe VJ,Mullan BP,et al. The utility of positron emmision tomography in the evaluation of autoimmune hearing loss. Otol Neurotol,2003,24:201-204

14. Lunardi C,Bason C,Leandri M,et al. Autoantibodies to inner ear and endothelial antigens in the Cogan's syndrome. Lancet,2002,360:915-921

15. Yoo TJ,Du X,Kwon SS,et al. Molecular mechanism of autoimmune hearing loss. Acta Otolaryngol Suppl. 2002,548:3-9

16. Gloddek B,Arnold W. Clinical and experimental studies of autoimmune inner ear disease. Acta otolaryngol,2002,548(Suppl):10-14

17. Byan AF,Harris JP,Keithley EM,et al. Immune-mediated hearing loss:basic mechanisms and options for therapy. Acta Otolaryngol Suppl,2002,548:38-43

18. Lasak JM,Sataloff RT,Hawkshaw M,et al. Autoimmune inner ear disease:steroid and cytotoxic drug therapy. Ear Nose Throat J,2001,80:808-818

19. Boulassel MR,Deggouj N,Tomasi JP,et al. Inner ear autoantibodies and their targes in patiions with autoimmune inner ear disease. Acta Otolaryngol,2001,121:28-34

20. Bouman H,Klis SF,Meeuwsen F,et al. Experimental autoimmune inner ear disease:an electrocochleographic and histophysiologic study. Ann Otol Rhinol Laryngol,2000,109:457-466

21. Garcia Berrocal JR,Ramirez-Camacho R. Immune response and immunoprthology of the inner ear:an update. J laryngol Otol,2000,14:101-107

22. Hirose K,Wener MH,Duckert LG. Utility of laboratory testing in autoimmune inner ear disease. Laryngoscope,1999,109:1749-1754

23. McCabe BF. Autoimmune inner ear disease:therapy. Am J Otolaryngol,1989,10:196-197

24. McCabe BF. Autoimmune sensorineural hearing loss. Ann Otol Rhinol Laryngol,1979,88:585-589

25. Robertson NG,Lu L,Heller S,et al. Mutations in a novel cochlear gene cause DFNA9,human nonsyndromic deafness with vestibular dysfunction. Nature Genet,1998,20:299-303

26. Roberson NG,Skvorak AB,Yin Y,et al. Mapping and characterization of a novel cochlear gene in human and in

mouse：a positional candidate gene for deafness disorder，DFNA9. Genomics，1997，46：345-354

27. Back MJ，Park HM，Johnson JM，et al. Increased frequencies of cochlin-specific T cells in patients with autoimmune sensorineural hearing loss. J Immunol，2006，177：4203-4210

28. Bovo R，Aimoni C，Martini A，et al. Immune-mediated inner ear disease. Acta Oto Laryngologica，2006，126：1012-1021

29. Alexander TH，Weisman MH，Derebery JM，et al. Safety of high-dose corticosteroid for the treatment of autoimmune inner ear disease. Otol Neuotol，2009，30：443-448

30. Dayal VS，Ellman M，Sweiss N，et al. Autoimmune inner ear disease：clinical and laberatory findings and treatment outcome. J Otolaryngol Head Neck Surg，2008，37：591-596

第 50 章
内耳免疫反应与慢性进行性感音神经性聋

顾之燕

内耳免疫性疾病是指免疫功能异常引起的或与免疫功能异常有关的耳蜗前庭功能障碍。自身免疫性内耳病(autoimmune inner ear disease)是一个更具特异性的疾病实体,专指由内源性抗原导致的直接内耳免疫性损害。内耳免疫性疾病的抗原可以是内源性的,也可以是外源性的,如食物变态反应、药物反应或病毒感染后的反应等。内耳免疫性疾病也与其他全身性免疫介导的疾病相关,如结缔组织疾病、血管性疾病等。在这些疾病中,内耳并非免疫反应的原发靶器官,常常是由于免疫复合物沉积或其他机制导致的继发性免疫损害。有观点认为自身免疫性内耳病和免疫介导的内耳病是同义词。

内耳免疫性疾病的临床表现具有多样性,且无特异性,决定于免疫反应的类型、病理生理学过程和免疫反应对内耳损害的部位。但主要可分为两种类型,即以听力障碍为主和以前庭症状为主,而多数患者两者兼而有之,仅轻重程度不同。

一　耳部并非免疫学豁免部位

在人和动物的特定部位,组织不相容性抗原不能被识别,因而当抗原激发时不产生免疫反应,此部位称为免疫学豁免(immunological privilleged)部位。主要是角膜固有层和紧贴脑组织的一层脑膜,此部位一般无淋巴引流或有不正常的淋巴引流。已证实人类外耳有正常淋巴引流,所以能发生一些免疫性疾病,如多发性复发性软骨炎、皮肤湿疹等。中耳的淋巴引流系统的研究相对较少,但并无证据说明中耳不具有淋巴引流系统,中耳可产生炎症反应,如化脓性中耳炎、分泌性中耳炎、鼓室积液、鼓室硬化、耳硬化症,以及应用人工合成听骨赝复物、同种异体听骨赝复物行鼓室成形术的异物反应等,这些炎症反应的发生都依赖于完整的淋巴引流系统。近年来的研究证明中耳黏膜是一个局部免疫系统,即这种免疫反应不依赖于血液成分,中耳黏膜含有大量浆细胞,具有合成免疫球蛋白的能力,也含有 T 和 B 淋巴细胞,因而能产生Ⅰ、Ⅱ、Ⅲ和Ⅳ型变态反应。

内耳具有宿主免疫防御系统所需要的解剖组成。在内淋巴囊腔内和其周围存在淋巴细胞和巨噬细胞,这些细胞是外界物质(抗原和微生物)侵入机体的第一道防线,说明内耳具有潜在的免疫反应。而当内耳被免疫后,这些浸润的细胞增多。另外,内、外淋巴中含有丰富的免疫球蛋白,在外淋巴中免疫球蛋白的水平是血清的 1‰,但较脑脊液中者为高,免疫球蛋白可保护内耳免受抗原和微生物的影响。外淋巴中的免疫球蛋白主要是 IgG,少量的 IgM 和 IgA。在内淋巴囊上皮细胞中也发现分泌片和 IgA,20 世纪 90 年代初发现了 sIgA,从而证实其有分泌功能。sIgA 在变应性和感染性疾病的防御反应中具有重要作用。

二　内耳免疫生物学

讨论内耳免疫生物学必须首先了解内淋巴囊功能的最新观点。内淋巴囊在胚胎发育过程中为一"剩余"的器官,现已知晓其在维持内耳内环境恒定中有重要作用,其主要作用是维持内耳液的平衡,当其功能发生障碍时,可引起内淋巴水肿,在临床表现上与梅尼埃病相关。当渗透压改变时,糖蛋白分泌活跃,并进入内淋巴囊腔内,是为其代谢活性。

近年来研究证实内淋巴囊也具有内耳免疫防御功能。已经证实在内淋巴囊中,以及其周围的淋巴细胞和巨噬细胞之间有细胞血清桥(cytoplasmic bridges),表明这两种细胞在相互作用,即巨噬细胞向淋巴细胞进行抗原呈递过程。当对已免疫的动物内耳进行局部抗原激发时,实验动物外淋巴中 IgG 水平升高,此反应为特异性的,且与全身免疫无关。完整的内淋巴囊可表现出炎症反应和其后的内耳局部免疫反应。早已证实对已免疫的家兔经茎乳孔进行抗原激发,可出现相似于梅尼埃病的表现。

内淋巴囊不仅是免疫应答器官,而且是产生免疫损害的部位,这是因为内淋巴囊具有两种特性:①内淋巴囊的毛细血管为"有窗"型,与耳蜗的毛细血管不同,"有窗"型血管多见于具有液体吸收作用的器官,这种血管具有更好的通透性,并有利于免疫复合物的沉积;②动物实验证实,与血清比较,内淋巴囊为相对高渗性,此特性可致囊周血管中免疫复合物水平升高,而有利于免疫复合物沉积。Dornhoffer在为梅尼埃病患者行内淋巴囊-乳突岔路手术时,取内淋巴囊标本进行免疫组化检查,可见约 40% 的内淋巴囊中有 IgG 沉积,从而说明其为免疫复合物病。Arenberg 等为梅尼埃病患者内淋巴囊行光镜和电镜观察,发现主要的病理改变是上皮下纤维化、血管减少、上皮变薄和破坏,说明内淋巴囊的损害为免疫学机制。

三　内耳免疫反应的分类

正像 Gell 和 Coombs 所指出的,免疫复合物病仅是免疫损害中的一个机制,有 4 种免疫损害可侵及内耳,每一种都能引起不同的耳蜗前庭功能障碍的不同表现,按照 Gell 和 Coombs 的分类方案去认识和治疗内耳免疫病是有帮助的。

Ⅰ 型变态反应

为 IgE 介导的免疫反应,更多地表现为吸入物变态反应和过敏反应(anaphylaxis)。抗原与致敏的肥大细胞作用,引起血管活性物质如组胺等的释放,与上、下呼吸道变应性疾病密切相关。然而,此型变态反应与内耳免疫导致功能障碍性疾病的相关性是持有异议的。早在 1923 年,Duke 首先阐述了变态反应(allergy)与梅尼埃病之间的相关性,但并未解决 IgE 介导的变态反应性疾病与内耳功能障碍之间的因果关系。事隔半个多世纪,Stahle 提出 Ⅰ 型变态反应在梅尼埃病的发病过程中并不重要,此观点的提出是基于梅尼埃病患者血清总 IgE 水平并不升高。然而 1992 年,Derebery 等发现在对梅尼埃病患者应用免疫疗法治疗相伴随的吸入物和食物变态反应时,眩晕和其他梅尼埃病症状有很大比率的改善。

目前认为 Ⅰ 型变态反应引起内耳功能障碍的病理学过程可能有二:其一可能是组胺引起内淋巴囊血管扩张、通透性增加,导致内淋巴水肿;其二可能是组胺导致内淋巴囊"有窗"型毛细血管扩张,为无关来源的免疫复合物在内淋巴囊沉积提供了条件,从而导致内淋巴囊损害。近年,发现梅尼埃病患者血清免疫复合物水平明显升高和内淋巴囊免疫组化技术证实有免疫复合物沉积,因此第二种可能性有更多的支持。

然而迄今,尚无 Ⅰ 型变态反应与内耳免疫病相关的强有力的动物实验证据,且也欠缺临床严格的对照试验。

Ⅱ 型变态反应

Ⅱ 型变态反应为细胞毒型,抗原为细胞或器官的一部分,也可能为外源性抗原,如病毒或药物等。当抗原与特异性免疫球蛋白(IgG 和 IgM)作用并激活补体,则产生免疫损害。当抗原为细胞或器官的一部分时,则产生自身免疫反应性疾病。自身免疫性 Ⅱ 型变态反应的典型病例是 Goodpasture 病,为自身抗体直接作用于肾脏基底膜所致。而外源性抗原引起的 Ⅱ 型变态反应的病例是青霉素过敏反应引起的溶血性贫血。已知 Ⅱ 型变态反应可波及某些病例的内耳,梅尼埃病患者的血清可与豚鼠内耳制剂(包括内淋巴囊)产生反应,阳性反应见于 34% 的患者,说明特异性自身抗体是直接抗内耳组织抗原的。应用 Western 免疫印迹法在可疑内耳免疫性疾病患者中,检测到血清抗内耳抗原的抗体分子量为 68 000 (Yoo,1982)。在梅尼埃病患者的血清中可查出较对照组有对 Ⅱ 型胶原更高的抗体反应性,且应用同种异体 Ⅱ 型胶原免疫动物的 Ⅱ 型胶原自身免疫耳蜗前庭功能障碍的动物模型已制作成功,耳蜗中的改变包括内淋巴水肿和螺旋神经节、血管纹和 Corti 器的退行性变等。

然而 Ⅱ 型胶原在内耳免疫病中的作用和机制尚不完全清楚,在内耳免疫反应中所起的作用也存在争议,不同学者的实验结果并不完全一致。有研究成功地用 Ⅱ 型胶原在大鼠和豚鼠中,制作出自身免疫性内耳损伤和耳硬化症样病变的动物模型,同时发现不明原因的感音神经性聋、梅尼埃病和耳硬化症患者的血清中抗 Ⅱ 型胶原抗体水平升高。Soliman 证实用 Ⅱ 型胶原可诱发出动物自身免疫性内耳损伤,并有一定可重复性。Harris 等用 Ⅱ 型胶原免疫大鼠,发现血清和外淋巴中抗 Ⅱ 型胶原抗体水平升高,有的动物还出现关节炎,但中耳和内耳均未发现形态和功能的改变。然而,也有研究用牛 Ⅱ 型胶原免疫小鼠,但未发现内耳有任何改变,检测耳硬化症患者血清中抗 Ⅱ 型胶原抗体也无明显升高。

Bouman 等(2000)以猪内耳加完全弗氏佐剂行全身性免疫,出现了耳蜗功能紊乱的表现,免疫完成后 2 周内的形态学检查可见内淋巴水肿,免疫 6 周后减轻。2～6 周内测出耳蜗复合动作电位振幅降低,总合电位振幅增大,耳蜗微音电位振幅无明显改变,但这些电生理学改变与内淋巴囊水肿并没有肯定的相关性。另外,此期内以 Western 免疫印迹法检测,发现血清中分子质量为 68 000、50 000、45 000 和 27 000 的反应性较对照组升高。上述电生理改变与免疫学检测的不一致性,说明自身免疫性内耳病的动物模型中还有不少问题有待研究。

Ⅲ 型变态反应

Ⅲ 型变态反应为免疫复合物病,与自身免疫相关,也可反应于外源性抗原,如微生物或药物等。免疫复合物沉积在小血管以及其他组织的基底膜,激活补体而引起炎症反应和组织损伤。很多研究支持免疫复合物介导的内耳损伤,如 Derebery 等和 Brookes 等观察到免疫复合物与梅尼埃病有明显相关性,他们发现梅尼埃病患者血清中免疫复合物水平升高者分别为 95% 和 55%(对照组仅分别为 20% 和 3%)。Dornhoffer 等在为梅尼埃病患者行内淋巴囊手术时的免疫组化检查,发现约 40% 内淋巴囊上皮下区有 IgG 沉着,进而将患者分为两组,即免疫反应阳性组和阴性组,前者 80% 患者表现为双侧内淋巴水肿,后者双侧发病仅占 30%。免疫组化检测发现梅尼埃病患者内淋巴囊上皮下区有 IgG 沉积。免疫荧光分析证实,免疫复合物引起的血管病变见于梅尼埃病患者内淋巴囊几乎闭锁的血管周围,有免疫球蛋白沉积。

耳蜗前庭功能障碍也见于系统性免疫复合物病。有研究检测 30 例因红斑狼疮病情加重而住院治疗的患者的听力,发现 8%(此百分率有误,原文如此,可能是 2 例)的患者有实质性、预先未确定的不明原因的感音神经性听力减退,但听力减退与年龄、性别、疾病的活动性和红斑狼疮病变侵犯的器官无相关性。该研究者指出此百分数低了的原因可能是大多数患者(29 例)已接受了免疫抑制剂的治疗。

Wegener 肉芽肿是原发于肺部、上呼吸道和肾脏的坏死性肉芽肿性血管炎,有研究对发病早期病变局限于耳部和鼻部的 Wegener 肉芽肿患者进行了听力检查,发现 16 例(26 耳)中 21 耳显示轻至中度感音神经性听力减退,1 耳显示为突发性聋。其中 6 例进行了血清学检查,表明 4 例抗肉膜抗体阳性,1 例抗核抗体阳性。上述病例中的部分病例在应用免疫抑制剂后听力有不同程度改善。

进行性听力减退亦见于 Behcet 病,Behcet 病的特点是慢性复发性、血管性炎症反应,表现为阿弗他口炎、虹膜炎和生殖器溃疡。血管炎也可发生在耳蜗和前庭,表现为耳蜗、前庭功能障碍,这类病例糖皮质激素治疗可收到较好效果。

McCabe 曾报道复发性多软骨炎合并感音神经性聋。此外,感音神经性聋也见于结节性多动脉炎、风湿性关节炎、溃疡性结肠炎和系统性硬化病等。这些疾病中内耳损伤的机制尚未完全阐明,可能与循环免疫复合物导致的炎症反应有关。

Ⅳ型变态反应

Ⅳ型变态反应为细胞介导的免疫反应,特点是延缓型(delayed type)超敏反应。器官移植排斥反应也属于此型。抗原被结合于靶细胞表面被致敏的 T 淋巴细胞所辨认,T 淋巴细胞可直接溶解靶细胞或产生淋巴因子,而趋化和移行其他炎性细胞迁移到内耳组织。实验室检查结果支持Ⅳ型变态反应作为免疫介导内耳性疾病的原因及证据,似乎比临床表现更有意义,例如有研究应用淋巴细胞转化试验可检测出在有或无共同内耳抗原时淋巴细胞增殖情况不同,似乎可以说明某些患者中存在内耳抗原-细胞介导的免疫反应。但本测定的敏感性和特异性还存在一些问题,分析其结果时要结合其他免疫学检测的结果综合分析。

Cogan 综合征属Ⅳ型变态反应介导的细胞免疫反应,为一少见病,特征是耳蜗前庭功能障碍伴急性非梅毒性角膜实质炎。听力和前庭症状相似于梅尼埃病,且常为进行性,组织病理学发现为耳蜗和角膜有单核细胞浸润。Hughes 等的免疫学检查支持 Cogan 综合征为对内耳抗原的细胞免疫反应。但此综合征确切的病理生理学机制还不十分清楚,可能也有Ⅲ型变态反应参与,约 20% 的患者可能有系统性血管炎病变,也可查出免疫复合物,在疾病的早期应用糖皮质激素药物可能得到较好的治疗效果,听力减退为可逆性。

四　慢性进行性耳蜗性感音神经性听力减退与免疫反应

耳蜗性感音神经性听力减退中大多数病例病因不明,已知的原因可能有药物中毒性、噪声性、遗传性、老年性等,其他形式的耳蜗性聋有待进一步研究,如突发性聋、梅尼埃病和成人慢性进行性耳蜗性感音神经性听力减退(chronic progressive sensorineural hearing loss,CPSNHL)等。

CPSNHL 的病因文献中很少述及,1907 年 Manasse 和 Wittmaack 曾分别叙述过慢性炎症过程是耳蜗性聋的可能病因之一。1968 年 Altmann 和 Zechner 报道梅尼埃病内淋巴囊周围纤维化和内淋巴囊部病变。亦有其他学者报道梅尼埃病进展期前庭神经节纤维化。1981 年 Kanzaki 等报道不明原因的 CPSNHL,发现在某些患者的血清中存在免疫复合物,糖皮质激素治疗有良好效果。1982 年 Stephens 等发现风湿病患者有高比率的耳蜗、前庭症状,从而提出自身攻击性感音神经性聋(auto-aggressive sensorineural hearing loss)的命名。Shea 和 Yoo 报道梅尼埃病应用糖皮质激素治疗有良好的效果,并提出,在不明原因的耳蜗、前庭功能障碍疾病的鉴别诊断中,应考虑到中枢神经系统的慢性炎症性疾病(如多发性硬化症)。个别学者提出多发性硬化中 30%～65% 的患者有耳蜗、前庭症状。

为了建立耳蜗性聋和(或)慢性炎症反应或免疫学因素导致的进行性耳蜗性听力减退的发生率,Elies 等检测了 CPSNHL158 例、突发性聋 50 例和梅尼埃病 25 例的脑脊液总蛋白、免疫球蛋白,发现CPSNHL 中 73 例脑脊液总蛋白水平升高,IgG、IgA 和 IgM 水平升高分别为 44 例、8 例和 2 例;突发性聋中 17 例脑脊液总蛋白水平升高,IgG 和 IgA 水平升高者分别为 16 例和 3 例;梅尼埃病中 8 例脑脊液总蛋白水平升高,IgG 水平升高者 6 例。CPSNHL、突发性聋和梅尼埃病的特异性抗体检测阳性反应分别是 70 例、39 例和 17 例,阳性反应主要集中在抗核抗体、抗肉膜抗体和抗血管内皮抗体,并有交叉阳性反应。抗迷路抗原的特异性抗体阳性率是：CPSNHL 为 2/22 例,突发性聋为 8/12 例,梅尼埃病为 6/13 例,阳性反应主要局限于血管纹、螺旋韧带、基底膜和指细胞,仅少数阳性反应表现于内、外毛细胞。基底膜间接荧光试验发现在结缔组织和指细胞亦有抗体阳性反应,但内、外毛细胞几乎不见阳性反应。2 例腮腺炎的螺旋神经节细胞和耳蜗神经表现强阳性免疫荧光。因此,可以认为一部分 CPSNHL 是由于免疫反应导致的,可能是免疫反应导致内耳血管病变,从而产生血流减少和结缔组织纤维化。因为病毒性心肌炎可有相似的抗体阳性反应,因此有观点推测进行性耳蜗性感音性听力减退患者的特征性抗体反应可能是病毒感染导致的慢性免疫过程的标记。

Ikeda 等为 31 例重振试验阳性的双侧感音神经性聋患者进行体液和细胞免疫检查,检查项目包括淋巴细胞亚群、免疫复合物、自身抗体、补体和免疫球蛋白等。发现 10 例(32.3％)为免疫学异常。其中 3 例表现为：免疫复合物、免疫球蛋白水平升高和 OKT4/OKT8 比值升高,抗 DNA 抗体阳性,分析为体液与细胞介导的免疫反应有关;3 例表现为：OKT4/OKT8 比值升高和 OKT8 阳性细胞数目减少,分析与细胞介导的免疫反应有关;4 例仅表现为 OKB7 升高,可能是基于 B 淋巴细胞增殖所致的免疫应答异常。上述结果可以认为,双侧感音神经性听力减退患者中的一部分有免疫学异常的背景。但是还需进一步利用特异性试验来明确免疫学检测异常结果与双侧感音神经性聋之间的关系。

五　内耳免疫性疾病的诊断及治疗

内耳免疫性疾病的诊断尚无共同的标准,临床表现、实验室检查和对治疗的反应是诊断的三个基础方面,单一的三者中的一项结果是非特异性的,三项联合起来分析才可能使诊断成立。除非是死后或内淋巴囊手术,内耳组织病理学检查诊断是不可能的。

临床表现

内耳免疫性疾病的临床表现是多样性的,耳蜗和前庭症状可同时存在,也可独立存在,两种症状同时存在时可能以其中之一更为严重。眩晕发作可能是梅尼埃病样,也可能更为严重,无间歇期,较轻者可表现为非旋转性眩晕。听力减退可能为慢性进行性、快速进行性、波动性或突发性。有时伴有面瘫。一般说来,如果不是正规治疗,病情发展趋势是进行性加重,但耳蜗和前庭症状进展的程度可能并不一致。因此,应首先除外其他内耳性疾病,如噪声聋、耳毒性药物中毒性聋、梅毒性聋和听神经瘤等。系统性免疫性疾病中的内耳免疫损害者,除耳蜗、前庭障碍外,还伴有系统性免疫性疾病的临床特点。

内耳免疫性疾病的高危表现是：①进行性双耳病变;②临床症状相似于内淋巴积水,但对控制水、盐摄入和应用利尿剂等保守治疗无反应;③合并其他免疫性疾病;④症状的发作具有季节性,可由于食物或化学物质的暴露或接触已知的变应原而导致。

实验室评价

1. 抗原非特异性试验　包括血沉、循环免疫复合物、补体($CH50$、$C3$,4,$C1q$)、血清免疫球蛋白(IgG、IgM、IgA)、类风湿因子和组织非特异性抗体(抗内质网抗体、抗线粒体抗体、抗平滑肌抗体、抗板层抗体、抗核抗体、抗 DNA 抗体等)。这些检测项目中在有些患者可能显示不正常,对常规筛选有一定意义。此外,有报道在这些抗体检测项目中,有的具有判断预后的意义,如抗核抗体阳性者常较阴性者的听力减退表现为更为进行性过程。

2. 抗原特异性试验　包括测定耳蜗抗原的淋巴细胞转化试验、白细胞移动抑制试验、抗内耳组织特异性抗体检测(抗基底膜抗体、抗螺旋神经节抗体、抗内外毛细胞抗体、抗螺旋缘抗体、抗前庭感觉上皮及上皮下抗体等)等。采用的方法是免疫组化法及免疫荧光法。虽然每种检测都有一定意义,但由于其敏感性、特异性、实用性和临床价值需要积累病例进行评价,从而影响了临床常规应用。

有研究提出淋巴细胞转化试验是最有用的诊断指标,因为可以预计其 79％ 的阳性结果患者对糖皮质激素治疗有良好反应,但需要建立健康对照和其他内耳疾病对照研究,才可确定此试验的真正临床诊断意义。

抗内耳组织特异性抗体的分析是有前途的免疫学检测项目之一,但其结果尚是初步的。国外资料通过 100 例内耳疾病患者非特异性和特异性抗体分析,发现两者之间并无相关性,且后者阳性率仅为 18%,对疾病预后和治疗效果预估上的价值尚不清楚,进一步观察是必要的。

虽然 Ⅰ 型变态反应在内耳免疫性疾病中并不占重要性,但倘若曾有吸入物和(或)食入物致敏原变态反应史、季节性症状加重的患者,应作相关的变态反应试验,食物变态反应的诊断依靠病史、食物激发试验和激发后白细胞减少试验,也可采用除外(轮换)饮食等。

治疗

诊断内耳免疫性疾病的参考标准是对免疫治疗效果的良好反应,一些实验室检查无重要阳性发现或为阴性的患者也可能对免疫抑制剂治疗有良好反应,糖皮质激素是首选的。具体的治疗方针尚有些争议,包括糖皮质激素、环磷酰胺和血浆置换疗法。

Hughes 等推荐泼尼松每天每公斤体重 1mg,共 1 个月,若听力有改善可逐渐减量,直到每天 10mg 或患者需要的维持量。减量后若良好治疗反应消失,则应开始第二疗程的高剂量糖皮质激素治疗,在确定有无疗效的结论前,至少有 3 周至 1 个月的试验治疗期。倘若患者对糖皮质激素耐受不良或对第二疗程治疗并未产生良好反应,则加用细胞毒性药物如环磷酰胺,每公斤体重 12mg,每 12 小时一次,每周检查白细胞计数和分类。环磷酰胺较泼尼松更有效的原因还不清楚,因为缺少对照和单、双盲研究。需指出,环磷酰胺较泼尼松有更高的毒性和副作用,这一点在治疗前应充分考虑到。

有研究使用高剂量、长疗程糖皮质激素治疗自身免疫性内耳病,认为是安全的。该研究治疗 116 例快速进行性感音神经性聋,每天泼尼松 60mg 治疗 1 个月,若有效和耐受良好,则逐渐减量连续治疗,共 18 周。67 例完成 18 周治疗,平均每天 30mg;7 例由于不良反应于 1 个月时停止治疗;5 例由于不良反应不能完成 22 周治疗,可见高剂量糖皮质激素长疗程在治疗快速进行性感音神经性聋是有效的和安全的。另外一组研究是 60 例诊断为特发性感音神经性聋(idiopathic sensorineual hearing loss,ISHL)的患者,49 例单侧或双侧听力障碍,其中 28 例同时有前庭症状。另 11 例仅有前庭症状,听力障碍大多为进行性,1 例为快速开始,2 例为突发性。25% 有系统性自身免疫病。无系统性自身免疫病的血清学证实可查出抗核抗体水平升高,类风湿因子水平亦升高,前庭试验显示为外周性改变,其中 16% 糖皮质激素治疗有良好的效果。伴有系统性免疫病者,糖皮质激素治疗也有良好效果,仅有前庭症状者对糖皮质激素治疗也有良好的效果。还有一组研究是特发性感音神经性聋(ISHL),年龄均在 60 岁以下,耳聋多数为双侧(89.8%),耳鸣和眩晕分别占 75.5% 和 51.%,9 例(18.4%)有阳性免疫反应,1 例抗神经营养胞质抗体阳性,3 例抗核抗体阳性,3 例类风湿因子阳性,2 例抗磷脂类抗体阳性。按照有或无自身抗原和抗体分为两组,比较两组对糖皮质激素治疗的效果,口服糖皮质激素 1 个月后评价疗效,仅有 52% 有一些疗效。新近有报道采用神经耳科学方法发现 2 例双侧进行性听力减退、眩晕和内耳抗体阳性的患者,糖皮质激素治疗均表现有效,例 1 没有继续进行口服糖皮质激素治疗,仅采用了鼓室内注射糖皮质激素,虽然症状有暂时减轻,但最后发展为 Cushing 综合征,并因严重眩晕发作做了迷路切除术;例 2 发作眩晕数十年,10 年后出现耳聋,应用糖皮质激素治疗有良好效果。

目前,糖皮质激素治疗耳聋的效果报道并不一致,仍需进一步研究。进行健康对照组和大宗病例的随机、双盲研究,以确定药物的真正临床效果和进一步的观察是必要的。

血浆置换法从理论上讲能自血液中清除免疫复合物,因此对 Ⅲ 型变态反应导致的内耳免疫性疾病有效,但费用昂贵(国外统计治疗 1 个月需 5000 美元),并未在临床普遍应用。本疗法的适应证是对糖皮质激素药物和环磷酰胺治疗无反应的患者,确切的疗效需要进行对照和单、双盲研究。

参 考 文 献

1. Dornhoffer JL, Arenberg JG, Arenberg IK, et al. Pathophysiological mechanisms in immune inner ear disease. Acta Otolaryngol, 1997(Suppl 526):30-36

2. Elies W,Plester D. Immunological findings in various sensorineural hearing disorders. In:Veldman JE,MeCabe BF. eds. IN :Oto-immunology. Amsterdam:Kugler,1987:157-161

3. Ikeda K,Kobayashi T,Itoh H,et al. Immunological abnormality of the serological tests in bilateral sensorineural hearing loss. ORL J Otorhinolaryngol Relet Spec,1989,51:268-275

4. Bouman H,Klis SF,Meeuwsen F,et al. Experimental autoimmne inner ear disease:an electrocochleograpic study. Ann Otol Rhinol Laryngol,2000,109:457-466

5. Yang GS,Song HT,Keithley EM,et al. Intratympanic immunosuppressives for prevention of immune-mediated sensorineural hearing loss. Am J Otol,2000,21:499-504

6. Garcia Berrocal JR,Ramirez-Camacho R. Immune response and immunopathology of the inner ear:an update. J Laryngol Otol,2000,114:101-107

7. Kempf HG. Ear involvement in Wegener's granulomatosis. Clin Otolaryngol,1989,14:451-456

8. Bowman CA,Linthicum FH Jr,Nelson RA,et al. Sensorineural hearing loss associated with systemic lupus erythematosus. Otolaryngol Head Neck Surg,1986,94:197-204

9. Yukawa K,Hagiwara A,Ogawa Y,et al. Bilateral progressive hearing loss snd vestibular dysfunction with inner ear antibodies. Auris Nasus Larynx,2010,37:223-228

10. Hervier B,Bordure P,Audrain M,et al. Systematic screening for nonspecitic autoantibodies in idiopathic sensorineual hearing loss no association with steroid respose. Oto Neurotol,2010,31:687-690

11. Soliman AM. Immune-mediated inner ear disease. Am J Otol,1992,13:575-579

12. Hughes GB,Moscicki R,Barna BP,et al. Laboratory diagnosis of immune inner ear disease. Am J Otol,1994,15:198-202

13. Alexander TH,Weisman MH,Derebery JM,et al. Safety of high-dose corticosteroid for the treatment of autoimmune inner ear disease. Otol Neuotol,2009,30:443-448

14. Dayal VS,Ellman M,Sweiss N. Autoimmune inner ear disease:clinical and laboratory findings and treatment outcome. J Otolaryngol head neck Surg,2008,37:591-596

15. Derebery MJ,Beriner KI. Allergy and Meniere disease. Curr Allergy Asthma Rep,2007,7:451-456

第 51 章
眩晕的免疫学机制

曾祥丽

膜迷路积水　　　　　　　　　　　　　　自身免疫反应与迟发性膜迷路积水
　Ⅰ型变态反应与膜迷路积水　　　　　　**脱髓鞘性疾病**
　Ⅲ型变态反应与膜迷路积水　　　　　　　多发性硬化症
　Ⅳ型变态反应与膜迷路积水　　　　　　　前庭神经(或前庭神经核)脱髓鞘

眩晕是运动的错觉,感觉周围物体旋转或自身旋转。导致眩晕的病因众多,如前庭系统的血液循环障碍、外伤、病毒感染、内耳畸形等。免疫因素亦可通过影响前庭外周及中枢而导致眩晕,相关的病理改变有膜迷路积水和前庭神经(或前庭神经核)脱髓鞘改变等。

一　膜迷路积水

根据发病原因分为特发性膜迷路积水(即梅尼埃病)、迟发性膜迷路积水和继发性膜迷路积水。前两者与免疫因素相关。梅尼埃病的病理改变为特发性膜迷路积水,其临床表现为波动性听力障碍、耳鸣、耳胀满感及发作性旋转性眩晕。梅尼埃病的病因目前仍不十分清楚,主要学说有自主神经功能紊乱及内耳微循环障碍、解剖因素、免疫损害、精神因素以及其他。近30%的患者膜迷路积水与免疫损害有关。

Ⅰ型变态反应与膜迷路积水

进食某种食物后出现发作性眩晕、耳鸣、听力下降等典型梅尼埃病样发作的患者临床并不少见,因吸入物过敏而发生梅尼埃病样眩晕或者梅尼埃病与其他过敏性疾病并存的发生率近年有增高趋势。因而Ⅰ型变态反应与膜迷路积水的关系很早就受到学术界关注。Uno 等发现将抗原注入到接受了二硝基酚 IgE 抗体豚鼠的面神经管内,30 分钟后在 3/4 试验组动物观察到肥大细胞脱颗粒、嗜酸性粒细胞浸润,并且出现眼震和膜迷路积水等梅尼埃病发作表现,他认为这一病理改变系内淋巴囊的肥大细胞所释放的化学物质引起组织发生过敏性反应,导致膜迷路积水。然而之前 Stahle 检测了梅尼埃病患者血清 IgE 水平,发现患者总 IgE 水平并无增高,并且过敏原吸附试验检测患者血清中 6 种常见过敏原(牛奶、蛋清、榛果、鱼、室尘、尘螨)特异性 IgE,结果全为阴性。以上看似矛盾的研究结果提示Ⅰ型变态反应可能是梅尼埃病诸多病因之一。深入研究Ⅰ型变态反应与膜迷路积水的关系,首先须统一梅尼埃病的诊断标准,并对研究对象诱因进行筛选,如若明确由食物或吸入物过敏而诱发梅尼埃病或梅尼埃病与变应性鼻炎并存,则有可能获得更有价值的结果。

Ⅲ型变态反应与膜迷路积水

Ⅲ型变态反应又称免疫复合物型变态反应或抗原-抗体复合物型变态反应。Derebery 发现梅尼埃病患者血清中循环免疫复合物升高者占 95%。Dornhoffer 用免疫组化法证明梅尼埃病患者内淋巴囊是循环免疫复合物形成的部位,血管纹是循环免疫复合物沉积的部位,引起离子交换障碍,导致内淋巴积水,因而多数学者支持Ⅲ型变态反应也是梅尼埃病的病因之一。

Ⅳ型变态反应与膜迷路积水

Ⅳ型变态反应也称延缓型变态反应或结核菌素样变态反应,属细胞免疫。特点是抗原结合于靶细胞表面被致敏的 T 淋巴细胞辨认,T 细胞可直接溶解靶细胞,趋化其他炎细胞迁移到内耳,出现内耳免疫性疾病。Ikezono 等将接受膜迷路组织致敏小鼠的单核细胞注入健康小鼠中,发现可使 42% 的小鼠发生膜迷路积水。而对临床梅尼埃病患者,常以淋巴细胞移动抑制试验、淋巴细胞转化试验来检测患者体内是否存在被自身内耳组织致敏的 T 细胞。国内谭长强等检测梅尼埃病患者发作期淋巴细胞转化刺激指数明显高于缓解期和健康对照组。

自身免疫反应与迟发性膜迷路积水

McCabe(1979)提出自身免疫性感音神经性聋后,受到多数学者的支持。如果内耳特异性抗原分离成功,梅尼埃病的免疫学研究将取得重大进展。迟发性膜迷路积水于内耳损伤之后数月、数年或数十年才出现症状,约占膜迷路积水的 3%。迟发性膜迷路积水分为同侧型和对侧型两类,耳聋的同侧耳若干年后发生膜迷路积水,称为同侧型;耳聋的对侧耳若干年后出现膜迷路积水,称为对侧型。常为一耳早期先发生耳聋,数年后同侧耳或对侧耳发生膜迷路积水,表现为发作性眩晕,波动性听力减退、耳鸣、耳内闷胀感,临床症状与梅尼埃病一致。自身免疫反应被认为是迟发性膜迷路积水的重要原因之一,早期损伤耳之内耳抗原物质经过血液循环引起同侧耳及对侧耳发生自身免疫反应。

二 脱髓鞘性疾病

多发性硬化症和前庭神经脱髓鞘是两种最常见的免疫因素参与的神经脱髓鞘疾病,眩晕是这两种疾病的主要表现。

多发性硬化症

迄今为止的研究资料支持多发性硬化症是 T 细胞介导的自身免疫性疾病。经典的方法是用髓鞘素抗原如髓鞘素碱性蛋白免疫 Lewis 大鼠,建立多发性硬化症的实验动物模型和实验性自身免疫性脑脊髓炎。

多发性硬化症以眩晕为首发症状者占 5%～12%,在病史中有眩晕者占 30%～50%。眩晕是脑干和小脑内的髓鞘脱失区或硬化斑损害了前庭核及与前庭有联系的机构所致。多发性硬化症的眩晕为持续性,但发病初期可为发作性,呈急性阵发性眩晕伴恶心、呕吐。被动或主动转头时可诱发眩晕或使之加重,耳鸣、耳聋少见。初期当头转回正常位置时,眩晕可消失,故极易被误诊为位置性眩晕。40%～70%患者有眼球震颤,形式多变。有的患者可因病变侵及内侧纵束而出现眼球持续性、不规则的多样式的不自主眼肌阵挛。半数以上患者出现感觉障碍,包括深感觉障碍和 Romberg 征。约半数病例可出现共济失调。

由于多发性硬化症病灶多发播散、部位不定,因此临床症状表现不一。我国多发性硬化症临床以视神经、脊髓受损比例最高,其次为脑干、小脑、大脑半球受损。亚急性发病最多见,病程多呈复发、缓解的特点。

实验室检查:T 细胞数低下,尤以 Ts 细胞活性减退更为明显。在病情活跃时可显示 Th/Ts 比值上升(正常两者比值为 2∶1),恢复期 Ts 升高,故比值下降。脑脊液(CSF)检测 60％单核细胞轻中度增高,多不超过 50×10^6/L,大多为 T 淋巴细胞,主要为 Th,B 细胞少见。同时,30％～40％蛋白量呈轻中度升高,其中 90％显示 γ 球蛋白含量增高,大部分为 IgG,偶见 IgA 和 IgM 升高。寡克隆带阳性率达 40％～45.8％,明显低于西方人群。寡克隆带在诊断多发性硬化中具有较高的敏感性,但缺乏特异性,各种中枢神经感染病中寡克隆带阳性率可达 28％～72％,故不能把寡克隆带的存在作为多发性硬化确诊的依据。抗髓鞘素碱性蛋白抗体在多发性硬化症中占 88.7％。

电生理检查:在早期 77％眼震电图阳性,64％视觉诱发电位阳性,43％体感诱发电位阳性,23％脑干听觉诱发电位阳性,有锥体束征者运动诱发电位阳性率可达 90％。

CT 及 MRI 脑扫描对定位有较高价值,但定性则尚须结合临床特征分析。MRI 检查常于侧脑室前角与后角周围、半卵圆中心及胼胝体见大小不一类圆形的 T1 低信号、T2 高信号;脑干、小脑和脊髓可见斑点状不规则 T1 低信号及 T2 高信号斑块;病程长的多数患者可伴脑室系统扩张、脑沟增宽等脑白质萎缩征象。

前庭神经(或前庭神经核)脱髓鞘

近年国内宋鹏等以粗提的牛外周神经髓鞘碱性蛋白作为抗原免疫实验组豚鼠,成功建立了实验性变态反应性神经炎动物模型,是可靠的周围神经脱髓鞘动物模型。

临床上前庭神经脱髓鞘多是和听神经脱髓鞘同时存在。听神经不均匀脱髓鞘是听神经病的主要病理改变。听神经病是近年来受到广泛关注的一类蜗后性感音神经性聋。当听神经病累及前庭神经时,前庭神经(或前庭神经核)也发生脱髓鞘改变,患者则出现眩晕、头晕及不稳感。前庭下神经受累比例远高于前庭上神经。但由于多数患者是双耳患病,且病程进展缓慢,因而前庭症状多不典型。

参 考 文 献

1. 谭长强,曹银成,刘桦,等. 梅尼埃病的相关免疫因素研究. 临床耳鼻咽喉科杂志,1998,12:208-210
2. 曹起龙. 脱髓鞘疾病所致的眩晕.//张素珍. 眩晕症的诊断与治疗. 第 3 版. 北京:人民军医出版社,2010:175-176
3. 宋鹏,龚树生,罗凌惠,等. 周围神经脱髓鞘豚鼠模型听神经病变及听功能研究. 临床耳鼻咽喉科杂志,2005,19:461-465
4. 王锦玲,石力,孙伟,等. 听神经病与前庭上、下神经损伤的关系. 听力学及言语疾病杂志,2006,14:405-410
5. Uno K,Miyamura K,Kanzaki Y,et al. Type I allergy in the inner ear of the guine pig. Ann Oto Rhinol Laryngol,1992,101(suppl 157):78-81
6. Stahle J. Meniere's disease:allergy,immunology,psychosomatic,hypo and hypertonus. Arch Otorhinolarngol,1976,212:287-292
7. Derebery MJ,Berliner KI. Allergy and its relation to Meniere's disease. Otolaryngol Clin North Am,2010,43:1047-1058
8. Dornhoffer JL,Arenberg IK. Immune mechanisms in Meniere's syndrome. Otolaryngol Clin North Am,1997,30:1017-1026
9. Ikezono T,Tomiyama S,Pawankar R,et al. Passive transfer of experimental autoimmune labyrinthitis. Audiol Neuro-otol,2000,5:292-299

第 52 章
突发性聋的免疫学机制

曾祥丽　李　鹏

突发性聋的免疫学因素

　内耳免疫学说　　　　　　　　　　低频感音神经性聋

　病毒感染诱发的自身免疫性反应　　早期梅尼埃病

　内耳血液循环障碍与免疫损害　　　系统性免疫疾病在内耳的表现

以突发性聋为首发症状的内耳免疫　　**突发性聋免疫因素的鉴别与治疗**

性疾病

突发性聋指突然发生的、不明原因的、在相连的三个或以上频率出现≥20dB 听力损失的感音神经性聋。可伴有耳鸣和眩晕。目前对突发性聋的病因及发病机制尚不明了,对其诊断主要依靠耳聋的发病特点、临床症状及听力学检查结果,在排除其他内耳疾病及蜗后性聋后作出诊断。因此,任何不明原因的感音神经性聋,如发病经过、听力损失的性质及程度具备上述特点,在发病之初均可诊断为突发性聋。其中部分病例经过仔细的病因检查及长期的随访观察,可能查出致聋原因。

一　突发性聋的免疫学因素

对始终未能明确病因的突发性聋,目前有三种学说得到较为广泛的支持:一为免疫学说,二是病毒感染,三是内耳血液循环障碍。病毒感染和内耳血液循环障碍作为突发性聋的两大主要病因,在它们致聋的病程中,免疫损害是近年引起较多关注的领域。

内耳免疫学说

过去一段很长的时期以来,内耳被认为是免疫豁免器官。近期大量的研究表明,内耳存在免疫反应的所有成分,包括外淋巴中的 IgG 和淋巴囊内存在单核细胞和淋巴细胞。且这些研究已经提示内淋巴囊可能是内耳免疫应答的效应部位。

晚近,免疫学因素在突发性聋的发生机制中受到越来越多的关注。2003 年 Cadoni 等在突发性聋患者血清中检测到抗内皮细胞抗体(AECA),阳性率为 54%,明显高于对照组,并发现阳性患者对糖皮质激素治疗反应差,提示免疫介导的血管内皮细胞损伤可能是突发性聋听力损伤的重要原因,且血清 AECA 检测可能有助于指导突发性聋的免疫抑制治疗。之后 2004 年国内黄波等证明突发性聋患者血清免疫球蛋白含量升高,并在血清中检测出存在循环免疫复合物。新近,国内杜延顺等发现突发性聋患者血清中存在各种类型的抗内耳组织抗体。上述研究均表明免疫反应参与了突发性聋的发病过程。

免疫反应产生的补体(如 C3a、C5a 等)可导致血管通透性增加和血管痉挛,引起血小板聚集和血管炎,促使前列腺素和溶酶体酶等炎性介质的释放,导致耳蜗血管炎,最终致耳蜗缺血。此外,免疫反应还可导致中枢神经纤维或听神经发生脱髓鞘改变,临床上表现为蜗后性聋或听神经病,听力图多表现为低频听力下降,言语分辨率的降低明显重于听力减退程度。

病毒感染诱发的自身免疫性反应

病毒感染被认为是突发性聋的重要原因之一。临床上近 30％的突发性聋患者耳聋前有病毒感染前驱症状,对患者的血清转化病毒实验检出巨细胞病毒、带状疱疹病毒和流行性腮腺炎病毒等。对有病毒感染前驱症状的突聋患者的颞骨组织学切片亦呈现病毒感染的征象。有观点认为病毒感染可促发内耳免疫反应,其可能通过如下途径:其一是病毒感染导致内耳抗原决定簇的改变,诱发内耳免疫反应。

1989 年 Oldstone 就已经提出了病毒感染和自身免疫性疾病相关的 3 个依据,即:①许多 DNA 和 RNA 病毒感染能够诱发或增强自身免疫反应;②急性和持续病毒感染建立的动物模型表现为自身免疫性反应或自身免疫性疾病被诱发、增强;③当病毒和宿主组织有相似的抗原决定簇时能增强自身免疫反应。病毒感染后,这些共同的抗原决定簇导致交叉免疫反应,从而诱发自身免疫性疾病。在内耳,这种交叉免疫反应则导致听觉和前庭功能损害。

1997 年 Garcia 等发现突发性聋患者有 T 细胞亚群的改变,记忆性 T 细胞升高,而幼稚 T 细胞下降,表明感染时足够的抗原刺激有助于幼稚 T 细胞转变为记忆性 T 细胞,或者使幼稚 T 细胞的细胞毒性发生变化,利于感染持续存在。因此,当潜伏的病毒经过一段慢性亚临床症状后发作,或机体再次受到同样病原体侵袭时,大量的记忆 T 细胞得以诱集,产生强烈的免疫应答,在内耳引起显著的结构变化,甚至不可逆损伤。另外,病毒毒素损伤内耳血管壁,导致脂质堆积、脂质代谢紊乱、白细胞黏附,进而血液黏稠度增加、血管栓塞、内耳血液循环障碍。缺血进一步导致内耳血管纹内皮细胞损伤,释放内耳抗原,引起内耳自身免疫反应。

临床上,有病毒感染病史及前驱症状者,其听力损失常在重度以上,部分患者入院后的治疗过程中仍有进行性听力下降,治疗期间听力水平表现出对糖皮质激素的依赖,激素减量时听力迅速下降,增加至足够剂量后听力得以维持在较好状态。

内耳血液循环障碍与免疫损害

内耳血液循环障碍被认为是突发性聋最主要的原因。依据患者的临床表现,内耳血液循环障碍分三种类型:①内耳血管痉挛:患者表现为劳累或精神高度紧张后突发耳鸣及听力下降,未经任何治疗,充分休息后听力可于 24 小时以内恢复正常。②迷路血管栓塞:表现为突发严重感音神经性聋(甚至全聋)伴严重的耳鸣和(或)眩晕。部分患者经过及时的溶栓治疗,听力得以完全或部分恢复,另一部分病例听力及前庭功能损失殆尽,虽经溶栓、改善内耳血液循环亦不能恢复,故有称之为"迷路卒中"。③内耳出血:MRI 显示内耳迷路高信号,提示出血可能。

早期,内耳血液循环障碍导致毛细胞及内皮细胞损伤。内皮细胞损伤后,引起内耳血管床张力改变,并在局部释放有活性的小分子物质,调节引导炎性细胞向受损组织移动,造成内耳组织的进一步损害,同时加重血液循环障碍。随着病程进展,机体产生抗血管内皮细胞抗体引起内耳免疫损害。Cadoni 等和 Ottaviani 等在突发性聋患者血清中检测到抗血管内皮细胞抗体,并发现抗血管内皮细胞抗体阳性患者预后不良。此外,有研究发现突发性聋患者抗心脂抗体表达明显增加,认为内耳微血管栓塞可能与抗心脂抗体作用有关,提出抗凝治疗应作为突发性聋的主要治疗手段。

尽管病毒感染和内耳血液循环障碍所致突聋病程中的免疫损害在近年已经获得一些突破,但现有的研究仅是提示免疫反应参与了突发性聋的病理过程,而免疫损害究竟发生在病程的哪一阶段、哪一环节以及具体的免疫损害类型,现有的基础及临床研究尚无法提出深入的见解。

二 以突发性聋为首发症状的内耳免疫性疾病

20 世纪 50 年代初,Lehnhardt 首次提出了双侧突发性聋病因中的免疫反应学说。随着免疫学和分子生物学的进展,逐步证实内耳是一个能接受抗原刺激并产生免疫应答的器官,内淋巴囊在内耳免疫应答中具有重要作用。尚未能充分阐明发病机制的某些内耳病,如感音神经性聋、梅尼埃病、耳硬化症等的发病都有免疫因素的参与,内耳免疫学说逐渐得到丰富和发展。临床上,症状典型的自身免疫性内耳病已为广大耳科医师所熟知。这里对可能以突发性聋为首发症状或主要临床表现的内耳免疫性疾病作一初步阐述。

低频感音神经性聋

是近年引起较多关注的疾病。其如下临床特点提示可能与免疫损害有关:① 经过随访,部分患者听力反复波动;②部分最终发展为双耳聋;③85%以上患者糖皮质激素治疗有效。基于上述临床特点,有学者对低频感音神经性聋进行内耳免疫研究,证实自身免疫反应参与了低频感音神经性聋的发病过程,同时检测血清 IgM 和 IgG 内耳抗体,可协助诊断。Sugiura 等则报道低频感音神经性聋患者 Th1/Th2 比例失衡,其中 Th1 细胞水平明显升高,但迄今未能对其机制有深入认识。

早期梅尼埃病

确切病因至今不明,但已有充分证据表明有近 30%的膜迷路积水与免疫因素有关。随着诊疗技术的进步及人们对健康的关注度提高,对首次出现听力下降的早期梅尼埃病,无论是否伴有眩晕,均符合突发性聋诊断,需要在排除其他聋病的前提下进行长期的追踪随访。

系统性免疫疾病在内耳的表现

全身性自身免疫病,如结节性多动脉炎、Cogan 综合征、Wegener 肉芽肿、Behcet 综合征、复发性多软骨炎、系统性红斑狼疮、类风湿性关节炎等,当循环免疫复合物沉积于内耳时,早期可能以单耳(或双耳先后)发生突发性聋的形式出现。在诊断和治疗上应结合全身病史以考虑。

三　突发性聋免疫因素的鉴别与治疗

虽然已有充分证据表明免疫损害参与了突发性聋的过程,但显然只是部分患者和只在病程的特定时期。临床上,部分突发性聋未经免疫抑制治疗而获良好疗效,且长期随访未发现听力波动即为有力证据。因而,识别突发性聋的免疫损害对提高临床疗效有极其重要的意义。

在临床上,突发性聋若出现以下情况应考虑免疫损害:①突发性低频感音神经性聋,短期内(发病 1 个月之内)另耳受累及;②既往一耳重度以上感音神经性聋,数年后另耳突发感音神经性聋;③同时有系统性自身免疫性疾病;④听力水平随着糖皮质激素剂量增减呈"戏剧性"波动。

对可能是免疫损害者需做一些实验室检查,包括:①一般检查项目:血沉,血清免疫球蛋白,补体,C反应蛋白,类风湿因子,循环免疫复合物等;②组织非特异性抗体:包括抗核抗体、抗线粒体抗体、抗血管内皮抗体、抗内质网抗体、抗中性粒细胞抗体等。

对突发性聋免疫损害的治疗包括:①系统糖皮质激素治疗:泼尼松,每日 1mg/kg,每天早上 7～8 点顿服,连续 3 天,如果有效,延长使用激素 2 天;②经鼓室途径用药:对系统糖皮质激素治疗失败或不适合系统糖皮质激素治疗者,鼓室内灌注糖皮质激素治疗是一种可选择的方式。近年所取得的效果已经引起重视。虽然鼓室灌注糖皮质激素的频率、药物浓度和灌注方式尚未定论,但大多数学者根据长期的临床研究结果,已经对糖皮质激素的局部给药剂量和频率达成了一定的共识。目前临床上最常用的药物是地塞米松和甲基泼尼松龙,经鼓膜直接穿刺鼓室给药。具体方法:用苯酚或其他麻醉剂作鼓膜表面麻醉,然后于鼓膜后下位置穿刺,以确保在患者平卧时获得鼓室的最大容量。如果需要反复灌注,也可采用植入通气管、Silverstein 虹吸管或微导管连接微泵等方式。地塞米松和甲基泼尼松龙的给药浓度分别为 24mg/ml 和 62.5mg/ml。灌注后患者需保持平卧头偏患侧位 30～40 分钟,并尽可能避免吞咽以延长药液在鼓室内的保存时间,而且灌注后 2 周内需尽量保持治疗耳干燥。少数患者鼓室灌注糖皮质激素后会出现耳痛感,在 0.9ml 糖皮质激素药液中配入 1%利多卡因 0.1ml 可避免或减轻耳痛症状。

如患者鼓室内压过高,可于鼓膜表面做 2 个穿刺点,一个用于通气,另一个进行灌注。

鼓室灌注频率尚无统一意见。Barrs 等建议在第一次灌注药后,第二天可重复灌注,以后在接下来的 3 周内每周 1 次,直至 1 个月。Araujo 等认为可在 4 周内每周灌注 1 次。也有建议在 14 天内平均灌注 4 次。但这些不同灌注频率的治疗效果并无明显差别,因此医师可根据实际情况给药。

参 考 文 献

1. 赵丽萍,范尔钟,陈秀伍,等. 低频感音神经性聋患者的内耳免疫学探讨. 中国耳鼻咽喉头颈外科,2004,11:253-255

2. 黄波,唐荣凤,陈燕梅,等. 血清免疫球蛋白与突发性耳聋的相关关系. 现代医药卫生,2004,20:1715-1716

3. 杜延顺,赵丽萍,杨军,等. 抗内耳抗体与突发性聋. 中国耳鼻咽喉头颈外科,2010,17:81-83

4. Oldstone MBA. Virus-induced autioimmunity:molecular mimicry as a route to autoimmune disease. J Autoimmun,1989,2(suppl):187-194

5. Garcia Berrocal JR,Vargas JA,Ramirez-Camacho R,et al. Deficiency of native T cells in patients with sudden deafness. Arch Otolaryngol Head Neck Surs,1997,123:712-717

6. Ottaviani F,Gadoni G,Marinelli L,et al. Anti-endothelial autoantibodies with sudden hearing loss. Laryngoscope,1999,109:1084-1087

7. Cadoni G,Agostino S,Manna R,et al. Clinical associations of serum anti endothelial cell antibodies in patients with sudden sensorineural hearing loss. Laryngoscope,2003,113:797-801

8. Sugiura M,Naganawa S,Nakashima T,et al. Magnetic resonance imaging of endolymphatic sac in acute low-tone sensorineural hearing loss without vertigo. ORL J Otorhinolaryngol Retat Spec,2003,65:254-260

篇 八

其他耳鼻咽喉头颈部疾病的免疫学因素和变态反应

耳鼻咽喉头颈部
变态反应病学

第 53 章
耳廓和鼻喉气管复发性多软骨炎

赵邠兰

病因和发病机制	临床表现、诊断及治疗
分期和病理改变	临床表现
病理分期	诊断
病理改变	治疗

　　复发性多软骨炎(relapsing Polychondritis,RPC),是少见的、原因不明的炎症性、软骨性疾病,其可单独发生于某一部位的软骨或多器官的软骨,也可能与其他自身免疫性疾病,如系统性红斑狼疮、血管炎等并发(占全部患者的 25%～30%)。耳廓、鼻部和喉、气管软骨是主要的发病部位。查阅文献多为少数病例的病案报道,主要为临床研究,未见流行病学调查,实验室研究也只是少数篇章。Zeuner 等收集本病 62 例(多中心),耳廓软骨炎发病占 90% 以上,侵及眼部、鼻部和关节者占半数,伴有呼吸系统病变者占 1/3,皮肤、心血管系统者占 1/4,可见耳廓是复发性多软骨炎最常侵及的部位;鼻、喉、气管病变也不是少数。这些部位的软骨病变主要改变是反复发作的非感染性炎症反应,其临床表现多种多样,疾病早期症状不典型,临床免疫学检查也常呈阴性反应,极易误诊和漏诊。

　　本病于 1960 年由 Pearson 正式命名为复发性多软骨炎,发病年龄多为青年和中年,儿童患病少见,未见性别差异及家族性倾向。

　　可能体液和细胞免疫反应均参与发病。治疗需全身应用免疫抑制剂,如类固醇药物和环磷酰胺等、非类固醇类抗炎药物也可选择,药物选择决定于疾病的严重性和分期,并需常期低剂量糖皮质类固药物作维持量。

　　病变具有慢性、复发性、多软骨性及病变呈萎缩性的临床特点。早诊早治,预后良好,漏诊误治,预后不佳,可损颜毁容,严重者可致残,少数可致死。

一　病因和发病机制

　　RPC 的病因及发病机制迄今未明。其临床和病理特点提示与软骨和结缔组织的炎症和免疫反应有关。学者们提出致病机制的可能性有:①酸性黏多糖代谢异常,使软骨酸性黏多糖缺乏或丧失,引起软骨破坏;②某些致病因子或免疫反应在引起局部浸润的炎症细胞、软骨细胞、纤维母细胞或其他细胞成分的炎症反应,释放一系列降解酶和氧代谢产物,最终导致软骨破坏;③自身免疫反应的主要依据是病变组织内有大量淋巴细胞和浆细胞,组织学改变是软骨的炎症和软骨坏死。患者血清中发现 II 型胶原抗体;血清中抗 DNA 抗体和 CH50 水平升高;患者血清中检测到抗角膜上皮抗体;Yang 等报道 6 例均检查到抗 II、IX 型胶原自身抗体,4 例表现有抗 alpha 2(XI型胶原)自身抗体;也有报道对软骨基质蛋白 matrilin-1 具有体液和细胞免疫反应,而软骨胶原蛋白 matrilin-1 抗原仅见于成人耳廓、气管和鼻部软骨;也曾见报道本病与 HLA-DR4 相关,Issing 等报道 1 例 55 岁女性患者复发性多软骨炎侵及右耳廓、双侧耳蜗-前庭和双眼,表现为右耳廓炎症、突发低频性听力减退和急性中度眩晕伴恶心,并有轻度眼部异常,证实存在循环抗耳蜗-前庭抗体。已有报道检测到抗磷质体抗体等。患者病变软骨活检标本免疫学检测发现有免疫复合物沉积。目前公认的推测认为是一种自身免疫性疾病,可能体液和细胞免疫反应均参与发病。临床上用糖皮质激素类药物及免疫抑制剂治疗疗效显著,也支持这一论点。

二　分期和病理改变

病理分期

1. 初(急性)期　呈非特异性炎症改变。
2. 中(溶解破坏)期　软骨基质坏死、溶解、液化,可伴发软骨膜炎。
3. 晚(萎缩)期　残余的坏死软骨渐消失、肉芽机化、结缔组织皱缩,以致组织器官萎缩变形。

病理改变

农辉图等报告耳鼻咽喉支气管的复发性多软骨炎 11 例,分别侵及耳屏(10 例次)、喉、(3 例次),软骨进行活组织检查,组织病理学见软骨细胞退行性变、溶解。软骨基质液化形成微囊裂隙。PAS 染色软骨细胞退行性变,其间可见增生的软骨细胞。Alcian blue 染色显示软骨基质中酸性黏多糖含量减少。电镜下见胞核浓染,细胞质内细胞器不清,出现脂质空泡及微囊,并见许多溶酶体;细胞呈退行性变。

三　临床表现、诊断及治疗

临床表现

本病具有全身软骨结构及结缔组织的慢性、多软骨性、复发性、萎缩性"四性"的临床特点。病情轻重不一,轻者仅表现为耳廓软骨炎、眼部炎症、关节炎和鼻软骨炎等,一般在首次发病数周至数月可自行缓解,以后则呈现软骨炎反复和慢性发作,并逐渐加重和波及多个部位的发病,最严重的是喉、气管软骨畸形、塌陷,可因气道狭窄出现致命性呼吸困难、急性呼吸衰竭和心血管并发症。Michet 统计本病 10 年生存率达 50% 左右,由于医疗水平的提高和手术的介入 2000 年后 Letko 等统计 8 年生存率为 94%。本病主要临床表现如下。

1. 耳廓软骨炎　急性期耳廓红肿、疼痛,遗留耳廓外耳道皱缩、塌陷畸形;内耳损害,可出现混合性耳聋或感音性耳聋。

2. 鼻软骨炎　急性期外鼻肿胀,后遗外鼻畸形,也可形成鞍鼻。

3. 眼部炎症　如巩膜炎、结膜炎及虹膜炎,出现眼痛、突眼、畏光及流泪症状。

4. 喉、气管、支气管软骨炎　出现咳嗽、发热,声嘶,呼吸困难。喉镜检查见声门充血,肿胀、狭窄。喉 CT 示喉软骨不规则缺损,软组织肿胀。颈侧位片及喉断层片示喉及气管腔狭窄和近于闭锁(图 8-53-1)。听诊双肺闻干、湿性啰音。胸片示双肺纹理增粗、增多。支气管纤维镜见气管支气管腔狭窄塌陷,气管环软骨结构不清。

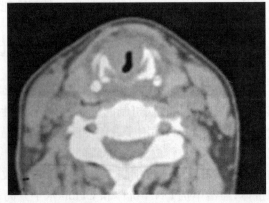

图 8-53-1　轴位喉 CT 示喉软骨不规则缺损,软组织肿胀,喉及气管腔狭窄和近于闭锁

5. 关节炎　分别于膝、胸肋、趾及颞下颌关节疼痛。

6. 肾炎　有间歇性肉眼血尿伴蛋白尿。

7. 心血管病变　有主动脉瓣关闭不全及狭窄,诉心前区不适,胸骨后痛,听诊可闻主动脉区收缩期喷射状杂音,心电图示左室肥厚及劳损。患者可表现血沉增高,尿酸黏多糖阳性,胶原Ⅱ型抗体阳性,血清 IgA、补体 C3 及总补体均降低。

天津医科大学报道 2 例,例 1 主要侵及喉气管,例 2 主要侵及耳廓,前者 CT 表现为声门、声门下软骨及黏膜不均匀增厚和气管黏膜增厚致管腔狭窄。农辉图报告 11 例中耳廓软骨炎 10 例,急性期耳廓红肿、疼痛、低热、耳畸形 2 例,内耳损伤 3 例。11 例中血沉增高 8 例,尿酸性黏多糖阳性 9 例,抗Ⅱ型胶原抗体阳性 8 例,血清 IgA、补体 C3 及总补体均降低 6 例。耳病理 10 例检查,软骨细胞退行性变、溶解,软骨基质液化形成微囊及裂隙。马健报告 1 例耳廓复发性多软骨炎。双耳廓先后两次弥漫性充血、肿胀、触痛不明显,伴双眼结膜充血、睑缘糜烂。双膝关节红肿、压痛。检查 C 反应蛋白阳性,抗 ds-DNA 抗体阳性,IgG 40g/L,IgA 4.4g/L,IgM 3.61g/L,C3 0.25g/L。狼疮细胞阳性。

诊断

RPC 是一种少见的系统性自身免疫性疾病,可具有脏器病变。1976 年 McAdam 提出 RPC 的诊断标准,1979 年 Damiani 等修订:①双侧耳廓复发性软骨炎;②非侵蚀性多关节炎;③鼻软骨炎;④眼炎如结膜炎、巩膜炎及虹膜炎等;⑤呼吸道炎包括喉、气管、支气管软骨炎;⑥耳蜗或前庭损害,出现耳鸣、耳聋及眩晕。软骨组织活检证实有软骨炎或多软骨炎。凡具备上述临床表现 3 条或 3 条以上,不需组织学证实即可作出诊断;或 1 条以上临床表现并经组织病理学证实;或病变累及 2 个或 2 个以上解剖部位,对糖皮质激素药物和氨苯砜治疗有效者可确定诊断。

临床上遇到下列情况之一应怀疑本病:①一侧或两侧外耳软骨炎伴后遗性外耳畸形;②鼻软骨炎或原因不明的鞍鼻畸形;③反复发作的巩膜炎;④不明原因气管、支气管广泛狭窄,软骨环不清,或局限性管壁塌陷。实验室检查如尿中酸性黏多糖含量增加及抗胶原抗体等自身抗体存在有助于诊断。对于反复上呼吸道感染、反复耳廓炎、不明原因的眼部炎症和多部位软骨炎等应怀疑本病可能,应详细询问病史、密切随访以防漏诊。由于本病临床表现多样,患者可能就诊于不同的科室,要求多科室对本病有较全面的认识,以防漏诊和延误治疗。

治疗

目前尚无特殊药物治疗,糖皮质激素类药物是最佳选择,可抑制病变的急性发作,降低复发的频率及严重程度,为首选的治疗药物。①糖皮质激素类药物:治疗的经验强调急性期采用短疗程大剂量冲击,症状缓解后仍需坚持长期小剂量维持,以防复发。炎症活动期地塞米松 10~15mg 静脉滴注,每天 1 次,待局部及全身症状缓解后,改口服泼尼松 10mg,每天 3 次,症状完全消失后,逐渐减量到 5~10mg,每天 1 次,维持量,持续服用 6 个月至 1 年以上。②免疫抑制剂:环磷酰胺(cyebphosphamide,CTX)400mg 静脉滴注,每周 1 次,持续 1 个月后,改口服 CTX 片 50mg,每天 1 次,连用 3 个月,对糖皮质激素类药物无效的或病情严重的患者,如巩膜炎、气管支气管炎、肾小球肾炎或心脏受累等应加用免疫抑制剂,以抑制免疫反应,减轻病情。③氨苯砜(dapsone):由 25mg/d 起,逐渐增加至 75~100mg/d,分 2 次服用,服 6 天停药 1 天,服 10 周停药 2 周,6 个月后渐减至 50mg/d,维持用药 1 年以上;因本药有蓄积作用,故注意定期间断停药。据推测糖皮质激素药物及 dapsone 可抑制软骨基质内硫酸软骨的释放,并可在体内抑制补体的激活和细胞的活化;在动物体内可抑制 Arthus 反应,故有免疫调节作用。④手术治疗:急性耳廓、鼻软骨炎软骨坏死液化者可行清创引流术;气管支气管 RPC 因气道阻塞可做气管切开术,但气管中、下段或支气管病变气管切开术对缓解呼吸困难无效。也见有因病变复发呼吸道感染、气道阻塞而死亡的报道。

参考文献

1. 孔海云. 现代自身免疫病学. 北京:人民军医出版社,1996,287-291

2. 马健,郑梅,丁宏,等.耳廓复发性多软骨炎伴风湿性关节炎一例.中华耳鼻咽喉科杂志,2000,35:6

3. 农辉图,徐志文,唐安洲,等,复发性多软骨炎的耳鼻咽喉科表现.中华耳鼻咽喉科杂志,1999,34:244

4. 李五一,何林,张连山,等.侵犯喉气管支气管的复发性多软骨炎.中华耳鼻咽喉科杂志,1999,34:314-316

5. ZeunerM,Straub RH,Rauh G,et al. Relapsing Polychondritis:Chinical and immunogenetic analysis of 62patients. J Rheumatol,1997,24:96-101

6. Hochberg MC. Polychondritis In: Kelly WN, Harris ED, et al, eds: Textbook of rheumatology. 5rded. Philadelphia: W. B. Saunders,1997, 1404-1408

第 54 章
扁桃体和腺样体及其相关疾病免疫学

叶 进 李 源

扁桃体(tonsil)通常即指腭扁桃体,位于口咽两侧腭舌弓与腭咽弓围成的三角形扁桃体窝内,是咽淋巴组织中的最大者。其外侧与咽腱膜和咽上缩肌相邻,内侧面朝向咽腔。表面覆盖鳞状上皮黏膜,黏膜上皮向腭扁桃体实质陷入形成 6～20 个深浅不一的管,称为隐窝。

腺样体(adenoid)又称咽扁桃体(pharyngeal tonsil),位于鼻咽顶与后壁交界处,形似半个剥了皮的橘子,表面不平,有 5～6 条纵行沟隙,居中的沟隙最深,其下端可有胚胎期残余的凹陷,称咽囊。腺样体出生后即存在,7～8 岁时增生最显著,以后逐渐退化萎缩。

扁桃体和腺样体均位于呼吸消化道的起始部,是咽淋巴环的主要组成部分。均属于黏膜相关淋巴组织(mucosa-associated lymphoid tissues,MALT),是上皮细胞下的大滤泡群,是淋巴组织和上皮组织密切相关的次级淋巴器官(secondary lymphoid organs,SLOs)。现代免疫学揭示了腺样体、扁桃体是免疫防御器官,当抗原物质进入鼻腔、口腔在被吞咽之前,首先由黏液纤毛作用推送到腺样体、扁桃体表面,由滤泡相关上皮(follicle associated epithelium)接受颗粒(性)抗原并提呈给下游的免疫细胞而发挥免疫效应。

虽然扁桃体和腺样体位于咽部不同位置,但它们在结构及个体发生学是相似的,是由网状细胞和支持大量初级和次级滤泡的纤维网络构成。在组织学上,它们的细胞成分与淋巴结完全相同。由于所居部位的特殊,扁桃体和腺样体不断地与吸入或食入的众多有害物质如变应原、微生物以及有毒或刺激气体和化学物质等接触,因此是对发动免疫应答十分重要的器官。然而,扁桃体和腺样体作为人体的免疫器官究竟有多大的重要性,以及它们是如何进行免疫应答反应仍不是十分清楚。

一 扁桃体免疫学

扁桃体组织学及超微结构与免疫学

扁桃体表面有 6～20 个隐窝,隐窝的总面积约是口咽暴露面积的 6～8 倍,是其与外环境的抗原和微生物广泛接触的基础。扁桃体表面被覆复层鳞状上皮,复层鳞状上皮底层的基底细胞层细胞呈阿米巴样,有伪足,与基底膜呈垂直,状如微绒毛的细胞突突入基底细胞之间的裂隙中,基底细胞胞质中可见丰富的粗面内质网及线粒体,说明其具有产生 T 淋巴细胞应答的能力。复层鳞状上皮中层的细胞阿米巴伪足较基底细胞短,胞质中线粒体和核糖体很少,但张力原纤维丰富。复层鳞状上皮上层的细胞为扁平细胞,伪足更短,胞质中的细胞器也很少。复层鳞状上皮的各层细胞的伪足可能与捕获抗原和微生物有关。

隐窝深入到复层鳞状上皮之下的淋巴组织内。隐窝的分支末端与上皮下组织之间的通道——上皮内通道相连,有研究证实抗原性物质可以经隐窝进入上皮内通道。隐窝的上皮则由扁平、多角形、有微嵴的细胞组成,隐窝内上皮下可见淋巴细胞、网状细胞和巨噬细胞,隐窝内上皮层基底膜"断裂",淋巴细胞经"断裂"进入上皮内,使上皮呈分隔和网眼状,故有"网状上皮"之称,这些网状上皮边缘凹陷,可吸附外来抗原和微生物,抗原和微生物可经此进入含有丰富淋巴细胞和巨噬细胞的上皮内通道。隐窝上皮细胞之间有直径 $1\sim50\mu m$ 的小孔,形成隧道样通路,称为微隐窝,微隐窝表面是鳞状上皮,并有淋巴细胞浸润。微隐窝开口于隐窝内上皮细胞连接之间,或开口于隐窝内上皮有微嵴的细胞和"楔形"上皮细胞之间,"楔形"上皮细胞胞质含有分泌颗粒和吞饮小泡,是上皮细胞中具有摄取外来抗原和微生物作用的细胞。

另外,一类具有微折叠(microfold)、微绒毛(microvilli)和薄膜(membrane)的细胞称为 M 细胞,位于隐窝上皮的表面。M 细胞胞质内充满管状囊泡,正常情况下发挥上皮屏障功能。M 细胞能识别抗原,并有传递抗原的管道系统,因此可将抗原信息经这一结构传递给抗原提呈细胞(antigen present cell,APC),APC 主要是淋巴细胞、巨噬细胞、树突状细胞、人类白细胞抗原(human leucocyte antigen,HLA)-DR 阳性的内皮细胞和上皮细胞。家兔扁桃体的研究已经证实,当将抗原物质注入扁桃体上皮下,隐窝表面具有微绒毛的上皮细胞数目增加,上皮细胞间隙增大,含有粗面内质网的中等大小淋巴细胞数目增多,小淋巴细胞数目也增多,这一发现说明扁桃体上皮细胞受到抗原刺激后,捕获抗原的能力加强,且迅速发生特异性免疫反应。来自外界的抗原持续存在于隐窝上皮表面,不断地通过 M 细胞、APC 传递给 Th 细胞,后者作用于 B 细胞并使其增殖、分化,形成记忆细胞和免疫球蛋白(immunoglobulin,Ig)分泌细胞。研究证明,抗原持续刺激引起的 B 细胞免疫反应是多克隆 B 细胞免疫反应。在组织学上,抗原持续刺激表现为淋巴细胞核分裂象增加,称为生理性炎症。抗原持续刺激以及淋巴细胞多克隆增殖是扁桃体免疫屏障的最重要功能。扁桃体的 Ig 分泌细胞分泌大量 IgA 双体,但其上皮不合成分泌片,因此 IgA 双体同 IgG、IgM 多聚体一样通过细胞间被动扩散而穿过上皮进入隐窝,再转运至腺体表面。此外,隐窝上皮下方有薄壁血管丛,上皮中还存在许多毛细血管,此处有丰富的血管外 Ig,以 IgG 为主。因此除局部产生 Ig 外,还有来自血液循环的 Ig 穿过隐窝上皮,一起在扁桃体的表面发挥局部保护作用。除调节 B 细胞增殖外,T 细胞亦发挥重要功能,致敏 T 细胞在抑制真菌和病毒的迟发性变态反应中分泌干扰素-γ(IFN-γ)和白细胞介素-2(IL-2)。另外,与抑制肿瘤、慢病毒感染有关的 NK 细胞也存在于扁桃体组织中。

扁桃体的淋巴细胞来源于血液循环,通过毛细血管后微静脉进入腺体,分布在四个功能区,即网状隐窝上皮、小结外区、小结帽区、小结或生发中心。一侧扁桃体组织含 10^9 淋巴细胞,在成人,约占淋巴细胞总数的 0.1%,其中 50% 为 B 细胞。绝大多数 B 细胞位于生发中心和小结帽区,细胞从生发中心基底向顶部逐渐发育成熟。T 细胞则绝大多数分布在生发中心四周及下方小的小结外区,还有相当数量分布在小结帽区和生发中心的 B 细胞间。腺样体和扁桃体的 Ig 分泌细胞以 IgG 分泌细胞为主,其次是 IgA 分泌细胞,后者占 30%~35%,IgD 分泌细胞仅 1%~3%。正常情况下并不存在 IgE 分泌细胞,若出现 IgE 分泌细胞,即预示今后可能发生变态反应性疾病。

扁桃体功能在 4~10 岁时最活跃,随着年龄的增长,小结帽区和隐窝"网状上皮"区缩小(后者尤甚),B 细胞以及隐窝"网状上皮"区的 APC 数目也大大减少。

扁桃体的免疫应答反应

1. 反复发作的扁桃体炎的免疫学机制

（1）组织学和超微结构改变降低了免疫功能：前述已经提到隐窝上皮细胞之间有形成隧道样通路的微隐窝，微隐窝开口于隐窝内上皮细胞连接之间，或开口于隐窝内上皮有微嵴的细胞和"楔形"上皮细胞之间，"楔形"上皮细胞胞质含有分泌颗粒和吞饮小泡，是上皮细胞中具有摄取外来抗原和微生物的细胞。在反复发作的扁桃体炎，扁桃体的"楔形"上皮细胞广泛破坏，从而影响了扁桃体的免疫功能。

另外，在反复发作的扁桃体炎，扁桃体的网状上皮发生鳞状上皮化生，M细胞数目减少，胞质内管状囊泡缺失。上述结构的病理改变减弱了上皮识别和捕获抗原和微生物的能力，使上皮下产生Ig的浆细胞数目也减少，从而改变了隐窝与淋巴细胞间的免疫学联系。

（2）局部免疫应答反应：在扁桃体对化脓性链球菌的细菌免疫反应的研究中（Kerakawauchi等）已经证实，反复发作的扁桃体炎患者的抗链球菌M蛋白特异性IgA和IgG生成细胞明显多于扁桃体肥大者，同时发现化脓性链球菌阴性个体抗M蛋白特异性IgA生成细胞较阳性个体明显多。此外在与M蛋白反应中，反复发作的扁桃体炎患者的$CD4^+$T淋巴细胞产生的细胞因子如γ-IFN和IL-4的检出率也显著高于扁桃体肥大者。这一研究不仅说明了化脓性链球菌可能是反复发作的扁桃体炎的病因，且证明扁桃体内的抗M蛋白的免疫反应阻止了细菌的克隆。对扁桃体免疫细胞出现频率和分布的研究（Olofsson等）发现，反复发作的扁桃体炎和扁桃体肥大的扁桃体上皮中大多数淋巴细胞均为CDT淋巴细胞，但前者数目明显多于后者，$CD8^+$T淋巴细胞数目增多是由于上皮内表达$V\delta$-1（Vdelta-1）和$V\gamma$-9（gamma-9）的$CD8^+$$\gamma\delta$（gammadelta）T淋巴细胞选择性增多所致，由于滤泡内细胞组成和滤泡面积相似，因此表明扁桃体表面的$\gamma\delta$T淋巴细胞是特异性针对扁桃体内的抗原和微生物进行反应的。在反复发作的扁桃体炎患者的扁桃体表面上皮细胞中，$CD8^+$T淋巴细胞参与了免疫反应，目的是清除感染的细菌，并使炎症反应局限于扁桃体范围内。

Rosenmann等的研究认为，机体的免疫失衡可能在反复发作的扁桃体炎中扮演重要角色。目前发现$CD4^+$、$CD8^+$淋巴细胞在体内相互调节相互制约，形成T细胞网络，对细胞免疫、体液免疫进行调节，使机体免疫系统处于相对稳定状态。这种相对稳定状态一旦失衡，机体免疫系统则发生紊乱。反复发作的扁桃体炎患儿急性期$CD3^+$、$CD4^+$细胞数明显降低，$CD8^+$细胞数则明显升高，致$CD4^+$/$CD8^+$比值下降，使患儿的细胞免疫功能处于紊乱状态。即使在急性扁桃体炎缓解期，T细胞免疫功能紊乱仍然存在，可见该异常为一持续过程，而非感染引起的机体免疫功能暂时性低下与失调。

反复发作的扁桃体炎的年幼患儿由于M细胞脱落增加，形成裂孔，导致抗原物质直接穿过上皮。在成人和年长儿，则是立方鳞状上皮代替了网状上皮，残留M细胞的管道系统破坏，使抗原转运能力大为削弱，导致B细胞多克隆激活减弱，Ig分泌下降，生发中心和小结外区B细胞减少。虽然IgD分泌细胞受累，但IgG、IgA、IgM分泌细胞也受到严重伤害，结果反使IgD分泌细胞相对增加。

有研究报道，反复发作的扁桃体炎患儿缓解期外周血T细胞免疫功能紊乱，Th1类细胞因子γ-IFN和IL-2产生水平不足，提示反复发作的扁桃体炎患儿缓解期Th1细胞数量或功能低下。目前推测，这种缓解期Th1细胞功能低下和Th1/Th2失衡与$CD4^+$细胞降低有关。因此，Th1细胞功能不足，以及Th1/Th2平衡紊乱在反复发作的扁桃体炎的发病机制中起重要的作用，是反复感染的主要免疫因素。

（3）全身免疫应答反应：扁桃体感染病灶通过其免疫学途径可引起身体其他器官的免疫性疾病。扁桃体感染病灶与肾小球肾炎发病相关的免疫学机制已经得到基础和临床研究的支持。绝大多数肾小球肾炎属Ⅲ型变态反应，抗原为链球菌M蛋白，作用于机体产生抗M蛋白抗体，在抗原、抗体比例适宜时形成免疫复合物，沉积在肾小球的基底膜，在补体的作用下产生免疫反应，导致肾小球损害。IgA肾病是肾小球肾炎的一种类型，研究已经证实α-溶血性链球菌感染扁桃体后，机体产生针对链球菌的IgA抗体，并参与免疫复合物形成。在正常情况下，扁桃体组织中产生IgG的浆细胞占主导，然IgA肾病患者扁桃体组织和血清中IgA浆细胞数目则显著增多，致IgG/IgA生成细胞数比率失衡，可见扁桃体感染病灶的免疫学异常与IgA肾病发病相关。因此切除扁桃体是治疗IgA肾病的手段之一。

另外，扁桃体感染病灶与跖掌脓疱病的关系也被证实，提示扁桃体隐窝上皮和皮肤上皮之间存在交叉抗原，因此扁桃体切除有利于跖掌脓疱病的治愈。

二 腺样体免疫学

腺样体作为具有特定解剖结构的黏膜淋巴组织参与呼吸道的局部免疫,在外源性细菌反复刺激下,生成 IgA 和 IgG,发挥抗感染、中和毒素及免疫调节作用。学龄前儿童血清 IgA、IgG 水平通常高于学龄儿童,被认为是该年龄段体内免疫组织处于合成旺盛和功能活跃阶段。另一方面,研究发现在急性腺样体炎时,大量的细菌分布在腺样体表面和隐窝的分泌物中,而腺样体组织中却没有细菌。这一现象提示,腺样体的免疫应答反应可能表现在腺样体表面和隐窝的分泌物中。

腺样体表面分泌物的免疫学

Ebenfelt 等对从腺样体表面采集的分泌物进行 May-Grunewald-Giemsa 染色,观察分泌物中细胞的成分及其空间分布,发现在急性感染开始时,无论溶血性链球菌培养结果是阳性或阴性,分泌物中均呈现大量的细菌和粒细胞,其中许多粒细胞呈现脱颗粒或死亡,表明粒细胞在进行免疫吞噬作用。在治愈过程中的分泌物,细菌和粒细胞数则明显减少,虽可见到粒细胞的吞噬作用,但仅局限于某一区域。从上述观察可以推测,免疫应答反应主要在腺样体表面和隐窝中的分泌物中进行,而腺样体组织(淋巴组织)中只是反应性炎症,同时证明在急性感染时,细胞防御系统功能很活跃。

为了阐明腺样体表面和隐窝中分泌物中的粒细胞是否具有免疫功能。Ivarsson 等采集切除的儿童腺样体表面的分泌物,采用与上述相同的方法,评估分泌物中细胞的形态及空间分布,同时采用组织化学染色鉴别 B 和 T 细胞、巨噬细胞。结果发现分泌物中存在大量的白细胞,其中大多数是单核细胞。进而以 4 种 CD 单克隆抗体(CD16,CD20,CD43,CD68)鉴别不同的白细胞亚群,结果表明同时存在的是粒细胞、B 细胞、T 细胞和巨噬细胞,且 CD$^+$ 细胞常以 2~10 个并列形成细胞群,并常与 CD 抗原性不明、形态学完整的白细胞和(或)上皮细胞并列。已经明确粒细胞、B 细胞、T 细胞和巨噬细胞具有识别、处理及表达抗原的功能,且也已确定许多单核细胞的相互接触是激发免疫反应的先决条件,因此 Ivarsson 等的研究表明腺样体表面分泌物中的这些细胞是具有免疫功能的。

然而,对腺样体表面分泌物中白细胞免疫功能的证实还不能阐明腺样体免疫防御功能的本质,即如何抵御入侵的抗原和微生物,因此还需深入研究获取更多的证据。

腺样体肥大与免疫

腺样体肥大(adenoid hypertrophy,AH)是指腺样体自身的炎症或者鼻咽部以及腺体毗邻部位的炎症反复刺激使腺体发生病理性增生,且引起相应症状。多发生于学龄前儿童(3~5 岁),成年人罕见。

单纯腺样体肥大患儿的血清 IgA、IgG、IgM 明显低于腺样体肥大伴有合并症的患儿,提示幼儿在生长发育过程中,腺样体利用其腺体组织中具有免疫活性的淋巴细胞、上皮细胞、巨噬细胞和其他辅助细胞参与免疫活动,使 IgA、IgG 等高亲和性抗体显著增加而发挥抗感染作用。

腺样体肥大组织中淋巴细胞、肥大细胞、浆细胞、巨噬细胞、树状细胞和 M 细胞数量明显增加。外源性抗原经上皮破坏区或上皮细胞间隙直接接触淋巴细胞而加重免疫反应。因此腺样体肥大患儿血清 IgA 和 IgG 水平高于正常儿童。如若合并急慢性扁桃体炎、腺样体炎、分泌性中耳炎以及慢性鼻窦炎的患儿,血清 IgA 和 IgG 水平更明显地高于正常儿童。有研究表明,腺样体肥大儿童在呼吸道致病抗原刺激下,存在于鼻咽黏膜内的 IgA、IgG 抗体分泌细胞(antibody secreting cells,ASC)参与免疫应答,产生大量 IgA 和 IgG 抗体,发挥免疫防御作用。

分泌性中耳炎与腺样体相关的免疫学

腺样体作为 MALT 的一部分,和中耳黏膜的淋巴细胞有密切联系。腺样体被细菌等抗原刺激后,淋巴细胞活性增强,引起局部免疫异常,可能向中耳腔提呈抗原-抗体复合物或释放淋巴因子,引起分泌性中耳炎(otitis media with effusion,OME)。研究发现患儿腺样体组织中 CD8 细胞(抑制/细胞毒细胞)明显减少,而 CD4$^+$ 细胞(辅助/诱导细胞)无明显改变,CD$^+$4 细胞/ CD8$^+$ 细胞比值增大和 CD8$^+$ 细胞减少,可能导致腺样体对细菌等抗原物质过强的免疫反应,导致 OME。此外,患儿腺样体淋巴细胞(adenoid lymphocytes,AL)处于较活跃状态,即它们含有大量的处于 S 期的细胞和高活性的辅助性 T 细胞,也可能是抑制性 T 细胞减少而辅助性 T 细胞相对增多所致。认为细菌可以诱导 AL 多克隆抗体的分泌及 DNA 合成。因此,患儿 LA 的高自发性 DNA 合成是反复感染成为病灶的结果。中耳黏膜本身就是一个"免疫休克器官",当病原微生物进入咽鼓管至中耳腔后,可以引起中耳黏膜免疫反应,产生局部免疫异常,腺样体感染后可以作为一个病灶,影响咽鼓管功能(阻塞或炎性反应),形成 OME,或使 OME 反复发作,长期不愈。

三　儿童扁桃体和腺样体切除与免疫功能

儿童期扁桃体和腺样体的免疫防御功能比成年人重要得多。出生时扁桃体和腺样体体积很小,缺乏生发中心,但随着从母体获得抗体的消失,扁桃体和腺样体开始增大,到 5～6 岁由于感染的刺激,其增大达最高峰,然后逐渐缩小,到 7～8 岁时止。所以,幼年期扁桃体和腺样体增大是正常现象,为生理性肥大,是免疫活动相对活跃的指标。因此对 8 岁以下儿童切除扁桃体和腺样体需慎重。

不需要行切除的扁桃体/腺样体炎

1. 儿童扁桃体和腺样体反复感染是"儿童期卡他状态"之一,这是因为儿童免疫系统尚未成熟及免疫功能低下的缘故。儿童在发育成长过程中,因呼吸道反复感染刺激免疫因子产生,逐渐建立自然抵抗力和免疫功能。到 8 岁以后,免疫系统发育渐趋成熟,发病率即骤然下降,所以在青春期前(约 10 岁)可以期待"儿童期卡他状态"自行缓解。"儿童期卡他状态"是非特异性的、自限的、能自行缓解的良性过程,这是儿童在发育过程中自然而正常的现象。儿童扁桃体和腺样体的反复感染,一般通过 2～3 年能够建立自然抵抗力,到 7～8 岁扁桃体和腺样体的反复感染自行缓解,因此,一般不需手术治疗。

2. 伴呼吸道变态反应的腺样体肥大　应该注意,一些"腺样体肥大"与呼吸道变态反应相关。呼吸道变态反应在儿童期的患病率较高,临床研究已经显示,在呼吸道变态反应情况下,腺样体切除不但增加了上呼吸道感染包括中耳炎、鼻窦炎等的发生率,且加重变应性疾病如变应性鼻炎、变应性气管炎、哮喘等。因此,对有症状的腺样体肥大患儿,应询问变态反应史,有阳性病史者应做皮肤点刺试验或放射变应原吸附试验以证实,且还要仔细鉴别腺样体肥大症状是否由变态反应引起。对合并呼吸道变应性疾病的腺样体肥大或者有症状的腺样体肥大,宜先选择抗过敏治疗。新近报道对合并变应性鼻炎的腺样体肥大患儿采用鼻内糖皮质激素治疗可缩小腺样体和缓解有关症状。

需要行切除的扁桃体/腺样体炎

病灶性扁桃体炎,严重影响儿童呼吸、吞咽和睡眠的肥大的扁桃体和腺样体,以及引起持续传导性听力减退、反复发作分泌性中耳炎、反复鼻咽部炎症、反复气管炎或支气管炎甚至伴不明原因发热的腺样体肥大。此外,扁桃体周围脓肿者急性感染控制后的适当时间一级扁桃体的良性肿瘤和扁桃体角化症等疾病。

近年的研究指出,在一些慢性鼻窦炎患儿的腺样体,以及反复发作的扁桃体炎患者的扁桃体中存在细菌生物膜,并认为可能是感染炎症迁延不愈和扁桃体、腺样体病理性肥大的重要原因,因此建议对这类扁桃体和腺样体应予切除。另外,最近一项 meta 分析资料显示,扁桃体和腺样体肥大继发的睡眠呼吸紊乱(sleep disordered breathing,SDB)与儿童生长障碍相关,在扁桃体和腺样体切除后,标准化体重及身高均显著升高。研究同时发现,术后患儿血清中胰岛素样生长因子 1(insulin-like growth factor 1,IGF-1)和胰岛素样生长因子结合蛋白 3(IGF binding protein 3,IGFBP-3)较术前显著升高。

扁桃体和腺样体切除对免疫功能的影响

对于扁桃体和腺样体切除是否会引起免疫系统功能下降,目前尚存不同意见。由于扁桃体和腺样体具有免疫功能,特别是在儿童期,因此从理论上说,切除扁桃体和腺样体可能会损害机体对微生物的防御和局部免疫功能,导致免疫监视功能减弱,从而出现相对的免疫缺陷。

早年,Ashmawy 等研究显示,切除扁桃体和腺样体的儿童血清中 IgG 含量在手术前高于正常值,术后却下降了,但仍然在正常范围内,而 IgA、IgM、IgD 则无变化,表明并没有因切除了扁桃体和腺样体而造成免疫缺陷,因此认为儿童时期切除扁桃体和腺样体并不损害宿主免疫的完整性或降低宿主的免疫活力。若对反复发作的扁桃体炎者,切除后还可以增加机体的免疫力。新近,Amors 等的研究也证实,儿童腺样体切除术后血清 IgA、IgG 浓度有降低,但并不低于小儿体液免疫的正常范围,部分腺样体切除儿童免疫球蛋白在术后 4 个月开始恢复。但需要注意的是,术后近期随诊发现部分患儿反复呼吸道感染的发生次数虽有所减少,但感染程度却比术前加重,支气管炎、支气管肺炎的发生率也增加。

另外,曾有学者报道 12 岁以下儿童切除扁桃体/腺样体,其日后患霍奇金病(Hodgkin disease,HD)的风险比大于这一年龄进行手术者显著增高。但最新的研究则认为,是扁桃体炎本身,而非手术增加了患 HD 的风险。

总之,儿童切除扁桃体和腺样体,特别是低龄儿童全身免疫系统尚未发育完善,局部免疫组织还在起主导作用时,切除扁桃体和腺样体这一重要免疫器官应审时度势。然而,扁桃体和腺样体的免疫功能在以脾脏和淋巴结免疫功能为主的周围免疫器官中,毕竟是处于次要地位,因此切除扁桃体和腺样体是否会造成儿童暂时的免疫缺陷还需进一步验证。

参 考 文 献

1. 顾之燕,韩子刚,刘志连. 耳鼻咽喉科变应性和免疫性疾病. 天津:天津科学技术出版社,1999:163-168

2. 龚非力. 医学免疫学. 第 2 版. 北京:北京科学出版社,2004:7-17

3. 林学颜,张玲. 现代细胞与分子免疫学. 北京:北京科学出版社,1999:12-38

4. van Kempen MJ,Rijkers GT,Van Cauwenberge PB,et al. The immune response in adenoids and tonsils. Int Arch Allergy Immunol,2000,122:8-19

5. Ivarsson M,Lundberg C,Quiding-Jarbrink M,et al. Antibody production directed against pneumococci by immunocytes in the adenoid surface secretion. Int J Pediatr Otorhinolaryngol,2004,68:537-543

6. Rosenmann E,Rabinowitz R,Schlesinger M,et al. Lymphocyte subsets in human tonsils:the effect of age and infection. Pediatr Allergy Immunol,1998,9:161-167

7. Berlucchi M,Sessa M. Can adenoidal hypertrophy be treated with intranasal steroids? Rev Recent Clin Trials,2010,5:123-127

8. Post JC,Hiller NL,Nistico L,et al. The role of biofilms in otolaryngologic infections:update 2007. Curr Opin Otolaryngol Head Neck Surg,2007,15:347-351

9. Macassey E,Dawes P. Biofilms and their role in otorhinolaryngological disease. J Laryngol Otol,2008,122:1273-1278

10. Bonuck KA,Freeman K,Henderson J,et al. Growth and growth biomarker changes after adenotonsillectomy:systematic review and meta-analysis. Arch Dis Child,2009,94:83-91

11. Amors LI,Ferrer MJ,Lopez C,et al. Changes in immunoglobulin levels following adenoidectomy and tonsillectomy. Acta Otorrinolaringol Esp,2004,55:404-408

12. Liaw KL,Adami J,Gridley G,et al. Risk of Hodgkin's disease subsequent to tonsillectomy:a population-based cohort study in Sweden. Int J Cancer,1997,72:711-713

13. Vestergaard H,Westergaard T,Wohlfahrt J,et al. Tonsillitis,tonsillectomy and Hodgkin's lymphoma,2010,127:633-637

14. EL-Ashmawy S. Serum immunoglobulins in patients with chronic tonsillitis. J Laryngol Otol,1990,94:1037-1039

15. Olofsson K,Hellstrom S,Hammarstrom ML,et al. The surface epithelium of recurrent infected palatine tonsls is rich in gammadelta T cell. Clin Exp Immunol,1998,111:36

16. Ebenfelt A,Lundberg C. (邓星程译,李学敏校)急性咽扁桃体表面分泌物中的细胞防御. Acta Otpolaryngol(中文版),1996(1):38

第55章
自身免疫性甲状腺病和甲状旁腺病

王家东

自身免疫性疾病是以自身抗原对免疫系统的激活为特征,是由自身抗体的致病作用和自身反应性 T 细胞和 B 细胞介导的炎症反应所导致的继发性的功能紊乱和组织损伤。这些疾病可以分两类:器官特异性疾病和系统性自身免疫性疾病。

自身免疫性甲状腺病(autoimmunity thyroid disease,AITD)是常见的器官特异性自身免疫性疾病。是对甲状腺自身抗原的自身免疫反应而引起的一种甲状腺淋巴细胞炎症应答,属于抑制性 T 淋巴细胞功能缺陷所导致。其结果往往造成甲状腺功能的异常。发病率占总人群的 5%。与其他所有的自身免疫性疾病相似,AITD 的发病除了免疫机制之外,也与个体的遗传易患性和环境因素密切相关。

一 AITD 的免疫学因素及在发病机制中的作用

甲状腺自身免疫是由 T 淋巴细胞和 B 淋巴细胞对自身甲状腺抗原产生免疫反应而导致的病理过程。因此甲状腺细胞、甲状腺细胞自身抗原、T 和 B 淋巴细胞以及细胞因子参与了整个疾病过程。

甲状腺的细胞构成和功能

甲状腺含两种内分泌细胞,一为甲状腺上皮细胞,生成甲状腺球蛋白(thyroglobulin,Tg)、甲状腺素(T4)和三碘甲状腺原氨酸(T3);另一种为 C 细胞,分泌降钙素。甲状腺激素的合成和分泌过程是一个多步骤的复杂过程。其过程包括:滤泡细胞主动吸收碘、甲状腺球蛋白生成,甲状腺过氧化物酶(thyroid peroxicase,TPO)将碘过氧化,然后整合至 Tg 的酪氨酸残基,形成 T_3 和 T_4。T_3 和 T_4 再经溶蛋白酶的水解作用分泌至血液。

甲状腺的自身抗原

甲状腺的自身抗原主要有甲状腺球蛋白(Tg)、甲状腺过氧化物酶(TPO)和促甲状腺激素受体(thyroid-stimulation hormone recepter,TSHR)。其他还包括 Na^+/I^- 转运体和眼眶自身抗原等(表 8-55-1)。

表 8-55-1　甲状腺自身抗原的特性

	染色体定位	大小	蛋白类型	功能
Tg	8	660	碘化糖蛋白	T_3、T_4 前体
TPO	2	105～110	血红素蛋白酶	碘化及偶联酪氨酸
TSHR	14	85	G 蛋白偶联受体	与 TSH 作用
Na^+/I^- 转运体	19	65～77	跨膜转运体	碘摄入

1. 甲状腺球蛋白(Tg)　首先在桥本甲状腺炎(Hashimotos thyroiditis,HT)患者发现,是合成甲状腺激素的贮存库。甲状腺球蛋白是一个分子质量为 660 000 大小的球状同源二聚体糖蛋白,每个亚单位由 2748 个氨基酸组成,含有两个主要和一个次要的自身抗体结合位点。Tg 的两种抗体分别属于 IgG-1 和 IgG-4 亚单位。在约 20% 健康女性的血清中可以检测到 Tg。

2. 甲状腺过氧化物酶(TPO)　TPO 位于甲状腺滤泡上皮细胞的表面顶端,是属于细胞介导的细胞毒性抗原,是参与甲状腺素合成的主要酶。细胞表面多种 B 细胞反应性抗原决定簇决定了不同抗体的产生。TPO 可以分为 TPO-1 和 TPO-2,但只有表达于细胞表面的 TPO-1 具有酶活性,碘化及偶联酪氨酸分子形成甲状腺激素。TPO-Ab 在小部分健康成人亦可检测到,约四分之一的 AITD 患者血清中可以检测到。

3. 促甲状腺激素受体(TSHR)　TSHR 是 G 蛋白偶联受体家族成员之一,是包含两个亚单位的糖蛋白。细胞表面的 B 亚单位功能为识别阻断抗体,细胞外的 A 亚单位识别甲状腺刺激性抗体,是主要的自身抗原区域。抗 TSHR 抗体(thyroid-stimulating,TRAb)是一组多克隆的抗体,作用在 TSHR 的不同结合点。TRAb 可分为兴奋型和封闭型。兴奋型中有一类与 TSHR 结合后,促进甲状激素合成和释放入血,甲状腺细胞也受刺激增生,称为 TSAb,为 Graves 病(突眼性甲状腺病)中主要的自身抗体,另一类与 TSHR 结合后,仅促进甲状腺细胞肿大,但不引起激素的合成和释放,称为甲状腺生长免疫球蛋白(TGI),封闭型自身抗体与 TSHR 结合后,阻断和抑制甲状腺功能,称甲状腺功能抑制抗体和甲状腺生长封闭抗体。AITD 患者血液中可能既含有其甲状腺刺激抗体又含有甲状腺阻断抗体,临床症状取决于哪种抗体占主导地位。例如少数 Graves 病患者虽有明显的高代谢症,但甲状腺肿大甚轻微,可能由于体内兴奋性抗体中,TSAb 占优势所致。

4. Na^+/I^- 转运体　5%～30% 的 Graves 病或自身免疫性甲状腺功能减退者可检测到 Na^+/I^- 转运体。体外实验证明 Na^+/I^- 转运体抗体对 Na^+/I^- 转运体起着轻度的阻断作用。但目前对其在体内的作用还不清楚。

T 淋巴细胞

多数学者认为 T 淋巴细胞免疫缺陷是 AITD 发病的主要机制,T 淋巴细胞主要包括辅助性 T 淋巴细胞和抑制性 T 淋巴细胞。最近研究发现,AITD 患者的自身反应性 T 细胞对自身耐受具有抵抗力,甲状腺上皮细胞在 T 细胞分泌的 IFN-γ 的刺激下,表达人类白细胞抗原-Ⅱ(human leucocyte antigen-Ⅱ,HLA-Ⅱ),成为抗原提呈细胞,部分 T 淋巴细胞可以被成为抗原提呈细胞的甲状腺细胞激活,还有一部分未被激活,需要 HLA-Ⅱ协同刺激分子的存在。在正常情况下,这种现象保护了甲状腺组织不被自身反应性 T 细胞损害。但 AITD 患者的自身反应性 T 细胞对自身耐受具有抵抗力,故诱发自身免疫反应。另一方面,由于正常抑制性 T 细胞的免疫缺陷,导致 B 淋巴细胞活化,后者与甲状腺细胞表面正常抗原相互作用,从而产生抗体,如 TgAb、TPOAb 和 TSAb(thyroid stimulating antibady,甲状腺刺激抗体)。甲状腺细胞被其自身抗体包被,成为抗体依赖的细胞介导的细胞毒性反应的靶细胞。抑制性 T 淋巴细胞根据其分泌的细胞因子的不同可以分为 Th1 和 Th2 细胞。Th1 细胞介导细胞免疫,分泌干扰素和 IL-2。而 Th-2 细胞辅助抗体的合成,主要分泌 IL-4、IL-5、IL-6 和 IL-10。许多学者认为自身免疫性疾病的产生是由于 Th1 和 Th2 细胞的失衡。Th1 以细胞溶解为特征,Th1 占优势的自身免疫反应导致桥本甲状腺炎的甲状腺功能减退,Th2 占优势的自身免疫反应导致 Graves 病的甲状腺功能亢进。免疫系统的平衡与否可能就是自身免疫性甲状腺疾病的病因。

细胞因子

细胞因子能够影响靶细胞的活性、生长和分化。是促炎症反应介质,调节全身系统的免疫应答,在 AITD 中起着关键作用。它们调节正常甲状腺细胞和甲状腺肿瘤细胞的生长,另外,除趋化因子外,细胞活素还有抗肿瘤功能,可以作为甲状腺癌(thyroid cancer,TC)患者的血清分子标志物及细针穿吸(fine needle aspiration,FNA)的细胞学指标之一。已从各种甲状腺疾病患者的甲状腺组织中检测到多种细胞因子的存在,如 IL-1、IL-6、IL-8、IL-10 和 IFN-γ 和 IFN-α 等。某些细胞因子,例如 IL-6、白细胞抑制因子(leukemia-inhibiting factor,LIF)、甲状腺转录因子(TTF)-1 在甲状腺癌(TC)细胞株均有表达,可以评价某些用于再分化治疗的药物疗效。

1. IL-1 从植物血凝素刺激和未刺激的外周血单核细胞上清液中获得,对甲状腺细胞的功能有抑制作用。可显著抑制 Tg、TPO 和 I 型脱碘酶的基因表达。IL-1a 除了对 Tg 有抑制作用外,还能成倍增加分泌到介质中的非 Tg 蛋白的量。

2. IL-6 和 IL-8 IL-1 抑制甲状腺细胞的功能,使之产生 IL-6 和 IL-8。但 IL-6 和 IL-8 对产生 Tg 没有影响,也不增强 IL-1 对甲状腺细胞的作用。

3. IFN-γ 和 IFN-α IFN-γ 一方面增强了甲状腺细胞的自身抗原性,能诱导甲状腺细胞表达 HLA-I 和 HLA-Ⅱ。另一方面抑制分化细胞的功能,抑制甲状腺 Tg、TPO、I 型脱碘酶和 TSHR 特异基因的表达。IFN-α 则与 IFN-γ 相反,不但不能诱导甲状腺细胞表达 HLA,还抑制 IFN-γ 的诱导作用。

4. 趋化因子 趋化因子是促炎症反应趋化细胞因子的亚群,促使粒细胞浸润炎症灶,同时在肿瘤生长、血管增生、器官硬化和自身免疫中起着重要作用。近年来的研究表明,与浸润至甲状腺组织的淋巴细胞一样,甲状腺上皮细胞也能产生趋化因子。它们促进了炎症反应的启动和持续,导致了 AITD 的产生,故可以作为 AITD 新的治疗目标。

免疫学因素在 AITD 发病机制中的作用

在 AITD 的发病机制中,除了环境因素和遗传性因素参与外,体液免疫和细胞免疫的共同作用在其中亦发挥重要的作用。一般认为,AITD 的发病是在环境因素的诱发下,首先引起自身反应性 T 细胞对甲状腺自身耐受产生抵抗力,进而促发一系列的自身免疫反应,对甲状腺细胞产生继发性的功能紊乱和(或)组织损伤。这一过程涉及一系列的细胞因子和其受体。因此,AITD 属于抑制性 T 淋巴细胞功能缺陷所导致的一种器官特异性自身免疫性疾病。目前研究认为,这种 T 淋巴细胞功能缺陷是 Th1 和 Th2 极化失衡的结果。其机制是:甲状腺细胞表现出抗原提呈细胞的特质,刺激辅助性 T 淋巴细胞(Th1、Th2、Th17),在存在缺陷的免疫调节 T 细胞作用下,甲状腺组织中的淋巴细胞浸润和 B 细胞的活化,进而产生一系列甲状腺抗原相对应的抗体如甲状腺抗体,这些抗体直接作用于甲状腺细胞上的 Tg、

TPO 和 TSHR 等抗原,导致甲状腺细胞被其自身抗体包被,成为抗体依赖的细胞介导的细胞毒性反应靶细胞,从而引发一系列的自身免疫反应。

TPOAb 是 AITD 的标志,几乎存在于所有的桥本甲状腺炎、三分之二的产后甲状腺炎和近 75% 的 Graves 病中。因此甲状腺过氧化物酶抗体(TPOAb)可以作为 AITD 的诊断标志。

二 ATID 相关遗传因素

AITD 通常与其他全身性的自身免疫性疾病伴发,表明自身免疫性疾病之间存在着相似的遗传易患性。目前已经明确与 AITD 遗传易患性密切相关的基因是 HLA 基因和 CTLA-4 基因。其他基因还需要进一步的实验证明。

HLA 基因

HLA 复合体又称主要组织相容性复合体(MHC),是编码人类白细胞抗原的基因群,是目前明确的两种与 AITD 遗传易患性相关的基因之一。基因族位于第 6 号染色体短臂(6P21.3),全长约 3500kb。可将其分为 3 种基因 HLA-Ⅰ、HLA-Ⅱ 和 HLA-Ⅲ。HLA-Ⅱ 基因是抗原提呈的关键基因,研究表明,只有 HLA-Ⅱ 分子能与自身抗体结合,启动自身免疫反应。近来研究发现 HLA-DR 基因肽链中精氨酸代替 β74 位置的中性氨基酸丙氨酸或谷氨酰胺,是导致 Graves 病和桥本病的关键。

但是研究证明很多表达 HLA-Ⅱ 的个体并未发展为 AITD,而半数 AITD 患者并不表达 HLA-Ⅱ,说明 HLA-Ⅱ 并不是决定 AITD 遗传易患性的唯一基因,还有多种基因参与其中。

细胞毒 T 淋巴细胞抗原(cytotoxiety T lymphocyte antigen,CTLA)-4 基因

是另一种明确与 AITD 遗传易患性相关的基因。定位于染色体 2q33,其产物属于免疫球蛋白超家族成员之一。CTLA-4 基因经抗原刺激后表达于 T 细胞表面,然后作用于细胞表面的 CTLA-4 受体(B7),导致其沉默。CTLA-4 基因是抑制免疫反应的关键基因。动物实验证明,CTLA-4 基因敲除鼠表现出淋巴细胞增生症状,组织中大量淋巴细胞浸润。在 Graves 病和自身免疫性甲状腺功能减退症患者中,CTLA-4 呈中度表达,且多态性相似。此外,在一些系统性自身免疫性疾病如 1 型糖尿病、白癜风和 Addison 病等,CTLA-4 基因多态性也与 Graves 病有类似之处。由此可以解释系统性自身免疫疾病与器官特异性自身免疫性疾病之间的共存现象。

促甲状腺激素受体(TSHR)和甲状腺球蛋白(Tg)

TSHR 是 G 蛋白偶联受体家族的一员。在正常情况下,TSH 与 TSHR 膜外区相结合,激活 G 蛋白,使 GDP 转化为 GTP,后者可以激活腺苷酸环化酶,生成大量 cAMP,产生促甲状腺激素(thyroid-stimulating hormone,TSH)的一系列生物效应。动物实验发现 TSHR 膜外区基因突变具有免疫原性,但 TSHR 突变在人体是否具有免疫原性还尚待进一步研究。

实验证明 Tg 突变主要造成细胞内 Tg 的分泌障碍,其次是合成障碍。与自身免疫有一定相关性。但是目前还没足够的证据证明 TSHR 和 Tg 在 AITD 遗传易患性的作用。

T 细胞受体(TCR)

T 细胞在免疫应答中起主要作用。TCR(T 细胞受体)是由多种膜蛋白组成的复合物,该复合物参与激活 T 细胞以应答抗原呈递。极少量的抗原提呈细胞(antigen presenting cell,APC)上的主要组织相容性复合物(major histocompatibility complex,MHC)分子就可以触发 TCR 的激活。抗原提呈细胞将抗原多肽递呈给 TCR 复合物并引发一系列细胞内信号级联反应。最终导致细胞增殖、分化。TCR 共有 6 条不同的链,大约 90% 的 TCR 由 α 和 β 链组成。在 AITD 患者的甲状腺中,存在大量的异常 T 细胞浸润,异常的 T 细胞浸润造成 TCR 基因的多态性。已有研究发现 TCR 基因的限制性内切酶片段

长度多态性与 Graves 病的易患性相关。

蛋白质酪氨酸磷酸激酶非受体型 22

蛋白质酪氨酸磷酸激酶非受体型 22(protein tyrosine phosphatase nonreceptor22,PTPN22)位于 1 号染色体短臂(1p13.2),编码拥有 807 个氨基酸残基组成的淋巴样蛋白酪氨酸磷酸酶(lymphoid protein tyrosine phos phatase,LYP)的基因,LYP 是蛋白酪氨酸磷酸酶(PTPs)中的一种,PTPs 可阻止自发性 T 淋巴细胞的活化,通过脱磷酸及使 TCR 相关酶和底物失活,限制 T 淋巴细胞对抗原的反应,故 PTPs 很有可能携带与多种疾病相关的单核苷酸多态性。蛋白酪氨酸磷酸酶家族有 107 个成员,分为经典Ⅰ、Ⅱ、Ⅲ、Ⅳ共 4 种类型,其中Ⅰ型又分为受体型 PTPs 和非受体型 PTPs,PTPN22 属于非受体型 PTPs。近期研究发现 PTPN22 基因多态性与多种免疫性疾病如 AITD、类风湿性关节炎、系统性红斑狼疮等有关,说明 LYP 可能在自身免疫疾病中发挥一定作用。

三　ATID 相关环境因素

内源性因素

AITD 与年龄有一定相关性,随着年龄的增大,AITD 的发病率上升。女性激素对 AITD 的发生发展也起着一定作用,妊娠期,主要在孕期和产后期,激素的变化影响着 AITD 的严重程度,例如在孕期 Graves 病会有好转,但在产后会复发,分娩后的数月会造成产后甲状腺炎。精神因素也是诱发 AITD 的重要诱因,精神应激可使血管中肾上腺皮质激素增加,改变 T 细胞功能,使免疫应答增强,促使 AITD 的发生。

外源性因素

在 AITD 的发生发展中,遗传因素和环境因素的特殊关系起着十分重要的作用,即遗传易感个体需暴露于特定环境才能诱发 AITD。因此前者是关键,占 79%,后者占 21%。

1. 碘摄入　目前已证明,碘摄入过量是最主要的环境因素。但碘摄入过量作为一个环境影响因素引起 AITD 仅见于遗传易感人群。流行病学调查证实,随着饮食中碘摄入增加,伴随着血清中甲状腺自身抗体水平上升,自身免疫性甲状腺功能减退、Graves 病和桥本甲状腺炎的发病率亦上升。过量碘摄入导致 AITD 的可能机制有三:一是增强 Tg 的免疫原性,二是碘本身对甲状腺细胞的毒性作用,三是提高甲状腺细胞本身的 ICAM-1 水平。后者可能造成甲状腺组织内的单核细胞积聚,并进一步调节多种细胞内信号转导通道。动物实验也已经证实,碘摄入增加能上调活性氧簇的表达,进而导致 ICAM-1 的表达上升。

2. 饮食因素　饮食包括某些豆类和植物、某些药物如胺碘酮和锂因素等,同样对 ATID 的发生发展有着重要的影响。肥胖也影响 AITD 的发生发展,它能造成下丘脑垂体和脂肪组织之间内分泌循环失调,从而改变甲状腺激素水平。肥胖患者的低 T_3 和 T_4 水平、高甲状腺功能减退症发生率和高 TPO-Ab 水平,与正常体重患者相比有显著性差异。另外还发现,瘦素(leptin)水平是造成甲状腺免疫疾病的独立因素,回归分析显示性别和 leptin 是 AITD 重要的影响因素。

3. 化学合成物　一些合成的化合物可导致 AITD。最近研究表明,近 90 种合成化合物能破坏激素平衡,或导致甲状腺功能障碍。这些化合物包括除草剂、杀虫剂、消毒剂、电池、增塑剂和防燃剂等。这些化合物在自然界广泛分布,其中杀虫剂、芳香族碳氢化合物和多溴化联二苯等会导致 AITD 已达成共识。Gaitan 等研究证实,数种污染物如聚氯联二苯或多溴化联苯等常见的工业化合物均影响甲状腺功能。已有研究发现,生产 PCB 和 PBB 的工人,原发性甲状腺功能减退的发生率高,这些人群同时伴有 TPOAb 和 TgAb 水平的上升。重金属如镍或汞亦能诱导 AITD,尤其见于女性。已有实验证明,汞能增加 AITD 和其他自身免疫性疾病的淋巴细胞反应性。汞最主要的来源是牙科汞合金,实验发现,替换含汞牙科材料使 70% 的 AITD 患者健康得到改善。

另外的研究还发现,溴化钾能改变具有遗传缺陷的鼠甲状腺细胞的形态,加剧 AITD。在溴化钾作用下,在保护性的环境中 NOD. H2h4 鼠甲状腺炎的发生率增加 1.5 倍,而在传统饲养环境下,甲状腺炎发生率增加 4 倍,再次证明遗传因素与环境因素之间的相互作用。

4. 感染　感染与 AITD 的关系可能有四:一是导致破坏的组织释放自身抗原;二是改变靶细胞表面分子,启动免疫应答;三是微生物的抗原决定簇与宿主蛋白作用,激活免疫反应;四是 T 淋巴细胞的旁观者效应受激活导致免疫应答增加。然而,目前有关细菌或病毒导致 AITD 的证据是有限的。例如已有研究发现幽门螺旋杆菌可能导致遗传易感个体的甲状腺慢性炎症和自身免疫反应,耶尔森菌(Yersinia)感染已被证实是 AITD 潜在的触发点,感染原包含与 TSHR 相似序列,激活宿主免疫反应。

细菌感染导致 AITD 的可能机制是产生细菌脂多糖(lipopolysaccharide,LPS)。LPS 是一种细菌产物,能体外促进 B 细胞有丝分裂,同时还辅助 T 细胞依赖抗原。实验发现添加 LPS 后,AITD 的发生率与对照组相比增加 4 倍。因而认为,对遗传易感人群而言,普通细菌感染都可能是 AITD 的诱因。

目前研究发现病毒感染能激活先天性和获得性免疫,能激发自身免疫性疾病,丙型肝炎病毒、人类细小病毒 B19、柯萨奇病毒和疱疹病毒均可在桥本甲状腺炎患者中检测到。但目前还不清楚病毒与 AITD 之间是否是因果关系。大多数 Graves 病患者并没有感染的证据。

5. 吸烟　吸烟与 Graves 病没有明显相关性。但是吸烟患者甲状腺眼病发病率明显增加,其具体机制目前仍不清楚,可能吸烟通过产生细胞因子调节免疫反应,或者在缺氧环境下增强了眼眶纤维细胞反应。

6. 放射性因素　AITD 是否与辐射相关目前还存在争议。在低剂量放射治疗情况下,可能启动甲状腺自身免疫,因为在淋巴瘤放射治疗后,Graves 病与自身免疫性甲状腺功能减退症发病率上升。一些研究表明,暴露于辐射后 TPOAb 水平受辐射剂量依赖性。在第二次世界大战后的日本,仅报道甲状腺癌发病率的增加,而 AITD 的发生率没有明显提高,但血清检查提示甲状腺自身抗体水平上升。另外研究发现,Graves 病行放射治疗的同时,易造成的甲状腺抗原外泄,导致血清中 TSAb 的增加,可能加剧眼部损伤。已知 Graves 眼病继发于 Graves 病的发生率为 5%。但 Graves 病放射治疗后原有眼病恶化或诱发眼病的发生率约为 20%,高 TSAb 滴度是影响眼病预后的独立因素。

四　临床常见的 ATID

主要包括 Graves 病、桥本甲状腺炎、Graves 眼病和自身免疫性甲状腺功能减退等。

Graves 病

Parry 于 1825 年首先发现并报道之。以血清中可检测到 TSAb 抗体为特征。是一种较为常见的疾病,好发于女性,发病率约为 1.6%,男性发病率要比女性低 10 倍。30~60 岁为高发期。约 50% 患者伴有 Graves 眼病。近 70% 患者具有明显的家族遗传性。

参与发病机制的诸因素如下。

1. 遗传　与 HLA 基因异常表达相关,如 HLA-DR3、HLA-B6 和 HLA-B46 等。

2. 抑制性 T 淋巴细胞的功能缺陷　遗传易感个体在环境因素影响下,激活自身反应性 T 细胞,由于 Ts 细胞的功能缺陷,不能对 Th 淋巴细胞发挥正常的抑制作用,致特异性 B 细胞在 Th 细胞作用下产生抗体,其中 TSAb 占主导地位,TSAb 与甲状腺细胞表面 TSHR 持续作用(不受 TSH 负反馈机制的调节),导致 T3 和 T4 水平上升,引起甲状腺功能亢进。

3. 患者血清中含有高水平 IgG 型 TSHR 自身抗体——TSAb。

4. 环境因素　内源性因素如年龄、性别、精神压力等,外源性因素如碘过量摄入、感染、化学合成物刺激等。某些医源性因素如用 IFN-α 治疗丙肝可能会导致 Graves 病发病率上升。而女性患者 Graves 病的高发病率提示雌激素在其发病机制中起着一定作用。

病理：甲状腺滤泡增生肥大，柱状上皮细胞胶质含量减少，不同程度的淋巴细胞浸润，有时形成淋巴细胞生发中心。

诊断：主要依据是检测患者血液中 TSAb 抗体，但 TSAb 存在时间短，不超过起病后的半年。TPO 抗体在 Graves 病中的作用目前还不清楚。

临床表现：主要有三，即甲状腺功能亢进、Graves 眼病和胫前黏液水肿。甲状腺功能亢进是最为常见的临床表现，但某些患者可能最终发展为自身免疫性甲状腺功能减退，其他患者可能在甲状腺功能亢进和甲状腺功能减退之间波动。Graves 眼病发生在 20%～50% 的 Graves 病患者。胫前黏液水肿最为少见，约为 Graves 病的 1%。

治疗：药物治疗、手术和放射性治疗。新发病者首选放射治疗和 1 年药物治疗。年轻患者药物治疗失败后建议手术治疗。主要药物是硫脲嘧啶类药物，此药能减少血中抗甲状腺抗体和组织中淋巴细胞浸润，从而缓解症状。主要副作用是过敏反应，包括皮肤瘙痒、粒细胞缺乏、肝炎和发热等。粒细胞缺乏虽极为少见，但威胁生命，停药一周后，粒细胞计数能逐渐恢复。甲状腺次全切除术能迅速缓解甲状腺功能亢进症状，但术前需服罗戈液以防止术后发生甲状腺危象。放射性碘治疗是较为简单、经济的办法，可以作为一线治疗，但 40%～70% 患者放射治疗后 10 年会逐渐发展为甲状腺功能减退。

经药物治疗后，若血中 TSAb 持续阳性，预示停药后容易复发；若阴性，提示停药后病情有长期缓解可能。

桥本甲状腺炎

目前，慢性淋巴细胞性甲状腺炎和慢性自身免疫性甲状腺炎均统称 HT。以甲状腺组织淋巴细胞浸润和血清中 TPOAb 为特征。好发于女性，并随着年龄增长发病率上升。

发病机制：与 Graves 病相似。在一定诱因作用下，抑制性 T 淋巴细胞功能缺陷，B 淋巴细胞在辅助性 T 淋巴细胞作用下，与甲状腺细胞表面正常抗原相互作用，从而产生抗体，如 TgAb、TPOAb 和 TSAb。甲状腺细胞被其自身抗体包被，成为抗体依赖的细胞介导的细胞毒性反应的靶细胞，最终导致细胞的溶解。部分患者最终发展为甲状腺功能减退。下列因素参与发病：①遗传易感个体，与 HLA 基因异常表达相关；②抗原特异性 Ts 细胞功能缺陷，患者的自身反应性 T 细胞对自身耐受具有抵抗力；③抗原特异性 Th 淋巴细胞功能缺陷，患者甲状腺组织淋巴细胞浸润，产生高水平的 TNF-α、IFN-γ 和 IL-2，并表现出很强的细胞溶解作用，提示发病机制中 Th1 细胞占优势；④患者血清中含有高水平 TgAb 和 TPOAb；⑤内外源因素与 Graves 病类似。

病理：甲状腺组织内淋巴细胞、浆细胞和巨噬细胞浸润，且形成淋巴生发中心，甲状腺细胞破坏，并伴有不同程度的纤维化。

诊断：主要依靠检测血中 TPOAb 和 TgAb。

临床表现：70% 患者往往没有症状，甲状腺功能正常。且好发于高碘地区。避免高碘摄入能降低发病率。

治疗：推荐终身服用甲状腺素片，以监测抗体水平作为评价疗效的方法。

Graves 眼病

是发生在眶周及球后组织的自身免疫反应，病理表现眶周和球后组织不同程度的淋巴细胞浸润和水肿，伴黏多糖及胶原沉积。末期眶周球后组织纤维化，部分肌肉萎缩。

病因和发病机制目前尚不清楚，目前认为甲状腺和眼眶可能存在共同抗原，如 TSHR、乙酰胆碱酯酶和眼肌抗体等。T 淋巴细胞可以识别一种与甲状腺抗原类似甚至相同的抗原，从而产生几种细胞因子类物质，刺激球后成纤维细胞产生葡萄糖胺聚糖。

临床表现：见于 25%～50% 的 Graves 病患者，95% 的 Graves 眼病患者同时患有 Graves 病。主要症状是突眼、复视和眼睑闭合不全，严重者角膜溃疡失明。因此是一种致畸（如突眼）和致残（如复视）的疾病。虽然发病率较低，但其致畸性强，且难以治疗。

核素治疗会加重眼部症状,糖皮质激素是首选药物。

产后甲状腺炎

是指 AITD 在产后 1 年之内发生的甲状腺暂时性功能缺陷。发生率约为产后妇女的 5%。

由于激素的作用,AITD 孕妇在孕期甲状腺功能紊乱症状会明显减轻,并伴有甲状腺自身抗体水平的下降,但产后症状会恢复甚至加剧,半数患者 5~10 年后可能进展为甲状腺功能减退。

妊娠期母体对胎儿产生耐受,以避免排斥和流产,子宫滋养层细胞主要通过以下机制增强耐受:①减少 HLA-Ⅱ 分子的表达;②HLA-G 细胞的表达增强 NK 细胞的功能,活化 CD8 T 细胞;③CD46、CD55 和 CD59 的表达上调;④脂肪酸合成酶(fatty acid synthetase,FAS)表达上调,加强免疫耐受。上述母体产生的变化促使 Th 细胞从 Th1 向 Th2 迁移,从而导致增强免疫耐受功能的细胞因子产生。因此,妊娠期 TPOAb 和 TgAb 抗体水平下降,AITD 症状会明显减轻。

分娩后,母体免疫系统恢复正常,可出现暂时性的"免疫反跳",抗体滴度恢复到妊娠前的水平,甚至更高,这种免疫反跳作用对敏感的个体是一个明显的刺激,导致疾病的复发或恶化。

多发生在分娩后 1 年之内。部分患者会逐渐自愈。但约半数患者早期出现甲状腺毒症,但不需要抗甲状腺药物治疗,数周后甲状腺功能恢复正常。但长期(5 或 10 年)随访这些患者发现会逐渐出现甲状腺功能减退,需要终身甲状腺素替代治疗。

无痛性甲状腺炎

无痛性甲状腺炎又称寂静型甲状腺炎或称亚急性淋巴细胞性甲状腺炎。是亚急性甲状腺炎和桥本甲状腺炎的一种中间型,兼有亚急性和 HT 两种甲状腺炎的特点。本病容易发生在对自身免疫甲状腺病有遗传倾向的患者,有些病例在分娩以后发病。本病可以发生在任何年龄组,发病时甲状腺不痛,也可以伴发暂时性甲状腺功能亢进,临床过程和实验室检查与亚急性甲状腺炎难以区别。无痛性甲状腺炎发病可呈散发型和产后型。本病的病因可能与自身免疫有关。其发病机制与产后甲状腺炎类似,但后者只见于产后。发病率约占甲状腺功能亢进症中的 5%~20%,在产后最初 1~2 个月发病率较高。无痛性甲状腺炎多与其他自身免疫性疾病如自身免疫性溶血性贫血、系统性红斑狼疮、类风湿性关节炎等并存或先后发生。20%~25% 的无痛性甲状腺炎患者的亲属有自身免疫性疾病史。

萎缩型甲状腺炎和甲状腺肿

萎缩性甲状腺炎或称特发性黏液水肿,女性发病率为 1%~2%,男性发病率则较低。

病理:萎缩性甲状腺炎纤维化加剧,伴轻到中度的淋巴细胞浸润。

部分学者认为是桥本甲状腺炎的特殊类型——萎缩型,以甲状腺组织表现为大量淋巴细胞浸润和纤维化为特征,血清中可检测到不同水平的 TPOAb 和 TgAb。患者血清中甲状腺阻断型抗体占优势。由于腺体萎缩和纤维化,最终发展为甲状腺功能减退。

甲状腺肿可能是桥本病的另一种类型,甲状腺组织中大量弥散结节,经甲状腺素片治疗后半数患者无明显改善,甲状腺组织最终呈橡胶样,患者血清中甲状腺刺激型抗体占优势。

局灶性甲状腺炎

是 AITD 最为常见的类型。白种人最为高发,且随着年龄增长,发病率上升。甲状腺功能往往正常或仅轻度受影响,促甲状腺激素(TSH)水平升高,而游离 T3、T4 水平正常。血清中可检测出 TgAb 和 TPOAb。且在甲状腺癌中发病率升高,但能轻度提示后者预后良好。

五 甲状腺癌和 AITD

甲状腺癌与 AITD 并发的机制至今仍然是学者们极感兴趣的课题。TC 是最为常见的内分泌肿瘤,但在全身恶性肿瘤中,发生率较低,约为 1%。而 AITD 则相对常见,发生率约为 5%,成人人群中 TPOAb 和 TgAb 表达率为 10%～25%。分化型甲状腺癌(differentiated thyroid carcinoma,DTC)和 AITD 并发可以是纯粹同时发生的两种独立疾病,也可能存在病因病理关联。两者可能有共同的内外源因素,例如就年龄和性别因素而言,绝经期妇女 AITD 和 DTC 的发病率均最高。环境因素如碘和硒摄入以及核辐射均可能导致 DTC 和 AITD。1955 年,Dailey 首先描述了桥本甲状腺炎与 DTC 并存的现象,发生率为 0.5%～22.5%。DTC 和 Graves 病伴发的发生率为 0～9.8%。其中甲状腺乳头状癌(thyroid papillary carcinoma,PTC)发生 HT 的概率比良性甲状腺疾病发生 HT 的概率高 2.8 倍,比 PTC 伴发其他甲状腺疾病高 1.99 倍。因此认为 DTC 与 AITD 之间存在一定关联。

甲状腺癌和桥本甲状腺炎并发的机制

目前有三种不同的学说。

1. 桥本甲状腺炎为甲状腺癌的前期病变　有学者回顾性分析 HT 和伴有 HT 的 PTC 患者,研究 HT 和 PTC 的病理学特征,发现两者的病理学特征有一定相似性。在 HT 患者中可以观察到 PTC 癌前病变样损伤(称之为 PTC 样核改变)和不典型的小结节;而在 PTC 患者中有 20 例显示不同程度的类似于 HT 的肿瘤内纤维化,与 HT 很易混淆。而且,所有 PTC 和部分 HT 中的不典型结节免疫组化均显示 CK19 和 RET/PTC(ret 原癌基因的活化形式)蛋白阳性,因而认为 HT 中的不典型结节可能是 PTC 的癌前病变。

Prasad 等试图从分子学角度阐明 HT 与 TC 之间的关系,他们采用免疫组化方法检测 37 例 PTC 和 18 例正常甲状腺组织中半乳凝素-3(galectin-3)、CITED1(CBP/P300-interacting transactivator 1)、角蛋白 19(ceratin19,CK19)、人骨髓内皮细胞标志物-1(human bone marrow endothelial cell marker-1,HBME-1)和纤维结合蛋白-1(fibronectin-1,FN-1)的表达。在 PTC 中表达率依次为 100%、95%、70%、87% 和 89%;在正常甲状腺组织中上述蛋白均不表达。还有学者检测了 23 例 HT(伴有 Hurthle 细胞改变和 PTC 样核改变)中上述蛋白的表达,比率依次为 87%、65%、43%、26% 和 17%,且只表达在有 PTC 样核改变的甲状腺细胞。同时还发现 4 例伴发 PTC 的 HT,且上述蛋白在癌灶位置均高表达。因而认为,伴发 PTC 样核改变的 HT 可能是 PTC 的癌前病变。

Kim 用 PCR 方法发检测 51 例不伴 HT 的 PTC、28 例伴 HT 的 PTC 和 27 例桥本甲状腺炎中 BRAF 基因(编码一种丝/苏氨酸特异性激酶)的错义突变发生率,结果依次为 90%、64% 和 14%。临床病理学研究显示 BRAF 的错义突变发生率与患者的年龄密切相关。因而认为,检测 BRAF 的错义突变发生率可能有助于判断 HT 是否发展为 PTC。

另外研究发现,PTC 的标志物 RET/PTC 在 HT、嗜酸瘤细胞和其他甲状腺疾病中也有表达,在 HT 和 PTC 中均有低水平的 RET/PTC 重排。

2. 桥本甲状腺炎与甲状腺癌有共同的病因　共同的病因主要是免疫缺陷和内分泌功能失调因素。自身免疫性反应和抗体的存在可能会促进甲状腺恶性肿瘤的生长和转移。

Unger 运用免疫组化方法发现 PTC 和 HT 中外胚层干细胞的标志物 P63 均高表达,两者之间无显著性差异。P63 阳性细胞是外胚层来源细胞,处于甲状腺内胚层环境中,激发了自身免疫反应而导致 HT 发生。HT 存在 P63 阳性细胞可能与其较高的癌变率有一定相关性。因而认为 HT 与 PTC 的起源可能有一定相似性,即认为两者是相似的病因。

桥本甲状腺炎和甲状腺淋巴瘤之间也存在着一定的关系:①HT 的病理特征是弥漫性淋巴细胞浸润、淋巴样滤泡形成、不同程度纤维化、嗜酸性改变和滤泡上皮鳞状化生。而所有的甲状腺淋巴瘤都是 B 细胞型。因此两者在病理学特征上具有相似性。免疫缺陷是 HT 和 B 细胞型淋巴瘤共同的致病因素之一。②国内亦有多篇 HT 和 PTC 相互影响的类似报道,如徐少明等回顾性分析 100 例 HT,发现 15 例伴发 PTC,探讨了 HT 并发 PTC 的可能机制及手术治疗方法。

Gasbarri 检测 133 例桥本甲状腺炎中 galectin-3、HBME-1、c-met 和细胞周期蛋白 D1(cyclin-D1)的表达,显示部分病例表达阳性,且部分 galectin-3 阳性的 HT 中滤泡细胞肿瘤相关线粒体区的等位基因杂合性缺失。上述蛋白均是恶性肿瘤标志物,因而大多数学者然认为,恶性肿瘤发生和发展与机体免疫功能关系密切,HT 患者免疫功能障碍,易受促甲状腺激素刺激发生恶变,最终导致 TC 的产生。

3. TC 可引起癌瘤周围甲状腺实质的淋巴细胞浸润,从而刺激 HT 发生。

上述三种机制并非孤立,而是互相作用互相影响推进 HT 和 TC 的发生及进展。因此目前的观点认为,HT 可能是 TC 的癌前病变,HT 中的免疫性抗体刺激 TC 的生长及发展,同时 TC 引起的癌周淋巴细胞浸润导致 HT 的发生。

甲状腺癌和 AITD 关联的证据及临床意义

Fisfalen 等研究发现,甲状腺癌同样也表达 HLA-DR 基因,这是 TC 与 AITD 有关联的直接证据。还有研究发现,在一些长期随访的 DTC 病例中,TgAb 阳性者的复发率明显高于阴性者。因此,AITD 的血液指标 TgAb 可用于 DTC 的随访监测,作为甲状腺癌是否复发的标志。另一项 226 例 DTC 的研究也有力支持 TgAb 可用作甲状腺癌有无复发的指标,该项研究发现复发的病例中 71.4% 伴有 TgAb 水平上升,而未复发的病例中 73.1% 则表现 TgAb 水平下降。据上述诸研究表明,即使是小的局灶性癌灶的存在都可能足以促发 AITD。反过来,AITD 也可促进肿瘤的复发。

然而,也有与上述研究相矛盾的结果。有一项研究表明,TgAb 表达阳性的 TC 预后好于 TgAb 表达阴性的 TC。还有一项研究发现,增殖性淋巴细胞浸润较多的 TC 预后好于淋巴细胞浸润少者。因此 TC 和 AITD 的相互关系尚有许多需要更进一步深入研究的内容。

六　自身免疫性甲状旁腺病

自身免疫性甲状旁腺病极为罕见,主要见于自身免疫性多腺体病综合征。自身免疫性多腺体病综合征是器官特异性自身免疫疾病的不常见组合,以一个以上自身免疫疾病同时发生在同一个体为特征,临床上较多见的是内分泌腺体疾病单独出现,同时另有内分泌或非内分泌多器官或组织受累的表现。

临床上最初的自身免疫性甲状旁腺病的分型(Neufeld 分型)分为 Ⅰ、Ⅱ、Ⅲ 型。Ⅰ 型:肾上腺功能不全,甲状旁腺功能低下,持续 3 个月以上的皮肤黏膜念珠菌病。3/4 的 Ⅰ 型有爱迪生病。Ⅱ 型:肾上腺功能不全和自身免疫性甲状旁腺病,或 1 型糖尿病,但无甲状旁腺功能低下或念珠菌感染。Ⅲ 型:自身免疫性甲状腺病和除肾上腺衰竭以外的另一种内分泌腺病。

自身免疫性甲状旁腺病的临床表现为甲状旁腺功能减退。治疗分急性期和缓解期。急性期主要使用葡萄糖酸钙,缓解期主要适用钙剂和维生素 D 制剂。

甲状旁腺抗原的抗体可在由自身免疫引起的类型中发现,但不能作为常规检查。

参 考 文 献

1. 徐少明,王平,虞志刚,等. 桥本氏病并发甲状腺癌的临床分析. 中华医学杂志,2000,80:278-279

2. Muzza M,Degl'Innocenti D,Colombo C,et al. The tight relationship between papillary thyroid cancer,autoimmunity and inflammation:clinical and molecular studies. Clin Endocrinol(Oxf),2010,72:702-728

3. Guarino V,Castellone MD,Avilla E,et al. Thyroid cancer and inflammation. Mol Cell Endocrinol,2010,28:94-102

4. Fiore E,Rago T,Scutari M,et al. Papillary thyroid cancer,although strongly associated with lymphocytic infiltration on histology,is only weakly predicted by serum thyroid auto-antibodies in patients with nodular thyroid diseases. J Endocrinol Invest,2009,32:344-351

5. Pufnock JS,Rothstein JL. Oncoprotein signaling mediates tumor-specific inflammation and enhances tumor progression. J Immunol,2009,182:5498-5506

6. Imai T,Hasumura M,Cho YM,et al. Depression of T cell-mediated immunity reduces sulfadimethoxine-induced capsular inflammation and inhibits associated development of invasive thyroid follicular cell carcinomas in rats. Cancer Sci,2007,98:294-298

7. Schott M. Immunesurveillance by dendritic cells:potential implication for immunotherapy of endocrine cancers. Endocr

Relat Cancer,2006,13:779-795

8. Weetman AP. Immunity,thyroid function and pregnancy:molecular mechanisms. Nat Rev Endocrinol,2010,6:311-318

9. Klecha AJ,Barreiro Arcos ML,Frick L,et al. Immune-endocrine interactions in autoimmune thyroid diseases. Neuroimmunomodulation,2008,15:68-75

10. Sinclair D. Clinical and laboratory aspects of thyroid autoantibodies. Ann Clin Biochem,2006,43(Pt 3):173-183

11. Lumachi F,Basso SM,Orlando R,et al. Cytokines,thyroid diseases and thyroid cancer. Cytokine,2010,50:229-233

12. Burek CL,Talor MV. Environmental triggers of autoimmune thyroiditis. J Autoimmun,2009,33:183-189

13. Tomer Y. Genetic susceptibility to autoimmune thyroid disease:past,present,and future. Thyroid,2010,20:715-725

14. Hybenova M,Hrda P,Procházková J,et al. The role of environmental factors in autoimmune thyroiditis. Neuro Endocrinol Lett,2010,31:283-289

15. Ponto KA,Zang S,Kahaly GJ,et al. The tale of radioiodine and Graves' orbitopathy. J Clin Endocrinol Metab,2010, 95:3965-3972

16. Marzullo P,Minocci A,Tagliaferri MA,et al. Investigations of thyroid hormones and antibodies in obesity:leptin levels are associated with thyroid autoimmunity independent of bioanthropometric,hormonal,and weight-related determinants. J Clin Endocrinol Metab,2010,95:3965-3972

17. Barkoff MS,Kocherginsky M,Anselmo J,et al. Autoimmunity in patients with resistance to thyroid hormone. J Clin Endocrinol Metab,2010,95:3189-3193

18. Pasquale DM,Rothstein JL,Palazzo JP,et al. Pathologic features of Hashimoto's-associated papillary thyroid carcinomas. Hum Pathol,2001,32:24-30

19. Prasad ML,Huang Y,Pellegata NS,et al . Hashimoto's thyroiditis with papillary thyroid carcinoma(PTC)-like nuclear alterations express molecular markers of PTC. Histopathology,2004,45:39-46

20. Kim KH,Suh KS,Kang DW,et al. Mutations of the BRAF gene in papillary thyroid carcinoma and in Hashimoto's thyroiditis. Pathol Int,2005,55:540-545

21. Unger P,Ewart M,Wang BY,et al. Expression of p63 in papillary thyroid carcinoma and in Hashimoto's thyroiditis:a pathobiologic link? Hum Pathol,2003,34:764-769

22. Gasbarri A,Sciacchitano S,Marasco A,et al . Detection and molecular characterisation of thyroid cancer precursor lesions in a specific subset of Hashimoto's thyroiditis. Br J Cancer,2004,91:1096-1104

第 56 章
喉部血管性水肿和遗传性血管性水肿

赵邠兰　王惠妩　顾之燕

喉部血管性水肿　　　　　　　　　　喉部遗传性血管水肿

血管性水肿(angioedema)是一类局限性的皮肤黏膜非可凹性水肿病变。可发生于身体任何部位。喉部等组织疏松的部位更易发生。表现为喉部血管性水肿的疾病由两种完全不同的机制引起:一是Ⅰ型变态反应性疾病;二是常染色体显性遗传性疾病,即遗传性血管水肿(hereditary angioedema,HAE)。

喉部血管性水肿

1. 发病机制　　发生并局限于喉部的Ⅰ型变态反应。是组胺导致的喉部小血管扩张、血管通透性增高、液体渗出而发生的喉黏膜水肿。临床表现为突然发生的局限于喉黏膜的水肿,一般不痒或轻度痒胀感,水肿可发生在接触致敏物后数秒钟内,可同时伴荨麻疹。数小时后自然消退。消退后不遗留痕迹。因此也称为变应性喉炎。喉黏膜水肿造成呼吸困难,甚至喉梗阻。由药物引起的喉部血管性水肿常与系统性过敏反应(anaphylaxis)同时发生,或作为过敏性休克的前驱症状,例如青霉素过敏。其他致敏原可能有食物,如鱼、虾、蟹、蛋、奶等,昆虫叮咬。接触油漆、农药等也是常见的原因。

2. 临床表现及诊断　　本病的主要临床症状是突发性声音嘶哑和吸入性呼吸困难,因此诊断并不困难,关键是早期识别喉梗阻并有效治疗。防止和治疗喉梗阻是最重要的,可用0.1%肾上腺素0.5～1ml皮下注射或喉部喷雾。可迅速减轻喉水肿,糖皮质激素药物静脉滴注,配合应用抗组胺药,吸氧。严重喉梗阻者行气管切开术,以便解除呼吸困难。倘若治疗及时、得当,气管切开是可以避免的。

应与遗传性血管性水肿鉴别(见下叙述)。

喉部遗传性血管水肿

遗传性血管水肿(HAE)的特征是发生在四肢、面部、腹部、内脏或呼吸道的发作性、复发性水肿。常为外伤、病毒感染、精神因素或体力活动等诱发。因此是另一种容易引起喉水肿的疾病。其引起喉梗阻的可能性较Ⅰ型变态反应的喉部血管性水肿高,气管切开术的比率也比喉部血管性水肿高。在没有充分认识本病前,引起喉源性呼吸困难导致死亡率为30%～40%。Prank报告死亡率为33%。本病绝大多数有家族史,约有20%患者缺乏明显家族史,有学者认为很可能是由于新的基因突变所致。1987－2006年北京协和医院变态反应科确诊的HAE患者86例,分别来自36个家系,其中无家族史的散发病例7例,发病年龄2～49岁,诊断依靠家族史、临床表现及补体学改变:CH50和C4水平低下,尤其是C1-抑制物(C1 inhibitor)水平和(或)功能低下,而CIG正常。根据血浆C1-抑制物含量及功能的情况HAE可分1型,(HAE-1)和2型(HAE-2)两型。两者临床表现完全相同,但分子生物学特性存在显著差异。C1-抑制物基因突变是发病的分子机制。赵天瑞等报告2例家系调查发现四代中13人发病,曾祖父1,祖父辈Ⅱ-1、Ⅱ-4,父辈Ⅲ-2、Ⅲ-3、Ⅲ-5和Ⅲ-8等7人都在36~44岁因突发喉水肿死亡。调查提示遗传方式符合常染色体显性遗传。

1. 发病机制及临床表现　HAE是因补体系统的缺陷所引起。患者血清中活化补体C1-抑制物缺陷或功能低下,8.5%的患者缺乏C1-酯酶抑制物(C1 esterase inhibitor,C1-INH),15%的患者是C1-INH功能不全,又称C1-INH缺乏症。正常情况下,第一补体成分C1主要被C1酯酶激活,后者的作用又为C1-酯酶抑制物(C1-INH)所平衡,C1-INH为α-神经氨基酸糖蛋白,分子质量为90 000。当C1-INH缺陷或免疫活性低下时,C1被激活,C4及C2为C1所分解。C2的碎片,C2b(C2激肽)具有血管活性作用,引起血管通透性增加导致血管性水肿,直至C1耗尽为止。

为反复发作的、局限性、自限性皮肤黏膜水肿,主要受累部位为四肢、颜面部、腹部内脏、上呼吸道等,呈非凹陷性水肿。皮肤肿胀硬,疼痛而无痒感,不伴有荨麻疹。本病不常见,但易复发。血清学检查中C4的测定可作为筛选试验。本病的并发症包括盘状红斑狼疮、系统性红斑狼疮、硬皮病及面部脂质营养不良(facial lipodystrophy)。

2. 治疗及典型病例　HAE的防治包括长期预防性治疗,短期预防性治疗和急性期治疗。其中长期预防治疗是关键。急性期可用激素,抗生素,钙剂静脉滴注,吸氧等治疗缓解症状,呼吸困难时行气管切开术。目前国内外最常应用的长期预防治疗是应用雄激素,应用雄激素促使肝合成高水平的C1-INH。男性患者口服甲睾酮,开始量10mg,每日3次。女性患者用同化型雄激素,如司坦唑醇(康力龙),2mg,每日3次,或炔羟雄烯异噁唑片(达那唑)200mg,每日3次,症状控制后减量长期服用。张宏誉等报告使用达那唑和司坦唑醇对HAE长期预防性治疗取得显著效果。达那唑是一种弱的雄性激素,可促使C1-INH水平升高,有些患者甚至可恢复正常水平。达那唑为17-α烷生物,经肝代谢,具有肝毒性,为减少副作用,应在症状控制后逐渐减量。争取用最小剂量维持。推荐使用达那唑片200~800mg/d,4周,然后逐渐减为最小维持量50~200mg/d,长期维持。

目前多数学者认为应根据HAE的病情及达那唑的毒副作用权衡使用,参照达那唑的益处/风险比值,对轻症患者不主张预防性治疗,但如果有上呼吸道受累史,合并慢性肾小球肾炎的患者,无论发作频率多少,都应用长期预防性治疗。在应用弱的雄性激素以前,曾应用抗纤溶制剂(ε-氨基乙酸和氨甲环酸)可间接抑制C1的激活。预防HAE的急性发作。需要手术的患者(如牙科治疗和鼻内镜检查等)可在手术前输入新鲜血浆或氨甲环酸,达到短期预防的目的。C1-INH血浆替代治疗在欧洲已应用了20多年。近年来研制出针对其发病机制的新制剂,如激肽酶控制剂(DX-88),缓激肽B2受体拮抗剂以及重组人C1-INH试剂。对HAE的预防性治疗均取得满意疗效。

近3年来新疆医科大学第一附属医院耳鼻喉科收治HAE 4例,临床表现及治疗如下:

4例中男1例,女3例;年龄56、56、27和22岁,病史均为数年至十数年来反复发作局部肿,包括手部、面部、躯体、颈部、肢体、足部、会厌和舌体等。无痒感,不合并荨麻疹。肿胀波及喉部和颈部时,可导致声嘶和呼吸困难。症状反复发作,并逐渐加重。本组4例均有不同程度的呼吸困难。1例曾分别在外院和新疆医科大学第一附属医院耳鼻喉科行两次气管切开术。其他3例中2例治疗及时,呼吸困难缓解,1例呼吸困难为轻度,未行气管切开术。发作的诱因3例为挤压、久坐、磕碰、情绪激动和紧张等,1例无明显诱因。喉部检查有呼吸困难的患者可见咽喉部黏膜水肿,会厌、杓会区肿胀明显,声门不能窥见。4例血浆中C4水平、C1-INH水平和功能检查均明显减低(表8-56-1)。均采用达那唑治疗,急性期200mg,每天3次,症状改善后改为达那唑200mg,每天1次,维持治疗。随访1~2年均未见复发。4例中3例有家族史,其中1例先证者HAE家族系图见图8-56-1。

表 8-56-1　4 例 HAE 血浆 C4、C1-INH 水平及 C1-INH 功能检测结果

序号	C4 水平(g/L)	C1-INH 水平(g/L)	C1-INH 功能(U/ml)
1	0.06	0.097	0.05
2	0.11	0.073	0.38
3	0.06	0.077	0.18
4	0.06	0.131	0.11
正常值	0.12～0.36	0.21～0.39	0.7～1.30

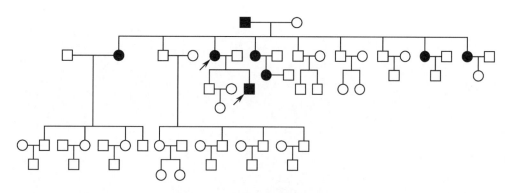

图 8-56-1　1 例 HAE 家族系图

参 考 文 献

1. 支玉香,张宏誉.达那唑对遗传性血管水肿的长期预防性治疗作用.中华临床免疫和变态反应杂志,2007,1:175-179

2. 杨红玉.α-抑制物和遗传性血管神经水肿.国外医学免疫分册,1993,1:1-4

3. 张谷生.变态反应学研究进展.北京:人民卫生出版社,1986:285-288

4. 张宏誉,张茸,张素秋,等.遗传性血管神经性水肿的长期疗程治疗.中华医学杂志,1990,70:211-213

5. 赵天瑞,蒋士红,刘文俊,等.遗传性血管水肿一家系.中华耳鼻咽喉杂志,1998,33:367

6. 张宏誉,黄庆元,毕增琪,等.遗传性血管性水肿和慢性肾小球肾炎.中国医学科学院学报,1988,10:397-401

7. Agostoni A,Aygoren-Pursun E,Binkley KE,et al. Hereditary and acquired angioedema:problems and beyond. J Allergy Clin Immunol,2004,114(3 Supppl):51-131

8. Papplardo E,Zinqale LC,Terlizzi A,et al. Mechanisms of C1-inhibitor deficiency. Immunobiollgy,2002,205:5425-5435

9. Carugati A,Pappalardo E,zingale IC,et al,C1-inhibitor deficiency and angioedema . Mol lmmunol,2001,38:161-173

10. Cicardi M,Zingale L,Zanichelli A,et al,Established and new treatments,for hereditary angioed-end:an update. Mol lmmunol,2007,44:3858-3861

第 57 章
细胞免疫缺陷及艾滋病在耳鼻咽喉头颈部的表现

张 华 顾之燕

艾滋病的中文全称是获得性免疫缺陷综合征（acquired immunodeficiency syndrome，AIDS），艾滋病是由于感染了艾滋病的病原体，即人类免疫缺陷病毒（human immuno-deficiency virus，HIV）而致的以细胞免疫系统损害和感染为主要特征的一组综合征，艾滋病是细胞免疫缺陷、具有致死性的疾病，为了阐明艾滋病先介绍细胞免疫和细胞免疫缺陷。

一　细胞免疫

免疫反应概述

免疫反应（immune reaction）的基本原理是认识和保护机体以及识别和排斥异体。机体保护自己除了依靠生理屏障（皮肤和黏膜）外，还有两种不同的免疫机制。

1. 天然免疫　即辨认外来物质和抗原并产生吞噬作用的能力，天然免疫不需要预先暴露于抗原，也不因暴露而加强其反应。

2. 特异性（获得性）免疫　是一种细胞和分子功能的完整系统，并能加强天然免疫机制。首先，特异性免疫系统能记忆曾遭遇到的抗原和微生物，当再次遇到同一抗原和微生物时能引起有效防御机制的加强；其次，特异性免疫系统能通过直接的和"聚焦"的机制，作用于抗原和微生物，从而放大天然免疫机制。

机体的免疫防御系统是极其复杂的，包括不同的血液系统的器官、细胞和上皮、内皮细胞等，这些细胞在免疫反应中发生急速的相互作用，当抗原或微生物一旦穿透机体的生理屏障就开始了一系列的免疫反应。

特异性免疫系统包括体液和细胞介导的两大类免疫反应，前者是由体液中的分子（免疫球蛋白）介导，可导致特异性识别和清除抗原和微生物；后者是由淋巴细胞介导的免疫识别和清除。机体对于一般来说无害的外来物质，如某些食物、花粉、药物和真菌等发生剧烈的排斥反应，或错误地把自身组织当作外来物质而进行排斥,从而导致组织的损伤,这就是免疫介导的变应性疾病。

　　免疫反应的主要病理学改变是炎症反应。其过程依次是:①识别相(cognition phase):亦称诱导相。所有免疫反应均由识别抗原和微生物开始,在细胞介导的免疫反应中,单核吞噬细胞和 T 淋巴细胞是重要成分,巨噬细胞的主要作用是结合抗原,并传递抗原信息给淋巴细胞。巨噬细胞和淋巴细胞之间的相互生理作用是激活特异性免疫反应所必需的,因此巨噬细胞也被称为抗原提呈细胞(antigen presenting cell,APC),APC 还包括朗格汉斯细胞(Langerhans cell)和其他单核吞噬细胞。抗原识别与表面Ⅱ级主要组织相容性复合物(major histocompatibility complex,MHC)糖蛋白[即表面Ⅰ区相关(Ⅰa)抗原]有关,表面Ⅱ级 MHC 糖蛋白是 DNAⅠ区产物,它能移行到细胞表面,并与异体蛋白结合,T 辅助细胞即能吸附于抗原Ⅱ级 MHC 糖蛋白复合物,并识别其为异体。②激活相(activation phase):抗原和微生物被机体识别的结果是引起一系列生理现象,包括淋巴细胞克隆增殖、免疫调节、细胞毒性 T 淋巴细胞和抗体的形成,以及炎性介质、淋巴因子和细胞因子等的产生。③效应相(effector phase):介质、细胞因子等可介导和调节炎症反应,激发效应器官系统(变应性鼻炎和哮喘的效应器官分别为鼻腔和支气管),吸引新的巨噬细胞到抗原所在部位,并刺激它们分泌水溶性物质以破坏抗原,达到消除入侵抗原和微生物的目的。但这一目的是难以达到的。介质和细胞因子并有“放大器”的作用,可特异性地针对任何一种抗原的淋巴细胞,活化不同的效应机制以清除抗原。细胞因子也能调节免疫机制的大小,以活化或抑制炎症反应。所以姜泗长院士教导我们:从本质上来说慢性炎症反应是细胞和体液介导的免疫机制的表达,也就是说免疫反应就是炎症反应。

细胞免疫及调节机制

　　细胞免疫是由致敏的细胞或免疫细胞介导的免疫反应,它是一个十分复杂的免疫现象,不但与变态反应有一定关系,而且与许多临床重要的生物学现象有关。

　　细胞免疫由抗原与 T 细胞相互作用引起,在这一过程中,抗原的引入方式有重要意义。当特殊抗原物质被引入有相当淋巴引流的部位时,就可以在局部及其引流的淋巴结中引起细胞的致敏反应,甚至可暂时抑制其他方式引起的细胞免疫反应。

　　T 细胞与抗原作用后,便开始了免疫反应的两个重要步骤:分化和增殖。但这个过程很少是由 T 细胞与抗原直接接触完成的,它需要巨噬细胞的介导,抗原先与巨噬细胞接触,被巨噬细胞吞噬、降解,巨噬细胞再将抗原信息传递给 T 细胞。在与抗原物质接触后几小时 T 细胞就发生形态上的变化,转化为淋巴母细胞,并开始产生淋巴因子(lymphokine),与此同时,T 细胞开始分裂。这种 T 细胞数量上的增多与免疫反应速度和强度的迅速增加有关,并奠定了免疫回忆的基础。

　　实验动物 T 细胞减少时,在有些情况下不是出现免疫功能低下,而是出现某些方面免疫功能亢进,这导致了两种 T 细胞——T 辅助细胞和 T 抑制细胞的出现,正常的免疫反应通过 T 细胞调节,反应过强时抑制,反应过低时加强,这种调节作用通过 T 抑制细胞和 T 辅助细胞来完成。实验还证明 T 细胞除了自行调节其功能外,还可以接受来自 B 细胞的信息,以调节其对 B 细胞的影响。

　　巨噬细胞在免疫过程中也起着重要作用,它似乎有给淋巴细胞、特别是对 T 淋巴细胞提供抗原的作用,从而大大增强免疫反应,抗原被巨噬细胞捕获后,大部分被吞噬或解体,残存或重又出现于巨噬细胞表面的抗原,对刺激 T 细胞是必需的。T 细胞对游离抗原的作用力较差,抗原附着于巨噬细胞则为其与 T 细胞相互作用提供了条件。如巨噬细胞大量死亡或因代谢的原因严重受损,T 细胞的激活就要受到影响。巨噬细胞在免疫过程中的另一个作用可能是协助 T 细胞来发挥其对 B 细胞的影响。T 细胞与抗原接触后,可能将其抗原受体转移给巨噬细胞,受体以非特异方式吸附于巨噬细胞,使之能结合更多的抗原携带给 B 细胞,并将 B 细胞激活。

　　T 细胞有表面受体以识别抗原,这些受体的分子质量为 150 000,但不是通常的免疫球蛋白,它由两条链组成。T 细胞被位于巨噬细胞表面的抗原激活后细胞膜被活化,抗原信息传入细胞内,使细胞转化为大的成淋巴细胞,在淋巴细胞活化因子,即 IL-1 的作用下进行增殖,其中一个 T 细胞亚群释放一些可溶性因子,即淋巴因子;另一个亚群具有细胞毒作用。这就是细胞免疫的两个主要机制,还有一些 T 细胞成为记忆细胞。

细胞免疫过程有着复杂的调节机制,同一剂量的抗原激发在不同免疫状态下的机体,引起的是不同强度的反应。反之,同等强度的细胞免疫反应可以有不同的持续时间。临床上结核菌素试验后常出现一个短暂的皮肤试验低下期,而一些伴有广泛组织肉芽肿反应的疾病又常伴随机体反应性低下。这些现象都说明免疫反应的发生、程度和持续时间都有各自的调节机制。广泛的反应可能对新的反应的产生发生一种负反馈,从而引起无变应性,这种情况可见于粟粒性结核、严重的球孢子菌病、结节病、麻风病等。在这种情况下反应不能发生的原因不是由于反应功能低下,而是由于对原发病的广泛反应的负反馈作用抑制了对其他抗原的作用。因此,抗原和抗体表现的细胞免疫是一系列反应的总和,这些反应由效应细胞通过反馈系统进行调节。

细胞免疫缺陷病及早期治疗

对于 T 细胞数量或功能存在明显缺陷的婴儿以及重度联合免疫缺陷病(severe combined immuno-deficiency,SCID)患者来说,不仅是存在机会性病原体感染的高危因素,而且对于常规用于免疫接种的减毒活疫苗也可能出现严重的或者不可控制的感染,同时也是输入外源白细胞产生移植物抗宿主疾病的易感人群。因此,只要怀疑是这类细胞免疫缺陷就应立即采取特殊的预防措拖,而不管是在免疫学的检查的过程中,还是已经制订好了转诊的方案或者确定了最终的治疗计划。首先,输注的任何血液制品应该用放射线照射过,防止输入能引起移植物抗宿主疾病的有增殖能力的淋巴细胞;其次,禁止使用病毒疫苗。

在美国不能使用活的减毒口服脊髓灰质炎疫苗的患者通常推荐使用灭活疫苗替代,这样导致脊髓灰质炎的可能性就很小。在其他不少国家还继续使用卡介苗进行免疫接种,可能会导致致命的感染。禁止使用活的麻疹-腮腺炎-风疹和水痘疫苗,如果患 SCID 的婴儿曾经暴露于水痘患儿,应该预防性地使用水痘-带状疱疹免疫球蛋白。采用甲氧苄啶-磺胺甲基异噁唑(trimethoprim-aulfamethoxazole,TMP-SMX)治疗或其他疗法可以预防卡氏肺孢子菌肺炎。为控制白念珠菌感染,必要时可延长制霉菌素的疗程,或全身应用抗真菌素,或两者联合应用。有时针对呼吸道合胞病毒可给予被动免疫治疗,对这类患者还可以考虑静脉应用免疫球蛋白,这种治疗可能要持续应用 1 年以上,即使是已经进行了骨髓移植的患儿,由于移植的细胞产生功能会有延迟,所以也要持续治疗很长一段时间。

二 艾滋病及在耳鼻咽喉头颈部的表现

概述

艾滋病即获得性免疫缺陷综合征(acquired immunodeficiency syndrome,AIDS)是由于感染了 AIDS 病原体,即人类免疫缺陷病毒(human immuno-deficiency virus,HIV)而引起的以细胞免疫系统损害和感染为主要特征的一组综合征。

目前,AIDS 已成为一种全球性的新型传染病。具有传播快、波及地区广及死亡率高的特点。其因机会性感染所致的全身表现中包括耳鼻咽喉头颈部病变,且症状和体征有其特异性,因此对于早期发现和诊断 AIDS 有一定的帮助。

1. AIDS 的发现及流行情况　AIDS 是感染了 HIV 所致。原发于中非,美国的科学家注意到这种罕见的疾病可能与免疫功能减退有关。随即在 1981 年 6 月由美国疾病控制中心(CDC)第一次以新的独立的综合征(AIDS)向全世界报道,1983 年 5 月法国巴斯德研究所 Montagmer 首次分离鉴定了该病毒。

我国大陆的第 1 例 AIDS 患者是在 1985 年 6 月发现的。截至 2007 年我国报告 HIV 感染者 38 201 例,感染率 2.91/10 万,患者分布全国各省、市、自治区。AIDS 报告发病率和 HIV 感染率较为稳定地位居全国前6位的省份(包括自治区、直辖市)为广西、云南、河南、新疆、北京、广东。

2. 免疫学发病机制　HIV属于逆转录病毒科的慢病毒亚科,目前发现2种,即在全球蔓延的HIV-1和限于在非洲西海岸流行的HIV-2。HIV颗粒呈球形,直径约$1\mu m$,最外层有包膜或外膜包裹,包膜为脂双层膜,来自宿主的细胞膜,膜中有病毒糖蛋白GP120和GP41。膜内侧面紧贴着蛋白质P17,核心部分是截去头部的圆锥体,由蛋白质P24所构成的衣壳包裹,基因组是两条相同的RNA单链,与蛋白质P9和P7紧密结合,核心部分还有逆转录酶、蛋白酶和整合酶。

HIV主要感染T4细胞和巨噬细胞,整个过程为:

(1)T4细胞和巨噬细胞的细胞膜表面都有一种称为CD4的穿膜糖蛋白,当HIV的包膜蛋白GP120与CD4结合后,使GP41暴露,由于GP41疏水性较强,它的一端便埋入靶细胞中去,于是病毒包膜与靶细胞融合,病毒核心可进入靶细胞而将其感染。

(2)HIV的核心进入靶细胞,脱壳后,以基因组中的RNA链为模板,由逆转录酶中的DNA多聚酶催化,逆转录生成一条单链的DNA(DNA负链),然后核糖核酸酶H将RNA模板分开,空出位置让第二条互补的单链DNA(DNA正链)合成,所形成的双链即为前病毒。

(3)前病毒在胞质中形成后进入细胞核,在整合酶催化下,整合到细胞的基因中去。其后可以表现为3种不同情况:①长期静止不转录:即长期潜伏,细胞不被破坏;②利用靶细胞的转录和翻译机制:缓慢转录、翻译、生成病毒RNA和病毒蛋白质,再装配成新的病毒颗粒,出芽释放出细胞外,此时靶细胞虽受损耗,但不裂解、死亡;③暴发性地迅速转录、翻译和装配:大量病毒颗粒几乎同时形成,从细胞中出芽释放,使细胞裂解、死亡。

当受HIV感染的CD4T淋巴细胞表面存在的GP120发生表达后,它可以与未感染的$CD4^+$T淋巴细胞$CD4^+$分子结合,形成融合细胞,从而改变细胞膜的通透性,引起细胞的溶解和破坏。游离的GP120也可以与未感染的$CD4^+$T淋巴细胞结合,作为抗体介导依赖性细胞毒作用的抗原,使$CD4^+$T淋巴细胞成为靶细胞,受K细胞攻击而损伤。gp41透膜蛋白,能抑制有丝分裂原和抗原刺激淋巴细胞的增殖反应,从而使CD4T淋巴细胞减少。

HIV感染后一般首先出现CD^+T淋巴细胞轻度至中度数目降低,该细胞总数可持续数年不变,反应病毒为免疫应答所抑制。历经一段时间后,$CD4^+$T细胞逐渐进行性下降,表明病毒逐渐逃脱了免疫应答的控制。$CD4^+$T淋巴细胞一旦下降至$0.2\times10^9/L$(200细胞/微升)或更低时,就可出现机会性感染。

HIV感染所致免疫功能的损害,不仅是CD4T淋巴细胞被破坏,其他免疫细胞也不同程度地受到影响,如单核巨噬细胞、$CD8^+$T淋巴细胞、B淋巴细胞等。

HIV感染能激发机体产生特异的细胞免疫反应和对各种病毒抗原产生相应抗体。机体产生T淋巴细胞介导的细胞毒作用,说明T细胞在HIV感染中发挥抑制HIV复制作用。机体产生的抗体可以中和游离HIV病毒及已和细胞结合而尚未进入细胞内的HIV颗粒。自然杀伤细胞(NK细胞)和杀伤细胞(K细胞)通过抗体依赖性细胞毒性作用能杀伤和溶解HIV感染的细胞。机体的细胞免疫和体液免疫作用可在一段时间内控制HIV的复制及扩散。但是,由于病毒的变异和重组,可以逃脱免疫监视,不能被机体的免疫系统彻底清除。当机体的免疫系统被进一步破坏时,在某些触发因素的作用下,使HIV大量复制和播散,最终导致AIDS的发生。

3. 传播途径　目前从HIV感染者或AIDS患者的血液、精液、唾液、宫颈分泌物、脑脊液、泪液、乳汁和尿液中均可分离出HIV。研究证实,HIV可以通过性接触、血液和垂直传播等3种途径而传播。

(1)性接触传播:异性性接触、同性性接触和双性性接触是AIDS传播的最常见方式。全球的HIV感染大约75%是通过性接触传播的。HIV的性传播与许多因素有关,如性伴数、性伴的感染情况、性接触频率和强度、有无患梅毒等其他性病以及生殖器局部的损害程度、性交方式、有无吸毒、有无保护措施等。

(2)血液途径:HIV可通过输血、不规范单采血浆、使用HIV感染的血液制品以及医疗器械等传播。静脉注射毒品者共用HIV污染的注射器,亦为传播AIDS的重要途径。

(3)母婴传播:新生儿 AIDS 是在怀孕后期或分娩过程中由母体传给;婴幼儿也可因母乳喂养而感染。绝大多数儿童 HIV 感染者和艾滋病患者是经垂直传播而感染的。有研究表明,HIV 感染的孕妇,其婴儿受感染的比例为 15%~50%。

在耳鼻咽喉头颈部的表现

因 HIV 侵入人体首先选择性攻击 CD4 细胞,使 Th/Ts(CD4/CD8)<1.0(正常值 1.6~2.1),免疫功能受抑制,引起机体免疫力下降,感染概率及感染严重程度增大,同时机会性感染发生的可能性也同步增大,而感染进一步加重免疫缺陷,引起恶性循环。艾滋病的感染可侵及全身各部位,早期诊断和治疗需要临床医师、解剖病理学医师和影像学医师紧密合作。国外统计 HIV/AIDS 的患者中有 30%~84% 可出现耳鼻咽喉和头颈部的临床表现;国内有报道也高达 80.76%。因此,在其就诊于耳鼻咽喉头颈外科时,常因忽视和经验不足延误诊断。

HIV 感染引起机体免疫力下降,耳鼻咽喉头颈外科常见感染性疾病(例如,中耳炎、扁桃体炎、鼻-鼻窦炎、喉炎等)发病率较健康人高,病情程度较重且不易治愈,反复发作。除此以外,AIDS 还会引起一些特异性疾病及机会性感染。以下是在临床中较常见的耳鼻咽喉头颈部 AIDS 的表现。

1. 耳部表现 外耳可见 Kaposi 肉瘤突起呈红紫色结节。卡氏肺孢子菌感染为多核性囊肿,也可见于外耳,病理检查可发现原虫。中耳可表现为急、慢性中耳炎;肺囊虫浆液性中耳炎;分泌性中耳炎以及中耳乳突气房积脓与肉芽形成的乳突炎。抽取中耳分泌物培养,可发现真菌、原虫、病毒和分枝杆菌。内耳的损害以感音神经性聋为其早期的表现,也有侵及前庭功能的报道。HIV 对神经有亲和力,可直接侵犯第Ⅷ对脑神经,也可因急性中枢神经系统感染和脑神经损害波及第Ⅷ对脑神经。治疗 AIDS 感染的某些抗生素的耳毒性,也可引起听力损害。

2. 鼻-鼻窦表现 急性或慢性鼻-鼻窦炎在艾滋病患者中较常见,临床症状常见有头痛、发热、鼻塞、咳嗽,但大多数患者没有典型的临床症状,只有头痛或咳嗽。引起鼻-鼻窦炎的病原菌有:草绿色链球菌、肺炎链球菌、铜绿假单胞菌、流感嗜血杆菌、溶血性链球菌、莫拉卡他菌属等。诊断常靠临床,X 线平片及 CT 可见黏膜增厚、气液平、透明度下降,CT 比 X 线片更具有诊断价值。AIDS 患者可因感染阿米巴原虫而产生鼻塞、流涕、鼻出血等症状。检查可见以鼻黏膜慢性充血及萎缩改变为主。Little 区以溃疡为主。鼻部易感染疱疹病毒,可涉及鼻前庭、鼻翼或面部的巨大疱疹性溃疡。隐球菌感染使 AIDS 患者鼻-鼻窦炎的发生率相当高。有学者据 MRI 检查后发现,鼻-鼻窦炎的黏膜增厚发生率及程度 AIDS 患者高于 HIV 患者。其中部分患者并无症状。鼻-鼻窦炎的高发病率和迁延性可能与 HIV 患者鼻黏膜纤毛廓清功能异常有关。AIDS 患者变应性鼻炎的发生率也较一般人高。鼻腔和鼻窦也可发生 Kaposi 肉瘤。

3. 咽及口腔表现 80% 的 HIV 感染者口腔菌群中有白念珠菌的定植,随着 $CD4^+$ T 细胞快速下降,艾滋病患者更易发生念珠菌感染。典型表现为红斑基础上的白膜覆盖,即鹅口疮,特点是有奶酪样白斑,可以从表面刮起;也可以呈现红斑。其他表现有:萎缩性红斑、口角炎(口角部裂隙、糜烂、溃疡、红斑)。咽部、食管也可发生,引起吞咽困难和咽痛。口腔白念珠菌病发生在艾滋病确诊之前,在高危人群中,口腔白念珠菌病是以后发生艾滋病的先兆。一些研究表明,假膜型白念珠菌病比红斑型白念珠菌病更有意义,艾滋病感染者 T 淋巴细胞减少并伴有口腔白念珠菌病,提示预后不良。自从 1981 年底首次报道毛状白斑后,现已广泛认同毛状白斑是 AIDS 感染者的最常见的表现。表现为白色斑块,常发生在舌侧,大多为双侧发病,表面不规则,表现为皱褶状突起和毛发状病损,不能擦除。只局限于口腔发病。Kaposi 瘤也常发生在腭部、颊黏膜、咽后壁等处,上腭是最常见的部位。鼻咽部可因淋巴组织增长以及恶性肿瘤等引起鼻塞,听力减退。因此,在高发人群中,出现这些症状时,可能为 HIV 感染的早期体征。

4. 喉部表现 喉部可因念珠菌感染和 Kaposi 瘤引起声嘶、喉喘鸣和喉阻塞。

5. 颈部表现 颈部肿块可因淋巴结肿大,颈部 Kaposi 瘤以及非霍其金淋巴瘤等引起。

诊断及治疗

诊断主要依据病史、临床表现和实验室检查(分离 HIV,HIV 抗原和抗体检测,HIV 基因检测)。

AIDS 患者,出现任何耳鼻咽喉头颈部症状要首先考虑是否为 HIV 感染的局部病变。对于 HIV 感染的高危人群及地区,当患者出现上述病变表现时,应作血清 HIV 检测,便于早期发现。

　　AIDS 全身治疗主要利用抗病毒药物、免疫制剂及生长因子和基因治疗,以针对 HIV 侵袭和细胞免疫功能的破坏。机会性感染则根据病原体选用敏感的抗生素药物。

参 考 文 献

1. 黄选兆,汪吉宝. 实用耳鼻咽喉科学. 北京:人民卫生出版社,1998:1124-1130

2. 王英,倪大新. 2004-2007 年中国法定报告性传播疾病流行病学特征分析. 疾病监测,2008,23:481-485

3. 卢永德. AIDS 在耳鼻咽喉-头颈部的表现. 国外医学耳鼻咽喉科学分册,1995,19:142-144

4. 薛明学,黄祖仁,乔宁生,等. HIV 感染阳性 104 例在耳鼻咽喉-头颈部的表现. 中国耳鼻咽喉颅底外科,2001,7:117-118

5. Barzan L,Tavio U,Comorett R,et al. Head and neck manifestation during HIV infection. J Laryngol Otol,1993,107:133-136

6. Milgrim LM,Rubin JS,Small CB,et al. Mucociliary clearance abnormalities in the HIV-infected patient:precursor to acute sinusitis. Laryngoscope,1995,105:1202-1208

7. Teggi R,Ceserani N,Luce FL,et al. Otoneurological findings in human immunodeficiency positive patients. J Laryngol Otol,2008,122:1289-1294

8. Benhammou A,Benbouzid A,EL Messaoudi A,et al. Ear,nose and throat pathology in human immunodeficiency virus infection,East Mediterr Heath J,2002,8:826-831

第58章
系统性免疫病的耳鼻咽喉头颈部表现

赵长青　顾之燕

　　自身免疫病是指产生了直接针对自身抗原的、抗体介导的或细胞介导的免疫应答。很多自身免疫病的个体易患性受到其自身的人类白细胞抗原(human leucocyte antigen，HLA)基因的影响。在某些情况下能诱发自身免疫反应。一些系统性自身免疫病可能合并耳鼻咽喉头颈部的临床表现，且常作为前驱症状或首诊症状初诊于耳鼻咽喉-头颈外科，部分病例是耳鼻咽喉头颈部症状出现于疾病的过程中。在这些症状中，最常见的是耳蜗-前庭功能障碍，其次是上呼吸道症状。

　　对 30 例(60 耳)因红斑狼疮病情加重而住院治疗的患者进行听力检测，确定其中 5 耳有原因不明的感音神经性听力减退，且发现听力减退的程度与年龄、性别和疾病是否活动性无相关性，和红斑狼疮病变侵犯的器官也无相关性。由于大多数患者(29 例)已接受了免疫抑制剂的治疗，因此推测伴有耳聋应不止 5 耳。对 7 例系统性红斑性狼疮的 14 具颞骨的组织学和免疫组化研究发现，6 耳血管纹蓝染、凝固，以及多数螺旋神经节细胞消失和不同程度的毛细胞消失和萎缩，1 耳耳蜗纤维化和骨化，1 耳内淋巴积水，上述颞骨表现与自身免疫性内耳病相关。对 8 例系统性血管炎患者死后的 16 具颞骨的病理学研究，证实其中 3 例全内耳严重纤维化和新骨形成，分析此 3 例生前有明显的听力减退。对 16 例 Wegener 肉芽肿患者其中发病早期表现为局限于耳部和鼻部的 26 耳进行听力检测，发现 21 耳显示轻到中度感音神经性听力减退，1 耳表现为突发性聋，对其中 6 例进行血清学抗体检查，证实 4 例抗肉膜抗体阳性，1 例抗核抗体阳性，部分病例在应用免疫抑制剂后听力有不同程度的改善。除了上述之外，临床上还有一些系统性自身免疫病合并内耳损伤也不鲜见。例如，进行性听力减退也曾见于 Behcet 病，血管炎也可发生于耳蜗和前庭，糖皮质激素治疗后收到较好的效果，复发性多软骨炎也见合并感音神经性聋，感音神经性聋也可见于类风湿性关节炎、溃疡性结肠炎和系统性硬化病等。此外，强直性脊柱炎约半数以上伴有感音神经性聋（39/68 耳），其中约 2/3 患者可查到抗膜迷路抗体，HLA-B 全部阳性。Cogan 综合征的特征是早期耳蜗-前庭功能障碍，并伴有非梅毒性角膜实质炎，病变常为进行性。儿童人群中的耳蜗-前庭病变可能是免疫介导的，特别是合并共存的系统性自身免疫病则具有更大可能性，最近文献多为个案或少数病例的报道，并对流行病学、诊断和治疗等进行了讨论。听力减退主要见于青少年 Cogan 综合征、系统性红斑狼疮、Behcet 病、Sjögren 综合征和少年特发性关节炎等。然而，系统性自身免疫病累及内耳损伤的机制尚未完全阐明。

系统性自身免疫病累及上呼吸道时，后者的症状多为系统性自身免疫病的前驱症状或早期症状。例如，Churg-Strauss 综合征的早期症状为变应性鼻炎和哮喘，伴有末梢血和组织中嗜酸性粒细胞增多。系统性红斑性狼疮早期可有外鼻和鼻前庭皮肤色素沉着，鼻黏膜充血、肿胀或溃疡形成则一般发生于红斑狼疮确诊后一段时间。Wegener 肉芽肿部分患者首先出现的是鼻黏膜肿胀或溃疡、鼻阻塞、鼻中隔穿孔或鞍鼻，成为患者首次就医的原因。大部分 Cogan 综合征患者的前驱症状为上呼吸道感染。发音障碍虽在自身免疫病中相对少见，但出现各种喉部表现并非十分罕见。例如，曾报道一例发音困难是发生在系统性红斑狼疮的早期。

本章介绍临床上累及耳鼻咽喉头颈相关器官的系统性免疫病。在概述该系统性免疫病的基础上，阐述累及的耳鼻咽喉头颈相关器官的机制、临床表现等，以便耳鼻咽喉-头颈外科医师在临床上处理这类疾病。

一　系统性红斑狼疮

系统性红斑狼疮（systemic lupus erythematosus，SLE）是一种多因素参与的特异性自身免疫病，这些因素主要是遗传和环境因素。实验室检查发现有多种自身抗体参与。SLE 可造成多系统损害，几乎全身每一系统、每一器官都可能受累。感染、肾衰竭、心衰、消化道出血、中枢神经系统损伤是引起患者死亡的主要原因。该疾病在耳鼻咽喉头颈部的表现主要是累及内耳、鼻腔、喉部和口腔。

SLE 概述

1. 发病基本因素　个体大量易感基因和环境因素的相互作用（保护基因的缺乏）是发生免疫异常的重要原因。

（1）基因易患性：是 SLE 重要的危险因素，SLE 的易患性是多基因决定的，但发展成 SLE 所必需的遗传基因的数量尚不清楚，可能是多个。整体的基因效应部分依赖于个体其他调控基因和保护基因的作用和诱导疾病的环境因素强度（如一个带有易感基因的机体受到强烈阳光的照射的量与强度等）。

（2）环境因素：包括性别、感染、药物、毒素、精神压力、饮食和物理化学因素等可能在疾病的发生中起重要作用。其中两个明显的因素是性别和紫外线（UV）。女性患者明显多于男性，尤其是在生育年龄。性别倾向的基础还不是很清楚，然注意到 SLE 患者体内存在着过多的雌激素，而雄激素过少，从而使其免疫反应性增强。70% 的 SLE 是在暴露于 UV 光照后发病。在有遗传倾向的个体中促进疾病发展的另一个因素是饮食，一些用紫花苜蓿芽喂养的猕猴患有 SLE，发芽的蔬菜含有芳香族类氨基酸 L-刀豆氨酸，这是一种免疫刺激因子。患有 SLE 的小鼠如果严格限制热卡、脂肪摄入或者大量摄入 Ω-3 不饱和脂肪酸如二十碳五烯酸（鱼油），则可以保护小鼠避免发病。感染可能会扩大不良的免疫反应，给予 SLE 小鼠细菌脂多糖可以加速疾病的发展，感染性物质和它们的代谢产物如超抗原、脂多糖，能够活化单核细胞、B 细胞和 T 细胞，从而使 SLE 病情恶化，或在含有恰当易感基因的个体内诱发 SLE。药物属于可能导致 SLE 样疾病的环境因素的范畴，药物性狼疮主要的临床表现有关节炎、浆膜炎、疲倦、抑郁和低热，肾炎和中枢神经系统疾病罕见，大部分患者在停用诱发药物后几周内症状就会消失，除非再次使用这种诱发药物，否则一般不会再次发病。表 8-58-1 列出了与 SLE 发病可能相关的环境因素，并列出与药物性狼疮有关的相对常见的药物。

表 8-58-1　与 SLE 发病相关的环境因素

因素程度	因素	
确定因素	中波紫外线	(UVB,波长 275～320nm,又称为中波红斑效应紫外线)
很可能因素	性激素	在人类,男女红斑狼疮发病的比例为 1∶9(在育龄期),而老年人与青年人的发病比例为 1∶3
可能因素	饮食因素	含有 L-刀豆氨酸的紫花苜蓿芽和有关的芽类食物;异十八烷和相似的物质;饱和脂肪酸的大量摄入
	感染	细菌 DNA,人类逆转录病毒,内毒素,细菌脂多糖
	药物	肼屈嗪,普鲁卡因胺,异烟肼,乙内酰脲,氯丙嗪,甲基多巴,D-青霉胺,米诺环素,肿瘤坏死因子 α 抗体,干扰素-α

因此,SLE 的发病基本因素是:遗传背景＋雌激素水平高于正常＋环境因素(感染、紫外线、药物)。上述机制引起机体免疫功能紊乱,产生多种自身抗体(器官特异性抗体和器官非特异性抗体)与自身抗原产生Ⅱ型变态反应,引起血小板减少、溶血性贫血、白细胞减少、脑细胞损害等。还可发生Ⅲ型变态反应引起免疫复合物沉积,从而诱发血管炎、肾炎、基底膜损害、滑膜炎、浆膜炎等病变。

2. 异常免疫反应　易感基因、雌激素和环境诱发因素相互作用的结果是致病性自身抗体和免疫复合物的生成。其核心机制是 B、T 细胞的极度活跃和下调这些反应的大量免疫调节通路失控。

(1)致病性自身抗体产生:正常生理情况下人体内有大量与自身分子反应的抗体,这种自身抗体大部分为 IgM,它们对自身抗原只有很弱的亲和力。然而,致病性自身抗体与正常生理情况下的自身抗体不同,它们大多为 IgG,对自身抗原有很高的亲和力,并且有严格的特异性。致病性自身抗体来源于原始的、抗原激活的"母"B 细胞。致病性自身抗体免疫球蛋白分子通常是高度变异的,尤其在它们重链和轻链的高变异区。SLE 的致病性自身抗体是抗细胞核抗体(ANA),后者是人体自身对各种细胞核成分产生相应抗体的总称,有特异性,80%～95%的 SLE 患者 ANA 阳性,尤以活动期为高,在 SLE 中常见的 ANA 有:①IgG 型抗 ds-DNA 抗体:为 SLE 标记性抗体;②抗 SM 抗体:为 SLE 另一高度特异性抗体,存在于 5%～25%的 SLE 患者中,通常为 IgG 亚型,表明是 T 细胞依赖型的;③其他 ANA:抗血小板和红细胞抗体,是直接引起 SLE 的自身抗体。除了 ANA 外,抗磷脂抗体(抗心磷脂抗体还是狼疮抗凝物)、抗胞质抗原抗体(胞质内的抗原在血小板活化时能迁移至其表面),以及针对 Ro/La 颗粒结合蛋白的抗体(可能也是直接的病原体)均在 SLE 发病的免疫反应中发挥作用。

(2)致病性免疫复合物形成:形成的免疫复合物数量过大,超过了机体清除机制的能力。此外,大分子的复合物被单核巨噬细胞快速清除,小分子的复合物则在尿中直接排泄,唯有中等分子大小的复合物不易被清除。由于原发性或继发性的细胞表面补体受体水平较低,不能有效结合于免疫复合物中免疫球蛋白上的 Fcγ 受体,导致免疫复合物的溶解性降低而积蓄。

3. 临床表现　SLE 的临床表现复杂多变,且因人而异。疾病早期,症状多不典型,常仅表现一个或两个器官受累的症状,故常导致误诊。主要特征:①皮肤改变:是观察狼疮活动性最好的窗口之一,最常见累及头面部皮肤(图 8-58-1),其次是上肢桡侧皮肤,少见胸背和下肢皮肤,臀部前后皮肤罕见受损。损害呈多种多样,蝶形红斑是其特征性皮肤改变(图 8-58-2),还有光敏感、脱发、盘状红斑等表现;②对称性多关节疼痛、肿胀:通常不引起骨质破坏;③狼疮性肾炎(lupus nephritis,LN):是 SLE 最重要的临床表现之一,50%～70%在病程中会出现肾脏受累,是影响预后的重要因素;④神经精神狼疮(NPSLE):也是 SLE 的常见表现,轻者仅有偏头痛、性格改变、记忆力

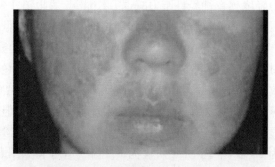

图 8-58-1　发生在面部的 SLE 蝶形红斑

减退或轻度认知障碍,重者可表现为脑血管意外、昏迷、癫痫持续状态等;⑤贫血和(或)白细胞减少和(或)血小板减少;⑥胸膜炎,肺实质浸润,肺间质病变;⑦合并弥漫性出血性肺泡炎,死亡率很高;⑧肺动脉高压、肺梗死;⑨心脏病变:以心包炎最为常见,还可有心肌炎、心律失常、疣状(Libman-Sack)心内膜炎和冠状动脉受累;⑩肠系膜血管炎,蛋白丢失性肠病。SLE 好发部位如图 8-58-2。

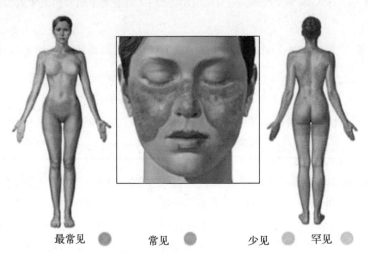

最常见 ● 　　常见 ● 　　少见 ● 　　罕见 ●

图 8-58-2　SLE 好发部位

SLE 在耳鼻咽喉的表现

应警惕,有时耳鼻咽喉表现是 SLE 的首发症状。

1. 在耳部表现　如前所述,系统性红斑狼疮是一种累及多系统、多器官、有多种自身抗体的自身免疫病。听觉器官的受累除了耳廓皮肤可出现特征性红斑外,耳部的其他表现还包括伴随坏死性血管炎而出现的中耳炎、自身免疫性内耳病和自身免疫性前庭炎,导致进行性感音神经性聋和前庭功能障碍。回顾性对照研究提示,亚临床状态的双侧对称性的高频感音神经性听力损失在 SLE 非常普遍(约占 66%),比健康对照组高出 20 倍,可能的机制是微血管病变或血栓形成导致耳蜗基底回毛细胞受损所致。对一例全聋的 SLE 年轻女性的颞骨研究显示,全迷路严重纤维化代替了正常的感音神经结构,伴显著的耳蜗炎性浸润。中耳炎、内耳炎症和听神经病变均可引起严重的感音神经性听力丧失。近年来的研究表明抗心磷脂抗体与感音神经性听力丧失有关,一例明确诊断为 SLE 和抗心磷脂抗体综合征的男性患者,症状反复,且伴有双耳不同程度的感音神经性聋,经泼尼松 30mg/d 治疗,听力无改善,内耳 FLAIR 三维 MRI 成像显示双侧耳蜗及前庭高信号影,提示内耳出血和抗凝剂治疗可能是有效。Roverane 等评价 SEL 无临床症状的感音神经性聋,分析 31 例无选择的连续女性患者,以 25 例健康女性作对照,进行鼓膜检查和听力测试,试验组中 1 例因中耳感染被排除,余 30 例中 21 例(66%)为高频感音神经性聋,并观察到耳聋与 SLE 是否活动无相关性。Gomidos 等观察 45 例 SLE 女性患者和 45 例健康女性,SLE 组 25 例(55.5%)有听力减退和耳鸣,对照组仅 3 例有听力减退,其中 2 例为中耳病变,1 例为轻度感音神经性听力减退。Khalidi 等报道 1 例 SLE 患者表现为感音神经性聋,初为右耳,数月后发展到左耳,经糖皮质激素和免疫抑制剂治疗左耳听力明显改善。

2. 在鼻部表现　SLE 也可累及外鼻和鼻前庭皮肤,但通常出现在其他的临床症状已明确诊断较长时间后,缓解期皮疹消退后,外鼻及面颊常留有色素沉着。鼻腔内损害包括黏膜充血、肿胀、溃疡等炎性改变,有时黏膜干燥结痂。病变多局限在鼻中隔软骨部。常见的鼻部症状有流涕、鼻出血、后鼻滴漏及鼻阻塞。过去认为 SLE 很少出现鼻中隔穿孔,但 Rahman 等对 1970—1998 年间 885 例 SLE 患者调查显示,40 例(4.6%)发生鼻中隔穿孔,绝大多数(39/40)是在 SLE 活动期发现的,发现穿孔时的平均年龄为 40 岁,平均 SLE 病程为 6.1 年。鼻中隔穿孔因其通常无症状,且需仔细临床检查方能发现,故常被漏诊,一般认为穿孔与鼻黏膜急性炎症、溃疡、血管炎等引起的鼻中隔软骨缺血坏死有关。

3. 在咽喉部表现　9%～52%的患者有黏膜病变,且可为首发症状,因喉黏膜深在,常不易被发现,因此最常见的表现是口、咽溃疡。从病理角度将 SLE 引起的咽喉病变分为三类,分别是黏膜病变、浆膜病变或滑膜病变、小血管炎。在黏膜损害的急性期,口咽腔多见于颊部和硬腭黏膜红斑、糜烂或浅溃疡、疼痛,病变局限后可有白色角化边,有时波及舌黏膜,在喉部和下咽,黏膜损害多在声带和会厌,也可在室带或声门下,为水肿或溃疡性改变,可出现弥漫性喉水肿。症状表现为声嘶、咽痛甚至呼吸困难,严重者需用系统糖皮质激素或行紧急气管切开术。典型的急性发作均伴有其他部位的炎性活动,但也有出现在 SLE 静止期的。反复发作或转为慢性后,喉腔内形成结节或瘢痕,严重时引起喉狭窄。喉镜下可见声带、会厌、梨状窝充血、水肿、糜烂和溃疡,黏膜和黏膜下出血和血肿形成。浆膜或滑膜损害常表现为环杓关节炎、喉软骨膜炎和声带麻痹,出现声嘶、咽喉痛,检查可见环杓关节肿胀、声带活动受限。SLE 的声带麻痹多继发于环杓关节炎,也可继发于脑神经病、外周神经病,大多数病例应用糖皮质激素后声带症状改善。小血管炎者可引起血管性水肿、杓肌坏死,并在声带上形成类风湿结节样结节。血管炎引起的神经病变和肺动脉高压,能造成迷走神经和喉返神经损伤,可以反映神经肌肉的状态,为后续的治疗提供可靠的依据。尽管 SLE 很少累及喉部,但由于其可能发生急性喉梗阻,所以必须高度重视。对出现单侧或双侧声带麻痹的患者应进行双侧环甲肌及甲杓肌喉肌电描记术。早期黏膜病变经系统糖皮质激素等治疗能取得较好效果,但对喉狭窄等后期病变难以奏效。曾有报道 1 例 SLE 患者因迷走神经麻痹而致吞咽困难,只能靠鼻饲维持入量,应用糖皮质激素治疗 3 周后完全恢复。Ozcan 等报道 2 例 SLE 患者,一例有声音嘶哑和呼吸响声,一例为咳嗽和呼吸困难,检查发现喉部及声门下仅有黏膜炎症反应。

二　Cogan 综合征

Cogan 综合征(Cogan syndrome,CS)是一种累及眼、前庭耳蜗的综合征,主要表现为非病毒性实质性角膜炎、前庭功能障碍、突发听力下降和系统性血管炎等,后者进一步导致系统性脏器损害。由于角膜炎和耳聋是 CS 的始发病变,且主动脉炎导致的心血管严重损害,因此需要多学科联合诊治,以及时挽救视力和听力,甚至患者的生命。耳鼻咽喉-头颈外科医师应熟悉 CS,以免贻误治疗时机。

CS 概述

CS 临床上分为 2 种类型:①典型 CS:突然发作的实质性角膜炎,眼的其他部位无炎症表现,3/4 患者在 1～6 个月期间出现前庭、耳蜗症状,10%伴有主动脉炎及主动脉功能不全;②非典型 CS:仅占 10%,除实质性角膜炎外,还出现巩膜炎、结膜炎、虹膜炎、葡萄膜炎及视网膜血管炎,耳蜗、前庭功能症状出现于眼症状发生前或发生后 2 年内。CS 发病率低,自 1945 年 Cogan 首次描述 4 例后,迄今仅数百例报道,主要见于 30 岁以前的年轻男性。由于 CS 症状无特异性,眼、耳、系统性血管炎出现的时间可间隔数周、数月甚至数年,因此早期诊断困难,易被漏诊或误诊,有报道称从发病到正确诊断平均误诊时间达 21.9 个月,某些个案甚至可延迟 11 年。

大部分患者有上呼吸道感染的前驱病史。约 75%以上的患者在 4 个月内可出现眼和耳的症状。在以实质性角膜炎为眼部表现的典型 CS 中,很少发生系统性血管炎,大约 10%的患者发生主动脉炎导致动脉瘤形成或主动脉瓣关闭不全。在不典型者,除了实质性角膜炎外,还有其他眼部表现,主动脉炎和系统性血管炎所致的身体脏器症状出现率较高,多预后不良。

眼部表现:主要是实质性角膜炎,可以反复发作,表现为眼部充血、疼痛、畏光、视物模糊,裂隙灯检查典型表现为斑片状颗粒状角膜浸润。由于早期类似病毒性角膜炎或衣原体感染性角膜炎,因此早期容易误诊。其他眼部异常有虹膜炎、结膜炎、表层巩膜炎、前巩膜炎、后巩膜炎、葡萄膜炎、视网膜血管炎、青光眼等。也有少见的视神经炎报道。单纯实质性角膜炎应用可的松眼药水可以阻止血管增生和角膜薄翳,极少发生永久性视力下降,预后较好。巩膜炎和视网膜血管炎引起的视力损害则比单纯实质性角膜炎视力损害严重得多。

系统性血管炎：总体来说发生率为15%，主要分大动脉炎（累及主动脉和主动脉弓）和中、小血管炎。主动脉炎多在CS起病后数周至数年出现。系统坏死性血管炎引起血管栓塞、狭窄、出血，进而给器官带来损害。

系统器官损害：因系统性血管炎导致，一般出现在首发症状后的2个月至7年之中。应注意个别患者器官损害可能是首发症状。临床上除了表现为体重下降、发热、淋巴结病、肝脾肿大和皮疹外，还有损伤器官的相应表现。例如主动脉炎可导致动脉瘤和主动脉瓣关闭不全，进而出现冠状动脉狭窄、心肌肥大、充血性心衰、高血压、心包炎、心律失常，是CS最严重的系统损害表现，常是死亡的原因。此外，呼吸、消化、骨骼肌肉、皮肤、泌尿生殖系统和神经系统亦出现相应的损害症状。

CS在前庭耳蜗的表现

1. 前庭耳蜗损伤机制及病理

（1）内耳自身免疫性疾病：这是多数学者的观点。耳蜗是一个能接受抗原刺激并产生免疫应答的器官，内淋巴囊的毛细血管为有孔毛细血管，可能有滤过功能，体循环中的抗体可循此途径入内耳。内淋巴囊在内耳免疫应答中具有重要作用，内淋巴囊是内耳处理抗原和产生局部免疫反应的潜在部位。自身免疫性疾病形成的循环免疫复合物，由于血流动力学的原因（内耳血管纹结构类似肾小球毛细血管和脑脉络丛，血流至此变缓慢）和内耳的特殊结构，抗原抗体复合物可非特异性沉积在血管纹，引起内耳免疫病理改变，如血管纹萎缩和其他一些内耳代谢性损伤，致血迷路屏障破坏，内耳隐蔽抗原与免疫细胞接触启动免疫应答，损害听功能或（和）前庭功能。

（2）颞骨病理：CS的颞骨病理改变与伴有听觉前庭功能异常的其他自身免疫疾病类似，主要病理改变是在内耳，包括耳石器及整个膜迷路的体液或细胞免疫反应，免疫复合物沉积于内耳基底膜毛细血管。耳蜗和前庭迷路的形态学改变包括：①血管纹囊性变，螺旋韧带淋巴细胞、浆细胞浸润；②螺旋神经节、Corti器变性，表现为耳蜗和前庭的毛细胞和支持细胞严重变性；③不同程度的膜迷路积水；④耳蜗、前庭外淋巴间隙被纤维组织和化生骨局部或弥散性闭塞；⑤其他如前庭阶钙化、球囊破裂、内听动脉活动性血管炎、第Ⅷ对脑神经脱髓鞘变及萎缩。

Helmchen等应用免疫荧光法观察了5例CS患者血清中抗内耳抗体与病变部位的关系，以其他自身免疫病如SLE、硬皮病、重症肌无力、Wegener肉芽肿为对照。结果发现4例的IgG抗体与大鼠耳前庭（壶腹）部位结合，2例的IgG抗体与耳蜗部位结合，无IgM抗体与内耳结合，对照组均为阴性。

2. 前庭耳蜗临床表现　表现为类似梅尼埃病样发作，眩晕、恶心、呕吐、共济失调，以及耳鸣、突发性感音神经性聋。前庭症状出现一般早于耳蜗症状数天至数周。前庭和耳蜗功能随着病情的缓解或加剧呈波动性，若未及时应用糖皮质激素，听力下降将迅速进展为全聋，且不可逆。可双耳或单耳聋，但双耳聋占62%~67%。纯音测听和言语测听显示感音神经性聋，以中~高频听力损失为主，言语识别率下降。冷热水刺激试验、转椅试验和眼震电图检查显示前庭反应严重减弱或消失。耳蜗电图SP增高，SP/AP增高，提示内淋巴水肿。虽然双侧前庭功能丧失，但多数患者由于本体感觉和视觉的代偿作用而不至于平衡失调。多数患者颞骨CT和增强MRI可见前庭和耳蜗内纤维化和骨化，急性期颞骨增强MRI T1相显示迷路密度增高，提示迷路炎。

3. 诊断　前庭耳蜗症状与眼部症状可以同时出现，也可间隔数周至2年先后出现。倘若仅有前庭耳蜗症状，不能诊断CS。同样，仅表现眼部症状，亦不能诊断CS。

4. 治疗　Gluth等报道1940－2002年连续患者60例，重点分析其耳鼻咽喉、眼部及全身性表现，指出听力障碍最多见为突发性聋，其中12%为全聋。听觉-前庭损害通常需要糖皮质激素联合免疫抑制剂应用。泼尼松治疗7~10天无效时根据经验可加用免疫抑制剂，泼尼松治疗若超过2周无效再加免疫抑制剂，听力提高的可能性极小。泼尼松联合免疫抑制剂使用4~8周听力若仍无提高，提示免疫抑制剂无效。永久性双耳重度听力障碍患者可尝试人工耳蜗植入术，由于CS患者可能存在圆窗骨化和耳蜗底回部分骨化或耳蜗鼓阶完全骨化（术前常规颞骨HRCT和MRI有助于明确耳蜗骨化），术中需清除耳蜗底回骨化组织，再植入电极，或经前庭阶植入电极。

三 结节性多动脉炎

结节性多动脉炎(polyarteritis nodosa,PAN)是一种累及中、小动脉的坏死性血管炎。很少或无免疫沉积物,抗中性粒细胞胞质抗体(antineutrophil cytoplasmic antibodies,ANCAs)阴性。

PAN 概述

1. 概念演变 许多年来 PAN 一直被认为是包含大多数的全身性血管炎,随着对 PAN 认识的加深,以前被称为"类风湿关节炎伴发的 PAN",现在称为"类风湿性血管炎",以前大多数"伴肺累及的结节性多动脉炎",现在称为"变应性肉芽肿性血管炎",即 Churg-Strauss 综合征(将在本章后面单另叙述)。随后,由于在显微镜下发现 PAN 患者针对髓过氧化物酶(myeloperoxidase,MPO)的抗中性粒细胞胞质抗体(ANCAs),对 PAN 的认识出现了更为重要的转变。这种以弥漫性坏死性肾小球肾炎为特征的 PAN 比传统概念经典的累及中、小动脉的 PAN 更为常见,于是这种 PAN 被命名为 MPA,即"显微镜下多动脉炎"或"显微镜下多血管炎"。1993 年 Chapel Hill 血管炎会议(CHCC)对 MPA 做了定义,MPA 正式从 PAN 中分离出来。MPA 的发病率较 PAN 高,后者是指不伴有肾小球肾炎以及小动脉、毛细血管和小静脉血管炎的累及中、小血管的坏死性炎症,而MPA 除具有与 PAN 相似的血管炎病理改变外,还有特征性的小血管受累,导致急性肾小球肾炎(RPGN)和肺的毛细血管炎。

2. 病理学 PAN 明显的坏死和炎症区域与未受累血管交替存在。有动脉瘤形成的倾向,特别是肠系膜血管。其他靶器官包括肾脏、周围神经和心脏。在血管壁和周围组织中可见大量的纤维素样坏死和中性粒细胞。肠系膜动脉造影发现广泛的动脉瘤,是最具有诊断价值的依据。目前腓肠神经是最常用的活检部位。在有神经病变的患者中,特别是若有腓肠神经传导异常,活检阳性率可超过 80%。PAN 的实验室检查无特异性。贫血和白细胞增多是典型表现,几乎所有的患者都有血沉增快。亦可见轻微肝脏损害的证据,如碱性磷酸酶增高。

3. 临床表现 PAN 属少见病,各种年龄均可发病,发病高峰在 50~60 岁。多数研究显示男女比例为 2:1。PAN 常急性起病,多系统受累。前驱症状如发热、腹痛、体重下降以及关节痛等,数周至数月不等。少数患者呈暴发性起病,预后极差。在疾病初期,病情容易反复,但症状控制后,复发相对少见。虽然 PAN 主要累及全身中、小血管,但主要累及四肢、胃肠道、肝、肾脏的中等大动脉和神经滋养血管,肺及肾小球多不受累。动脉炎的结局是脏器缺血,临床上表现痛性皮肤溃疡、肢端坏疽、肠梗死、肝梗死和肝内出血、肾性高血压以及肾梗死和多发性单神经根炎。大约 1/3 患者表现皮肤可触性紫癜,有时伴溃疡形成。大约 1/3 出现由于肾脏动脉炎引起的肾性高血压,偶尔可很严重。多发性单神经根炎是一种广泛的神经病变,常累及大的混合性运动神经和感觉神经。任何受累神经的损害都可能为突发事件,尽管许多患者在神经功能完全丧失前仅诉受累区域感觉异常或无力。常受累的神经有腓总神经、正中神经、尺神经和腓肠神经。局部缺血和梗死可以导致神经损害,神经损害可以在数天到数周内以不对称的方式进展,是致残的主要原因之一。由肠系膜血管炎引起的腹痛常表现为持续性钝痛,但常在进餐后加剧。部分患者有典型的肠系膜缺血表现,如畏食和迅速的体重减轻。

PAN 在耳蜗和前庭的表现

PAN 可伴发耳蜗及前庭病变,但少见,听力下降可能是主要的表现。听力下降通常是非常迅速的,与血管性病变一致。已报道的颞骨组织病理改变包括:内听动脉坏死性炎症导致的播散性局部缺血性改变,即血管纹的严重萎缩、前庭膜塌陷、Corti 器破坏、盖膜扭曲、蜗顶区域纤维化和骨化闭锁,以及内淋巴水肿。因颞骨内面神经管的血管炎导致的面神经麻痹也有报道。

四　Wegener 肉芽肿

Wegener 肉芽肿（Wegener granuloma，WG）是一种坏死性肉芽肿性血管炎，病变累及小动脉、静脉及毛细血管，发病部位主要在上下呼吸道，许多患者可有肾脏受累。本病 1936 年由 Wegener 首次描述。本病多起病缓慢，但也可呈快速进展性发病。该病男性略多于女性，各年龄段人群均可发病，但以中年人多见。近年的研究已经证明 WG 是一种与抗中性粒细胞胞质抗体（ANCA）相关的血管炎。AN-CA 是一种以中性粒细胞和单核细胞胞质成分为靶抗原的自身抗体。根据间接免疫荧光法进行初筛试验，ANCA 有两种染色型，即胞质型 ANCA（cytoplasmic ANCA，c-ANCA）和核周型 ANCA（perinuclear ANCA，p-ANCA）。应用酶联免疫吸附试验以进一步区分 ANCA 的特异性抗原，作为 ANCA 的确证试验。经典的 c-ANCA 和 p-ANCA 是根据乙醇固定的中性粒细胞的免疫荧光模型来定义的。中性粒细胞胞质弥漫性颗粒样染色，并在核叶之间有重染色者为胞质型（c-ANCA），其靶抗原主要为蛋白酶3（proteinase3，PR3），是一种位于中性粒细胞嗜天青颗粒中的中性丝氨酸蛋白酶。中性粒细胞环绕细胞核周围胞质亮染者为核周型（p-ANCA），其靶抗原主要为髓过氧化物酶（myeloperoxidase，MPO）。c-ANCA是 WG 的特异性抗体。

WG 概述

1. 发病机制　WG 病因不明，研究认为 WG 可能是在某些遗传背景下由某些环境因素诱发的。少数研究已经证实了 WG 具有遗传倾向。仅小部分 WG 患者表达较高水平的 HLA-B8、HLA-B50、HLA-DR9、HLA-DR1、HLA-DR2、HLA-DQw7 和 HLA-DR3，大部分研究并没有找到特异性的遗传标志。体内、外研究表明，多核细胞和单核细胞活化诱导 PR3 从细胞内向细胞表面移位，形成循环抗体。抗中性粒细胞胞质抗体增强了中性粒细胞的活化、脱颗粒、呼吸爆发、黏附和破坏内皮细胞，产生大量具有致病活性的氧自由基和释放中性粒细胞颗粒中的各种蛋白酶，导致中性粒细胞脱颗粒破裂。内皮细胞可能也是 ANCA 的直接靶点：PR3 存在于未治疗患者内皮细胞胞质中，肿瘤坏死因子-α（TNF-α）刺激导致 PR3 向细胞表面进行时间依赖性移位，导致内皮细胞受损诱发血管炎。抗内皮细胞抗体（anti endothelial cell antibody，AECA）在血管炎的发病机制中也起一定的作用。AECA 通过补体依赖的细胞毒作用和抗体介导的细胞毒作用与活化的内皮细胞互相作用，损伤血管壁造成血管炎。除体液免疫外，T 细胞也参与血管炎的发病，研究发现 WG 患者的 T 细胞处于活化状态，呈多克隆特性，表达 CD28 的 T 细胞数量增加。此外，有一些细胞因子在 WG 中也有异常表达。以上都说明细胞免疫也有可能参与了 WG 的发病。

2. 病理学　典型的 WG 病理改变包括坏死性肉芽肿形成和血管炎。光镜下可见小动脉、小静脉血管炎，动脉壁或动脉周围或血管（动脉或微动脉）外区有中性粒细胞浸润，在炎性血管的周围伴有细胞浸润形成的肉芽肿。最常侵犯的部位是鼻窦、鼻咽腔、气管黏膜、肺间质和肾小球。WG 肺部病变的特点是坏死性肉芽肿性肺部炎症，偶尔可以是肺泡毛细血管炎。前者导致高密度的结节影，后者则引起弥漫性肺出血。肾脏病变的特点是局灶性坏死和不伴免疫球蛋白及补体沉积的新月体形成，亦称为微量免疫复合物的肾小球肾炎。

3. 临床表现　WG 是多系统受累疾病，因此临床表现多样。发病初呈非特异性症状，以发热最为常见，其他包括疲劳、抑郁、食欲减退、体重下降、关节痛、盗汗、尿色改变等。典型的 WG 表现为三联征，即上呼吸道、肺脏和肾脏病变，然关节、眼、皮肤、心脏、神经系统、消化系统等也可累及（图 8-58-3）。

（1）肺部表现：肺部受累是 WG 主要症状之一，发生率为 45%～87%。最常见的症状为咳嗽、咯血和胸膜炎。虽然 1/3 患者 X 线显示肺部病变，但并无下呼吸道症状。最常见的 X 线表现是肺部浸润（67%）和结节（58%）性改变。然 WG 的肺部浸润通常是短暂的，甚至在治疗前可消退。持续性弥漫性肺间质浸润罕见（<1%），倘若出现则提示合并有其他疾患。WG 肺部结节往往是双侧多发，50% 有空洞形成。胸腔积液、弥漫性肺出血以及纵隔肺门淋巴结肿大并不常见。据报道弥漫性肺出血发生率可

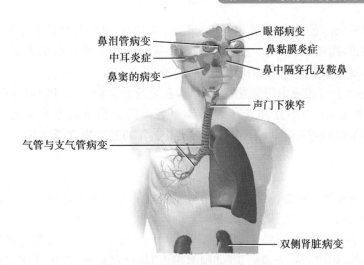

图 8-58-3　WG 受侵部位示意图

达 8%，致死率极高，约 50%。

肺功能检查显示 55%患者有通气障碍，一般认为是由于支气管内病变和瘢痕引起。30%~40%患者出现肺活量和 CO_2 弥散功能降低的限制性通气障碍。约 17%以上的患者出现中到重度进行性肺功能不全，可能是由于疾病活动期、肺炎或环磷酰胺治疗后继发的肺间质纤维化所致。

（2）肾脏表现：肾脏表现的有无决定了 WG 是全身性还是局限性。WG 确切的肾脏累及率很难确定。局限性 WG 因为肾脏症状轻微常被忽视，另一方面，早期肾脏疾病可能没有临床症状（如极少数尿沉渣和肾功能正常的患者，肾活组织检显示局灶性炎症改变）。最初诊断为局限性 WG 的患者有可能发展成为肾小球肾炎，因此对局限性 WG 患者应提高对肾脏的警惕，所有患者应密切监测肾脏功能变化。应该强调，大多数病例会有肾脏受累，表现为蛋白尿、红细胞、白细胞及管型尿，严重者发展为肾病综合征或者伴有高血压，最终可导致肾衰竭，是 WG 的重要死因之一。因此应警惕部分患者在起病时虽无肾脏病变，但随病情进展可逐渐累及肾脏。

WG 在耳鼻喉部表现

累及耳鼻喉是 WG 最常见的表现，约 70%患者作为起病症状。

1. 耳部表现　占 25%，且为首发症状，包括外耳道炎、鼓膜肉芽肿、分泌性中耳炎、化脓性中耳炎、感音神经性聋、眩晕、眼震、面神经麻痹等。在病程中，约 60%患者发生，最常见的是中耳炎，占 25%~44%，其中约 1/4 为化脓性感染，14%~42%有明显的听力丧失，多为传导性。内耳病变包括感音性听力丧失和极少发生的眩晕。耳部受累按临床表现分为 4 型：①中耳积液：多为单侧，可以是本病的早期表现，导致传导性聋；②鼓膜穿孔：可为多个小穿孔，化脓性中耳炎时，中耳腔和乳突可能有肉芽组织；③感音神经性聋：常较重，且为双侧；④耳廓充血、压痛、质硬、弥漫性肿胀。病理学改变：显示肉芽型鼓膜炎，或中耳乳突腔由肉芽组织充填。与 Cogan 综合征相反，WG 最常见的是传导性听力损失，这是因为肉芽肿累及鼻咽部，继发性咽鼓管功能障碍和中耳积液所致，此外伴肉芽组织的慢性中耳炎和破坏性中耳炎症亦是导致传导性听力损失的原因。WG 中耳受累听力损失也可表现为混合型，并发展为进行性或突发性感音神经性聋，但后者总是继发于或伴随着传音性听力损失。WG 的耳部表现是中耳黏膜、骨膜、环状韧带，以及圆窗膜、膜性耳蜗和前庭迷路坏死性血管炎进展的结果。因此，耳鼻咽喉-头颈外科医师对久治不愈的中耳积液应提高警惕。

2. 鼻部表现　85%病例可表现为典型的鼻部受累，约 1/2 或 2/3 以鼻窦炎为首发症状。临床表现包括：鼻阻塞、黏液脓性鼻涕、失嗅、鼻黏膜溃疡和结痂、鼻出血，甚或鼻中隔穿孔、鼻骨破坏和鞍鼻。

鼻部病变临床分期：①前驱期：为一般感冒或鼻窦炎症状，间歇性鼻塞，水样或血样鼻涕，鼻内可干燥结痂，鼻中隔可出现肉芽肿性溃疡。此期一般为 4~6 周。②活动期：鼻部分阻塞或完全阻塞，有臭味脓涕，全身表现是虚汗、食欲差、低热、时有高热，一般抗生素治疗无效。鼻镜检查见黏膜肿胀、糜烂以至溃疡,呈肉芽状,表面有灰白色坏死,多先累及下鼻甲或鼻中隔,明显者鼻外部隆起、鼻中隔穿孔或腭部穿孔。若侵犯下呼吸道,则咳嗽、憋气。③终末期:鼻黏膜、软骨、骨质及面部组织、眼眶、额部甚至颅底广泛破坏,面部毁容,眼睑及结膜肿胀,眼球突出,视力减退。

3. 喉部表现　临床上可表现由声嘶发展到喘鸣,甚至危及生命的上呼吸道梗阻。最典型的病变是声门下狭窄,发生率大约 16%,小儿和青春期 WG 患者声门下狭窄的概率显著升高,达 48%。其中20% 通过单用免疫抑制剂治疗后症状减轻,但 80% 转化为不可逆的慢性纤维化。

WG 治疗

WG 的治疗包括诱导缓解和维持治疗两个阶段。糖皮质激素联合环磷酰胺是治疗的基本药物,尤其是肾脏受累和耳鼻咽喉受累的首选治疗方案。

1. 糖皮质激素　活动期用泼尼松龙 $1.0 \sim 1.5 mg/(kg \cdot d)$,连续 $4 \sim 6$ 周,病情缓解后减量并以小剂量维持。对严重病例,如严重呼吸道病变(如肺泡出血)伴低氧血症、肾脏受累出现急性肾衰竭,或中枢神经系统血管炎等患者,可采用甲泼尼龙冲击疗法,即 $1.0 g/d$,静脉点滴,连续 3 天,第 4 天改口服泼尼松 $1.0 \sim 1.5 mg/(kg \cdot d)$,然后根据病情逐渐减量。

2. 免疫抑制剂　环磷酰胺是基本药物,可使用一年或数年,撤药后患者能长期缓解。其他免疫抑制剂如硫唑嘌呤、甲氨蝶呤、环孢素、霉酚酸酯等在本病的治疗中均有一定的作用。环磷酰胺的用法是:口服,通常 $1 \sim 3 mg/(kg \cdot d)$。也可每次 200mg,隔日 1 次。对病情平稳者,$1 mg/(kg \cdot d)$ 维持;对严重者冲击治疗,每次 $1.0 g$,每 $3 \sim 4$ 周 1 次,同时口服 100mg/d。用药期间注意观察不良反应,如骨髓抑制、继发感染等。

3. 严重病例治疗　如中枢神经系统血管炎、呼吸道病变伴低氧血症如肺泡出血、进行性肾衰竭,可采用冲击疗法。包括甲泼尼龙 $1.0 g/d$,应用 3 天,环磷酰胺 $1.0 g$,每 $3 \sim 4$ 周冲击治疗一次。环磷酰胺和糖皮质激素可连续使用一年,甚至数年,维持疾病长期处于缓解状态。

4. 其他治疗　包括静脉用丙种球蛋白、血浆置换等均有其相应的临床应用指征。近来认为复方磺胺甲噁唑片具有治疗感染的作用,能够预防 WG,尤其是病变局限于耳鼻咽喉的复发患者,可延长生存时间,疗效良好。近年来多种生物制剂在本病的治疗中进行了尝试,已经得到了初步结论。对糖皮质激素和环磷酰胺治疗无效的患者或者应用糖皮质激素和环磷酰胺有相对禁忌的患者可以尝试生物制剂,包括 TNF-α 阻断剂(如 infliximab,商品名英夫利昔单抗)、利妥昔单抗(rituximab),以及免疫吸附治疗等新的治疗方案。

5. 耳鼻咽喉治疗　在患者处于非活动期时,适当的外科手术及局部干预治疗可明显改善患者的生活质量。鼻腔生理盐水盥洗和鼻腔局部涂布润滑剂有助痂皮的软化或清理。对保守治疗无效或难治性鼻窦炎可选择鼻内镜手术,去除粘连,开放窦口。对累及泪道和眼眶者可行鼻腔泪囊吻合术和眶减压术,以缓解症状,改善患者生活质量。中耳积液可行鼓膜置管,听力下降患者可以佩戴助听器以改善听力。对于声门下狭窄、支气管狭窄可考虑外科手术治疗,如支气管扩张术、喉支气管成形术及激光外科手术等,在狭窄区置放支架扩张或切除狭窄段后行支气管吻合术,严重者可行气管切开术等。Psillsa 等报道对以突发或进行性加重的双侧耳聋为主要表现的 71 岁男性患者进行了耳蜗植入,植入 Nucleus 3G 电子耳蜗,患者立即显示良好的听力效果,术后 3 个月获得了开放式言语识别率(open-set speech perception),此例是 WG 患者进行耳蜗植入术的首例,并取得良好的效果。

五　变应性肉芽肿性血管炎

变应性肉芽肿性血管炎,或称 Churg-Strauss 综合征(Churg-Strauss syndrome,CSS),是一主要累及中、小动脉和静脉的系统性坏死性血管炎,因此最初被归纳入结节性多动脉炎(PAN)。随着对该疾病本质的逐渐认识,从 20 世纪 50 年代开始,从 PAN 分离出来,命名为变应性肉芽肿性血管炎,或称 Churg-Strauss 综合征。CSS 的发病率相对较低,大约为 2.5/10 万成人每年。男性发病略多于女性,比例约为 2∶1。发病年龄 15～70 岁,平均年龄为 38 岁。

CSS 概述

1. 概念演变 1939 年,Rackemann Greene 首先注意到一组被确诊为结节性多动脉炎(PAN)的患者主要表现为哮喘、嗜酸性粒细胞增高和发现肺内浸润灶,当时认为这可能是 PAN 的一种特殊类型。1943 年,Harkavy 强调上呼吸道受累症状对这组疾病具有重要的鉴别意义,首次提出这组疾病在病理上具有血管外肉芽肿的特点。其后 Churg 和 Strauss 于 1951 年报道了 13 例具有哮喘、嗜酸性粒细胞增高、肉芽肿性炎、坏死性系统性血管炎和坏死性肾小球肾炎的病例,并提出这是有别于典型的 PAN 的另一类型的血管炎,后被称之为 Churg-Strauss 综合征。直到 1994 年,在北卡罗里那大学 Chapel Hill 的国际共识会议上,将此病定义为累及呼吸道的高嗜酸性粒细胞性肉芽肿性炎症和累及中、小血管的坏死性血管炎,并伴有哮喘和高嗜酸性粒细胞增多血症。因为和 WG、MPA 均是与抗中性粒细胞胞质抗体(ANCA)相关的血管炎,因此归为影响中、小血管的血管炎综合征。

2. 病因及发病机制 可能与免疫异常、环境与药物过敏相关。近 70% 的患者有变应性鼻炎史,并多有鼻息肉和哮喘,外周血和组织中嗜酸性粒细胞增多,血 IgE 水平升高,ANCA 阳性。但迄今尚未明确免疫复合物以及细胞介导的免疫机制在疾病的发生发展中是如何起作用的。

3. 病理 CSS 主要累及小动脉和小静脉,但冠状动脉等中等血管也可受侵犯,大血管受累者少见。病变多分布于肺、皮肤、外周神经、胃肠道、心脏以及肾脏。典型的病理改变为:①组织及血管壁大量嗜酸性粒细胞浸润;②血管周围肉芽肿形成;③节段性纤维素样坏死性血管炎。嗜酸性粒细胞浸润和坏死性血管炎可见于 WG 和 PAN,故缺乏特异性,唯血管周围肉芽肿形成具有特异性,是诊断 CSS 的主要依据。嗜酸性粒细胞增多及其在脏器中的浸润是 CSS 组织损伤的重要原因。

4. 临床表现 临床上 CSS 可以分为 3 期,即变应性鼻炎和哮喘期、嗜酸性粒细胞浸润性疾病期(如嗜酸性粒细胞性肺炎或胃肠炎)和全身性中小血管系统性血管炎伴有肉芽肿性炎症期,后者常常发生在哮喘起病 3～7 年内,也可能两者发病间隔数十年。但并非所有患者都将经历上述 3 个期。CSS 典型的临床表现:①呼吸道过敏,包括变应性鼻炎或支气管哮喘;②血嗜酸性粒细胞增多;③组织内嗜酸性粒细胞浸润。脏器嗜酸性粒细胞浸润多发生在肺、皮肤、神经系统、胃肠道、心脏及肾脏。常见的非特异性症状是乏力、体重下降、发热及关节肌肉疼痛等。

CSS 的临床特点:①有数年的相应的哮喘病史或变应性鼻窦炎病史,反复发作,可逐渐加重;②多系统损害,如非空洞性肺浸润、皮肤结节样病变、充血性心力衰竭等;③外周血嗜酸性粒细胞增多、血清 IgE 浓度升高,部分患者出现血中 p-ANCA 阳性;④X 线表现为一过性的片状肺泡型浸润,偶尔有弥漫性肺间质浸润,肺门淋巴结肿大等;⑤肺、皮肤、肾等组织的病理检查可见血管炎以及血管外坏死性肉芽肿,伴有嗜酸性粒细胞浸润。

CSS 在上呼吸道的表现

上呼吸道表现多是 CSS 的早期症状,也是 CSS 的主要临床表现,主要是变应性鼻炎、鼻窦炎、鼻息肉及哮喘。上述上呼吸道表现可在诊断血管炎之前 3～7 年出现,在出现血管炎时有些变应性鼻炎和哮喘反而突然减轻,但也有哮喘随血管炎的出现而加重,最终发展为难治性哮喘。

1. 变应性鼻炎、鼻窦炎、鼻息肉 约 70% 的患者有变应性鼻炎,多伴有反复发作的鼻窦炎和鼻息肉,且常是 CSS 的初始症状。主要症状为鼻阻塞、脓性或血性鼻涕,偶有鼻中隔穿孔。鼻黏膜活组织检查常见血管外肉芽肿形成,伴嗜酸性粒细胞浸润。

2. 哮喘 80%～100% 的患者在病程中都将出现哮喘。病变早期症状较轻微,发作次数少,间隔时间较长,不易引起注意。以后呈进行性加剧,无诱因而频繁发作。哮喘发作的严重程度与全身系统损害的严重程度不一定相符。

3. 肺内浸润性病变 即嗜酸性粒细胞性肺炎,发生率各家报道不一,最高可达 93%。可出现在 CSS 的初始或血管炎期。胸片呈结节影或斑片状阴影,边缘不整齐,弥漫性分布,无特定的好发部位,很少形成空洞。易变性是其特点,阴影可迅速消失。肺部受累可以出现咳嗽和咯血症状。

1990 年美国风湿病学会提出 CSS 的诊断标准如下:①哮喘:哮喘史或呼气时肺部有弥漫高调啰音;②嗜酸性粒细胞增多:白细胞计数中嗜酸性粒细胞>10%;③单发或多发神经病变:系统性血管炎所致单神经病、多发单神经病或多神经病(手套/袜套样分布);④非固定性肺浸润:系统性血管炎所致胸片上迁移性或一过性肺浸润(不包括固定浸润影);⑤鼻窦炎:急性或慢性鼻窦疼痛或压痛史,或影像学示鼻窦阴影;⑥血管外嗜酸性粒细胞浸润:活组织检查示包括动脉、小动脉或小静脉在内的血管外嗜酸性粒细胞积聚。

CSS 治疗

CSS 的治疗以糖皮质激素为首选,泼尼松初始剂量为每天 0.5~1.0mg/kg 或 40~80mg/d,4~8 周症状改善后逐渐减量,以最小有效剂量维持治疗通常需要很长时间。外周血嗜酸性粒细胞计数、血沉和 C 反应蛋白等指标有助于帮助调整泼尼松的减量。CSS 治疗与其他系统性血管炎不同,单一糖皮质激素治疗对绝大多数患者可以达到满意疗效,不足 20% 的患者需要联合免疫抑制剂治疗。

六 强直性脊柱炎

强直性脊柱炎(ankylosing spondylitis,AS)的名称来源于希腊词根"ankylos(弯曲)"和"spondylos(椎间盘)"。是一种主要侵犯骶髂关节、脊柱骨突、脊柱旁软组织和外周关节的慢性进行性炎性疾病,炎症累及滑膜关节、软骨关节,以及肌腱、韧带附着于骨的部位(肌腱端),常引起纤维性和骨性强直。AS 同时也有关节外表现,如眼葡萄膜炎、主动脉根部损害和心脏传导障碍等。AS 有明显家族聚集发病现象,与 HLA-B27 密切相关。由于脊柱强直性改变多见于疾病晚期,轻症患者不一定出现脊柱强直改变,因此有学者建议称为"脊柱炎"或"脊柱炎性疾病"。AS 患者中大约有近三分之一可出现慢性中耳炎和感音神经性听力下降。

AS 概述

本病是 HLA-B27 分子介导的某种因素,导致有骨形成能力的组织发生自身免疫反应。成年男性的负重关节对这种因素尤为敏感。好发于 15~30 岁的青少年,在 30 岁以后或 8 岁以前发病者相对较少。男性患者多于女性,男女之比约为 5:1。最新的流行病学资料显示,AS 的患病率约为 0.38%。

临床表现:最具特征性的是隐袭起病的慢性下腰部痛,90% 患者出现此症状,且 35%~57% 患者以此为首发症状。表现为难以定位的隐痛或钝痛,开始时是单侧或间断性,数月内逐渐变成持续性、双侧受累,并伴下腰区僵硬和疼痛。疼痛以半夜醒来、晨起及久坐后起立时尤为明显,活动或应用非甾类抗炎药后可缓解,腰痛严重时可影响睡眠及翻身。维持一个姿势过久可加重腰痛和僵硬感。另一个重要的临床症状是外周关节病变,75% 患者出现此症状,国内报道为 91%,以此为首发症状者约 43%。以下肢大关节受累居多,常非对称性,肩、肘关节也可能受累,但很少累及手指小关节。髋关节受累发生率为 38%~66%,儿童或青少年起病相对更常见。髋关节破坏、强直是 AS 致残的主要原因。HLA-27 阴性者较阳性者较少出现全身症状、外周关节炎和严重的髋关节病变。肌腱附着点炎症有时可作为 AS 的早期症状出现,在部分患者,甚至作为主要的临床症状。常见部位是胸肋关节、脊柱棘突、肩胛、髂骨翼、股骨大转子、坐骨结节、胫骨粗隆或足跟。发生在胸椎的肋脊和横突关节,以及胸肋区胸骨柄胸骨关节的肌腱端炎,可引起胸痛并在咳嗽或打喷嚏时加重。随着疾病的进展,全脊柱日益僵硬,逐渐出现腰椎变平和胸椎过度后突,如累及颈部,可引起颈部活动受限,进行性加重后被迫俯屈。

关节外表现最常见的是急性前葡萄膜炎或急性虹膜炎,10%~30% 的患者可在病程中出现,可出现在疾病病程的任何时期。典型的发病方式为单侧急性发作,主要症状包括眼部红肿、疼痛、畏光、流泪和视物模糊。心血管受累少见,主要表现为升主动脉炎、主动脉瓣关闭不全和传导障碍。神经系统病变常与脊柱骨折、脱位或马尾综合征相关。

AS 在耳部的表现

29%患者可发生慢性中耳炎。发生慢性中耳炎的患者,其关节外表现明显多于无慢性中耳炎者。对确诊为 AS 的 34 例患者进行纯音测听发现,半数以上有感音神经性听力减退,高频下降居多,听性脑干诱发电位(ABR)提示多为耳蜗性病变,伴血清免疫学异常。抗膜迷路蛋白抗体阳性 9 例中 6 例听力减退,符合自身免疫性感音神经性耳聋诊断。

七 干燥综合征

干燥综合征(sicca syndrome)1933 年由 Sjögren 首先描述,又称 Sjögren 综合征(Sjögren syndrome,SS),是一种以外分泌腺高度淋巴细胞浸润为特征的自身免疫性疾病,其免疫性炎症反应主要表现在外分泌腺体的上皮细胞,故又名自身免疫性外分泌腺体上皮细胞炎,或自身免疫性外分泌病。除累及泪腺、唾液腺等外分泌腺外,尚可累及肾、肝、肺等内脏器官,以及血管、关节、皮肤等。

SS 概述

临床上分为原发性和继发性两类,前者是不伴有另一诊断明确的自身免疫病者,后者是指合并另一诊断明确的自身免疫病者,如类风湿关节炎等。原发性 SS 属全球性疾病,女性多见,男女比为 1∶9~1∶20,发病年龄多在 40~50 岁,也见于儿童。临床表现为口腔干燥症和干燥性角膜结膜炎。继发性 SS 合并的自身免疫病以类风湿关节炎最多见。

SS 的病因和发病机制尚未完全清楚。目前已证实干燥综合征与 HLA-B2、HLA-DW、HLA-DRW 相关,提示有遗传因素参与。对 SS 的发病机制,一般认为是在遗传、病毒感染和性激素异常等多种因素共同作用下,导致机体细胞免疫和体液免疫异常反应,在 T 辅助细胞的作用和 B 淋巴细胞功能异常情况下,产生多种自身抗体,以及多克隆免疫球蛋白和免疫复合物,通过各种细胞因子和炎症介质,造成唾液腺和泪腺等组织发生炎症和破坏性病变等组织损伤,以致最终失去功能。

SS 的细胞免疫异常多出现在受累的外分泌腺体的局部组织。以唇小唾液腺为例,在活组织检查的组织间质中可见到大量淋巴细胞浸润,大部分为活化的 CD^+4 辅助性 T 细胞,B 淋巴细胞约占 20%,单核巨噬细胞和自然杀伤细胞很少见。在唾液腺组织,浸润的淋巴细胞大多为具有记忆表型的 $CD4^+$ T 细胞。

SS 的体液免疫异常的突出表现是高球蛋白血症和存在多种自身抗体,反映了 B 淋巴细胞功能高度亢进和 T 淋巴细胞的功能低下。抗 SSA 抗体和抗 SSB 抗体与本病密切相关,阳性率分别为 70%和 50%。约 90%以上的患者呈多克隆性高球蛋白血症,患者血清中 IFN-γ、IL-10 水平升高,唇腺和唾液腺组织中 IFN-γ、IL-10、IL-2、IL-6、IL-1 和 TNF-α 等细胞因子的表达也明显升高,提示细胞因子参与了 SS 的发病和疾病的进展。

受累的唇腺、泪腺、唾液腺、胰腺、肾间质、肺间质、消化道黏膜、肝内胆管等器官的共同病理学特征是淋巴细胞和浆细胞浸润,其中泪腺、唾液腺受累最多见。唇腺活组织病理检查观察小唾液腺间质中淋巴细胞的浸润程度可以反映本病的免疫反应特性,是诊断 SS 较特异的检查。

临床表现:主要是干燥性角膜结膜炎、口腔干燥症。管道上皮受累主要表现在肾小管受累,较多见,国内发病率达 30%。其次是呼吸道受累也较多。严重者可累及皮肤和阴道。

SS 在鼻咽喉和耳部的表现

产生相应症状,如鼻干燥症,且可能进一步导致感染、充血、结痂和鼻出血。另外如累及咽喉则表现口干、声音嘶哑等。在耳部的症状通常为耳痛、耳鸣、听力下降,表现外耳道皮肤干燥、脱屑,偶见鼓膜穿孔,若累及咽鼓管(虽较少见),可因黏膜干燥、脱屑导致咽鼓管阻塞,进而发生传导性耳聋和慢性中耳炎。亚临床状态的感音神经性听力损失(SNHL)较既往报道的更常见,在一组 30 例原发性 SS 中,14 例

(46%)有 SNHL,其中 5 例显著,9 例听力检查证实听力下降。在另一项 SS 与 SNHL 的研究中,近 1/4 的原发 SS 表现出耳蜗源性的、主要影响高频的 SNHL,SNHL 只与病程有关,与年龄、疾病的全身表现、自身抗体的存在无关。

倘若干燥性外耳道炎或纤维性外耳道炎累及鼓膜,还需行鼓膜切开术或外耳道成形术。

SS 诊断及治疗

1. 诊断 SS 最主要的临床表现为口、眼干,但并非特异性。有研究发现,确诊口、眼干燥症的患者中,主诉口干、眼干者仅分别为 69% 及 55%,因此口、眼干主诉仅可作为参考,实验室检查是绝对依据。SS 最常见的系统表现包括高球蛋白血症导致的紫癜样皮疹、肾小管酸中毒、低钾血症导致的肌无力、弥漫性肺间质疾病、免疫性肝病、关节疼痛等,这些症状若作为单独的首发症状,常常会因患者选择相应专科就诊而错过了全面检查明确诊断的机会。若与口、眼干症状同时或相继出现,则可能引起临床工作者的重视。2002 年修订的 SS 国际分类标准的诊断敏感性为 88.3%~89.5%,特异性为 95.2%~97.8%(表 8-58-2)。

表 8-58-2 2002 年 SS 国际分类(诊断)标准

Ⅰ. 口腔症状:具备以下 3 项中 1 项或 1 项以上

  1. 每日感口干持续 3 个月以上;2. 成年后腮腺反复或持续肿大;3. 吞咽干性食物时需用水帮助

Ⅱ. 眼部症状:具备以下 3 项中 1 项或 1 项以上

  1. 每日感到不能忍受的眼干持续 3 个月以上;2. 有反复的沙子进眼或沙磨感觉;3. 每日需用人工泪液 3 次或 3 次以上

Ⅲ. 眼部体征:具备以下 2 项中任 1 项或 1 项以上阳性

  1. Schirmer Ⅰ 试验(+)(≤5mm/5min);2. 角膜染色(+)(≥4 van Bijsterveld 计分法)

Ⅳ. 组织学检查:下唇腺病理示淋巴细胞灶≥1(指 4mm² 组织内至少有 50 个淋巴细胞聚集于唇腺间质者为一个灶)

Ⅴ. 唾液腺受损:具备以下项目中任 1 项或 1 项以上阳性

  1. 唾液流率(+)(≤1.5ml/15min);2. 腮腺造影(+);3. 唾液腺放射性核素检查(+)

Ⅵ. 自身抗体:抗 SSA 或抗 SSB(+)(双扩散法)

(1)原发性 SS:无任何潜在疾病的情况下,符合下述任 1 条则可诊断:①符合上述 4 条或 4 条以上,但必须含有条目Ⅳ(组织学检查,和(或)条目Ⅵ(自身抗体);②条目Ⅲ、Ⅳ、Ⅴ、Ⅵ 4 条中任 3 条阳性。

(2)继发性 SS:有潜在疾病(如任何一种结缔组织病),以及符合Ⅰ和Ⅱ中任 1 条,同时符合Ⅲ、Ⅳ、Ⅴ中任 2 条。

2002 年标准在我国进行的临床试验中,抗 SSA 抗体的敏感性为 79.7%、特异性为 91.4%;唇腺活检病理的敏感性为 74.6%,特异性为 82.7%;抗 SSA 抗体(+)而唇腺病理(-)者仅出现在 0.5% 的非 SS 对照组,而抗 SSA 抗体(-)唇腺病理(+)者出现在 1.6% 的非 SS 组,提示第Ⅵ项的敏感性和特异性均较第Ⅳ项更高,且有简易可行的优点。因此,在日常医疗工作中对有唾液腺和泪腺功能低下者,可以进行血清抗 SSA/SSB 抗体检测,阳性者可确诊为 PSS,阴性者必须在有条件的医疗机构进行唇腺活检并作病理学检查,血清和唇腺病理均(-)者不能诊断 SS。

2. 治疗 不仅要缓解口、眼干燥症状,更重要的是终止或抑制患者体内发生的异常免疫反应,保护患者脏器功能,并减少淋巴瘤的发生。

(1)口、眼干治疗包括 3 个层次:①唾液和泪液的替代治疗以改善症状,如人工泪液及人工唾液;②可使用毒蕈碱胆碱能受体激动剂,增强 SS 外分泌腺的残余功能,刺激唾液和泪液等外分泌腺的分泌,目前常用的药物有皮罗卡品和 cevimeline;③系统用药改变 SS 免疫病理过程,最终保护外分泌腺体和脏器功能。

（2）SS免疫病理过程的治疗：20世纪80年代末有报道羟氯喹可降低SS免疫球蛋白水平，改善SS症状。近年有报道抗B细胞生物制剂治疗SS，例如应用抗CD20和抗CD22抗体行B细胞清除治疗，可以减轻外分泌腺炎性反应，改善外分泌腺功能。针对SS发病的免疫学过程采用新的生物制剂、免疫治疗和基因治疗，有可能通过改变SS免疫病理过程，为SS的治疗带来希望。

参考文献

1. Mavragani CP, Moutsopoulos NM, Moutsopoulos HM, et al. The management of Sjögren's syndrome. Nat Clin Pract Rheumatol, 2006, 2:252-261

2. Gaston H. Mechanisms of disease: the immunopathogenesis of spondyloarthropathies. Nat Clin Pract Rheumatol, 2006, 2:383-392

3. Ryan AF, Harris JP, Keithley EM, et al. Immune-mediated hearing loss: basic mechanisms and options for therapy. Acta Otolaryngol, 2002, (Suppl 548): 38-43

4. Boulassel MR, Deggouj N, Tomasi JP, et al. Inner ear autoantibodies and their targets in patients with autoimmune inner ear diseases. Acta Otolaryngol, 2001, 121:28-34

5. Mathews J, Rao S, Kumar BN, et al. Autoimmune sensorineural heating loss: is it still a clinical diagnosis? J Laryngol Otol, 2003, 117:212-214

6. Yoo TJ, Du X, Kwon SS, et al. Molecular mechanism of autoimmune hearing loss. Acta Otolaryngol, 2002, (Suppl 548): 3-9

7. Solares CA, Hughes GB, Tuohy VK, et al. Autoimmune sensorineural hearing loss: an immunologic perspective. J Neuroimmunol, 2003, 138:1-7

8. Lasak JM, Sataloff RT, Hawkshaw M, et al. Autoimmune inner ear disease: steroid and cytotoxic drug therapy. Ear Nose Throat J, 2001, 80:808-811, 815-816, 818 passim

9. Oelke K, Richardson B. Pathogenesis of lupus. Arthritis Rheum. , 2002, 47:343-345

10. Tsao BP. An update on genetic studies of systemic lupus erythematosus. Curr Rheumatol Rep, 2002, 4:359-367

11. Wallace DR, Hahn BH, eds. Dubois' Lupus Erythematosus, 6th ed. Philadelphia: Wilkens, 2002, 391-415

12. Hahn BH. Antibodies to DNA. N Engl J Med, 1998, 338:1359-1368

13. Sugiura M, Naganawa S, Teranishi M et al. Inner ear hemorrhage in systemic lupus erythematosus, Laryngoscope, 2006, 116:826-828

14. Roverano S, Cassano G, Paira S, et al. Asymptomatic sensorineural hearing loss in patients with systemic lupus erythematosus. J Clin Rheumatol, 2006, 12:217-220

15. Lee JH, Sung IY, Park JH, et al. Recurrent laryngeal neuropathy in a systemic lupus erythematosus(SLE) patient. Am J Phys Med Rehabil, 2008, 87:68-70

16. Cunnane G, Lane NE. Steroid-induced osteoporosis in systemic lupus erythematosus. Rheum Dis Clin North Am, 2000, 26:311-329, vi-vii.

17. Cogan DG. Syndrome of nonsyphilitic interstitial keratitis and vestibuloauditory symptoms. Arch Ophthal, 1945, 33:144

18. Ndiaye IC, Rassi SJ, Wiener-Vacher SR, et al. Cochleovestibular impairment in pediatric Cogan's syndrome. Pediatrics, 2002, 109:E38

19. Grasland A, Pouchot J, Hachulla E, et al. Typical and atypical Cogan's syndrome: 32 cases and review of the literature. Rheumatology(Oxford), 2004, 43:1007-1015

20. Brouwer E. T cell reactivity to proteinase 3 and myeloperoxidase in patients with Wegener's granulomatosis(WG). Clin Exper Immunol, 1994, 98:448-453

21. Wieczorek S, Holle JU, Epplen JT, et al. Recent progress in the genetics of Wegener's granulomatosis and Churg-Strauss syndrome. Curr Opin Rheumatol, 2010, 22:8-14

22. Van Doornum S, McColl G, Walter M, et al. Prolonged prodrome, systemic vasculitis, and deafness in Cogan's syndrome . Ann Rheum Dis, 2001, 60:69-71

23. Gorman JD, Sack KE, Davis JC, et al. Treatment of ankylosing spondylitis by inhibition of tumor necrosis factor alpha. N Engl J Med, 2002, 346:1349-1356

24. Joy MS, Hogan SL, Jennette JC, et al. A pilot study using mycophenolate mofetil in relapsing or resistant ANCA small vessel vasculitis. Nephrol Dial Transplant, 2005, 20: 2725-2732

25. Stasi R, Stipa E, Del Poeta G, et al. Long-term observation of patients with anti-neutrophil cytoplasmic antibody-associated vasculitis treated with rituximab. Rheumatology(Oxford), 2006, 45: 1432-1436

26. Taurog JD. The mystery of HLA-B27: if it isn't one thing, it's another. Arthritis Rheum, 2007, 56: 2478-2481

27. Robbins PD, Evans CH, Chernajovsky Y, et al. Gene therapy for arthritis. Gene Ther, 2003, 10: 902-911

28. Klareskog L, Padyukov L, Rönnelid J, et al. Genes, environment and immunity in the development of rheumatoid arthritis. Curr Opin Immunol, 2006, 18: 650-655

29. Dawson LJ, Caulfield VL, Stanbury JB, et al. Hydroxychloroquine therapy in patients with primary Sjögren's syndrome may improve salivary gland hypofunction by inhibition of glandular cholinesterase. Rheumatology(Oxford), 2005, 44: 449-455

30. Mavragani CP, Moutsopoulos NM, Moutsopoulos HM, et al. The management of Sjögren's syndrome. Nat Clin Pract Rheumatol, 2006, 2: 252-261

31. Mahoney EJ, Spiegel JH. Sjögren's disease. Otolaryngol Clin North Am, 2003, 36: 733-745

32. Mavragani CP, Moutsopoulos HM. Conventional therapy of Sjögren's syndrome. Clin Rev Allergy Immunol, 2007, 32: 284-291

33. Manoussakis MN, Moutsopoulos HM. Sjögren's syndrome: autoimmune epithelitis. Baillieres Best Pract Res Clin Rheumatol, 2000, 14: 73-95

34. Lodha A, Haran M, Byrne M, et al. Bilateral vocal cord paralysis in systemic lupus erythematosus. South Med J, 2009, 102: 223-224

35. Naseri I, Wise SK, Klein AM, et al. A rare cause of dysphonia. Ear Nose Throat J, 2008, 87: E09

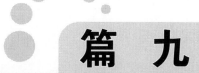

篇 九

相关功能检查

耳鼻咽喉头颈部
变态反应病学

第 59 章
鼻功能检查

张革化

一　鼻通气检查

　　鼻腔是上呼吸道的一部分,其生理功能有通气、过滤、清洁、加温、加湿、共鸣和嗅觉。一定的鼻阻力是维持正常鼻通气功能的前提。

　　鼻阻力(nasal airway resistance,NAR)是指气流通过鼻腔时受到鼻内狭窄部位限制和鼻腔内结构的摩擦所产生的反作用力和摩擦力,约占呼吸道总阻力的 $50\%\sim55\%$ 。在正常情况下,鼻阻力最大的部位为鼻瓣区(nasal valve area),此处是鼻腔最狭窄的部位,吸入气流通过鼻瓣区时会产生一种"文丘里效应(Venturi effect)",若鼻瓣区结构不完整,当气流经过鼻瓣区时,会因文丘里效应出现此处软组织塌陷,导致鼻阻塞。鼻阻塞是鼻通气不良的主观感受。对鼻通气一般通过主观评价和客观测试来判定。

主观评价

　　一种方法是患者根据自身感觉对鼻阻塞程度进行主观评价,可以通过 VAS 评分(visual analogue scale)或症状严重程度 4 级评分法量化。但患者对鼻阻塞的感觉会受体温、姿势、情绪等因素影响。在有感冒症状的患者中,77% 的患者可通过 VAS 区分出鼻气道高气流和低气流状态。然而,当单侧气流的变化小于 $100cm^3/s$ 时,能够作出正确判断者则仅 50% 。

　　另一种方法是医师通过前鼻镜检查对鼻阻塞进行评估,但不同医师对鼻阻塞严重程度的判断有各自不同的标准,且一些阻塞不是医师可以经前鼻镜检查发现的。鼻中隔偏曲 3 分评分法(Boyce/Eccles 3 分评分法)与客观鼻呼吸量测定法结果有相关性($r=0.87$),但该方法对鼻阻塞检测特异性低,且无法对鼻阻塞的复杂因素及阻塞部位进行评价。

客观测试

　　客观测试鼻阻力的研究始于 19 世纪后期,研究者们致力于研发可准确测量鼻阻力和鼻腔通畅状况的仪器。最初是将一镜子置于前鼻孔下测量鼻气流,其后研发了鼻阻力测量仪,此仪器可以同时测量鼻阻力和鼻气流量,新近开发出了鼻声反射测量仪。其他客观测量鼻气流量的技术还包括鼻呼吸气流峰值(NIPF)法、鼻容积测量法、放射照相技术和视频内镜测量法。

1. 鼻阻力测量

(1)原理:鼻腔气流分为层流和湍流,层流是没有气流混合的最简单气流形式,只有当气流速度非常慢时才只有单纯层流。随气流速度的增加,出现湍流,其特征是气流混合,这种混合是气流与黏膜进行交换的前提。在鼻腔气流量为 $250\sim500cm^3/s$ 时,鼻腔气流是以湍流为主,应用减充血剂后湍流增加。

鼻阻力是经鼻压力和鼻气流之间的比值。在层流中,鼻阻力是持续不变的,压力与气流呈线性相关。然而,在湍流中,压力与气流则为非线性相关。鼻测压法的测量参数为经鼻压力和鼻气流,并由此得到鼻阻力值和压力-气流曲线。

(2)设备:鼻阻力测量仪由三部分装置组成,即气流速度计、压力传感器和数据处理器。

1)气流速度计:为一电阻器,可感应通过它的层流,通过气流速度计,气流与压力下降呈线性关系。气流速度计可与一个放入鼻前庭的喷嘴连接,但会使连接处的鼻翼变形。气流速度计也可与面罩连接,然而这样会有使面部软组织移位之虞。气流速度计还可与一个接头在外的躯体体积描记仪连接,这样的连接方法可避免上述两种连接方法影响测量结果的缺点,但是这种仪器庞大且需要患者较好的配合。

2)压力传感器:将不同的压力转换成相对应的电流,通过测量电流了解压力。根据压力传感器放置的位置,鼻腔压力测量分为前鼻测压法和后鼻测压法,后者又包括经口后鼻测压法和经鼻后鼻测压法。前鼻测压方法是将一根导管放于一侧鼻前庭,测量时该侧鼻腔被封闭,患者经另一侧鼻腔呼吸。后鼻测压法是将开放导管经鼻或经口放置于鼻咽部。经口后鼻测压是将一根管的一端经闭合的双唇放置于舌和软腭之间,但容易受软腭位置的影响。经鼻后鼻测压时,将小儿鼻饲管经较通畅的鼻腔底部置入鼻咽部。

3)数据处理器:压力和气流信号被传入电脑,终端数据处理器对数据进行分析、转换、保存和打印。鼻阻力(R)按公式 $R=\triangle P/V$ 计算,$\triangle P$ 为前后鼻孔压力差,V 为鼻腔气流量,R 的单位为 $Pa/(cm^3\cdot s)$ 或 $cmH_2O/(L\cdot s)[cmH_2O/(L\cdot s)=10\times Pa/(cm^3\cdot s)]$。双侧鼻腔总鼻阻力:$1/R_t=1/R_r+1/R_l$ 或 $R_t=R_rR_l/(R_r+R_l)$(R_t 为双侧鼻腔总阻力,R_r 为右侧鼻阻力,R_l 为左侧鼻阻力)。

(3)测量方法:鼻测压检查可能需要至少 20~30 分钟。在主动鼻测压检查时,患者经一侧鼻腔自主呼吸,经鼻(从前鼻孔到后鼻孔)压力的变化由对侧鼻腔测得,这是最常用的鼻测压法。在被动鼻测压法时,压力是在 $250cm^3/s$ 的气流下分别经两侧鼻腔测得的,该方法较快速,但准确性较主动鼻测压法差。

新仪器需要厂方进行校准,用于检查前还需进行校准。检查前患者需先采取坐位适应环境 20 分钟。采用喷嘴连接应避免前鼻孔的压力管影响前鼻孔外形,检查过程中也要避免影响前鼻孔的移动度。使用面罩方法注意面罩不能漏气,也不要致外鼻变形。检查过程中平静自主呼吸,每次呼吸的数据都会显示在显示器上,且形成一个实时"S"形的压力-气流曲线。当连续呼吸得到重复性比较好的曲线后,系统将自动收集连续 2 次的数据。如曲线不规则,必须再次测试。

四个象限(Ⅰ、Ⅱ、Ⅲ和Ⅳ)是主动前鼻测压法的标准图形,图 9-59-1 显示标准的压力-气流曲线,图中 y 轴表示气流轴,x 轴表示压力轴。y 轴的右侧曲线代表吸气时气流的改变,左侧曲线代表呼气时气流的改变。x 轴的上方表示右侧鼻腔压力,下方表示左侧鼻腔压力。鼻阻力越大(经鼻压力与气流的比值),曲线越靠近 x 轴(图中红色曲线)。也就是说,鼻阻塞越严重,曲线越靠近压力轴。

目前标准的技术称为四相鼻测压法,可以提供更多的信息。分成吸气和呼气时曲线的上升和下降部分(图 9-59-2)。

(4)解读:根据国际标准,阻力是指压力恒定在 150Pa,或者根据 Brom 模式,在 2 个半径范围内。在病理状况下,无论何种原因,如果压力达不到 150Pa,可选择低一些的压力如 75Pa 或者 100Pa,但在结果解释中必须指明此结果是在何种压力下测得的。四相鼻阻力测量法中,在 150Pa 压力和最大气流条件

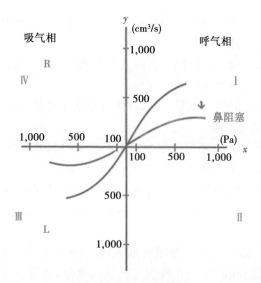

图 9-59-1 主动前鼻测压法的标准图形——四象限图

x:压力轴;y:气流轴;R:右侧鼻腔;L:左侧鼻腔;Ⅰ和Ⅱ:呼气时气流;Ⅲ和Ⅳ:吸气时气流;Ⅰ和Ⅳ:
右侧鼻腔压力;Ⅱ和Ⅲ:左侧鼻腔压力。蓝色线:标准压力-气流曲线;红色线:鼻阻塞时压力-气
流曲线。鼻阻力越大(经鼻压力与气流的比值),气流曲线越靠近 X 轴(红色线)

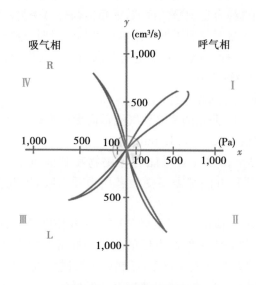

图 9-59-2 四相鼻测压法图

同时显示吸气和呼气时曲线中上升和下降部分

下,阻力被限定在第 1(上升抑制相)和第 4(下降呼气相)象限。

无鼻病体征个体总鼻阻力平均约为 $0.23Pa/(cm^3 \cdot s)$,范围 $0.15\sim0.39Pa/(cm^3 \cdot s)$。健康个体总鼻阻力上界不超过 $0.3Pa/(cm^3 \cdot s)$。若检查时间超过 6 或 8 小时,因为鼻周期的因素,健康志愿者的单侧鼻阻力的波动可高达 4 倍,此时无法提供单侧鼻阻力值。

(5)局限性:体位改变、运动以及空气温度均可影响测量结果。面罩漏气和鼻腔分泌物也会影响测量结果。鼻腔分泌物有可能增加鼻阻力,因此受检者测量前最好轻轻将鼻涕擤净。另外,操作中导管对鼻黏膜刺激也可能干扰测量结果。

前鼻测压易于操作,但每次只能测一侧鼻腔,倘若有鼻中隔穿孔则无法测量。经口后鼻测压可以克服这个问题,但检查结果易受软腭运动的影响,且检查者需要经过专门培训。经鼻后鼻测压亦需要对检查者进行培训。

(6)临床应用:鼻测压法在临床的应用有一定的局限性,但它是一个很好的研究手段。可用于测量变应性鼻炎或非变应性鼻炎患者使用减充血剂前后鼻阻力变化。如果使用减充血剂后鼻阻力减少少于35%,应考虑是结构因素导致的鼻阻塞。

鼻测压法还可用于鼻诱发试验、药效评估、鼻阻力和睡眠呼吸暂停相关性研究、鼻扩张器对改善鼻阻力以及鼻瓣区或鼻中隔偏曲外科手术疗效的评价。

鼻阻力测量是一种较为敏感的客观测量方法,在生理情况下可能受鼻周期、鼻翼活动、鼻内分泌物、肢体运动、体位和药物等多种因素影响。

2. 鼻峰值气流量测定　正如呼气峰值流量测定用于哮喘控制的评估一样,鼻峰值气流量测定已用于鼻通气功能的评估。鼻峰值气流量测定具有简单、经济、可靠并且可客观评估气流障碍的特点。

已有研究证实了该方法用于评估鼻功能的有效性。该方法灵敏度高,与患者的症状以及其他鼻阻塞客观检测手段之间有不同程度的相关性,且鼻吸气峰值气流量比鼻呼气峰值气流量相关程度更高。

(1)设备和技术:鼻峰值气流量可以测量吸气期或呼气期气流量。鼻呼气峰值气流量(nasal peak expiratory flow,NPEF)可以用 mini-Wright 峰值气流量仪测量,该设备用密封的面罩代替接口管。测量时患者鼻部和设备保持在同一水平,以使面罩与外鼻周围呈密封状态。令患者在闭嘴状态下,最大限度经鼻吸气,然后再最大限度经鼻呼气。从刻度上读出的最大气流速度,单位 L/min。至少需要重复 3 次获得 3 次读数,以最大值为最终读数。该设备为便携式,可反复测试。

鼻吸气峰值气流量(nasal peak inspiratory flow,NPIF)使用与面罩相连的 Youlten 鼻吸气峰值流量仪测量。根据被测量者脸型选择合适型号的面罩,面罩需与外鼻密封。测量前先将仪器复位清零(即将红色指针调回至初始位置),测量时仪器需保持水平。开始测量时,令被测量者闭嘴彻底深呼气,然后经鼻最大限度快速吸气,持续约 1 秒,根据刻度红色指针位置记录鼻吸气期气流量。也是至少需要重复 3 次获得 3 次读数,取最大值为最终读数。

NPIF 和 NPEF 可用于同一个体的测量。

(2)解读:目前,NPEF 和 NPIF 测量的鼻峰值气流量尚无标准值。在一项对健康者的研究提示,无鼻阻塞症状者的鼻吸气峰值气流量大于 2.5L/min。

(3)局限性:NPEF 的缺点是在呼气时可能有分泌物喷到面罩上。NPIF 的最大缺点是用力吸气时可能会出现鼻翼塌陷。两种方法都需要受检者用力呼与吸,因此要求患者具有正常的下气道功能。

鼻腔部分阻塞患者在行 NPIF 检查时,最大呼气时可能促使咽鼓管开放,此时患者会有不适感,且引起呼气量下降。此外,NPIF 检查无法像鼻声反射测量一样可获取有关鼻腔结构或鼻腔阻塞部位的信息。NPIF 的灵敏性较其他客观鼻功能检查差,低剂量组胺诱发试验后气道阻力的微小改变,可在鼻测压法中得到体现,而 NPIF 则无法察觉。当气流速度非常低(<30L/min)时,无法行 NPIF 检查,只能改用其他检查方法。反复进行 NPIF 检查还会引起鼻腔舒缩组织中的血液成分改变,最终导致气道阻力的改变。

(4)临床应用:NPEF 的重复性不如 NPIF,NPIF 是最合理和最有效的峰值气流量检查方法,倘若患儿能很好地配合,NPIF 还可以用于儿童。NPIF 与年龄、身高及体重呈线性相关。

在变应原或组胺激发试验导致鼻腔容积发生改变的研究中,NPIF 与鼻测压法有很好的相关性。NPIF 目前已经用于季节性变应性鼻炎的药效评估、职业性鼻炎的评定、鼻中隔或鼻翼手术效果的客观评价和鼻部激发试验结果的评估等。

3. 鼻腔容积测定　鼻腔容积测定是评价下鼻甲黏膜厚度变化的非侵袭性方法。该方法相对较新,仅在少数研究中心应用。鼻腔容积测定可被用于健康者进行组胺激发试验时,评价主观鼻阻塞感觉与客观检查相关性的研究。在激发试验中,本测定与受检者对鼻阻塞症状的主观评分有很好的相关性,但在正常鼻周期或血管运动性鼻炎患者中,此测定与鼻声反射测量、鼻测压法之间无显著相关。

(1)设备与技术:设备包括测微仪工作台和置于台上的手术显微镜。测量时患者取坐位,用牙科塑料咬合板固定头位于测量仪器后,显微镜聚焦于下鼻甲。下鼻甲内侧面黏膜表面的位置改变可以通过

mm 刻度记录，可以记录精确到 0.18mm 的改变。

（2）局限性：一是需要花一定时间固定被检者头位、调整显微镜和对焦等；二是检查结果是建立在检查者主观视觉观察的基础上，因此有一定的局限性。

（3）应用：主要用于评价鼻用减充血剂、鼻用激素的疗效以及鼻腔高反应性的研究，目前尚未用于临床检测。

4. 视频内镜成像检查　将硬镜或软镜系统与模拟或数字信号的彩色摄像机连接，通过将内镜置入鼻腔即可了解鼻腔的阻塞部位及通畅度，并可将所了解的部位记录或打印，并对数据进行分析。视频内镜成像检查结果可以与其他评价鼻腔通畅度的客观检查结果进行比较。目前已有将其图像的数字信号图像分析用于鼻瓣区手术前后的比较。

二　黏液纤毛输送功能检查

鼻腔鼻窦黏液纤毛输送系统（mucociliary transportation system）是呼吸道防御体系的第一道防线，具有清除进入鼻腔鼻窦的细菌、病毒、变应原、有害颗粒等作用。纤毛的摆动频率、有效性以及其与周围黏液的协调性均与清除功能相关。

鼻黏液毯有 2 层。位于纤毛表面的凝胶层相对黏稠，纤毛则位于浆液性的溶胶层中。纤毛运动是协调的，摆动频率在生理状态和实验状态下是不同的。在男性，纤毛摆动频率通常为 15～20Hz，相当于 1000 次/分。纤毛的协调摆动可以使黏液毯的平均移动速度达 5mm/min（0.5～23.6mm/min）。

鼻窦的黏液纤毛输送方向是向窦口，鼻腔的黏液纤毛输送方向是向鼻咽，进而经口咽、下咽至食管和胃。鼻腔鼻窦感染、炎症和占位性病变均不同程度地损伤黏液纤毛输送，从而减弱了黏液纤毛清除功能。

鼻黏液纤毛清除（nasal mucociliary clearance，NMCC）功能测定可以综合了解黏液毯和纤毛的功能状态。NMCC 主要是检测黏液纤毛输送时间（mucociliary transport time，MTT）和黏液纤毛输送速率（mucociliary transport rate，MTR）。以下介绍几种较为常用和技术较为成熟的 MTT 和 MTR 检测方法。

常用方法

1. 糖精法（saccharin test）　是应用最广泛的体内 NMCC 方法。测试前 2 小时禁甜食和烟酒。糖精颗粒直径约 0.5mm。为保证实验的可靠性，检测时不告知受检者是糖精。具体操作步骤是：①受检者正坐位，清除鼻腔分泌物，将糖精颗粒放置在下鼻甲表面、距下鼻甲前端约 7mm，同时记录放置时间；②嘱受检者每 30 秒做吞咽一次，因为吞咽时舌根抬高，推动软腭向上抵触咽后壁，有助鼻黏膜黏液毯顺利抵达味蕾；③嘱受检者一旦产生某种味觉时立即报告，并记录时间；④用细棉签由前鼻孔插至鼻咽后壁，测量糖精放置处至鼻咽后壁的距离；⑤计算糖精从下鼻甲前端移动至鼻咽后壁的时间及速度，计算方法是：MTT＝产生味觉的时间-放置糖精的时间。MTR＝糖精放置处至咽后壁的距离/MTT。根据现有的资料，国内报道 MTR 为 3.85～13.2mm/min，平均 7.82mm/min。男女无显著性差异。国外报道 MTR 为 1～20mm/min，平均 6mm/min。国外一项 meta 分析资料（1983－1998 年 9 篇文献，共 340 例）显示 MTT 正常值为 781 秒（13 分钟），提出健康成人糖精法 MTT 为 7～15 分钟，倘若超过 20 分钟，提示黏液纤毛传输功能异常，但尚可能经适当治疗改善，若超过 40 分钟（或 60 分钟），则提示黏液纤毛传输功能严重障碍，需要查因。

为了排除受检者判断甜觉的不准确性，将糖精法略作改良，称为改良糖精法（modified saccharin test）。主要的改良是：①将糖精颗粒染色；②以在软腭下缘平面的咽后壁看到染料作为判断糖精抵达咽部的时间。操作步骤与糖精法相同，不同点在于糖精颗粒用亚甲蓝染色、测试中每隔 2 分钟观察一次口咽部，以亚甲蓝到达口咽时的时间点计算。改良糖精法以观察到染料抵达咽后壁的时间为准，排除了受试者主观判断甜觉的可能失误。利用染料还可在鼻内镜或纤维鼻咽镜下直接观察染色糖精向鼻咽移动的轨迹。

然而需要指出,糖精和染料都是可溶性物质,可能改变纤毛黏液毯的组成,继而影响黏液清除功能,使检测结果产生误差。因此,有人建议使用阴离子树脂(anionic resin)加入糖精颗粒,以减少其水溶性。

2. 放射显影法(radiograghic method) 是采用特氟隆(teflon,聚四氟乙烯制剂)作为示踪剂,特氟隆的成分是三氧化铋,放射线不能透过,利用其这一特点通过放射显影追踪其在鼻黏膜上的移动。方法如下:将由5～10个直径约1mm的特氟隆制成的不透射线的盘状示踪剂置于下鼻甲前端,通过荧光影像增强装置跟踪盘状示踪剂移行途径,并记录时间,计算其移行速度。国外资料此方法测得的正常MTR为6.8～10.8mm/min。该值和糖精法所测结果有差异,可能是由于糖精在移动的过程中发生溶解、改变了黏液毯成分所致。此方法的缺点是需要暴露于放射线,且操作远较糖精法复杂。

3. 放射性核素法(radioisotopic method) 是将被放射性核素标记的示踪剂放置于鼻底前端,然后用瞄准仪(collimator)和闪烁计数仪(scintillation touter)置于头部的一侧,记录标志物沿鼻底向鼻咽移动的轨迹,然后计算MTR。标志物多选择^{131}I和^{99}Tc[29],示踪剂国外多用大分子的人血清白蛋白、树醋和特氟隆等,国内有研究报道使用^{113m}In-DTPA大分子络合物。此方法测得的健康成人MTR差异甚大,从0～23mm/min,平均MTR差异也较大,为4.8～9.0mm/min。一般认为,正常MTR≥7mm/min。

放射性核素法的优点是能直接观察标志物的移动和轨迹,比糖精法更能反映平均输送率。但缺点是受检者要接受放射性、设备昂贵难以开展、重复性差且个体差异大。后者的原因可能是示踪剂只能检测单一轨迹,不能客观反映整个鼻黏膜黏液纤毛输送轨迹,因此得出的MTR差异较大和重复性差。为了获得较为客观的MTR,有人建议将^{99m}Tc喷雾鼻腔,以使其较大范围地分布在鼻腔黏膜上,代替以往将单一的^{99m}Tc标记的示踪剂。

研究和临床应用

NMCC的研究和临床应用始于19世纪80年代,首次描述放射性核素技术是在1964年。最多的是用于比较生理状态和病理状态下鼻黏膜NMCC。近年,有学者研究环境污染对NMCC的影响,且已有数据表明臭氧对NMCC无影响,但其他污染物如吸烟和氧化硫则会影响NMCC。变应性鼻炎和鼻窦炎患者的NMCC有改变,鼻用激素治疗后NMCC也会发生变化。然而,个体之间、同一个体所获得的测试值变异很大,可能与正常的生理因素或不同的测试方法有关,也有研究认为一侧鼻腔的纤毛清除速率可能与另一侧鼻腔完全不同,这可能与鼻周期有关。由于上述原因,NMCC的研究及临床应用有局限性。

三 嗅 觉 检 查

嗅觉障碍是一种病因和机制都十分复杂的临床疾病或症状,美国和瑞典的大宗调查显示患病率分别为24.5%和19.1%,但多数国家和地区缺乏流行病学资料。嗅觉减退或失嗅是鼻科疾病的常见症状,因此嗅觉功能检查是鼻病诊断的常规手段之一。

在介绍嗅觉功能检查方法之前,先要熟悉以下基本概念及术语。

1. 嗅素 指能散发出气味的物质。

2. 嗅阈(olfactory threshold) 指单位时间内引起嗅细胞最小兴奋并产生嗅觉反应的嗅素浓度。其中包括:①最小气味感受阈(minimum perceptible odor,MPO):指引起嗅觉反应的最小嗅素浓度,即刚能闻到气味的嗅素浓度;②最小气味辨别阈(minimum identifiable odor,MIO):指能引起识别气味的嗅觉反应的最小嗅素浓度,即刚能辨别气味类别的嗅素浓度。

3. 嗅适应 指在嗅素持续刺激下嗅觉减退或消失的现象。

4. 嗅疲劳 指停止嗅素刺激后,嗅觉仍然不恢复的现象。

嗅觉检查有主观测试和客观检查2种,结果可作为嗅觉减退或失嗅诊断的依据。一般而言,主观测试多可获得嗅觉正常与否的证据。

主观测试

主观测试方法虽然不能准确定量,也不能明确病变部位,但可对嗅觉进行定性和半定量,因此可判断嗅觉障碍的性质和程度。其基本方法是让受试者闻不同种类及不同浓度的嗅素,根据受试者自己判断能否闻到气味,以及能否判断嗅素的类别来确认其嗅觉状态。也可进行 MPO 和 MIO 测试,以判断嗅觉障碍的程度。以下介绍目前国内外临床较为常用的主观测试方法。

1. 简单测试法 也称嗅瓶法。受试者随意挑选装有不同种类嗅素的嗅瓶,用一侧鼻孔闻(堵住另一侧鼻孔)。嗅瓶形状和颜色一致,测试的嗅素种类通常是五种,例如煤焦油、苯、丁香油、柠檬精和氨。氨可刺激三叉神经,用以鉴别伪嗅。此方法简便、快速,但仅能判断有或无嗅觉。

2. 异丙醇吸入试验 是美国加利福尼亚大学于 20 世纪 90 年代研制的方法。测试前,先用蘸有 70%异丙醇的试纸让受试者预嗅 2 次,以熟悉其气味。然后令受试者闭目闭口,将试纸置于受试者鼻下 30cm 处,嘱受试者平静呼吸,每呼吸 1 次,试纸向其鼻侧移动 1cm,直至受试者嗅到异丙醇为止,记录此时试纸至鼻尖的距离。连续测试 4 次,取其平均值。距离>15cm 为嗅觉正常,10~15cm 为嗅觉减退,<10cm 为失嗅。此方法也具有简便、快速和价廉的优点,但不能测试 MIO,也不能定量,也不能鉴别伪嗅。

3. 嗅谱图法 Druek 设计,以多数人的 MPO 为一个嗅觉单位,然后以该嗅觉单位为 1,分别配制该嗅觉单位 2、3、4、5、6、7、8、9、10 倍的浓度,分别装在 10 个小瓶内。规定要测试 7 种嗅素,故共配制 70 瓶。然后检测上述 7 种不同浓度嗅素的 MIO,并在嗅谱图上标记(图 9-59-3)。若受试者对某一嗅素缺失时,则在嗅谱图上出现一条黑色失嗅带。

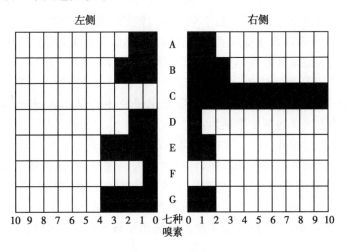

图 9-59-3 嗅谱图

4. T&T 嗅觉检测法 T&T 嗅觉检测法(T&T olfactometry)由日本学者 Toyota 和 Takagi 发明,故名 T&T,在日本广泛使用。此方法可检测 MPO 和 MIO。方法是:选择 A、B、C、D、E 共 5 种嗅素,每种嗅素浓度以 10 倍的梯度逐减稀释成 8 个阶梯浓度,分别用 5、4、3、2、1、0、-1、-2 分表示。0 分为正常嗅阈浓度,5 分为最高浓度,-2 分为最低浓度。操作步骤:取宽 0.7cm、长 15cm 的无味滤纸,浸沾嗅素 1cm,令受试者闻,一嗅素一滤纸。测试每种嗅素的 MPO 和 MIO,将结果以"点"的方式记录在以 5 种嗅素为横坐标,以嗅素浓度梯度分数为纵坐标的嗅表上,5 种嗅素产生 5 个点,连接上述 5 个"点"即形成一条反映 MPO 和 MIO 的曲线(图 9-59-4)。计算 5 种嗅素的 MIO 梯度分数的平均值以判断其嗅觉功能,若均值小于-1 分者为嗅觉亢进,在-1~+1 分之间为嗅觉正常,在 1.1~2.5 分之间亦为嗅觉正常或轻度减退,在 2.6~4.0 分之间为中度嗅觉减退,在 4.1~5.5 分之间为嗅觉严重减退,5.6 分以上则为失嗅。

5. PM-甲醇嗅觉检查法 PM-甲醇即是苯乙基-甲乙基-甲醇(phenylethl-methylethyl-carbinol)。

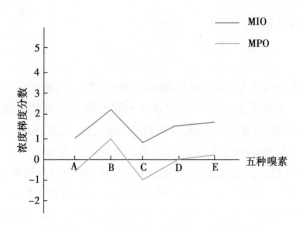

图 9-59-4　5 种嗅素的 MPO 和 MIO 曲线图
横坐标为 A、B、C、D、E 共 5 种嗅素,纵坐标为每种嗅素的浓度梯度分数

用其作为嗅素进行嗅觉测试。方法是:将 9 种不同浓度的 PM-甲醇分装在 9 个小瓶内,代表 9 个阈值,范围为－2.5～55 嗅觉单位(ds)。将瓶内 PM-甲醇喷入一侧鼻腔,最先闻到的浓度即为嗅阈。正常人嗅阈平均值为 8.5ds,由此判断受试者的 MPO。此法简单易行,有花香味。因不刺激三叉神经,故不能鉴别伪嗅。

6. 五味试嗅液检测法　是国内北京协和医院建立的方法。选用乙酸、乙酸戊酯、薄荷醇、丁香酚、3-甲基吲哚五种试嗅液,分别代表酸味、香蕉味、清凉油或薄荷味、花香味、粪臭或口臭五种气味,并分别标以 A、B、C、D、E。选择无嗅、蒸气压低的液体石蜡为溶剂(经气相色谱分析,其稳定性佳,无明显挥发性)。另外,配制三瓶液体石蜡作为空白对照。每种试嗅液按照相邻浓度的比值为 10,配制 5 个数量级,最高浓度标为"5",最低浓度标为"1"。装于双层磨口油脂滴瓶内备用。依次按 A～E 五种试嗅液进行测试,方法是:将磨口滴棒取出置于受试者前鼻孔前 1cm 处,先从低浓度"1"开始逐渐升高浓度,直到能感觉或辨认出气味为止,记录其浓度标号。对北京地区 100 例正常男女青年测试的结果显示:察觉阈的峰值分布为"2"及"3",而识别阈峰值分布为"3"及"4"。识别阈较察觉阈值高一个数量级浓度。

7. CCCRC 检测法　是康涅狄格州化学感受临床研究中心(Connecticut Chemosensory Clinical Research Center)建立的方法。包括 2 个项目:

(1)MPO 检测:以丁醇(butylalcohol)作为嗅素,将 0～11 稀释度(共 12 个稀释度)的丁醇 60ml 装入各自的可挤压瓶内,受试者自行挤压塑料瓶,将嗅素喷入一侧鼻孔,从低稀释度开始逐渐升高进行测试。若受试者能在同一稀释度连续 4 次正确辨出丁醇,即可认定该稀释度是 MPO。若同一稀释度 4 次测试中有 1 次不能正确辨别,则升高一个稀释度重新测试,直到连续 4 次正确辨别为止。要求在 20 分钟内分别将两侧鼻孔测试完毕,然后按连续 4 次正确辨出丁醇的稀释度分别对两侧鼻腔记分。如稀释度为 7,则记 7 分。

(2)MIO 检测:选择 8 种日常用物作为嗅素,例如婴儿爽身粉、巧克力、桂皮、咖啡、卫生球(樟脑丸)、奶油花生、象牙肥皂和烈性吸入剂(Vicks Vaposteam),前 7 种测试嗅觉,后 1 种则测试三叉神经功能。将嗅素装入不透明的广口塑料罐内,上覆纱布,以避免受试者获得视觉线索。嘱受试者逐一闻上述嗅素,并将辨别的嗅素名称类记录在相应的预制表格内(表格内有 16 种嗅素名称可供选择)。两侧鼻孔分别测试,全部测试 15 分钟内完成,然后对两侧鼻腔分别计算正确辨别数,每辨别准确一种嗅素记 1 分。如果正确辨别 5 种嗅素,则记 5 分。

计算上述两个项目得分的平均值以确认其嗅觉功能,若在 6.0～7.0 分,为嗅觉正常;若在 5.0～5.75 分,为轻度嗅觉减退;若在 4.0～4.75 分为中度嗅觉减退;若在 2.0～3.75 分为严重嗅觉减退;若在 0～1.75 分则为失嗅。

客观检查

1. 嗅觉事件相关电位(olfactory event-related potentials,OERP)　是将重复气味刺激诱发的同步

化的脑电活动从所有的脑电活动中分离。信号叠加和平均技术可以提高信-噪比（signal-to-noise ratio）。嗅觉事件相关电位检查对于发现诈病相对敏感，但是 OERP 目前尚不能像视觉和听觉诱发电位进行定位，亦即不能确定嗅觉传导通路中异常的部位。因 OERP 检查需要专业化和昂贵的设备，目前仅在个别嗅觉中心进行。

2. 嗅电图（electro-olfactogram，EOG） 是另一项嗅觉系统的电生理检查。通过在嗅黏膜表面放置一个检测电极，探测嗅黏膜表面电位，后者主要反映来自嗅觉受体神经元的总和发生器电位。然而，EOG 检查在临床应用上尚存在诸多技术问题，一是记录电极的安放需要在鼻内镜下进行，而鼻腔还不能使用局麻，此操作步骤很不舒服，很少有患者能够接受；二是即使将记录电极正确放置到嗅黏膜上，部分患者还可能记录不到电位，原因可能是特定嗅觉受体局部分布不同和嗅素相对较少，也可能是嗅上皮发生呼吸样上皮化生。

3. 影像学检查 应用磁共振成像（MRI）评价嗅球、嗅束、嗅皮层了解嗅球是否有萎缩、嗅束正常与否或变细等。计算机断层扫描（CT）则用于评估鼻腔鼻窦病变可能对鼻腔嗅区及嗅觉通路的损害。CT 由于对鼻腔鼻窦骨质成像的优越性，对判断嗅区及嗅觉通路邻近的骨性结构（如筛窦和筛板）的破坏优于 MRI。另外，正电子发射断层扫描（PET）、功能磁共振成像（functional magnetic resonance imaging，fMRI）技术，单光子发射计算机断层显像（SPECT）在目前作用有限。

参 考 文 献

1. 张革化，Fenton R. S，Rival R，等. 鼻阻塞的主观评价与客观鼻测量的相关性研究. 中华耳鼻咽喉头颈外科杂志，2008，43：484-489

2. 张革化，李源，Fenton R. S，等. 鼻阻力测压与鼻声反射测量的相关性研究. 中国耳鼻咽喉头颈外科杂志，2008，15：577-580

3. 张革化，李源. 鼻特殊检查. 实用鼻内镜外科学技术及应用. 北京：人民卫生出版社，2009：73-77

4. 王奎吉，张罗，韩德民，等. 糖精实验测定正常青年人鼻腔黏液纤毛传输时间. 中国耳鼻咽喉头颈外科，2008，15：142-144

5. James Byron Snow P. Ashley Wackym. Ballernger' Otorhinolaryngology Head and Neck Surgery. 17th edition. BC Decker Inc，2009：465-501

6. Clarke JD，Hopkins ML，Eccles R，et al. How good are patients at determining which side of the nose is more obstructed? a study on the limits of discrimination of the subjective assessment of unilateral nasal obstruction. Am J Rhinol，2006，20：20-24

7. Zhang GH，Solomon P，Rival R，et al. Nasal airway volume and resistance to airflow. Am J Rhinol，2008，22：371-375

8. Mamikoglu B，Houser SM，Corey JP，et al. An interpretation method for objective assessment of nasal congestion with acoustic rhinometry. Laryngoscope，2002，112：926-929

9. Cakmak O，Tarhan E，Coskun M，et al. Acoustic rhinometry：accuracy and ability to detect changes in passage area at different locations in the nasal cavity. Ann Otol Rhinol Laryngol，2005，114：949-957

10. Corey JP. Acoustic rhinometry：Should we be using it? Curr Opin Otolaryngol Head Neck Surg，2006，14：29-34

11. Corey JP，Gungor A，Nelson R，et al. Normative standards for nasal cross-sectional areas by race as measured by acoustic rhinometry. Otolaryngol Head Neck Surg，1998，119：389-393

12. Cole P，Roithmann R，Roth Y，Chapnik JS，et al. Measurement of airway patency. A manual for users of the Toronto systems and others interested in nasal patency measurement. Ann Otol Rhinol Laryngol Suppl，1997，171：1-23

13. Cole P，Roithmann R，Roth Y，et al. Measurement of airway patency. A manual for users of the Toronto systems and others interested in nasal patency measurement. Ann Otol Rhinol Laryngol Suppl，1997，171：1-23

14. Clement PA，Gordts F. Consensus report on acoustic rhinometry and rhinomanometry. Rhinology，2005，43：169-179

15. Wüstenberg EG，Zahnert T，Hüttenbrink KB，et al. Comparison of optical rhinometry and active anterior rhinomanometry using nasal provocation tsting. Arch Otolaryngol Head Neck Surg，2007，133：344-349

16. Ishimaru T，Shimada T，Miwa T，et al. Electrically stimulated olfactory evoked potential in olfactory disturbance. Ann Otol Rhinol Laryngol，2002，111：518-522

第 60 章
肺功能测定及支气管哮喘的肺功能改变

刘　慧　王惠妩

临床常用的肺功能测定项目及指标	支气管哮喘的肺功能改变
肺功能测定的项目	肺容积改变
肺量计检查	肺通气功能改变
肺功能测定的安全性	换气功能改变
肺功能测定的禁忌证	呼吸动力学改变
	气道反应性测定

　　肺功能测定(pulmonary function test,PFT)是运用呼吸生理知识和现代检查技术来了解和探索人体呼吸系统功能状态的检查,是临床上胸、肺疾病诊断,病情严重程度评估、治疗效果及预后评估的重要检查手段,目前广泛应用于呼吸内科、外科、麻醉科、儿科、流行病学、潜水及航天医学等领域。限于篇幅,本章简述肺功能基础知识及支气管哮喘(bronchial asthma)的肺功能改变,以帮助读者对哮喘有进一步的了解。

　　随着科学技术的发展,特别是计算机技术的进步及应用,肺功能仪由最初的用气囊收集呼出气,到目前肺功能仪的层流压差式流量传感器(pneumotachography)和热线式流量传感器(hotwire),使肺功能测定的方法更为精确、简便、快速。近年,肺功能测定技术已经实现实时数据处理和自动控制,以及对正常预计值的自动计算和方程式的选择及编辑,并提供结果自动分析、判断和管理的软件。

一　临床常用的肺功能测定项目及指标

肺功能测定的项目

　　主要有以下项目:①通气功能检查;②肺容量测定;③气道阻力测定;④弥散功能测定;⑤气道反应性测定;⑥气道阻塞的可逆性评价;⑦通气功能动态监测(如 PEF 监测等);⑧运动心肺功能试验。其他还有肺顺应性测定、床边肺功能监测、血气分析等。

肺量计检查

　　肺量计(spirometer)(图 9-60-1)是目前最常用的肺通气功能测定设备,除肺泡通气量外其余参数均能在肺量计上直接测定,故肺量计检查是临床上最常用的检查方法。肺量计检查常用项目、方法和指标见图 9-60-1 和表 9-60-1。

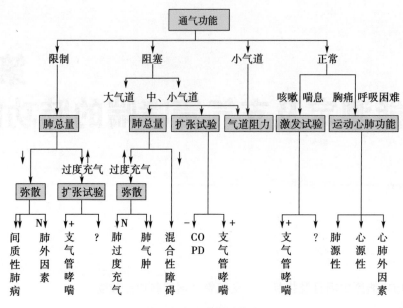

图 9-60-1 肺量计检查

表 9-60-1 肺量计检查常用项目、方法和指标

项目	方法	主要指标
肺容量检查	慢肺活量	肺活量(VC) 深吸气量(IC) 补呼气量(ERV) 潮气量(TV)
肺通气功能检查	静息通气量	分钟通气量(MV) 呼吸频率(RF)
	最大分钟通气量	最大分钟通气量(MVV)
	时间肺活量	用力肺活量(FVC) 第一秒用力呼气容积(FEV_1)
	呼气峰流量	一秒率(FEV_1/FVC) 最大呼气中期流量(FEF25%~75%)
		最大呼气流量(PEF)
支气管反应性检查	支气管激发试验	FEV_1 下降率
		使 FEV_1 下降 20% 的累积吸入激发物剂量(PD20 FEV_1)
		使 FEV_1 下降 20% 的累积吸入激发物浓度(PC20 FEV_1)、激发阈值、激发时间
	支气管舒张试验	FEV_1 改善率、FEV_1 增加值;FVC 改善率、FVC 增加值

肺功能测定的安全性

肺功能检查大部分是非侵入性检查,只要严格掌握肺功能检查的指征、用药方法恰当及密切观察患者病情,大多数肺功能检查都是安全的。尽管如此,医护人员还是要重视详细了解病史,掌握相关检查的禁忌证,以避免或减少不良事件的发生。

肺功能测定的禁忌证

虽然肺功能检查是无创性的诊断方法,但也有相对禁忌证及注意事项。如近 3 个月内发生过心肌梗死,近 4 周心功能严重不稳定或心绞痛,以及高血压未予控制者(收缩压>200mmHg,舒张压>100mmHg)均不宜接受肺功能测定。另外,心率超过 120 次/分、合并气胸、巨大肺大疱、近 4 周内有呼吸道感染、免疫力低下,以及鼓膜穿孔和孕妇等进行肺功能测定应谨慎。

二 支气管哮喘的肺功能改变

支气管哮喘是一种气道的慢性炎症性疾病。慢性炎症形成后引起气道反应性增高,当接触变应原和各种刺激因素时,气道出现阻塞和气流受阻(由支气管痉挛、黏膜水肿、黏液分泌增多和炎症加重引起),临床特点为发作性胸闷、咳嗽,或典型的以呼气为主的伴有哮鸣音的呼吸困难,可经平喘药物或自行缓解。

肺功能测定对支气管哮喘的诊断、鉴别诊断、评价病情严重程度和判断疗效极其重要,耳鼻咽喉-头颈外科医师除了解哮喘的临床表现外,还应该了解哮喘患者的肺功能改变,以恰当地诊断、治疗。

肺容积改变

1. 肺活量(vital capacity,VC) 健康人吸气肺活量与呼气肺活量基本相等,而支气管哮喘患者的吸气肺活量大于呼气肺活量,这是因为某些支气管哮喘患者深吸气后再做深呼气容易引起支气管痉挛从而使呼气肺活量明显减少,因此对支气管哮喘患者来说,测定肺活量时最好先用力呼气到残气位再用力吸气,测定吸气肺活量(inspired vital capacity,IVC)。

2. 残气容积(residual volume,RV)、肺总量(total lung capacity,TLC)、RV/TLC% 支气管哮喘发作期 RV、TLC、RV/TLC%均增大,但是缓解期上述指标可恢复正常,这与肺气肿时的变化不同。这是因为支气管哮喘发作时由于气道平滑肌收缩、黏膜水肿、管腔内痰液潴留,呼气时下肺区气道提前关闭,因而气流受限,出现过度充气,而进入缓解期时由于上述变化消失,故过度充气现象消失。

肺通气功能改变

1. 用力肺活量(forced vital capacity,FVC) 健康人的 FVC 与肺活量基本相等。支气管哮喘患者 VC 可能正常,但 FVC 可减低,因而出现 FVC<VC 现象。这是因为用力呼气过程中胸内压迅速升高,在较高肺容积水平时即超过小气道临界闭合压,使小气道提前闭合,造成部分气体滞留于肺内,因而呼出气体容积减少,临床上应用气体陷闭(air trapping,AT)指数来表示其数量大小:AT=(VC-FVC)/VC×100%。

2. 第一秒用力呼气容积(forced expired volume in one second,FEV$_1$) 健康人 FEV$_1$/FVC%≥80%,同时 FEV$_1$实测值/预计值(FEV$_1$% predict)>80%。支气管哮喘患者在发作期 FEV$_1$% predict 和 FEV$_1$/FVC%常有不同程度的降低,以表明气道阻塞程度。而在缓解期上述两个指标可在正常范围内。

FEV$_1$测定在支气管哮喘临床诊断上具有很重要的价值,目前世界上各国均将 FEV$_1$测定列于支气管哮喘诊断标准之中,作为支气管哮喘诊断的辅助指标。

3. 最大呼气中段流速(maximal mid-expiratory flow,MMEF) 包括 FEF25%～75%和用力呼气中、末段流速(FEF50%、FEF75%)两项指标,均用来反映小气道通畅情况。支气管哮喘患者,尤其是发作期这两项指标常显著降低。

4. 流速-容量曲线(F-V 曲线) 健康人的 F-V 曲线其升支陡峭,上升到高峰(Vpeak)后迅速转为降支,降支呈光滑直线,斜行向下,直到 RV 位。而支气管哮喘患者的 F-V 曲线,由于等压点上游段阻力增加,因而呼气流速显著下降,表现在 F-V 曲线上,其特点是降支凹向横轴,相应的 V$_{max}$参数,如 V50、V25 显著低于正常值。支气管哮喘发作期大、小气道均受累,而进入缓解期小气道功能异常可能仍旧存在。

换气功能改变

1. 气体分布 通气分布不均是观察支气管哮喘最敏感指标,往往即使患者处于缓解期,常规通气功能指标已恢复正常,通气分布不均仍可持续存在。临床上可采用一口气测氮法、多次呼吸氮冲洗法以及放射性核素(^{133}Xe、^{81}Kr)吸入分布状态法测定肺内气体分布情况。在采用一次性呼吸法描记的 CV 曲线上计算出来的 DN$_2$/L 可大于 2.5%。7 分钟氮清洗法测定,7 分钟末平静呼出气中氮浓度(N$_2$-END)及用力呼出气中氮浓度(N$_2$-PMl)均>2.5%。

2. 通气/血流(V/Q) 支气管哮喘发作期由于通气分布不均,肺内常有 V/Q 比率降低。

3. 气体弥散(gas dispersion) 与肺气肿时 CO 弥散量(DLco)降低不同,单纯支气管哮喘患者 DLco 大都正常,故临床上常用测定 DLco 来鉴别支气管哮喘患者的过度充气与肺气肿。此外由于肺内过度充气和一过性肺毛细血管灌流量增加,气-血交换面积增加,因而支气管哮喘时 DLco 可能一过性增加。

呼吸动力学改变

1. 顺应性测定　支气管哮喘患者肺内不同部位的气道阻塞程度不同,相应的肺泡的时间常数不等,一些与狭窄气道相通的肺泡在快速呼气末来不及充气,因此尽管其静态顺应性与健康人相比变化不大,但是动态顺应性则随呼吸频率增加而降低,即呈现频率依赖性。

2. 气道阻力　由于气道黏膜肿胀,平滑肌痉挛,浓稠痰栓阻塞支气管管腔等,造成气道阻力增加,尤其是由于管腔狭窄程度不一,管腔内含有黏痰,因而极易形成湍流,更增加了气道阻力。支气管哮喘时其气道阻力可以增高数倍。

3. 呼吸功　由于气道出现弥漫性阻塞,因而无论吸气还是呼气时都需要辅助呼吸肌参与呼吸运动,以克服弹性阻力和非弹性阻力,故此呼吸功明显增加。

气道反应性测定

是明确诊断哮喘、监测病情、考核疗效的最重要手段。

1. 支气管舒张试验(气道阻塞可逆性测定)

(1)意义和检测方法:当支气管哮喘患者出现气道痉挛阻塞时,通气功能下降。支气管舒张试验目的在于了解痉挛气道的可逆性改变。通过吸入、口服、或静脉给予支气管舒张剂后,通气功能得以改善或恢复正常。因为吸入支气管舒张剂起效迅速,疗效明确,故通常采用吸入法(如吸入沙丁胺醇 $200\sim400\mu g$,$15\sim30$ 分钟后重复测定肺功能)。适用于基础 $FEV_1 < 70\%$ 预计值,且无吸入 β_2 激动剂的禁忌证的人群。

(2)结果判断:舒张试验的评价以肺功能指标的改变率及绝对值的改变表示:

肺功能指标变化率(%)=[(用药后肺功能值-用药前肺功能值)/用药前肺功能值]×100%

绝对值改变=用药后肺功能值-用药前肺功能值

常以 FEV_1 的改变作为判断的"金标准"。若用药后 FEV_1 变化率较用药前增加 12% 或以上,且 FEV_1 绝对值增加 $\geqslant$ 200ml,则判断支气管舒张试验为阳性。

其他指标阳性判断标准:用药后较用药前 FVC、PEF 增加 15% 或以上,FEF25%～75%、FEF50%增加 25% 或以上,气流传导比值(specifi airflow conductance,sGaw)增加 35% 或以上,共振频率(resonance frequency,Fres)增加 1 倍或以上。

(3)注意事项

1)受试者试验前停用吸入型短效 β_2 激动剂 $4\sim6$ 小时,口服短效 β_2 激动剂或茶碱 12 小时,长效 β_2 激动剂或茶碱 $24\sim48$ 小时。

2)支气管舒张试验阳性有助于支气管哮喘的诊断,但结果阴性则不足以据此否认支气管哮喘的诊断,尤其是晚期重症患者或合并慢性阻塞性肺病(chronic obstructive pulmonary disease,COPD)的支气管哮喘患者。此时可考虑予以积极的平喘治疗(如给予口服泼尼松每天 $0.5\sim1mg/kg$),并配合其他的支气管舒张剂治疗,$1\sim2$ 周后复查肺功能,若 FEV_1 变化率 $\geqslant$ 12%,亦可判断为舒张试验阳性。

3)约 10% 的慢性阻塞性肺病患者支气管舒张试验可为阳性。

4)以下因素也可能造成支气管扩张试验阴性,临床尤其需要注意:狭窄的气道内有较多的分泌物堵塞(黏液栓形成);药物吸入方法不当致使药物作用不佳;使用药物剂量不足;缩窄的气道对该种支气管扩张剂不敏感;在做支气管扩张试验前数小时内已经使用了扩张剂,气道反应已达到极限;仪器不准确;呼气动作不规范;缩窄的气道(气道重塑)不可逆。

2. 支气管激发试验(气道反应性测定)

(1)意义:基于支气管哮喘患者常有气道反应性增高的原理,用以检查患者的气道高反应性(BHR)。激发试验阳性,尤为较低激发剂量时出现阳性强烈反应提示为支气管哮喘。特异性支气管激发试验有助于临床医师确定支气管哮喘的病因。

（2）检测方法：激发试验的方法很多，通常采用非特异性的激发试验，以吸入组胺（图 9-60-2）、乙酰甲胆碱、高渗盐水等方式激发，观察指标亦众多，包括 FEV_1、PEF、sGaw、Fres 等，通常以使 FEV_1 下降 20％的累积吸入激发剂量（$PD_{20}FEV_1$）或浓度（$PC_{20}FEV_1$）来表示。BHR 严重程度依 $PD_{20}FEV_1$（组胺）可分为四级：$<0.1mmol/L$（0.03mg）为重度 BHR；$0.1\sim0.8mmol/L$（$0.03\sim0.24mg$）为中度 BHR；$0.9\sim3.2mmol/L$（$0.25\sim0.98mg$）为轻度 BHR；$3.3\sim7.8mmol/L$（$0.99\sim2.20mg$）为极轻度 BHR。$>7.8mmol/L$ 则气道反应性正常。BHR 通常是哮喘的特征之一，且其程度与其他有 BHR 的疾病如变应性鼻炎、COPD、泛细支气管炎等相比通常较重。

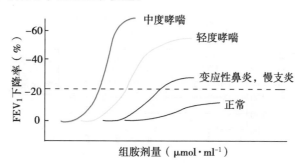

图 9-60-2　组胺剂量反应曲线：组织胺 FEV_1 下降百分率

（3）鉴别哮喘病因

1）运动性支气管哮喘（exercise-induced asthma，EIA）：多数在停止剧烈运动后 $5\sim10$ 分钟出现胸闷、喘息、咳嗽等症状。临床上可用运动激发试验诊断 EIA，即比较运动前 FEV_1 与停止运动后 $5\sim10$ 分钟时 FEV_1 的变化率。目前规定 EIA 的诊断标准为停止运动后 FEV_1 下降超过 15％。

2）职业性支气管哮喘：吸入激发试验是确诊职业性支气管哮喘的主要途径。吸入职业性致喘物后第一个小时内 FEV_1 降低 15％以上，$2\sim4$ 小时逐渐恢复，属于速发型，若 FEV_1 降低发生在接触致喘物后 $3\sim4$ 小时则属于迟发型，倘若两种情况都有为双相型。进行这种试验有一定危险性，近年来国内外推荐使用职业性环境激发试验，即系统地监测受试者上班前、工作中、下班后，或工作日与休息日 FEV_1 的变化，判断气道阻塞与工作环境之间的关系，据此作出诊断。目前认为这是一种简便安全可靠的早期诊断职业性支气管哮喘的办法。

3）药物性支气管哮喘：临床上可以通过观察应用（吸入、口服）某种药物前后 FEV_1 的变化判断受试者是否为药物性支气管哮喘者，以及确定致喘药物。这种试验有一定危险性，需要在临床医师的密切监护下进行。

4）月经性支气管哮喘：通过动态检测月经前、期间、月经后 FEV_1 的变化，判断女性患者是否为月经性支气管哮喘。

（4）注意事项：气道高反应性诊断支气管哮喘是敏感的，但缺乏特异性。吸烟、接触环境过敏原、空气污染、呼吸道感染等均可能导致气道高反应性。

3. 呼气峰流速（peak expiratory flow，PEF）监测

（1）定义：PEF 亦称最高呼气流速。受试者从肺总量位开始用力呼气，最初 100 毫秒内所能达到的最高呼气流速。测量呼气流速是了解哮喘病情较为简单而有效的检查方法。由于哮喘患者的气道功能有节律性生物波动的规律，其通气功能常于夜间或清晨下降，通过连续监测日内或昼夜 PEF 的变异，或周内、月内 PEF 变异率，可判断患者的气道可逆性改变。

（2）结果判断

1）PEF 的测定时间为每日 2 次，早晨起床后和晚上睡觉前每天同一时间测定。正常值：成人男性 PEF 值：$500\sim700L/min$；成人女性 PEF 值：$380\sim500L/min$。

2）个人最佳值是指哮喘满意控制 2 周以上，测量的最高 PEF 值。必要时口服泼尼松 2 周，以得到

哮喘满意控制。

3)若 PEF 低于预计值 70％者,可吸入支气管扩张剂,20 分钟后再测定 PEF,若其值较前提高 15％～20％就有诊断意义。

4)PEF 也可用于跑步或其他运动后监测,或当出现咳嗽、喘息等哮喘样发作的症状时监测,其值下降 15％或更多则有诊断意义。

5)PEF 变异率＝(PEF 最大值－PEF 最小值)/(PEF 最大值＋PEF 最小值)×100％。PEF 昼夜变异率(％)＝1/2×(晚间 PEF－早晨 PEF)/(晚间 PEF＋早晨 PEF)×100％。PEF 昼夜变异率≥20％(图 9-60-3),可作出哮喘的诊断,或提示哮喘控制不佳。

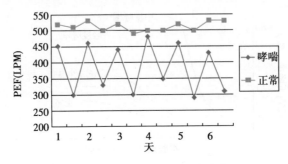

图 9-60-3　哮喘患者呼气峰流速

(3)注意事项

1)PEF 反映的是用力呼气初期的流速,不需要延长呼气时间。

2)受试者的性别、身高、体重、用力程度对 PEF 值影响较大。

3)不同品牌的峰速仪测定值差异较大,难以相互比较,一个患者应使用同一品牌的仪器测定。

参 考 文 献

1. 郑劲平,高怡.肺功能检查实用指南.北京:人民卫生出版社,2009:4-6

2. 郑劲平,陈荣昌.肺功能学-基础与临床.广东:广东科学技术出版社,2007,11-30

3. 郑劲平.我国肺功能应用现状调查和分析.中华呼吸和结核杂志,2002,25:69-72

4. 穆魁津,林友华.肺功能测定原理与临床应用.北京:北京医科大学中国协和医科大学联合出版社,1992:6-26

5. Tovar JM,Gums JG. Monitoring pulmonary function in asthma and COPD:point-of-care testing. Ann Pharmacother, 2004,38:126-133

6. Connolly CK,Murthy NK,Alcock SM,et al. Sputum and pulmonary function in asthma. Chest,1997,112:994-649

7. Evans SE,Scanlon PD. Current practice in pulmonary function testing. Mayo Clin Proc,2003,78:758-763

第 61 章
听觉功能测试

顾之平

主观心理测听	客观生理测听
纯音听阈测试	声导抗测定
言语识别率测试	听性诱发电位测试
纯音阈上功能测试和 Bekesy 测试	耳声发射

听觉系统包括听觉末梢器官、听觉神经通路和听觉中枢。听觉功能正常是靠全部听觉系统功能的完整性来完成的。通过观察受试者对声刺激产生的听觉反应来了解其听觉功能状态,是临床对听觉疾患的诊断和确定治疗方案及康复措施的必需依据。根据测试方法的不同,可分为主观心理测试和客观电生理测试两种方式。

一 主观心理测听

纯音听阈测试

纯音听阈测试是最常用的听觉敏度试验。听阈是指能引起听觉的最小有效声压极(SPL)声信号。以 dB SPL 代表,临床应用于测听的声强级是以听力级,即 dB HL 来表示。听力零级是按照国标 ISO 标准或国标来标定的,代表了正常人听敏度阈值的声压级,而"阈"的定义应为当多次信号呈现时,仅有 50% 能产生反应的强度。

测试在隔声室进行。采用按国际或国标标定的纯音听力计及配套气、骨导耳机,分别测试双耳气导和骨导,记录双耳各频率的气、骨导听阈阈值。进而绘出听力曲线,即听力图(audiogram),根据听力图结果对听力疾患的性质和程度作出分析诊断。

1. 气导听阈测试 戴好耳机,红色标志为右耳,蓝色为左耳。刺激信号采用间断纯音,测试采用"上升法"进行,即由低强度开始,然后以每 5dB 一挡逐渐增加,至受试者能听到声音时,将强度降低 10dB,此时受试者常不能再听到,再重复 10dB 上升,5dB 下降,如此反复进行,当 3 次中有 2 次或 5 次中有 3 次在同一强度产生反应时,此强度的 dB HL 值即为测试耳该频率的听阈级。

测试先自 1000Hz 40dB 开始,以使受试者熟悉信号,如不能听到,即以 10dB 一挡增加强度,至听到声音为止,再开始按上述方法对每个频率进行听阈测试,将结果按国际规定的标准符号记录在听力图上。各测试频率顺序为 1000Hz、2000Hz、4000Hz、8000Hz、250Hz、500Hz,最后再重复一次 1000Hz,以确定测试的准确性。如相邻两个频程听阈差距较大,则应加试半倍频程音,如 750Hz、1500Hz、3000Hz 和 6000Hz。

2. 骨导听阈测试 骨导耳机应以弹性头带固定在耳后乳突相当于鼓窦处,以保证对颅骨的一定压力。方法与气导测试相同,测试频率为 250Hz、500Hz、1000Hz、2000Hz 和 4000Hz。

3. 掩蔽(masking)　听力测试时,无论通过气导或骨导耳机,给予测试耳的声信号均可经颅骨到达对侧非测试耳,称为"越边"或"互换(cross-over)现象"。这种现象出现在双耳功能差距较大时,可致听力损失严重耳结果判断的错误,出现对侧耳的听力"阴影",因此在一侧耳测听时,应考虑对非测试耳进行掩蔽。掩蔽级的选择与双耳的"耳间衰减(interaural attenuation)"相关,即声音于一侧耳传至对侧耳时降低的强度。通过耳机测试时,骨导耳机间衰减低限几为 0,而气导存在频率差别,由低频向高频衰减递加,范围在 30~65dB 之间。因此,测试骨导时,只要双耳听力存在差别即应考虑应用掩蔽;气导测试时,则应根据双耳听力差别和频率差别来考虑。当双耳听力差别较大,到达测试耳所需测试强度超过耳间衰减值时,非测试耳即应加掩蔽。掩蔽强度应选择最小有效掩蔽级,以避免掩蔽不足或掩蔽过度。

4. 绘制听力曲线(听力图)及分析　气导听阈反映了受试者的听觉敏度,正常听力在±10dB HL 之间。26~40dB HL 为轻度听觉减退,41~70dB 为中度,其中<55dB 为中轻度,>55dB 为中重度,71~90dB HL 为重度,91dB 以上为极重度。言语频率(500Hz、1000Hz、2000Hz)听阈平均值有助于了解患者的实际言语交往能力。高频音对言语清晰度,如辅音的分辨有较大影响。

传导性耳聋特点为骨导正常,气导和骨导曲线之间存在气-骨差距。由于骨导声音传递是经头骨传递直接刺激耳蜗,而非借助中耳,因此骨导听阈反映了耳蜗功能。骨导听力下降,示内耳功能存在异常,感音神经性耳聋气骨导曲线一致,不存在差距。混合性耳聋,气骨导曲线均下降,但气-骨差距存在。

根据各频率听阈差别,听力曲线类型不同,可呈上升型、平坦型、下降型,不规则型,以及槽型、岛状等。上升型多见于中耳传音结构病变和梅尼埃病早期,下降型多见于感音神经性疾患,分泌性中耳炎常可见高频受累。单纯传导性耳聋气导阈一般不超过 60dB HL,岛状或不规则型曲线示感音神经性病变存在。

单纯纯音听阈测试不能对感音神经性聋作出定位诊断。但结合言语识别率测试可有一定参考价值,如末梢耳蜗疾患纯音与言语识别率敏度一致,中枢聋可表现纯音听力好于言语测试。

言语识别率测试

言语识别率测试的测试信号为扬扬格双字词,通过听力计进行。测试时,嘱受检者在听到言语信号后进行复诵,根据正确复诵测试词汇比率计算正确复诵率,即言语识别率。通常随刺激信号强度增强言语识别率相应增加,信号强度增加至识别率不再提高,即达到最大识别率(PB_{max})。正常可达 95%,蜗后中枢聋可表现明显降低。

根据信号强度和识别率之间的函数关系可绘出言语识别率曲线,正常呈 S 形,传导聋时曲线右移,耳蜗聋时曲线陡直,示重振现象,蜗后病变曲线低平,甚至出现滚翻(roll-over),即当到达其最大识别率(常较低)后,如声音继续增强,则识别率出现下降,提示存在听觉疲劳现象。

听神经和中枢病变还可表现言语和纯音测试两者矛盾,纯音阈好于言语识别能力,甚至纯音反应完全正常,而言语识别率有明显下降。

纯音阈上功能测试和 Bekesy 测试

阈上功能测试是指利用阈上强度(感觉级 dBSL)声信号进行的听功能测试,包括短增量敏感指数试验(short increment sensitivity index,SISI)、交替双耳响度平衡试验(alternative binaural loudness balance,ABLB)、不适响度级测试(uncomfortable level,UCL)和音衰试验(tone decay)等。目的在于根据感音聋和蜗后聋分别具有的重振和音衰的听觉病理生理特点,对感音神经聋作出定位诊断。但由于测试过程较复杂费时,又须受试者充分理解和配合,特别是客观测听技术的广泛应用,目前临床一般已很少再进行。

Bekesy 试验是通过受试者自行控制声信号强度及自动连续描记的一种主观纯音测听,对纯音听阈、感音神经聋定位以及功能性聋诊断均具有一定诊断价值,但由于存在和阈上功能测试同样的限制,临床已很少应用。

二　客观生理测听

客观生理测听是一种通过观察声刺激引起的听觉生理反应,客观地判断听觉系统功能状态的方法。随着多学科、边缘学科,以及高科技的进展,近四五十年来在技术上得到不断发展,临床上得到广泛普及应用。测试时不需受试者主观反应,为听觉疾患定位诊断以及不能合作者的听敏度测定均可提供明确、客观可靠的资料,成为临床确定听力疾患诊断和治疗康复措施必不可少的依据,大大促进了临床听力学和听力康复的发展。

声导抗测定

声导抗测定(acoustic immitance measurement)是通过观察听觉传音结构生物物理性质,即对声能传导的阻抗和导纳变化,来确定听功能状态的一种客观测试方法,对传音结构病变性质、感音神经聋定位以及咽鼓管功能等可作出客观评价。

1. 鼓室压测定　测定外耳道不同压力情况下的声顺值变化,两者呈函数关系,可绘出鼓室压曲线,或称鼓室压图,也可称鼓室图,根据鼓室压图可对中耳功能状态进行客观评估,共分五型(图9-61-1):

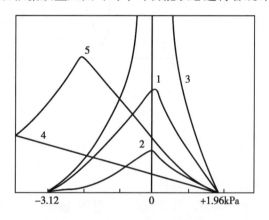

图 9-61-1　5 种类型的鼓室图
1:A 型　2:As 型　3:Ad 型　4:B 型　5:C 型

(1)A 型(正常型):峰型曲线,最大声顺值位于 0kPa 附近[±(0.49~0.98)kPa 之间,即±(50~100)mmH$_2$O],示传音结构功能正常,见于正常耳和感音神经聋耳。

(2)As 型(低峰型):声顺峰较低,峰压点正常,示中耳存在轻度僵硬病变,可见于耳硬化症早期、鼓室硬化症、听骨链固定、或鼓膜重度增厚及瘢痕。

(3)Ad 型(超限型):声顺峰极高,峰压点正常,示鼓膜异常松弛,常见于听骨链中断、鼓膜愈合穿孔。

(4)B 型(平坦型):曲线平坦无峰,见于分泌性中耳炎、鼓室积液、鼓膜穿孔、先天听骨链固定、或中耳置管通畅。

(5)C 型(负压型):峰压低于－0.98kPa(100mmH$_2$O),代表鼓室负压,见于咽鼓管功能不良、鼓室积液等。

2. 静态声顺值测定　静态声顺值是指鼓膜在安静状态下的声顺值。正常 0.3~1.6ml,小于0.28ml或大于 2.5ml 应考虑异常。但由于静态声顺值正常差异大,故单独应用诊断意义不大。然可用于评估鼓室体积,即观察当外耳道加压至＋1.98kPa 时的声顺值,正常成人为 0.6~1.8ml,小儿 0.6~0.8ml,鼓膜穿孔或中耳置管通畅可达 3~5ml。

3. 声反射测定　通过同侧和对侧耳给声,测定同侧和交叉声反射。对感音神经性耳聋定位诊断有一定价值。正常纯音声反射阈为 70~100dB HL,平均 82.2dB HL。感音性耳聋声反射阈降低,示重振现象;蜗后中枢病变反射阈升高或消失,衰减试验阳性。

听性诱发电位测试

听性诱发电位测试(auditory evoked potentials,AEP)是对听觉系统的电生理测定。通过观察声刺激诱发听觉神经通路由末梢至中枢的一系列生物电位变化,来了解听觉系统功能的状态。是 20 世纪70 年代以后发展起来的一种客观测试方法。为临床对听觉系统疾患定位和不能合作者的听敏度的诊断提供了有重要参考价值的资料。根据电位产生的潜伏可分为长、中、短潜伏期三种电位。临床应用以短潜伏期的脑干电位和耳蜗电图为主。

1. 听性脑干反应(auditory brainstem response,ABR) 为声刺激诱发的脑干听觉神经通路的电位变化。为无创性远场记录。表面电极置于前额及颅顶或乳突,测试信号采用交替极性短声,重复率 10次/秒,叠加 1000 次,根据结果进行分析。脑干听觉神经通路的电位变化由波Ⅰ、Ⅱ、Ⅲ、Ⅳ、Ⅴ、Ⅵ、Ⅶ一系列快反应波组成(图 9-61-2),以波Ⅰ、Ⅲ、Ⅴ为主,波Ⅴ最稳定。

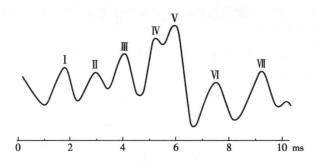

图 9-61-2 脑干听觉神经通路的电位图
由波Ⅰ、Ⅱ、Ⅲ、Ⅳ、Ⅴ、Ⅵ、Ⅶ波组成,以波Ⅰ、Ⅲ、Ⅴ为主,波Ⅴ最稳定

(1)潜伏期:各波潜伏期随刺激声强度增加而缩短,波Ⅴ潜伏期和强度之间呈函数关系。可绘出潜伏期-强度函数曲线,波Ⅰ潜伏期 1.6～2 毫秒,波Ⅴ潜伏期>4.9 毫秒。正常听力者 60dB nHL 刺激,波Ⅴ潜伏期为 6 毫秒左右,阈强度时可达 8.5 毫秒。

(2)波间期(IL):即中枢传导时间,各波间时程约 1 毫秒,波Ⅰ～Ⅴ间期为 4 毫秒,Ⅰ～Ⅲ略长于Ⅲ～Ⅴ,波间时程不受刺激强度的影响,双耳(IL)超过 0.4 毫秒有诊断意义。

(3)双耳波Ⅴ潜伏期差(ILD):正常人双耳波Ⅴ潜伏期一致,双耳相差超过 0.4 毫秒为异常。

(4)波Ⅴ反应阈:成人一般高于短声主观阈 10～20dB,新生儿及 2 岁以下婴儿随月龄增长逐渐缩短,至 2 岁与成人接近。

ABR 的临床应用:①听阈测定:可参考 ABR 反应阈了解听觉敏度,但受短声频谱限制,只能反映高频状态;②定位诊断:耳蜗聋者潜伏期-强度函数曲线陡直,蜗后或中枢神经通路病变时可致潜伏期和波间期延长,双耳波间期差超过 0.4 毫秒,振幅降低,波形分化差,甚至消失。

2. 耳蜗电图(electrocochleography,ECochG) 短声刺激诱发的耳蜗电反应称为 ECochG,包括耳蜗微音电位(CM)、总和电位(SP)和听神经动作电位(AP)(图 9-61-3),为近场记录。球形记录电极置于耳道后下壁近鼓环处或鼓膜表面,或用针电极鼓膜穿刺,置于鼓岬。短声刺激重复率 10 次/秒,叠加 512 次。

(1)CM 为感受器电位,须应用单一极性短声刺激,无潜伏期或不应期,振幅随刺激声强增加而加大,CM 存在示耳蜗外毛细胞功能正常。

(2)SP 为出现在 AP 前面的一个较小电位变化,高声强时明显,其振幅与 AP 振幅比率一般不超过 37%。

(3)AP 为听神经复合动作电位,包括 N1、N2 和 N3 一组波型,N2、N3 在高声强时明显,随刺激声强度增强,N1 潜伏期缩短,

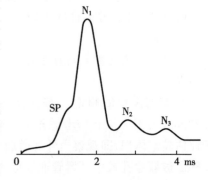

图 9-61-3 耳蜗电图
SP 为总和电位,N1、N2、N3 为
听神经动作电位(AP)

两者呈函数关系,正常听力者,此函数曲线于低强度时增加较慢,高声强时增长较快,60dBSPL 刺激时,正常 N1 潜伏期 1.6 毫秒左右,与 ABR 波 I 一致,N2、N3 相继延长 1 毫秒,N1 反应阈与主观短声阈相近。

ECochG 的临床应用:①耳聋定位诊断:传导聋时,AP 反应阈增高,潜伏期延长,强度函数曲线右移;耳蜗聋时,除反应阈及潜伏期相应改变外,函数曲线陡直,示有重振;内淋巴水肿时,表现典型为 SP 振幅增高,与 AP 幅比超过 40%,SP-AP 复合波增宽,蜗后听神经病变 AP 波型明显增宽,振幅降低或消失,CM 正常;中枢皮层疾患和功能性聋时,ECochG 正常。②客观听敏度评估:正常 AP 反应阈接近主观短声阈,但频率特性受限,主要反映高频区状态。

3. 听性稳态反应(auditory steady state response,ASSR) 为 20 世纪 80 年代中期 Kuwada 等最早报告,应用不同频率载音的调频音诱发的电位变化,远场记录,经平均叠加技术处理,可得到一系列具有频率特性的电位变化波型,并经计算机自动转换为相应频率范围的反应,从而可获得具有频率特性的 ASSR 敏度图。且由于调频音为连续音,高强度时仍可保持其稳定性,因此,可应用高强度测试,比 ABR 更有利于分辨重度和极重度耳聋。

ASSR 临床应用:由于测试结果的频率特性和客观性,对小儿测听可获得其他电生理检查不能达到的完整全面和可靠的资料,且对考虑行人工耳蜗植入患儿的术前检查和术后追踪更具重要价值。

耳声发射

1978 年 Kemp 首次报告自人耳记录到耳声发射(otoacoustic emission,OAE),证实耳蜗内存在主动释能过程,是由于外毛细胞的主动活动产生,逆向经听骨链和鼓膜传至外耳道,可通过耦合于外耳道的耳机-微音电位组合探头收集、再经滤波、放大叠加记录到波型。故此,此反应是耳蜗的机械动力构成,区别于电生理反应。OAE 存在于无声及有声刺激两种情况下,即自发和诱发耳声发射。

1. 自发耳声发射(spontaneous otoacoustic emission,SOAE) 在无声刺激情况下记录,为低声强窄带声信号,接近纯音,强度不超过 20dBSPL,正常成人出现率为 26%~42%,婴儿 68%,女性高于男性,随年龄增长而下降。SOAE 存在示内耳外毛细胞功能正常,SOAE 缺如无实际临床意义。

2. 诱发耳声发射(evoked otoacoustic emission,EOAE) EOAE 为声刺激后 5~15 毫秒出现的一组波峰,具有频率弥散(广谱)特点,在时间上高频出现早于低频,这种不同频率反应出现的时间差反映了耳蜗的行波机制,频率范围分布于 0.5~5kHz 之间,以 1~3kHz 为主,强度不超过 20dBSPL,正常引出率 100%。根据刺激声信号不同,临床采用包括瞬态耳声发射(transient otoacoustic emission,TEOAE)和畸变产物耳声发射(distortion product otoacoustic emission,DPOAE)。

(1)瞬态耳声发射(TEOAE):刺激声为短声(click),阈值一般低于主观阈 5~10dB,振幅于低强度时呈线性增长,至 40~60dBSPL 时,振幅趋于饱和,呈非线性。

(2)畸变产物耳声发射(DPOAE):刺激信号应用 2 个不同频率连续正弦波(纯音)原始音(f1、f2)的畸变产物 2f1-f2 进行,两者频比关系为 1.22:1,通过对不同原始音变化设定一组不同频率畸变产物进行测试,可获得一组有频率特性的 DPOAE,并绘出 DPOAE 图,从而可确定内耳特定部位毛细胞的功能状态。

OAE 的临床应用:OAE 作为一种简便易行,省时、不需安放电极,无创性的客观测试方法,已广泛应用于临床:①OAE 作为新生儿筛查最重要手段已为国际公认并应用;不能通过者再行进一步 ABR 测试。②对婴幼儿及不能合作儿童的听力测试可获得有频率特性的客观可靠的资料。且由于纯音听阈超过 30dBOAE 即不能引出,有利于对轻度耳聋的早期发现。③传导性耳聋,传音结构病变影响信号传入和能量经鼓室传出,因此 OAE 不能记录到。因此当 OAE 不能测出时,应排除中耳疾病。④OAE 正常,反映内耳功能正常。⑤蜗后听神经中枢疾患,OAE 正常,表现与纯音和言语识别率不一致的现象,特别是对近年引起听力临床极大兴趣的听神经病的诊断,更有重要参考价值。⑥研究发现 30% 耳鸣患者与 SOAE 相关,部分病例两者频率匹配。且报告阿司匹林可抑制 SOAE。⑦功能性耳聋者 OAE 测定正常。

参 考 文 献

1. 顾之平. 听力检查. //郑中立. 耳鼻咽喉科诊断学. 北京：人民卫生出版社，1989：105-141
2. 郑溶华，顾之平. 听觉障碍诊断. // 郑中立. 耳鼻咽喉科诊断学. 第 2 版. 北京：人民卫生出版社，2006：119-153

第62章
前庭功能检查

顾之平

临床一般或床旁检查
   眼球运动观察
   姿势或躯体平衡检查

定量前庭功能检查
   眼震电图描记技术
   动态姿势描记术
   前庭诱发肌电位

前庭系统包括周缘前庭感受器和相关的中枢神经系统,其功能为感受空间运动,并将运动感受转换为中枢系统可利用的信息,以产生恰当的运动反射,促进头、眼和躯干的协调运动,从而重新建立对空间的定位,以达到保持视觉稳定和姿势平衡。当此系统内的任何部分或神经通路的任一平面功能发生障碍时,患者将出现眩晕、失衡。

由于来自周缘前庭神经传入的视觉、躯干和本体感受的平衡信号引起眼球运动和姿势调整是处于意识之下的反射性活动,不像其他特殊感官,如视觉、听觉、或嗅觉、味觉更能够主观感受,因此,当平衡功能发生障碍时,患者常对出现的症状难以准确描述;加之前庭生理的复杂性,更增加了临床明确分类诊断的难度。通过前庭功能检查所得到的资料,不但能明确头晕的性质(是否为前庭性)、前庭病变的定位和程度,并可为制订治疗方案、追踪疗效和了解功能代偿状态,以及选择康复训练措施等,均提供重要的可靠依据。

前庭系统功能的测试与听觉功能测试不同,如后者可利用耳声发射直接观察听觉末梢器功能状态,而前庭功能检查是通过观察自发或诱发前庭刺激引起的眼震和姿势的变化来检验其反应是否正常,即通过观察眼震和姿势平衡来进行监测。

平衡功能检查目的在于评估前庭和相关眼球运动和姿势的状态,是神经耳科学对主诉头晕患者的不可缺少的检查方法,可根据患者的不同情况选择不同的检查项目,并应在检查前详细询问头晕病史、进行全面耳鼻喉科检查、听功能检查,以及必要的神经科和影像学检查。

一　临床一般或床旁检查

眼球运动观察

即前庭眼反射(vestibular ocular reflex,VOR)。包括静态眼动检查(static ocular examination),即自发性眼震(spontaneous nystagmus)和动态眼动观察检查(dynamic ocular examination)。

1. 静态眼动检查　即自发性眼震,是指当头部保持静止状态时,静态失衡的张力水平达到激发VOR 反射时出现的不自主眼球运动。单侧前庭功能障碍可诱发自发眼震,它可被注视抑制或减弱,多见于较轻型的自发眼震。利用 Frenzel 眼镜(为一高度凸透镜,屈光度在 15～20D)观察,可消除受试者注视,且由于放大作用有利于检查者观察。周缘性自发性眼震为水平旋转型,且永远是单向的,向快相方向注视时眼震加强(Alexander 定律);当自发性眼震无注视抑制效应者,高度提示为中枢性病理改变。

(1)凝视眼震(gaze nystagmus):又称注视诱发眼震,是双相眼震,眼震方向随注视方向改变而改变。凝视眼震可见于正常人,当水平凝视由中线偏移超过 30°即可出现。因此,测试时视角不应超过 30°。凝视眼震是由于凝视保持不良引起,导致眼球又慢慢漂回至原位,然后再回到凝视侧。双侧凝视眼震为中枢神经系统病变所致,绝非周缘性前庭疾患,某些药物,如抗惊厥药可致凝视眼震。

(2)反侧偏斜和眼倾斜反应(skew deviation & ocular tilt reaction):眼反侧偏斜是眼的垂直错位,一侧眼转向内下,另侧眼转至外上。患者常诉有垂直及扭转复视。可采用双眼交替遮盖进行测试,如用一卡片先遮住一眼,然后将卡片移至正在寻找垂直矫正运动的另一眼上,此即为垂直错位的指征。或用一红色玻璃遮盖一眼,使双眼成像分开,询问患者是否有垂直复视现象。眼倾斜反应为由于双眼眼位差别所致的头部向一侧倾斜的反应。眼反侧偏斜和眼倾斜反应是耳石-眼反射通路活动张力不平衡的表现,可见于前庭核、脑干、脑桥、小脑和动眼神经核病变。

2. 动态眼动观察检查　包括前庭眼反射(VOR)、摇头眼震(head shaking nystagmus)、头突转试验(head thrust test)、位置性眼震(positional nystagmus)和动态视觉能力测试(dynamic visual acuity)。

(1)前庭眼反射检查:亮室内,当头部转动时出现扫视眼球运动为前庭眼反射异常指征,可出现在患者头向左右侧平滑转动,或向上下垂直运动,以及前后运动时。头部转动速度在 0.5Hz(2 次/秒)时,由于视觉很少能产生眼震,说明主要是来自前庭刺激,如某一平面头部转动旋转性眼动缺如,说明是中枢内侧纵束病变。

(2)摇头眼震:摇头眼震是测定前庭功能不平衡的一种方法。患者戴 Frenzel 眼镜,令患者下颌低 30°,水平位摇头 30 次,立即停止。正常人可见 1~2 次眼震。单侧前庭功能低下时出现明显眼震,慢相开始向患侧,然后向健侧,这种现象的产生与脑干对前庭刺激的"速度储存"和"神经整合"的调节作用有关。摇头眼震可出现在前庭末梢疾患,如 BPPV 管石病或壶腹本身病变。中枢前庭病变表现为水平摇头后出现垂直性眼球震颤,称为交叉耦合眼震(cross coupled nystagmus)。

(3)头突转试验:此方法可分别测定各半规管功能,且是唯一可采用的高加速、高频运动刺激。测试时,让患者注视检查者鼻子,检查者在某一特定半规管平面突然将患者头部猛转至一侧,当头部猛转于患侧或迷路功能减弱侧时,可引出眼震。

(4)位置性眼震:患者戴 Frenzel 眼镜,Dix-Hallpike 试验确定后半规管 BPPV。患者坐于检查台上,头向一侧转 45°,然后保持头旋转位,迅速向后仰成头垂位,观察眼震。潜伏期 10~20 秒,逐渐增强,至 30 秒渐减退。测试水平半规管时,患者呈头垂位,向左、右视,观察是否有眼震出现。潜伏期可长于后半规管。周缘前庭疾患,眼震出现有潜伏期和疲劳现象,中枢性者眼震特点可呈纯垂直型或纯旋转型,不产生疲劳,且较粗大。

(5)动态视觉能力测试:测试时采用 Snellen 视力表,比较患者头部稳定和摇动时阅读视力表的结果。正常人头动时视敏度最多降低 1 行,前庭功能低下,特别是双侧者可达 5 行。

姿势或躯体平衡检查

即前庭脊髓反射(vestibulospinal reflex)。前庭脊髓反射失衡可通过自发性倾倒、前后行走、过指和踏步试验来评估。

1. 自发性倾倒　采用 Romberg 试验和 Mann 试验进行测试。患者直立,前者双脚并拢,后者为双脚踵趾前后相接呈一直线,分别于睁眼和闭眼状态下进行,观察有无倾倒现象。正常人可站立 60 秒以上,前庭功能障碍者,闭眼时难于维持身体平衡,出现倾倒现象,倾倒方向与眼震慢相一致,闭眼对中枢病变结果影响不大,倾倒多向患侧。

2. 前后行走试验(tandem walking)　试验时,嘱患者向前走 5 步,后退 3 步,反复连续 5 次,计算起始与终止之间相差的角度,偏差角大于 90°者示双侧前庭功能有明显不平衡。

3. 踏步试验(stepping test)　Unterberger & Hirsch 1940 年提出,称华尔兹(Waltze)试验。测试时,患者闭眼双臂向外平举,原地踏步 30 秒,双侧迷路功能不平衡时,方位转向功能弱侧,即眼震慢相侧。

4. 过指试验(past pointing test)　嘱患者将一侧上臂高举,并伸出示指,然后逐渐向下移动,试图触及检查者手指,分别于闭眼和睁眼状态下进行,周缘前庭疾患,过指偏向患侧。

二　定量前庭功能检查

眼震电图描记技术

眼震电图描记技术(electronystagmography)或称眼震电图(electronystagmogram,ENG)是通过眼电图(electrooculography,EOG)客观描记前庭功能检查时眼球运动轨迹的技术。对前庭-眼反射的生理研究是 ENG 试验的基础,试验中,通过对头部运动或对迷路的模拟刺激,以产生代偿性眼球运动,并对这些眼球运动进行监测,最终进行记录。其原理是根据眼球存在电生理性偶极性,即角膜带有正电荷,视网膜带负电荷,眼球运动引起两者之间电位差的改变,经放大后,由眶周电极记录,绘出眼球运动轨迹图。

ENG 技术的应用为客观、量化前庭功能资料的取得提供了可能,大大提高了对结果分析的准确性,并可连续追踪观察。为避免注视对眼震的抑制作用,试验可闭眼进行。测试时,将记录电极置于双眼外眦外侧(水平)和眶周上下(垂直),参考电极置前额,记录水平和垂直眼球运动。由于垂直电极感受眼和睑的联合电压,因此 ENG 不能定量评估眼球的垂直运动,但许多情况下,对垂直眼动的定性评估是恰当的。由于 ENG 不能描记旋转眼震,因此,如当考虑后半规管 BPPV 测试时,应直接或用 Frenzel 眼镜观察,以避免对眼震的观察被漏掉。

试验过程中患者应保持警觉,情绪稳定,某些药物如前庭抑制剂、镇静、安眠药可影响试验结果。20世纪 90 年代新技术的进展,发展了视频眼震描记技术(videonystagmography),可观察记录水平、垂直和旋转眼球运动,无注视抑制效应,不需安放电极,伪迹少,可携带,使用方便。但设备费用高、技术不熟练,未能广泛开展。

1. 静态 ENG 测试　指令患者注视一固定视标,记录其有无眼球运动,分别于睁眼和闭眼时进行,从而可测定有无自发眼震,然后再测定视觉固定(注视)对眼震的抑制效应。并让患者向左、右、上和下方向看,评估几个不同眼位和凝视对眼震的影响。

2. 动态 ENG 测试

(1)扫视试验(saccade test):扫视系统的功能是将一个位于视线周围的视标移向黄斑,以达到更清晰的视力,通常视线外 20°的视标是靠眼和头部的联合运动完成的,称为凝视扫视(gaze saccade)。测试时,患者面对视标(点光源)而坐,保持头位固定,视标交替呈现在左右两侧距中心 10°～20°位置上,让患者交替向两侧移动凝视至每一个新出现的视标上。ENG 记录扫视曲线(图 9-62-1),包括潜伏期、最大速度、振幅、时限等,潜伏期 180～200 毫秒,振幅20°,正常人可连续出现。异常 Saccade 可由于许多部位病变引起,但以中枢性者居多,如小脑、脑干、或眼部肌肉和神经等。典型的小脑疾患表现为扫视过度或测距不良(不准确),常见于过指试验阳性者。年龄、疲劳、注意力不集中、或抗癫痫药物等因素可致扫视潜伏期延长。

(2)平稳跟踪试验(smooth pursuit test):平稳跟踪

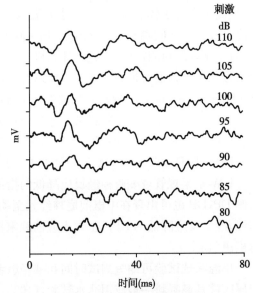

图 9-62-1　眼动扫视曲线描记:水平
随机扫描曲线——阶梯样

作用是使运动的视标能保持在黄斑上的稳定成像。健康人可跟踪一个 30°/s 的运动物体。更快速度可使成像在网膜上脱落,并产生矫正性扫视。平稳跟踪采用低频 0.2～0.7Hz 正弦样刺激,例如一个摆动的物体或一个光源,指令患者跟踪视标,视标在左右各 20°范围内运动,ENG 扫描记录眼球跟踪运动轨迹(图 9-62-2)。跟踪波型的改变比单独增益和相位更有诊断意义。由于平稳跟踪系统分布于全部脑干和小脑,难于对病变作出精确解剖定位,当跟踪反应降低时,出现扫视性跟踪,其特点呈"阶梯式"扫视曲线,见于小脑病变,也可见于老年人跟踪增益降低者。

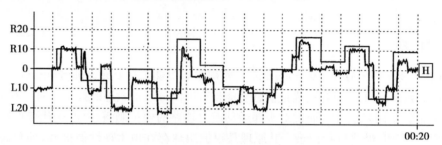

图 9-62-2 眼动跟踪曲线描记:水平平稳跟踪曲线——正弦样

(3)视动试验(optokinetic test):视动反射是对全视野运动的反应,就像在一个行走的列车上眼球跟踪道旁的景物一样。因此,不同于特定视标引起的跟踪反应。测试时,受检者为一充满景象的环境围绕,或用一个带有黑白相间垂直线条的转鼓,当周围环境或转鼓转动时,保持头部固定,向前直视,观察并记录眼球运动反应、增益(慢相眼速/视影像运动速度),评估快、慢相成分相互之间的关系。一般视动眼震慢相异常与跟踪反应相关,快相异常与扫视反应相关。视动与跟踪反应常混杂在一起。此时,如将环境中照明关闭,平滑跟踪反应会立即消失,而当照明恢复后,可重见眼震,持续约 25 秒,称为视动后眼震(optokinetic after nystagmus,OKAN),此为单纯视动引起。当视动反应减退时,OKAN 不再产生。OKAN 缺失或不对称见于周缘前庭损害,双侧前庭切除后 OKAN 极度降低或消失,单侧前庭疾患可致OKAN 双侧不对称。

(4)温度试验(caloric test):本试验是通过利用冷热温度不同的水(鼓膜穿孔者用气体)对耳道内进行灌注,以刺激前庭半规管,是测定迷路功能最主要的试验方法,可分别测试双侧功能。测试水平半规管时,患者仰卧,头前倾 30°,保持警觉。

交替双耳双温试验(alternative binaural bithermal caloric test),为 Fitzgerald & Hallpike1942 年提出,用高于和低于体温各 7℃的冷水和温水(30℃,44℃)交替灌注双耳,每耳 60 秒,顺序为右温、左温、右冷、左冷,每次间隔至少 10 分钟。热刺激可致神经兴奋性增高,冷刺激可致降低。眼震记录从试验开始,直至试验结束眼震消失为止,计算机自动将眼震慢相与快相成分分开,以确定每个慢相成分的速度,最大慢相速度是通过最高的 3～5 个慢相成分的平均值来确定。双侧反应差别>20%示单侧功能减退(unilateral weakness,UW),双耳同方向全部眼震进行比较,如差别>25% 为异常方向优势(directional preponderance,DP),有诊断意义。计算公式为:

$$UW = [(R\ 30℃ + R\ 44℃) - (L\ 30℃ + L\ 44℃)/R\ 30℃ + R\ 44℃ + L\ 30℃ + L\ 44℃] \times 100\%$$
$$DP = [(R\ 30℃ + L\ 44℃) - (R\ 44℃ + L\ 33℃)/R\ 30℃ + R\ 44℃ + L\ 44℃ + L\ 30℃] \times 100\%$$

UW 是半规管或壶腹神经反应降低的指征,DP 常见于自发眼震存在的患者,如自发眼震向右,常致右侧 DP,DP 也可出现在中枢前庭神经元至动眼神经元双侧功能不对称时,梅尼埃病可表现对热水反应增强,冷水反应降低的 DP。正常人或前庭末梢病变者,温度试验可被注视抑制;无注视抑制反应的为中枢疾患引起。

单温筛选试验可缩短测试时间和减轻患者痛苦,但被认为假阴性率高,可作为筛查。北京大学第一附属医院耳鼻喉科一般应用冰水试验,(10℃,10ml,20 秒灌注),方便易行。

(5)转椅(rotator chair)试验:转椅试验为双耳同时接受刺激,结果反映了双侧半规管功能。测试时,患者坐在转椅上,头前倾 30°,通过转椅预先设定的加速频率,收集记录旋转 10 圈内眼球运动的结果。计算10圈内不同加速时段的相位、增益和对称性平均值。相位变化代表瞬时眼速变换和头部转速之间的关系。周缘和中枢前庭疾患均可出现异常,无定位价值。增益是最大眼速和最大转速振幅之比,低增益示双侧前庭周缘病变。小脑疾患可出现异常高增益。对称性为旋转时双侧眼动慢相波峰峰速的比较,急性单侧周缘前庭损害时,患侧减弱,伴功能代偿或合并小脑疾患时可影响结果,因此单纯靠对称性判断应慎重。

(6)主观垂直视觉试验(subjective visual vertical test):本试验是测定耳石功能的有效方法。患者坐在光线较暗处,注视测试板上的一条直线,嘱患者仔细调整转盘角度,直至达到垂直位。急性耳石疾患者,直线偏斜向患侧10°~15°,也可见于脑干梗死伴主观垂直视觉障碍者。

动态姿势描记术

动态姿势描记术(dynamic posturography)亦称为前庭脊髓反射定量测定。于20世纪80年代引入临床领域。目的在于定量评估患者在静态和动态情况下保持站立姿势的稳定性。健康人可在一定摇摆活动范围内保持身体平衡。测定装置能提供前庭、视觉和本体感觉进行评估的全部刺激信息,临床最常用的设备为一计算机控制的可移动平台,周围为一可运动视觉环境围绕,平台和视觉环境可固定或单独或同时伴随体位运动而移动,身体前后的摆动可通过平台上的压力传感器来监测。

标准动态姿势描记包括运动控制试验(motor control test,MCT)和感觉统合试验(sensory organization test,MOT)。测试时,患者站立在测试平台上,安全带约束,以防跌倒。

1. 运动控制试验(MCT) 试验开始,患者站在静止的平台上,周围视野固定。试验开始,平台迅速启动呈矢状面前后运动,足趾伴随平台上下摆动,速率约4°/500ms,通过压力感受器计量双脚重力平衡、振幅、潜伏期和适应状态。

2. 感觉统合试验(SOT) 包括6项不同试验条件,前三项试验平台保持固定,为受试者提供了稳定的本体感受信息。后三项测试时,平台前后摇摆,本体感受为畸变信息。结果以指数计算分级0~100%。跌倒为0,稳定为100。

(1)平台固定,睁眼,周围视环境固定,为姿势稳定提供了最佳条件。

(2)平台固定,闭眼,周围视环境固定,平衡靠前庭和本体感受维持,如本体感觉正常,前庭功能缺陷时,很少出现不稳定。

(3)平台固定,睁眼,周围视环境运动,致视信号畸变,但如本体感正常,前庭功能缺陷时,仍可表现正常。

(4)平台摇摆,睁眼,周围视环境稳定,前庭缺陷时,平衡仍可靠本体维持。

(5)平台摇摆,闭眼,周围视环境稳定,此时前庭是唯一平衡信息来源,因此,双侧前庭功能低下或单侧病变无代偿时,出现明显摇摆现象。

(6)平台摇摆,睁眼,周围视环境运动,本体及视觉信息均异常,前庭功能障碍时,姿势明显不稳。

姿势描记试验对了解头晕患者的整体平衡状态、功能代偿情况、生活质量,以及康复训练方案的制订均可提供极有价值的资料。

前庭诱发肌电位

Colebatch等1994年报告研究证实健康人对强度95dBSPL,100~200毫秒疏波短声引起同侧胸锁乳突肌肌电反应,并经EMG记录出为短声刺激相关的电位变化,称之为前庭诱发肌电位(vestibular evoked myogenic potentials,VEMP),潜伏期12毫秒(图9-62-3)。同侧前庭神经切断后此反应消失。作者认为由于后半规管为前庭下神经分布,当声刺激激活圆囊,经前庭下神经传入前庭神经核,而传出径路是经脊髓小脑束到达胸锁乳突肌。60岁以上老年人VEMP减低,可能为圆囊功能衰退引起。脑干病变,如多发硬化症可致电位延迟,潜伏期延长。梅尼埃病早期正常,随病情进展VEMP可消失。

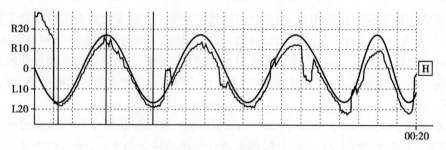

图 9-62-3 前庭诱发肌电位

参 考 文 献

1. Coney JP,Santina CD. Principles of applied vestibular physiology. //Cummings CW. Cummings Otolaryngology Head and Neck Surgery. 4th ed. Philadelphia,Pennyslvania；Elservier Mosby,2005；3115-3159

2. Timothy EH,Minor LB,ZeeDS,et al. Evaluation of the patient with dizziness. // Cummings CW. Cummings Otolaryngology Head and Neck Surgery. 4th ed. Philadelphia,Pennyslvania；Elservier Mosby,2005；3160-3198

3. Driscoll CLW,Green Jr. JD. Balance function tests. //Bailey BJ. Head Neck surgery-otolaryngology. 4th ed. Philadelphia, Pennsylvania；Lippincott William-Wilkims,2006；1917-1926.

中英文名词对照

1 秒用力呼气量	forced expiratory volume in 1 second, FEV_1
3-脱酰基单磷酰基脂质 A	3-deacylated monophosphoryl lipid-A, 3-DMPL-A
3'-5'-环磷酸鸟苷	3'-5'-cyclic guanosine monophosphate, 3'-5'-cGMP
5-脂氧合酶	5-lipoxygenase, 5-LO

A

阿司匹林	aspirin
阿司匹林耐受不良	aspirin intolerance
阿司匹林诱发性哮喘	aspirin-induced asthma, AIA
暗色孢属	dematium

B

Bath 强直性脊柱炎病情活动指数	Bath ankylosing spondylitis disease activity index, BASDAI
白三烯	Leukotrienes, LTs
白三烯 C4 合酶	leukotriene C4 synthase, LT-C4S
白细胞介素	Interleukin, IL
白细胞功能相关抗原-1	leukocyle function-associated antigen-1, LFA-1
白细胞-内皮细胞黏附级联反应	leukocyte-endothelial cell adhesion cascade
半胱氨酰白三烯	cysteinyl leukotrienes, CysLTs
半乳糖凝集素	galectin
胞受体	cytosolic receptor
鼻瓣区	nasal valve area
鼻激发试验	nasal provocation test, NPT
鼻黏液纤毛清除	nasal mucociliary clearance, NMCC
鼻吸气峰流速	peak nasal inspiratory flow, PNIF
鼻相关淋巴组织	nasal associated lymphoid tissue, NALT
鼻阻力	nasal airway resistance, NAR
变态反应进程	allergy march

变应性鼻炎	allergic rhinitis, AR
变应性鼻炎及其对哮喘的影响	allergic rhinitis and its impact on asthms, ARIA
变应性曲菌性鼻窦炎	allergic aspergillus sinusitis, AAS
变应性真菌性鼻窦炎	allergic fungal rhinosinusitis, AFRS
变应性真菌性鼻炎	allergic fungal rhinitis, AFR
变应性支气管肺曲菌病	allergic bronchopulmonary aspergillosis, ABPA
变应性支气管肺真菌病	allergic bronchopulmonary fungal disease, ABPFD
变应原单位	allergen unit, AU
变应原疫苗	allergen vaccine
表皮生长因子受体	epithelial growth factor receptor, EGFR
标准治疗单位	standard treatment units, STU
柄锈菌属	Puccinia
补体系统	complement system
不适响度级	uncomfortable loudness level, UCL

C

Churg-Strauss 综合征(变应性肉芽肿性血管炎)	Churg-Strauss syndrome, CSS(allergic granulomatous angitis)
层黏连蛋白	laminin, LN
产色属	pigment producing species
肠道相关淋巴组织	gut associated lymphoid tissue, GALT
常规免疫治疗	conventional immunotherapy
常年性变应性鼻炎	perennial allergic rhinitis, PAR
迟发相反应	late phase response
冲击(快速)免疫治疗	rush immunotherapy, RI
重组人单克隆抗 IgE 抗体	recombinant humanized monoclonal antibody against IgE, rhuMAB-E25
次要组织相容性抗原	minor histocompatibility antigen, mHA
促甲状腺激素	thyroid-stimulating hormone, TSH
促甲状腺激素受体	thyroid-stimulation hormone recepter, TSHR

D

DNA 末端转移酶介导的 dUTP 缺口末端标记	TdT-mediated biotinylated-dUTP nick-end labeling, TUNEL
单侧功能减退	unilateral weakness, UW
单核苷酸多态性	single nucleotide polymorphisms, SNPs
单卵双胎	monozygous twins

单体类变应原	monomer allergoid
蛋白聚糖	proteoglycans
蛋白酶激活受体	protease-activated receptors,PARs
蛋白质酪氨酸磷酸激酶非受体型22	protein tyrosine phosphokinase nonreceptor 22,PTPN22
低亲和力受体	low affinity receptor,FcesilonRII
凋亡抑制蛋白家族	inhibitor of apoptosis,IAP
动态视敏度	dynamic visual acuity
动态眼检查	dynamic ocular examination
动态姿势描记术	dynamic posturography
端粒	telomere
端粒酶	telomerase
短串联重复序列	short tandem repeat,STR
短增量敏感指数	short increment sensitivity index,SISI
多能干细胞	multipotent stem cell

E

儿童反复呼吸道感染	children recurrent respiratory tract infection,RRTI
儿童哮喘和变态反应国际研究	international study of asthma and allergies in childhood,ISAAC
耳间衰减	interaural attenuation
耳囊	otic capsule
耳声发射	otoacoustic emission,OAE
耳蜗电图	electrocochleogram,ECochG

F

反侧偏斜和眼倾斜反应	skew deviation & ocular tilt reaction
反复呼吸道感染	recurrent respiratory tract infection,RRTI
反应性气道功能障碍综合征	reactive airway dysfunction syndrome,RADS
反应性指数	index of reactivity,IR
放射显影术(放射线照相术)	radiography
放射自显影术(自动射线照相术)	autoradiography
放射性核素法	radioisotopic method
非变应性鼻炎	non-allergic rhinitis,NAR
非变应性鼻炎伴嗜酸性粒细胞增多综合征	nonallergic rhinitis with eosinophilia syndrome,NARES
非变应性嗜酸性粒细胞性真菌性鼻窦炎	nonallergic eosinophilic fungal rhinosinusitis,NA-EFRS
非感染性非变应性鼻炎	noninfectious nonallergic rhinitis,NINAR
非溶酶体酶类	non-lysosomal enzymes

非肾上腺素能非胆碱能	nonadrenergic noncholinergic，NANC
非特异性免疫	nonspecific immunity
非甾体类抗炎药	nonsteroidal anti-inflammatory drugs，NSAID
非真菌性嗜酸性粒细胞黏蛋白性鼻窦炎	nonfungal eosinophilic mucin rhinosinusitis，NF-EMRS
非注射免疫治疗	noninjection immunotherapy
肺功能测定	pulmonary function test，PFT
肺活量	vital capacity，VC
分化簇	cluster of differentiation，CD
分化型甲状腺癌	differentiated thyroid carcinoma，DTC
分泌性免疫	secretory immune
分泌性中耳炎	otitis media with effusion，OME
复发性多软骨炎	relapsing polychondritis，RPC

G

干扰素	interferon，IFN
干燥综合征	sicca syndrome，Sjögren's syndrome，SS
肝细胞生长因子	hepatocyte growth factor，HGF
感觉统合试验	sensory organization test，MOT
感染性鼻炎	infective rhinitis，IR
高内皮细胞微静脉	high endothelial venule，HEV
高亲和力受体	high affinity receptor，FcesilonRI
骨髓	bone marrow
固有层淋巴细胞	lamina propria lymphocyte，LPL
固有性免疫	innate immunity
过指试验	past pointing test

H

黑粉菌属	Ustilago
呼气峰流速	peak expiratory flow，PEF
呼气峰流速率	peak expiratory flow rate，PEFR
呼吸道表层液体	airway surface liquid，ASI
花生四烯酸	arachidonic acid，AA
环磷酸鸟苷	cyclic guanosine monophosphate，cGMP
环磷酸腺苷	cyclic adenosine monophosphate，cAMP
环磷酰胺	cyclophosphamide，CTX
环氧合酶	cyclooxygenase，COX
缓激肽	bradykinin

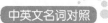

黄曲霉	Aspergillus flavus
获得性免疫	aquired immunity
获得性免疫缺陷综合征	acquired immunodeficiency syndrome,AIDS

J

肌球蛋白轻链激酶	myosin light chain kinase,MLCK
基因组关联分析	genome-wide association studies,GWASs
基因组扫描法	genome scanning
基质金属蛋白酶	matrix metalloproteinases,MMPs
基质细胞衍生因子-1	stromal cell-derived factor-1,SDF-1
畸变产物耳声发射	distortion product otoacoustic emission,DPOAE
激素敏感性感音神经性聋	steroid-responsive sensorineural hearing loss,SRSNHL
级联反应	cascade reaction
集合性淋巴组织	organized lymphoid tissue,OLT
集落刺激因子	colony stimulating factor,CSF
集群免疫治疗	cluster immunotherapy
季节性变应性鼻炎	seasonal allergic rhinitis,SAR
甲氧苄啶-磺胺甲基异噁唑	trimethoprim-sulfamethoxazole,TMP-SMX
甲状腺癌	thyroid cancer,TC
甲状腺刺激抗体	thyroid stimulating antibody,TSAb
甲状腺过氧化物酶	thyroid peroxidase,TPO
甲状腺球蛋白	thyroglobulin,Tg
甲状腺乳头状癌	thyroid papillary carcinoma,PTC
碱性成纤维细胞生长因子	basic fibroblast growth factor,bFGF
降钙素基因相关肽	calcitonin gene-related peptide,CGRP
交替双耳双温试验	alternative binaural bithermal caloric test
交替双耳响度平衡试验	alternative binaural loudness balance,ABLB
胶原酶	collagenase
角质细胞生长因子	keratinocyte growth factor,KGF
酵母属	Saccharomyces
结节性多动脉炎	polyarteritis nodosa,PAN
结膜激发试验	conjunctiva provocation test,CPT
金黄色葡萄球菌	staphylococcus aureus,S. *aureus*
金黄色葡萄球菌肠毒素	staphylococcus aureus enterotoxins,SEs
静态眼动检查	static ocular examination
局部变应性鼻炎	local allergic rhinitis,LAR

K

卡他	catarrh
抗体依赖细胞介导的细胞毒作用	antibody-dependent cell-mediated cytotoxicity, ADCC
抗原提呈细胞	antigen-presenting cell, APC
抗中性粒细胞胞浆抗体	antineutrophil cytoplasmic antibodies, ANCAs
咳嗽变异性哮喘	cough variant asthma, CVA
不可分型流感嗜血杆菌	nontypeable haemophilus influenzae, NTHi
可溶性补体结合因子	soluble complement fixing

L

朗格汉斯细胞	Langerhans cell, LC
类病毒因子	virus-like agent, VLA
类蛋白酶活性受体	proteinase-activated receptors, PARs
类胰蛋白酶	tryptase
粒细胞集落刺激因子	granulocyte colony stimulating factor, G-CSF
粒细胞巨噬细胞集落刺激因子	granulocyte-macrophage colony stimulating factor, GM-CSF
连锁不平衡试验	transmission disequilibrium test, TDT
镰刀菌属	fusarium
链格孢属	alternaria
亮氨酰氨基肽酶	leucine aminopeptidase
淋巴滤泡	lymphoid follicle
淋巴细胞毒素	lymphotoxin
淋巴细胞归巢	lymphocyte homing
淋巴细胞归巢受体	lymphocyte homing receptor, LHR
淋巴样蛋白酪氨酸磷酸酶	lymphoid protein tyrosine phosphatase, LYP
淋巴因子	lymphokine
磷脂酶 A2	phospholipase A2
滤泡相关上皮组织	follicle-associated epithelium, FAE

M

MALD I-TO F 质谱分析法	matrix-assisted laser desorption/ionization time-of-flight mass spectrometry
慢性鼻窦炎	chronic rhinosinusitis, CRS

慢性进行性感音神经性听力减退　　　　chronic progressive sensorineural hearing loss,CPSNHL

慢性阻塞性肺病　　　　chronic obstructive pulmonary disease,COPD

镁依赖性三磷酸腺苷酶　　　　magnesium ATPase,Mg-ATPase

孟鲁司特　　　　montelukast

免疫编辑　　　　immunoediting

免疫反应　　　　immune reaction

免疫防御　　　　immune defense

免疫监视　　　　immune surveillance

免疫介导性感音神经性聋　　　　immune-mediated sensorineural hearing loss,IMSNHL

免疫介导性内耳病　　　　immune-mediated inner ear disease,IMIDE

免疫清除　　　　immune clearance

免疫球蛋白　　　　Immunoglobulin,Ig

免疫球蛋白超家族分子　　　　immunoglobulin superfamily,IgSF

免疫稳定　　　　immunological homeostasis

免疫性内耳病　　　　immune inner ear disease,IIED

免疫豁免　　　　immunological privilege

免疫治疗　　　　immunotherapy

面部脂质营养不良　　　　facial lipodystrophy

明脐菌属　　　　exserohilum

模式免疫复合物　　　　model immune complex,MIC

N

内皮白细胞黏附分子-1　　　　endothelial leukocyte adhesion molecule-1,ELAM-1

内皮素-1　　　　endothelin-1,ET-1

内皮细胞起源的白细胞黏附分子-1　　　　endothelial derived leukocyte adhesion molecule-1, ELAM-1

囊性纤维化病　　　　cystic fibrosis,CF

囊性纤维化病跨膜传导调节蛋白　　　　cystic fibrosis transmembrane conductance regulator, CFTR

黏蛋白　　　　mucin

黏膜免疫　　　　mucosal immune

黏膜免疫共享系统　　　　common mucosal immune system,CMIS

黏膜免疫系统　　　　mucosal immune system,MIS

黏膜相关淋巴组织　　　　mucosa-associated lymphoid tissue,MALT

黏液毯　　　　mucus blanket

黏液纤毛输送时间　　　　mucociliary transport time,MTT

黏液纤毛转运系统　　　　mucociliary transportation system

黏滞度　　　　viscosity

凝视扫描	gaze scanning
凝视眼震	gaze nystagmus

O

欧洲变态反应和临床免疫学会	European Academy of Allergology and Clinical Immunology,EAACI

P

P 物质	substance P,SP
皮肤淋巴细胞相关抗原	cutaneous lymphocyte-associated antigen,CLA
皮肤相关淋巴组织	skin associated lymphoid tissue,SALT
皮下免疫治疗	subcutaneous immunotherapy,SCIT
平稳跟踪试验	smooth pursuit test

Q

气道反应性	airway responsiveness
气道高反应性	airway hyperresponsiveness,AHR
气道上皮间充质营养单位	airway epithelial mesenchymal trophic unit
气道重塑	airway remodeling
前后行走试验	tandem walking
前列腺素	prostaglandins,PGs
前庭脊髓反射	vestibulospinal reflex
前庭眼反射	vestibular ocular reflex,VOR
强直性脊柱炎	ankylosing spondylitis,AS
桥本甲状腺炎	Hashimoto's thyroiditis,HT
青霉属	penicillium
曲霉属	aspergillus
趋化因子家族	chemokine family
去甲肾上腺素	noradrenaline,NE
全球哮喘防治创议	Global Initiative For Asthma,GINA

R

热激蛋白	heat shock protein,HSP
人β防御素2	human defensin-beta2,HBD-2

人类白细胞抗原	human leucocyte antigen，HLA
人类基因组计划	human genome project，HGP
人类免疫缺陷病毒	human immuno-deficiency virus，HIV
溶酶体酶类	lysosomal enzymes
蠕孢菌属	helminthosporium
乳胶变态反应	latex allergy
乳铁蛋白	lactoferrin，LF

S

扫视试验	saccade test
杀伤细胞抑制受体	killer cell inhibitory receptor，KIR
上皮间淋巴细胞	interepithelial lymphocyte，IEL
舌下-吞咽免疫治疗	sublingual-swallow immunotherapy
舌下免疫治疗	sublingual immunotherapy，SLIT
神经激肽 A	neurokinin A，NKA
神经激肽 B	neurokinin B，NKB
神经生长因子	nerve growth factor，NGF
神经肽	neuropeptide，NP
神经肽 Y	neuropeptide-Y，NPY
声导抗测定	acoustic immitance measurement
湿疹	eczema
世界卫生组织	World Health Organization，WHO
视动试验	optokinetic test
视频眼震描记术	vedionystagmography
适应性免疫	adaptive immunity
嗜酸性粒细胞	Eosinophils，EOS
嗜酸性粒细胞蛋白 X	eosinophil protein X
嗜酸性粒细胞过氧化物酶	eosinophil peroxidase，EPO
嗜酸性粒细胞黏蛋白	eosinophilic mucin
嗜酸性粒细胞趋化因子（亲和素）	eotaxin
嗜酸性粒细胞性黏蛋白性鼻窦炎	eosinophilic mucin rhinosinusitis，EMRS
嗜酸性粒细胞性真菌性鼻窦炎	eosinophilic fungal rhinosinusitis，EFRS
嗜酸性粒细胞衍生的神经毒素	eosinophil-derived neurotoxin，EDN
嗜酸性粒细胞阳离子蛋白	eosinophil cationic protein，ECP
嗜酸性粒细胞源性神经毒素	eosinophil-derived neurotoxin，EDN
树突状细胞	dendritic cell，DC
数目可变的串联重复多态性	Variable Number of Tandem Repeats，VNTR
双极霉属	bipolaris

双卵双胎	dizygous twins
水杨酸	salicylic acid
水杨酸钠	Sodium Salicylate
睡眠呼吸紊乱	sleep disordered breathing,SDB
瞬态耳声发射	transient otoacoustic emission,TOAE
瘦素	leptin
速发反应	immediate response
速发型持续反应	immediate sustained response
速发型瞬时反应	immediate transient response
酸性磷酸酶	acid phosphatase,ACPase
髓过氧化物酶	myeloperoxidase,MPO

T

Toll 样受体家族	Toll-like receptors,TLRs
T 细胞受体	T cell receptor,TCR
T 细胞-肽抗原决定簇	T cell peptide epitopes
苔藓样组织反应（皮肤）	lichenoid tissue reaction,LTR
踏步试验	stepping test
碳酸酐酶	carbonic anhydrase
弹性成分	elastic component
弹性蛋白酶	elastase,EL
唐氏综合征	Down syndrome
糖精试验	saccharin test
糖精清除时间	saccharin clearance time,SCT
糖精时间	saccharin time,ST
特发性感音神经性聋	idiopathic sensorineural hearing loss,ISHL
特异性脱敏疗法	specific desensitization
特异性减敏疗法	specific hyposensitization
特异性巨噬细胞武装因子	specific macrophage arming factor,SMAF
特异性免疫	specific immunity
特异性免疫治疗	specific immunotherapy,SIT
特应性	atopy
体液免疫	humoral immunity
天然橡胶（乳胶）	natural rubber latex,NRL
调节型 T 细胞	regulatory T cells,Treg
调节激活正常 T 淋巴细胞表达和分泌	regulated upon activation,normal T cell expressed and secreted,RANTES
听性脑干反应	auditory brainstem response,ABR

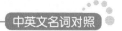

听性稳态反应	auditory steady state response, ASSR
听性诱发电位测试	auditory evoked potentials, AEP
头颈部鳞状细胞癌	head and neck squamous cell cancer, HNSCC

V

| VAS 评分 | visual analogue scale |

W

外膜蛋白	outer membrane protein, OMP
外周血单核细胞	peripheral blood mononuclear cell, PBMC
弯孢霉属	curvularia
微卫星多态性	microsatellite polymorphism
微皱褶细胞（或称 M 细胞）	micro fold cell
位置性眼震	positional nystagmus
胃肠嗜铬细胞	enterochromaffin cells
胃泌素释放肽	gastrin-releasing peptide, GRP
胃食管反流	gastroesophageal reflux, GER
冷热试验	caloric test

X

吸气肺活量	inspired vital capacity, IVC
系统性红斑狼疮	systemic lupus erythematosus, SLE
系统性呼吸道黏膜病	systemic respiratory mucosal disease
细胞毒 T 淋巴细胞	cytotoxic T lymphocyte, CTL
细胞毒 T 淋巴细胞抗原	cytotoxic T lymphocyte antigen, CTLA
细胞间黏附分子-1	intercellular adhesion molecule-1, ICAM-1
细胞角蛋白	Cytokeratins, CK
细胞介导的免疫	cell mediated immunity, CMI
细胞免疫	cellular immunity
细胞外基质	extracellular matrix, ECM
细胞质间桥	cytoplasmic bridges
细胞增生相关核抗原 67	cell proliferation associated nuclear antigen, Ki-67
细菌性鼻窦炎	bacterial sinusitis, BS
细菌脂多糖	Lipopolysaccharide, LPS
下食管括约肌	lower esophageal sphincter, LES

纤毛不动综合征	Immotile cilia syndrome
纤溶酶	plasmin
纤维连接蛋白	fibronectin,FN
显微镜下多血管炎	microscopic polyangitis,MPA
限制性片段长度多态性	restriction fragment length polymorphism,RFLP
小卫星 DNA	minisatellite DNA
哮喘	asthma
哮喘三联征	asthma triad syndrome
信号淋巴细胞活化分子	signaling lymphocytic activation molecule,SLAM
胸腺	thymus
胸腺素	thymosin
嗅电图	electro-olfactogram,EOG
嗅觉事件相关电位	olfactory event-related potentials,OERP
血管地址素	vascular addressin
血管内皮生长因子	vascular endothelial growth factor,VEGF
血管内皮细胞	vascular endothelial cell
血管细胞黏附分子-1	vascular cell adhesion molecule-1,VCAM-1
血管性水肿	angioedema
血栓素 A2	thromboxane A2,TXA2
血小板活化因子	platelet activating factor,PAF
血小板衍化生长因子	platelet-derived growth factor,PDGF
血小板衍化生长因子-B	platelet-derived growth factor-B,PDGF-B

Y

芽枝孢霉属	cladosporium
眼电图	electrooculogram,EOG
眼结膜激发试验	conjunctiva provocation test,CPT
眼震电图	electronystagmogram,ENG
眼震电图描记技术	electronystagmography
杨氏综合征	Young syndrome
摇头眼震	head shaking nystagmus
耶尔森菌	Yersinia
一氧化氮合酶	nitric oxide synthase,NOS
依那西普（益赛普）	etanercept(enbrel)
胰岛素样生长因子Ⅰ	insulin-like growth factor Ⅰ,IGF-Ⅰ
胰岛素样生长因子结合蛋白 3	IGF binding protein 3,IGFBP-3
遗传性血管性水肿	hereditary angioedema
乙酰胆碱	acetylcholine,Ach

594

异体同基因型移植物	isogenic allograft
异种移植物	heterotransplant
抑制性 T 细胞	suppressor T cell,Ts
音衰试验	tone decay
英夫利昔单抗(类克)	infliximab(remicade)
用力肺活量	forced vital capacity,FVC
诱发耳声发射	evoked otoacoustic emission,EOAE
优势偏向	directional preponderance,DP
预激现象	priming phenomenon
预激作用	priming effect
原发性免疫缺陷	primary immunodeficiency
原发性纤毛不动综合征	Kartagener syndrome
原发性纤毛运动障碍	primary ciliary dyskinesia,PCD
运动控制试验	motor control test,MCT
运动性哮喘	exercise-induced asthma,EIA

Z

早期相反应	early phase reaction
造血干细胞	hematopoietic stem cell
增殖细胞核抗原	proliferating cell nuclear antigen,PCNA
扎鲁司特	zafirlukast
真菌蛋白酶	fungal proteases
支气管肺泡灌洗液	bronchoalveolar lavage fluid,BALF
支气管激发试验	bronchial provocation test,BPT
支气管舒张试验	bronchial dilation test,BDT
支气管相关淋巴组织	bronchus associated lymphoid tissue,BALT
支气管哮喘	bronchial asthma,BA
脂肪酸合成酶	fatty acid synthetase,FAS
肿瘤坏死因子	tumor necrosis factor,TNF
重度联合免疫缺陷	severe combined immunodeficiency,SCID
周期依赖性激酶	cyclin-dependent kinase,CDKS
周期依赖性激酶抑制因子	cyclin-dependent kinase inhibitor,CDKI
主要碱性蛋白	major basic protein,MBP
主要组织相容性复合物	major histocompatibility complex,MHC
转化生长因子	transforming growth factor,TGF
转化生长因子-β	transforming growth factor-β,TGF-β
转化生长因子-β 家族	transforming growth factor-β family,TGF-β family
自发耳声发射	spontaneous otoacoustic emission,SOAE

自发性眼震	spontaneous nystagmus
自然杀伤细胞	natural killer cells
自身攻击性感音神经性聋	auto-aggressive sensorineural hearing loss
自身免疫性感音神经性聋	autoimmune sensorineural hearing loss,ASNHL
自身免疫性甲状腺病	autoimmune thyroid disease,AITD
自身免疫性内耳病	autoimmune inner ear disease,AIIED
自身移植物	autograft
组胺	histamine
组胺能神经元	histaminergic neurons
组胺受体	histamine receptors,HRs
组织蛋白酶 B	cathepsin B
组织重塑	remodeling
祖细胞	progenitor cell
最大呼气中段流速	maximal mid-expiratory flow,MMEF
最轻持续性炎症反应	minimal persistent inflammation,MPI
最小气味辨别阈	minimum identifiable odor,MIO
最小气味感受阈	minimum perceptible odor,MPO

英中文名词对照

3-deacylated monophosphoryl lipid-A,3-DMPL-A   3-脱酰基单磷酰基脂质 A

3'-5'-cyclic guanosine monophosphate,3'-5'-cGMP 3'-5'-环磷酸鸟苷

5-lipoxygenase,5-LO   5-脂氧合酶

A

acetylcholine,Ach   乙酰胆碱

acid phosphatase,ACPase   酸性磷酸酶

acoustic immitance measurement   声导抗测定

acquired immunity   获得性免疫

acquired immunodeficiency syndrome,AIDS 获得性免疫缺陷综合征

adaptive immunity   适应性免疫

airway epithelial mesenchymal trophic unit 气道上皮间充质营养单位

airway remodeling   气道重塑

airway responsiveness   气道反应性

airway surface liquid,ASI   呼吸道表层液体

allergen specific immunotherapy   变应原特异性免疫治疗

allergen unit,AU   变应原单位

allergen vaccine   变应原疫苗

allergic aspergillus sinusitis,AAS   变应性曲菌性鼻窦炎

allergic bronchopulmonary aspergillosis,ABPA 变应性支气管肺曲菌病

allergic bronchopulmonary fungal disease,ABPFD 变应性支气管肺真菌病

allergic fungal rhinitis,AFR   变应性真菌性鼻炎

allergic fungal rhinosinusitis,AFRS   变应性真菌性鼻窦炎

allergic rhinitis and its impact on asthms,ARIA 变应性鼻炎及其对哮喘的影响

allergic rhinitis,AR   变应性鼻炎

allergy march   变态反应进程

alternaria   链格孢属

alternative binaural bithermal caloric test 交替双耳双温试验

alternative binaural loudness balance,ABLB 交替双耳响度平衡试验

angioedema	血管性水肿
ankylosing spondylitis, AS	强直性脊柱炎
antibody-dependent cell-mediated cytotoxicity, ADCC	抗体依赖细胞介导的细胞毒作用
antigen-presenting cell, APC	抗原提呈细胞
antineutrophil cytoplasmic antibodies, ANCAs	抗中性粒细胞胞浆抗体
arachidonic acid, AA	花生四烯酸
aspergillus	曲霉属
aspergillus flavus	黄曲霉
aspirin	阿司匹林
aspirin intolerance	阿司匹林耐受不良
aspirin-induced asthma, AIA	阿司匹林诱导的哮喘
asthma	哮喘
asthma triad syndrome	哮喘三联征
atopy	特应性
auditory brainstem response, ABR	听性脑干反应
auditory evoked potentials, AEP	听性诱发电位测试
auditory steady state response, ASSR	听性稳态反应
auto-aggressive sensorineural hearing loss	自身攻击性感音神经性聋
autoimmune inner ear disease, AIED	自身免疫性内耳病
autoimmune sensorineural hearing loss, ASNHL	自身免疫性感音神经性聋
autoimmunity thyroid disease, AITD	自身免疫性甲状腺病
autoradiography	放射自显影术(自动射线照相术)

B

bacterial sinusitis, BS	细菌性鼻窦炎
basic fibroblast growth factor, bFGF	碱性成纤维细胞生长因子
Bath ankylosing spondylitis disease activity index, BASDAI	Bath 强直性脊柱炎病情活动指数
bipolaris	双极霉属
bone marrow	骨髓
bradykinin	缓激肽
bronchial asthma, BA	支气管哮喘
bronchial dilation test, BDT	支气管舒张试验
bronchial provocation test, BPT	支气管激发试验
bronchoalveolar lavage fluids, BALF	支气管肺泡灌洗液
bronchus associated lymphoid tissues, BALT	支气管相关淋巴组织

C

calcitonin gene-related peptide,CGRP	降钙素基因相关肽
caloric test	冷热试验
carbonic anhydrase	碳酸酐酶
cascade process reaction	级联反应
catarrh	卡他
cathepsin B	组织蛋白酶 B
cell-mediated immunity,CM	细胞介导的免疫
cell proliferation associated nuclear antigen,Ki-67	细胞增生相关核抗原 67
cellular immunity	细胞免疫
chemokine family	趋化因子家族
chronic obstructive pulmonary disease,COPD	慢性阻塞性肺病
chronic progressive sensorineural hearing loss,CPSNHL	慢性进行性感音神经性听力减退
chronic rhinosinusitis,CRS	慢性鼻窦炎
Churg-Strauss syndrome,CSS(allergic granulomatous angitis)	Churg-Strauss 综合征(变应性肉芽肿性血管炎)
cladosporium	芽枝孢霉属
cluster immunotherapy	集群免疫治疗
cluster of differentiation,CD	分化簇
collagenase	胶原酶
colony stimulating factor,CSF	集落刺激因子
common mucosal immune system,CMIS	黏膜免疫共享系统
complement system	补体系统
conjunctiva provocation test,CPT	眼结膜激发试验
conventional immunotherapy	常规免疫治疗
cough variant asthma,CVA	咳嗽变异性哮喘
curvularia	弯孢霉属
cutaneous lymphocyte-associated antigen,CLA	皮肤淋巴细胞相关抗原
cyclic adenosine monophosphate,cAMP	环磷酸腺苷
cyclic guanosine monophosphate,cGMP	环磷酸鸟苷
cyclin-dependent kinase inhibitor,CDKI	周期依赖性激酶抑制因子
cyclin-dependent kinase,CDKs	周期依赖性激酶
cyclooxygenase,COX	环氧合酶
cyclophosphamide,CTX	环磷酰胺
cysteinyl leukotrienes,CysLTs	半胱氨酰白三烯
cystic fibrosis transmembrane conductance regulator,CFTR	囊性纤维化病跨膜传导调节蛋白

cystic fibrosis,CF	囊性纤维化病
cytokeratins,CK	细胞角蛋白
cytoplasmic bridges	细胞质间桥
cytosolic receptor	胞受体
cytotoxic T lymphocyte,CTL	细胞毒 T 淋巴细胞
cytotoxiety T lymphocyte antigen,CTLA	细胞毒 T 淋巴细胞抗原

D

dematium	暗色孢属
dendritic cell,DC	树突状细胞
differentiated thyroid carcinoma,DTC	分化型甲状腺癌
directional preponderance,DP	优势偏向
dizygous twins	双卵双胎
Down syndrome	唐氏综合征
dynamic ocular examination	动态眼检查
dynamic posturography	动态姿势描记术
dynamic visual acuity	动态视敏度

E

early phase reaction	早期相反应
eczema	湿疹
elastase,EL	弹性蛋白酶
elastic component	弹性成分
electrocochleography,ECochG	耳蜗电图
electronystagmogram,ENG	眼震电图
electronystagmograph	眼震电图描记技术
electrooculography,EOG	眼电图
electro-olfactogram,EOG	嗅电图
endothelial derived leukocyte adhesion molecule-1,ELAM-1	内皮细胞起源的白细胞黏 　附分子-1
endothelial leukocyte adhesion molecule-1,ELAM-1	内皮白细胞黏附分子-1
endothelin-1,ET-1	内皮素-1
enterochromaffin like cells	胃肠嗜铬细胞
eosinophil cationic protein,ECP	嗜酸性粒细胞阳离子蛋白
eosinophil peroxidase,EPO	嗜酸性粒细胞过氧化物酶
eosinophil protein X	嗜酸性粒细胞蛋白 X
eosinophil-derived neurotoxin,EDN	嗜酸性粒细胞源性神经毒素

eosinophilic fungal rhinosinusitis,EFRS　　嗜酸性粒细胞性真菌性鼻窦炎

eosinophilic mucin　　嗜酸性粒细胞黏蛋白

eosinophilic mucin rhinosinusitis,EMRS　　嗜酸性粒细胞黏蛋白性鼻窦炎

eosinophils,EOS　　嗜酸性粒细胞

eotaxin　　嗜酸性粒细胞趋化因子（亲和素）

epithelial growth factor receptor,EGFR　　表皮生长因子受体

epithelial mesenchymal trophic unit　　上皮-间充质营养单位

etanercept(enbrel)　　依那西普(益赛普)

European Academy of Allergology and Clinical Immunology,EAACI　　欧洲变态反应和临床免疫学会

evoked otoacoustic emission,EOAE　　诱发耳声发射

exercise-induced asthma,EIA　　运动性哮喘

exserohilum　　明脐菌属

extracellular matrix,ECM　　细胞外基质

F

facial lipodystrophy　　面部脂质营养不良

fatty acid synthetase,FAS　　脂肪酸合成酶

fibronectin,FN　　纤维连接蛋白

follicle-associated epithelium,FAE　　滤泡相关上皮

forced expiratory volume in one second,FEV_1　　1秒钟用力呼气量

forced vital capacity,FVC　　用力肺活量

fungal proteases　　真菌蛋白酶

fusarium　　镰刀菌属

G

galectin　　半乳糖凝集素

gastrin-releasing peptide,GRP　　胃泌素释放肽

gastroesophageal reflux,GER　　胃食管反流

gaze nystagmus　　凝视眼震

gaze saccade　　凝视扫描

genome scanning　　基因组扫描法

genome-wide association studies,GWASs　　基因组关联分析

Global Initiative for Asthma,GINA　　全球哮喘防治创议

granulocyte colony stimulating factor,G-CSF　　粒细胞集落刺激因子

granulocyte-macrophage colony stimulating factor,GM-CSF　　　粒细胞巨噬细胞集落
　　　　　　　　　　　　　　　　　　　　　　　　　　　　　刺激因子

gut associated lymphoid tissue,GALT　　　　　　　　　　　　肠道相关淋巴组织

H

Hashimoto's thyroiditis,HT　　　　　　　　　　　　　桥本甲状腺炎
head and neck squamous cell cancer,HNSCC　　　　　头颈部鳞状细胞癌
head shaking nystagmus　　　　　　　　　　　　　　摇头眼震
heat shock protein,HSP　　　　　　　　　　　　　　热激蛋白
helminthosporium　　　　　　　　　　　　　　　　　蠕孢菌属
hematopoietic stem cell　　　　　　　　　　　　　　造血干细胞
hepatocyte growth factor,HGF　　　　　　　　　　　肝细胞生长因子
hereditary angioedema　　　　　　　　　　　　　　　遗传性血管性水肿
heterotransplant　　　　　　　　　　　　　　　　　异种移植物
high affinity receptor,FcesilonR I　　　　　　　　　高亲和力受体
high endothelial venule,HEV　　　　　　　　　　　　高内皮细胞微静脉
histamine　　　　　　　　　　　　　　　　　　　　组胺
histamine receptors,HRs　　　　　　　　　　　　　组胺受体
histaminergic neurons　　　　　　　　　　　　　　　组胺能神经元
human defensin-beta2,HBD-2　　　　　　　　　　　　人 β 防御素 2
human genome project,HGP　　　　　　　　　　　　人类基因组计划
human immuno-deficiency virus,HIV　　　　　　　　人类免疫缺陷病毒
human leucocyte antigen,HLA　　　　　　　　　　　人类白细胞抗原
humoral immunity　　　　　　　　　　　　　　　　体液免疫

I

idiopathic sensorineural hearing loss,ISHL　　　　　　　　特发性感音神经性聋
IGF binding protein 3,IGFBP-3　　　　　　　　　　　　　胰岛素样生长因子结合蛋白 3
immediate response　　　　　　　　　　　　　　　　　　速发反应
immediate sustained response　　　　　　　　　　　　　　速发型持续反应
immediate transient response　　　　　　　　　　　　　　速发型瞬时反应
immotile cilia syndrome　　　　　　　　　　　　　　　　纤毛不动综合征
immune inner ear disease,IIED　　　　　　　　　　　　　免疫性内耳病
immune reaction　　　　　　　　　　　　　　　　　　　免疫反应
immune surveillance　　　　　　　　　　　　　　　　　免疫监视
immune-mediated inner ear disease,IMIDE　　　　　　　　免疫介导性内耳病
immune-mediated sensorineural hearing loss,IMSNHL　　　免疫介导性感音神经性聋

Immune exclusion	免疫清除
immunoediting	免疫编辑
Immunoglobulin, Ig	免疫球蛋白
Immunoglobulin superfamily, IgSF	免疫球蛋白超家族分子
immune defense	免疫防御
immunological homeostasis	免疫稳定
immunological privilege	免疫豁免
immunotherapy	免疫治疗
index of reactivity, IR	反应性指数
infective rhinitis, IR	感染性鼻炎
infliximab(remicade)	英夫利昔单抗(类克)
inhibitor of apoptosis, IAP	凋亡抑制蛋白家族
innate immunity	固有性免疫
inspired vital capacity, IVC	吸气肺活量
insulin-like growth factor Ⅰ, IGF-Ⅰ	胰岛素样生长因子Ⅰ
interaural attenuation	耳间衰减
intercellular adhesion molecule-1, ICAM-1	细胞间黏附分子-1
interepithelial lymphocyte, IEL	上皮间淋巴细胞
interferon, IFN	干扰素
interleukin, IL	白细胞介素
international study of asthma and allergies in childhood, ISAAC	儿童哮喘和变态反应国际研究

K

Kartagener syndrome	原发性纤毛不动综合征
keratinocyte growth factor, KGF	角质细胞生长因子
killer cell inhibitory receptor, KIR	杀伤细胞抑制受体

L

lactoferrin, LF	乳铁蛋白
lamina propia lymphocyte, LPL	固有层淋巴细胞
laminin, LN	层黏连蛋白
Langerhans cell, LC	朗格汉斯细胞
late phase reaction	迟发期反应
late phase response	迟发相反应
latex allergy	乳胶变态反应
leptin	瘦素
leucine aminopeptidase	亮氨酰氨基肽酶

leukocyte-endothelial cell adhesion cascade	白细胞-内皮细胞黏附级联反应
leukocyle function-associated antigen-1,LFA-1	白细胞功能相关抗原-1
leukotriene C4 synthase,LT-C4S	白三烯 C4 合酶
Leukotriene,LTs	白三烯
lichenoid tissue reaction,LTR	苔藓样组织反应(皮肤)
Lipopolysaccharide,LPS	细菌脂多糖
local allergic rhinitis,LAR	局部变应性鼻炎
low affinity receptor,FcesilonR II	低亲和力受体
lower esophageal sphincter,LES	下食管括约肌
lymphocyte homing	淋巴细胞归巢
lymphocyte homing receptor,LHR	淋巴细胞归巢受体
lymphoid follicle	淋巴滤泡
lymphoid protein tyrosine phosphatase,LYP	淋巴样蛋白酪氨酸磷酸酶
lymphokine	淋巴因子
lymphotoxin	淋巴毒素
lysosomal enzymes	溶酶体酶类

M

magnesium ATPase,Mg-ATPase	镁依赖性三磷酸腺苷酶
major basic protein,MBP	主要碱性蛋白
major histocompatibility complex,MHC	主要组织相容性复合体
matrix metalloprteinasea,MMPs	基质金属蛋白酶
matrix-assisted laser desorption/ionization time-of-flight mass spectrometry	MALD I-TO F 质谱分析法
maximal mid-expiratory flow,MMEF	最大呼气中段流速
micro fold cell	微皱褶细胞
micro satellite polymorphism	微卫星多态性
microscopic polyangiitis,MPA	显微镜下多血管炎
minimal persistent inflammation,MPI	最轻持续性炎症反应
minimum identifiable odor,MIO	最小气味辨别阈
minimum perceptible odor,MPO	最小气味感受阈
minisatellite DNA	小卫星 DNA
minor histocompatibility antigen,mHA	次要组织相容性抗原
monomeric allergoid	单体类变应原
monozygous twins	单卵双胎
montelukast	孟鲁司特
motor control test,MCT	运动控制试验

mucin	黏蛋白
mucociliary transport time,MTT	黏液纤毛输送时间
mucociliary transportation system	黏液纤毛输送系统
mucosa-associated lymphoid tissues,MALT	黏膜相关淋巴组织
mucosal immune	黏膜免疫
mucosal immune system,MIS	黏膜免疫系统
mucus blanket	黏液毯
multipotent stem cell	多能干细胞
myeloperoxidase,MPO	髓过氧化物酶
myosin light chain kinase,MLCK	肌球蛋白轻链激酶

N

nasal airway resistance,NAR	鼻阻力
nasal associated lymphoid tissue,NALT	鼻相关淋巴组织
nasal mucociliary clearance,NMCC	鼻黏液纤毛清除
nasal provocation test,NPT	鼻激发试验
nasal valve area	鼻瓣区
natural killer cells	自然杀伤细胞
natural rubber latex,NRL	天然橡胶乳胶
nerve growth factor,NGF	神经生长因子
neurokinin A,NKA	神经激肽 A
neurokinin B,NKB	神经激肽 B
neuropeptides,NP	神经肽
neuropeptide-Y,NPY	神经肽 Y
nitric oxide synthase,NOS	一氧化氮合酶
nonadrenergic noncholinergic,NANC	非肾上腺素能非胆碱能
nonallergic eosinophilic fungal rhinosinusitis,NA-EFRS	非变应性嗜酸性粒细胞性真菌性鼻窦炎
nonallergic rhinitis with eosinophilia syndrome,NARES	非变应性鼻炎伴嗜酸性粒细胞增多综合征
nonallergic rhinitis with eosinophilic secretions,NARES	嗜酸性粒细胞增多性非变应性鼻炎
non-allergic rhinitis,NAR	非变应性鼻炎
nonfungal eosinophilic mucin rhinosinusitis,NF-EMRS	非真菌性嗜酸性粒细胞黏蛋白性鼻窦炎
noninfectious nonallergic rhinitis,NINAR	非感染性非变应性鼻炎
noninjection immunotherapy	非注射免疫治疗
non-lysosomal enzymes	非溶酶体酶类

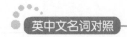

nonspecific immunity	非特异性免疫
nonsteroidal anti-inflammatory drugs,NSAID	非甾体类抗炎药
nontypeable haemophil usinfluenzae,NTHi	不可分型流感嗜血杆菌
noradrenaline,NE	去甲肾上腺素

O

olfactory event-related potentials,OERP	嗅觉事件相关电位
optokinetic test	视动试验
organized lymphoid tissue,OLT	集合性淋巴组织
otic capsule	耳囊
otitis media with effusion,OME	分泌性中耳炎
otoacoustic emission,OAE	耳声发射
outer membrane protein,OMP	外膜蛋白

P

past pointing test	过指试验
peak expiratory flow rate,PEFR	呼气峰流速率
peak expiratory flow,PEF	呼气峰流速
peak nasal inspiratory flow,PNIF	鼻吸气峰流速
penicillium	青霉属
perennial allergic rhinitis,PAR	常年性变应性鼻炎
peripheral blood mononuclear cell,PBMC	外周血单核细胞
phospholipase A2	磷脂酶 A2
pigment producing species	产色属
plasmin	纤溶酶
platelet activating factor,PAF	血小板活化因子
platelet-derived growth factor,PDGF	血小板来源的生长因子
platelet-derived growth factor-B,PDGF-B	血小板衍化生长因子-B
polyarteritis nodosa,PAN	结节性多动脉炎
positional nystagmus	位置性眼震
pre-excitation effect	预激作用
pre-excitation phenomenon	预激现象
primary ciliary dyskinesia,PCD	原发性纤毛运动障碍
primary immunodeficiency	原发性免疫缺陷
progenitors	祖细胞
proliferating cells nuclear antigen,PCNA	增殖细胞核抗原
prostaglandin,PG	前列腺素

protease-activated receptors,PARs	蛋白酶激活受体
protein tyrosine phosphokinase nonreceptor 22,PTPN22	蛋白质酪氨酸磷酸激酶非受体型 22
proteinase-activated receptors,PARs	类蛋白酶活性受体
proteoglycans	蛋白聚糖
pulmonary function test,PFT	肺功能测定

R

radiography	放射显影术（放射线照相术）
radioisotopic method	放射性核素法
reactive airway dysfunction syndrome,RADS	反应性气道功能障碍综合征
recombinant humanized monoclonal antibody ahainst IgE, rhuMAB-E25	重组人单克隆抗 IgE 抗体
recurrent respiratory tract infection,RRTI	反复呼吸道感染
regulatory T cells,Treg	调节型 T 细胞
regulated upon activation,normal T cell expressed and secreted,RANTES	调节激活正常 T 淋巴细胞表达和分泌
relapsing polychondritis,RPC	复发性多软骨炎
restriction fragment length polymorphism,RFLP	限制性片段长度多态性
rush immunotherapy,RI	冲击（快速）免疫治疗

S

saccade test	扫视试验
saccharin clearance time,SCT	糖精清除时间
saccharin test	糖精试验
saccharin time,ST	糖精时间
salicylic acid	水杨酸
seasonal allergic rhinitis,SAR	季节性变应性鼻炎
secretory immune	分泌性免疫
sensory organization test,MOT	感觉统合试验
severe combined immunodeficiency,SCID	重度联合免疫缺陷
short increment sensitivity index,SISI	短增量敏感指数
short tandem repeat,STR	短串联重复序列
sicca syndrome,SS	干燥综合征
signaling lymphocytic activation molecule,SLAM	信号淋巴细胞活化分子
single nucleotide polymorphisms,SNPs	单核苷酸多态性
Sjögren syndrome,SS	干燥综合征

skew deviation & ocular tilt reaction	反侧偏斜和眼倾斜反应
skin associated lymphoid tissue, SALT	皮肤相关淋巴组织
sleep disordered breathing, SDB	睡眠呼吸紊乱
smooth pursuit test	平稳跟踪试验
sodium salicylate	水杨酸钠
soluble complement fixing, SCF	可溶性补体结合因子
specific desensitization	特异性脱敏疗法
specific hyposensitization	特异性减敏疗法
specific immunity	特异性免疫
specific immunotherapy, SIT	特异性免疫治疗
specific macrophage-arming factor, SMAF	特异性巨噬细胞武装因子
spontaneous nystagmus	自发性眼震
spontaneous otoacoustic emission, SOAE	自发耳声发射
standard treatment units, STU	标准治疗单位
staphylococcus aureus enterotoxins, SEs	金黄色葡萄球菌肠毒素
staphylococcus aureus, S. aureus	金黄色葡萄球菌
static ocular examination	静态眼动检查
stepping test	踏步试验
steroid-responsive sensorineural hearing loss, SRSNHL	激素敏感性感音神经性聋
stromal cell-derived factor-1, SDF-1	基质细胞趋化因子-1
subcutaneous immunotherapy, SCIT	皮下免疫治疗
sublingual immunotherapy, SLIT	舌下免疫治疗
sublingual-swallow immunotherapy	舌下-吞咽免疫治疗
substance P, SP	P 物质
suppressor T cell, Ts	抑制性 T 细胞
systemic lupus erythematosus, SLE	系统性红斑狼疮
systemic respiratory mucosal disease	系统性呼吸道黏膜病

T

tandem walking	前后行走试验
T cell receptor, TCR	T 细胞受体
T cell peptide epitopes	T 细胞-肽抗原决定簇
TdT-mediated biotinylated-dUTP nick-end labeling, TUNEL	DNA 末端转移酶介导的 dUTP 缺口末端标记
telomere	端粒
telomerase	端粒酶
thromboxane A2, TXA2	血栓素 A2
thymosin	胸腺素

thymus	胸腺
thyroglobulin, Tg	甲状腺球蛋白
thyroid cancer, TC	甲状腺癌
thyroid papillary carcinoma, PTC	甲状腺乳头状癌
thyroid peroxidase, TPO	甲状腺过氧化物酶
thyroid stimulating antibody, TSAb	甲状腺刺激抗体
thyroid -stimulation hormone receptor, TSHR	促甲状腺激素受体
thyroid-stimulating hormone, TSH	促甲状腺激素
tissue remodeling	组织重塑
Toll-like receptors, TLRs	Toll 样受体家族
tone decay	音衰试验
transforming growth factor, TGF	转化生长因子
transforming growth factor-β family, TGF-β family	转化生长因子-β 家族
transforming growth factor-β, TGF-β	转化生长因子-β
transient otoacoustic emission, TOAE	瞬态耳声发射
transmission disequilibrium test, TDT	连锁不平衡试验
transplant autologous	自身移植物
transplant isogenic	异体同基因型移植物
trimethoprim-aulfamethoxazole, TMP-SMX	甲氧苄啶-磺胺甲基异噁唑
tryptase	类胰蛋白酶
tumor necrosis factor, TNF	肿瘤坏死因子

U

uncomfortable loudness level, UCL	不适响度级
unilateral weakness, UW	单侧功能减退
uredinales	柄锈菌属
ustilago	黑粉菌属

V

variable number of tandem repeats, VNTR	数目可变的串联重复多态性
vascular addressin	血管地址素
vascular cell adhesion molecule-1, VCAM-1	血管细胞黏附分子-1
vascular endothelial growth factor, VEGF	血管内皮生长因子
vascular endothelial cell	血管内皮细胞
vedionystagmography	视频眼震描记术
vestibular ocular reflex, VOR	前庭眼反射
vestibulospinal reflex	前庭脊髓反射

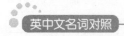

virus-like agent，VLA	类病毒因子
viscosity	黏滞度
visual analogue scale	视觉模拟评分
vital capacity，VC	肺活量

W

World Health Organization，WHO	世界卫生组织

Y

yeast	酵母属
Yersinia	耶尔森菌
Young syndrome	杨氏综合征

Z

zafirlukast	扎鲁司特

致 谢

　　感谢首都医科大学北京同仁医院耳科冯文静、张国平、王顺成,上海交通大学医学院新华医院耳鼻咽喉头颈外科卢振东、仁济医院耳鼻咽喉头颈外科钱敏飞,广州中山大学第三医院皮肤科郑跃、叶张章,中国人民解放军总医院耳鼻咽喉头颈外科辛凤,以及山东省立医院眼耳鼻喉科集团张二朋为本书的资料收集付出的辛勤劳动。

2012 年 4 月